眼科查房手册

第2版

主　编　朱承华

副主编　卢　奕　任泽钦　刘　虎

科学出版社

北　京

内 容 简 介

本书以阐述眼科住院患者临床诊断与治疗思路为主轴，动态反映眼科查房全过程，对每一病种的描述包括概述、病史询问要点、体格检查要点、门诊资料分析、诊断、临床类型、治疗原则、治疗方案、术后处理和住院小结十部分内容，重点放在诊断和鉴别诊断、治疗方案的选择和治疗细节，以及查房应解决的疑点、难点和重点问题上，与时俱进地反映眼科诊疗新观点。

本书适合眼科各年资医师阅读使用。

图书在版编目(CIP)数据

眼科查房手册/朱承华主编. —2版. —北京：科学出版社，2017.4

ISBN 978-7-03-052382-2

Ⅰ. 眼…　Ⅱ. 朱…　Ⅲ. 眼病—诊疗—手册　Ⅳ. R77-62

中国版本图书馆CIP数据核字(2017)第054924号

责任编辑：董　林　梁紫岩 / 责任校对：何艳萍　张小霞

责任印制：赵　博 / 封面设计：龙　岩

科学出版社 出版

北京东黄城根北街16号

邮政编码：100717

http://www.sciencep.com

北京建宏印刷有限公司印刷

科学出版社发行　各地新华书店经销

*

2004年10月第　一　版　由江苏科学技术出版社出版

2017年4月第　二　版　开本：720×1000　1/16

2025年4月第五次印刷　印张：57 1/2

字数：1 234 000

定价：188.00元

(如有印装质量问题，我社负责调换)

编者名单

主　编　朱承华

副主编　卢　奕　任泽钦　刘　虎

编　者　（以姓氏笔画为序）

于　焱　南京医科大学第一附属医院
马艳萍　南京市仙林鼓楼医院
王　飞　南京医科大学第一附属医院
王　莹　天津市眼科医院
王　霞　天津市眼科医院
王秀英　南京医科大学第一附属医院
卞春及　南京医科大学第一附属医院
石　英　上海市吴泾医院
卢　奕　复旦大学附属眼耳鼻喉医院
叶　辉　南京医科大学第一附属医院
史学峰　天津医科大学眼科医院
生　晖　复旦大学附属眼耳鼻喉医院
乐琦骅　复旦大学附属眼耳鼻喉医院
朱承华　南京医科大学第一附属医院
任泽钦　北京大学人民医院
庄晓琳　齐齐哈尔医学院第一附属医院
刘　虎　南京医科大学第一附属医院
刘肖艺　南京医科大学第一附属医院
刘焕业　北京大学第一医院
米雪松　复旦大学附属眼耳鼻喉医院
江洋玲　天津市眼科医院
李　健　南京医科大学第一附属医院
李　梅　北京大学第一医院

李筱荣　天津医科大学眼科医院
杨　晋　复旦大学附属眼耳鼻喉医院
汪　勇　解放军八一医院
陈　琴　南京医科大学第一附属医院
陈　婷　首都儿科研究所附属儿童医院
邵　庆　南京医科大学第一附属医院
杭　荟　南京医科大学第一附属医院
季樱红　复旦大学附属眼耳鼻喉医院
郑欣华　南京医科大学第一附属医院
孟　斌　北京市海淀医院
袁松涛　南京医科大学第一附属医院
袁南荣　南京医科大学第一附属医院
徐新荣　南京中医药大学附属医院
曹　凯　南京医科大学第一附属医院
梁　慷　南京医科大学第一附属医院
宿蕾艳　中国中医科学院眼科医院
谢　平　南京医科大学第一附属医院
谢莉娜　南京医科大学第一附属医院

主编助理　王　飞

主编简介

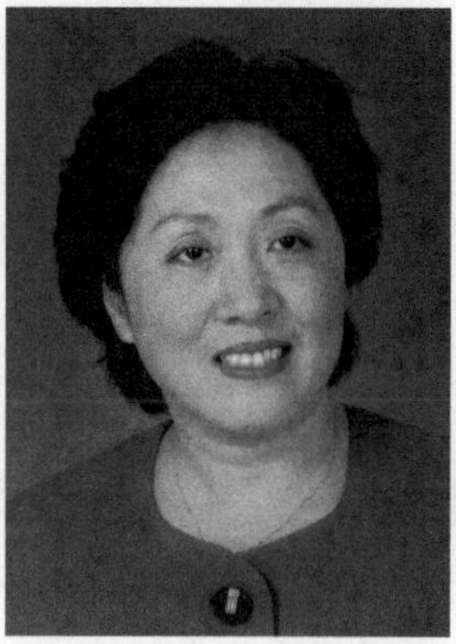

朱承华　南京医科大学第一附属医院(江苏省人民医院)眼科主任医师、教授,现为中华医学会会员、世界眼外科学会(World Eye Surgeons Association)会员、世界白内障医生组织(World Cataract Eye Surgeons Society)成员、亚太白内障和屈光手术学会(Asia Pacific Association of Cataract and Refractive Surgeons Association)成员、江苏省光子生物医学与工程专业委员会委员,历任《国际眼科杂志》《中国激光医学杂志》《实用老年医学》《南京医科大学学报》等期刊(常务)编委。

从事眼科专业30余年,在长期的临床、教学、科研工作中积累了丰富的经验。专业主攻白内障等眼前段疾病、激光显微手术和眼部肿瘤整形,致力于普及和提高眼科显微手术技术、白内障超声乳化摘除和各种非超声乳化摘除的手术治疗及各类人工晶体植入技术,擅长各种老年性白内障、儿童白内障、复杂性和难治性白内障的处理及联合治疗。多次参加国内外学术交流,发表《Nd:YAG激光后发性白内障切开技术的探讨》、*Transition from ECCE To phacoemulsification—Research on Nuclear Emulsification*、《Argon激光治疗糖尿病视网膜病变的疗效》等论文40余篇,主编《白内障150问》,参与《眼科学》《临床医生三基训练指南》《实习医师手册》《眼科疾病诊断流程与治疗策略》等专业书籍的编写,完成各类科研课题8项,获江苏省医学新技术引进奖和2004年香港国际专利博览会金奖。

第2版前言

敬爱的读者，在《眼科查房手册》的第2版里增添了很多新的内容。

与时俱进是编写本书的指导思想。在第2版的编写过程中，我们仍然以编者的实际经验为基础，同时吸取了同道们反馈的宝贵意见，参阅了近5～10年的国内外文献和书籍，在第1版的基础上更新了近1/3内容，新增了56个病种，主要有如下方面。

1. 脉络膜新生血管性疾病　如息肉样脉络膜血管病变(PCV)等。

2. 视网膜脉络膜炎性疾病　如鸟枪弹样脉络膜视网膜病变、眼组织胞浆菌病(OHS)等。

3. 视网膜色素上皮病变　如急性视网膜色素上皮炎(ARPE)、点状内层脉络膜病变(PIC)等。

4. 黄斑病变　如视网膜瘤样增生(RAP)等。

5. 特殊类型葡萄膜炎　如多灶性脉络膜炎(MC)、眼弓形体病、眼类肉瘤病。

6. 易与其他疾病相混淆的眼病　如良性淋巴上皮病变(BLEL)等。

7. 多学科联合治疗(MDT)疾病　如干燥综合征(SS)、斯-韦(Sturge-Weber)综合征(SWS)、伪装综合征、抗磷脂综合征、大动脉炎、多发性硬化(MS)等脱髓鞘性视神经病变、婴儿摇晃综合征(SBS)等。

8. 诊疗理念更新的疾病　如特发性黄斑裂孔(IMH)、玻璃体黄斑牵拉综合征(VMTS)、外伤性睫状体脱离、外伤性玻璃体积血、陈旧性视网膜脱离、色素性青光眼(PG)、带状角膜变性、角膜营养不良(CD)、复发性角膜上皮糜烂综合征(RCES)、光化性角化病(AK)等。

对每一病种的描述包括概述、病史询问要点、体格检查要点、门诊资料分析、诊断、临床类型、治疗原则、治疗方案、术后处理和住院小结十部分。不求面面俱到，但求动态反映查房全过程，提供查房时处理各种疾病的思路和方法，重点放在诊断和鉴别诊断、疾病发展不同阶段的特点、治疗方案的选择和治疗细节，以及查房必须解决的重点、难点和疑点问题上，与时俱进地反映眼科诊疗新观点。

值此书再版之际，恳请读者在使用的过程中，对书中的疏漏或不当之处不吝指教，以使本书日臻完善。同时,建议读者在临床应用时,密切关注有关诊断和治疗方法的最新发展动态,使其更加安全和有效。

最后,向所有关心、支持本书修订工作的人们表示诚挚的谢意——谢谢眼科前辈和专家们的指导与帮助!谢谢所有参编人员的辛苦工作!谢谢本书参阅的众多文献和书籍的作者,恕在此不能一一列举。

朱承华

于南京医科大学第一附属医院

2016 年 10 月

第1版前言

查房，是医护人员巡视住院病人的通称。它是病房最基本、最重要的医疗活动，是提高医疗质量的重要环节，也是加快培养高素质医务人员的重要手段。

就内容而言，查房有“医疗”“护理”查房之分；就规模和范围而言，有“大”“小”查房之分；就查房方式而言，又有“晨间查房”“午后查房”“晚间查房”“夜间查房”“急危重病人查房”“教学查房”之分。

多种查房形式、查房规模和查房内容的有机结合，构成了整个查房体系。通过此体系的实施以最终达到：详细了解每一位住院病人的病情，全面辩证地分析病史和各种检查资料，进一步明确诊断；动态地观察病情变化，分析“大同”，识别“小异”，抓住最佳手术时机，制订最为合理的个性化治疗方案；追踪检查治疗实施情况和质量，根据疗效做出适当的修正，视病人的康复程度，确定其出院与否及出院后的治疗和随访事宜；对病人进行健康教育、心理疏导和生活指导；结合医疗、护理和教学等方面的要求，理论联系实际，培养医务人员。

查房是一个动态连续、分析综合、相互关联、有机结合的过程。在这一过程中，无论是刚走出校门的实习医师还是已步入医学殿堂的临床医师，都会碰到一些复杂或疑难问题。对于年轻的眼科医师来讲，尤其需要经验的积累，需要上级医师的指导，需要不断拓宽临床思维能力。有鉴于此，受江苏科学技术出版社的委托，我们编写了本书，旨在为眼科医师提供查房时处理各种疾病的思路和方法；不求面面俱到，但注重科学性、先进性和实际操作性；内容深度既考虑到初学者，又兼顾具有一定临床经验的眼科医师。如读者能多少有所裨益，则为编者之初衷。

本书与通常的眼科诊疗手册不同，以阐述临床诊断与治疗的思路为主，只列入了住院治疗的疾病。每一病种包括概述、入院评估、病情分析、治疗计划、术后处理和住院小结六部分。借助本手册，希望从问诊开始就能引导患者说出其病痛的主要感受与发生、发展过程；掌握每一体征、每一项实验检查，尤其是每一项诊断依据对于诊断的意义；全面、辩证、动态地分析病情，从繁杂的临床表现中去寻找疾病的主要特点，进行相关的鉴别，从而比较迅速地做出正确诊断，选择最恰当的治疗方案，最大限度地预防药物和手术治疗所带来的并发症，使疾病向着最好的方向转归。因而，本书描述的重点主要放在有助于诊断和鉴别诊断上，放在治疗方案的选择上，放在眼科医师查房时应解决和掌握的疑点、难点和重点上，力求反映查房全过程，反映眼科诊疗新观点。

本书在编写过程中，以编者的实际经验为基础，参阅了大量的最新的国内外眼科书籍和文献，得到了许多眼科前辈和专家们的指导与帮助，谨向他们表示衷心的感谢。

与时俱进是本书的指导思想。由于眼科发展的日新月异，本书提及的许多内容，包括手术方法、药物剂量尚需在前进中进一步完善。因此，建议读者在应用时，需密切关注其最新发展动态，注意阅读制造商在说明书中所提供的使用剂量及注意事项。此外，由于参编人数较多且有地域差异，虽然尽了很大的努力，但是风格、笔法和对同一问题的理解颇难一致，加之编者水平有限，恳请广大读者对错缪和疏漏之处不吝赐教，使其日臻完善。

朱承华

于南京医科大学第一附属医院

2004 年

目录

第1章

眼睑疾病

第一节 眼睑位置与功能异常

一、睑 内 翻

睑内翻(entropion)是指睑缘向眼球方向卷曲的一种眼睑位置异常。根据不同发病原因，睑内翻分为先天性与后天性两大类。前者婴幼儿多见，只发生在下眼睑内眦部，后者则多与痉挛和瘢痕有关。睑内翻使睫毛触及眼球，摩擦角膜引发角膜溃疡与混浊，给患者带来很大病痛，严重者可导致视力下降甚至失明。

【病史询问要点】

1. *发病年龄* 出生后即发生多为先天性睑内翻，老年人眼睑内翻多与痉挛和瘢痕收缩有关。

2. *发病程度* 仅出现异物感、疼痛、流泪等症状者为轻度睑内翻，重度睑内翻可造成角膜炎性浸润和溃疡，甚至角膜新生血管与角膜白斑。

3. *发病诱因* 先天性睑内翻可能与体质肥胖、内眦赘皮等有关；后天性睑内翻则主要与炎症、外伤及瘢痕有关。

4. *伴随症状* 有无视力减退，老年人有无眼睑皮肤松弛，青壮年有无眼外伤、化学伤，年幼者有无眼球缺失、小眼球、睑板发育不全等。

【体格检查要点】

1. *视力* 轻度睑内翻对视力几乎无影响；重度睑内翻者因角膜溃疡、角膜瘢痕，视力多明显下降。

2. *眼部检查* 仔细检查眼睑位置有无异常，注意内翻的程度、内唇破坏的部位、有无倒睫，眼睑皮肤有无松弛，结膜有无充血、水肿与瘢痕形成，角膜有无水肿、溃疡、混浊及新生血管等。

【门诊资料分析】

1. *角膜荧光素染色(CFS)* 应用荧光素染色观察有无角膜上皮脱落、炎性浸润及溃疡形成。

2. *角膜知觉* 下降或消失者提示睫毛长期刺激角结膜。

3. *希尔默(Schirmer)试验Ⅰ(STⅠ)* 注意基础泪液分泌是否减少。

4. 泪膜破裂时间(BUT) 睑内翻倒睫的长期机械性损伤使眼表面的各类细胞数量及密度明显减少,其分泌和表达的各种黏蛋白亦随之减少,泪膜质量发生改变,泪膜黏附及扩散不稳定,使得泪液动力学改变。同时,长期机械性损伤导致结膜上皮的鳞状化生,最终导致泪膜稳定性下降,BUT缩短。

【诊断】

1. 眼部异物感、刺痛感、畏光、流泪等持续性刺激症状。

2. 睑缘内卷,大部分睫毛向后倒向眼球表面。

3. 结膜充血,角膜上皮损伤、溃疡或混浊。

4. 可有不同程度的视力减退。

5. 瘢痕性者:睑结膜及睑板瘢痕组织收缩、增厚及变形;痉挛性者:眼睑痉挛,伴有眼球前部炎症、眼球萎缩等;老年性者:老年人,眼睑皮肤松弛及眼眶脂肪萎缩;先天性者:婴幼儿,内眦及下睑赘皮,鼻根部发育不良。

【临床类型】

根据发病年龄将睑内翻分为先天性睑内翻与后天性睑内翻两种。

1. 先天性睑内翻 又称特发性睑内翻。多见于婴幼儿,与内眦赘皮、睑缘部轮匝肌过度发育及睑板发育不全有关。部分面部肥胖的婴幼儿鼻根部平坦,也可出现睑内翻。先天性睑内翻常随年龄增长自行缓解,多不必手术治疗。

2. 后天性睑内翻按病因分

(1)痉挛性睑内翻:分急性痉挛性睑内翻和慢性痉挛性睑内翻两种。前者是由炎症刺激引起眼轮匝肌,特别是近睑缘的轮匝肌反射性痉挛,致睑缘向内倒卷形成。后者又称老年性睑内翻,多发生于下睑。目前认为老年性睑内翻主要与下睑缩肌无力、眶隔和下睑皮肤松弛失去对眼轮匝肌收缩的牵制作用有关。此外,老年人眶脂肪减少,眼睑后面缺乏足够的支撑亦与本症有关。

(2)瘢痕性睑内翻:因炎症、外伤等引发睑结膜瘢痕收缩及睑板肥厚内弯所致。

(3)机械性睑内翻:常发生于无眼球、小眼球、眼球萎缩或其他眼睑缺乏支撑力量的疾病。

【治疗原则】

1. 去除病因,积极治疗原发病。

2. 先天性睑内翻:随年龄增长,睑内翻可逐渐减轻或消失,不必急于手术。若直至5—6岁,患儿睑内翻倒睫仍未消失,症状明显者可手术治疗。

3. 痉挛性睑内翻:首先应解除引起痉挛的原因,痉挛解除后,眼睑多能恢复原位。

4. 瘢痕性睑内翻:明显内翻倒睫者多需手术治疗。通过手术消除瘢痕中心的牵张力,整复睑板形状,恢复睑缘位置。

【治疗方案】

1. 一般处理

(1)先天性睑内翻:患儿年龄较小或手术配合困难时,用手指或粘膏间断牵拉眼睑使睫毛暂时离开角膜。

(2)急性痉挛性睑内翻:积极治疗原发病,如眼部炎症、倒睫等。部分急性痉挛或阵发性痉挛者,可用2%利多卡因3～5ml自颞侧眶缘进针,做远端轮匝肌封闭,解除痉挛,缓解症状。

(3)机械性睑内翻:无眼球者可试配义眼或羟基磷灰石义眼座联合义眼植入,既改善外观,又同时治疗了睑内翻。

2. 手术时机

(1)先天性睑内翻:患儿年龄已达5－6岁,睫毛内翻仍未消失,症状仍未缓解,严重摩擦角膜时,可考虑手术。

(2)瘢痕性睑内翻:应在原发病(损伤或感染)痊愈6个月后方可手术。

3. 手术方法　睑内翻发病原因各异,轻重程度不同,术前应详细询问病史及手术史,仔细检查皮肤的松弛情况、睑板及睑缘受影响的程度,选择不同的手术方式。

(1)先天性睑内翻常用手术方法。①单纯缝线术:适用于不伴有睑板及结膜瘢痕变形者的轻度先天性下睑内眦赘皮或痉挛性睑内翻。该术式简单,但内翻矫正幅度很小。②皮肤轮匝肌切除术:通过切除部分皮肤及轮匝肌矫正睑内翻。

(2)老年性睑内翻的矫正通过切断轮匝肌并同时增加筋膜、眶隔、皮肤张力来实现。常用手术方法有睑板-轮匝肌切除术、下睑皮肤摺短术、外眦部全层水平缩短术、全层水平缩短与皮肤-睑板-筋膜联结术、支持眼睑缝线等。

(3)瘢痕性睑内翻多由睑结膜、睑板瘢痕收缩所致。矫正瘢痕性睑内翻旨在解除睑结膜、睑板向内牵引力,使睑缘回复到正常位置。常用手术方法:①睑板切断术(潘作新术):适用于睑结膜严重瘢痕增殖所致的睑内翻与睑板腺功能已丧失者。术中在睑板沟处切断睑板,解除瘢痕牵引,采用褥式缝线将睑缘向外翻转。优点:操作简便,手术时间短,效果好,可重复施行。缺点:睑结膜面的缝线和睑板切断处产生的肉芽组织可能摩擦角膜。②睑板部分切除术(Hotz法):适用于中等程度的睑内翻倒睫,特别是睑板明显肥厚、弯曲变形、眼睑皮肤松弛的患者。通过手术切除相当于睑板沟水平的部分睑板,同时做睑板固定缝线矫正内翻。若睑内翻严重,皮肤切口应距睑缘近些(距睑缘3mm),若内翻不严重,切口应与上睑皱褶一致,这样术后双眼皮美观自然,合并有皮肤松弛可切除部分皮肤。若术后部分睫毛方向矫正不足,可在相应处做睑缘唇间切开。优点:方法简便,留有双重睑,患者自觉美观。缺点:不适合重度睑内翻倒睫的患者。③睑板全切除术:适用于重度睑内翻倒睫和其他各种术式失败者。该术式是切除除了睑缘部分的所有肥厚变形的睑板组织,经睑结膜做全层眼睑的褥式缝合,加强了睑缘组织的外翻。优点:患者自觉术后眼睑轻快与舒适,由于切除大部分睑板,能促进沙眼等炎症的痊愈。缺点:操作复杂,手术时间相对较长,术中出血多,可能会引发不同程度的上睑下垂。④睑板、睑结膜游离移植:适用于严重瘢痕性睑内翻,睑板及睑结膜已有明显畸形或缩短的病例。通过手术使睑板、睑结膜垂直长度增加,松解眼睑内层对睑缘的牵引,从而使内卷睑缘变位。游离的睑板、睑结膜可取自同侧或对侧上睑以矫正下睑瘢痕性睑内翻。该手术有明显的不足,因为手术增加创面、操作复杂、出血多,临床已渐少用。⑤睑板部分切除联合灰线切开填充术:特别适用于睑内翻程度在整个睑缘不一致的患者，填充物的应用可以加强睑缘的力量，不仅增强了睑内翻矫正的力度，还可在一定程度上修复变形的睑缘。灰线填充物的选择有很多种，较常用的有异体巩膜、阔筋膜、耳软骨、手术时切下的睑板及游离硬腭黏膜组织等。但是，理想的填充物应该是与人类睑板硬度相近、取材相对容易获得且免疫反应轻的材料。脱细胞真皮(acellular dermal matrix，ADM)是近年来兴起的一种新型组织替代物，是用理化方法将皮肤中的表皮层和细胞成分彻底去除，仅保留基底膜和含胶原网架的细胞外基质而得到的，可用来作为伴有眼睑变形的瘢痕性睑内翻的填充物。手术操作时注意：彻底清除倒睫的异常毛囊；用10-0尼龙线将脱细胞真皮连续缝合固定，将手术缝线对组织的损害和线头对眼表的刺激降到最低程度。

【术后处理】

1. 一般处理

(1)术毕眼垫遮盖或适当加压包扎；次日换药，如无特殊情况可开放手术眼，防止分泌物潴留，保持切口干燥清洁，有利于切口愈合。

(2)使用抗生素3～5d。

(3)6～8d拆除缝线。如术后出现明显过矫，可提前拆除缝线。

2. 并发症的处理

(1)矫正不足或过度：多因术式选择不合理或操作不当所致。处理：通过调整缝线位置及拆线时间矫正，必要时需再次手术。

(2)重睑皮褶过宽：多因缝线皮肤出针点距睑缘过远所致。处理：根据非手术眼的重睑宽度重新缝线。

(3)睑缘角状畸形：因睑板切口参差不齐，缝线高低不一或结扎缝线力量不均匀所致。处理：打开原切口，重新分离、松解、缝合。

(4)睑缘坏死：因结扎缝线过紧，影响眼睑血液循环所致，严重者可发生皮肤坏死或感染，造成睑皮肤瘢痕形成。

(5)睑裂闭合不全：多因切除皮肤过多，或缝线位置超过睑板上缘，缝合在上睑提肌腱膜上，或缝在眶隔组织所致。处理：重新调整缝线位置，严重眼睑闭合不全者需做眼睑整形手术。

(6)感染：较少见。如术后切口局部疼痛或分泌物较多，缝线处有黄色脓点，应拆除缝线，清洁伤口，给予抗生素治疗。

【住院小结】

1. 疗效　眼睑位置已无异常，无倒睫，刺激症状消失者视为治愈。

2. 后续治疗　伴有原发病者应继续原治疗。

3. 出院医嘱　门诊随诊，伴有沙眼者应规范治疗。

（汪　勇　史学峰）

二、睑　外　翻

睑外翻(ectropion)是眼睑及睑缘向外翻转、离开眼球的异常状态。由于眼睑位置发生变化，临床可见溢泪、睑结膜外露、眼睑闭合不全及暴露性角膜炎等。严重眼睑外翻可致视力下降甚至失明。

【病史询问要点】

1. 发病年龄 先天发病者极为少见，后天发病者多因痉挛、瘢痕、麻痹所致。

2. 发病程度 依据睑缘与眼球位置，有轻度睑外翻与重度睑外翻。

3. 发病诱因 有无眼睑皮肤外伤史，有无面神经麻痹及炎症等。

4. 伴随症状 老年患者常伴有眼睑皮肤松弛，儿童睑外翻严重者多伴眼睑闭合不全、角膜下部暴露、干燥、溃疡，甚至混浊。询问有无溢泪及时间长短等。

【体格检查要点】

1. 视力 仔细检查有无视力下降，重度眼睑外翻常可致视力下降。

2. 眼部检查 有无眼睑皮肤炎症水肿、肥厚湿疹、瘢痕形成，注意睑缘外翻部位及其程度。有无暴露性角膜炎、溃疡及混浊，睑球结膜、泪点暴露情况，有无睑裂闭合不全。

3. 其他 有无面神经麻痹、泪道阻塞等。

【诊断】

1. 睑缘离开眼球表面，向外翻转。

2. 睑结膜、球结膜暴露，干燥、充血、肥厚、角化，严重者合并有角膜暴露、角化与溃疡。

3. 泪点暴露，溢泪，视力减退。

4. 瘢痕性者：眼睑皮肤瘢痕增生、牵拉；痉挛性者：眼部炎症性改变、眶内容物饱满、眼球增大及突出；老年性者：老年人，眼睑皮肤、眼轮匝肌松弛；麻痹性者：面神经麻痹，麻痹性闭睑不全。

【临床类型】

1. 根据发病原因分类

(1)瘢痕性睑外翻：临床最为常见，多因眼睑局部炎症、外伤或睑部手术致瘢痕形成导致眼睑外翻。特别是大面积烧伤后，形成广泛瘢痕，引起严重的睑外翻。

(2)老年性睑外翻：仅限于下睑，由于老年人眼睑皮肤松弛，眼轮匝肌和内外眦韧带力量逐渐减弱，张力不足，使眼睑不能贴附于眼球，加上眼睑本身的重量使之下坠，造成睑外翻。外翻引起的溢泪使患者经常向下拭揩泪液，进一步加重下睑外翻。

(3)痉挛性睑外翻：多见于儿童与青少年，由于眼睑皮肤紧张，富于弹性，眶内脂肪丰富使眼睑有充分的支撑，遇到眼轮匝肌痉挛时，可引起上、下眼睑同时外翻。常见于泡性角膜结膜炎、眼球突出、结膜水肿的患者。

(4)麻痹性睑外翻：仅发生于下睑。由于面神经麻痹，眼轮匝肌收缩功能消失，下睑不能负担其自身重量形成睑外翻。

(5)先天性睑外翻：极为少见，一般多见于上睑，常伴有其他眼部的先天性异常。

2. 根据睑外翻程度分类(4度16个级别，于炜等)

(1)0度睑外翻：表现为休息时眼睑不能闭合，呈现兔眼畸形，眼睛睁开时，眼睑露白，巩膜过度暴露。0度睑外翻分为：外侧眼睑露白(0度1级)；中间眼睑露白(0度2

级)；内侧眼睑露白(0度3级)；下眼睑外侧、中间及内侧眼睑露白(0度4级)。

(2)Ⅰ度睑外翻：表现为睑球分离及眼睑露白、兔眼畸形、流泪。Ⅰ度睑外翻分为：外侧睑球分离(Ⅰ度1级)；中间睑球分离(Ⅰ度2级)；内侧睑球分离，表现为泪点泪阜分离(Ⅰ度3级)；下眼睑外侧、中间及内侧睑球分离(Ⅰ度4级)。

(3)Ⅱ度睑外翻：表现为下眼睑外翻，睑结膜外露，下穹隆存在。Ⅱ度睑外翻分为：外侧睑结膜外露(Ⅱ度1级)；中间睑结膜外露(Ⅱ度2级)；内侧睑结膜外露(Ⅱ度3级)；下眼睑外侧、中间及内侧睑结膜外露(Ⅱ度4级)。

(4)Ⅲ度睑外翻：表现为下眼睑完全外翻，睑结膜外翻，下穹隆消失。Ⅲ度睑外翻分为：外侧下穹隆消失(Ⅲ度1级)；中间下穹隆消失(Ⅲ度2级)；内侧下穹隆消失(Ⅲ度3级)；下眼睑外侧、中间及内侧睑结膜外露，下穹隆消失(Ⅲ度4级)。Ⅲ度睑外翻中常常是Ⅲ度1级和Ⅲ度2级同时存在，或Ⅲ度2级、Ⅲ度3级同时存在。

【治疗原则】

1. 针对形成睑外翻的不同原因，治疗原发病。

2. 伴眼睑闭合不全者，睡前涂用大量眼膏保护角膜，防止暴露性角膜炎。

3. 对于瘢痕性睑外翻、老年性睑外翻应消除瘢痕及其他因素对睑缘垂直方向的牵引力量，增加眼睑外层的垂直长度，恢复眼睑的正常位置和形态。

【治疗方案】

1. *非手术治疗*　痉挛性或麻痹性睑外翻应针对病因或对症治疗。如使用营养神经药物、治疗面瘫、结膜囊涂抗生素眼膏或暂时性睑缘缝合预防暴露性角膜炎、轻度痉挛性睑外翻适当包扎等。揩拭眼泪应采取向上的方式，以抵消外翻倾向。

2. *手术时机*

(1)先天性睑外翻患儿出生后需注意观察，保护结膜与角膜，不能缓解者须手术治疗。

(2)瘢痕性睑外翻应在创伤愈合或炎症消退6个月后方可行手术治疗。

3. *手术方法*

(1)瘢痕性睑外翻的矫正手术原理是增加眼睑前层的垂直长度，消除睑缘垂直方向的牵引力量。①V-Y术：适用于下睑中央部的轻度外翻而无广泛瘢痕者。术中将下睑中央部瘢痕尽量切除，在下睑皮肤做"V"形切口，将其缝成"Y"形，使下睑组织上提矫正外翻。②Z成形术：适用于睑缘垂直条状瘢痕引起的轻度睑外翻矫正，但垂直瘢痕两侧的皮肤如果张力较大，通常疗效不佳。③Fricke易位皮瓣矫正术：适用于瘢痕范围不大而窄长者。对于局部瘢痕组织较深、血供不佳处易位皮瓣修复可显示优越性。④游离皮片矫正外翻：矫正瘢痕性睑外翻最常用的手术方法。一般多用全层皮片，如瘢痕累及面部需做较大面积游离植片时，则选中厚断层皮片。

(2)老年性睑外翻矫正。①Kuhnt-Szymanowski手术：适用于老年人因眼睑皮肤、眼轮匝肌和内外眦韧带松弛致使下睑失去固有张力而外翻。通过切除部分眼睑组织恢复眼睑张力。②Imre手术：适用于下睑中1/3轻度肌无力型外翻。术中在确定切除范围时应以是否能拉紧眼睑、恢复其正常张力为依据。

(3)麻痹性睑外翻矫正：适用于因面神经麻痹导致的眼轮匝肌松弛外翻。手术方法有外眦部睑缘缝合术与阔筋膜悬吊术(或联合睑板轮匝肌缩短)。

(4)先天性睑外翻:出生后4d内做睑缘缝合使睑裂暂时关闭。若外翻过久,需做眼睑横径全层缩短术,在近外眦部与睑缘垂直做切口,切除楔形眼睑促其复位。

【术后处理】

1. 一般处理 术后适当加压包扎(不要压迫带蒂皮瓣的蒂),使用抗生素3~5d,6~8d拆除缝线。行皮片移植者术后7d首次换药,术后10d拆除皮肤上睑缘缝线,眼部继续用弹力绷带压迫3~4周,应注意皮片有无存活,防止皮片下形成血肿或继发感染。取皮区创面一般在术后10d首次换药,创面于术后2周修复,睑缘缝合可于3~6个月剪开。

2. 并发症处理

(1)出血与感染:多与术中止血不彻底或未严格无菌操作有关。预防与处理:严格无菌操作,术中注意止血,一旦发现感染应给予抗生素治疗。

(2)睑缘缝合裂开:多因睑缘缝合缺陷或切开过早所致。处理:发现裂开应重新缝合,以巩固疗效。

(3)睑外翻复发:由于瘢痕清除不够,皮瓣偏小,内眦和外眦瘢痕条索未清除或因设计缺陷未做睑缘缝合所致。处理:手术后半年再手术。

(4)眼睑闭合不全:实为矫正不足,明显眼睑闭合不全可再次手术。

【住院小结】

同睑内翻。

(汪 勇 史学峰)

三、眼睑闭合不全

眼睑闭合不全(hypophasis)是指睡眠或闭眼时,上下眼睑不能完全闭合,导致部分眼球暴露的情况,曾称兔眼(lagophthalmus)。部分正常人睡眠时可有轻度眼睑闭合不全,称为生理性兔眼。

【病史询问要点】

1. 发病程度 轻度眼睑闭合不全仅有碍美观,重度眼睑闭合不全致角膜和结膜不能得到眼睑保护而暴露在外,时间稍久可引起暴露性角膜炎、角膜溃疡、新生血管,严重者可影响视力。

2. 发病诱因 有无面神经麻痹、睑外翻及先天性眼睑过短或缺损、先天性青光眼、甲状腺性突眼、眼眶肿瘤、角膜葡萄肿、眶蜂窝织炎等。另外,昏迷或深度麻醉时也可发生暂时性兔眼。

3. 伴随症状 有无睑缘外翻、顽固性溢泪、眼球突出及视力下降等。

【体格检查要点】

1. 视力 轻度眼睑闭合不全对视力多无影响,重度眼睑闭合不全因暴露性角膜炎多可致不同程度的视力下降。

2. 眼部检查 注意睑缘位置、睑裂大小、睑裂闭合程度及有无球结膜暴露、角结膜干燥、上皮角化、继发感染或混浊。

3. 全身情况　注意有无内分泌代谢异常及脑部各种功能异常，有无口角歪斜、咀嚼功能障碍等。

【门诊资料分析】

1. 角膜荧光素染色　通过角膜荧光素染色观察有无角膜上皮剥脱、炎症浸润。防止发生暴露性角膜炎。

2. 贝尔现象(Bell 现象)　即睡眠时眼球上转，角膜被上睑覆盖的现象。眼睑闭合不全者应注意有无此现象。

【诊断】

根据病史、相关体征不难做出诊断。

【临床类型】

1. 根据眼睑闭合不全程度分类

(1)轻度眼睑闭合不全：<1.5mm。睡眠时由于 Bell 现象，角膜可被上睑覆盖。仅下方结膜部分外露，长期可引起局限性结膜充血、干燥、肥厚。

(2)中度眼睑闭合不全：1.5～2.5mm。部分球结膜及下方角膜因长期暴露而出现干燥，以至上皮角化、混浊、上皮细胞脱落而发生兔眼性角膜溃疡，甚至穿孔、视力下降。

(3)重度眼睑闭合不全：2.5～3.5mm。上下眼睑完全不能闭合，眼球前部暴露在空气中。

2. 根据眼睑闭合不全病因分类

(1)生理性眼睑闭合不全：熟睡时眼睑闭合不全，清醒状态下正常。可能为眼轮匝肌紧张力减弱所致。

(2)功能性眼睑闭合不全：深度昏迷、全身麻醉、全身衰竭的患者，球后麻醉也可发生睑裂闭合不全，短时间对角膜影响不大，如发生时间较长亦会造成暴露性角膜炎。

(3)麻痹性眼睑闭合不全：由于面神经麻痹所致或单独眼轮匝肌麻痹而引起下睑松弛。属于中枢性者(核上损害)多合并其他脑神经症状或脑桥症状，而临床多数为周围性(核下损害)面神经麻痹，常同时伴有口角歪斜、咀嚼功能障碍等症状。

(4)交感神经性眼睑闭合不全：由交感神经受刺激引起，如肿瘤、炎症或机械原因引起的压迫。除睑裂开大外还有 Claude Bernard 综合征，即同侧瞳孔散大、瞬目减少、上睑后退、眼球突出、泪腺分泌增加、同侧颜面血管收缩、出汗等。此型一般对角膜损害不重。

(5)眼睑缺损或瘢痕性眼睑闭合不全：见于先天性无眼睑或缺损；亦见于睑创伤、烧伤、睑脓肿、睑坏死所引起瘢痕性收缩等。

(6)突眼性眼睑闭合不全：如水眼、牛眼、角巩膜葡萄肿或眶内肿瘤、眶蜂窝织炎等造成眼睑不能遮盖眼球。

(7)甲状腺功能亢进性眼睑闭合不全：由于 Müller 肌痉挛性收缩和眶内压增高对上睑提肌产生机械压迫等引起上睑后退、眼球突出等导致眼睑不能闭合。眼睑闭合不全一般均合并睑裂开大。睑裂开大除上述因素外，还可见于垂直注视功能麻痹（视丘上损害）、高度近视、内直肌腱切断术后、颌动瞬目综合征等，应予注意。

【治疗原则】

1. 针对不同病因治疗。

2. 采取各种措施维持与恢复眼表的正常解剖与功能。

【治疗方案】

1. 非手术治疗

（1）结膜囊内涂大量抗生素眼膏或以“湿房”保护角膜。

（2）配戴高亲水性、高透氧性的治疗性角膜接触镜，辅以抗生素眼液点眼。

（3）格雷夫斯病（毒性弥漫性甲状腺肿）的进行性突眼，应进行垂体及眼眶组织的放射治疗，使眼眶软组织水肿减轻，必要时采用眶减压术。

（4）针灸治疗可能对部分面神经麻痹患者有效。

2. 手术治疗　常用的方法为睑缘缝合术，充分保护眼表结构与功能。若合并有睑外翻或组织有缺损时，应同时进行成形修复。

【术后处理】

术后涂抗生素眼膏，根据具体情况决定拆除眼睑缝线的时间。

【住院小结】

1. 疗效　眼睑启闭功能好转，眼表结构与功能无明显影响者视为治愈。

2. 后续治疗　针对引发眼睑闭合不全的原因继续治疗。

3. 出院医嘱　门诊定期复诊，若出现眼部刺激症状应随诊。

（汪　勇　史学峰）

四、上睑下垂

上睑下垂（ptosis，blepharoptosis）指上睑提肌（动眼神经支配）和Müller肌（颈交感神经支配）功能不全或丧失，导致一侧或双侧上睑部分或全部不能提起的下垂状态。根据病因，可分为先天性上睑下垂和后天性上睑下垂两类。先天性者占全部上睑下垂的90%，在人群中患病率为0.12%。

【病史询问要点】

1. 发病年龄　先天性上睑下垂常出生后即出现。

2. 发病程度　注意询问一天中上睑下垂程度有无进行性变化、与劳累和休息的关系。

3. 发病诱因　有无外伤或手术、交感神经麻痹性疾病、甲状腺疾病、癔症、眼睑肿瘤、严重沙眼等。

4. 伴随症状　有无视力障碍；有无晨轻夜重、颌动瞬目综合征、疲倦、吞咽困难等；有无复视、半面无汗、皮肤潮红等。

【体格检查要点】

1. 不同程度的视力障碍　单侧先天性完全性上睑下垂因伴有视功能发育障碍而

易发生形觉剥夺性弱视。

2. 特殊面容　瞳孔被眼睑遮盖者，为克服视力障碍，常呈“仰头下视”“抬眉”“皱额”状，患侧额部皱纹明显深于健侧。

3. 上睑下垂及程度　单侧或双侧上睑部分或全部不能提起，睑裂变窄，向前平视时上睑遮盖角膜（上缘）2mm 以上。上睑缘遮盖瞳孔 1/3 为轻度，上睑缘遮盖瞳孔 1/3～1/2 为中度，上睑缘遮盖瞳孔超过 2/3 为重度。

4. 眼外肌运动　应特别注意评估上直肌的功能。先天性上睑下垂常伴有上直肌运动障碍，或同时伴有下斜肌功能减退。动眼神经麻痹者常伴有其他受动眼神经支配的眼外肌运动障碍。

5. 其他　先天性者可伴有内眦赘皮、睑裂狭小；后天性者可伴有原发病的体征，如颈交感神经麻痹者可见患侧瞳孔缩小，眼球内陷，面部温度升高等。

【门诊资料分析】

1. 新斯的明试验　重症肌无力患者，用新斯的明 0.3～0.5g 皮下或肌内注射后 15～45min，上睑下垂程度明显改善或缓解。

2. 上睑迟滞现象　有此现象说明为先天性上睑下垂，同时还说明上睑提肌至少有部分纤维化。

3. Bell 现象　先天性上睑下垂常伴有上直肌麻痹或不全麻痹，Bell 现象消失。缺乏 Bell 现象者，术后可能发生暴露性角膜炎，这对成人尤其重要。

4. 咀嚼运动　观察上睑位置是否随之改变。

5. 希尔默（Schirmer）试验　了解泪液分泌功能，如果为低界限，上睑下垂不宜完全矫正。

6. 屈光状态　尤其儿童，其屈光状态决定手术时机和术后弱视的训练。

7. 可卡因试验　睑裂开大为阳性，可除外交感神经性上睑下垂。

8. X 线片　重症肌无力者多伴有胸腺肿大。

【继续检查项目】

1. 上睑提肌肌力测定　嘱患者向下看，此时的上睑缘为起点，然后压迫眉弓的同时向上看，此时的上睑缘为终点，两者距离的毫米数即为上睑提肌肌力。根据临床手术选择的需要，将上睑提肌肌力分为良好（>9mm）、中等（5～9mm）、弱（<4mm）。一般说来，凡是存在上睑皱襞者，肌力良好。对于不合作的患儿，Iliff 建议通过翻转上睑后观察能否自行复位，肌力好者能自行复位。

2. 上睑下垂量测定　上睑缘遮盖角膜的毫米数减去 2mm 即为上睑下垂量。若为单侧上睑下垂，则双眼睑裂之差即为上睑下垂量。通常通过观察上睑缘与瞳孔的关系，可大致判断上睑下垂量。平视时，若上睑缘位于瞳孔上缘，上睑下垂量为 2mm；位于瞳孔中央，上睑下垂量为 4mm。根据上睑下垂量，上睑下垂分为轻度（<2mm）、中度（2～3mm）、重度（≥4mm）。

3. Müller 肌（睑板肌）肌力测定　上睑提肌肌力>9mm 者，将 10% 去氧肾上腺素眼液滴于其上穹隆结膜，若上睑提高到正常高度（排除了下睑板肌的作用），则此上睑下垂适合行睑板-Müller 肌切除。

4. 其他　伴复视者，做复像检查。

【诊断】

1. 单侧或双侧上睑部分或完全不能上举，睑裂变窄，平视时上睑缘遮盖角膜上方＞2mm。

2. 上睑提肌肌力＜8mm。

3. 患侧眉毛高，额部皮纹深。

4. 双侧患者视物呈仰头下视状。

5. 先天性者多为双侧，可伴有睑裂狭小、内眦赘皮和上直肌功能不全。

6. 后天性者继发于眼睑疾病、外伤、颅内或眶内肿瘤、炎症和中毒等。

7. 重症肌无力者，注射新斯的明后15～45min 肌力好转。

【临床类型】

1. 先天性上睑下垂　75％为双侧，25％为单侧。主要由于动眼神经核或上睑提肌发育不良所致，为常染色体显性或隐性遗传。部分性上睑下垂占多数。

(1)上睑提肌发育不良：表现为单纯性上睑下垂，占先天性上睑下垂的75％。根据其下垂程度不同，分为3类。①轻度：上睑提肌功能良好，横纹肌纤维清晰可见；②中度：约占54％；③重度：上睑提肌功能不良，横纹肌纤维几乎不可见。

(2)动眼神经核发育不良：常伴有内眦赘皮、睑裂狭小或其他眼外肌麻痹，多为同侧的上直肌，其次为下斜肌或全部动眼神经的眼外肌麻痹，少数病例存在双眼集合功能障碍。伴有睑裂狭小、倒向型内眦赘皮和双眼内眦距离过远的先天性上睑下垂称Komoto 综合征。

(3)神经异常联合

1)颌动瞬目综合征(Marcus Gunn phenomenon)：几乎都是单侧，占先天性上睑下垂的4％～6％，且左眼多见，可能由于三叉神经运动支的翼外神经和动眼神经的上睑提肌核之间有异常联合。临床表现为当患者咀嚼、张嘴或下颌向健侧(也有向患侧)运动时，下垂的眼睑突然上抬，睑裂增大。部分患者随年龄增长瞬目情况减轻。

2)其他异常联合：如动眼神经的内直肌支与上睑提肌支的联合，在眼球内转时，下垂的眼睑上抬，睑裂增大。

2. 后天性上睑下垂按病因分类

(1)神经源性上睑下垂

1)动眼神经麻痹性上睑下垂：最多见，下垂明显，为动眼神经或动眼神经核病变所致，常伴有动眼神经支配的其他眼外肌运动障碍，可出现斜视和复视。外伤后数月中等程度恢复时可呈假性 Graefe 征，当强制患眼内转或下转时，下垂的上睑可有某种程度的上抬。

2)颈交感神经麻痹性上睑下垂：因交感神经引起 Müller 肌麻痹，下垂较轻。多见于颈部手术、外伤、甲状腺疾病等。临床表现为瞳孔缩小(瞳孔开大肌麻痹)、眼球内陷(眶内平滑肌麻痹)、患侧下睑位置较健侧高(下睑板肌麻痹，眼轮匝肌张力相对增强)

和患侧面部无汗、皮肤潮红、温度升高等症状，构成霍纳(Horner)综合征。

(2)肌源性上睑下垂：包括重症肌无力、进行性眼肌麻痹、进行性上睑提肌肌病、上睑提肌腱膜裂开等。临床上以重症肌无力最常见，此类患者常伴有全身随意肌易疲劳现象。上睑下垂可为本病首发症状，其特点为早晨轻、下午重，疲劳后加重、休息后好转，连续瞬目立即加重，注射新斯的明后明显改善或缓解。

(3)机械性上睑下垂：眼睑病损直接累及上睑提肌或睑板肌，或因病变引起上睑肥大、重量增加而引起的上睑下垂，如肿瘤、重症沙眼、淀粉样变性等。

(4)外伤性上睑下垂：外伤或手术损伤上睑提肌或动眼神经。

(5)癔症性上睑下垂：为眼轮匝肌痉挛所致。多见于女性，且为双侧病变，常伴有其他癔症表现，如黑矇及管状视野等。

(6)老年性上睑下垂：以往多认为是由于皮肤松弛和上睑提肌乏力所致，现已证实是由于上睑提肌腱膜出现裂孔，甚至腱膜和睑板发生分离所造成。

【鉴别诊断】

1. 后天性上睑下垂　所有后天性上睑下垂有一共同特点，即无上睑迟滞现象。再根据病史、其他伴发症状和体征，以及新斯的明试验等，较容易与先天性上睑下垂相鉴别。

2. 下斜视引起的假性上睑下垂　尤其是抑制性麻痹时。例如右上斜肌麻痹，麻痹眼固视时，左侧健眼下斜视。因为此时麻痹肌的直接对抗肌下斜肌作用过强，其神经支配作用减少，左眼协同肌上直肌的神经支配作用也等量减少，故左侧健眼下斜视，且同时上睑提肌的神经支配作用也减少，因而上睑轻度下垂。遮盖患眼，恢复健眼原有的神经支配作用，健眼的下斜视和上睑下垂均消失。

3. 其他假性上睑下垂　为眼睑缺乏正常支撑或眼睑皮肤松弛、眼睑痉挛所致，常见于小眼球、眼球萎缩、眼球内陷、眶脂肪减少、半侧面部萎缩及外伤性眼球下移等。

【治疗原则】

1. 先天性上睑下垂以手术治疗为主。伴有其他眼外肌麻痹和 Bell 现象缺乏者慎行或不宜手术。

2. 后天性上睑下垂应先进行病因和药物治疗，残余下垂或无效者再酌情考虑手术治疗。

【治疗方案】

1. 手术时机

(1)先天性上睑下垂，2 岁即可施行手术。上睑下垂遮盖瞳孔，为避免弱视和影响患儿心理发育，应尽早手术，尤其是单眼患儿。伴有上直肌功能不全者，应先改善眼球上转功能后再考虑做上睑下垂矫正术。伴有其他眼睑畸形者，先矫正畸形，后矫正上睑下垂。利用额肌瓣矫正上睑下垂的儿童，一般在 3 岁以后进行，过早会因额肌发育不良而影响手术效果，过迟则出现皱眉、仰头视物，甚至弱视。

(2)动眼神经麻痹所致者，须在病情稳定后 6 个月方能手术。若伴有其他眼外肌麻痹而出现复视者，必须在矫正复视后再行上睑下垂矫正术。

(3)重症肌无力性上睑下垂,应慎重选择手术。如药物疗效差,上睑下垂稳定1年以上,也可酌情考虑手术。但手术量要保守,确保不出现眼睑闭合不全。

(4)外伤性上睑下垂于伤后6个月至1年,病情稳定后才可实施手术。

2. 手术方法评价 理想的上睑下垂矫正手术应满足下列要求:①双眼睑裂大小和上睑缘位置一致;②上睑皱襞对称;③睑缘弧度好;④双眼球运动协调;⑤眼睑闭合好;⑥保存正常瞬目反应;⑦无斜视和复视。

目前,矫正上睑下垂的术式较多,按其机制可以大致分为3类:①上睑提肌缩短,增强上睑提肌力量;②借用额肌力量;③借用上直肌力量。其中,较为合乎生理和美容要求的手术方式为上睑提肌缩短术,但是其手术操作复杂,上睑提肌肌力<5mm术后效果不够理想。但是经过上睑提肌缩短合并上横韧带涉前术或联合鞘膜手术等改进方法的应用,目前认为完全性上睑下垂也可以做上睑提肌缩短术。借用额肌力量的手术,操作简易,不受上睑提肌功能的限制,但是术后出现眼睑停滞现象,上睑提起的方向是向上,而不是向后上,因此不符合生理要求。借用上直肌力量的手术,操作简单,术后无眼睑停滞现象,但是术后无瞬目,睡眠时眼睑闭合不全,同时由于增加了上直肌的负担,临床上可出现斜视和复视,因而目前一般已不采用。

3. 手术方法

(1)利用上睑提肌力量的手术方式:通过上睑提肌缩短、前徙或折叠等加强上睑提肌的力量。其中,应用最广泛的为上睑提肌缩短术。该手术有外路法、内路法和内外路结合法3种。临床上多采用内外路结合,以外路为主的方法。手术指征:上睑提肌肌力>5mm的先天性或后天性上睑下垂者。有眼外肌不平衡或麻痹而发生复视者,先矫正复视。无Bell现象手术要保守。泪液分泌功能差者,禁忌手术。

上睑提肌缩短手术量参考:①肌力>8mm、下垂量2mm者,缩短12~13mm;②肌力>8mm、下垂量3mm者,缩短14~17mm;③肌力5~7mm、下垂量3mm者,缩短18~22mm;④肌力5~7mm、下垂量4mm者,缩短23~25mm。上述手术切除量仅供参考,临床应用中应结合患者具体情况和手术者经验予以调整。如先天性上睑下垂,即使肌力好,缩短量也必须>10mm。同时应注意矫正时切勿过度,因术后的瘢痕收缩可增加上睑的上抬作用。

(2)睑板-Müller肌切除术:手术指征为上睑提肌肌力>9mm,下垂量约2mm,并对苯肾上腺素有反应的轻中度上睑下垂及霍纳综合征,与重睑术同时施行效果更佳。睑板切除宽度与下垂量之比通常为1:1;睑板的切除量不能超过睑板宽度的50%~60%,否则会并发睑内翻。

(3)间接利用额肌力量的手术方式:采用中间物将额肌与上睑发生连系,如阔筋膜、丝线、硬脑膜或异体巩膜等悬吊方法。矫正应稍过度,上睑缘应在角膜上缘,以抵消术后发生的上睑下垂趋向。手术指征:上睑提肌肌力<4mm的先天性或后天性上睑下垂。单侧先天性上睑下垂,因术后向下注视时术眼不能与健眼同步下落,为达到两眼动态对称,宜做双眼悬吊术。若患者或家属不接受,另一侧为单眼皮时,应同时做双重睑术。

(4)直接利用额肌力量的手术方式:利用额肌瓣(或额肌腱膜瓣)与睑板直接产生连系提高下垂的眼睑,而无须使用其他悬吊材料。手术适应证同阔筋膜悬吊术。在利用额肌力量术式中更推荐直接利用额肌力量者,采用额肌瓣或额肌腱膜瓣提拉上睑,由于额肌的弹性,术后上睑瞬目反应及眼睑闭合不全较间接利用额肌者恢复更满意。

(5)联合筋膜鞘手术(CFS+LM):联合筋膜鞘(CFS)是英文"conjoint fascial sheath"的缩写,CFS为"附着于结膜上穹隆的上睑提肌与上直肌的联合筋膜鞘"(conjoint fascial sheath of the levator and superior rectus attached to the conjunctival fornix),中文简称为"联合筋膜鞘"。

CFS+LM指的是CFS联合上睑提肌、Müller肌复合体手术,其治疗范围包括:①各种程度的先天性上睑下垂;②上睑提肌功能严重丧失的后天性上睑下垂;③额肌功能差或丧失的严重上睑下垂;④额肌瓣手术后复发的先天性上睑下垂。

4. *治疗方法*

(1)上睑提肌肌力>9mm,可做上睑提肌缩短术;而对上睑下垂量约为2mm者,也可做睑板-Müller肌切除。

(2)上睑提肌肌力5~9mm者,选择增强上睑提肌肌力的术式,如上睑提肌缩短术或CFS+LM。

(3)上睑提肌肌力<4mm,选择利用额肌的术式,如额肌瓣手术,或改良及加强的上睑提肌缩短术(如CFS+LM)。

(4)上睑下垂合并Marcus-Gunn颌动瞬目联带运动,不适合做上睑提肌缩短术。可以手术切断上睑提肌,然后选择利用额肌力量的术式。

【术后处理】

1. *一般处理*

(1)术后48h换药,3~5d拆除下睑牵引缝线,7d拆除皮肤缝线。

(2)眼睑闭合不全,角膜有暴露时,每日结膜囊内涂2~3次眼膏。

2. *并发症处理*

(1)上睑下垂矫正不足:多为上睑提肌缩短过少或术后缝线松脱。早期轻度矫正不足,不要过早下结论。因为术后短期内可能因为组织肿胀、出血、患者怕痛等原因不敢提起上睑。一般上睑下垂手术效果应在术后2~3个月再下确切结论。明显矫正不足可于术后3~6个月,根据上睑提肌肌力、上睑下垂量和Müller肌肌力再重新手术。上睑提肌菲薄者或上睑提肌已切除20mm者,必要时应考虑做额肌瓣矫正术。

(2)上睑下垂矫正过度:术后2周内发现此情况,可用手法向下按摩上睑;或切开睑板上方睑结膜,根据矫正过度的情况,将上睑提肌附着点后退至睑板上缘;或做上睑提肌延长术。术后3个月内发现者,重新手术(拆除内固定缝线,重新缝合或做巩膜移植)。

(3)穹隆结膜脱垂:重在预防,在上睑提肌缩短术结束前发现结膜脱垂,可用3-0丝线在穹隆部做2对褥式缝线,从上穹隆或眉下穿出结扎;或结膜囊内放置弥留物。若术后发现穹隆结膜脱垂,可先给予皮质类固醇眼液,不愈者按上法做2对褥式缝线,如脱垂结膜失活则可在局部麻醉下将其剪去后缝合。

(4)暴露性角膜炎:按角膜炎治疗,必要时手术矫正眼睑闭合不全。一般可在下睑做一牵引缝线,用胶布将线头固定于额部作为预防。

(5)上睑内翻:多发生在内侧。术中可将睑板上的固定缝线缝高些,同时将上睑缝线通过切口上方睑板前组织或睑板,以增强上睑外翻力量,避免睑内翻。若为肿胀所致,可在睑缘做一牵引缝线,用胶布固定于额部矫正。眼睑肿胀消退后仍存在睑内翻者,可在原切口下方切除一条皮肤,再按重睑术缝合皮肤。

【住院小结】

1. 疗效 在适当时机行上睑下垂矫正手术,不仅可以明显改善外观,还可以预防形觉剥夺性弱视的发生。经手术矫正后上睑缘遮盖上方角膜缘<2mm;术眼与健眼上睑缘位置相差<2mm 即可视为治愈。

2. 后续治疗

(1)对眼睑闭合不全者,局部应用抗生素眼液、甲基纤维素溶液、素高捷疗眼膏等,每日 4 次。晚间睡前结膜囊涂抗生素眼膏,或眼部戴湿房镜。

(2)对形觉剥夺性弱视者,尽早进行相关弱视治疗。

3. 出院医嘱

(1)局部应用抗生素眼液、眼膏 2～4 周,保护角膜,防止暴露性角膜炎。

(2)弱视治疗者按医嘱定期随访。

(3)后天性上睑下垂者继续治疗原发疾病。

(朱承华)

五、上睑退缩

上睑退缩(retraction of the upper eyelid)是指各种原因导致上睑缘超过正常界限,位于或高于上方角膜缘,双眼平视前方时睑裂增宽,角膜上方暴露出部分白色巩膜,当眼球向下注视时,上睑不能随眼球向下转动的异常状态。有文献报道,约 90% 的上睑退缩由 Graves 眼病引起。

【病史询问要点】

1. 发病年龄 多为后天发病,先天发病极为罕见。

2. 发病诱因 注意询问有无甲状腺功能亢进、眼眶炎症、肿瘤及外伤等。

3. 伴随症状 有无甲状腺功能亢进、眼球突出、眼球运动障碍及复视等。

【体格检查要点】

1. 视力 注意有无视力下降,严重 Graves 眼病因视神经受压可导致视力下降,甚至失明。

2. 眼部检查 有无眼睑水肿、上睑退缩、闭合不全,测量睑裂宽度,注意有无眼球突出,有无角膜水肿、炎性浸润及角膜新生血管等。

3. 眼位与眼球运动 有无因限制因素所致的眼位异常及眼球运动障碍。

【继续检查项目】

甲状腺功能检查:采用 B 超及相关血清学检查排除有无甲状腺功能亢进。

【诊断】

1. 睑裂增宽,上睑迟落。

2. 合并或不合并突眼等甲状腺功能亢进体征。

3. 甲状腺功能检测可协助诊断。

【临床类型】

1. 按上睑退缩原因分类

(1)生理性上睑退缩:如受惊时,上、下睑退缩,睑裂开大;因视神经萎缩即将失明而注视时眼睑退缩。

(2)机械性上睑退缩:由于眼睑外伤、炎症、肿瘤或手术等使上睑提肌缩短引发的上睑机械性上提。

(3)肌源性上睑退缩:由于面神经麻痹,麻痹眼出现轻度眼睑退缩。

(4)痉挛性上睑退缩:由于上睑提肌阵挛性或强直性收缩所致的眼睑退缩。

(5)交感神经性上睑退缩:由于交感神经或颈交感节受刺激发生的眼睑退缩。

(6)其他:眼球运动时伴有的眼睑退缩,如Duane眼球后退综合征等。

2. 上睑退缩分度

(1)轻度:上睑退缩1～2mm。

(2)中度:上睑退缩3～4mm。

(3)重度:上睑退缩≥5mm。

【鉴别诊断】

1. 下睑退缩　下睑睑缘位置下降。正常人注视正前方时,下方角膜缘恰与下睑缘平齐,下睑退缩时下方巩膜部分暴露。

2. 眼睑闭合不全　眼睑闭合不全是指睡眠或闭眼时,上下眼睑闭合不全或不能闭合,部分角膜、结膜不能被眼睑覆盖而暴露在外。最常见的原因为面神经麻痹,结合病史及体征不难鉴别。

【治疗原则】

恢复眼睑正常启闭功能,保护角膜,改善容貌。

【治疗方案】

1. 非手术治疗

(1)内科治疗。甲状腺功能异常者,应针对病因治疗。

(2)采用各种药物减少眼表水分蒸发,保护眼表正常解剖结构与功能。如抗生素眼膏、人工泪液、泪小点栓等。

2. 手术治疗

(1)手术适应证

①甲状腺功能亢进或Graves眼病的上睑退缩已稳定半年以上。

②上睑退缩使角膜暴露、上皮糜烂或角膜浸润者。

③单侧上睑退缩、睑裂增宽形成美容缺陷。

(2)手术目的:减弱和缓解上睑提肌和Müller肌的作用,使上睑缘位于正常位置。

(3)手术方法

1)Müller 肌切除术:适用于轻、中度上睑退缩。一般认为,此手术能矫正 2～3mm 的眼睑退缩。因此,该术式对<3mm 的轻度上睑退缩效果较好,而对于>3mm 的上睑退缩疗效较差。其主要缺点是术中 Müller 肌不易确认,容易矫正不足。

2)Müller 肌切除联合上睑提肌腱膜退后术:上睑退缩除与 Müller 肌异常有关外,与上睑提肌张力增高、纤维增粗及上睑提肌与周围组织粘连同样有关。因此,切除 Müller 肌外,还应将上睑提肌腱膜退后才能矫正严重的上睑退缩。

3)上睑提肌、Müller 肌切断异体巩膜移植延长术:适用于中、重度上睑退缩。异体巩膜容易获得,可制成任何形状和不同大小的移植片矫正上睑退缩。该术式解剖清楚,易于操作。缺点是所移植巩膜有吸收现象,此外,易引发慢性炎症、眼睑增厚等并发症。

4)板层睑板联合上睑提肌、Müller 肌后徙术:适用于轻、中度上睑退缩,也可用于医源性和外伤性上睑退缩。

5)上睑提肌-Müller 肌延长术:该术式是近年来治疗上睑退缩较好的手术方法之一,适合中、重度上睑退缩者。根据 Baylis 提出的上睑提肌腱膜每切断 2 mm 可矫正 1mm 退缩,术前可较精确地估计所需的肌肉延长量,并发症少。手术以过矫 1～2mm 为宜。

6)睑缝合术:适用于甲状腺功能亢进尚未控制、Graves 眼病尚未稳定的上睑退缩。根据病情不同,可做完全或部分睑缝合术,以达到美容和治疗目的,若眶压过高,则采用较密集的间断缝合术。

此外,还有带蒂睑板旋转瓣矫正术、睑板结膜移植术及上睑提肌边缘切开延长术等。

【术后处理】

1. *一般处理* 术后常规使用抗生素 3～5d,根据不同术式,决定拆除缝线的时间。

2. *并发症处理*

(1)上睑退缩矫正不足:多因 Müller 肌分离或切除不完全,异体巩膜植入宽度不足所致。预防与处理:术中应充分分离 Müller 肌,避免出血,若需植入异体巩膜,应根据两眼睑裂的宽度差确定所需植入异体巩膜量。

(2)上睑提肌、上直肌损伤:因经验不足,操作不当致上直肌、上睑提肌损伤。预防与处理:掌握相关解剖知识,术中动作轻柔,充分止血,尽量多使用钝性分离。

(3)上穹隆结膜撕破及结膜脱垂:多发生在分离穹隆结膜与 Müller 肌时,因操作不当撕破穹隆结膜。预防与处理:穹隆结膜分离不宜太高,若发生结膜撕破应及时缝合。

【住院小结】

1. *疗效* 根据术后表现,将其分为 3 级。①良好:外观好,眼睑高度与希望高度相差<1mm;②满意:眼睑高度较要求相差>1mm,但外观与功能良好,不需再次手术;③差:过矫或矫正不足,外观畸形需再次手术。

2. *后续治疗* 合并甲状腺功能亢进者应继续原治疗。

3. 出院医嘱

(1)门诊复诊,注意迟发性矫正不足的发生。

(2)合并甲状腺功能亢进者根据需要定期检查。

(汪 勇 史学峰)

第二节 眼睑先天异常

一、内眦赘皮

内眦赘皮(epicanthus)是指发生在内眦部的一种纵向弧形的皮肤皱褶,又称内眦皱褶。常见于3～6个月的婴儿,多见于东方人。目前多认为内眦赘皮与遗传、颅骨和鼻骨发育不良有关。常见内眦赘皮有2型,Ⅰ型由上睑向下延伸;Ⅱ型为倒向性,由下睑向上伸展。据统计,内眦赘皮群体发生率为47.8%,10岁以下儿童发生率最高达79.5%。

【病史询问要点】

1. 发病年龄　先天发病者出生后即可发现,后天发病者可见于任何年龄。

2. 发病程度　严重者遮盖内侧眼球部分,呈“对眼”外观,影响鼻侧视野,妨碍视功能。

3. 发病诱因　先天发病者为常染色体显性遗传;后天发病者与外伤、烧伤及眦部手术有关。

4. 伴随症状　常合并上睑下垂、睑裂缩小、内斜视及眼球运动障碍。

【体格检查要点】

1. 内眦赘皮的部位及走行　仔细观察内眦赘皮的起始与终止部位,注意其走行方向。

2. 内眦相邻组织　检查有无鼻骨发育不良,有无睑裂狭小、上睑下垂及小眼球等其他先天异常。

【门诊资料分析】

遮盖-去遮盖试验:排除真性内斜视,以免贻误治疗。

【诊断】

1. 多见于儿童,常为双眼。

2. 赘皮多位于上睑内上方,遮盖部分或全部内眦,同时患者鼻梁比较扁平。

3. 赘皮在下睑者常引起倒睫。

4. 由于双侧内眦赘皮遮盖内侧部分眼球,可造成内斜假象。

【临床类型】

1. 先天性内眦赘皮　多呈双侧性,常伴有眼部其他先天异常。如睑裂狭小、上睑下垂、小眼球等。

(1)眉型:皱襞起自眉部,向下延伸至泪囊区皮肤。

(2)睑型:起自上睑,经内眦至下睑。

(3)睑板型:起自上睑皱襞,在内眦部消失。

(4)倒向型:起自下睑,经内眦向上延伸至上睑。倒向型内眦赘皮常为Komoto综合征(内眦赘皮、上睑下垂、睑裂狭小、小眼球)的一部分。

除倒向型内眦赘皮外,其他类型的内眦赘皮随着年龄增长至成人时可减轻甚至消失。

2. 后天性内眦赘皮　因外伤、烧伤及眦部手术后瘢痕收缩,内眦部皮肤牵拉、紧张而形成。其形态多不规则,单侧者多见,常伴有邻近组织损伤与畸形,如睑球粘连、泪道损伤等。

【鉴别诊断】

内眦赘皮主要应与内斜视相鉴别。内眦赘皮两眼内眦间距增宽,有时易被误认为内斜视,可用交替遮盖试验(alternative cover test)鉴别。

【治疗原则】

1. 轻者不需治疗,随着颅骨及鼻骨的发育,可自行缓解。

2. 如合并其他先天异常者应酌情手术矫正。

【治疗方案】

1. 手术时机

(1)内眦赘皮在婴幼儿及儿童时期多见,随着年龄增长,鼻骨及面部结构的发育,内眦赘皮可自行减轻或消失。此期一般不主张手术治疗。

(2)随着年龄增长,面部发育稳定后可根据内眦赘皮的程度和患者要求决定是否手术治疗。对于赘皮程度轻、未伴有其他眼部畸形、对容貌美观影响不明显者不必手术。若赘皮明显、影响美观,即便手术也应推迟到18岁后进行。

(3)合并有睑裂狭小、上睑下垂或倒向型内眦赘皮,多不随年龄增长而消失,主张尽早手术。最早可在2—3岁分期或联合手术。

(4)Komoto综合征:应尽早手术,手术顺序为首先矫正上睑下垂,其次矫正内眦赘皮、睑裂狭小等畸形。

(5)继发性内眦赘皮的手术矫正应在外伤或炎症治愈6～12个月,待瘢痕成熟后方可手术矫正。若合并眼睑内、外翻,眼睑部分缺损、泪囊炎者需尽早修复治疗,以防产生并发症,影响视功能。

2. 手术方法　内眦赘皮是因眦部的皮肤垂直向张力过大所致。其矫正方法较多,临床应根据赘皮类型、轻重程度及解剖学成因选择手术方式。

(1)单纯内眦赘皮部皮肤切除术("L"形皮肤切除术):适用于赘皮窄、短及范围不大的轻、中度内眦赘皮。该术式简单易行,但常可致继发性赘皮,目前多不主张采用。

(2)局部皮瓣移位(Stallard"Z"成形术或Spaech双"Z"成形术):主要是利用赘皮本身水平方向的一些相对过剩的皮肤补偿垂直方向的不足,缓解、解决赘皮垂直方向的皮肤张力,使皮肤重新分布而平复,达到矫正目的。该术式尽管效果可靠,但会留下切口瘢痕,影响外观。

(3)皮肤切除赘皮翻转术:适用于赘皮短、范围不大的单纯内眦赘皮。该术式主要解决了内眦赘皮的纵向张力,同时减少其横向松弛的皮肤。该术式简单,疗效可靠。缺点为仅适用于赘皮短、范围不大的单纯内眦赘皮,对伴有其他畸形者不适用。

(4)"Y"-"V"成形术:适用于严重的内眦赘皮。术中可联合内眦韧带缩短,也适用于伴有内眦远距的内眦赘皮。

(5)皮瓣转位术(Mustarde 法):采用各种类型的皮瓣转位,减轻和缓解垂直方向张力,达到矫正赘皮的目的。该术式效果多较理想,唯一不足是术后遗留局部瘢痕,患者可能不易接受。

(6)赘皮下轮匝肌切除皮肤深固定法:适用于睑板型、睑型、眉型内眦赘皮合并上睑下垂者。通过切除赘皮区域多余的轮匝肌并将皮肤固定于深层骨膜组织矫正内眦赘皮。

近年来,学者们不断探索各种改良方法和新方法,旨在简化操作、缩短手术时间和瘢痕愈合时间、减少复发,但是其长期效果有待进一步观察。

【术后处理】

1. 一般处理

(1)术后次日换药,常规抗生素预防感染,术后 5d 拆除皮肤缝线。

(2)术后手术部位常遗留皮肤瘢痕,术后早期可给予维生素 E 油液外用,并可做热敷、按摩与理疗。

2. 并发症处理

(1)矫治不理想或内眦赘皮复发:多由术式选择不当、处理欠妥或缝线松脱所致。可于术后 3～6 个月重新矫治。

(2)误将内眦赘皮当成内斜视:术前应认真检查,交替遮盖试验可鉴别。

(3)局部瘢痕明显:术中操作粗暴、术式选择不当、缝线过粗、切口两缘张力过大或瘢痕体质所致。可行理疗、局部按摩与使用瘢痕软化类药物。对于瘢痕增生、明显有碍美观者,可在 6 个月后进行手术切除。

【住院小结】

1. *疗效* 恢复正常内眦角的位置,改善外观者视为治愈。

2. *出院医嘱* 门诊定期复诊。

(汪 勇 史学峰)

二、睑裂狭小

睑裂狭小(blepharophimosis)是指睑裂宽度较正常缩小。多伴有遗传性睑部先天异常,因胚胎期睑缘分开过早,影响眼球发育所致;后天性睑裂狭小多因重症沙眼、睑缘炎、眼睑脓肿、外伤或手术等造成瘢痕性收缩与粘连所致。

【病史询问要点】

1. *发病年龄* 多先天发病,后天发病者少见。

2. *发病诱因* 仔细询问家族史,本病多为常染色体显性遗传。

3. 伴随症状 可合并小眼球、小角膜、上睑下垂、内眦赘皮及智力缺陷。

【体格检查要点】

1. 睑裂大小 睑裂左右径及上下径皆明显变小，部分患者横径仅13mm，上下径仅1mm。

2. 后天性睑裂狭小者原发表现 如睑结膜乳头、滤泡和瘢痕，眼睑脓肿和外伤、瘢痕等。

3. 眼球及邻近组织 注意有无小眼球、上睑下垂、小角膜及内眦角异常。

【诊断】

1. 多先天发病，部分患者为常染色体显性遗传。

2. 睑裂宽度及高度均明显小于正常。

3. 常伴有倒向型内眦赘皮、重度上睑下垂及内眦间距过大。

4. 部分患者伴有不同程度的弱视。

【治疗原则】

1. 手术治疗为主，多采用睑裂开大术。

2. 合并有上睑下垂、内眦赘皮及弱视者一并予以治疗。

【治疗方案】

1. 手术时机 兼顾美容整形和视功能的恢复，可以选择在患儿3岁左右行睑裂开大术，如重度上睑下垂及重度倒向型内眦赘皮者则可提前于2岁左右进行。

2. 手术方式 Komoto综合征的整复涉及睑裂水平向和垂直向的开大，以及倒向型内眦赘皮的矫正，大多学者主张分期手术，一期先行倒向型内眦赘皮、远内眦间距的矫正。待一期手术3～6个月后水平向张力减小，再行二期上睑下垂矫正。

3. 手术方法 本病的手术方法很多，通过调整眦角位置和角度矫正睑裂大小。常用方法有以下几种。

(1)外眦角切开睑裂开大术：适用于先天性或重症沙眼等引起的睑裂狭小。在进行睑裂开大手术前，首先应确定术后睑裂应达到的预期大小。对单眼睑裂狭小者，应以健眼睑裂大小为标准；双眼睑裂狭小者，应使术后睑裂大小达到眼平面的面部宽度的1/5，并用亚甲蓝或甲紫在外眦角外标出拟延长的睑裂位置。经外眦角切开使睑裂开大的方法有以下几种：①单纯外眦角切开睑裂延长术；②Blaskovics法：通过加长上睑长度并切断外眦韧带而达到扩大睑裂的目的；③Imre“Z”形成形术；④Fox法等。

(2)眼睑中部楔形或矩形睑板移行瓣延长睑裂：因采用外眦角切开后的睑裂日渐变小，有学者主张采用睑中央部的睑板楔形移行瓣进行修复，该术式最大可扩大睑裂5mm。

(3)Fox外眦成形术：适用于同时需行外眦成形的Komoto综合征。

(4)Blaskovics楔形皮瓣切除术：适用于睑裂明显缩小者，尤其在矫正Komoto综合征中最为常用。

(5)Blaskovics“V”形切开上睑延长术：适用于手术中需切断外眦韧带上支的睑裂明显缩小者。通过加长睑缘长度达到扩大睑裂的目的。

(6)其他:如上睑下垂矫正,见相关章节。

【术后处理】

1. 一般处理

(1)术后结膜囊内涂抗生素眼膏,加压包扎。48h 后首次换药,7d 后拆除缝线。

(2)给予全身抗生素预防感染。

2. 并发症处理

(1)出血、感染:术中彻底止血,严格无菌操作,术后予抗生素预防感染。

(2)睑裂不对称:由术前设计不充分所致。若两眼睑裂相差>2mm,可考虑再次手术。

【住院小结】

1. 疗效　睑裂明显扩大,两眼基本对称,外观明显改善者视为治愈。

2. 后续治疗

(1)合并有内眦赘皮、上睑下垂者应手术治疗。

(2)合并弱视者应及时治疗。

3. 出院医嘱

(1)继续用抗生素眼液、眼膏 2～4 周。

(2)有原发病者应及时治疗。

(汪　勇　史学峰)

第三节　其　他

一、特发性睑痉挛

特发性睑痉挛(essential blepharospasm,EB)是指眼、眶和眶周轮匝肌的自发痉挛性收缩。属局限性肌张力障碍疾病,无明确病因,眼部及周围组织无明显器质性病变,表现为间歇性、不自主、进行性加重的眼睑痉挛,病程越长,痉挛越重,常伴有眉弓下降。该病多见于老年人,常双眼受累,重度患者虽视力正常但不能视物,导致"功能性盲"。部分病例属于帕金森病的前兆。

【病史询问要点】

1. 发病年龄　多见于老年人,平均发病年龄 56 岁,女性占多数。

2. 发病程度　询问眼睑痉挛的程度、持续时间及缓解间隙的长短,有无运动障碍及痉挛性斜颈,咀嚼是否使眼睑和下颌痉挛加剧。

3. 发病诱因　冷空气、阳光、噪声、眼运动、看电视和阅读等是发病的诱因。精神紧张可使痉挛加剧,有些病例咀嚼时会加剧痉挛,如老年性睑-口-颌痉挛综合征(Brueghel 综合征)。

4. 伴随症状　常伴有眉弓下降(Charcot 眉征)、痉挛性斜颈(Brueghel 综合征)。

【体格检查要点】

1. 眼睑　注意眼睑痉挛的持续时间及眼轮匝肌、降眉肌、皱眉肌的张力变化。由于眼轮匝肌强烈而持久的收缩，可继发下列改变：眉下垂、睑皮松弛、外眦韧带松弛和真性上睑下垂。

2. 全身检查　注意眼睑痉挛时是否伴有痉挛性斜颈及下颌痉挛。

3. 其他　注意眼睑痉挛是否受咀嚼、精神紧张等因素影响。

【诊断】

1. 多于老年时期发病。

2. 眼轮匝肌、降眉肌、皱眉肌张力大。

3. 常伴眉弓下降（Charcot 眉征）、痉挛性斜颈（Brueghel 综合征）。

4. 精神紧张时眼睑痉挛加剧，放松时痉挛减轻。

【临床类型】

临床上根据睑痉挛分为5级。

0级：无痉挛。

1级：因外界刺激瞬目频繁，无功能障碍。

2级：轻度，自发眼睑跳动，非痉挛性闭目，无功能障碍。

3级：中度，眼睑痉挛明显伴轻度面肌收缩，有轻度功能障碍。

4级：重度，严重眼睑痉挛，可伴面肌痉挛，明显功能障碍，影响正常工作与生活。

【鉴别诊断】

1. 眼病性睑痉挛　系正常保护反射的敏感性增加。见于倒睫、结膜炎、角膜炎、眼外伤、电光性眼炎、急性虹膜睫状体炎等。

2. 周围面神经刺激性损害　主要表现为眼睑及面部阵发性痉挛，分原发性和继发性两种。①原发性：发病初期，眼睑（眼轮匝肌）微细抽动。重者一侧全部面肌阵挛和强直性收缩，常致眼睑闭合而影响视物。多见于中老年妇女，原因不明。部分患者系硬化血管对神经干交叉压迫引起。②继发性：临床表现与原发性类似，症状一般较轻。常见病因为基底动脉瘤、岩骨锥部肿瘤及面神经管内的上皮细胞瘤或神经纤维瘤等。面神经麻痹后的眼轮匝肌、面肌痉挛多为强直性。

3. 反射性睑痉挛　由 Fisher 提出，故称为 Fisher 征。主要见于近期有严重偏瘫患者。通常见于非瘫痪侧，表现为分开眼睑的动作激发睑痉挛，分开力量越大，痉挛越严重，是一种原始反射，系皮质脑干束损坏的释放现象。

【治疗原则】

由于特发性睑痉挛发病机制不明，尚无特效药物治疗，一般需手术治疗，从眶周外部减轻、消除肌肉痉挛，解除因紧闭双睑所致的功能性失明，恢复视力。

【治疗方案】

1. 药物治疗　A 型肉毒杆菌毒素局部注射简便易行，还可作为手术后睑痉挛的补充治疗，治疗后 2～5d 症状开始缓解，平均有效时间 3～4 个月。可出现畏光、流泪、上睑下垂、复视等不良反应，一般不影响功能，且多于 2 周内消失。目前主要用于 1、2 级的睑痉挛患者的非手术治疗。

2. 手术治疗　合理的手术应该是在做眉提高术的同时切除皱眉肌、降眉间肌和大部分眼轮匝肌，并选择性地矫正睑皮肤和外眦韧带松弛或少量上睑提肌缩短术。

(1)有选择地切除面神经分支的颞支、颧支，降低其支配的眼睑及眉肌的挛缩。但该术式效果难以持久，易引发麻痹性睑外翻、眉毛下垂、流泪等，目前临床已渐不采用。

(2)眼轮匝肌切除术：临床常用手术方法，通过切除眼睑轮匝肌及眉肌减轻痉挛。适用于A型肉毒杆菌毒素治疗无效、不能坚持注射及严重的3、4级睑痉挛患者。部分肌切除术手术方法较保守，作为全肌切除术的替代手术，美容效果较好。全肌切除术适用于A型肉毒杆菌毒素反应不充分，或反应充分但存在睑痉挛引起的美容、功能缺陷者。该术式不良反应轻，复发率较低。

(3)眶周肌肉切除术(Anderson法)：被认为是目前最好的永久性治疗方法。约90%的孤立性睑痉挛患者术后能改善视功能，而严重的Meige综合征(间歇性下面部运动伴眼睑痉挛，又称特发性口面肌张力障碍)，术后有效率也可达60%～80%。该手术切除范围广，通过眉成形术或睑成形术的切口将上、下眼睑和眶部轮匝肌、皱眉肌、降眉间肌和轮匝肌后筋膜的面神经纤维全部切除。由于潜在面神经功能丧失和神经再生的可能，效果不确切；且面神经切除易出现眼睑闭合不全等并发症。术中一定要保留上下睑缘2～3mm宽的轮匝肌条，尤其下睑缘，避免眼睑闭合不全、流泪、暴露性角膜炎等。可同时矫正上睑下垂，保证术后正常的开、闭睑功能。

【术后处理】

1. 一般处理

(1)疏松敷料放置于前额及头皮，为了术后观察，包扎时眼眶部外露。

(2)术后48h内床头抬高20°以减轻组织水肿，间歇放冰袋于眼睑上。

(3)结膜囊内涂抗生素眼膏，术后12～14d拆线。

2. 并发症处理

(1)皮瓣下血肿、皮瓣坏死、感染：术中应彻底止血，术后予抗生素预防感染。

(2)双侧眉毛不对称：由于术前设计不合理或术后残留眼轮匝肌及眉肌间的力量不均等所致。待痉挛完全治愈后6个月再考虑修复。

(3)睑痉挛未完全消除，给予A型肉毒杆菌毒素配合治疗。

(4)眼睑闭合不全：因眼轮匝肌一次性广泛切除，或上、下睑缘处的轮匝肌未予保留造成眼睑闭合功能异常或丧失。按眼睑闭合不全处理。

(5)上睑下垂：因切除眼轮匝肌时，损伤或切断上睑提肌肌腱所致。术中发现应及时复位缝合。部分上睑下垂可先观察，排除术后组织肿胀或手术创伤反应所致。完全性上睑下垂，应尽早探查，找到被切断肌腱，复位缝合固定。

【住院小结】

1. 疗效　睑痉挛完全解除，未见复发者视为治愈。

2. 后续治疗　针对造成睑痉挛的可能病因继续治疗。

3. 出院医嘱　门诊定期复诊。

(汪　勇　史学峰)

二、眼睑缺损

眼睑缺损(blepharocoloboma)即眼睑部分或全层的缺失。分先天性和后天性两种。先天性眼睑缺损较少见,多与胚胎发育异常有关;后天性眼睑缺损常见于眼部各种外伤、手术及眼睑疾病的后遗症。

【病史询问要点】

1. 发病年龄　见于任何年龄。

2. 发病程度　注意询问有无角膜长期暴露、有无角膜溃疡或瘢痕、有无视力下降。

3. 发病诱因　先天性眼睑缺损注意询问有无家族史、孕妇有无接受药物及放射线史;后天性眼睑缺损应了解有无外伤或眼部手术史。

4. 伴随症状　有无眼部或全身其他畸形;有无暴露性角膜溃疡、角膜知觉减退及视力下降等。

【体格检查要点】

1. 视力　注意有无视力下降。严重眼睑缺损因引发暴露性角膜炎致视力下降。

2. 眼部检查　注意检查眼睑缺损的性质、部位、范围及深度。仔细观察有无眼球的其他异常,如先天性角膜混浊、先天性小角膜、小眼球、虹膜脉络膜缺损及黄斑部缺损等。

3. 全身检查　注意有无兔唇、颜面破损,有无头部、四肢畸形及智力发育延迟。

【诊断】

根据病史及临床体征不难做出诊断。

【临床类型】

根据眼睑缺损的原因与表现有以下几种分类方法。

1. 依据眼睑缺损发生时间分类

(1)先天性眼睑缺损:先天发病,多见于上睑内侧,缺损范围常为眼睑的1/3～1/2,常伴有眼部或全身先天异常,如睑球粘连、小角膜和虹膜缺损等。

(2)后天性眼睑缺损:由各种眼部外伤或眼睑肿瘤切除后所致的眼睑部分或全层缺损。

2. 依据缺损部位分类

(1)上睑缺损。

(2)下睑缺损。

(3)睑缘缺损。

(4)内外眦部眼睑缺损等。

3. 依据缺损深度分类

(1)浅层缺损。

(2)深层缺损。

(3)全层缺损。

4. 依据缺损范围分类

(1)轻度眼睑缺损:缺损横径≤睑缘全长1/4,此类缺损应争取全层直接缝合修复。

(2)中度眼睑缺损:缺损横径>1/4睑缘长度而≤1/2长度者,此类缺损多可利用周围组织形成的旋转、推进皮瓣结合睑板、结膜瓣移植等方法修复。

(3)重度眼睑缺损:凡缺损长度超过睑缘全长1/2或上、下睑大部或全部缺损者为重度眼睑缺损。

【治疗原则】

采用不同眼睑重建方法,灵活应用巩膜、结膜、羊膜、黏膜、软骨等生物材料和合成材料,如Medpor及各种皮瓣转移法修复眼睑缺损创面,恢复眼睑的结构和形态。眼睑缺损修复技术的基本原则是简单、就近、复原。

眼睑缺损修复治疗的目标:①功能性修复。再造衬里、支撑结构、动力结构和外覆的皮肤,恢复保护眼球的重要功能。②恢复自然和谐的外观,尤其是上睑的动态外形,避免下睑退缩和外翻。③供区缺损最小化。

【治疗方案】

1. 手术时机　一旦发生眼睑缺损应争取尽早手术,避免造成暴露性角膜溃疡。

2. 手术方法与术式选择　眼睑缺损因缺损部位、大小、深度不同可选择不同的手术方法。

(1)浅层眼睑缺损:因缺损仅波及眼睑皮肤和轮匝肌,多采用直接缝合、旋转皮瓣、滑行皮瓣或游离植片予以修复。

(2)全层眼睑缺损:在决定选择何种手术前,必须考虑患者的年龄和组织的弹性。因老年人皮肤松弛,弹性减弱,易于伸展,从而减少了睑缺损的范围,有利于直接缝合,但年轻人则与之相反。眼睑全层缺损,必须解决好睑缘、皮肤面、结膜面及睑板等重要功能成分的修复。

1)缝合法:直接缝合的优点是上眼睑睫毛短缺程度最小,可避免多次手术,外观效果最好。适用于:a.年轻人由于外伤、肿瘤切除或先天性缺损致上眼睑1/3左右全层缺损者可直接缝合;b.老年人上眼睑全层缺损1/2左右可直接缝合。

2)Tenzel旋转皮瓣上睑再造术:该术式本质是一种直接缝合术加上外眦切开后皮瓣向前徙。适用于上睑中部睑缘缺损达40%的修复。

3)改良的Cutler-Beard皮瓣上睑再造术:适用于上睑中2/3或更多的全层缺损和上睑全缺损。该术式采用桥状皮瓣填充于缺损区,同时取耳软骨或不带黏膜的鼻中隔软骨放在结膜内,边缘缝合在缺损区的睑板再造上睑。该术式有时会形成皮瓣皮肤瘢痕、眼睑内翻。

4)分层移植矫正垂直性上睑全缺损:本术式上睑前层用耳后全厚皮片,后层用颊部黏膜或鼻软骨黏膜,两植片植于眼睑不同平面上。此法垂直向可增加数毫米,减少角膜暴露。适用于:上睑全层垂直向变短并缺损而有完整睑缘者;烧伤、外伤、放疗后上睑全层垂直性瘢痕;带状疱疹等严重炎症后的瘢痕性改变。

5)下睑缘的带蒂皮瓣移植行上睑再造术:适用于上睑正中部广泛全层缺损,以常规方法不能修复者，以及希望上睑有完整睫毛者。

6）颞侧前额皮瓣上睑再造术：适用于缺损的邻近组织甚至对侧眼睑也无法利用时，以及上睑及眦部大范围缺损。该术式采用以颞侧为基底的眉毛上瓣，由于此处皮肤较上睑厚得多，一般作为"最后选择"的一种手术。

7）前额正中的皮瓣再造上睑：适用于上睑大范围全层缺损不能利用下睑组织及附近组织再造者，以及没有别的办法可利用时。

8）动脉岛状皮瓣：利用颞浅动脉额支的皮瓣再造上睑全层缺损的方法。适用于面部广泛烧伤而无法利用邻近组织修复的病例。

（3）重度缺损的修复其重建术比较复杂，手术难度较大，需根据具体情况做出选择。常用方法有以下几种。

1）下睑重度缺损

睑板结膜前徙皮瓣术（Hughes 术）：适用于 50%～100%下睑缺损的患者。本术式利用上睑睑板、睑结膜滑行代替下睑缺损的内层，再利用滑行皮瓣或游离植片、旋转皮瓣修复缺损外层。该术式易引发上睑睫毛脱失、上睑退缩和上睑内翻，尚需在临床应用中不断改进。

反向性 Cutler-Beard 法：适用于水平向眼睑缺损占下睑 1/2～2/3、垂直向宽度在 10mm 以内的下睑缺损。主要采用上睑全层组织瓣修复下睑缺损。

Mastarde 颊部旋转皮瓣法：适用于下睑鼻侧垂直性大范围缺损或下睑亚全、全缺损修复。主要是利用颊部旋转皮瓣结合鼻中隔黏膜软骨瓣游离移植。该术式手术创面大，易形成面颊部瘢痕，现已渐少用。

2）上睑重度缺损

Mastarde 法（眼睑带蒂交叉组织瓣转位法）：采用大部分下睑全层组织瓣，旋转至上睑缺损处修复眼睑缺损。适用于：面积较大的垂直性鼻侧缺损；因眼病不适合长时间闭睑者（青光眼、角膜病急性期或儿童有弱视危险）；不能经受二次手术的患者；下睑亚全或全缺损者。本手术的缺点：睑张力不足，晚期发生下睑外侧下垂、睑外翻等。

Cutler-Beard 法：适用于大面积上睑缺损，采用下睑全层组织瓣向上推进修补、重建上睑。

动脉岛状皮瓣修复法：适用于面部较大面积烧伤后无法用滑行皮瓣或旋转皮瓣修复的病例。利用一种带有颞浅动脉额支的皮肤及皮下组织瓣修复上睑或下睑重度缺损的方法。

Medpor 薄片替代睑板法：利用 Medpor 薄片，提供了眼睑缺损Ⅰ期修复的可能，较 Hughes 手术和 Cutler-Beard 手术，无须二次手术，无须阻断视轴数周或数月，尤其有利于儿童和独眼患者。

（4）对于睑缘及内外眦缺损更应根据缺损的具体情况，灵活选用不同的手术方法。

【术后处理】

1. 一般处理

（1）结膜囊内涂抗生素眼膏，单眼绷带包扎，术后 7d 拆除缝线。

(2)常规予以抗生素预防感染。

2. 并发症处理　眼睑缺损，尤其是重度眼睑缺损修补易导致一系列并发症，如睑缘切迹、睑外翻、睑下垂等，术中应注意避免。

【住院小结】

1. 疗效　经手术修复后，外观明显改善、眼睑功能大致恢复者视为治愈。

2. 后续治疗

(1)无论先天性或后天性眼睑缺损都应针对原发病治疗。

(2)合并有弱视者术后应尽早行弱视训练。

3. 出院医嘱　门诊定期复诊。

（汪　勇　史学峰）

第2章

泪器、结膜和眼表疾病

第一节 泪 器 病

一、急性泪腺炎

急性泪腺炎(acute dacryoadenitis)是泪腺组织受病原体侵犯而发生的急性炎症,病原菌多为金黄色葡萄球菌、肺炎球菌等,但也可见于某些病毒,真菌罕见。病原体可由周围组织的化脓性炎症直接扩散,也可自远处的化脓性炎症血行转移而来。原因不明者称为原发性急性泪腺炎。该病多为单侧发病,睑部泪腺和眶部泪腺可以单独或同时发病。由于泪腺位于眶上缘下,受其严密保护不易遭受外伤,而且泪腺的排出管口向下,不易为结膜囊上行感染而形成;同时泪腺排泄系统周围的淋巴网状细胞对细菌及病毒感染具有一定的抵抗作用,所以临床上急性泪腺炎较少见,约占眼科患者的1/10 000。

【病史询问要点】

1. *发病年龄* 原发性者多见于儿童和青年。

2. *起病情况* 急性发病,泪腺部疼痛,有流泪或脓性分泌物,部分患者主诉复视。

3. *发病诱因* 有无外伤史;有无眼睑、结膜、眼眶或面部的化脓性炎症或远处化脓性病灶或病毒感染史,如睑腺炎、眶蜂窝织炎、扁桃体炎、中耳炎、面部丹毒、猩红热、感染性单核细胞增多症、带状疱疹、感冒等。

4. *曾发疾病* 询问既往有无麻疹、结核、流行性腮腺炎等疾病。

5. *伴随症状* 有无发热、头痛、全身不适等。

【体格检查要点】

1. 泪腺部即眼眶外上方局部红肿、热、触痛或压痛,可触及肿块,与周围组织无粘连。

2. 对应泪腺开口处的颞上象限穹隆结膜充血水肿,有黏液性分泌物或脓性分泌物,睑部泪腺炎可见红色泪腺组织突起。

3. 睑缘呈"S"形弯曲,伴有炎性上睑下垂,眼球向鼻下方移位甚至突出,运动受限。

4. 瘘管形成:脓液常从上睑外侧皮肤或结膜囊排出,可形成瘘管。

5. 同侧耳前淋巴结肿大、压痛,检查腮腺有无肿大。

【门诊资料分析】

1. 血常规　外周血白细胞计数及分类检查,中性粒细胞计数增高。

2. 分泌物涂片和细菌培养　可查出致病菌。

3. 影像学检查　有眼球突出或运动障碍者应行颅脑和眼眶 CT 检查。急性泪腺炎患者影像学示泪腺扩大,境界不清,但不累及鼻窦、眶组织和周围骨壁。

4. 组织病理学　显示泪腺组织内以淋巴细胞浸润为主,如为急性感染性泪腺炎,则可见组织中有较多的中性粒细胞浸润。

【诊断】

根据病史及眼眶外上缘内泪腺区红、肿、热、痛表现及以下临床症状和体征,则诊断易明确。

1. 急性睑部泪腺炎

(1)具有上述炎症表现。

(2)炎症主要位于睑部副泪腺,可伴发热、头痛和全身不适。

(3)外上方穹隆结膜充血水肿明显,可见红色泪腺组织突起,有分泌物。

(4)2～3 周后可有脓液排入结膜囊,疼痛减轻。

2. 急性眶部泪腺炎

(1)局部症状类似睑部泪腺炎,疼痛较剧烈。

(2)外上象限结膜充血水肿较轻。

(3)可触及肿物从外侧眶骨缘下突出,有触痛。

(4)眼球向鼻下方突出伴有运动受限及复视。脓液常从上睑外侧皮肤排出,可形成瘘管。

【鉴别诊断】

1. 睑腺炎　发生于睫毛毛囊及其附属的皮脂腺或睑板腺的细菌感染性疾病,位于上睑近颞侧的睑腺炎易与急性泪腺炎相混淆。睑腺炎患者可触及眼睑皮下圆形硬结,局限性触痛明显,一般无发热,外周血白细胞计数不高。

2. 眶蜂窝织炎　患者多有弥散性眼睑红肿、疼痛,眼球向前方突出,眼球运动障碍或固定,结膜充血水肿,而急性睑腺炎患者病变多局限于眼眶外上缘泪腺区,眼球向鼻下方突出。再结合影像学检查两者可明确诊断。

3. 眼睑疖肿　眼睑疖肿是由金黄色葡萄球菌侵犯眼睑毛囊深部及周围组织引起的皮肤急性炎症,可发生在眼睑各部,患者眼睑皮肤红肿、有灼热感,在压痛明显部位可触及圆形硬结,范围局限,不伴有全身症状。

4. 眼眶炎性假瘤　临床常伴眼球突出,眼球向下移位,运动受限,但典型病例无发热、耳前淋巴结肿大。血常规白细胞计数可正常,但嗜酸性粒细胞计数多升高。此病对抗生素治疗不敏感,全身应用糖皮质激素后症状有明显好转。

5. 急性结膜炎　腺病毒所致的结膜炎时眼睑肿胀、发红,有黏稠分泌物,伴耳前淋巴结肿大,其典型表现为双侧下睑结膜滤泡。泪腺炎患者结膜充血以外上象限为主。

6. 泪腺恶性肿瘤　眼球突出,向前下方移位,运动受限,泪腺区触及中等硬度肿块。CT或MRI可显示肿块。

【治疗原则】

感染性泪腺炎需针对病因进行抗感染治疗,特发性急性泪腺炎应用类固醇激素治疗。

【治疗方案】

1. 局部治疗

(1)细菌性者眼部滴用抗生素滴眼液和糖皮质激素滴眼液,每日6～8次。睡眠时结膜囊涂抗生素眼膏。

(2)物理疗法:细菌性者局部热敷,病毒性者病变区冷敷。

2. 全身治疗 针对不同病因进行不同治疗。

(1)细菌、病毒感染者,应全身使用抗生素或抗病毒药物。根据细菌培养和药物敏感试验调整用药,抗生素治疗需要完成1～2周的疗程。

(2)早期难以与眶蜂窝织炎相鉴别者,可联合镇痛药首先使用抗生素24～48h,症状没有好转者,建议行试验性激素治疗。

(3)累及泪腺的非特异性眼眶炎症者使用皮质类固醇激素治疗;低剂量放射治疗(2000rads),口服萘普生、吲哚美辛等非甾体消炎药对该类患者也有一定疗效。

3. 手术治疗 急性炎症出现化脓时,睑部泪腺炎从上睑外侧皮肤切开引流,眶部泪腺炎从上穹隆外侧结膜切开排脓。有皮肤瘘管形成时应手术切除,修复泪腺瘘口。

4. 组织活检 通常累及泪腺的非特异性眼眶炎症对皮质类固醇激素敏感,24h内起效。若开始给予皮质类固醇激素,且激素治疗结束时病情没有痊愈或好转,则需进行组织活检。

【住院小结】

1. 疗效

(1)本病经过适当抗感染治疗,多在1～2周炎症消退,有的病例转成亚急性或慢性,1～2个月方可消退。

(2)药物治疗后红肿消退、无压痛、肿块消失、无分泌物即可视为治愈。急性泪腺炎脓肿切开引流后无皮肤瘘管形成亦视为治愈。

(3)急性炎症症状消退,转为慢性,泪腺区仍能触及类圆形肿块,按慢性泪腺炎治疗。

2. 后续治疗

(1)急性炎症治愈者继续门诊随访,治疗原发疾病。

(2)转为慢性炎症者,治疗参见慢性泪腺炎。

3. 出院医嘱

(1)局部应用抗生素眼液、眼膏2～4周。

(2)全身使用激素者,按医嘱减量。

(3)原发病因明确而未治愈者继续治疗原发疾病。

(4)预防细菌或病毒感染。

(马艳萍)

二、慢性泪腺炎

慢性泪腺炎(chronic dacryoadenitis)较急性泪腺炎多见,为病程进展缓慢的泪腺增殖性炎症。其病因有多种,原发性常为双侧发病;也可由急性泪腺炎迁延而来,或结膜的慢性炎症所引发,多为单侧发病;更多见的是全身性炎症病变的继发患病,如结核、梅毒、麻风、干燥综合征(Sjögren syndrome,SS)等原发病。

【病史询问要点】

1. 发病年龄　各年龄段均可发病。

2. 发病程度　有无眼干、视力下降、眼睑下垂、眼球运动障碍等情况。

3. 发病诱因　有无局部或全身感染性疾病、免疫系统疾病,有无眼外伤或手术、眼睑肿瘤、严重沙眼等,有无结核、梅毒、麻风、甲状腺疾病等。

4. 伴随症状　有无口干、咽炎、鼻窦炎、腮腺炎、类风湿关节炎、萎缩性胃炎等。

【体格检查要点】

1. 眼睑　有无泪腺区肿胀,在眶缘下触诊有无包块,肿块的边界大小、质地、有无压痛、活动度,是否伴有上睑下垂现象。

2. 结膜　有无充血水肿、结膜下肿块。

3. 角膜　荧光素染色、希尔默试验及泪膜破裂时间测定,严重患者可有角膜混浊、睑球粘连、角膜新生血管形成。

4. 眼位　眼球有无突出、移位。泪腺肿块较大者眼球可向内下偏位,向外上方注视时可有复视,眼球突出少见。

5. 视力　如泪腺萎缩破坏严重时出现严重干眼,角膜混浊者则视力下降。

【门诊资料分析】

1. 实验室检查　结核菌素试验、类风湿因子(RF)、红细胞沉降率(ESR)、C反应蛋白(CRP)。自身抗体检测:抗核抗体(ANA),SS-A、SS-B抗原的抗体。

2. 影像学检查

(1)B超:超声可以清晰地显示泪腺的大小,一般病变侧泪腺较对侧正常泪腺增大,增大的幅度与炎症的程度有关,可呈局限性或弥漫性增大。通过双眼对比检查可以准确地显示病变。一般病变侧的泪腺回声强度较正常侧减低,边界清晰,内部回声均匀。

(2)CT:显示眶内软组织密度增高影,双侧泪腺对称或不对称性肿大,边界欠清,肿块可突出眶缘外,部分伴有外直肌、上直肌肿大,眼眶无骨质改变。

(3)X线:检查泪腺区有无钙化、液化等病灶。

3. 组织病理学　必要时行活组织检查,可明确诊断。

【诊断】

1. 病史　有急性泪腺炎或全身慢性病,如结核、梅毒等病史。

2. 临床表现

(1)多为双侧泪腺部无痛性肿大,可伴有上睑下垂,向外上方注视时有复视。

(2)外上眶缘下可扪及质硬的包块,多无压痛。

(3)眼球可向鼻下方偏位,活动受限,但眼球突出少见。

3. 检查　必要时进行B超、CT检查及活体组织病理检查。

【临床类型】

1. 沙眼性泪腺炎

(1)真性沙眼性泪腺炎:感染从排出管或淋巴管上行而致,急性期在小管周围淋巴细胞和浆细胞积聚成滤泡,后期纤维化引起上皮萎缩,此为沙眼的病变过程。

(2)非特异性的沙眼并发症:沙眼使结膜组织瘢痕化,阻塞泪腺排出管,继发泪腺组织萎缩。

2. 结核性泪腺炎

(1)急性粟粒型:为全身粟粒型播散,侵及双侧泪腺。

(2)局限性孤立性结核瘤型:临床上颇为重要,常并发于肺结核、淋巴结核或骨结核,由血源播散,其表现有两种。

1)硬化型:为慢性进行性肉芽肿性炎症,分叶状硬结节,不痛,可活动。有时上睑下垂或眼球突出,眼球向上运动障碍,耳前淋巴结可受侵犯,可以单侧或双侧,有的形成囊肿或钙化,有的自然痊愈,但多需要手术摘除,摘除后不再复发。

2)干酪化型:慢性进行性,眼睑红肿,形成寒性脓肿则有波动,穿破后在上睑形成瘘管,侵及周围皮肤,甚至全身播散致死亡。

3. 结节病(sarcoidosis)

(1)结节病是一种特发性累及全身多个器官的肉芽肿性炎症,侵犯泪腺者约占6%,多发于20—40岁,女性患者较多。

(2)常见为双侧泪腺无痛性肿大,可先后发生,也可单侧性成结节状、质硬,在眼睑皮下和眶缘下可以移动。泪腺受损后可引起干燥性角膜结膜炎表现,眼外肌受累可致限制性眼肌麻痹、上睑下垂。

(3)组织病理检查见泪腺组织呈非干酪样坏死性肉芽肿性炎症,有上皮样细胞伴淋巴细胞、多核巨细胞等构成结节样的肉芽肿。

4. 干燥综合征(Sjögren syndrome,SS)

(1)干燥综合征是一种与遗传有关的多系统慢性自身免疫性疾病,女性多见,常损害泪腺与副泪腺,导致泪腺腺泡萎缩或消失,泪液分泌减少。

(2)临床表现为眼干,患者结膜角膜干燥,泪液分泌明显减少,希尔默试验显示泪液减少,泪膜破裂时间缩短,角膜上有黏液丝,严重者伴有明显的角膜上皮缺损、睑球粘连、角膜新生血管形成、角膜混浊而失明。此外,还可以累及涎腺、呼吸道、胃肠道、泌尿生殖道黏膜上皮等身体其他部位的结缔组织。患者同时存在口干、干燥性鼻炎、咽炎、尿道干燥、类风湿关节炎、血管炎、肾小球肾炎、萎缩性胃炎等疾病。

(3)自身抗体检测:SS-A、SS-B抗原的抗体阳性;组织病理学示泪腺腺泡变性、破坏、萎缩,实质内慢性炎性细胞浸润后逐渐被结缔组织取代,诊断为原发型SS;如果伴有类风湿关节炎、系统性红斑狼疮、进行性系统硬化症、胆管性肝硬化或肌皮炎等全身结缔组织病，则诊断为继发型 SS。

【鉴别诊断】

1. 特发性炎性假瘤泪腺炎　临床症状和体征类似肿瘤，眶周可触及单个或数个肿物，质硬，边界欠清，多有明显压痛，镜下所见为多形性炎症细胞浸润与纤维血管增生，与慢性泪腺炎极易混淆。炎性假瘤多单眼发病，病变局限于眼部，抗生素治疗不敏感，糖皮质激素治疗显效。而慢性泪腺炎多双眼受累，常伴有全身其他情况，如结核、干燥综合征、类风湿关节炎等。两者鉴别主要通过活体组织病理检查。

2. 甲状腺相关眼病　有甲状腺功能异常病史，病变主要损害上睑提肌和眼外肌，临床可见眼睑退缩、睑裂开大、眼球向前方突出、复视及眼球运动受限。但泪腺区无肿胀及包块，结合实验室甲状腺功能检查及影像学检查可与慢性泪腺炎相鉴别。

3. 泪腺肿瘤　眼球突出，向前下方移位，上转受限，泪腺区肿块，通常单侧发病。临床常见泪腺混合瘤与泪腺圆柱瘤，瘤组织质地坚硬，与骨质粘连。混合瘤瘤细胞可化生为黏液、软骨和骨组织，类圆形，有完整包膜，压迫眼球变形和骨壁凹陷。泪腺圆柱瘤表面不规则，发展迅速，伴复视、疼痛，多有眼底改变。彩色超声检查显示泪腺瘤内回声均匀或不均匀。糖皮质激素治疗不敏感，鉴别困难时需通过活检明确诊断。

4. 泪腺脱垂　泪腺脱垂是泪腺位置的异常，上睑外上方可触及无痛性肿块，可推动无粘连，翻转眼睑可见从外上穹隆部向下突出，脱垂的泪腺不肿大而且可推回至泪腺窝内。慢性泪腺炎泪腺肿大，且位置相对固定。

【治疗原则】

1. 抗感染治疗。

2. 针对病因和原发病治疗。

3. 对于病因不明者可做泪腺组织活检。

4. 病变局限者、药物疗效不明显者可做泪腺切除。

【治疗方案】

1. 药物治疗

(1)病因治疗：慢性泪腺炎多为继发性，治疗则应针对病因及检查结果给予局部或全身药物治疗。结核予抗结核药物，梅毒首选青霉素。

(2)对良性淋巴上皮病变或泪腺肉瘤样病变，局部或全身应用糖皮质激素有效。

(3)对干燥综合征早期病变泪腺腺泡未完全破坏，可行免疫抑制和抗感染等治疗，辅以人工泪液滴眼。病变严重时可采用亲水性接触镜减少泪液蒸发，或采用泪小点封闭减少泪液流失。此外，颌下腺导管移植术也有一定的疗效。

2. 手术治疗

(1)病变晚期若形成脓肿则行切开引流术，若形成瘘管则行泪腺切除术或单纯切除瘘管，术后一般不再复发。

(2)局限性泪腺肿块药物治疗效果不明显时可考虑手术切除(手术方式参见良性淋巴上皮病变)。

【住院小结】

1. 疗效

(1)药物治疗后泪腺区肿胀完全消退,未触及肿块,超声或CT检查显示泪腺区病变消失或明显缩小为显效。

(2)手术切除者,术后泪腺区未触及肿块,CT检查未见占位性病变,出院后随访均未见复发为治愈。

2. 后续治疗　慢性发病或反复发作者表明泪腺组织破坏严重,预后不佳,后续治疗应考虑对症治疗,减少组织损害,降低复发率。

3. 出院医嘱　该病复发率较高,故应定期门诊随访。

(马艳萍)

三、慢性泪囊炎

慢性泪囊炎(chronic dacryocystitis)指各种原因(如鼻黏膜炎症蔓延、泪囊肿物、异物、外伤等)造成的泪囊黏膜及其周围组织的炎症。鼻泪管阻塞和随之而来的微生物感染是主要的原因。该病女性多见,占70%～83%。

【病史询问要点】

1. 发病程度　有无溢泪及溢泪的发病时间、反复发作的次数等。

2. 伴随症状　有无内眦部分泌物及分泌物的多少、性状等。

3. 年龄、性别、种族、眼别　中老年女性多见,女性鼻泪管细长可能是其患病率高于男性2～3倍的原因之一;左侧患病率高于右侧,可能与鼻泪管下口左侧较右侧狭窄有关;白种人比黑种人多见,黄种人居中,可能与白种人鼻泪管较黑种人细长而弯曲有关。

4. 既往治疗　如用药情况、泪囊冲洗情况、是否做过探通等;是否做过与该病相关的手术,如泪道激光成形术、泪道置管术等。

5. 发病诱因　是否有鼻旁窦炎(55%)、沙眼、结核、梅毒、泪道外伤、鼻中隔偏曲、下鼻甲肥大等疾病。

【体格检查要点】

1. 内眦部、下睑皮肤浸渍、湿疹,结膜充血。

2. 指压泪囊区有黏液或脓性分泌物自泪点流出。根据黏液或脓液量的多少可粗略估计泪囊腔的大小。

3. 部分泪囊扩张明显者,泪囊区呈局限性囊状隆起,形成泪囊黏液性囊肿。

4. 既往有急性炎症史者,泪囊区皮肤可见瘢痕、瘘管。

5. 角膜损伤者,可引起严重的匍行性角膜溃疡。

6. 其他:泪囊或泪道外伤、鼻骨骨折、鼻旁窦炎、鼻中隔偏曲、下鼻甲肥大、沙眼等体征。

【门诊资料分析】

1. 泪道冲洗　有黏液或脓性分泌物自泪点反流是慢性泪囊炎的特征性改变。应注意反流物的多少、颜色和反流位置。同时根据冲洗液流向，可以帮助判断泪道阻塞部位。

(1)冲洗液完全由注入原路返回，为泪小管阻塞。

(2)冲洗液自下泪点注入，上泪点返回，为泪总管阻塞。

(3)冲洗有阻力，部分流到鼻腔、部分自泪点返回，为鼻泪管狭窄。

(4)冲洗液自上泪点反流，同时有黏液脓性分泌物，为鼻泪管阻塞合并慢性泪囊炎。

2. 鼻腔与鼻窦检查　如有鼻息肉或鼻窦炎，应先予治疗；萎缩性鼻炎者手术效果可能受到一定程度的影响。

3. 分泌液培养与药敏试验　对合并角膜炎者，最好做分泌物培养与药物敏感试验。慢性泪囊炎常见细菌为肺炎双球菌、葡萄球菌及链球菌等。

(1)标本采集：选择3d内未用抗生素药物的患者，以提高培养结果的准确率。

(2)病原菌标本的采集方法：①用消毒棉拭子吸取压迫泪囊部位由泪点溢出的分泌物，或用灭菌生理盐水冲洗泪道，用消毒棉拭子吸取由泪点反流的脓性或黏液性分泌物，尽量注意不接触睑缘睫毛和结膜，这种方法简单易行，但缺点是不易避免被结膜和睑缘的杂菌污染，从而影响细菌培养结果。②用5ml一次性注射器套上6.0－6.5号钝针头经泪点插入泪小管，从泪囊中吸取脓液，将脓性分泌物吸入注射器针筒后拔出，立即送检，这种方法避免了被杂菌污染，但有时由于分泌物的量很少或分泌物黏稠，很难抽取到针筒中，遇到这种情况可以将注射用水0.5ml注入泪囊后再行抽取，效果较好。

(3)病原菌培养方法：送检标本于15min内接种，分别进行普通培养、厌氧菌培养及增菌培养。

【继续检查项目】

主要侧重于慢性泪囊炎形态学研究，以便分型和临床价值评估。

1. 泪道内镜检查　可以直接观察泪囊黏膜、大小形状，为术前诊断和确定手术方式提供了直观的依据。但无法了解泪囊周围及骨骼情况。

2. 影像学检查

(1)核素造影法：能对排泪功能做出判断，但不能显示泪囊的真实形态及其周围组织与骨骼的情况。

(2)X线碘油造影法：能准确显示泪囊的大小与形状及其周围组织和骨骼的情况，为泪囊的形态学研究提供可靠的科学依据。

3. B超　有助于诊断与鉴别诊断。

4. CT三维成像检查　采用64排螺旋CT测量，患者呈仰卧位，头部居中，保持眼睛正视前方，以OM线(由外眦至外耳尖)，应用Volume analysis软件将数据进行三维重建后，测量骨性泪道的长度和最小直径及位置。同时可排除泪囊占位及鼻旁窦炎等。

【诊断】

1. 溢泪，外表可以无任何症状，局部不红肿。

2. 冲洗泪道有少量纤维素性或黏液、脓液夹杂于反流液中是诊断的唯一依据。

3. 结膜充血，结膜囊常有脓性分泌物积聚，严重时可有急性结膜炎、湿疹性睑缘炎。

4. 可有泪囊扩张，形成黏液性囊肿。

【临床类型】

1. 临床分类　根据慢性泪囊炎不同的临床表现分为3个类型。

(1)卡他性：仅表现为溢泪或少量黏液流入结膜囊，泪道冲洗发现泪道阻塞，有纤维素性和黏液性分泌物反流。

(2)黏液囊肿性：表现为泪囊膨大扩张，形成囊肿。挤压泪囊有较多水样或胶冻样分泌物反流。

(3)慢性化脓性：最常见，表现为溢泪、溢脓，挤压或冲洗泪囊有脓性分泌物反流。

2. 形态学分类　王寅威等根据泪囊碘油造影显示的图片分析，将慢性泪囊炎形态分为6种类型。

(1)普通型：泪囊外形较规则，呈圆形或椭圆形，少部分边缘呈不规则形，纵径8～15mm以上，最长15mm，横径2～8mm以上、8mm以下，此形最多见，占57.45%。

(2)粘连型：比较小，呈中断、丝状，微囊样充盈和其他极不规则状，占13.45%。

(3)囊样扩张型：呈规则大囊样充盈，纵径10～24mm以上，最长达24mm，横径6～15mm以上，最宽15mm，此类型占8.36%。

(4)多囊型：显示2个或多个大小不等的囊样充盈，囊与囊之间呈线状或完全中断，大的囊不小于3mm×3mm，此类型占8.36%。

(5)萎缩型：泪囊极小，边缘规则，纵径3mm以下，横径2mm以下，最小仅为小点状，此类型占7.64%。

(6)部分通畅型：除泪囊显像外，鼻泪管及鼻道内有间断造影剂。此型一般病程短，占4.73%。

【鉴别诊断】

溢泪患者出现下列3种情况应怀疑肿瘤：①内眦韧带上方肿块，应怀疑泪囊肿瘤，泪囊炎的肿胀常低于内眦韧带。②有慢性泪囊炎，但泪道冲洗通畅。③泪道冲洗液中带血性分泌物。另外，泪囊区皮肤有溃疡及有腺体病变，也应注意。最常见的泪囊恶性肿瘤多为转移细胞表皮样癌，CT检查可见泪囊窝有骨质破坏。泪囊X线造影显示泪囊扩张和部分通畅，并有不规则对比剂斑点。触到肿块也要行鼻窦X线片及CT检查，以鉴别由眼睑、结膜及鼻窦的恶性肿瘤蔓延到泪囊的继发性肿瘤。

【治疗原则】

1. 去除感染病灶。

2. 重建泪液引流通道。

【治疗方案】

1. 非手术治疗

(1)病因治疗：如为鼻腔或鼻旁窦炎症、结膜炎等引起者，应在治疗慢性泪囊炎的同时积极治疗原发病。

(2)局部治疗:①抗生素眼液滴眼,每次滴药前应挤空泪囊内的脓液。②脓液多者可用抗生素液或生理盐水行泪道冲洗,清除干净泪囊内脓液后,注入0.3～0.5ml抗生素液,有助于清除感染病灶,减轻症状,但不能根治。③慢性泪囊炎伴有严重的匍行性角膜溃疡或全身疾病不宜手术者,可借助冲洗泪道注入抗生素,暂时保持泪囊清洁。④在泪囊保持无脓1周后,可试行泪道探通,探通时操作宜轻巧,若遇阻力,切不可强行推进。轻的膜性或纤维蛋白阻塞,有时可以通过探通治愈。探通2～3次无效者,不应再探,以免造成或加重黏膜瘢痕、形成假道等。⑤婴幼儿慢性泪囊炎,应先行局部按摩(手指有规律地自泪囊向下按摩数次)挤出脓液后,滴抗生素眼液,每日3～4次,坚持数周,多能促使鼻泪管下端开放。无效者,半岁以后可考虑行泪道探通。

2. 手术治疗　可行泪道探通、泪道义管植入术或泪囊鼻腔吻合术,对老年人可考虑行泪囊摘除术。

(1)术前准备:①检查鼻腔及鼻窦,如有炎症应先予以治疗后手术。②压挤泪囊部,估计泪囊腔大小。如分泌物很少,行泪道碘油造影。③术前1周用抗生素滴眼液滴眼,必要时使用抗生素加入生理盐水行泪道冲洗。术前2d冲洗泪道。④术前做出凝血时间、血常规、血小板等常规检查,高血压者要降低血压。⑤对女性患者注意月经时间,在月经前后3d内及月经期间不宜手术。⑥口服维生素C、维生素K和钙片3～5d,有助于减少术中出血。⑦必要时全身应用抗生素,如有蜂窝织炎,应暂缓手术。⑧以含1∶1000肾上腺素、2%丁卡因的棉片放置于中鼻道及中鼻甲前端相当于泪囊窝的鼻丘部,行鼻黏膜麻醉。

(2)手术方法

1)泪道探通置线与置管术:先行阻塞部位的探通,然后置线或留管,防止阻塞区瘢痕收缩。1～3周后拔除置留物。

适应证:泪小管、泪总管和鼻泪管阻塞;泪点狭窄;泪囊和泪小管创伤;先天性鼻泪管阻塞探通术失败者;鼻腔泪囊吻合术伴有或无泪小管阻塞者;早期无固定瘢痕阻塞,经过泪道冲洗无脓性分泌物。

禁忌证:泪囊有急性炎症。

手术要点:固定眼睑,使泪小管始终处于拉直的状态;熟悉泪道结构,以泪囊骨壁为支点,将针尾做90°旋转,由骨窝滑入鼻泪管,再向下推进;置管松紧适当,上端应用胶布固定在下睑缘下方,下端固定在鼻孔外面或置于鼻前庭处。

2)高频泪道探针泪道探通术:由于高频泪道探针与组织的密切接触,以及利用探针硬度而摆动,使重建的鼻泪管内径远远大于探针的直径和鼻泪管的内径。同时,由于高频探针的自身特点,使探通和电灼碳化同步进行,减少了假道的形成及出血与感染的机会。

适应证:一般慢性泪囊炎;小泪囊或伴有萎缩性鼻炎的慢性泪囊炎;泪囊鼻腔吻合术(EXT-DCR)失败者;上泪道阻塞。

禁忌证:泪道的急性炎症;泪道结石、肿瘤等;泪道的外伤性病变。

3)泪囊鼻腔吻合术(EXT-DCR):在泪囊和鼻腔之间建立一条新通道,代替阻塞的鼻泪管引流泪液,从而达到解除溢泪和泪囊积脓的目的。

适应证:泪点和泪小管正常,鼻泪管阻塞患者。

禁忌证:严重萎缩性鼻炎;碘油造影显示泪囊极小者;泪囊结核、泪囊肿瘤等;急性泪囊炎。

手术要点:a.勿损伤内眦动、静脉。b.剪断内眦韧带时注意不要损伤附在其上的眼轮匝肌浅头。c.暴露泪囊窝时不要撕破骨膜,这样可保持泪囊的完整性。d.咬骨钳咬骨时,注意保护好鼻黏膜,骨孔要大,不少于 1.5cm×1.2cm。e.注意骨孔位置:上至内眦韧带,下至鼻泪管上口,前至泪前嵴前 2～3mm,后界至少到泪颌缝,一般很难达到泪后嵴,因泪囊窝的泪骨部分常为筛泡占据。总而言之,骨孔所暴露的鼻黏膜和泪囊的位置不能错开太远,以免带来吻合的困难。f.根据骨板厚薄、筛窦位置、鼻黏膜与泪囊的距离等,设计泪囊鼻腔黏膜吻合口前、后页的长短,使其缝合后勿过松、过紧或不足。g.吻合前,要证实泪囊鼻腔黏膜已全层切开。吻合前页时可一并缝合泪前嵴前的骨膜,以向前牵拉吻合的前页,使新孔道达到最大限度。h.吻合后若需置放橡皮条或凡士林纱条等填充物时,应松紧适度。i.皮肤切口缝合应松紧适度、对合整齐。切断的内眦韧带应缝合复位。

泪囊形态与手术方法选择:a.皮肤切口。粘连型、上囊较小的多囊型和萎缩型的慢性泪囊炎可采用传统的皮肤切口(自内眦韧带上方向下切开皮肤,并切断内眦韧带);而普通型、上囊较大的多囊型、囊样扩张型、部分通畅型慢性泪囊炎,切口则应自内眦韧带下方开始,无须切断内眦韧带,这样的吻合口利于泪液排出。b.骨孔位置与大小。粘连型、上囊较小的多囊型和萎缩型的慢性泪囊炎,所造骨孔应足够大,保证最大的鼻黏膜瓣与泪囊吻合。c.制作泪囊瓣。囊样扩张型的泪囊特大,切开的泪囊瓣也应足够大;萎缩型的泪囊很小,可用探针插入下泪点,顶起泪囊的内侧壁,然后切开泪囊,并向鼻泪管延伸约达 8mm,制成包括周围组织在内的泪囊瓣;粘连型必须彻底分离粘连,剪除腔内纤维肉芽组织,泪囊腔过小者,制作泪囊瓣时可尽量向鼻泪管延伸;多囊型必须将各个囊腔均打开,尤其应确保待制作的泪囊瓣上端与泪总管相连的囊腔要打开;普通型和部分通畅型的泪囊瓣制作无特殊。

4)内镜下泪囊鼻腔造孔术或联合泪囊支架术

适应证:各种原因引起的鼻泪管阻塞;慢性泪囊炎并发泪囊息肉或肉芽生长及小泪囊患者;泪总管上段完好,但已施行其他手术治疗而失败;鼻中隔严重偏曲、中鼻甲肥大、鼻息肉、鼻窦炎等;鼻外进路泪囊鼻腔吻合术失败及鼻侧切开手术后鼻泪管断裂再次手术的最佳选择。

术中要点:内镜下,找到中鼻甲和钩突,为前端、后界,镰状刀做切口,至骨表面,分离后切除;切除泪骨前部,造 1.0cm 骨窗;切开泪囊内壁,去除内壁,冲洗通畅;骨孔处置管,末端缝于中鼻甲,上端剪除;术中可使用丝裂霉素(浓度 0.04mg/ml)处理吻合口处 5min,然后用大量生理盐水冲洗。或采用美乐胶填充造瘘口,瘘口形成以后,注意检查是否发生出血,随后放置泪囊支架,向手术侧下泪点注水直至见到液体从泪囊支架的小洞中流出，采用美乐胶对支架周围进行填充，同时置入膨胀海绵。

5)激光泪道疏通术：通过泪道探针引导光导纤维到阻塞部位，利用脉冲 YAG 激光的气化效应，达到打开阻塞物、疏通泪道的目的。术后配合插管或置线，可提高疗效。有学者利用激光经泪道内镜治疗慢性泪囊炎也取得了较好的疗效。

适应证：无急性炎症的泪点、泪小管、泪总管、鼻泪管阻塞或严重狭窄；泪囊鼻腔吻合术后吻合口阻塞者。

禁忌证：陈旧性外伤性泪小管离断，眶鼻外伤后骨结构已严重破坏者，急性泪囊炎，泪囊肿物所致泪道阻塞，泪囊摘除后。

术中要点：击射泪小管或泪总管阻塞部位时一定要把眼睑固定好，使泪小管始终处于拉紧变直的状态，以免损伤正常泪小管及其周围组织造成假道；击射鼻泪管阻塞，先用探针探查阻塞部位时，一定要按泪道探通的方法进行，以免损伤正常泪道组织，造成假道，即探针要以泪囊鼻侧骨壁为支点，将针尾做 90°旋转，紧贴额际，感知针由骨窝滑入鼻泪管后，再向下推进，直抵阻塞部位；置入细塑料管于泪道，一端固定于眼睑，有利于原阻塞部位上皮细胞的修复，防止再次阻塞。拔管时间为：泪点闭塞 3d，泪小管或泪总管阻塞 9～10d，鼻泪管阻塞 1～3 个月或以上。

6)气囊导管扩张泪道成形术

适应证：鼻泪管的单纯阻塞、狭窄或泪道的小段阻塞。

禁忌证：泪道的急性炎症；泪道的大段阻塞；泪道结核、结石、肿瘤等；泪道的外伤性病变。

7)泪囊鼻泪管支架置入术

适应证：慢性泪囊炎患者，尤其不愿意行泪囊鼻腔吻合的患者。

禁忌证：外伤后局部有骨折、造影泪囊不显影或泪小管/泪总管阻塞患者。

手术原理：在阻塞的鼻泪管中置入人工管道起支撑作用而使其通畅。

手术要点：鼻腔黏膜表面麻醉，眶下神经浸润麻醉；再次冲洗泪道，清除泪囊内的黏液；将记忆导丝的对折端穿入泪道探针（探针末端的盲端上方有侧孔），带有弯度的对折端隐藏于探针末端侧孔的上方；泪道探针自下泪点浸入，到达鼻泪管阻塞部位时，略微用力突破阻塞处，进入鼻腔；将记忆导丝对折端向下穿出探针侧孔，并将其钩出鼻孔外；将 1-0 丝线两端分别连接记忆导丝对折端和泪囊支架的伞端，记忆导丝和探针从下泪点向上退出，同时带出 1-0 线；将 1-0 丝线从泪点向上抽出，稍加大力量，使泪囊支架逆行向上进入泪囊；从上泪点冲洗泪道，确认通畅后，将 1-0 丝线剪断并撤离泪道；覆盖眼敷料。

8)泪囊摘除术：严重鼻部疾病不适合行 EXT-DCR 者，以及泪囊肿瘤、泪囊结核者。手术注意点见急性泪囊炎。

(3)手术方法评价：理想的泪囊手术应满足创伤小、出血少、恢复快、痛苦少、安全、疗效高、局部麻醉下门诊手术不必住院等要求。目前，治疗慢性泪囊炎的术式很多，大致分为以下几种：泪囊鼻腔吻合术；泪道置管术；内镜下经鼻行泪囊鼻腔吻合术；激光或高频泪道探针泪道探通术；内镜联合激光行泪道手术（泪囊鼻腔造孔术、结膜泪囊鼻腔造孔术);放射介入行鼻泪管支架手术。

泪囊鼻腔吻合术,操作复杂、出血量大,如有泪囊小、鼻炎,手术受到限制,比较适用于基层医院。泪道置管术,操作简便、损伤小、手术时间短,对患者全身状况要求低,可以作为慢性泪囊炎的首选治疗术式。如果手术失败,可再行泪囊鼻腔吻合术。现多采用硅胶管,生物相容性好,是目前较好的植入性材料。由于只是单纯利用填充物的挤压扩张作用形成暂时的泪液引流通路,所以与泪囊鼻腔吻合术比较其远期疗效差,鼻泪管发生再次阻塞概率大,容易复发。

鼻内镜下鼻腔泪囊吻合术、激光和高频探针泪道探通术、介入下鼻泪管支架术,是当前最新术式,创伤小、不伤容貌、不伤血管和韧带、出血少、恢复快、安全,适应证宽,并发症少,但要求设备条件高,是今后和目前有条件地区发展的方向。尤其内镜联合激光行泪道手术,结合了内镜和激光两者之优点,进一步提高了安全性和疗效,降低了创伤性。

泪囊摘除术虽然解除了患者流脓症状,但却切断了泪液引流通路,患者将终身留有溢泪症状,故只适用于不宜做鼻内引流手术者,如结核、肿瘤等。

【术后处理】

1. 一般处理

(1)泪囊鼻腔吻合术

1)全身应用抗生素 3～5d。口服或肌内注射止血药 2d。

2)用 1%麻黄碱滴鼻,每日 3 次。

3)术后每日常规换药 1 次。

4)术后 2～3d 抽出凡士林纱条或其他留置物,并冲洗泪道 3～5d,改滴抗生素眼液。

5)术后 5d 拆除皮肤缝线。

6)鼻科检查:及时清除鼻道分泌物及鼻部血凝块,保持通畅。

(2)泪道置管(置线)术与激光泪道疏通术

1)术后第 1 日开始泪道冲洗,每日 1 次。

2)泪道冲洗不通畅,可用 α-糜蛋白酶+庆大霉素溶液冲洗。

3)置线术后 6 个月、置管术后 3 个月泪道冲洗通畅者,可经鼻腔抽线或拔管。拔管或抽线后坚持泪道冲洗 2～3 周,以防再次阻塞。

(3)内镜下泪囊鼻腔造孔术

1)全身应用抗生素治疗 3～5d。

2)局部给予抗生素及皮质类固醇滴眼液,每日 4～5 次,以消炎和减轻术区的水肿。

3)第 1 周每 3d 给予庆大霉素 2 万 U,地塞米松注射液 2.5mg 稀释后泪道冲洗 1 次,以后每周冲洗 1 次,连续冲洗 12 周。呋麻滴鼻液滴鼻每日 2～3 次,使用 7d。

4)术后经常用内镜检查,手术后当天患者未发生明显活动性出血后,将鼻腔内放置的膨胀海绵去除,清理造孔处的血块、干痂、肉芽,分离粘连,促进上皮生长。保持造孔开放，防止造孔瘢痕闭塞，是手术成功的关键。

5)手术后1个月检查确认没有明显出血溢脓后去除泪囊支架。

2. 并发症处理

(1)泪囊鼻腔吻合术并发症

1)出血：造孔时出血，用肾上腺素液棉片止血或用干纱布条暂时填压，边止血边手术。鼻黏膜出血，用肾上腺素液棉片放入局部，可止血。术后吻合处出血：小量渗血，无须处理；若有活动性出血，则先取出鼻腔血凝块，将浸有可卡因和肾上腺素液的棉球放在吻合处压迫止血，严重者可在中鼻道放置油纱条压迫止血，仍不能止血者，请耳鼻喉科医师协助解决。

2)损伤泪囊：小的泪囊损伤，将吻合口设计在受伤的创口处，然后按常规进行吻合；严重的多处裂伤无法行吻合者，改行泪囊摘除术。

3)造骨孔意外：骨片陷入鼻腔，改为口径3～4mm乳突咬骨钳造骨孔；骨孔过小，立即将骨孔扩大。

4)鼻黏膜撕裂：小的黏膜裂伤，妨碍不大；较大的裂伤根据损伤部位、形状，调整切口部位。

5)泪总管狭窄：术前发现泪总管阻塞，先行探通置管术。若吻合术后立即有溢泪而发现泪总管狭窄或阻塞，应及时行硅管置入术。

6)功能性阻塞：总的治疗效果欠佳。若由泪点外翻引起者，可行手术矫正。

7)泪囊鼻腔吻合口关闭：常与鼻部疾病，如鼻息肉、鼻中隔偏曲、中鼻甲或中鼻道的异常有关。如果术后抽纱条后出现泪道冲洗不畅，应检查有无纱条残留。术后早期的泪道不畅，还可能与纤维血管膜阻塞吻合口有关，可在鼻腔内行纤维血管膜切开术。

(2)泪道置管与置线术并发症

1)损伤正常组织形成瘢痕：探针从0号开始，逐渐加大，至3号为止；操作准确、轻巧；置管物不宜太粗。

2)泪点或泪小管裂开：探针太粗造成。置留物尽量柔软，固定方向与泪小管平行。裂开较大或影响美容者，应缝合修补。

3)假道形成：发现损伤或假道形成，即刻停止操作，改期进行。

4)泪道感染：用抗生素液行泪道冲洗，配合局部和(或)全身使用抗生素。无效者拔除置管物。

5)置管物脱出：泪道冲洗不通畅者，征得患者同意，可再次将置管物插入。

6)手术失败：应试用其他手术方法治疗，不应再行第二次置管或置线术。

(3)鼻内镜下造孔术并发症

1)出血：术前使用麻黄碱棉片填塞可以减少出血。

2)鼻腔粘连：经常清理鼻腔。

3)扩张管脱落：造孔处扩张管放置不稳妥或术后黏膜肿胀消退，可致扩张管松脱。如有松脱应及时补上，一般要放置1～3个月。

4)手术失败：因造孔处的扩张管脱落，以及术后未及时清洁鼻腔的血痂、分泌物。

(4)激光泪道成形术并发症:术中假道形成是主要并发症。主要原因为阻塞严重,探针到达该部位,引导光纤的探针管可能向较软的正常组织偏位。遇到此类情况,应立即停止激光击射,待假道愈合后,再行泪道探通术。

【住院小结】

1. 疗效　经过置管、激光、泪囊鼻腔吻合手术等治疗后,溢泪等症状消失,挤压泪囊无分泌物从泪道溢出,泪道冲洗通畅,切口愈合,视为治愈。

鼻内镜下手术疗效:①治愈:无溢泪和溢脓;鼻内镜下观察泪囊造孔形成;泪道冲洗顺畅。②有效:流脓、溢泪减轻;鼻内镜观察显示形成良好的泪囊造孔,但未上皮化;泪道冲洗顺畅或加压后顺畅。③无效:临床症状无减轻;泪道加压冲洗仍不通畅;泪囊造孔发生闭锁,泪囊造孔处粘连或堵塞。

2. 后续治疗

(1)定期做泪道冲洗,随访1～2年。

(2)失败与再手术:早期通畅,以后又出现流泪症状,冲洗不通畅,多在1个月后发生。原因大致如下:①术后鼻腔未清理,导致肉芽组织及瘢痕形成堵塞吻合口。②骨孔太小。③泪囊太小或损伤。④骨孔吻合口位置高。⑤中鼻甲与鼻中隔发生粘连,致吻合口闭塞。⑥鼻腔疾病:严重萎缩性鼻炎、中鼻甲肥大、鼻息肉。⑦泪小管或泪总管损伤。查明原因后做相应处理,除严重鼻腔疾病导致者外,多需再行手术治疗。

3. 出院医嘱

(1)局部继续应用抗生素眼液2～4周。

(2)置管者术后3个月拔管。

(庄晓琳　朱承华)

四、急性泪囊炎

急性泪囊炎(acute dacryocystitis)为泪囊及其周围组织的急性化脓性炎症,多由毒性较强的链球菌等感染所致。原发性者少见,大多在慢性泪囊炎基础上发生,与侵入细菌毒力强大或机体抵抗力降低有关。

【病史询问要点】

1. 发病年龄及性别　老年女性多见。

2. 曾发疾病　原有慢性泪囊炎,也可无溢泪史而突然发作。

3. 发病诱因　是否曾经做过探通或置管等治疗及全身抵抗力下降等。

4. 主要症状　流泪、眼红,有脓性分泌物。

5. 伴随症状　可伴局部疼痛和放射性牙痛、额痛、鼻痛,严重者可出现畏寒、发热等全身不适。

【体格检查要点】

1. 泪囊区红肿、热、压痛,局部出现硬结。

2. 肿胀可以扩大到眼睑、鼻根、同侧面额。颌下和耳前淋巴结肿大。

3. 结膜囊见脓性分泌物。

4. 重者出现急性泪囊周围炎、眶蜂窝织炎体征，体温升高，全身不适。

5. 病程经历数日后，脓肿形成，穿破皮肤或切开后，炎症减轻。

6. 有时可形成泪囊瘘管。

【门诊资料分析】

1. 外周血白细胞增多。

2. 细菌培养可查出致病菌。3d 内未用抗生素药物者，培养结果的准确率较高。

3. CT 检查，可了解泪囊区情况，排除泪囊区实性占位性病变及鼻旁窦炎。

【诊断】

根据病史和泪囊区红、肿、热、痛改变，诊断多无困难。

【鉴别诊断】

有时需要与内眦部外睑腺炎（红肿部位在睑缘附近）、眶蜂窝织炎、急性筛窦炎、急性额窦炎、眼睑疖肿和血管神经性水肿相鉴别。

【治疗原则】

及时控制炎症，保持泪囊完整性，为下一步治疗创造条件。

【治疗方案】

1. *非手术治疗*

（1）局部热敷，全身或局部使用抗生素，如青霉素类药物。

（2）炎症期禁用泪道探通或泪道冲洗，以免促使感染扩散。

2. *手术治疗*　急性期缓解后，可行泪道探通、泪道义管置入、泪道激光成形术、泪囊鼻腔吻合术等。

（1）泪总管探通

1）术前准备：术前 3d 全身及局部给予大剂量广谱抗生素。术前行眼眶 CT 检查排除泪囊区实质性占位，排除鼻旁窦炎。

2）适应证：通过外观及触摸判断急性炎症形成脓腔但未突破泪囊为最佳治疗时机，此时泪囊区脓肿有较强的硬度，皮下组织虽红肿但症状明显好转，且较厚实。

3）禁忌证：急性期未缓解；泪囊炎已经破溃；局部有占位。

4）手术技巧：注意探针方向，防止假道形成。

（2）泪囊切开引流/鼻腔内镜下鼻腔造瘘引流：红肿局限，脓肿形成有波动时应切开引流。切开排脓时注意：①避开内眦动、静脉；②引流口在脓肿的低位。

（3）泪囊鼻腔吻合术/鼻腔内镜泪囊造孔术：炎症消退后，首选该术式。详细内容参见慢性泪囊炎。

（4）泪囊摘除术

1）适应证：炎症消退后，对不适合行泪囊鼻腔吻合术者行泪囊摘除术。

2）操作注意点：勿损伤内眦动、静脉，如出血，必须结扎；勿穿破眶隔，如已发生，把脂肪推回眶内；勿穿破或残留泪囊组织，尽量术中切除完整，防止术后出现黏脓分泌物；清除泪小管及鼻泪管黏膜，否则手术后可能出现黏液性分泌物；术毕应常规检查摘除的泪囊，除了查看泪囊壁是否完整外，还应切开泪囊，观察泪囊黏膜及囊腔情况；用刮匙伸入骨性鼻泪管,彻底刮净管内黏膜,然后用3%碘酊烧灼鼻泪管和泪囊窝空腔;摘除后的泪囊宜做病理检查,以免造成漏诊和误诊。

(5)其他:参见慢性泪囊炎

【术后处理】

1. 一般处理

(1)泪总管探通:继续予以全身和局部足量抗生素1周,并每日予泪囊抗生素冲洗,局部热敷按摩,至泪囊区无红肿。

(2)泪囊切开引流术后处理

1)局部每日外拉引流条,抗生素液冲洗。

2)换药。

(3)泪囊摘除术后处理

1)术后48h换药,保留纱布枕至术后5d。

2)第7日拆除皮肤缝线。滴抗生素眼液1周。

(4)鼻内镜泪囊造孔术术后处理:术后禁擤鼻及向鼻腔填塞任何物品。术后半坐卧位,术眼每日滴抗生素眼液至少2周,夜间涂抗生素眼膏,呋麻液滴鼻每日3次,至少2周,视情况停药。术后第3、7、15、30日在鼻腔内镜下清洁鼻腔,全身常规应用广谱抗生素至少7d。

2. 并发症处理

(1)泪囊切开引流并发症的处理

1)出血:多因局部组织充血肿胀,切口容易出血;也可因内眦部大血管受伤而发生大出血。处理:一般渗血无须特殊处理;大出血,特别是喷射式出血,要立即结扎止血。在内眦内侧6~8mm,内眦血管平行排列,静脉在颞侧,动脉在鼻侧,皮肤切口应在血管的外侧。

2)引流不畅:引流切口位置过高,不利脓汁排出;引流物放置不当导致脱出。处理:切口高要向下延伸,以利引流;对脱出的引流物要及时放入脓腔的底部,否则引流口易发生闭合。

3)炎症扩散:立即给予全身大剂量广谱抗生素。禁止挤压排脓是预防的关键。

4)复发:由于致病因素未根本去除,一到时机可再复发。

5)术后瘢痕形成:小的瘢痕可自行吸收,不必处理;稍大的瘢痕可予理疗,促进瘢痕吸收好转;较大而影响美容的瘢痕,6个月后可手术整形。

(2)泪囊摘除术并发症的处理

1)出血:尤其应该熟悉局部解剖,特别注意避免损伤内眦血管。

2)找不到内眦韧带:一定利用泪前嵴寻找,沿泪前嵴向上分离,就可见到横行的白色肌腱,此即内眦韧带。

3)找不到泪囊:手术中,先找内眦韧带和泪前嵴,在泪前嵴的颞侧小心分离泪筋膜,见到紫蓝色的组织,即为泪囊。术前向泪囊内注入少许亚甲蓝注射液,或用探针由泪小管插入泪囊,均有助于术中辨认与寻找泪囊。

4)损伤泪囊:已破裂的泪囊用固定镊提起,与周围组织完整分离,如有与周围组织粘连同泪囊彻底切除。

(3)其他手术并发症:参见慢性泪囊炎。

【住院小结】

1. 疗效

(1)药物治疗后,如红肿消退、无脓性分泌物溢出、无压痛,泪道冲洗无脓液反流,可视为暂时治愈。

(2)泪囊切开引流术后如红肿消退,无脓性分泌物溢出,引流口闭合,视为暂时治愈。

(3)泪囊摘除术后红肿消退,无脓性分泌物溢出,无流脓,视为治愈。

(4)泪囊鼻腔吻合术/鼻内镜泪囊造孔术后,红肿消退,无脓性分泌物溢出,泪道冲洗通畅,鼻腔外侧壁造孔形成,视为治愈。

2. 后续治疗　经过抗感染、脓肿切开引流后,切口闭合、炎症消退,但致病因素未能消除,到一定时候可能复发,因此,急性发作治愈后抓住机遇按慢性泪囊炎处理原则进行处理。

3. 出院医嘱　见慢性泪囊炎。

(庄晓琳)

五、新生儿泪囊炎

新生儿泪囊炎(neonatal dacryocystitis)是临床最常见的新生儿眼病之一,绝大多数是由先天性泪道发育不良所引起。因泪液无法通过鼻泪管排出,细菌易于在泪囊内或堵塞盲端堆积和繁殖,继发感染,造成泪液或黏液脓性分泌物的反流症状。

鼻泪管在胚胎6周时便开始发育,胚胎3～4个月时泪小管开始形成;泪囊在胚胎中期或6个月以后形成;鼻泪管最迟完成发育,开始时是数个独立的小管,在胚胎6～7个月时连接起来,形成管道。但鼻泪管下端向鼻腔部的开口有相当一部分出生时仍未发育完全,仍有一黏膜瓣部分或全部遮盖鼻泪管下端开口是新生儿泪囊炎的主要原因,也有少数因鼻腔发育畸形导致鼻泪管骨性狭窄引起。

【病史询问要点】

1. 发病年龄　一般为出生后数日或数周。

2. 发病程度　①患儿溢泪或伴有分泌物增多,有擦之不尽的感觉。②部分患儿出生时在泪囊部即有一囊性肿物,表面略发青,用指轻压按摩后有黏液性分泌物从泪点溢出,肿物变小或消失,但不久又隆起。

3. 发病诱因　主要为鼻泪管下端先天Hasner膜出生时未吸收,阻塞鼻泪管所致,也可由于结膜炎,炎性分泌物堵塞鼻泪管所致。

4. 伴随症状　急性感染患儿可发生局部疼痛,伴发热。

【体格检查要点】

指压泪囊部可见黏液或黏液脓性分泌物自泪点溢出。

【门诊资料分析】

1. 患儿流泪，结膜囊内分泌物增多。

2. 严重者可急性感染，形成面部蜂窝织炎和泪囊瘘，即使炎症消退后仍可导致永久性溢泪，有些还会引起眼睑皮肤发炎，甚至溃烂。

3. 泪道冲洗示泪道阻塞，有黏液或脓性分泌物被冲出。

【继续检查项目】

1. CT 检查可排除眶蜂窝织炎。

2. 分泌物或脓液行巧克力琼脂培养，特别是急性感染者。

【诊断】

1. 出生后出现溢泪，伴有黏液或脓性分泌物。

2. 泪道冲洗示泪道阻塞，有分泌物被冲出。

【鉴别诊断】

1. *累及内眦部的面部蜂窝织炎*　挤压泪囊区，无脓性分泌物从泪点溢出。

2. *泪囊突出*　婴幼儿泪囊的非炎症性轻度增大。出生时即出现，但较晚时候才被发现，由于鼻泪管阻塞或泪囊充满了结膜杯状细胞产生的黏液或羊水存留所致，称为羊水突出或泪囊突出。通常单侧发病，如为双侧则有呼吸不畅和喝奶时憋气表现。抗生素眼膏或热敷治疗对于非阻塞性病例通常有效。

【治疗原则】

控制感染，缓解疼痛，使阻塞的泪道重新通畅。感染期禁忌行泪道探通和冲洗。

【治疗方案】

1. *非手术治疗*

(1)抗感染：主要针对急性感染患儿，全身使用抗生素，如头孢呋辛，新生儿30～100mg/(kg・d)，分2～3 次给药；1 个月至 12 岁患儿，给予 30～100mg/(kg・d)，分3～4 次给药。

(2)局部药物联合泪囊区按摩：＜4 个月龄的患儿先行局部药物治疗及泪囊区按摩，一部分患儿 Hasner 瓣因为压力作用破裂而达到治愈目的，对按摩无效的患儿，可用泪道冲洗或待≥4 个月龄时再行泪道探通治疗。按摩方法：用示指自泪囊上方向下方(鼻泪管方向)挤压，同时压住泪小管部，使得分泌物向下冲破先天残膜，挤压后滴入抗生素眼液，经数次按摩绝大多数均能获得成功。

加压按摩时，每次的第一下按摩非常重要，因泪囊内存留有满满的液体，鼻泪管的四周为骨性骨管，泪囊窝的表面和上、下泪点均被示指压住，只留下鼻泪管开口处被膜状物阻塞。因外部无硬的骨质抵挡，所以第一下用猛劲并有向下方推挤的力量，可使泪囊内的液体受力之后传向管口的残膜，促使管道畅通，但须注意力度适当。第一下按压后泪囊内的液体已流失一部分，之后可采取揉性按摩。

2. *手术治疗*

(1)术前准备：入院后予以眼科常规检查，术前泪囊区挤压促使分泌物排出，每日 3 次，局部滴妥布霉素眼液每日 3 次，泪道冲洗每日 1～2 次。

(2)泪道探通：如果鼻泪管阻塞不能通过按摩缓解或不能如期缓解，应先行探通。关于最佳的探通时间则观点不同。多数学者主张早期探通，认为积极手术能够避免泪道组织的炎性粘连及鼻泪管膜性组织的纤维化增生，主张较迟进行探通者认为新生儿泪囊炎完全可以通过按摩和局部用药治愈。

新生儿泪囊炎，年龄越小行手术探通的治愈率越高，对于按摩和局部用药治疗 2 周以上无效者，应积极尽早选择行泪道探通术。大样本病例研究表明，2～4 个月新生儿泪囊炎行泪道探通手术效果最佳，此刻手术探通时发现泪道中膜性组织较薄，泪道组织无长期炎症造成的多发性粘连和狭窄，手术一次探通成功率较高。小于 2 个月的患儿，泪点和泪小管发育都不很完善，给医师操作带来各种困难，同时也容易造成泪道的医源性损伤。考虑到全身麻醉的风险，一些医师主张年龄为5～9 个月的患儿在检查室用表面麻醉探通，更安全、经济、便捷。

探通过程中需观察记录患儿是否有吞咽动作，是否有冲洗液反流，有无分泌物，分泌物性状如何、量多少，灌注是否有阻力，如遇阻力不可强行冲洗，以免发生意外。隔天冲洗泪道患儿有明显的吞咽动作或见冲洗液自患儿鼻腔流出，表明泪道冲洗通畅。未愈者每日再行泪道冲洗，间隔 3～5d，再次探通。

(3)硅胶管插管术：对于鼻泪管阻塞的患儿，泪道排出系统硅胶管插入适合局部药物加按摩治疗失败或探通术后泪道反复堵塞或狭窄者，以及反复发作的急性泪囊炎患儿，且继发急性泪囊炎行对症治疗后炎症已经控制。

(4)鼻窦内镜下鼻泪管开口破膜术：如果探通太晚，插入硅胶管数月无效，需要行鼻内镜下鼻泪管开口破膜术。此手术的关键是寻找鼻泪管开口，具体位置在下鼻道内近下鼻甲附着处，距下鼻甲前端 0.8～1.0cm（小儿 0.8～1.0cm，成人 1.0～1.5cm）。有的患儿难以找到鼻泪管开口处，可先从泪小点处用稀释的亚甲蓝冲洗泪道，同时鼻窦内镜下观察下鼻道，压力稍大时，即可发现鼻泪管开口处突起的闭锁黏膜。有报道表明，该手术操作简便、安全，并发症少；患儿家长易于接受。只要确诊为新生儿泪囊炎，连续 5 次泪道冲洗不通畅者，均可施行鼻泪管开口破膜术，手术成功率高。

【术后处理】

1. *探通加置管术后*　患儿鼻腔滴 1 滴麻黄碱滴鼻液，患眼滴 1 滴妥布霉素眼液，不用包扎术眼；使用生理性盐水鼻腔喷雾器喷鼻，每日 3 次，以保持鼻腔清洁通畅；鼻翼根部涂抹氧氟沙星眼膏，每日 2 次，预防感染；根据患儿具体情况，3～6 个月拔管。

2. *鼻窦内镜下鼻泪管开口破膜术后*　0.5%麻黄碱滴鼻液滴鼻 7d，每日 3 次，每次 2 滴；生理盐水 10ml，地塞米松 2mg 及庆大霉素 4 万 U 的混合液冲洗泪道，每日 1 次，连续 7d；每日氧氟沙星眼液滴眼。

【住院小结】

1. *疗效*

(1)治愈：泪囊区红肿消失，无溢泪，无分泌物，泪道冲洗通畅，3 个月内无复发。

(2)好转：偶有溢泪，泪道冲洗通而不畅，有一定阻力或有少量液体反流。

(3)无效：仍有溢泪、有分泌物，泪道冲洗不通畅。

2. 后续治疗 置管患儿术后3～6个月拔管。

3. 出院医嘱

(1)局部继续滴抗生素眼液。定期复查。

(2)术后第1、7、14日和第1、3、6个月复查。

(3)复查时根据患儿情况行泪道冲洗等,总随诊时间3～12个月。

(庄晓琳 朱承华)

六、良性淋巴上皮病变

良性淋巴上皮病变(benign lymphoepithelial lesion,BLEL)又称米库利奇病(Mikulicz disease,MD),是指淋巴细胞弥漫性浸润泪腺和唾液腺(主要为颌下腺和腮腺),同时腺体内肌导管上皮细胞反应性增生的一种良性病变。该病是一种特发性自身免疫性疾病,易误诊,可恶变,临床上表现为双眼或单眼泪腺区及任一唾液腺慢性无痛性肿大,多伴有口干等不适症状,不伴有干眼等其他全身结缔组织疾病。若同时伴有某些全身性疾病,如类肉瘤、白血病、病毒感染、巨球蛋白血症等,则称为Mikulicz综合征。

【病史询问要点】

1. 发病年龄 该病任何年龄均可发生,但以30岁以上的中年人多见,女性多于男性。

2. 自觉症状 注意询问眼睑无痛性肿胀及时间,是否伴有眼干涩感、异物感、烧灼感、眼痒、眼红、畏光等不适症状。

3. 发病诱因 有无外伤或手术史、腮腺炎、眼睑肿瘤、甲状腺疾病、全身结缔组织病等。

4. 伴随症状 有无双侧涎腺肿大、口干、咽喉干燥、关节疼痛、皮肤损害等。

【体格检查要点】

1. 视力 部分患者可因泪腺肿物压迫眼球致屈光改变或导致眼球长度改变而视力下降。

2. 眼部外观 上睑皮肤肿胀,以外侧明显,不伴有眼部红痛。

3. 泪腺区触诊 眼球外上方泪腺区可扪及肿块,注意肿块的大小、质地、边界是否清晰,表面是否光滑、活动度、有无压痛等。

4. 结膜 患者可有颞侧球结膜局限性充血。

5. 角膜 荧光素染色、希尔默试验及泪膜破裂时间测定。

6. 眼位及眼球运动 有无眼球突出、眼球活动受限。泪腺肿大可致患侧眼球突出并向鼻下方移位,患眼外上转受限。

7. 其他 若双侧涎腺同时受累,临床可见患者双侧涎腺同时肿大。

【继续检查项目】

1. 影像学检查 影像学检查是目前临床上使用较多的、较为普遍的BLEL诊断手段,但其表现不具有特异性,主要用于疾病的初筛。

(1)眼眶CT:CT示泪腺区内密度均匀一致、边界清楚的类圆形、椭圆形或团块状软组织密度影，不伴有周边骨质的破坏，CT 值为 40～70Hu，无明显眼外肌肥大。

（2）彩色多普勒超声：显示泪腺区占位病变呈椭圆形或类圆形，边界清楚，低至中等强度回声，内回声均匀，不可压缩。

（3）MRI：病变累及泪腺和眼睑，表现为睑部泪腺及眶部泪腺明显肿大，T_1WI 和 T_2WI 呈均匀等信号，病变组织边界大致清晰，增强扫描可见明显均匀强化，邻近眼睑不同程度增厚。MRI 不仅对评估本病的累及范围具有重要价值，且对判断疾病的性质也有一定的借鉴作用，还可通过不同时期的检查结果对比判断治疗效果，但确诊该病需要有病理组织学检查结果的支持。

2. 实验室检查

（1）血常规、尿常规、血生化。

（2）免疫学检查：循环免疫复合物（CIC）、外周血 IgG 水平增高。

（3）抗核抗体（ANA）、类风湿因子（RF）、红细胞沉降率（ESR）：可呈阳性表现，但发生率较低。抗 SS 抗体阴性。

（4）组织活检病理学检查：良性淋巴上皮病变因受泪腺包膜的局限，炎症主要发生在泪腺内。该病典型的病理改变为腺体的淋巴细胞弥漫性增生浸润、腺体实质萎缩、肌上皮岛在腺导管内的增生浸润所引起的腺管扩张。

【诊断】

目前，BLEL 的诊断尚无统一公认的标准，临床上主要应与干燥综合征、炎性假瘤、类肉瘤及淋巴瘤进行鉴别。参考 Lee S 等 2006 年发表在《欧洲眼科学杂志》上关于该病的诊断标准，结合随后学者们的研究，现今医学界较为认可的诊断标准为以下方面。

1. 泪腺弥漫性、均匀性、持续性、无痛性肿大，同时伴有涎腺肿大，病变仅局限于腺体而无眼外肌肥大。

2. 排除可能引起上述表现的其他疾病，如类肉瘤、淋巴瘤、炎性假瘤等病变。不伴有干眼等其他结缔组织疾病。

3. 泪腺区均质、边界清楚的无痛性肿块。病理诊断时，腺体应有典型的淋巴细胞弥漫性多克隆增生浸润，伴数量不等的浆细胞、嗜酸性粒细胞等浸润，细胞呈明显多样性，且能够排除淋巴细胞增生性疾病，如结节病等。

4. 对糖皮质激素治疗敏感。对糖皮质激素治疗不敏感者诊断时应谨慎，必要时重新进行组织病理学切片检查，以排除恶性淋巴瘤的可能。

【鉴别诊断】

1. 干燥综合征（Sjögren syndrome，SS） 干燥综合征是一种与遗传有关的多系统慢性自身免疫性疾病，常损害泪腺与副泪腺，导致泪腺腺泡变性、破坏、萎缩，泪液分泌减少。原发性 SS 伴有泪液分泌减少的症状且抗 SSB 抗体阳性；继发性 SS 伴有类风湿关节炎、系统性红斑狼疮、胆管性肝硬化或皮肌炎等全身结缔组织病，而 BLEL 一般无眼干，抗 SS 抗体阴性。

2. 眼眶炎性假瘤 眼眶炎性假瘤是一种主要累及眶内各种软组织的非特异性慢

性炎症，可引起泪腺肿大及眼睑肿胀，发病无明显性别倾向，以单眼发病常见，炎症表现较为明显，组织病理学检查以淋巴细胞和浆细胞增生为主，无肌上皮岛结构。BLEL则多见于中年女性，双侧多见，常缺乏炎症表现，组织病理学检查以淋巴细胞增生为主，腺体实质萎缩明显，可有肌上皮岛的形成。

3. 良性反应性淋巴细胞增生　多发生于成人，儿童少见，可为单侧或双侧发病，组织病理由单一弥漫增生淋巴组织组成，无肌上皮岛结构、无炎症细胞混杂。BLEL病理表现则为淋巴细胞、浆细胞、嗜酸性粒细胞等多样性炎症细胞浸润。

4. 非典型性淋巴细胞增生　两者的主要区别在组织病理学方面，该病主要为成熟淋巴细胞构成，未成熟淋巴细胞数量较反应性淋巴细胞增多，可见生发中心外存在核分裂象，免疫组化为单克隆增生，BLEL则呈现多克隆增生。

5. 恶性淋巴瘤　泪腺淋巴瘤发生于老年人群，可以只局限于眼眶，也可以是全身淋巴瘤的一部分，糖皮质激素治疗不敏感，病理学由形态学上较单一的、不成熟的淋巴细胞或明显异型性的淋巴细胞组成，腺导管内无肌上皮岛形成。BLEL多见于中年女性，对糖皮质激素治疗敏感，组织病理学检查可明确鉴别二者不同。

【治疗原则】

应用糖皮质激素为其主要的治疗手段，效果不显著时则辅以泪腺区体外放射治疗和(或)手术切除。

【治疗方案】

1. 糖皮质激素治疗　尤其首次治疗时。7d为1个疗程，前3d使用甲泼尼龙500mg/d于生理盐水250ml中静脉滴注，冲击治疗，随后给予泼尼松40mg口服，每日1次。根据患者症状体征改善情况，经1～2个疗程糖皮质激素冲击后对口服糖皮质激素逐渐减量，疗程至少维持3个月。

2. 局部放射治疗　糖皮质激素治疗效果不显著时可以采用放射治疗。

3. 手术切除　临床诊断困难或糖皮质激素治疗不甚满意时，可手术切除泪腺区病变组织，标本行组织病理学检查。手术治疗不仅有利于改善症状，还有利于明确诊断，发现潜在的恶变可能。

【手术步骤】

1. 沿颞侧眉弓下做2.5～3.0cm的弧形皮肤切口，分离皮下组织直达眶缘，切开眶隔入眶，暴露病变的泪腺，仔细分离病变的泪腺后将其切除，充分止血。

2. 将浸润有20mg醋酸地塞米松注射液的纱布填塞入创腔内约10min，将填充的纱布取出后依次缝合眶隔/皮下组织及皮肤切口。

3. 术眼加压包扎48h。

【术后处理】

1. 一般处理　给予甲泼尼龙每日120～160mg静脉滴注3～4d后，改为口服甲泼尼龙片每日24～48mg/d，清晨顿服，根据术后眼睑肿胀消退情况逐渐减量，药物减量时间一般为7～10d减少4mg/d，用药至少持续6个月，直至停药。

2. 并发症处理　并发症较少见，可有上睑下垂、眶内感染、复视及视力减退。

【住院小结】

1. 疗效

(1)显效:良性淋巴上皮病变是一种特发性炎性反应,与自身免疫有关,因此糖皮质激素类药物治疗效果明显。采用糖皮质激素冲击疗法一般于1个疗程内可见效,用药2个疗程可基本使泪腺区肿胀消退。治疗后给予超声检查,显示泪腺区病变明显缩小为显效。

(2)治愈:手术切除病变组织的患者,泪腺区未触及肿块,影像学检查未见占位性病变,出院后随访均未见复发为治愈。

2. 后续治疗

(1)继续辅以糖皮质激素。

(2)出现手术并发症者行相应处理。

(3)疑恶变者,手术切除并行病理检查。因部分BLEL可发展为黏膜相关淋巴瘤。

3. 出院医嘱

(1)遵医嘱,继续糖皮质激素治疗并逐渐减量,维持疗程时长。

(2)记录治疗后视力、眼压、泪液分泌情况,眼睑肿胀情况及伴随症状是否缓解或消失,是否有手术或药物治疗并发症,嘱长期定期随访。

(3)术后每3～6个月复查眼眶CT或MRI,以明确眶内泪腺区病变是否复发。

4. 预后　BLEL预后一般较好,但有少数可发展为黏膜相关淋巴瘤。

(马艳萍)

七、泪腺脱垂

泪腺脱垂(lacrimal gland prolapse)可分为原发性和继发性。原发性泪腺脱垂是由于泪腺支持组织薄弱引起,当伴有眼睑皮肤松弛时,称为眼睑皮肤松弛症(blepharochalasis)。继发性泪腺脱垂多由外伤或肿瘤引起眶压升高所致。

【病史询问要点】

1. 发病年龄　眼睑皮肤松弛症多在青年期发病。

2. 发病诱因　有无外伤或手术史、眼眶肿瘤等。常见于机械外伤或意外伤害引起的严重眶睑部外伤。

3. 伴随症状　有无皮肤松弛、弹性消失、局部皮肤色泽改变、上睑下垂等。

【体格检查要点】

1. 上睑肿块　上睑外上方皮下可扪及无痛性、质硬、杏仁大小分叶状、可被推动的实质性包块,可回纳至泪腺窝松开后又脱出。翻转上睑可见外侧穹隆结膜下脱垂的粉红色泪腺组织。

2. 眼睑皮肤水肿　眼睑血管神经性水肿,反复发作。

3. 眼睑松弛　眼睑皮肤变薄、松弛、弹性消失。皮肤皱纹增加,局部皮肤可呈紫红色。

4. 其他　部分患者可伴有上睑下垂。

【诊断】

1. 双上睑颞上区隆起，外侧皮下可触及滑动的软性肿块，可还纳入泪腺窝，但松手后立即脱垂。部分患者提拉眼睑颞侧，嘱其向内下方注视，可见外侧穹隆部脱垂的粉红色泪腺突现于结膜下。若伴有反复发作的眼睑皮肤血管神经性水肿、眼睑松弛等即可诊断为眼睑皮肤松弛症。

2. 影像学检查。眼眶CT、MRI显示泪腺脱离泪腺窝，全部或部分(大部分为外上部)向前、外侧移位，部分越过眶缘。形态有所变化，呈结节状或分叶状。

【鉴别诊断】

1. *良性淋巴上皮病变* 单侧或双侧泪腺肿大，上睑皮肤肿胀，外侧明显。CT扫描示眼眶颞上方泪腺区均质、边界清楚的占位性病变。

2. *泪腺肿瘤* CT扫描示泪腺窝均质或不均质肿物，周围有压迫性骨凹陷或骨质呈虫蚀样破坏。

3. *眼睑脂肪过多及眼睑慢性炎症* 可表现为眼睑肿胀，但眼睑触诊不能触及肿块，影像学检查可见泪腺位置正常。

【治疗原则】

以手术治疗为主。

【治疗方案】

1. *手术时机* 由眼睑皮肤松弛症引起的泪腺脱垂应避开眼睑反复水肿期，在发作停止并病情稳定1年以上可进行手术。

2. *手术方法* 重睑切口或眶下缘切口。眼睑皮肤松弛症患者采用重睑切口可切除多余的皮肤。根据泪腺脱垂程度及个人皮肤弹性不同，在重睑线上设计切除一定宽度的皮肤。分离眼轮匝肌，暴露眶隔。沿眶缘打开颞侧1/3眶隔，切除疝出的脂肪，可暴露粉红色、结节状脱垂的泪腺组织。将其缝合固定于泪腺窝骨膜，加固缝合眶隔。切除松弛皮肤，间断缝合皮肤，形成满意的重睑形态。

【术后处理】

见眼睑血管瘤。

【住院小结】

见眼睑血管瘤。

(邵　庆)

第二节　结　膜　病

一、沙　眼

沙眼(trachoma)是由A、B、C或Ba抗原型沙眼衣原体感染所致的一种特殊类型的慢性传染性结膜角膜炎。此病在睑结膜表面形成粗糙不平的外观，形似砂粒，故名“沙眼”。沙眼衣原体于1955年由我国汤飞凡、张晓楼等用鸡胚培养的方法首次分离出来。

沙眼是一种社会生活方式疾病，其发病与卫生习惯、居住环境、生活条件、医疗条件和社会经济状况有密切关系，尤其是卫生条件差和水源缺乏。沙眼感染率与年龄成显著性负相关。活动性沙眼多见于儿童，是感染沙眼衣原体后所引起的眼部病变；瘢痕性沙眼是多次发生活动性沙眼的结果，可导致倒睫和角膜混浊，甚至失明。据WHO统计，全球目前约有8400万人患有活动性沙眼，760万人患有瘢痕性沙眼，约590万人因此失明或有严重的视力下降，主要发生于非洲、中东地区及东南亚等发展中国家。在中国，估计约有2700万人患有活动性沙眼，约占全世界患者总数的1/3。

【病史询问要点】

1. 发病年龄　儿童及少年多发。儿童和成人初发时呈急性或亚急性结膜炎表现，婴幼儿初发较隐匿，呈慢性滤泡性结膜炎。

2. 伴随症状　有无眼红、眼痛、异物感、流泪等；有无耳前淋巴结肿大、上睑下垂等。

【体格检查要点】

1. 结膜充血　急性期结膜充血，慢性期充血减轻，结膜肥厚。

2. 乳头滤泡　急性期睑结膜乳头增生，上、下穹隆结膜布满滤泡，有时因上睑结膜弥漫性乳头增生及炎细胞浸润，使滤泡被遮盖而不明显。慢性期乳头增生，滤泡形成。滤泡大小不等，可融合而显得不透明，有时呈胶样，于上睑结膜和结膜上穹隆最为显著，下睑结膜则少而轻，严重者可出现于球结膜、半月皱襞或角膜缘处。

3. 瘢痕　初期瘢痕常出现于上睑结膜，呈线状或星状，渐渐发展成网状，最后可发展为白色腱膜状瘢痕。

4. 角膜　角膜缘滤泡愈合后形成一排浅凹，称为Herbert小凹。角膜可发生角膜上皮炎、局灶性或多灶性基质浅层浸润。早期即可出现角膜血管翳，是沙眼衣原体侵犯角膜的原发损害，常发生于角膜上方1/3处，但可向中央瞳孔区发展成垂帘状，影响视力。其末端常见浸润灶且可形成溃疡。因结膜充血程度、渗出浸润、病程长短和有无睑内翻、倒睫、角结膜干燥症等存在，角膜血管翳表现形式有所不同：①稀薄血管翳；②血管性血管翳，多见于活动性病变较多和较重的沙眼患者；③厚血管翳；④全角膜血管翳，常见于有睑内翻、倒睫、干燥症等并发症的患者；⑤干性血管翳。

5. 沙眼并发症　如睑内翻、倒睫、角膜溃疡、上睑下垂、睑球粘连、实质性角结膜干燥症、慢性泪囊炎等相应体征。

【继续检查项目】

1. 视力　急性期治愈后可不遗留瘢痕，不影响视力。反复感染将形成瘢痕，严重者常因并发症而危害视力。

2. 角膜荧光素钠染色　沙眼易引起角膜上皮炎，局灶性或多灶性的基质浅层浸润。严重的沙眼可致睑内翻倒睫，倒睫长期摩擦角膜，可使上皮脱落、角膜混浊和形成溃疡。

3. 泪液流量测定　结膜瘢痕可破坏结膜的杯状细胞和副泪腺，泪腺排出口也可因之堵塞，使泪液减少。

4. 泪道冲洗　病变累及泪道黏膜，使鼻泪管狭窄或阻塞，可致慢性泪囊炎。

【诊断】

1. 有接触感染病史。

2. 轻者可无任何不适，仅在体检时才被发现。

3. 重者可有摩擦感、畏光、流泪及少量分泌物。角膜上有血管翳时，刺激症状更为明显，并影响视力。

4. 检查时见睑结膜乳头、滤泡形成，结膜血管模糊。当乳头、滤泡发展到一定程度破溃后可形成瘢痕。

5. 用裂隙灯观察时，可见角膜上有血管翳形成。

6. 沙眼诊断至少要符合下列中的2项：上睑结膜滤泡；角膜缘滤泡及后遗症(Herbert小凹)；典型的睑结膜瘢痕；角膜缘上方血管翳。

7. 实验室检查有助于确立沙眼的诊断。结膜刮片后行 Giemsa 染色或 Diff-Quik 染色常见包涵体；有报道，Papanicolaon 染色法检测沙眼衣原体包涵体，敏感性为83%，方法简便，是最常用的筛选方法，可用于高危人群的筛选。荧光抗体染色、酶联免疫测定、PCR 等方法可用来检测沙眼衣原体抗原。由于 PCR 方法敏感性与特异性均较高，可以灵敏地检测到早期无症状的沙眼衣原体携带者，因此对于沙眼的及时诊断、治疗及防治有重要指导意义。但是，在实际应用中亦应考虑控制假阳性的问题。

【临床类型】

1. MacCallan分期法

(1) Ⅰ期(浸润初期)：上睑结膜与穹隆结膜呈现充血肥厚，上方比下方明显，且发生滤泡与早期沙眼血管翳。

(2) Ⅱ期(活动期)：上睑结膜有明显的活动性病变，即乳头、滤泡。角膜有血管翳。

(3) Ⅲ期(瘢痕形成期)：同我国标准的Ⅱ期。

(4) Ⅳ期(瘢痕期)：同我国标准的Ⅲ期。

2. 我国沙眼分期、分级标准(全国第二届眼科学术会议，1979年)　见表2-1。

表2-1　沙眼临床分期

分期	依据	分级	活动性病变占上睑结膜总面积
Ⅰ期	上睑结膜有活动性炎症(血管模糊充血、乳头与滤泡并存，有角膜血管翳	轻(+)	<1/3
		中(++)	1/3～2/3
		重(+++)	>2/3
Ⅱ期	有活动性病变，同时出现瘢痕	轻(+)	<1/3
		中(++)	1/3～2/3
		重(+++)	>2/3
Ⅲ期	仅有瘢痕，无活动性病变，无传染性		

3. 角膜血管翳分级

P_1：血管翳侵入角膜<1/4。

P_2：血管翳侵入角膜 1/4～1/2。

P_3：血管翳侵入角膜 1/2～3/4。

P_4：血管翳侵入角膜>3/4。

4. 世界卫生组织(WHO)沙眼分期标准(1987 年)

(1)滤泡性沙眼(TF)：上睑结膜有 5 个以上滤泡，其直径≥0.5mm。

(2)浸润性沙眼(TI)：上睑结膜水肿、肥厚、弥漫性浸润，半数以上血管模糊不清。

(3)瘢痕性沙眼(TS)：睑结膜出现瘢痕。

(4)沙眼性倒睫(TT)：至少有 1 根倒睫摩擦眼球，包括新拔除者。

(5)角膜混浊(CO)：混浊侵及瞳孔区，且视力低于 0.3 者。

该分期标准的意义：TF 表明有沙眼性炎症和近期有感染，应采用局部治疗；TI 表明有严重的沙眼性炎症和有严重的近期感染，并有形成瘢痕的危险，需采用局部加全身治疗；TS 表明患者有或曾经有沙眼；TT 表明患者可能出现角膜混浊和视力损害，需进行睑内翻矫正术；CO 表明患者有视力损害或已失明。

该分期标准中对评估沙眼严重性的关键性指标：TF 和 TF+TI 在 10 岁以下儿童中所占比例表明沙眼在该地区感染的广度；TI 和 TF+TI 在 10 岁以下儿童中所占比例表明沙眼在该地区的严重程度；TS 所占比例表明过去该地区沙眼是否常见；CO 在人口中所占比例表明该地区中由沙眼造成的视力损坏情况。

5. Jones 沙眼分类(1975 年)

(1)Ⅰ类沙眼：即致盲性沙眼。指沙眼衣原体 A、B、Ba、C 血清型在高发区的感染，重复受沙眼衣原体感染及合并细菌性双重性感染性的患眼。

(2)Ⅱ类沙眼：即非致盲性沙眼。指沙眼衣原体 A、B、C 血清型在经济社会条件好的低发区的感染。这类地区一般沙眼较轻，传播较少，细菌性结膜炎患病率低。

【鉴别诊断】

1. 慢性滤泡性结膜炎　原因不明。儿童与青少年多见，皆为双侧。滤泡多见于下穹隆及下睑结膜，滤泡大小均匀，排列整齐，呈半透明状，无融合倾向。结膜充血伴有分泌物，但不肥厚，数年后不留痕迹而自愈，无角膜血管翳。本病无分泌物和结膜充血等炎症症状者，称为结膜滤泡症，一般不需治疗。有症状时按慢性结膜炎治疗。

2. 春季结膜炎　睑结膜增生的乳头大而扁平，上穹隆无病变，也无角膜血管翳。结膜分泌物涂片中可见大量嗜酸性粒细胞。

3. 包涵体性结膜炎　与沙眼的主要不同之处在于，滤泡以下穹隆和下睑结膜显著，没有角膜血管翳。成人包涵体性结膜炎极少形成瘢痕。活动性沙眼多见于较小儿童或其他生活在沙眼高发区的人群。沙眼还可有特征性的 Herbert 小凹。通过针对不同衣原体抗原的单克隆抗体进行免疫荧光检测，鉴别其抗原血清型，可资鉴别。

4. 巨乳头性结膜炎　本病所致的结膜乳头可与沙眼性滤泡相混淆，但有明确的角膜接触镜佩戴史。

【治疗原则】

WHO 提出了控制沙眼的 4 个要素，即 SAFE 战略。SAFE 由 4 个英文单词的字头组成。

1. 手术矫正倒睫，减少眼睑瘢痕所造成的负担(surgery)。

2. 应用抗生素治疗患者个人沙眼衣原体感染(antibiotics)。

3. 面部清洗和清洁眼部(facial cleanliness)。

4. 改善环境，通过改进水的供应、卫生和居住环境，避免反复感染沙眼衣原体(environment improvement)。

【治疗方案】

1. 矫正沙眼性倒睫　手术矫正是预防"沙眼性盲"的最急需采取的行动。拔除睫毛只能短期有效，电解毛囊和冷冻拔除术成功率比较低。

(1)拔除睫毛：简单而价廉，对于因某些原因而不能进行倒睫手术者，不失为一种有效的治疗措施。

(2)电解毛囊：操作相对简单，但需要合适设备，对轻度倒睫患者，其成功率约为25%。

(3)冷冻拔除睫毛：同电解毛囊一样，也需要合适的设备并要学习应用冷冻的技术，易出现眼睑皮肤的脱色素，其成功率与电解毛囊相似。

(4)倒睫手术：有许多不同的手术方式来矫正倒睫，但存在复发的可能性。研究表明，术后沙眼倒睫复发率平均为 28% ～73%。复发率取决于患者病程、病情严重程度、手术切口处理及术后护理等因素。近年报道，双层睑板旋转式内翻倒睫矫正术(BLTR)或后板层睑板翻转术(PLTR)的矫正成功率较高。

2. 使用药物治疗沙眼　定期检查和治疗活动性沙眼患者是控制沙眼传染源的主要手段，可选择的抗生素较多，如四环素、多西环素、利福平、红霉素、磺胺类药物、阿奇霉素等。

(1)阿奇霉素：成人单剂量口服阿奇霉素是目前 WHO 首推的治疗沙眼的药物治疗方案。单剂量口服阿奇霉素 1g 后，眼部药物浓度为 0.7～32.0μg/g，2 周后眼部药物浓度仍高于其对沙眼衣原体的最小抑菌浓度的 90%，其半衰期长达 68h，停药后在组织的治疗浓度仍可维持 5～7d，可有效地治疗沙眼，依从性较好，容易被儿童和成人所耐受，特别适用于对沙眼流行区患者的治疗。WHO 推荐的治疗方案为：阿奇霉素 20mg/kg，每年 1 次，连续 3 年。研究表明，以家庭为单位的阿奇霉素靶向治疗对降低沙眼患病率效果显著。但是，孕妇及<6 个月的幼儿不宜使用阿奇霉素。

(2)四环素：1%四环素眼膏涂于结膜囊内，每日 2 次，持续 6 周可以清除沙眼衣原体感染，双眼均需要给药。但是涂用四环素眼膏的依从性较差，主要应用于<6 个月儿童、孕妇及哺乳期妇女，因四环素全身用药存在致畸形和抑制骨骼发育的可能性，故儿童、孕妇及哺乳期妇女不宜全身应用。

(3)红霉素：对于儿童或孕妇推荐使用红霉素 250mg，每日 4 次，共计 3 周。

(4)联合用药：有报道，在沙眼高发区域连续发放阿奇霉素片和四环素眼药膏以辅助治疗，研究发现沙眼患病率明显下降。

3. 面部清洁　勤洗脸，保持面部清洁可有效地防治沙眼，同时要注意脸盆及毛巾专人专用，以防止沙眼传播。

4. 改善环境　通过改水、改厕及加强宣传，改善水的供应、卫生条件和居住环境(包括垃圾的处理、消灭苍蝇、睡眠区的分隔和通风)能够有效预防沙眼，而这在控制沙眼的措施中是需要长期进行的一项艰巨工作。

5. 预防沙眼　注意水源清洁、洗漱用品专用、保持面部清洁、改善如厕环境都是预防沙眼的主要方式。此外，目前沙眼疫苗的研制也是科研工作者关注的焦点，如菌体疫苗、DNA疫苗、蛋白或多肽疫苗、重组疫苗等。

6. 并发症治疗　如睑球粘连、慢性泪囊炎和角膜瘢痕等见相关章节。

(梁　慷　朱承华)

二、淋球菌性结膜炎

淋球菌性结膜炎(gonococcal conjunctivitis)是一种由淋球菌引起的传染性极强、破坏性很大的超急性化脓性结膜炎。淋球菌是一种嗜CO_2的需氧菌，以侵犯人体黏膜组织为主，主要通过性接触传播，也可通过含有淋菌的分泌物传播。淋球菌来自淋病患者的阴道、尿道分泌物或患眼的分泌物。而新生儿淋球菌性结膜炎则大多因母体患淋菌性宫颈炎、阴道炎，分娩时新生儿的眼部被直接感染所致，患病率约为0.04%。此病的特点是起病急骤，潜伏期短，常常在出生后几天内发病。人是淋球菌的唯一天然宿主，对其他动物并不致病。

【病史询问要点】

1. 发病年龄　成人多为自身感染，儿童主要通过淋病患者的手、洗涤用具等感染。新生儿则通过患有淋菌性阴道炎的母体产道分泌物直接感染。

2. 发病程度　潜伏期极短(数小时至1d)；症状猛烈，发病第2日症状全部出现；4～5d达全盛期。

3. 分泌物　注意询问分泌物的性质，如浆液性、黏液脓性或脓性，以及分泌物的多少。

4. 伴随症状　有无眼痛、畏光、流泪等，有无发热及其他全身症状等。

【体格检查要点】

1. 眼睑　患儿不肯睁眼，眼睑有程度不同的水肿、红肿。

2. 结膜　睑球结膜高度充血，球结膜水肿隆起，重者突出于睑裂外，睑结膜的炎性假膜可有可无。

3. 分泌物　病初为浆液性或血性，很快变为脓性，量多且不断溢出，故本病又被称为“脓漏眼”。10d至数周后脓性分泌物逐渐减少。

4. 角膜　上皮有点状染色。重者角膜发暗，周边部浸润，中央部溃疡。本病破坏性大，早期即可并发角膜溃疡和穿孔，最终形成粘连性角膜白斑、葡萄膜炎、眼内感染等。

5. 淋巴结　常伴有耳前淋巴结肿大和压痛。

【门诊资料分析】

1. 结膜刮片或分泌物涂片　革兰染色，可见上皮细胞和中性白细胞内或外的革兰阴性双球菌。急性期检出率可达90%以上。

2. 结膜囊细菌培养　进一步明确诊断。

3. 药物敏感试验　选择最敏感的抗生素。

【诊断】

1. 有淋球菌接触史，患儿父母淋病史可供参考。

2. 可以典型的脓漏症状及分泌物涂片检查作为诊断依据。

3. 分泌物经细菌培养及基因检查革兰阴性菌为阳性，确诊主要依据是DNA电泳图谱。

【鉴别诊断】

1. 急性卡他性结膜炎　由细菌感染引起，多见于春秋季节，散发或流行于公共场所。发病急，两眼同时或先后相隔1～2d发病。结膜充血以穹隆部和睑结膜最为显著。可有脓性分泌物，有时可并发卡他性边缘性角膜浸润或溃疡。分泌物涂片或结膜刮片检查可见多形核白细胞和细菌。

2. 包涵体性结膜炎　由D-K型沙眼衣原体引起的通过性接触或产道传播的急性或亚急性滤泡性结膜炎。其特点为下睑结膜和下穹隆滤泡增生最为显著。成人患者有结膜充血，眼睑水肿，耳前淋巴结肿大等。新生儿患者具有以下特点：①2～3个月无滤泡增殖；②出现大量的黏液脓性分泌物；③睑结膜面可出现假膜；④结膜刮片后行Giemsa染色发现胞质内包涵体的比例更高；⑤对局部用药更敏感。

【治疗原则】

新生儿淋菌性结膜炎是一种来势凶猛的眼病，如治疗不及时，可在短时间内引起角膜炎，导致角膜穿孔，是目前新生儿致盲的主要眼病之一。另外，若稍不注意，往往容易把此病误诊为其他结膜炎。因此，加强对此病的防治非常重要。

1. 局部治疗和全身用药并重。

2. 应在病原体诊断取材后立即执行。

【治疗方案】

1. 清洗分泌物　大量生理盐水、1∶3000U/ml青霉素钠、3%硼酸水、1∶10 000高锰酸钾溶液或1∶1000苯扎溴铵溶液冲洗结膜囊分泌物，急性期每10～15min 1次，逐渐延长至每30～60min 1次，直至分泌物消失。冲洗时要小心操作，避免损伤角膜上皮，并且必须将头偏向患侧，以免感染健眼。医护人员最好戴防护眼镜，以免分泌物溅入眼内。

2. 眼局部充分滴用有效的抗生素眼液和涂用眼膏　可选用氨基糖苷类或喹诺酮类药物，如0.4%庆大霉素、0.3%妥布霉素、0.3%环丙沙星、0.3%氧氟沙星眼液或眼膏。可选用妥布霉素、15%磺胺醋酰钠、0.1%利福平、杆菌肽、0.5%氯霉素等眼液。新生儿也可局部滴用5000～10 000U/ml青霉素眼液。急性期选用2～3种交替使用，每次 10～15min，昼夜不停。待病情缓解后，可逐渐延长滴药间隔时间，晚上涂抗生素眼膏。

3. *全身治疗*

(1)成人大剂量肌内注射青霉素或头孢曲松钠(菌必治)，连续 5d。有青霉素过敏者可用大观霉素(淋必治)(2g/d，肌内注射)或喹诺酮类药物(口服氧氟沙星 0.4g 或环丙沙星 0.5g，每日 2 次，连续 5d)。有角膜病变者宜静脉注射头孢曲松钠(每次 1g，每日 2～4 次，连续 5d)。

对伴有衣原体感染的患者(约占本病的 30%)，应补充口服对治疗衣原体有效的抗生素。可选用四环素、红霉素、多西环素、米诺霉素或阿奇霉素。

(2)新生儿用青霉素 10 万 U/(kg・d)，连续 7d。或用头孢曲松钠(25～50mg/kg，单剂量不超过 125mg，肌内注射)、头孢噻肟钠(25mg/kg，每日分 2～3 次，静脉注射或肌内注射)，连续 7d。同时予生理盐水冲洗眼睑和结膜。

【住院小结】

1. *疗效*　本病发病急，传染性极强，破坏性非常大，预后差，多导致失明。应在病原体诊断性取材后立即施行局部和全身治疗。选用有效抗生素，隔离患者，避免传染，防止流行。重在预防，对患淋病患者应给予强制性彻底治疗，防止通过生殖器-眼接触或生殖器-手-眼传播而感染。新生儿出生后常规用 1%硝酸银眼液或涂 0.5%四环素眼膏预防。

2. *后续治疗*

(1)待症状消失后还应继续维持用药 1～2d。通常维持到细菌培养呈阴性。

(2)积极治疗淋菌性阴道炎和尿道炎。

(梁　慷)

三、翼状胬肉

翼状胬肉(pterygium)指睑裂部肥厚的球结膜及其下的纤维血管组织呈三角形向角膜侵入，是一个异常的结膜皱襞，其外形很像一只昆虫的翅膀，而被称为翼状胬肉。多在睑裂斑基础上发展而成。发生的部位总是在睑裂部，多为鼻侧，少数为鼻侧和颞侧都有。

本病的发生一般认为与长期慢性刺激有关，如长期野外风沙的刺激，多见于重沙眼患者和渔民、农民等近地球赤道部和户外工作的人群。发病机制不明，可能与风尘、烟雾、日照长期刺激有关。农民患病率为 2.72%～10.95%，渔民患病率为 42.59%。有学者统计后认为地理纬度与翼状胬肉患病有较大关系。也有学者认为翼状胬肉与眼内直肌的节制韧带发育过强及遗传因素有密切关系。局部角膜缘干细胞受损、失去屏障作用可能也是发病基础。近年发现，翼状胬肉组织内存在 IgE 及 IgG，而 IgE 的存在可能与Ⅰ型过敏反应有关。组织学检查发现在翼状胬肉基质中有浆细胞和淋巴细胞浸润。也有学者认为翼状胬肉是结膜组织的增殖变性、弹性纤维发育异常而产生的弹性纤维变性所致。

【病史询问要点】

1. 生活、工作环境 多见于户外工作的人群(如农民、渔民),近地球赤道处患病率高。与气候干燥、接触风尘等有一定关系。与紫外线辐射有关。

2. 发病程度 有无影响视力、影响眼球运动等。

3. 伴随症状 有无异物感、畏光、视力下降、眼球运动限制等。

【体格检查要点】

1. 初期胬肉或胬肉未侵及角膜,多无自觉症状或有轻微的异物感。

2. 视力:翼状胬肉伸展至角膜时,可因牵扯而引起逆规性散光;遮盖瞳孔区时,可造成视力障碍。过大的胬肉可影响眼球运动。

3. 睑裂部(鼻侧或颞侧,甚至两侧同时存在,以鼻侧多见)结膜肥厚隆起,上有水平走行的血管,呈翼状或三角形,可分为头(三角形尖端)、颈(角膜缘部)和体部(球结膜上)。其尖端向角膜中央部伸展。

【继续检查项目】

1. 角膜荧光素钠染色 进行期翼状胬肉头部前方角膜常有点状浸润。

2. 眼外肌运动 严重的和手术后复发病例可有不同程度的眼球运动受限。

3. 屈光检查 可发现角膜逆规性散光。

【诊断】

翼状胬肉常呈三角形,分头部、颈部和体部。头部在角膜上,颈部紧接头部,并跨越角膜缘,体部覆盖巩膜。头、颈部均与角膜表层组织紧密相连,体部成为球结膜的皱襞,伸展至眦角部,可与半月皱襞相连。睑裂区呈翼状的纤维血管组织侵入角膜即可诊断。

【临床类型】

根据其发展情况,临床上将其分为静止期和进行期两类。

1. 静止期 此类胬肉组织菲薄,颈部和体部血管紧缩,头部界限清晰、平坦,无炎性浸润,生长较慢,可持续10多年无进展。但患结膜炎或有其他诱因时,此类胬肉可转为进行性。

2. 进行期 胬肉组织肥厚,血管充血扩张,头部呈灰白色胶样隆起肿胀,发展较快,可侵入角膜中央,引起角膜散光,遮盖瞳孔而影响视力,并在与头部接近的角膜浅层及中层有点状或片状浸润性混浊,有时见色素性铁线(Stocker's线);整个球结膜有炎性刺激。

【鉴别诊断】

主要是与假性胬肉及睑裂斑相鉴别。

1. 假性胬肉 由眼部化学伤、热烧伤或炎症所致。为睑结膜或球结膜侵入或粘连于角膜所致,可发生于任何部位,非进行性,且没有翼状胬肉的形态特点,多有原发伤病史,其下可通过探针。

2. 睑裂斑 位于睑裂部球结膜上呈不规则圆形或三角形黄白色略隆起斑块,三角形基底朝向角膜,病变静止不向角膜侵犯。破溃后可有疼痛或刺激症状。

【治疗原则】

减轻炎症，控制症状，去除胬肉，减少复发。

【治疗方案】

1. 对小而薄的、无明显充血、对视力无影响的胬肉，可经常滴抗生素或磺胺类眼液，以控制其发展。任何手术的干扰都有可能促进胬肉的发展。要注意眼部卫生，避免刺激。如有慢性结膜炎症，宜积极治疗，防止其转变为进行性。

2. 手术时机。刺激症状非常严重或翼状胬肉发展将可能危及视轴时，可考虑手术切除。术后复发率较高，文献报道我国术后复发率为20%～70%，国外为24%～79%，因此应注意掌握手术适应证。

3. 手术方法。理想的胬肉手术应满足下列要求：去除胬肉；避免复发；不影响视力或视力较术前提高；不影响眼外肌的运动。

目前治疗胬肉的术式很多，按其机制可以大致分为3类。

(1)单纯胬肉切除，包括切除后巩膜暴露法、移位埋藏法。

(2)切除联合各种组织移植：①自体移植，如结膜瓣移植、角膜缘干细胞移植或球结膜转位；②异体移植，如羊膜、异体板层角膜或板层巩膜移植；③自体和异体移植，如自体结膜加羊膜移植。以求一定程度上降低翼状胬肉的术后复发率，其中，胬肉切除联合自体移植应用最多。

(3)联合免疫抑制治疗，如放射线照射治疗、丝裂霉素C等免疫抑制药的应用等。

4. 手术指征

(1)单纯胬肉切除术：初发、较小的进行期翼状胬肉，且年龄较大者。

(2)各种联合手术：复发性或手术范围较大的翼状胬肉，年龄较轻者。对于翼状胬肉肥厚、充血明显、复发者，术前使用典必殊7d。有经验者，术中可使用丝裂霉素。

在选择联合手术时应考虑：①病变大小范围和增殖活跃程度；②手术范围、自体结膜缺如范围及拟获取移植组织的大小；③角膜缘受损范围和组织受损范围及程度；④术者对各种联合手术的经验；⑤眼表面的特殊情况。

翼状胬肉切除联合结膜移植或羊膜移植等，适合翼状胬肉发展到角膜中周部和术后复发的病例。联合角膜缘干细胞移植适用于角膜缘损坏面积较大和复发性胬肉的治疗。

【术后处理】

1. 一般处理

(1)术毕涂典必殊(0.5%妥布霉素地塞米松)眼膏，眼垫包扎，注意伤口情况。

(2)每日换药，局部应用典必殊和贝复舒眼液1～2周，5～7d拆除结膜缝线。

(3)抗复发治疗。有报道，在术后第5日用1∶2000塞替派或0.5%醋酸可的松或0.05%～0.1%博来霉素滴眼，每日3次，连续4～6周。也可用^{90}Sr(β射线)照射，每次7d，共3次。

2. 并发症处理

(1)角膜穿通：多由于术中切除胬肉头部时切除过深引起。如穿通呈规则整齐的裂隙状或穿通口甚小，可采用降低眼压，加压包扎，待其自行愈合。如穿通口过大，非手术治疗无效，则按角膜穿通伤处理，局部以10-0尼龙线闭合创口。

(2)角巩膜溃疡：多由术后继发感染引起，也可由于术中烧灼或电凝过多，引起无菌性角巩膜溃疡，甚至穿孔。处理同角膜溃疡，引起穿孔时可行结膜瓣遮盖或角膜移植。

(3)眼球运动受限：多由术中损伤内直肌或局部粘连引起。损伤内直肌者按斜视治疗原则处理。由局部粘连引起者，可分离粘连，创面行羊膜移植等。

(4)复发：最常见的并发症。如复发影响视力或眼球转动者，在术后6个月，病情稳定后可考虑联合手术治疗。

（梁　慷）

四、睑球粘连

睑球粘连(symblepharon)是指眼睑与球结膜、前巩膜、角膜之间的异常粘着状态。多因化学伤、热灼伤和手术所致，一些严重眼病，如沙眼、溃疡性结膜炎、复发性翼状胬肉和免疫性角膜病亦可发生本症。

【病史询问要点】

1. *发病年龄*　生后即发生者多因先天性角结膜皮样囊肿广泛形成；后天性发生者可因眼部热灼伤、化学伤或不恰当的结膜手术所致。

2. *发病程度*　严重睑球粘连可以影响视力，并使眼球运动受限。视粘连程度不同，发生眼睑或睑缘缺损及视力障碍。

3. *发病诱因*　有无化学性(酸、碱)灼伤、热烧伤、爆炸伤，有无结膜疾病、有无眼表手术史，如翼状胬肉手术等。

4. *伴随症状*　有无视力障碍、复视，有无眼睑或睑缘畸形、缺损等。

【体格检查要点】

1. *视力*　严重睑球粘连患者多伴有不同程度的视力下降。

2. *眼部检查*　眼睑或睑缘有无缺损、畸形，注意眼睑的开启闭合程度，睑球粘连的部位、范围、程度，结膜囊狭窄程度，角膜有无水肿、混浊、瘢痕和新生血管，泪液动力学有无改变。

3. *眼位与眼球运动*　眼球可因睑球粘连影响运动，严重者可因运动限制因素致眼位偏斜。

【诊断】

根据病史及检查所见的体征，做出诊断并不困难。

【临床类型】

1. 根据睑球粘连的程度、范围和性质，分为4种类型。

(1)部分睑球粘连：睑球粘连范围小，仅累及眼球表面的某一部分。

(2)广泛睑球粘连：睑球粘连范围广泛，眼睑与角膜粘连，甚至穹隆部丧失，严重者可伴有眼睑或睑缘部分缺损。

(3)全睑球粘连：睑结膜与球结膜之间的全部粘连，睑缘常完全丧失，甚至眼睑部分缺损。

(4)闭锁性睑球粘连：常见酸碱烧伤后严重的并发症，睑缘与结膜囊消失，几乎看不到正常眼球，眼睑有不同程度的缺损，视功能大多已丧失。

2. 根据睑球粘连程度、眼球运动受限情况，分为4度。

(1)Ⅰ度：单纯上、下穹隆结膜间条带状粘连，眼球活动轻度受限。

(2)Ⅱ度：单纯上、下穹隆片状睑球粘连，或伴部分角膜粘连(累及角膜缘内≤2mm)。

(3)Ⅲ度：一侧穹隆广泛睑球粘连，伴角膜大面积受粘连(累及角膜缘内＞2mm)，但未累及全角膜，有3个以上眼位存在复视或眼球活动受限。

(4)Ⅳ度：一侧穹隆广泛睑球粘连，累及全角膜，或上下穹隆均广泛粘连伴角膜粘连(累及角膜缘内＞2 mm)，9个眼位眼球活动均不同程度受限。

【治疗原则】

分离睑球粘连，重建穹隆和眼表，恢复眼球正常活动和眼睑正常启闭状态，改善视功能与外观。

【治疗方案】

1. 手术时机　先天性睑球粘连可择期手术，新手术或再次手术的后天性睑球粘连应待病情稳定半年后进行。

2. 手术原则　根据睑球粘连的严重程度选择不同的手术方法，彻底分离睑球粘连，切除瘢痕组织，将残留结膜组织后退到穹隆部；轻中度粘连者用羊膜或自体结膜移植修复球结膜缺损，重度粘连者还需用口唇黏膜移植来修补睑结膜的缺失，以有效恢复正常的结膜穹隆深度及眼球运动。

3. 手术方式　依据睑球粘连对视功能的影响进行分度，并依据情况选择手术方式：Ⅰ度粘连对视功能影响较小，不必手术治疗；Ⅱ度粘连主要影响眼球活动，角膜缘也有损伤，应行睑球粘连分离联合带角膜缘干细胞自体球结膜移植(conjunctival limbal autograft transplantation，CLAT)；Ⅲ度粘连角膜受累面积大，必须行睑球粘连分离联合部分板层角膜移植(lamellar keratoplasty，LKP)和CLAT，因部分角膜缘功能尚可，应据情予以保留；Ⅳ度患者角膜弥漫性受损，应联合全LKP和CLAT。

4. 手术方案

(1)睑球粘连分离术前应做详细检查，了解睑球粘连的原因、范围、程度及眼球运动范围和患者的全身情况，权衡利弊，综合考虑，决定术式。

(2)后天性睑球粘连的手术时机的选择尤为重要，笔者主张：新手术或二次手术的患者至少病情需稳定6个月以上，因为若病变过程尚未完全消退静止，手术本身可能会引发更广泛粘连。

(3)对于未累及角膜的Ⅰ度、Ⅱ度患者，多选择单纯切除睑球粘连结膜瘢痕组织，对于角膜受累明显的Ⅲ度、Ⅳ度患者，选择板层角膜移植术；单眼受累患者尽量选择自体角膜缘结膜移植，以提供角膜缘干细胞，双眼受累者选择异体角膜缘干细胞移植；结膜囊重建尽量采用自体球结膜和(或)羊膜修补，重度睑球粘连者联合口唇黏膜修补；

部分病例为预防睑球粘连复发，可应用丝裂霉素 C；全睑球粘连，视功能存在者可选择穿透性角膜移植（penetrating keratoplasty，PKP），若因角膜结构破坏，视力恢复无望者，手术目的仅为改善外观，可试用中厚皮片移植。

（4）术后结膜囊内应放置支撑物并缝合睑缘以防皮片收缩。

5. 手术方法

（1）轻度的局限性睑球粘连：①Z 成形术，适用于条索状瘢痕造成的范围较大的部分睑球粘连。术中切除瘢痕带，做结膜瓣换位，消除粘连。Z 形切口角度取决于粘连程度，角度大则松解程度大，角度小则松解程度小，一般取 45°。②Von Arlt 睑球粘连分离术，适用于扇形或舌形睑球粘连，玻璃棒在下方不能通过者。通过手术分离睑、球结膜与穹隆结膜，松解粘连，重新调整结膜的分布。

（2）较大范围睑球粘连：多因严重烧伤使睑球结膜完全烧毁，致穹隆消失使眼睑与角膜粘连，同时合并有睑缘和眼睑部分缺损。常采用的手术方法有 Taeles 双重易位结膜瓣、桥形结膜瓣与游离结膜瓣移植术。

（3）全睑球粘连的矫正术：多指上睑或下睑完全与眼球粘连，睑缘常完全消失，甚至眼睑部分缺损。常用手术方法是采用黏膜或中厚皮片行结膜囊重建术（结膜囊再造-皮囊术）。

（4）分离粘连联合板层角膜移植：适用于包括角膜在内的广泛睑球粘连（视功能存在）和（或）分离粘连后角膜变薄者。

6. 手术要点及注意事项

（1）睑球粘连分离：尽可能清除增殖的瘢痕组织，完全松解睑球粘连，至眼球活动和睑裂闭合无明显受限。切口先从睑结膜面开始，要保留部分睑缘组织，避免损伤睑板和眼外肌，尽可能在直视下采用锐性分离；分离粘连时尽量将可用的结膜组织保留，特别是睑结膜与穹隆部结膜更应尽量保存和避免损坏；如睑球粘连面积过大，术中不强求一次性完全分离睑球粘连，可在病情稳定后行再次睑球粘连分离联合自体球结膜移植术和（或）羊膜移植。

（2）结膜、角膜缘组织、羊膜、唇黏膜、角膜植片：位置、形状、大小要与植床匹配，缝合确实固定于深层组织（睑板、巩膜等），各种组织尽量细密缝合，不留死角，止血应适当。手术时采取的唇黏膜面应比结膜缺损区大 50%左右。

（3）综合治理眼表结构：如有倒睫、眼睑闭合不全、睑内翻或睑外翻等先行手术矫正。泪液分泌异常应注重人工泪液的合理应用，必要时配合角膜接触镜、泪点栓、睑缘缝合等。

（4）注重药物治疗：合理应用激素、人工泪液、免疫抑制药、抗生素，全身用药注意监控毒副反应。

【术后处理】

1. 一般处理

（1）结膜囊内涂抗生素眼膏，加压包扎，使移植面和创面紧密接触。

（2）一般术后 48h 首次换药，术后 5～7d 拆除结膜缝线，游离移植者根据情况而定。

(3)游离结膜瓣的供区创面不必处理,让其自然修复。

(4)羊膜移植者:术后结膜囊内涂抗生素眼膏,绷带加压包扎5d,每天换药,使用抗生素眼液和眼膏,角膜上皮修复后点氟米龙眼液。术后7d拆除缝线,持续滴眼1个月,随访6～12个月。

(5)严重睑球粘连唇黏膜移植者:术毕用绷带包扎双眼,术后第7日解开绷带,清洁睑部分泌物,可从睑裂滴入抗生素眼液。如绷带提前松脱,应及时更换绷带包扎,但不做眼部检查。第7日后改单眼包扎,第10～14日拆除睑缘缝线,这时上下睑缘已愈着。一般在术后2～3个月可将睑缘愈着处剪开,取出结膜囊支撑环,如患眼无治疗复明希望者,可装入薄壳义眼。

(6)板层角膜移植者:见角膜炎。

2. *并发症处理*

(1)游离结膜瓣脱落:术后3个月重新切取结膜瓣修复。

(2)游离结膜瓣感染坏死:清除坏死组织;抗感染治疗;3个月后酌情再手术。

(3)睑球粘连复发:根据再次粘连的部位、范围与程度,待组织水肿消退,病变完全静止后决定是否行二次手术。

(4)皮片坏死与感染:加大抗生素剂量;加强换药,清除脓液和坏死组织,促进创面愈合;感染控制6个月后酌情再次手术。

(5)其他:见相关章节。

【住院小结】

1. *疗效*

(1)治愈:睑球粘连分开,球结膜、穹隆结膜、睑结膜重建满意,眼球运动恢复正常,角膜新生血管较术前明显减少,角膜透明度改善。

(2)好转:穹隆结膜部分缩窄,局部睑球粘连复发,但比术前明显好转,眼球运动轻度受限。

(3)失败:睑球粘连大面积复发,结膜穹隆部非常浅窄甚至消失,粘连组织和角膜相粘,眼球运动明显受限。

2. *后续治疗*

(1)术后可疑再次发生睑球粘连者,应局部涂抗生素眼膏,必要时行玻璃棒分离。

(2)板层角膜移植者应注意预防排斥反应。

3. *出院医嘱*

(1)局部应用抗生素眼膏2～4周,避免形成新的粘连。

(2)按医嘱定期门诊复诊。手术后随访至少1年。观察指标:眼表面重建效果、视力、移植材料情况及并发症。

(汪　勇　刘　虎　朱承华)

第三节　眼表疾病

一、概　　述

眼表指的是上、下睑缘之间暴露于环境中的所有眼球表面的结构，组织学上包括角膜上皮、结膜上皮和泪膜3个部分。因各种维护眼表健康的因素（结膜和角膜上皮的正常表型，泪膜的稳定和泪液质量正常，眼睑的解剖、功能正常及相关的感觉神经、运动神经功能正常）发生变化后导致的角结膜上皮和（或）泪膜的病变统称为眼表疾病(ocular surface diseases，OSD)。

【病史询问要点】

1. 有无眼部干涩感、异物感、烧灼感、痒感、难以名状的不适等持续性的眼部刺激存在。睑板腺炎患者症状在早晨加重，与随着时间延长泪液冲去了眼表的脂质分解产物有关。水液缺乏性干眼患者症状在晚上加重，原因为夜晚眼睑的闭合使患者早晨感觉舒服，白天睁眼使干眼症状加剧。

2. 有无畏光、眼红、视物模糊、视力波动、易视疲劳、不能耐受有烟雾及有刺激性气味的环境、睫毛上有碎屑及晨起睁眼困难等症状。

3. 有无眼部物理和化学性损伤史（如热烧伤和化学伤）、角膜缘多次手术（如复发翼状胬肉手术）或冷凝史。

4. 有无屈光手术（PRK或LASIC）、角膜移植手术（板层或穿透角膜移植）、眼内手术（白内障或青光眼手术）史等。

5. 有无眼表感染史，如沙眼、角膜接触镜相关性角膜病、慢性睑缘炎、边缘性角膜炎或角膜溃疡等，有无翼状胬肉、神经麻痹性角膜炎等病史。

6. 是否存在史-约(Stevens Johnson)综合征、眼类天疱疮、中毒性表皮坏死溶解（如严重药物过敏者）等情况。有无全身性疾病史，特别是风湿性关节炎、强直性脊柱炎、系统性红斑狼疮等自身免疫性疾病的病史。

7. 有无全身或眼部用药史，长期服用某些全身药物可致泪液分泌减少，如抗高血压药、利尿药、抗组胺药、抗胆碱能药及抗抑郁药等。不合理应用眼药，如局部长期滴用抗病毒、抗生素、抗过敏、抗代谢、降眼压、甾体或非甾体消炎药，因药物本身或其中防腐剂的毒性而加重病情。

8. 患者的工作环境和工作性质：大楼疾病综合征(sick building syndrome，SBS)或办公室眼病综合征(office eye syndrome，OES)者，可因长期工作在空调开放及空气不流通的环境里而引起干眼症状。经常使用电脑，在荧光屏前工作和阅读的视觉显示终端(video display terminal，VDT)综合征者，引起瞬目间隔期暴露的眼表面积增大及瞬目频率减少，使泪液的蒸发加速而导致干眼。

9. 有无口干、关节痛和皮肤损害等全身表现。

10. 已做过哪些检查，目前治疗措施和疗效，加重因素或诱因。

【体格检查要点】

1. 视力　视力波动；角膜受累时，视力下降甚至丧失。

2. 眼睑　睑缘充血、不规整、增厚、变钝及外翻；泪腺口有黄色黏稠分泌物阻塞、模糊不清等，压迫腺体可见无脂质分泌物排出或排出过量的形态异常的脂质。眼睑位置异常、倒睫、眼睑功能障碍和感觉减退。

3. 结膜　充血、乳头增生，结膜干燥失去光泽和弹性，透明度降低，睑裂区球结膜比奥(Bitot)斑(干燥斑)、组织增厚甚至角化，结膜瘢痕、睑球粘连、睑缘粘连、穹隆变浅等。注意是否存在结膜囊结膜皱褶；泪河线宽度(正常≥3mm)和泪河曲率半径(正常>0.5～1.0mm)是否减小。

4. 角膜　点状上皮病变、感染、角化、瘢痕、新生血管、角膜丝状物、角膜表面和下穹隆碎屑、局部或广泛的角膜变薄、角膜溃疡甚至穿孔。①角膜荧光素染色：阳性代表角膜上皮缺损。此外，还可观察到泪湖的高度、有无干涸和断裂。评分方法(12分法)将角膜分为4个象限，规定无染色为0分，1～30个点状着色为1分，>30个点状着色但染色未融合为2分，3分为出现角膜点状着色融合、丝状物及溃疡等。②角结膜虎红染色：可着染干燥(无黏液蛋白覆盖的上皮细胞)、失活的角膜上皮细胞。常用记录方法(9分法)：将眼表分为鼻侧睑裂部球结膜、颞侧睑裂部球结膜及角膜3个区域，每一区域根据染色程度分0～3级，0分为无染色，1分为少量散在点状染色，2分为较多点状染色但未融合成片，3分为出现片状染色。③泪膜破裂时间(breakup time of tear film，BUT)：正常值为10～45s，BUT<10s为泪膜不稳定。

5. 其他　皮肤及其他全身相应的异常体征。

【继续检查项目】

下述检查方法各有优缺点，最好联合两种或多种方法，使OSD的诊断更为明确。

1. 希尔默试验　有希尔默Ⅰ、Ⅱ、Ⅲ试验，有助于了解泪液的基础分泌和反射性分泌情况。一般认为前两者<10mm/5min为低分泌，<5mm/5min即为异常。

2. 泪液渗透压测定　干眼患者泪液渗透压明显升高，较正常人增加25mOsm/L。如>312mOsm/L，可诊断为干眼。

3. 泪液乳铁蛋白(lactoferrin，LF)含量测定　反映泪液分泌功能。用琼脂糖免疫单扩散法测定，正常值为(1.46±0.32)g/L，40岁后开始下降，70岁后明显下降。69岁以前如低于1.04g/L，70岁以后如低于0.85g/L则可诊断为干眼。

4. 泪液溶菌酶含量测定　用溶菌酶琼脂扩散试验检测。正常人溶菌酶含量均值为1700μg/ml，如含量<1200μg/ml或溶菌区<21.5mm^2，则提示干眼。

5. 泪液羊齿状物试验(tear ferning test，TFT)　了解泪液电解质和糖蛋白含量的比例。黏蛋白缺乏性干眼症不能形成良好的羊齿状。

6. 泪液清除率(tears clearance rate，TCR)检查　目的在于了解泪液清除有无延迟。结膜囊内滴入2%荧光素钠5μl，15min后观察清除情况。

7. 干眼仪或泪膜干涉成像仪检查　为非接触性动态观察，具有较高的重复性。干眼患者，尤其脂质性泪液不足的患者其脂质层异常，经光学干涉摄影检查，可清晰显示分布在泪液水液层表面的脂质层的干涉图像与正常人不同。

8. 结膜印迹细胞学检查 了解结膜杯状细胞和上皮细胞的病理变化。此方法客观、准确、半定量、无创,与结膜活检结果相同,可见结膜杯状细胞密度降低、细胞核浆比增大、上皮细胞鳞状化生、角膜上皮结膜化。

9. 角膜地形图检查 了解泪膜分布的规则性。干眼患者表面规则性指数(surface regularity index,SRI)和表面不对称性指数(surface assymmetrical index,SAI)增高。泪膜像差分析可帮助分析泪膜动力学特性和解释泪膜稳定性与像差及视觉质量的关系。

10. 共聚焦显微镜检查 利用共聚焦显微镜无创和高分辨率的特点可对干眼患者的角结膜组织在细胞水平进行活体形态学的观察和研究,连续观察包括角结膜上皮、基质层和内皮层等,揭示干眼的病理变化,对于干眼有一定诊断意义。

11. 睑板腺成像检查 通过红外线睑板腺观察仪可透视睑板腺的形态,观察睑板腺有无缺失,是观察睑板腺形态学改变的客观检查方法。

12. 泪腺或口唇腺活检

13. 血清学检查 了解自身抗体的存在,对SS的诊断尤为重要。SS患者血清抗核抗体、抗DNA抗体、抗ENA抗体(SS-A、SS-B、RNP)、类风湿因子等阳性。

【干眼临床检查顺序】

病史询问－症状询问－裂隙灯显微镜检查－BUT－荧光素染色－希尔默试验－睑板腺形态和功能检查－其他所需辅助检查。

【诊断】

1. 干眼诊断标准

(1)有干燥感、异物感、烧灼感、疲劳感、不适感、视力波动等主观症状之一和BUT≤5s或希尔默试验Ⅰ(无表面麻醉)≤5mm/5min可诊断为干眼。

(2)有干燥感、异物感、烧灼感、疲劳感、不适感、视力波动等主观症状之一和5s<BUT≤10s或5mm/5min<希尔默试验Ⅰ结果(无表面麻醉)≤10mm/5min时,同时有角结膜荧光素染色阳性可诊断为干眼。

2. 干眼严重程度

(1)轻度为有症状而无裂隙灯下可见的体征。

(2)中度为有症状同时有裂隙灯下的眼表体征,但经过治疗后体征可消失。

(3)重度为有症状及裂隙灯下的眼表体征,治疗后体征不能完全消失。

3. 干眼诊断步骤 干眼的症状主要为眼部不适感及眼部刺激症状,对有此症状者,按以下步骤不仅可以正确诊断,同时也可协助干眼的分类诊断。

第一步:BUT正常,则排除与泪膜相关的疾病;BUT缩短,则考虑为泪膜不稳定,即可考虑为干眼。

第二步:对泪膜不稳定的患者进行第二步检查,水液性泪液的生成及泪液分泌检查包括泪河线高度、希尔默试验、棉丝试验、荧光素清除试验、泪液功能指数及荧光素分光光度计检测。如上述检查结果证实泪液减少,即为水液性泪液不足。

第三步：希尔默试验Ⅱ、血清自身抗体检查、虎红染色（>3 分为阳性）及睑裂暴露区荧光素染色（中至重度染色为阳性），如上述检查阳性，则为 SS；如阴性，则为非水液性泪液不足。如水液性泪液生成及泪液分布的检查结果正常，则行睑板腺功能的检查，如发现腺体开口变形、阻塞，压迫睑板腺后无脂质分泌物排出或较多异常分泌物排出，则为睑板腺功能障碍，可初步诊断其为脂质性泪液不足或蒸发过强型干眼。还可对患者进行印迹细胞学、干眼仪及角膜地形图等检查，可协助干眼的正确诊断、分级及疗效判定。

【临床类型】

1. 角、结膜上皮的病变　角、结膜表面的异常可通过印迹细胞学的方法来检查其上皮细胞的终末表型，从而将之划分为两种主要的眼表面功能异常。

（1）表现为病理性的非角化上皮向角化型化生，称为“鳞状上皮化生”。该类疾病以具有明确的致病原因为特征，可以通过既往角膜缘干细胞受损的病史鉴别出来。这些损害可以因化学伤、史-约综合征和眼类天疱疮等导致。

（2）“角膜缘干细胞缺乏”以正常角膜上皮被结膜上皮侵犯和替代为特征。临床上不像第一类眼表功能失调那样具有明确的病史，但仍表现为角膜缘干细胞随时间而逐渐减少。包括两种情况：①由损伤造成的角膜缘干细胞缺乏，如史-约综合征或中毒性表皮坏死溶解、角膜缘多次手术或冷凝、抗代谢药物的毒性、角膜接触镜所致角膜病、严重的微生物感染等。②因基质微环境异常导致的角膜缘干细胞缺乏，如先天性无虹膜、多种遗传性内分泌缺乏所致角膜病、神经麻痹性角膜炎、放射线所致角膜病、边缘性角膜炎或溃疡、慢性角膜缘炎、翼状胬肉或假性胬肉等。

2. 角结膜干燥症（干眼）

（1）1995 年美国干眼研究小组分类

1）泪液生成不足型：即上述的水样液性泪液不足，又可分为干燥综合征所致干眼症及不伴干燥综合征的水样液性泪液不足。其中，干燥综合征所致干眼即结膜干燥综合征，又分为原发性和继发性。

2）蒸发过强型：包括睑板腺功能障碍、暴露及角膜接触镜等因素所导致的干眼。

（2）我国按病因将干眼分为 5 种类型（刘祖国等）

1）水样液缺乏性干眼：主要由泪腺功能低下所致。可以是先天因素造成的，如先天性无泪腺症等；亦可能是后天因素造成的，如某些自身免疫性疾病、感染、外伤、药物毒性等破坏了泪腺或泪腺管。

2）蒸发过强型干眼：由于脂质层质或量的异常而引起，如睑板腺功能障碍、睑缘炎、视屏终端综合征、眼睑缺损或异常引起蒸发增加等。

3）黏蛋白缺乏性干眼：如史-约综合征、眼类天疱疮、沙眼、化学伤等所致的干眼。

4）泪液动力学异常所致干眼：如眼睑缺损、内外翻等可导致瞬目不完全，泪液不能均匀分布于眼表而引起干眼，配戴角膜接触镜导致瞬目减少引起的干眼也属于此类。

5）混合型干眼：是临床上的主要类型，即使患者是由单一因素引起的单一类型干眼，如治疗不及时或治疗效果不佳也将最后发展为混合型干眼。

【治疗原则】

消除外源性刺激，控制内源性疾病，减轻结膜炎症，重建和维持眼表的生理环境。

【治疗方案】

1. 不同类型干眼的治疗

(1)水样液缺乏性干眼的治疗

1)消除诱因：长期长时间使用电脑、吹空调、在风沙大的环境下或夜间驾驶等均为干眼的诱因，应尽量避免。

2)泪液成分的替代治疗：人工泪液。最佳的人工泪液是自体血清。对于严重患者应尽量频繁滴用甲基纤维素、透明质酸钠、潇莱威等不含防腐剂的人工泪液，以增加眼表的湿润。

3)延长泪液在结膜囊的停留时间：a.可佩戴硅胶眼罩、湿房镜或潜水镜；b.中度干眼患者可采用泪小管栓子及泪点封闭；c.严重者可考虑做永久性泪点激光、热烧灼、手术切除等封闭术，以减少泪液的蒸发。

4)治疗性角膜接触镜：适用于轻症干眼，而重症干眼、眼睑异常和角膜外形异常者不宜配戴治疗性角膜接触镜。

5)促进泪液分泌：口服溴己新或新斯的明，但疗效尚不肯定。

6)局部非甾体消炎药或糖皮质激素或免疫抑制药：可用低浓度（0.05%～0.1%）的环孢霉素A滴眼液滴眼，每日2次，维持6个月。

7)自体血清的应用。

8)相关全身疾病的治疗。

9)手术：必要时行自体腮腺管移植、自体游离颌下腺移植。

10)其他：维生素A局部应用可预防异常的上皮化生，改善结膜鳞状化生。N-乙酰半胱氨酸能溶解黏液，可用于丝状角膜炎的治疗。

(2)蒸发过强型干眼的治疗：睑板腺功能障碍是蒸发过强型干眼的主要原因。

1)对眼睑进行清洁：按摩、挤压睑板腺内的分泌物，然后对睑缘进行擦洗。

2)口服抗生素，如多西环素，注意8岁以下儿童、孕妇及哺乳期妇女慎用。

3)局部药物的应用：包括治疗睑缘炎的抗生素眼液（针对金黄色葡萄球菌）、短期糖皮质激素滴眼液、不含防腐剂的人工泪液及局部治疗脂溢性皮炎的皮肤科药物。

4)眼球或角膜的暴露应根据原发病变施行适宜的手术治疗，如眼睑缝合术等。

(3)泪液动力学异常型干眼的治疗

1)不含防腐剂或防腐剂毒性较低的人工泪液。

2)眼用非甾体消炎药或糖皮质激素或免疫抑制药。

3)治疗性角膜接触镜和相关手术治疗。

(4)黏蛋白缺乏型干眼的治疗

1)无防腐剂或防腐剂毒性较低的人工泪液。

2)局部非甾体消炎药或糖皮质激素或免疫抑制药。

3)泪道栓塞。

4)促进黏蛋白分泌及杯状细胞生长药物。

5)手术治疗。

(5)混合型干眼的治疗

1)人工泪液。

2)湿房镜或泪道栓塞。

3)局部非甾体消炎药或糖皮质激素或免疫抑制药。

4)刺激泪液分泌药物。

5)自体血清。

6)相关全身疾病的治疗。

7)手术治疗。

2. 不同严重程度干眼的治疗

(1)轻度干眼:教育及环境饮食改善;减少或停用有不良反应的全身或局部药物;眼睑物理治疗;人工泪液。

(2)中度干眼:在轻度干眼治疗方案的基础上增加湿房镜、局部抗感染治疗、泪道栓塞。

(3) 重度干眼:在中度干眼治疗方案的基础上增加全身性抗感染药、口服刺激泪液分泌药物、自体血清、治疗性角膜接触镜;手术(永久性泪点封闭、睑缘缝合术、眼睑手术、颌下腺移植手术等)。

3. 角、结膜的重建

(1)手术适应证:严重的瘢痕性睑内翻、兔眼或睑退缩、广泛性睑球粘连和瘢痕性结膜病变等。

(2)手术要点:角、结膜重建的前提条件是泪膜的大致正常。手术要点为应尽可能地保留健康的眼表上皮,特别是健康的角膜缘、结膜皮肤交界处的睑缘上皮和结膜穹隆部,彻底切除眼表坏死组织和肉芽肿样病变组织。基质的重建,如唇黏膜移植、结膜移植、羊膜移植、板层角膜移植;角膜缘移植(异体或自体)可提供角膜上皮干细胞。

(3)角膜缘上皮、角膜上皮移植手术(KEP)

1)手术指征:主要为瘢痕性结膜病变及角膜缘缺陷。单眼患病者,自体移植手术可获得较好的效果;对于双眼患病,由于缺乏健康供眼,只适于异体移植。

2)手术目的:以正常角膜缘、结膜组织替代患者的病变组织,补充所丢失、受损的干细胞,并以此移植为基础,重建一个稳定的眼表面。

3)注意事项:临床上要关注慢性角膜接触镜诱发的角膜上皮病变患者,在施行角膜缘自体移植手术后,患眼移植手术失败,应考虑供体的健眼亦有轻度干细胞缺乏的临床表现,移植失败的原因可能是健眼的角膜缘上皮已存在亚临床损害。

4)术后处理:在进行同种异体角膜缘上皮细胞移植、角膜上皮细胞移植术后,移植片有被排斥的可能,应根据病情进行预防和治疗。临床上一般应用糖皮质激素、环孢素(CsA)、他克莫司(FK506)进行治疗,均可显著减轻免疫排斥反应,但不能完全阻断免疫排斥。糖皮质激素(以0.1%地塞米松为代表)对早期的炎症有明显的抑制作用,具有移植后早期植片水肿轻和较早地恢复植片透明度的特点。FK506 和 CsA 对早期的植片水肿治疗作用较差，对角膜移植后新生血管均有抑制作用。目前，临床上采用 FK506 联合糖皮质激素眼液局部滴用，可视为预防人类高危角膜移植排斥反应的理想方案，后期为了防止糖皮质激素的不良反应，眼部炎症稳定后或拆除角膜缝线后可以单独应用 FK506。

(4)羊膜移植(AMT)

1)羊膜的特性：羊膜为胎盘的最里层，羊膜厚度为 0.02～0.05mm，透明，有韧性，无血管、神经和淋巴管，其抗原性极低，可促进眼表上皮化、减轻炎性反应、抑制纤维组织增生和新生血管形成等。

2)羊膜移植的机制：目前，羊膜移植重建眼表已成为眼表重建手术的热点，其主要原因是羊膜移植能修复结膜和角膜缺损区，达到无瘢痕愈合的效果，其机制主要为延长上皮细胞的生命，刺激上皮细胞和杯状细胞的分化，通过蛋白酶的活性清除炎性细胞、抑制正常成纤维细胞的分化。

3)适应证：a.重建球结膜，用于修复翼状胬肉切除、结膜大肿物切除、球结膜广泛瘢痕或睑球粘连分离松解后等创面的修复。移植的成功取决于缺损区有血供、有残存的正常角膜上皮细胞与植入的羊膜相连接，以及要有不同程度的泪液分泌。b.重建角膜，主要起着恢复受损的角膜基质环境的作用。若伴有广泛角膜缘干细胞缺失，应同时进行角膜缘移植和羊膜移植。重建方法有两种：一种为临时性遮盖角膜创面，如 PRK 和 PTK 术后羊膜遮盖可减少角膜混浊的发生；另一种为永久性的羊膜移植，主要用于治疗久治不愈的神经营养性角膜炎、非感染性角膜溃疡和大泡性角膜病变等。

4)新鲜羊膜的制备：a.取 HBsAg、衣原体、人免疫缺陷病毒及梅毒均阴性的健康孕妇剖宫产所获得的胎盘，取材均在无菌操作下完成。b.将胎盘用无菌等渗盐水冲洗干净，置于含青霉素 5×10^4 U/L、链霉素 5×10^4 U/L 及两性霉素 B 2.5mg/L 的等渗盐水中浸泡 10min，钝性剥离羊膜，使其与绒毛膜分离。c.将羊膜平铺于粘贴手术巾的纸片上，羊膜的粗糙面与纸的粗糙面相贴，羊膜上皮面向上。将上述附有羊膜的纸片修剪成 5cm×8cm 大小，置于青霉素 1×10^5 U/L、链霉素 1×10^5 U/L 的 DMEM 培养液中，4℃冰箱中保存备用。

5)羊膜的保存：a.湿房短期保存，在 4℃冰箱内可保存 24h 左右，其上皮具有活性。b.长期保存，50%甘油保存，用 DMEM 培养液和纯甘油(1∶1)在低温冰箱(−80°C)中可长期保存。此为灭活材料，术后排斥反应小。

6)羊膜移植术的显微技术要点

彻底清除病变组织：清除急性炎症期的眼表面坏死组织，使切缘达到巩膜的正常界面，角膜的固有层基本正常，充分分离睑球粘连，切除增殖的瘢痕组织，恢复眼球运动功能，否则会影响术后羊膜存活，甚至发生溶解。

创面的烧灼止血：术中创面的活动性出血点必须用微型止血器充分止血，否则可引起羊膜植片下积血，从而导致移植片延迟愈合，甚至溶解、坏死。

羊膜植片的缝合固定：将羊膜充分缝合固定于眼表巩膜上，是羊膜移植成功的关键。若患眼的角膜缘已大部分受损，角膜上皮干细胞功能衰竭，应采用新鲜羊膜修复角膜；中央区角膜缺损时，应在角膜病灶清创后形成一个边界整齐的角膜移植床。植床应尽可能浅，以防止角膜日后膨隆；若角膜病灶残存的固有层厚度＜0.2mm，应改行治疗性板层角膜移植术；在处理严重的眼部化学伤、热灼伤导致的进行性角膜溶解溃烂时，应清除角膜、球结膜的表面坏死组织，暴露全周巩膜，用同形等大的新鲜羊膜移植片覆盖角膜及全周巩膜。在板层巩膜上，分别于 3、6、9、12 点位置做 4 针固定缝线(用 8-0 号可吸收性缝线)，然后用 10-0 号尼龙缝线将羊膜固定在巩膜上，间断缝线的线结埋于巩膜组织下，为确保穹隆部的形成，可考虑做 2 对穹隆部的褥式提吊缝线(用 5-0 号丝线)，于眉毛下缘的皮肤穿出，并用小硅胶片在皮肤面结扎，2 周后拆除。

7)术后处理：术后每日换药，弹性绷带包扎术眼，待角膜创面愈合后开放滴眼，局部用抗生素和糖皮质激素眼液 2～3 周。羊膜移植联合异体角膜缘移植术后，需用 0.5%CsA 或 0.5%FK506 滴眼 1～2 个月，每日 4 次，逐渐减量。

4. 泪膜的重建　对于泪膜不稳定患者，应首先寻找内因并进行治疗。泪液缺乏的治疗应分析干眼的性质而有针对性地重点治疗水样液缺乏、蒸发过强或黏蛋白缺乏等不同类型干眼。具体治疗方法参阅干眼治疗章节。

5. 眼表重建　角膜、结膜和泪膜在眼表重建的过程中应当视为一个整体性概念。在重建眼表时，应充分考虑角、结膜和泪膜之间的相互影响，眼表上皮干细胞的保护和重建、移植床的微环境状况及泪膜稳定性。

(1)眼表重建的手术分类：①结膜移植术(CT)，可分为自体结膜移植、尸体结膜移植、家属结膜移植 3 种手术方式；②角膜缘上皮移植术(LT)，可分为自体结膜角膜缘上皮移植、尸体结膜角膜缘上皮移植、亲属结膜角膜缘上皮移植；③角膜上皮移植术(KEP)；④羊膜移植(AMT)。

(2)术式选择：对不同类型和不同程度的 OSD 是采用单纯 AMT，还是联合其他手术进行治疗，只要能够达到建立稳定的眼表面、提高视力、防止原发病变复发的目的，原则上应该是手术越简单越好。

Tseng 将 OSD 根据角膜缘缺陷的程度分为：①轻度，如先天性无虹膜、角膜接触镜所致的角膜病变、单疱病毒性角膜炎和角膜板层移植失败等；②中度，中度的眼部烧伤、眼类天疱疮、复发性翼状胬肉和史-约综合征等；③重度，严重的眼部化学灼伤。

临床上常对轻度 OSD 采用单纯 AMT，中度 OSD 采用 AMT 联合 LT，重度 OSD 先采用 AMT 联合 LT，待恢复眼表后再择期进行穿透性角膜移植术，以最终达到改善视力的目的。

(袁南荣　朱承华)

二、干燥综合征

干燥综合征(Sjögren syndrome，SS)是一种主要累及外分泌腺的慢性炎症性自身免疫疾病。临床以涎腺和泪腺功能受损所致的口干、眼干为主要临床表现，另外也可伴有其他外分泌腺体或腺体外其他器官受累所致的多系统损害的表现。患者血清中存在多种自身免疫抗体和高免疫球蛋白。我国患病率为0.29%～0.77%，女性多见，发病年龄在40—50岁。

【病史询问要点】

1. 发病特征　起病多具有隐匿性，患者无法主诉明确的发病时间。临床表现多样，病情轻重不一。

2. 口干燥症　口腔黏膜、牙齿、舌、腮腺均可受累。

(1)因为涎腺受累，使涎液中黏蛋白成分下降，70%～80%患者诉有口干，严重者因口腔黏膜干燥发黏，讲话时需频繁饮水，固体食物无法下咽，需随水或流质帮助吞咽。

(2)50%患者出现多个难以控制其发展的龋齿，表现为牙齿逐渐发黑，进而小片脱离，最后只留下残根，这种现象也被称为猖獗龋，为本病的特征之一。

(3)舌部症状有舌痛、舌面干裂、舌乳头萎缩。

(4)50%患者可表现有间隙性交替性腮腺肿痛，累及单侧或双侧。

(5)口腔黏膜出现溃疡或继发感染。

3. 干眼　泪腺主要分泌形成泪液的水液层，因泪腺受累，导致其分泌减少，形成水样液缺乏性干眼(aqueous tear deficiency，ATD)，表现出眼部干涩感、异物感、疲劳感。也可有眼部烧灼感、畏光、眼痛等。部分患者可有反复化脓性睑缘炎、结膜炎或角膜炎。

4. 其他浅表部位　如鼻、硬腭、气管、消化道、阴道黏膜的外分泌腺体均可受累，使分泌减少而出现相应症状。

5. 系统表现　除口眼干燥表现外，患者还可出现全身症状，如乏力、发热等。约有2/3患者出现系统损害，包括皮肤、骨骼、肌肉、肾、消化系统、神经系统和血液系统的病变。

【体格检查要点】

1. 口腔　涎液流率下降，15min内收集到自然出涎液≤1.5ml。

2. 眼部　结膜干燥失去光泽和弹性，透明度降低，睑裂区球结膜比奥斑、组织增厚甚至角化。角膜点状上皮病变、严重干眼者可有假性翼状胬肉、新生血管、角膜丝状物、角膜感染、溃疡甚至穿孔。①角膜荧光素染色：角膜上皮缺损区出现荧光着染。此外，还可观察到泪湖的高度、有无干涸和断裂。②角结膜虎红染色：干燥失活的角膜上皮细胞出现着染。③泪膜破裂时间(BUT)：BUT<10s为泪膜不稳定。

3. 其他　如鼻黏膜、阴道黏膜等因干燥出现相应的体征。

【继续检查项目】

1. 腮腺造影　可见造影剂从末端腺体外溢呈点状、球状的阴影。

2. 涎腺核素检查　涎腺吸收、浓聚、排出核素功能差。

3. 唇腺活检　$4mm^2$组织内有50个淋巴细胞聚集称为一个灶，此淋巴细胞灶≥1个为活检阳性。

4. 希尔默试验　了解泪液的分泌情况。一般认为≤5mm/5min为低分泌。

5. 血清免疫学检查　①抗SS-A抗体：SS最常见的自身抗体，可见于70%的患者。②抗SS-B抗体：有学者认为是SS的标记抗体，可见于45%的患者。③类风湿因子：滴度通常升高并伴有高球蛋白血症，可见于70%～80%的患者。④免疫球蛋白：SS患者免疫球蛋白升高，为多克隆性，可见于90%患者。

6. 其他　如外周血血小板低下、尿pH测定、肺部影像学可以检查到相应的系统损害。

【诊断】

2010年中华医学会风湿病学分会发表了干燥综合征诊断及治疗指南，采纳2002年干燥综合征国际分类（诊断）标准（表2-2）。

表2-2　干燥综合征国际分类标准的项目

Ⅰ. 口腔症状 3项中有1项或1项以上	1. 每日感口干持续3个月以上
	2. 成年后腮腺反复或持续肿大
	3. 吞咽干性食物时需用水帮助
Ⅱ. 眼部症状 3项中有1项或1项以上	1. 每日感到不能忍受的眼干，持续3个月以上
	2. 有反复的沙子进眼或沙磨感觉
	3. 每日需用人工泪液3次或3次以上
Ⅲ. 眼部体征 2项中有1项或1项以上阳性	1. 希尔默试验Ⅰ ≤5mm/5min
	2. 角膜染色 ≥4（van Bijsterveld计分法）
Ⅳ. 组织学检查	下唇腺病理：淋巴细胞灶≥1个
Ⅴ. 涎腺受损 3项中有1项或1项以上阳性	1. 涎液流率 ≤1.5ml/15min
	2. 腮腺造影（+）
	3. 涎腺核素检查（+）
Ⅵ. 自身抗体	抗SSA抗体或抗SSB抗体（+）（双扩散法）
分类标准项目的具体分类	
1. 原发性干燥综合征 无任何潜在疾病，存在以下两种情况，可以诊断	a. 符合上述4项或4项以上，但必须含有Ⅳ和（或）Ⅵ b. Ⅲ、Ⅳ、Ⅴ、Ⅵ 4项任3项阳性
2. 继发性干燥综合征 有潜在的疾病（如任一结缔组织病）	符合上述Ⅰ、Ⅱ中任1项，同时符合Ⅲ、Ⅳ、Ⅴ中任2项
3. 必须除外	颈、头、面部放疗史，丙型肝炎病毒感染，获得性免疫缺陷综合征，淋巴瘤，结节病，格雷夫斯病，抗乙酰胆碱药的应用

2012 年，美国风湿病学会（American College of Rheumatology，ACR）根据干燥综合征国际合作联盟（Sjögren's International Collaborative Clinical Alliance，SICCA）的调查数据，公布了新的干燥综合征分类诊断标准。新标准仅包括了眼部体征、组织学和自身抗体检查指标，除外了口干、眼干等主观症状的指标和涎腺功能的测定。因为临床调查数据发现症状与涎腺功能的评价指标与干燥综合征的相关性很小。

2012 年 ACR 新的干燥综合征分类诊断标准为：①血清抗 SSA 和（或）抗 SSB 抗体阳性，或者类风湿因子 RF 阳性合并 ANA≥1∶320；②唇腺病理活检示淋巴细胞灶≥1 个/4mm^2；③采用 OSS 染色评分方法（ocular staining score），角膜荧光染色得分 0～6 分，鼻侧和颞侧球结膜丽丝胺绿染色得分 0～3 分，两者单侧评分总和 0～12 分，若 OSS 评分≥3 分，记为阳性。以上 3 个条件满足 2 个或 2 个以上，并且除外颈、头面部放疗史、丙型肝炎病毒感染、获得性免疫缺陷综合征、结节病、淀粉样变性、移植物抗宿主病、IgG4 相关疾病，即可诊断干燥综合征。

【临床类型】

2002 年，干燥综合征国际分类（诊断）标准将干燥综合征分为原发性和继发性两类，原发性干燥综合征指不具备另一诊断明确的结缔组织病，后者指继发于另一诊断明确的结缔组织病，如系统性红斑狼疮、类风湿关节炎等。

2012 年的 ACR 新标准，没有再提出原发性和继发性分类的方法。将所有符合 SS 诊断标准的患者统称为 SS，同时对并存的其他自身免疫病也做出相应诊断即可，而无须再区分原发性 SS 和继发性 SS。

【治疗原则】

缓解症状，阻止疾病的发展和延长患者的生存期。

【治疗方案】

1. *改善症状，涎液和泪液的替代治疗*

（1）口干的治疗：临床常用的措施包括保持口腔清洁，勤漱口，减少龋齿和口腔继发感染的可能，避免吸烟、饮酒、服用药物等可能引起口干的行为。人工涎液的效果不理想，作用时间短，口感较差，临床应用不多。

（2）干眼的治疗

1）消除诱因：尽量避免长时间使用电脑、吹空调、在风沙大的环境下或夜间驾驶等可能导致干眼的诱因。

2）泪液成分的替代治疗：人工泪液。严重者频繁滴用甲基纤维素、透明质酸钠等不含防腐剂的人工泪液。

3）延长泪液在结膜囊的停留时间：a.可佩戴硅胶眼罩、湿房镜或潜水镜；b.中度干眼症患者可采用泪小管栓子及泪点封闭；c.严重者可考虑做永久性泪点激光、热烧灼、手术切除等封闭术。

4）治疗性角膜接触镜：适用于轻症干眼者。

2. *促进外分泌腺分泌的治疗*　胆碱能受体激动药可以刺激外分泌腺的分泌。常见的有毛果芸香碱和西维美林（cevimeline）。此外，茴三硫（正瑞）、溴己新（必嗽平）和盐酸氨溴索(沐舒坦)也可增加外分泌腺的分泌功能。

3. 免疫抑制和免疫调节治疗　伴有系统损害者应根据受损器官及严重程度进行治疗。有重要脏器损害的,考虑使用糖皮质激素,病情进展迅速者合并使用免疫抑制药。

(杭　荟)

第3章

角膜和巩膜疾病

第一节 角 膜 炎

一、概 述

角膜炎(keratitis)在角膜病中占有重要地位,是我国的主要致盲眼病之一。

【病史询问要点】

1. 发病情况 起病是否突然,有无急性结膜炎症状,有无眼痛、畏光、流泪、眼睑痉挛、视物模糊,角膜是否有白点及其变化的速度,有无分泌物及分泌物的颜色、多少和性状等。因角膜既无血管又无分泌腺,除非是化脓性溃疡同时引起结膜炎,一般很少有分泌物。

2. 发病诱因 有无眼外伤,尤其角膜外伤史,了解致伤时间和致伤物性质;有无角膜异物剔除史,是否有佩戴角膜接触镜史及其镜片清洗消毒情况;发病前有无感冒、发热、劳累、抵抗力下降,全身是否使用皮质类固醇、免疫抑制药或长期和(或)大量使用抗生素,详细询问查看用过的眼药及口服药品,了解用药次数、时间及反应。

3. 发病环境 发病时所处的环境,如农田、车间等;发病季节;初发或复发;治疗经过以及反应如何。

4. 伴随症状 眼睑及皮肤有无皮疹,唇部有无疱疹。

5. 相关疾病 有无慢性泪囊炎、睑内翻、倒睫等病史,有无其他全身或局部感染病灶史,有无关节炎、皮肤病、尿道炎、长期发热等全身病史,有无消耗性疾病和喂养不当史等。

【体格检查要点】

1. 视力 常有不同程度的视力下降,如病变位于瞳孔区,则视力下降明显。

2. 眼睑 注意眼睑疱疹、瘢痕、色素斑、睑板腺分泌情况。

3. 结膜 睫状充血或混合充血,可伴有不同程度的结膜水肿,注意穹隆深浅、有无睑球粘连等。

4. 角膜 出现浸润混浊或溃疡,注意病变的部位(中央或周边)和形态(树枝状、地图状或蚕食状)、性质(上皮点、片状剥脱,浸润,溃疡,水肿和瘢痕等)、累及角膜的深度,是否伴有新生血管及部位、层次、充盈情况,有无角膜后沉着物及其颜色、性状、大小、多少等，有无后弹力层的膨出，注意角膜厚度和曲率的变化等。除了肉眼观察外，还应根据角膜病变的形状和部位，在裂隙灯显微镜下仔细观察，做详细的记录描述并绘图示意。检查方法有以下几个。

(1)直接焦点照明：调整裂隙灯使其与显微镜的焦点一致，灯臂与镜臂的夹角调至35°～60°，裂隙调至最窄程度观察，可清楚地显示角膜层次和微细结构。最前面的一层灰色线条是角膜前泪膜，用荧光素染色后，更易辨认。其后有一狭窄暗黑线条为上皮层，上皮层后有一灰白色线条是前弹力层，其后一层较厚的比较均匀的蓝灰带是基质层，实质层光带中可见有稀疏白色细点，最后一层呈凹陷面的灰色线条是后弹力层及内皮层。

(2)后部反光照明：调整裂隙灯与显微镜焦点不在同一平面上，将裂隙灯光聚焦在虹膜或晶状体表面，显微镜聚焦在角膜上，利用被观察目标后方组织(虹膜或晶状体)反射出来的光线，从目标后方照射过来，将被观察的目标衬托得特别清楚。此法用于观察角膜上皮或内皮水肿、角膜新生血管、角膜血管翳、细小异物及角膜后沉着物(KP)等。

(3)角膜缘分光照明：将裂隙光照在角膜缘，使整个角膜缘出现明亮的光晕，尤其对侧特别清楚。再将显微镜焦点对准角膜观察。此法用于观察角膜任何性质的混浊，如薄翳、上皮水疱、细小异物、沉着物及血管等。

5. 前房　有无浮游的细胞、丁铎尔(Tyndall)现象及其程度，有无前房积脓、脓液颜色和稀薄。

6. 其他　瞳孔、虹膜及眼后段。

【门诊资料分析】

1. 荧光素角膜染色法　了解角膜有无上皮缺损、溃疡和瘘管。正常角膜不被染色，若角膜上皮有缺损或溃疡，则病损区被染成绿色。若在裂隙灯光源前置钴蓝滤光片，着色点看得更明显。疑有角膜瘘管者，可将荧光素滴在角膜上缘处，在上睑表面轻压眼球，观察角膜，如见有绿色水线不断流动，说明有瘘管存在(角膜瘘管试验阳性)。检查时注意灭菌的荧光素及玻璃棒每日更换1次，避免污染。

2. 角膜知觉检查　取消毒棉纤维一束搓尖，尖端从眼的侧面触及角膜，如立即引起瞬目反射，表明角膜知觉正常；如反应迟钝或不存左，表明角膜知觉减退或消失。检查时避免让患者看到，或触及睫毛或眼睑。双眼比较有助于正确判断。单纯疱疹性角膜炎、干燥性角膜结膜炎、神经麻痹性角膜炎可出现角膜知觉减退或消失。

3. 前节相干光断层扫描(anterior segment optical coherence tomography，AS-OCT)　可提供角膜炎症浸润的部位、深度、溃疡范围等客观数据，是裂隙灯显微镜检查的必要补充；可观察和追踪角膜手术相关并发症，如人工角膜后膜等，还能较全面地监测植入的波士顿人工角膜与载体角膜镶嵌的紧密性等。

4. 角膜弯曲度检查

(1)窗影法：患者对窗而坐，头部固定，检查者用一手手指分开患眼上下眼睑，使该眼随着检查者另一只手的示指向各方转动，同时观察角膜表面各部位窗格的映像是否规则。正常角膜映像清晰而规则；若映像模糊但规则，表示角膜表面混浊；若映像清晰，但是扭曲不规则，表示角膜表面不平，弯曲度异常；若映像既模糊又不规则，则表示角膜表面既有混浊又不光滑，弯曲度也不正常，如角膜溃疡。

(2)角膜镜(Placido disk，普拉西多盘)检查法：检查时患者背光而坐，盘面向患者，相距0.5m，检查者通过中央窥孔，观察映在患者角膜上的影像，并让患者各方向转动眼球，顺次观察角膜的各个部位。正常角膜为规则同心圆环；若表现为椭圆形，表示有规则散光；若发生扭曲，有不规则散光；出现梨形，表示圆锥形角膜；同心环线条出现中断，表明有混浊或异物。

(3)角膜曲率计：测量角膜表面曲率半径、屈光力和散光轴。

5. 角膜地形图　能精确反映全角膜的屈光状态(精确度为0～0.07D)；即使存在角膜病变(如上皮缺损、溃疡和瘢痕)，也能得到有很高参考价值的数据，使亚临床期圆锥角膜和圆锥角膜的早期诊断成为可能；对角膜移植术后调整散光起重要指导作用。

6. 小儿检查法　小儿常眼睑紧闭，拒绝检查。若强行暴力拉开眼睑，对深部溃疡有可能造成人为的角膜穿孔，所以，应需家长协助固定患儿头、臂及四肢。先滴1次表面麻醉药，等待片刻，再用消毒玻璃棒蘸一点荧光素，从上下睑缝间涂入眼球表面。然后用开睑钩拉开上下睑，暴露角膜。应特别注意不可对眼球施加压力。

【继续检查项目】

1. 角膜厚度检查　角膜厚度是判断角膜内皮细胞功能的较敏感的方法。特别在角膜出现亚临床水肿时，更有鉴别价值。正常角膜中央厚度为0.51～0.52mm，如＞0.65mm可提示角膜内皮功能失代偿。板层角膜移植术前测角膜厚度，有利于手术者设计手术方案和手术操作。角膜厚度检查可以用来评价穿透性角膜移植术后的内皮细胞功能，也是全层角膜移植术后内皮型排斥反应的重要观察指标。

检查时用裂隙灯显微镜的窄光带，通过比较病变区及健康区角膜厚度的不同来估计其变化。用Haag-Streit900型显微镜加角膜厚度计可以直接测量出角膜的厚度。有屈光不正者，必须先测量角膜曲率半径，再经过换算求出实际角膜厚度；超声角膜测厚仪则具有准确性高、可重复性强，不仅可对角膜中央、周边的厚度进行测量，还可以测量出混浊角膜的厚度；OCT的测量准确性更优于超声测量法，其分辨率可达0.1μm。

2. 泪器检查

(1)泪液条：正常情况下，用裂隙灯显微镜检查，可见泪液沿睑缘蓄积成一泪液条，宽1mm，连续规则，表面成凹状。若泪液条呈现不规则或短缺，则说明泪液分泌不足或脂质异常。

(2)泪道冲洗：排除慢性泪囊炎，尤其化脓性角膜溃疡者应常规冲洗泪道。

(3)泪膜状态：用裂隙灯显微镜检查可以直接看到泪膜的形成，检查泪膜的规则性、一致性及其平滑状态、光泽和透明度，如发现有小的无光泽的、暗淡的膜状干燥斑，可能是局部干燥及脱屑的起源。

(4)泪膜破裂时间：观察荧光素钠滴入结膜囊后一次瞬目至泪膜上出现黑洞或干斑的时间，借以估计泪膜稳定性。正常时间应为15～45s，＜10s为泪膜不稳定。

(5)希尔默试验。①希尔默试验Ⅰ:测量泪液基础性及反射性分泌。正常人测5min的分泌量,滤纸条湿10～30mm,不足10mm为基础分泌和反射分泌减退。②基础希尔默试验:排除光线和滤纸刺激因素而测量泪液基础性分泌。被检者坐于暗室,滴表面麻醉药后30s进行希尔默试验。正常者不低于10mm。③希尔默试验Ⅱ:测量泪液反射性分泌。结膜囊内滴表面麻醉液,依希尔默试验Ⅰ法放好滤纸条,用棉花丝刺激未麻醉的鼻黏膜2min后,测量滤纸条湿润长度,不足15mm为反射性分泌不足。

3. 结膜印迹细胞检查 检查结膜杯状细胞密度,是干燥性角结膜炎、瘢痕类天疱疮的诊断依据。一般认为,球结膜杯状细胞密度<350个/mm^2时,提示眼表异常。此外,单纯疱疹性角膜炎患者进行印迹后,采用免疫组化法,可测定病毒抗原的存在。

4. 实验室检查

(1)角膜病变区刮片:有助于角膜炎症与肿瘤的快速鉴别诊断,可见炎症细胞、细菌、真菌丝、棘阿米巴原虫或包囊等,对某些角膜病变有一定的定性诊断价值,有助于及时确定治疗方案。真菌刮片与培养的符合率为83.3%,细菌刮片与培养的符合率为45%。注意事项:①严格无菌操作;②标本立即送检,防止污染;③取材稳准,避免不必要的损伤;④忌在同一部位反复刮片,防止角膜穿孔;⑤溃疡濒临穿孔者,忌刮片;⑥刮片完毕立即治疗,防止炎症扩散;⑦最好在手术显微镜下操作。

(2)微生物培养和药物敏感试验及病毒抗体与DNA检测:根据微生物培养、药敏试验、PCR检测结果指导治疗。有报道,多重PCR体系对单纯疱疹性、真菌性及棘阿米巴角膜炎可同时诊断,并对真菌性角膜炎主要致病真菌进行菌属鉴定。

(3)免疫功能测定:可用免疫荧光法测定蚕食性角膜溃疡、边缘性角膜溃疡等患者的免疫功能。

(4)活组织病理检查:浅表局限的真菌性角膜溃疡中的切除部分和治疗性角膜移植术中切除的角膜片应进行病理检查。

5. 共焦显微镜(IVCM) 可观察到角膜各层的三维立体结构图形与实时变化,无创伤性,有助于一些感染性角膜病变的诊断,如共焦显微镜下真菌性角膜炎的菌丝阳性率可达98%,棘阿米巴角膜炎可见活动的滋养体和棘阿米巴包囊;角膜内皮炎时可见KP聚集在水肿部位的角膜内皮细胞上等。

6. 角膜内皮显微镜 观察患眼角膜内皮细胞总数、最大和最小内皮细胞面积、平均内皮细胞面积和细胞密度、平均误差及系数偏差和六边形内皮细胞所占的百分比,判断内皮细胞储备和生理功能,评价供体角膜的优劣、筛选角膜材料等。

【诊断】

根据临床表现,疼痛、畏光、流泪、眼睑痉挛等刺激症状,以及睫状充血、角膜浸润混浊或溃疡等,即可诊断。通过病史的询问、角膜病变区刮片镜检、微生物培养及药物敏感试验等,可明确病因。

【鉴别诊断】

单纯疱疹性角膜炎、细菌性角膜炎和真菌性角膜炎的鉴别诊断见表3-1。

表 3-1　单纯疱疹性角膜炎、细菌性角膜炎和真菌性角膜炎的鉴别

	单纯疱疹性角膜炎	细菌性角膜炎	真菌性角膜炎
病史与病程	缓慢、单眼多次复发	急剧，发展迅速	常有植物致眼外伤史，病程进展缓慢
症状体征	中等度刺激，可睁眼，结膜反应轻	疼痛、睑痉挛，充血水肿剧烈	症状与体征分离，病灶严重但睁眼自如
溃疡形态特征	圆盘或地图状、基质水肿，后弹力层皱褶	中央性溃疡，与正常组织分界不清，有进展缘	溃疡浓密带色而少光泽，高出上皮面，苔垢状物易去除，病灶与周围境界分明，常可见浅沟及伪足或卫星灶
KP形状	灰白色或绒球状在病灶相应部位内皮侧	尘状，严重时与前房积脓融为一体	糊糊或米粥状
前房积脓	稀少，灰色液平面随头位移动	多为黄绿或淡绿色	黏稠而带色，正中高两侧低，且不随头位移动
治疗反应	抗生素治疗无效，单用皮质类固醇加重	抗生素治疗有效	抗生素治疗无效，皮质类固醇治疗加重

【临床分期】

1. *浸润期*　致病因子侵入角膜，角膜缘血管网充血，炎症渗出物和炎症细胞侵入角膜，病变处出现水肿及灰白色浸润灶。此时患眼疼痛、畏光、流泪、眼睑痉挛伴视力下降，其程度与病灶所处的部位有关。此期及时控制致病因素，炎症反应消退后，如角膜基质尚未遭受破坏，则角膜恢复透明。

2. *溃疡期*　如果病情未被控制，炎症向周围或深部扩展，角膜组织坏死、脱落，形成角膜溃疡。严重者可引起虹膜睫状体炎，刺激症状加重，视力明显下降。

3. *瘢痕期*　溃疡期炎症得以控制，溃疡逐渐修复，由结缔组织修补缺损，形成永久性瘢痕。患眼刺激症状消失，视力受到不同程度的影响。

若溃疡继续向深部发展，破坏角膜基质，形成后弹力层膨出。后弹力层一旦穿破，则发生角膜穿孔。如穿孔处愈合不良则形成瘘管，感染可蔓延至眼内，引起眼内炎而毁坏整个眼球。

【并发症】

1. *前房积脓*　严重的角膜炎几乎都伴有虹膜睫状体炎，表现为角膜后沉着物和房水混浊，当房水中的大量白细胞沉积在前房下部形成一黄白色液平面时，称为前房积脓。此时瞳孔缩小，虹膜后粘连，甚至形成瞳孔闭锁（环状后粘连），日后可能演变为继发性青光眼。

2. *角膜穿孔*　溃疡进行阶段，由于基质层组织的坏死脱落和后弹力层的坏死，发生角膜穿孔。患者可突然感到短时阵痛，房水流出，溃疡底部有一团棕黑色的虹膜组

织嵌顿，前房变浅或消失，瞳孔多有移位，眼压低。溃疡愈合后形成粘连性角膜白斑，是日后产生继发性青光眼的潜在因素。

3. 角膜瘢痕形成　角膜瘢痕是角膜溃疡的组织缺损被结缔组织修复代替而形成的永久性混浊。①薄而半透明、裂隙灯下才能发现的瘢痕为角膜薄翳；②肉眼即可见到的灰白色瘢痕为角膜斑翳；③浓厚磁白色的瘢痕为角膜白斑。

4. 角膜瘘　如果穿孔后角膜瘢痕愈合不完全，形成一条眼内外相沟通的瘘管，为角膜瘘。房水从创口往外渗，前房变浅或消失，滴荧光素钠可清晰见到从瘘口缓缓渗漏的房水被染绿。瘘口闭合后，眼压恢复，闭合而未愈合的瘘口由于不能抵抗正常的眼压或异常增高的眼压，瘘口又重新开放。如此反复闭合、开放，极易导致眼内感染，引起眼内炎或全眼球炎，最终眼球萎缩；或因长时间前房变浅或消失，发生虹膜前粘连，引起继发性青光眼。

5. 角膜葡萄肿　如果角膜穿孔后形成的瘢痕组织较薄弱，抵挡不住眼内压力而向前膨隆，加之瘢痕组织上有嵌顿残留的色素，外观极似紫葡萄，称为葡萄肿。其色调深浅与瘢痕组织的厚薄及嵌入虹膜组织的多少有关。若继发青光眼，葡萄肿的范围更为扩大而显著向前膨出，可突出于睑裂间或睑裂外。

6. 眼内感染　角膜溃疡穿孔或角膜瘘的形成均可导致严重的眼内感染，最后多以眼球萎缩而告终。值得注意的是，真菌性角膜炎即使不发生角膜穿孔，病原体也可侵入眼内，发生眼内感染。

7. 继发性青光眼　虹膜睫状体炎、前房积脓和角膜溃疡穿孔后均可能造成程度不等的虹膜后粘连、周边虹膜前粘连和房角闭塞，使房水排出受阻，导致眼压升高。

【治疗原则】

去除病因，积极控制感染，促进溃疡愈合，减少瘢痕形成。

【治疗方案】

1. 非手术治疗

(1)去除病因

1)抗微生物药物的应用：大多数角膜炎由感染引起，因此选用适当的抗生素是关键性措施。局部滴药和球结膜下注射是主要给药途径，必要时配合全身用药。注意，如同时使用几种滴眼药，每种滴入时间至少间隔 5min，避免相互稀释而降低药效。球结膜下注射的药量不宜过多，且不宜频繁注射，一般以 0.5～1ml、每日或隔日 1 次为宜。凡感染性角膜炎，在使用药物前应刮取病灶渗出物或坏死组织做镜检或培养。在未明确致病菌前，可采用广谱抗生素或多种抗生素联合治疗，然后根据微生物培养和药物敏感试验选用药物。有条件应及时做细菌培养和药物敏感试验。急性溃疡的治疗必须迅速，往往因为相差一两天而产生不同的结局。

2)非特异性灭菌：如碘酊、石炭酸涂布病灶后，用生理盐水冲洗或溃疡面烧灼冷冻，以清创灭菌灭毒。应用时应慎重选择病例，避免损伤正常角膜组织。

(2)皮质类固醇的应用：皮质类固醇有抗感染、降低超敏反应、降低毛细血管的通透性而减少细胞浸润和抑制炎症晚期成纤维细胞的增生及新生血管形成的作用，对病原体本身无作用。注意皮质类固醇可延缓上皮愈合和创口修复，抑制炎症反应和干扰素的产生，从而激活病毒与真菌感染。大量用药后，可带来全身及局部的不良反应，应谨慎使用。其主要适应证为：以变态反应为主的角膜炎，如角膜基质炎等，以及角膜溃疡愈合后，基质尚有浸润和水肿时，一般要与抗生素合用。用药以局部滴眼为主，宜小剂量、短期使用，并密切观察药物的不良反应。

(3)散瞳药的应用：深层角膜炎可用1%阿托品散瞳，解除瞳孔括约肌和睫状肌的痉挛，减少虹膜刺激，防止后粘连，并可减轻角膜溃疡穿孔时的虹膜脱出和嵌顿。滴药后指压泪囊3～5min，避免药物经鼻黏膜吸收后引起中毒，儿童宜用膏剂。

(4)湿热敷：可以镇痛，加强局部血液循环，增强局部抵抗力。

(5)胶原酶抑制药及维生素C的应用。

(6)保护溃疡面：在洗净眼部分泌物和局部用药后，应用消毒眼垫遮盖。以保护溃疡面，减轻瞬目损害与疼痛，促进上皮生长。根据病情需要，可每日换药1～2次。

(7)预防角膜穿孔：避免对眼部的一切刺激，诊疗过程中切勿挤压眼球。若后弹力层膨出，应用加压绷带包扎，每日换药1次；口服降眼压药物；嘱患者勿做屏气动作，防止便秘和剧烈咳嗽。

(8)全身支持疗法：注意加强营养，补充维生素，促进新陈代谢。提高机体抵抗力，促进溃疡愈合。

(9)改善局部环境及营养：如补充人工泪液，用小牛血清点眼等。一般先滴其他眼液，再滴小牛血清液，以保持药效，用后最好将药液放入冰箱内保存。眼部有急性感染，如细菌性或真菌性炎症时，禁忌使用。

(10)化脓性角膜炎者，住院后严格注意消毒隔离处理，避免交叉感染。

(11)预防

1)防止角膜外伤后感染：正常角膜上皮对于细菌有足够的抵抗力，以阻止细菌侵犯，仅白喉杆菌和淋病双球菌例外。一旦发生角膜外伤，应立即滴用抗生素眼液，以防止感染。睑内翻倒睫和突出于睑结膜面的结石应及时处理，以避免损伤角膜上皮。注意定期消毒眼用器械及眼液(如荧光素钠)，确保无菌。

2)保持结膜囊清洁：积极治疗沙眼及慢性泪囊炎，尤其后者，泪囊反流的分泌物中有大量致病菌，这往往是角膜溃疡感染的来源。

2. *手术治疗*

(1)适应证

1)板层角膜移植(lamellar keratoplasty，LKP)。a.光学性板层移植：中浅层角膜白斑，角膜内皮功能正常者。b.治疗性板层移植：药物治疗无效，有复发倾向和穿孔危险的角膜炎均可实施，治疗性板层角膜移植也可作为光学性移植的准备，待疾病痊愈1年左右，如有必要，再行光学性板层或穿透角膜移植。c.成形性板层移植：角膜大量新生血管或广泛角膜瘢痕，为改善角膜组织结构，以利于日后的全层角膜移植。紧急情况下，暂时缺少全层角膜材料，对后弹力层膨出和角膜瘘可以用板层角膜材料做修补，以避免眼内感染的危险。d.美容性板层移植：大而明显的角膜白斑，有明显弱视或已无视功能者，深达全层者，可同时行角膜层间染色术。

2)深板层角膜移植(deep anterior lamellar keratoplasty,DALK)：该方法原主要应用于治疗圆锥角膜、角膜基质混浊等非感染性疾病。现通过改良应用于累及深层角膜的感染性角膜炎，此暴露后弹力层的 DALK 能完全切除角膜基质层，最大限度地避免因病灶切除不彻底引起复发的风险。同时，暴露的后弹力层界面光滑，减少了手术后因炎症反应导致角膜基质活化、纤维增生，为手术后获得良好的光学界面提供了基础。

3)穿透角膜移植(penetrating keratoplasty,PKP)。a.增视性角膜移植：远视力(矫正视力)低于 0.1，病变稳定 6 个月以上，眼前部无急性炎症，泪液分泌基本正常，角膜上皮功能较好。那些角膜实质长期水肿，大泡性角膜病变、各种活动期角膜炎、过去有角膜移植免疫排斥反应，严重角膜新生血管、严重化学烧伤及合并青光眼、血管膜炎和明显干眼患者效果较差。b.成形性角膜移植：手术目的是恢复变形的角膜结构及外形，为再次手术做准备，如各种原因引起的角膜组织变薄、后界膜膨出、角膜穿孔、角膜瘘和葡萄肿等。c.治疗性角膜移植：药物治疗无效的反复发作的感染性角膜溃疡和角膜移植排斥反应者。d.美容性角膜移植：切除影响美容的单侧角膜白斑或粘连性角膜白斑。随着显微技术的提高，适应证逐步扩大，在穿透性角膜移植手术的同时还可行其他手术，如青光眼减压术、白内障摘除术和玻璃体视网膜手术。

4)人工角膜：人工角膜是取代混浊角膜组织而用异质成形材料制成的一种特殊屈光装置，通过手术植入患眼，以取得一定视力。其基本适应证为：易发生角膜移植排斥的高危病例、多次角膜移植失败者、严重干眼和严重角膜新生血管。

目前，在全世界应用范围较广泛的一款人工角膜是波士顿人工角膜。其Ⅰ型人工角膜主要适用于：非免疫性角膜病、多次常规角膜移植失败或排斥的患眼，眼表状态正常(包括泪液、泪膜、眼睑及瞬目等功能正常)；Ⅱ型人工角膜移植则主要针对严重眼干燥症，角膜已完全混浊，不能施行常规角膜移植的角膜盲患眼，常需用皮肤在镜柱外遮盖。

文献认为，随着术后并发症的减少，波士顿人工角膜可以作为高危角膜移植排斥后，先天性无虹膜及儿童角膜盲患者的首选方法。其主要并发症有：组织坏死和溶解、感染性眼内炎、人工角膜后增生膜、无菌性玻璃体炎和青光眼等。根据临床经验，大部分严重并发症发生在术后 1 年内；但是 1 年后仍有可能出现并发症，所以定期随诊十分重要。

(2)禁忌证

1)板层角膜移植：目前视力＞0.2，或对术后视力要求过高的患者；粘连性角膜白斑及侵犯角膜深层的病灶；严重眼干燥症患者，缺乏泪液者；其他同穿透角膜移植。

2)穿透角膜移植：急性卡他性结膜炎和眼内活动性炎症，如葡萄膜炎、化脓性眼内炎等；严重眼干燥症和眼睑闭合不全，严重倒睫，各种结膜、角膜干燥症。眼干燥症患者，须重建眼表和泪液分泌≥10mm/5min 后才能手术；麻痹性角膜炎，在原发病未治愈前不宜手术；青光眼和高眼压症患者，必须在眼压有效控制后再考虑手术；眼后段严重视功能障碍，术前光感可疑，估计角膜移植术后视力无改善者，要常规做 B 超检查，必要时要做视网膜电图和视觉电生理检查；眼附属器化脓性炎症，如化脓性泪囊炎、溃疡性睑缘炎等，要待化脓性感染治愈后再手术；弱视或眼后段合并严重影响视力的病变，如视神经萎缩或视路功能障碍，虽经角膜移植并不能改善视力者，除非单纯着眼于改善美容而行美容性角膜移植；严重心脏病、高血压及糖尿病等，应控制后再考虑手术；获得性免疫缺陷病(AIDS)。

(3)术前准备

1)患者眼部消毒：由于角膜移植的时效性强，术前准备时间短，不能因此忽视患者的眼部消毒。术前滴抗生素眼液，每2h 1次；术前晚剪睫毛，冲洗结膜囊及泪道等内眼常规准备；必要时做结膜囊细菌培养。角膜穿孔患者术前不洗眼，手术时再用抗生素溶液冲洗结膜囊。

2)详细眼部检查：不要因为角膜移植手术的时效性而忽视眼部检查，包括视力、眼裂隙灯显微镜、B超、眼压等，排除眼前、后段炎症，了解有无玻璃体混浊和视网膜脱离；注意记录角膜病变的部位、大小、形状及深度，角膜新生血管深浅及分布，瞳孔大小和形状，有无虹膜前后粘连和新生血管、前房深浅、晶状体透明度等。必要时做希尔默试验、角膜曲率和角膜地形图检查。

3)缩瞳：术前给手术眼滴3次毛果芸香碱眼液，要求瞳孔的直径保持在2mm左右。由于缩瞳使虹膜拉平，避免了术中虹膜突出与前拥，易于缝合，同时保护晶状体免受环钻损害，有利于植孔的中央定位。

4)降低眼压：20%甘露醇静脉滴注后1～1.5h降压作用最强，且可以持续1.5h，因而，一般于术前30min静脉滴注。当术中用环钻刀钻开角膜时，正是眼压处于最低水平状态，避免因眼压偏高而造成的虹膜甚至晶状体脱出。也可术前口服乙酰唑胺0.5g。

5)全身检查：如心电图、胸部透视、血常规、肝功能、HBsAg及常规测体温、血压和脉搏。

(4)手术方法

1)板层角膜移植：a.植床制备。根据角膜病变范围、形状和深度决定选择环钻或刀片划界；切除深度应根据稍深于病灶的原则，一般达角膜厚度的50%以上；植床的边界应避免经过瞳孔区，以免瘢痕影响视线和引起散光。b.刮切技术。从一侧切口进行平行于角膜表层深度的削切；剖切时，注意深度、有无残留的病灶和新生血管，仔细检查植床底是否透明；若发现仍有混浊或残留有新生血管时，除非底层过薄担心穿孔，原则上应加深剖切；在刮切过程中宜保持角膜干燥，这样更能看清界面，如正确进入角膜板层，则稍加解剖分离，就能使植床的底面十分光洁。也可用角膜层间注射空气或黏弹剂做解剖分离。新生血管较多者可采取“十”字刮切法，逐层加深扩大刮切面。c.植片制备。按无菌操作法，将供体眼球用5000U/ml的庆大霉素溶液冲洗，去除可能的异物，剪除眼球筋膜，再在上述抗生素溶液中浸泡15min备用；保存的角膜应先做复水、复温处理；根据植床的大小和形状切取供体角膜，其厚度要与植床深度基本一致，考虑到植片会发生收缩，故制取的植片通常要比植床稍大些，使缝合后植片贴附较好，且不带张力。d.缝合原则。要求缝合的边界紧密对合,切忌张力,层间不残留血迹、棉花纤维或其他各种小异物。e.缝合方式。间断缝合,是最常用的方法,全部缝线结扎后并将线结埋藏,缝线数随植片的直径而定,使两针缝线之间角膜切口接合无窄隙即可;连续缝合,在接合边缘接近瞳孔区时,为避免缝线的瘢痕影响光学通道,要用连续缝合,为避免术后散光也可在间断缝合之间加连续缝合,儿童尽量不采用连续缝合。

2)深板层角膜移植:在各种方法中,以大泡技术辅助的暴露后弹力层的手术方法应用最为广泛。手术时注意:切除 2/5 角膜前部基质后,再对角膜基质植床进行注气;在穿刺针进入后部角膜基质的过程中,保持针头钝面向下,尽量与角膜基质面平行,最大限度地避免穿透进入前房造成手术失败;仔细辨别角膜基质和后弹力层;缝合过程中避免植床发生后弹力层皱褶。有条件者可行飞秒激光辅助的深板层角膜移植,具有更良好的临床效果及安全性。

3)穿透角膜移植:a.估计植床的大小。用环钻在患者角膜做上皮层的试行钻切,根据切痕估计植床的大小,原则上应能切除全部病变,且圆心应位于角膜中央;直径一般在 7.0～7.5mm 为好,直径＜6mm 的植片内皮细胞较少,易导致内皮功能失代偿致术后植片混浊,且术后散光明显,＞8mm 的植片因创缘靠近角膜缘,增加了免疫排斥反应的发生率,且易发生周边虹膜前粘连及继发性青光眼。b.植片制备。供体植片直径略大于植床直径,一般 7mm 以下植床,植片大于植床 0.1～0.2mm;7.5mm 以上植床,植片应比植床大 0.25～0.5mm,具体操作时应视患者术前的屈光状态而定,远视者此尺度可放宽些,近视者可小于此尺度;根据具体情况选用“冲切法”或“环钻法”获取植片;将制备好的角膜植片其内皮面向上置于有盖的培养皿内,滴一滴角膜保存液或透明质酸钠等前房充填剂,以暂时保护角膜内皮细胞。c.植床制备。估计术中有引起眼内容物丧失或眼球塌陷可能时,以及联合白内障摘除及人工晶体植入、开放式玻璃体切割术时,应缝合巩膜环,以支撑球壁;钻取植床时,环钻应足够锋利,顺一个方向旋转,并均匀垂直向下,避免偏心和倾斜,一旦有落空感或切缘有房水渗出,应立即停止钻切;前房内注入黏弹性充填剂,用角膜剪剪开未切透的植床床缘,取下受体角膜片后,立即盖上供体角膜移植片;有条件时,可采用专用的真空环钻,该环钻有双环及附有抽真空的胶管和注射器相匹配,可对环切的角膜深度进行定量,不易损伤眼内组织。d.缝合。置供体植片于植床后,先用 9-0 或 10-0 尼龙线做 4 针间断缝合,在显微镜下可见植片上清楚的正方形,瞳孔位于其中心;采用间断或连续法缝合加固角膜植片,缝合深度要达到角膜全厚的 3/4 或 4/5,两缘深度一致,每组线的针距和松紧度应一致,缝合宽度即跨度在 3mm 左右;采用间断缝合时,全周角膜共均匀缝合 12 针或 16 针,线结埋藏在植床的上皮细胞层下,采用连续缝合时,全周角膜也按 12 针或 16 针安排,缝合结束时逐针均匀拉紧缝线,最后结扎以密封角膜创缘;拆除原来的 4 针预置缝线;缝合后分离可能的虹膜嵌顿,根据情况用消毒空气、BSS 重建前房。

(5)材料要求。供角膜移植的眼球条件:供穿透角膜移植者须从年龄 1－55 岁者取,供板层移植者可以从早产儿至 60 岁者取;全身有肿瘤及传染病者禁用;供眼本身有角膜病变、前葡萄膜炎、眼部肿瘤者不可作供体。

(6)眼球的摘除及保存:最好能在死亡后6～10h摘除供体眼球。冷藏库内保存的尸体可于死后24h内摘除眼球。按无菌操作摘除眼球后,用无菌生理盐水洗净,再用2000U/ml庆大霉素冲洗,把球结膜翻盖在角膜上,置于无菌的眼球湿房保存瓶内(瓶内放无菌生理盐水浸润的纱布1块),角膜朝上,放在4℃冰箱中保存。供穿透移植者48h内使用,供板层移植者5d内使用。随着国际上最先进的保存技术包括营养液与深低温(冷冻)保存的应用,国内角膜材料的利用率增加,便于运输,使远方的患者也能获得手术的机会。

【术后处理】

1. 一般处理

(1)常规静脉滴注或口服糖皮质激素。应用7～10d减量,如为泼尼松,可每周减5mg(儿童除外)。原则上1.5～2个月停用激素。局部应用糖皮质激素眼液,每天4～6次,每晚用眼膏1次,至术后2～3周,无排斥反应可停用。

(2)感染性角膜溃疡者,酌情继续局部应用抗感染眼液和眼膏2～3周。

(3)绷带包扎24～48h后换药,角膜板层移植眼的绷带包扎要维持5～6d,以保证植片与植床平整愈合,减少植床植片间界面的瘢痕。

(4)每日观察结膜反应性充血程度、角膜植片和植床的对位情况、植片的透明度、缝线是否在位、眼压、有无新生血管、层间有无积液或积血、虹膜粘连,注意瞳孔形状、前房深度、原发病情况等。没有可见的并发症时,出现下列现象应认为是排斥反应:①睫状充血;②上皮或内皮排斥线;③角膜水肿;④角膜后沉着物和房水闪光;⑤上皮水泡;⑥植片脱落;⑦葡萄膜炎。

(5)应用Mydrin-P散瞳,虹膜反应重者应用阿托品眼膏1～2次。

(6)对高危移植和异体干细胞移植术后患者,应用环孢素可明显延长移植片的存活时间。术后10～14d,开始应用1%环孢素眼液每日4次,连续3个月,然后再降低浓度,用0.5%环孢素眼液每日4次,可用至术后1～1.5年。高危移植患者可联合应用2%环孢素眼膏,必要时口服环孢素50mg,每日3次。

(7)术后高眼压者,应及时给予甘露醇、乙酰唑胺、噻吗洛尔等抗青光眼药物治疗。

(8)术后有前房变浅或消失者,应注意检查有无切口对合不良、缝线脱落。可进行绷带加压包扎。必要时,急诊进行创缘加强缝合,分离虹膜前粘连等。

2. 并发症处理

(1)植片裂开。原因:①缝合过浅、过松,针距不等或跨度过小;②植片和植床缝合深度不一致,创口对合不良;③缝合时穿透角膜全层;④术后眼压过高;⑤勉强缝合过小的植片,日后将会导致崩线,切口裂开;拆线过早、外伤或原发病复发等。处理:①创口小者,可双眼包扎,口服降眼压药,一般2～3d可愈合;②创口较大或有虹膜脱出者应急诊缝合;③植片过小者最好重做新的较大的植片,如无材料可以利用,可分离相邻的球结膜组织暂时覆盖缺损面,待有材料时更换植片。

(2)层间积液。原因:植床切破,房水由破口进入层间,形成层间积液,重者可形成双前房。处理:①小的破口可实施前房穿刺,注入气体,以堵塞穿孔处,术后配合加压绷带包扎,促使愈合。②积液较多,出现双前房状态,则可拆除附近一根缝线,并用虹膜回复器分离,引出层间积液,再重新缝合创口,术后用压迫绷带;亦可同时用虹膜回复器把一束粗尼龙线(7-0 或 8-0)引入层间间隙,线段留在创口外,术后用绷带加压包扎 24～48h,常可消除层间积液,此时便可拔除尼龙线。③大的破口则要再进行修补手术或尽早考虑穿透性角膜移植术。④若确认非植床穿孔而造成的层间积液,一般术后1～2d 可自行吸收。

(3)感染。由于抗生素的使用,少见发生。原因:供体材料污染,结膜囊带菌,术前感染性病灶未彻底清除而造成术中污染。处理:①一旦确定化脓性感染,要立即拆除植片;②送细菌、真菌培养及药敏试验;③板层移植者应彻底刮除植床或感染的浸润组织,换用新的植片;④全层移植者行开放式玻璃体切割术,进行第二次角膜移植术;⑤全身应用大剂量广谱抗生素,然后根据药敏结果调整抗生素。

(4)高眼压。原因:前房黏弹性充填剂未置换或置换不完全,堵塞房角引起一过性眼压升高。处理:裂隙灯显微镜检查排除虹膜嵌顿、瞳孔阻滞后可对症处理,用甘露醇、乙酰唑胺和噻吗洛尔等药物行非手术治疗即可。

(5)术后植片上皮生长不良。原因:①严重的眼表疾病,如化学性眼外伤、角膜缘干细胞受损;②术中处理边缘植床时,损伤了角膜缘的栅栏组织;③术前严重的眼睑缺损或闭合不全、睑内翻倒睫、眼睑瘢痕性外翻、睑缘炎等未能得到及时矫治。处理:①严重眼表疾病患者,先做眼表重建术,如有倒睫或睑内翻等严重外眼疾病者,应及时进行手术处理。②术后持续性上皮缺损,可戴软性角膜接触镜,绷带包扎,局部滴人工泪液、自体血清、表皮生长因子、成纤维细胞生长因子、纤维连接蛋白等促进上皮生长或保护上皮。③顽固病例,可考虑行睑缘缝合术。

(6)角膜新生血管和假性翼状胬肉生长。原因:缝线刺激或术前植床侧已存在的角膜新生血管生长加速,角膜上皮层长期生长不良,慢性免疫排斥反应等。处理:①发现缝线针孔处小溃疡出现时,应及时拆除缝线,时间一长易形成新生血管;②术前植床残存新生血管者,术后糖皮质激素应用时间要适当延长;③假性翼状胬肉侵犯到瞳孔区可切除。

(7)虹膜前粘连。原因:切口处理不当;植床与植片错位或创缘渗漏。处理:①丝状粘连或较小的粘连而眼压正常时,可密切观察;②广泛前粘连会引起继发性青光眼、角膜葡萄肿,并明显增加植片移植排斥反应的发生率,所以粘连范围达一个象限者,原则上应做粘连分离手术。

(8)继发性青光眼。原因:广泛虹膜前粘连,长期眼前段炎症,广泛虹膜后粘连导致的瞳孔阻滞、房水排出障碍,可发生继发性青光眼或诱发术前已存在的青光眼,另外,长期使用糖皮质激素也可致眼压升高,引起角膜植片水肿混浊,最终因视神经萎缩而失明。处理:按青光眼治疗原则处理,根据病情选择药物治疗、睫状体冷凝、滤过性手术、激光、Molteno 管植入等。

(9)植片内皮功能衰竭。原因:供体角膜材料质量不佳或保存不当或角膜内皮细胞密度过低,也可有极罕见的角膜植片反置,如果术后第 1 次换药即发现不明原因的全角膜植片水肿，经积极治疗1周内仍不消失，应考虑为植片内皮功能衰竭。处理：①有条件时，在术前应用角膜内皮显微镜对供体角膜材料进行质控。②如全角膜植片发生不可逆的全部混浊，应及早更换植片，因为周围的角膜植床也会受累而发生不可逆的混浊，后果严重。

(10)术后散光。原因：主要与植床和植片的大小适配及缝合技术有关。处理：①压迫绷带包扎：在拆线前发现有散光，压迫绷带包扎可减轻散光程度。②选择性拆线：全层角膜移植术后3～6个月，可通过选择拆线矫治散光，角膜曲率陡峭即屈光力较大的径线为拆线的轴向，拆线根数依据散光度数和术后时间而定，一般－3.00DC以下者拆除2根；－3.00DC～－6.00DC者拆除4根；＞－6.00DC者拆除6根，随着术后时间的延长，可酌情增加拆线根数。需要拆除4根以上者，尤其位于同一轴向时，应分2次进行。即在首次拆线后第2日再做验光和曲率检查，决定是否继续拆线和拆线根数。拆线后第2日特别应该注意角膜上皮是否修复。以拆线后15～20d的检查结果与拆线前相比较。③对选择性拆线不能矫正的散光，可在全部缝线拆除后1～3个月即角膜屈光状态稳定时，进行松解性角膜切开术或准分子激光角膜散光切削术治疗。④配镜矫正。

(11)角膜移植免疫排斥反应。穿透性角膜移植发生率为10%～30%，而高危角膜移植患者术后免疫排斥反应发生率则高达40%～65%。3～6个月是免疫排斥反应高峰，以后逐渐下降，与机体的免疫耐受有关。

1)高危因素：新生血管化植床；大植片移植，尤其植片直径＞8mm；偏中心移植；虹膜广泛前粘连；角膜严重感染或穿孔；重复移植不满1年或双侧角膜移植者；接受其他器官移植者。

2)临床类型：根据排斥反应发生时间分为以下类型。

a. 速发型排斥反应：少见，常发生在术后10～14d。表现为部分或完全性植片水肿、混浊失代偿，并伴严重的急性葡萄膜炎。

b. 经典型排斥反应：多见于术后3～18个月，分为上皮型、上皮下型、基质型和内皮型排斥反应4种。临床上晚期多表现为混合型。上皮型排斥反应：上皮出现排斥线(微隆起的灰白色弧形或环形或不规则形线，由周边向中央进展)，荧光素钠染色阳性，轻度睫状充血，排斥区上皮水肿、混浊。植片上皮全部排斥需1～2周。上皮下浸润型排斥反应：除上皮型的体征外，还可见局限性上皮下混浊浸润，灰白色，直径大小为0.2～0.5mm，50%患者出现色素性KP和房水闪光。基质型排斥反应：眼部刺激症状较重，新生血管长入角膜基质深层，植片基质混浊水肿，往往合并内皮排斥。内皮型排斥反应：角膜植片开始为局限性混浊，2～3d出现全植片混浊水肿，内皮皱褶，均可见色素性KP和房水闪光，约2/3患者可见内皮排斥线(Khcdaxloust线)。晚期内皮完全失代偿后，出现上皮水泡等。

3)诊断依据：手术经过顺利，植片在一段时间里安静，并维持透明(多＞2周)，然后出现视力下降和植片混浊；眼部突然出现刺激症状，包括眼痛、畏光、异物感和视力下降；睫状充血、角膜后沉着物阳性，房水混浊；植片出现逐渐加重的炎性浸润，实质水肿，并向中央发展；常伴有新生血管生长和眼内压升高。

4)鉴别诊断：a.非特异性角膜内皮功能衰竭，植片也会出现水肿混浊，但是无角膜后沉着物，房水清亮；b.无菌性及感染性眼内炎，以前房积脓及玻璃体炎症反应为主，但角膜透明；c.角膜上皮内生时会出现与内皮排斥线相似的角膜混浊，但角膜后沉着物为羊脂性，前房内有一菲薄的膜状物，可产生高眼压；d.原发病复发，排斥反应引起的病变局限于植片，植床相对正常，如原发病复发则出现植床病变。

5)处理：糖皮质激素，频点眼部，配合隔天球结膜下注射，严重者静脉滴注糖皮质激素。随访期要长，待排斥反应控制后方可逐渐减少用药量，停药要慢，要谨慎。环孢素，适用于糖皮质激素不能控制病情者，能选择性抑制辅助性T细胞和细胞毒性T细胞，促进抑制性T细胞增殖。以0.5%～1%的浓度局部点眼，每日6～8次。必要时全身用药，剂量每日5mg/kg。全身用药时不良反应较重。目前最有前途的方法是前房内植入环孢素缓释药物。其他免疫抑制药，他克莫司、西罗莫司等也可使用。

【住院小结】

1. 疗效

(1)治愈：角膜浸润消失，溃疡愈合，炎症消退。

(2)好转：角膜浸润或溃疡缩小，炎症减轻。

2. 后续治疗

(1)原发病治疗：根据原发病继续抗细菌、抗病毒和抗真菌治疗等。

(2)观察和治疗角膜移植术后并发症：定期检查视力、眼压、角膜曲率、排斥反应迹象，定期验光(术后1周、1个月、3个月、6个月、12个月)，以便及时矫正散光、治疗继发性青光眼和角膜移植排斥反应等。

3. 出院医嘱

(1)门诊定期随访，密切观察。

(2)按医嘱逐渐停用静脉或口服糖皮质激素。术后1个月，每日应用糖皮质激素眼液4～6次。眼膏每晚1次，用至2～3周，无排斥反应可停用。

(3)术后10～14d，对高危角膜移植眼，可应用环孢素眼液，每日4次，用至术后6～12个月。经济能力允许者，口服环孢素50mg，每日2次(成人)，同时泼尼松减至维持剂量，可口服至术后6个月。应用中应注意观察环孢素的毒副反应。

(4)拆线应根据眼部条件、创口愈合情况、缝线种类及缝合方式等综合考虑，一般术后6个月拆线。如缝线周围有感染者则立即拆除；若见新生血管长入缝线区，术后1个月者应随诊观察，1个月后可考虑拆除；术后1～2个月发现缝线松脱，应提早拆除，并根据角膜曲率和验光结果，考虑是否重新缝合；术后1年，原则上应拆除全部缝线。

(曹　凯　朱承华)

二、细菌性角膜炎

细菌性角膜炎(bacterial keratitis)是指由细菌引起的角膜化脓性感染，病情多较危重，如诊疗不当，可发生角膜溃疡穿孔，甚至眼内感染，最终眼球萎缩。即使能够控制角膜感染，也遗留广泛的角膜瘢痕、角膜新生血管或角膜葡萄肿及角膜脂质变性等后遗症，严重影响视力，甚至失明。细菌性角膜炎仍是当前患病率和致盲率最高的感染性角膜病，其发展趋势是机会感染、混合感染及耐药菌感染不断增多，给该病的诊断和治疗带来一定困难。

【病史询问要点】

1. 发病年龄　可见于各年龄人群。

2. 自觉症状　有无眼红、疼痛、畏光、流泪、视力降低、异物感、眉弓部疼痛、眼睑痉挛及分泌物增多等。注意询问分泌物的性状、颜色。

3. 发病程度　注意询问是否起病急、发展迅速。单纯性角膜溃疡起病缓慢，角膜刺激症状轻，一般经抗生素治疗数日可愈；匍行性角膜溃疡起病急，进展快，常在角膜外伤后1～2d出现症状；铜绿假单胞菌性角膜溃疡爆发性起病，一般继眼外伤或角膜异物剔除后数小时至1d出现强烈角膜刺激症状，如不能很快控制，角膜将在1～2d溶解穿孔（因本菌产生胶原酶和溶蛋白酶，且环形脓疡区使中央角膜与周围血管隔绝无营养供给）。

4. 发病诱因　有无角膜外伤史，包括致伤时间、方式和致伤物质等；有无近期角膜异物剔除史；有无某些局部及全身因素，如干眼、泪囊炎、倒睫、戴接触镜、糖尿病、严重的烧伤、昏迷、长期使用免疫抑制药、全身或其他局灶性感染、使用被污染的滴眼液等。

5. 伴随症状　注意询问有无视力障碍；有无严重沙眼；有无大量黏、脓性分泌物；有无慢性泪囊炎（多与肺炎双球菌角膜感染有关）；有无全身慢性疾病；有无神志障碍等。

6. 治疗经过　询问初诊前的治疗情况，使用药物及其效果。

【体格检查要点】

1. 视力　角膜的病损常导致不同程度视力障碍。

2. 眼部检查　有无睫状充血、眼睑肿胀、结膜水肿，有无虹膜充血（表现为虹膜变色及瞳孔缩小）和后粘连、角膜后壁沉着物，有无前房积脓及角膜新生血管、后弹力层膨出或角膜穿孔，有无眼内炎或全眼球炎。注意结膜囊有无分泌物及其性状与颜色，如铜绿假单胞菌性角膜溃疡产生大量黄绿色脓性分泌物（细菌能产生荧光素和绿脓素），且不易擦去。

3. 角膜溃疡　角膜溃疡可呈环形或盘状黄色浸润而快速扩展至全角膜，表面附有大量黄绿色黏液脓性分泌物，不易擦去，且有特殊臭味（铜绿假单胞菌性角膜溃疡）；或中央部脓疡，呈灰黄色匍行性进展，即进行缘向中央至另一侧蛇行潜掘扩大，溃疡基底可见成团的化脓浸润，形成基质脓疡（肺炎球菌性角膜溃疡，又称“匍行性角膜溃疡”）；或上皮性浅基质层角膜溃疡，直径很少超过2mm，多在2周内愈合（单纯性角膜溃疡）。

4. 严重的虹膜睫状体反应　为本病特征之一。由于细菌毒素不断渗入前房，刺激虹膜睫状体，因此早期即有房水混浊和瞳孔缩小现象，角膜后出现灰白色或棕灰色粉末状沉着物，前房可有积脓。特别是肺炎球菌引起者溃疡虽小（3～5mm）却伴有前房积脓，积脓量常占前房1/3～1/2，故又称为“前房积脓性角膜溃疡”。铜绿假单胞菌性角膜溃疡一般在角膜浸润开始，即很快出现前房积脓，呈黄色，量多甚至充满整个前房。金黄色葡萄球菌性角膜炎溃疡表浅，很少引起严重溃疡穿孔或前房积脓。

【继续检查项目】

1. 病灶刮片检查　可对本病进行快速诊断，用消毒棉签采取睑缘和结膜囊标本或从溃疡底部和边缘取材(分泌物或坏死组织)做涂片，甲醇或95％乙醇固定5～10min，然后做革兰染色和吉姆萨染色，前者区别革兰阳性菌(染成紫色)或革兰阴性菌(染成红色)(表3-2)；后者所有细菌均被染成蓝色，还可清晰识别炎症细胞和角膜上皮细胞。病灶刮片革兰染色后，可在直接镜检下根据细胞形态学观察。可迅速确定是哪种细菌感染，对于分枝杆菌和诺卡放射菌可做抗酸染色。有荚膜的细菌，可做Hiss荚膜染色。

表3-2　眼部常见的革兰阳性和革兰阴性细菌

革兰阳性细菌	革兰阴性细菌
球菌	球菌
葡萄球菌	淋球菌
链球菌	卡他球菌
肺炎球菌	杆菌
杆菌	铜绿假单胞菌
枯草杆菌	肺炎杆菌
无芽杆菌	Koch-weeks杆菌
棒状杆菌	Morax-Axenfeld双杆菌

2. 细菌培养　该病最终诊断，必须通过细菌培养才能确定。药物敏感试验可以指导合理有效用药。

(1)血琼脂培养基是最常用的固体培养基，适合于大多数常见的眼部细菌生长(一般需氧菌和真菌)。

(2)增菌培养基所采用的液体培养基有肉浸汤、肉膏汤、脑心浸汤，适用于培养要求较高的细菌。

(3)厌氧菌培养用硫乙醇酸钠肉汤培养基、血琼脂培养基等在厌氧袋或厌氧箱培养。

(4)巧克力色琼脂培养基，适用于嗜血菌属细菌、淋球菌等。

据文献报道，细菌性角膜炎的培养阳性率为25％～82％。为提高细菌培养阳性率必须做到：①在开始应用抗菌药物治疗之前进行培养；②治疗中做培养时，患者应停用抗菌药物12～24h后再做培养；③取材时避免皮肤、眼睑和结膜囊正常菌群污染；④必要时应多次重复取材培养，特别是在非致病菌机会感染时，在同部位多次分离得同一细菌时，就可确定分离菌为致病菌。

3. 血清学检查　细菌血清学检查有凝集试验、沉淀反应、免疫荧光试验等。

(1)抗“O”抗体：检测溶血性链球菌。

(2)鲎溶解物试验:用鲎阿米巴样细胞溶解物可在1h内快速检测铜绿假单胞菌、莫拉菌、黏质沙雷菌和变形杆菌等革兰阴性杆菌感染。

【诊断】

1. 急性发病,大部分有明显诱因,如角膜外伤史、角膜异物剔除史、角膜接触镜不良佩戴史、长期使用糖皮质激素等。

2. 有眼痛、畏光、流泪、眼睑痉挛等典型的角膜刺激症状。

3. 分泌物较多,铜绿假单胞菌性角膜炎呈黄绿色。

4. 角膜溃疡及其形态。

5. 严重的虹膜睫状体炎,常伴前房积脓。

6. 实验室检查可找到致病细菌。

【鉴别诊断】

与单纯疱疹性角膜炎和真菌性角膜炎的鉴别,见概述。

【临床类型】

1. 革兰阳性球菌感染　常见的有肺炎链球菌、葡萄球菌等。表现为圆形或椭圆形局灶性脓肿病灶,伴有边界明显的灰色或黄白色基质浸润和小范围的周边上皮水肿。如肺炎球菌角膜炎的临床表现为椭圆形、带匍行性边缘的中央基质溃疡,且溃疡较深,其后弹力层有放射性皱褶,常伴前房积脓及角膜后纤维素沉着,也可导致角膜穿孔。

抗甲氧西林金黄色葡萄球菌性角膜炎(MRSAK)和抗甲氧西林表皮葡萄球菌性角膜炎(MRSEK):①近来由于广泛使用抗生素,抗甲氧西林金黄色葡萄球菌逐年增多,80%～90%的金黄色葡萄球菌可产生青霉素酶,使青霉素水解失活。几乎对每一种抗生素均可产生耐药性,对磺胺类及氨苄西林耐药者占95%～100%,对氯霉素耐药者占60%～70%,对四环素耐药者占36%～40%,并有逐年增多的趋势,给治疗带来很大困难。②其临床表现与金黄色葡萄球菌所致的角膜炎相同,多为机会感染,常发生于免疫功能低下的患者,如早产儿或全身应用化学治疗药物后发生;眼部免疫功能低下者,如眼内手术(角膜移植术、白内障等)后、眼外伤、眼干燥症、佩戴角膜接触镜等。

2. 革兰阴性细菌感染　常见的有铜绿假单胞菌、莫拉菌等。表现为快速发展的角膜液化性坏死。如铜绿假单胞菌所致的角膜溃疡,多发生于外伤、角膜异物剔除术后或戴接触镜引起感染。此病的特点是症状严重、发展迅猛。患者有剧烈眼痛、畏光、流泪、睑红肿、球结膜混合性充血、水肿、黄绿色分泌物多。由于铜绿假单胞菌产生蛋白分解酶,故角膜出现迅速扩展的浸润及黏液状坏死,前房积脓严重,如不及时控制,数日内可导致全角膜坏死穿破、眼球内容物脱出或发生全眼球炎。

文献报道显示,我国假单胞菌属及凝固酶阴性葡萄球菌属是细菌性角膜炎较常见的致病菌,并且存在革兰阴性杆菌检出率下降与革兰阳性球菌检出率升高的趋势。

【治疗原则】

1. 迅速消灭和祛除病原菌,结合临床特征与实验室检查结果,及早采用有效抗生素治疗,最初用药以经验为主,治疗过程中再依据治疗反应和细菌培养,以及药物敏感试验调整方案。

2. 防止组织结构进一步损害,包括充分散瞳、保持眼压稳定、维持角膜结构完整性、控制溃疡的发展,尽可能使溃疡早日愈合,减轻角膜瘢痕形成;对即将穿孔的病例,尽早施行手术治疗。

【治疗方案】

1. 非手术治疗

(1)抗生素的应用

1)用高浓度的敏感抗生素眼液频繁滴眼,通常每30分钟1次,连续24h,然后根据病情调整滴眼次数。有的细菌感染,如铜绿假单胞菌性角膜溃疡即使病情已经控制,也应该局部继续用药一段时间,不应过早停药。如同时使用几种滴眼剂,每种眼液滴入时间至少间隔5min,避免相互冲洗而降低疗效。目前国内外基于软角膜接触镜水凝胶药物载体的研究非常活跃,包括聚甲基丙烯酸-β-羟乙酯(PHEMA)水凝胶角膜给药载体、聚甲基丙烯酸-β-羟乙酯与甲基丙烯酸的共聚物P(HEMA-CO-MAA)水凝胶角膜给药载体、分子印迹P(HEMA-CO-MAA)水凝胶角膜给药载体等。这种新的给药载体降低了用药频次,延长了药物在角膜表面的停留时间,提高了药物生物利用率,减少了不良反应,是更适合细菌性角膜炎的眼用给药方式,有望尽快应用于临床。

2)严重感染者可结合球结膜下注射抗生素。

3)除非病原菌侵犯巩膜,或向眼内扩散,或存在全身感染的高度危险,或已经存在全身感染,一般没有全身给药的必要。

(2)抗生素的选择

1)铜绿假单胞菌性角膜炎以多黏菌素B、妥布霉素最满意,庆大霉素次之。

2)厌氧菌性角膜溃疡则首选林可霉素,去甲万古霉素次之。

3)感染病菌不详或混合感染者可联合用药,最初治疗方案常选用头孢菌素类抗生素(如头孢唑林)和氨基糖苷类抗生素(庆大霉素或妥布霉素)。

4)联合用药时应注意:a.第一类繁殖期杀菌药(青霉素、头孢菌素类)与第二类静止期杀菌药(氨基糖苷类、多黏菌素类等)合用,可加强抗菌疗效;b.第一类和第三类速效抑菌药(四环素类、氯霉素类、大环内酯类等)合用,则降低抗菌疗效,因为第三类药物使细菌处于静止状态,导致第一类药物不能充分发挥作用;c.第一类和第四类药物合用,一般无明显影响;d.第二类和第三类药物或第三类和第四类药物合用,常可增强抗菌效果。

5)抗甲氧西林金黄色葡萄球菌性角膜炎(methicillin resistant Staphylococcus aureus keratitis,MRSAK)和耐甲氧西林表皮葡萄球菌性角膜炎(MRSEK):可采用米诺环素和头孢美唑进行治疗。采用5%万古霉素(Vancomycin)溶于以磷酸盐做缓冲液的人工泪液中频繁滴眼,或万古霉素25mg结膜下注射,每日1次,同时每日2次口服,每次1g,对早期病例有较好疗效。

(3)抗菌肽(AMP):近来有研究显示,在体液或组织中存在多种抗菌肽,为组成型表达或由炎症激发表达,已分离出上百种,其中有若干种被证实局部应用于感染性角膜炎效果理想,并且对有抗生素抵抗的角膜炎有效,作为联合疗法的一部分也能与其他药物产生协同作用。其机制有多种，尚不完全清楚，已知机制如抗菌肽可以在细菌膜上造成孔洞形成等。但目前对其用于角膜表面局部治疗的药动学尚未确定，目前还无成熟制剂用于临床。

(4)其他：见概述。

2. 手术治疗

(1)前房积脓多而久治不能吸收者，特别在眼压升高时，可行前房穿刺放出脓液。

(2)濒临穿孔或已穿孔者，可行组织黏着剂胶着、角膜缝合、结膜瓣遮盖术、治疗性角膜移植，具体采取何种术式取决于穿孔的大小、部位、炎症病程。

(3)在药物治疗配合下或感染初步控制但溃疡有穿孔危险者，可行治疗性板层角膜移植术。

(4)如果病灶已达角膜全层或已合并角膜穿孔，可行穿透角膜移植术。

(5)感染已控制，溃疡面清洁但长期难于修复者，可试行睑缘缝合术，有助于溃疡的愈合。3 个月后再剪开睑裂，寻求增视对策。

(6)眼内容剜出或眼球摘除，只适用于角膜大面积穿孔，眼内容脱出，继发眼内感染无法挽救的病例。前房积脓在穿孔以前多为无菌性，玻璃体大多健康，不是眼球摘除的指征。

(7)同时患慢性泪囊炎者，应行泪囊摘除术或泪囊鼻腔吻合术。

3. 手术方法评价

(1)结膜瓣遮盖术：部分结膜瓣遮盖术(移位或带蒂结膜瓣)后，常会因结膜的弹性与张力的牵引而在术后不久发生退缩，离开病灶或穿孔区而失去遮盖作用。同时，结膜瓣遮盖后也给角膜病灶的观察和病情判断带来一定困难。此外，结膜瓣在角膜上愈着后，既影响视功能又不美观，同时还会引发角膜血管新生，可能增加以后角膜移植排斥反应的发生率。因此，在角膜手术技术取得显著进步的今天，结膜瓣遮盖术在临床已较少使用。然而，当患者年老体衰，医疗技术或供眼角膜条件受限时，如旨在采用较简单的方法阻塞或修复角膜穿孔、改善角膜溃疡病灶的营养供应和促进溃疡愈合为目的者，结膜瓣遮盖术仍有一定的应用价值。

(2)治疗性角膜移植术：治疗性角膜移植术实际上是光学性角膜移植适应证范围的扩展，在细菌感染性角膜溃疡，病灶范围较大，角膜大面积坏死穿孔者，角膜移植治疗的植片透明率也达 50%，对绝大多数病例，缩短了治愈时间，挽救了眼球，视力亦有不同程度的提高。

4. 手术方法

(1)结膜瓣遮盖术：根据病灶的位置和大小做不同的结膜瓣遮盖术，有部分结膜瓣移位遮盖术、单蒂结膜瓣转位遮盖术、桥形结膜瓣遮盖术、全角膜遮盖术。

1)手术适应证：角膜溃疡用药物治疗无效、濒临角膜穿孔或已发生穿孔者，特别是慢性边缘性角膜溃疡或穿孔的病例，当患者年老体弱，或因供眼角膜缺乏、当地技术条件受限时，可采用此手术；角膜溃疡或穿孔后角膜瘘管形成，特别是角膜边缘区的角膜瘘；在轻度或中度眼球萎缩者，直接放置薄壳义眼因对角膜有摩擦刺激而不能耐受者，可行角膜浅板层切除联合全结膜瓣遮盖术，从而降低角膜知觉敏感度，增加对安装薄壳义眼的耐受性。

2)手术要点：移位遮盖时分离结膜瓣要尽量松弛。为了减少对结膜瓣的牵引张力，可补充做结膜松弛切口，以防紧张的牵拉引起结膜瓣撕裂及退离病灶区；单蒂结膜瓣的蒂部不能太窄，否则结膜瓣可能发生血液供应不良，使结膜瓣遮盖术失败；角膜病灶区的坏死组织要清除干净，遮盖区的角膜上皮要刮除，结膜瓣应盖住整个病灶区，如做永久性的结膜瓣遮盖术，则应将病变区做板层切除；如全结膜瓣遮盖用于降低角膜知觉敏感性、缓解装配义眼对角膜刺激的目的，可允许结膜瓣下带部分结膜下组织。

(2)治疗性角膜移植术

1)适应证：凡是涉及中央区在内的角膜溃疡穿孔，有或无虹膜嵌顿或脱出，无前房或仅有浅前房，有继发性青光眼的可能，或药物治疗经久不愈形成全层角膜浓密的或团块状的化脓浸润等，均宜选择穿透角膜移植，再依据角膜溃疡浸润坏死的范围，采用部分穿透角膜移植、全角膜穿透移植或眼球前段重建术(全角膜带环形巩膜板层的角膜移植)。若角膜溃疡化脓浸润未达角膜全层，有或无合并角膜后弹力层膨出等，部分病例可采用板层角膜移植。

2)手术要点：角膜病灶切除要彻底，环钻切除的范围应超出溃疡病灶最少0.5～1.0mm；如果病灶范围较大需要做8.0mm以上的植床者，最少应做2处的周边虹膜切除，便于前后房交通，预防青光眼；最好不要经溃疡穿孔处进剪刀做移植床，因为这样有可能造成移植床创口的污染；伴有前房积脓者，在放出积脓后，必须用1∶4000的BSS和妥布霉素冲洗前房，包括清除黏附在虹膜隐窝内的脓液；穿孔病例要用Healon向房角方向注射，以彻底分离粘连的前房角，或在缝合4针后再用Healon分离一次虹膜前粘连；术毕前房形成至关重要；不宜同时联合行白内障摘除术，避免感染扩散至眼内。

【术后处理】

1. 结膜瓣遮盖术　术后在结膜囊内涂抗生素眼药膏，加压绷带包扎，全身、局部使用足量敏感抗生素，48h后换药，术后8～10d拆线。

2. 治疗性角膜移植术

(1)全身和局部应用抗生素和皮质类固醇，详见概述。

(2)化脓性角膜溃疡患者术后虹膜反应一般较重，可给予适当散瞳，预防虹膜后粘连和瞳孔闭锁。

(3)采用8mm以上的大植片，特别是全角膜移植和眼球前段重建者，术后应密切观察眼压变化，警惕青光眼的发生。若发现眼压高，可局部、全身使用降眼压药物控制眼内压。

(4)术后护理

1)短期双眼包扎，戴眼罩保护手术眼(尤其在睡眠或打盹时)，防止遭受外伤。主动做好基础护理和心理护理，使患者处于最佳的心理状态接受治疗。

2)密切观察病情变化，告之术后注意事项。进半流饮食，保持大便通畅，避免用力挤眼和碰撞眼部等。术后24h换药，以后每日换药1次。观察缝线在位情况和植片的透明度、眼压、有无新生血管，层间积液、虹膜粘连或脱出及旧病复发等。

3）术后局部用药，预防感染与排斥反应。滴眼液时，患者须平卧，仰头，使眼液完全进入上穹隆，然后扩散于整个结膜囊。不少病例由于点药时未注意而使药水停留在下半部，造成下半部角膜透明无恙，上半部角膜发生排斥反应而形成混浊。

（5）糖皮质激素的应用：目前仍有争议。有学者认为，在大量有效抗生素控制炎症的情况下，适当应用糖皮质激素辅助治疗可以减轻炎症反应和瘢痕形成。口服泼尼松10mg，每日3次，或地塞米松15mg加入抗生素及葡萄糖中静脉滴注。但溃疡未愈合，荧光素染色阳性时局部忌用糖皮质激素治疗。近日也有文献统计显示，没有充分证据证明应用糖皮质激素辅助抗生素治疗对视力提高、浸润或瘢痕大小、不良事件等方面有影响，或者影响甚微达不到临床治疗所需。

（6）其他见概述。

【住院小结】

1．*疗效*

（1）痊愈标准：眼部充血及眼刺激症状消退；溃疡愈合后留下不同程度的瘢痕等后遗症，荧光素染色阴性；角膜移植术后植片保持透明，视力不同程度改善。

（2）预后：细菌性角膜溃疡是严重的角膜病，特别是铜绿假单胞菌角膜溃疡是最凶猛的角膜溃疡，预后差。常有严重的视力损害，甚至危及眼球。

2．*后续治疗*

（1）采取有效措施预防角膜感染。

（2）对炎症后遗角膜薄翳、角膜斑翳的患者可使用退翳药物。

（3）桥形结膜瓣遮盖术后1个月剪断结膜桥状瓣根蒂，并剪除在角膜上的游离结膜组织，使瞳孔显露以增进视力。

（4）全角膜遮盖术后至少8周，在角膜病变静止后方可将结膜瓣从角膜上剥离下来，以后根据病变情况再考虑行适当的增进视力手术。

（5）对角膜炎症所致的后遗性瘢痕，炎症静止后，如果视力低于0.1，中浅层角膜白斑可行光学性板层角膜移植术，深层或全层角膜白斑可行穿透角膜移植术。

3．*出院医嘱*

（1）定期复查。

（2）角膜愈合后抗生素滴眼液维持使用2～4周。

（3）保护角膜。可使用甲基纤维素、透明质酸钠等润滑角膜，bFGF、EGF及口服维生素B、维生素C等促进角膜上皮修复。

（4）板层角膜移植术后1个月拆除角膜缝线；穿透角膜移植术，如无血管，一般术后3～6个月拆线；血管化的角膜或缝线区出现新鲜血管时可提早拆线。拆线应在显微镜或裂隙灯下完成。

【预防】

避免角膜外伤。如有角膜外伤，应及时预防性使用抗生素，防止发生感染。有慢性泪囊炎者应行泪囊摘除术或泪囊鼻腔吻合术。长期佩戴角膜接触镜或儿童佩戴OK

镜者注意眼部卫生及镜片合理清洁和定期更换。

（谢　平　郑欣华）

三、单纯疱疹性角膜炎

单纯疱疹病毒（herpes simplex virus，HSV）引起的角膜感染称为单纯疱疹性角膜炎（herpes simplex keratitis，HSK），简称单疱角膜炎，是一种严重的世界性感染性眼病，患病率和致盲率均占角膜病的首位。HSK致盲的重要原因是复发所致，其详细机制目前认为是HSV以低活性状态潜伏在三叉神经节细胞体内，之后一定条件下病毒基因组再次被激活、暴发性复制，从神经细胞释放、重新侵袭黏膜或皮肤的上皮组织。一般初次感染后，第1次复发时间平均为3年。随着复发次数增加，则复发间隔时间缩短。

【病史询问要点】

1. 发病年龄　原发感染多见于5岁以下儿童，成人少见。复发感染多见于成人。

2. 发病程度　有无眼痛、畏光、流泪、眼睑痉挛、视力极度低下。①原发感染有全身发热和耳前淋巴结肿痛，唇部和皮肤单纯疱疹感染，眼部常表现为急性滤泡性睑结膜炎、膜性睑结膜炎、眼睑皮肤疱疹，可有上皮性角膜炎，但基质性角膜炎及虹膜炎少见；②复发感染以眼部表现为主，病程缓慢，90%为单眼发病，角膜炎在复发感染中较多见。

3. 发病诱因　①原发感染中，新生儿单疱角膜炎80%为单纯疱疹Ⅱ型，经产道感染；Ⅰ型病毒来自产后母亲皮肤疱疹，经接触口腔、上呼吸道传给新生儿；儿童常继发热性疾病而起，特别是上呼吸道感染。②复发感染发生于曾有过病毒感染，血清中已有中和抗体者，当个体在各种非特异性刺激，如感冒、发热、紫外线照射、外伤、变态反应、月经来潮、情绪激动、过劳、饮酒、糖皮质激素治疗等诱因的作用下，可激活原发感染后潜伏于体内的病毒再活化，尤其是局部滴用糖皮质激素时。

4. 伴随症状　有无面部皮肤疱疹；有无眼部外伤；有无黏、脓性分泌物等。

5. 其他　有无复发史，每次复发的可能诱因或原因，对抗生素或皮质类固醇药物的反应等。

【体格检查要点】

1. 视力障碍　角膜的病损常常不同程度地影响患者视力。

2. 眼部检查　眼睑或睑缘的疱疹性皮损，常伴有耳前淋巴结肿大，结膜常呈现急性滤泡性结膜炎的改变；角膜可出现典型的树枝状或其他形式（如点状、星状、地图状、盘状等）的损害，伴有角膜知觉减退或消失。

3. 其他　有无角膜后沉着物和房水闪光，有无继发性虹膜睫状体炎。

【门诊资料分析】

1. 细胞学检查　溃疡面刮取少量组织做涂片，Wright-Giemsa染色或Papanicolaou染色，能查出HSV感染具特征性的多核巨细胞内的嗜酸性包涵体（敏感性为病毒分离法的60%）。但是不能区别HSV感染或水痘-带状疱疹病毒感染。

2. 免疫组织化学检查　使用HSV-1的单克隆抗体诊断药盒,进行免疫荧光染色和酶免疫测定,能在少于4h内对上皮刮片做病原学快速诊断,结果可靠。

3. 共聚集显微镜检查　可发现扇形、盘状和弥漫性角膜内皮炎时,角膜结构的形态紊乱及大量炎性细胞聚集所形成的KP在角膜内皮细胞上。

4. 其他　见角膜炎。

【继续检查项目】

1. 血清学检查　常用中和试验、补体结合试验。在病毒感染的过程中检测出的IgG的滴度高达4倍以上,对原发感染可做肯定诊断,但不适用于复发感染。

2. 病毒分离　病毒分离是本病最可靠的病因诊断,常用方法有泪液拭子或角膜病变组织刮片,进行兔肾细胞(RK)培养,进行病毒分离。需时较长,一般为5～10d。因其技术条件要求高,价格昂贵,目前尚不能普遍使用。对复发的基质性角膜炎,病毒培养阴性并无意义。

3. 核酸杂交技术　敏感度较高,快速、操作简便,结果可靠,但有假阳性结果。

4. 其他　见角膜炎。

【诊断】

1. 原发感染　见于幼儿期,眼部病情轻,往往忽视,病变表现多为疱疹性水疱、急性滤泡性结膜炎及点状角膜炎,愈后不留瘢痕。

2. 复发感染　表现为反复多次单眼复发,角膜病灶呈树枝状、地图状、盘状和坏死性基质炎等典型形态,还有特定的复发诱因,如发热、感冒、劳累、月经来潮等。

3. 病程　病程迁延,抗生素治疗无效,单独使用皮质类固醇使病情恶化。

4. 角膜知觉　病灶区角膜知觉减退或消失。

5. 快速病因诊断　如抗单纯疱疹病毒的单克隆抗体及使用PCR(聚合酶链反应)对分泌物和泪液或病灶刮片行快速实验室诊断,有较高的阳性率,但受条件限制,临床应用尚不普及。

6. 病毒分离　取新鲜的树枝状、地图状溃疡组织培养病毒分离是本病最可靠的病因诊断,阳性率高达50%以上。

【临床类型】

1. 树枝状角膜炎

(1)形态呈树枝状或珊瑚状,其末端及分支处呈球状膨大,溃疡四周边缘出现角膜上皮细胞内或上皮下浸润。

(2)病灶宽1mm,中央微凹陷,边缘有隆起的灰白色上皮细胞浸润缘,荧光素染色明显。其他不典型形态还有星芒状、线状等改变。

(3)病变区角膜知觉减退。

2. 地图状角膜炎　由树枝状角膜炎进一步扩大、加深发展而来。溃疡边缘的上皮细胞显示病毒增殖活跃,病毒分离阳性率仅次于树枝状角膜炎。

(1)呈扩大的树枝或不规则的地图状形态,边缘不齐,呈锯齿状。

(2)溃疡边缘有明显的灰白色隆起缘。

(3)溃疡底部的基质层混浊，常合并有后弹力层皱褶及前房闪光现象。

3. 盘状角膜基质炎　大多数是由 HSV 的直接侵犯和局部的免疫反应所引起，约占复发性 HSK 的 15%，单纯疱疹眼病的复发次数与基质性角膜炎的发生与否密切相关。

(1)混浊位于中央或旁中央呈圆形(5～7mm)，轮廓模糊不清，光切面可波及全层，明显增厚。

(2)混浊区上皮基本完好，荧光素染色阴性。

(3)常伴有后弹力层皱褶，角膜后壁灰白色绒球状沉着物及前房水混浊。

(4)除盘状形态外，还可表现为弥漫性、局限性、环形及马蹄形等临床改变。

(5)角膜知觉减退。

4. 坏死性角膜基质炎　目前认为本病是 HSV 感染角膜基质细胞后，病毒整合于角膜细胞表面和来自角膜缘血管或新生血管的体液抗体、细胞抗体，形成抗原抗体复合物，结合补体吸引中性粒细胞趋化，角膜细胞作为靶细胞受到致敏淋巴细胞的攻击，而引起迟发超敏性炎症反应。

(1)最初在混浊水肿的基质层中，出现致密的灰白色团块状混浊。

(2)混浊逐渐扩大并相互融合，发生基质溶解，坏死组织脱落。

(3)睫状充血显著，严重者合并后弹力层膨出、前房积脓、角膜穿孔，甚至混合感染。

(4)发生深部溃疡者，主觉症状和疼痛很轻，这是因为 HSV 使神经麻痹的缘故。

5. 变性疱疹　本型主要发生在以上各型的恢复期或呈慢性迁延经过，目前认为是抗病毒药物及皮质类固醇造成的上皮基底膜再生不良所致。本型病毒分离很难成功，免疫功能检查多在正常范围。

(1)慢性表层角膜炎：形态多样，主要为持续性上皮缺损、多发性上皮糜烂、丝状及水疱性角膜病变。

(2)神经营养性角膜溃疡：持续上皮缺损进一步发展为溃疡。该溃疡呈圆形或椭圆形，边界鲜明，无上皮浸润缘，刺激症状轻，故又称惰性溃疡。

6. 根据角膜累及部位目前国际上分类

(1)上皮型角膜炎。

(2)基质型角膜炎。

(3)内皮型角膜病变：表现为角膜内皮炎，临床上以反复发作的角膜水肿、炎症反应区域 KP 聚集和不同程度的前房反应为特征。

【鉴别诊断】

1. 与细菌性和真菌性角膜炎的鉴别　见概述。

2. 基质性角膜炎　先天性梅毒多见，其他常见的致病微生物还有结核、麻风杆菌和腮腺炎病毒，实际上单纯疱疹病毒和带状疱疹病毒也会引起基质性角膜炎，且临床体征完全相同，但可根据病史和实验室检查相鉴别。

3. 树枝状溃疡　包括带状疱疹性、腺病毒性、棘阿米巴性、神经营养不良性角膜炎等。带状疱疹性角膜炎的树枝末端无球形膨大，且溃疡较单纯疱疹性细小，伴有烧灼感明显的皮肤疱疹。腺病毒性角膜炎双侧更多见，有腺病毒性结膜炎、咽炎患者密切接触史，表面可有膜形成。棘阿米巴角膜炎有角膜接触镜不良佩戴史或不洁水直接接触史，疼痛剧烈，与体征不对称。神经营养不良性角膜炎角膜有变薄及缺氧表现。

【治疗原则】

1. 树枝状角膜炎　抑制 HSV 增殖，消除 HSV 抗原。

2. 地图状角膜炎　抑制 HSV 增殖，清除 HSV 抗原，促进上皮修复。

3. 盘状角膜炎　消除 HSV 抗原，抑制免疫反应，防止复发和迁延，减轻角膜瘢痕形成。

4. 坏死性角膜基质炎

(1)轻症：控制炎性反应；避免新生血管生长，减少瘢痕形成。

(2)重症：切除坏死组织，进行角膜移植。

5. 内皮型角膜病变　联合应用抗病毒药物和糖皮质激素；合并小梁网炎导致眼压升高时给予降眼压处理。

【治疗方案】

各种类型的 HSK 根据发病机制的不同，其治疗亦各有侧重。

1. 树枝状角膜炎

(1)0.1％阿昔洛韦溶液、0.1％碘苷溶液、0.05％安西他滨或 1％甘氟尿苷滴眼，每小时 1 次(日间)。

(2)3％阿昔洛韦眼膏或 0.5％碘苷眼膏睡前涂眼 1 次。

(3)一般治疗 1 周左右病灶即可消失，然后逐渐减少滴眼次数，维持治疗 3 周左右。

(4)对于反复发作，对上述药物治疗效果不佳者，可采用 0.1％更昔洛韦溶液滴眼和 0.1％更昔洛韦眼膏涂眼。

(5)为预防细菌混合感染，加用抗生素溶液滴眼，每日 3 次。

(6)病灶位于周边角膜者，可采用清创治疗，以降低手术后复发率。

(7)孕妇碘苷局部滴眼，有引起胎儿畸形的可能性，应禁止使用。

(8)干扰素、胸腺素等作为辅助治疗。

2. 地图状角膜炎

(1)治疗方法同树枝状角膜炎。加用 0.2％阿糖胞苷 0.3～0.5ml 结膜下注射，每日 1 次，连续 3～5d。

(2)一般治疗 2 周左右病灶即可消失，维持治疗 4 周左右。

(3)如按上述方法治疗 2 周末见明显好转者，应改用其他抗 HSV 药物，如 0.1％更昔洛韦溶液和 0.1％更昔洛韦眼膏。

(4)机械清创治疗必须慎用。应用时只能在病灶边缘部进行，切勿伤及溃疡区基底膜，造成持续性上皮缺损发生。

3. 盘状角膜炎

(1)散瞳及支持疗法。

(2)0.1%阿昔洛韦溶液、0.1%更昔洛韦溶液滴眼，每小时1次。可加用安西他滨3～5mg或0.2%阿糖胞苷0.3～0.5ml结膜下注射，每日1次，连续3～5d。

(3)0.1%地塞米松溶液滴眼：每日4次(第1周)、每日3次(第2周)、每日2次(第3周)、每日1次(第4周)；然后改为0.02%地塞米松溶液滴眼：每日4次(第5周)、每日3次(第6周)、每日2次(第7周)、每日1次(第8周)。

(4)重症者可配合应用1万U/ml干扰素滴眼液，每小时1次。

(5)一般治疗1～2周角膜水肿及睫状充血迅速减轻，然后逐渐减少抗HSV药物和糖皮质激素的滴眼浓度和次数，长期或高浓度应用会产生糖皮质激素依赖性，不规范使用糖皮质激素会给预后带来不良结果。

(6)抗HSV药物以阿昔洛韦、更昔洛韦、甘氟尿苷为最好，碘苷效果差。对病情严重或反复发作者，可应用阿昔洛韦静脉滴注。也可用干扰素或聚肌胞肌内注射。

(7)口服免疫增强药。

4. 坏死性角膜基质炎

(1)1%阿托品滴眼每日1次。

(2)0.1%阿昔洛韦溶液或0.1更昔洛韦溶液滴眼每日4次。

(3)胶原酶抑制药滴眼(如2%～5%乙酰半胱氨酸眼液)。

(4)对于穿孔或濒临穿孔的病例，可做板层或穿透角膜移植术。为提高手术成功率，术前、术后均应口服或局部使用抗病毒药物和糖皮质激素，以后逐渐减少用量，最少维持3个月以上。

(5)如无角膜移植材料，可在局部麻醉下清除坏死组织，然后应用组织丙烯酸胶，小心地黏附于溃疡面及其周围健康基质，戴上角膜接触镜，创口愈合后，其上的胶膜即可自动脱出，若仍不奏效，可考虑结膜瓣遮盖术。

5. 变性疱疹

(1)针对病因进行治疗，如停止使用毒性较强的抗HSV药物、糖皮质激素及退翳和清创疗法，采用不含防腐剂的人工泪液滴眼。

(2)促使角膜上皮生长，采用纤维联合蛋白、表皮生长因子、成纤维细胞生长因子及自体血清滴眼。

(3)对于营养障碍溃疡持续不愈合者，采用配戴治疗性角膜软接触镜或纱布绷带包扎眼部和睑缘临时缝合均有一定效果。

(4)胶原酶抑制药滴眼。

(5)对于反复发作、经久不愈、遗留大量瘢痕和新生血管者，可酌情考虑板层切除或板层角膜移植术；如角膜缘干细胞受损严重者，还应考虑眼表面重建术(角膜缘移植或角膜上皮成形术)。

6. 内皮病角膜病变

(1)局部和(或)全身应用抗病毒药物，随炎症控制逐渐减量；全身用药一般需要3

个月以上，用药期间每2周复查肝肾功能。

(2)局部和(或)全身应用糖皮质激素，随病情好转与抗病毒药物同步减量；局部用药通常需要1个月以上。

(3)局部和(或)全身应用非甾体消炎药，待炎症缓解后停药。

(4)合并症处理，如高眼压给予降眼压处理，眼压控制后立即停药。

【治疗措施】

1. 清创治疗　仅适用于树枝状角膜炎，地图状角膜炎慎用。常用方法有以下3种。

(1)机械清创：行眼表面麻醉后，用蘸消毒盐水挤干后的棉签轻轻擦拭病灶区，清除溃疡缘被感染的上皮细胞，同时滴抗病毒溶液。既能清创，又不损伤上皮基底膜，从而减少病毒向深部侵犯的危险。本方法无特殊条件要求，操作简便，安全易行，应为首选方法。

(2)冷冻清创：冷冻能清洁创面，清除溃疡坏死组织，有利于炎性产物的吸收，增进细胞再生能力，促进溃疡愈合。同时，冷冻后细胞膜破裂，病变细胞内的病毒颗粒游离出来，一部分可被泪液冲刷掉，一部分可被泪液中的抗体中和或灭活。具体做法是：表面麻醉后，荧光素染色，使病变区清晰可见。然后以低温为－20～－70°C，顶端直径1.5～2.0mm的冷冻头，从病变边缘渐次向中央进行冷冻，每次冷冻5～10s，根据病变面积可做8～20个冷冻点。要求冷冻整个病变区域及其外1mm范围。冷冻过程中，当发现冷冻头与角膜粘连时，不要强行拉开，可滴生理盐水或抗生素眼液，使其复温后分开。冷冻后滴散瞳药，涂抗菌药和抗病毒眼膏。冷冻后72～90h，溃疡面即可愈合，荧光素染色阴性。若冷冻4～5d后又出现荧光素着色现象，可再次冷冻，甚至重复数次。

(3)化学清创：以往多采用5%碘酊，涂于病灶区，并用生理盐水冲洗，以清除病灶组织。由于此种方法易损伤正常基底膜，甚至实质层，增加瘢痕形成，以及延缓上皮愈合，目前不提倡应用。

2. 光灭活治疗　主要对树枝状角膜炎有效。

(1)用0.1%中性红或0.01%普鲁黄滴入眼内，在15cm远处，静眼接受普通荧光灯照15min，病毒DNA则与染料结合并断裂，死于细胞内。应注意电光性眼炎的发生。

(2)激光灭活：用功率为100～700mW的氩激光，对病灶区扫描治疗，对HSV有灭活作用，应注意勿伤及正常角膜上皮细胞。

3. 药物治疗

(1)非选择性抗HSV药物：本类药物选择性差，在抑制病毒的同时，对正常细胞(特别是生长繁殖旺盛细胞)的DNA合成亦有明显抑制作用。考虑到抗病毒药物局部用药高度的角膜毒性，有学者提出口服应优于局部用药。

1)碘苷(疱疹净，IDU)：适合于树枝状角膜炎，对基质型和内皮型HSK无效，易产生耐药性，一般用7～10d无效时，则改用他药。有畸变作用，孕妇慎用。碘苷可引起较重的点状角膜病变，结膜炎及泪点闭塞。

2)安西他滨(CC):对 DNA 病毒的抑制作用强于碘苷,眼内通透性良好,对树枝状角膜炎及基质型 HSK 均有显著疗效,并可用于角膜葡萄膜炎的治疗。安西他滨发生耐药性时,加用结膜下注射,每日 1 次,使组织中药物浓度升高,仍可取得疗效。如 1 周内仍无效,应改用其他药物。本品的不良反应较碘苷轻,偶可见眼睑接触性皮炎,结膜下注射可出现结膜水肿充血,48h 后自行消退。可选用 0.05%安西他滨眼液或 3~5mg 安西他滨结膜下注射,每日 1 次,连续 3~5d。

3)阿糖腺苷(Vira-A):本品具有广谱抗病毒作用,能有效地拮抗 HSV,因其水溶性差,只能用眼膏,用于治疗树枝状角膜炎,对碘苷耐药或不能应用碘苷的病例,本品仍有效。局部使用只适合于浅层角膜炎,深层者可采用静脉滴注。

4)甘氟尿苷(F_3T):本品眼内通透性好,对 DNA 病毒的抑制作用较碘苷大 100~1000 倍。对树枝状角膜炎及基质型 HSK 均有效,对碘苷耐药的毒株仍有效。动物实验及临床研究证明,对基质层病变的早期效果较好。本品抗病毒作用的选择性差,全身应用毒性大,仅限于局部应用。滴眼液可引起点状角膜上皮病变、丝状角膜炎、角膜水肿、泪点狭窄、急性结膜局部缺血反应及接触性皮炎等。

(2)选择性抗 HSV 药物

1)阿昔洛韦(ACV):是现有抗 HSV 药物中作用最强者,也是目前我国应用最广的抗 HSV 药物,对浅层者疗效特别好。除局部应用外,对病情严重或反复发作者,可每日 1~1.5g 静脉滴注,分 2~3 次给药,5~7d 为 1 个疗程。有文献统计,因阿昔洛韦广泛易得的使用,部分 HSV 对其有一定的抵抗率,在免疫功能不全个体(3.6%~7.0%)高于正常个体(0.1%~0.7%),可用其他抗 HSV 药物替代治疗。

2)更昔洛韦(GCV):本品结构类似阿昔洛韦,但比阿昔洛韦具有更强更广谱的抗病毒作用,并且毒性低、水溶性好、选择性高、眼内穿透性强。

(3)免疫增强药物

1)左旋咪唑:50mg,每日 2 次,每 2 周连服 3d,共服 3 个月。本品是一种非特异性免疫调节药。当机体的 T 淋巴细胞和巨噬细胞功能降低时,应用本品能使其恢复至正常水平,增强机体的细胞免疫反应和抗 HSV 能力。临床上仅用于治疗慢性基质型 HSV,改善症状、减轻角膜水肿、增加视力、减少复发。多采用间歇疗法,对急性 HSV 无治疗作用,但能减少其复发频率及严重程度。

2)干扰素:100 万 U 肌内注射,每日 1 次。本品为广谱抗病毒物质,对 RNA 和 DNA 病毒都有抑制作用,但对 DNA 病毒的敏感性稍差。对 HSV 有抑制作用,近来报道干扰素与其他抗病毒药物合用有协同或相加作用,被认为是治疗基质型 HSV 的最佳治疗方法。

3)单纯疱疹疫苗:与抗病毒药联合应用。肌内注射,每次 1 支,3d 注射 1 次,作为治疗,其确切效果有待证实。耳前淋巴结附近皮下注射每次 1 支,5~7d 1 次,4~5 次为 1 个疗程,作为预防。目前尚无针对单纯疱疹性角膜炎进行预防的疫苗。有研究提出糖蛋白 D(glycoprotein D,gD)疫苗、HSV-2 dl5-29 复制缺陷突变株疫苗及热灭活病毒疫苗,但仍需正规临床试验进行验证,目前尚未临床推广。

(4)聚肌胞:2ml 肌内注射,每日 1 次,7～10d 为 1 个疗程。该药物在组织培养中和动物体内都可诱生干扰素,人体诱生的干扰素滴度较低,临床试用于治疗 HSV。局部滴眼无不良反应,全身用药有致热反应,有时可致虹膜炎等。

(5)皮质类固醇的应用:皮质类固醇对病毒性角膜病变具有明显的两面性,因此在应用时,必须坚持下述原则。①有上皮损害的角膜溃疡病例禁用;②诊断不清的角膜疾病暂时不用;③同时配合抗病毒药物使用;④以能控制炎症的最低浓度最少滴眼次数为原则;⑤治疗不能骤然停药,而是在炎症控制后逐渐减量;⑥先使用 5d 抗病毒药物,再开始使用激素,停药后还要继续应用抗病毒药物 10d 左右。

4. *手术治疗*　对于穿孔及濒临穿孔的深部溃疡,以及反复发作、大量新生血管及角膜斑翳形成、严重影响视力的病例,应根据病灶的大小与深度,做板层或穿透角膜移植术,以穿透角膜移植术尤为提倡。

(1)适应证及禁忌证:①树枝状角膜炎和盘状角膜炎,有可能用药物治疗能恢复其有用视力者,不应列为手术适应证。②对于严重的基质型 HSK,如坏死性角膜炎药物治疗无效,已陷于穿孔或临近穿孔的危险状态时,应果断采取手术治疗。

(2)手术时机的选择:①稳定期 HSK 行穿透角膜移植术效果最好。②活动期者,长期应用抗病毒药及糖皮质激素,角膜基质水肿不退,且有新生血管长入,标志角膜内皮细胞受损严重,也应采用药物将其控制在相对稳定阶段,及时进行手术。

(3)手术方式选择

1)绝大多数的 HSK,最好采用穿透角膜移植术,因为穿透角膜移植术后增视效果好,复发率低。

2)角膜病灶范围大,或角膜穿孔或后弹力层膨出发生在较周边,又不想行偏心的穿透角膜移植术,可考虑先行板层角膜移植术,若达不到增视目的,以后可再次行穿透角膜移植术。

3)有学者提倡穿透角膜移植术采用大移植角膜片(＞8mm),其优点是:清除病灶彻底,能供应更多的有活性的内皮细胞,光学效果好,美容效果好,视野较大。

【术后处理】

1. *一般处理*

(1)全身与局部应用糖皮质激素,如静脉滴注地塞米松 10mg(可同时加抗生素静脉滴注),服用吲哚美辛等,连用 7～10d,术后第 2 日眼部开始用抗生素联合糖皮质激素眼液,每 1～2 小时滴眼 1 次,2 周后可逐渐减量。

(2)抗病毒药物。活动性单纯疱疹性角膜炎术后可联合应用抗病毒眼液 2 周左右。也有学者认为,全身与局部较长期使用抗单纯疱疹病毒药物,如阿昔洛韦等,有预防单纯疱疹性角膜炎复发的作用。

(3)预防与治疗虹膜炎。术后虹膜反应重,前房形成良好者,可用散瞳药,以减轻虹膜炎症反应,预防虹膜后粘连。如果周边前房浅或已有虹膜周边前粘连,为了防止瞳孔缘虹膜后粘连,最好应用短效散瞳药。

(4)对晚变期或营养障碍性单纯疱疹性角膜炎病例,因合并泪膜不正常,术后应适当使用角膜保护剂，促进上皮愈合。

(5)其他见概述。

2. 并发症处理　见概述。

【住院小结】

1. 疗效

(1)树枝状角膜炎

1)病程一般为1～2周，如无合并症发生，自愈或治愈后不遗留瘢痕；累及浅基质层者，往往需经数周乃至数月才能吸收，留下极薄云翳，一般影响视力较小。

2)若治疗不当，或由于其他原因(如角膜上皮的修复功能发生障碍或机体的免疫功能下降)，均可导致病变继续向深层、周围发展蔓延，并可互相融合，形成地图状病灶及基质层的浸润。

3)反复发作可致病情迁延化形成角膜上皮下浸润、盘状角膜基质炎或变性疱疹性角膜炎；长期使用抗HSV药物可引起中毒性角膜病变。

(2)地图状角膜炎

1)经积极治疗溃疡愈合需2～4周时间，实质水肿及浸润的吸收可长达数月。

2)溃疡一般只向水平方向扩展，治愈后遗留角膜薄翳或斑翳；少数继续向基质深层发展，形成深部溃疡，其底部有坏死组织，后弹力层皱褶自溃疡处向四周呈放射状，有时可发生后弹力层膨出。但极少发生穿孔。

3)病情迁延不愈，反复发作，可演变为变性疱疹性角膜炎。

(3)盘状角膜基质炎

1)病程较长，通常为2～6个月。

2)该型预后较好。多数病例基质水肿消退后，恢复透明，不遗留痕迹。少数反复发作可残留圆形、环形或马蹄形混浊。

3)慢性经过或长期局部使用糖皮质激素者容易导致上皮型病变复发或变性疱疹性角膜炎。

4)严重、反复发作者，新生血管侵入角膜后，可发展成坏死性角膜基质炎。

(4)坏死性角膜基质炎：自然病程是2～12个月，病情重，预后极差，常因角膜血管瘢痕化，或融解穿孔、混合感染而导致失明。

(5)内皮型角膜病变：①病程较长，联合用药时疗效才显著。②容易误诊为HSK基质型、急性闭角型青光眼、虹膜睫状体炎和青光眼睫状体炎综合征。③大多数经治疗后可痊愈；少数反复发作或未得到及时有效正确诊断与治疗，最终可发生角膜内皮失代偿。

2. 后续治疗

(1)可使用免疫增强药，增加机体的免疫力，防止复发。

(2)对有角膜薄翳、斑翳的患者可使用退翳药物。

(3)对HSK稳定期病变(炎症消退后3个月)，如果视力低于0.1，应考虑行穿透角膜移植术。

3. 出院医嘱

(1)继续治疗原发病，角膜愈合后抗病毒滴眼液维持使用2～4周。

(2)继续应用糖皮质激素，按医嘱逐渐减量。

(3)保护角膜。可使用甲基纤维素、透明质酸钠等润滑角膜，bFGF、EGF等促进角膜上皮修复。

(4)每周随访，1个月后酌情延长随访周期，至少观察1年。出现任何中远期并发症，如免疫排斥反应，应给予及时诊治。

(5)一般穿透角膜移植术的拆线在6个月以上。

（谢　平　曹　凯　郑欣华）

四、带状疱疹性角膜炎

带状疱疹性角膜炎(herpes zoster keratitis，HZK)是由水痘-带状疱疹病毒(VZV)感染所致，病毒潜伏于三叉神经节中，当机体细胞免疫功能下降或在其他外界刺激诱导下，病毒即被激活、繁殖而发病。HZK是眼部带状疱疹的主要表现之一，1/2～2/3的带状疱疹患者合并角膜炎，造成角膜瘢痕者可严重影响视力。

【病史询问要点】

1. 发病年龄　本病多见于40岁以上的成人。

2. 发病程度　神经痛明显，眼部症状多在皮疹后出现，短者数日、数周；长者数月，甚至1年后出现。

3. 发病诱因　诱发本病的因素是多种的，最常见者如外伤、发热性疾病、过劳等，尤其是接受免疫抑制药者和伴有某些细胞免疫功能缺陷(如红斑性狼疮)、白血病或其他恶性肿瘤者更易复发。

4. 伴随症状　有无视力障碍；有无单侧面部皮肤疱疹或皮肤残留瘢痕及茶褐色沉淀物；有无神经痛；眼球各方向转动是否正常；有无眼部外伤；有无黏、脓性分泌物等。早期症状主要为头痛、发热、寒战和三叉神经第一支支配皮肤区的神经痛。

5. 过去史　多有水痘病史。

【体格检查要点】

1. 不同程度的视力障碍　角膜的病损常常不同程度地影响患者视力。

2. 眼部检查　可见角膜炎(为点状角膜浸润，严重者侵犯角膜实质浅层，但是基本不形成地图状、基质坏死和深部溃疡，假性树枝对荧光素染色差)、虹膜睫状体炎(角膜损害仅限于上皮层时即可出现，发生率在50%以上，可致虹膜萎缩、前房角色素沉着)、角膜瘢痕或眼肌麻痹等。角膜感觉可减退或全部消失。

3. 皮肤疱疹　沿着三叉神经分布区域的皮肤上，出现串珠状疱疹，当眼支全部受累时，疱疹可占据额部皮肤、上睑皮肤和鼻部的一部分皮肤，一般不超过中线。鼻尖或鼻翼出现疱疹，为鼻睫状神经受侵犯的征兆，随后必然发生角膜炎与虹膜炎。

疱疹出现以前常有神经痛，皮肤潮红及烧灼感，继之出现大小不等的水疱。其内容物开始是浆液性，然后变为脓性，最终疱疹干枯结痂，常留有色素，有时皮肤可出现凹陷面、神经痛及皮肤异样感觉，疱疹延续数月，疼痛可持续数周、数月，乃至更长时间。

4. *并发症* 部分病例可继发青光眼(文献报道约20%)；临床出现眼外肌麻痹者，常常是引起脑炎和预后不良的信号，要加以警惕。

【继续检查项目】

1. 急性期取结膜及角膜上皮刮片查巨噬细胞及核内嗜酸性包涵体，但不能与HSV相区别。

2. 必要时从结膜囊内和取皮肤水疱内液体做病毒分离。兔角膜接种不致病，此点可与HSV相鉴别。

3. 血清中和抗体的测定，病后4d可测出，2周达高峰，1年后降至不能检测的水平。

4. 荧光抗体染色技术。取病变角膜上皮刮片，直接用荧光抗体染色检查，可证明被感染的细胞内有病毒感染。由于标记荧光抗体有特异性，故可与HSV相区别。

其中，实验室鉴定病毒的首选方法是用直接荧光技术测定带状疱疹病毒抗原，第二种鉴定病毒的敏感方法为直接分离病毒。

【诊断】

1. 临床表现：三叉神经眼支分布区出现皮肤和神经的特有症状时，一般不难诊断。但症状轻微、皮疹较少的病例，常误诊为HSK。当出现角膜炎或其他眼部症状，同时具备下列各特征时，应怀疑VZV所致：①既往有单侧颜面部皮疹病史；②该区皮肤残留瘢痕或茶褐色沉着物；③虹膜萎缩；④前房角色素沉着(较其他葡萄膜炎色素浓厚)。

2. 直接荧光技术测定带状疱疹病毒抗原。

3. 取水疱内液体分离病毒或涂片查找细胞核内嗜伊红包涵体。

【临床类型】

带状疱疹引起的角膜炎的发病多在皮疹出现以后，其临床表现可有下列几型。

1. *α-外生型* 先有角膜上皮表层的损害，然后累及深层组织。可进一步分为以下几种。

(1)上皮性点状角膜炎和树枝状角膜炎：角膜炎开始时多表现为上皮性点状角膜炎，部分病例可发展为树枝状角膜炎。

(2)上皮下浸润或局限性角膜基质炎：1～6个月后，可出现上皮下浸润，一般波及基质浅层，直径为0.5～3mm的圆形或钱币状浸润。

(3)基质性角膜炎或盘状角膜炎：上皮下浸润进一步向基质深层发展，形成富于血管的基质性角膜炎或盘状角膜炎。混浊区常留有类固醇沉积物，经久不吸收，可能是基质细胞的异常代谢产物。有时还可出现角膜葡萄膜炎症状。

(4)神经营养性角膜炎：剧烈的三叉神经及角膜感觉障碍可延续数月甚至1年以上，终至引起神经营养性角膜炎。但是约60%眼带状疱疹患者，其角膜知觉可在2～3个月后基本恢复。

2. *β-内生型* 炎症开始于角膜内皮层，然后侵犯实质层，到炎症后期可侵犯上皮层。较外生型少见，继发性青光眼常见于此型。

【鉴别诊断】

1. 带状疱疹与水痘的区别　见表3-3。

表3-3　带状疱疹与水痘的区别

	带状疱疹	水痘
年龄	成人	小儿
季节性	无	有
流行性	无	有
运动知觉障碍	有	无
复发	有	极少
传染途径	神经轴索	血行
水痘既往史	75%	无

2. 带状疱疹性角膜炎和单纯疱疹性树枝状角膜炎的鉴别　见表3-4。

表3-4　带状疱疹性角膜炎和单纯疱疹性树枝状角膜炎的区别

	带状疱疹性角膜炎	单纯疱疹性树枝状角膜炎
发病情况	低	高
树枝状分支及末端呈球形隆起	无	明显
病灶区苔状物附着	有	无
荧光素染色	不明显	明显
上皮、上皮下浸润缘	不明显	明显
向地图状溃疡发展	无	有
皮质类固醇治疗	好转	恶化

【治疗原则】

除散瞳、应用抗生素防止继发感染、镇痛外，应针对病因做特异性治疗。

【治疗方案】

1. 表层点状角膜炎和树枝状角膜炎

(1)抗病毒药物频繁滴眼(同HSK)。

(2)对伴有较重结膜炎的患者，可并用糖皮质激素滴眼。

(3)涂用抗生素眼膏，以防混合感染。

2. 上皮下浸润或局限性基质性角膜炎　可同时应用抗病毒及皮质类固醇滴眼或结膜下注射。

3. 基质性角膜炎或盘状角膜炎　主要应用糖皮质激素滴眼，或结膜下注射。滴眼以能控制症状的最低浓度、最少滴眼次数为原则。

4. 神经营养性角膜炎或溃疡

(1)停止使用抗病毒药物和糖皮质激素眼液，各种抗菌药物眼液中因含有防腐剂也应禁止使用。

(2)局部滴用不含防腐剂的人工泪液或表皮生长因子(EGF、bFGF)等,纱布绷带包扎、配戴软性角膜接触镜或暂时睑缘缝合均有一定效果。

【注意事项】

1. 黏斑性角膜炎:为带状疱疹的另一种迟发性假性树枝,多在发病后8~12周出现,其形状大小各异。治疗包括:局部应用糖皮质激素药物可控制其进一步引起虹膜炎及基质性角膜炎,同时应用胶原酶抑制药(2%~5%乙酰半胱氨酸)可融解黏斑,必要时局部滴用人工泪液或行睑裂缝合术。

2. 葡萄膜炎

(1)阿托品散瞳。

(2)应用糖皮质激素。长期局部和全身应用糖皮质激素,可抑制免疫反应,促使病情恶化或病毒扩散,故必须慎用。

(3)口服吲哚美辛等非甾体消炎药。

3. 对于皮疹严重,伴有发热等全身症状者,必要时全身应用抗病毒药物。

(1)阿糖胞苷(CA)静脉滴注,每日40~80mg溶于5%葡萄糖溶液500ml一次滴完,可使皮肤症状迅速缓解,促使痂皮形成。

(2)早期服用阿昔洛韦(ACG),每日5次,每次400~600mg,可缩短皮疹的持续时间,减少眼部并发症,疗程为10d。

4. 维生素B_1 100mg和维生素B_{12} 500μg肌内注射,每日1次。

5. 全身支持疗法和对症治疗。

6. 视力下降至0.1以下者,待病情完全稳定后6个月,可考虑行穿透角膜移植术,必要时行眦部睑缘缝合术以保护植片。由于带状疱疹性角膜炎的角膜大部分感觉缺失,故即使移植成功其预后也不良,且易继发感染。

7. 继发性青光眼、脑炎应及时诊断并相应治疗。

8. 治疗新进展

(1)氦氖激光联合药物治疗:氦氖激光照射治疗皮肤带状疱疹已经取得广泛认同。近年有文献报道,在使用常规药物基础上采用XH-He-Ne-30激光治疗仪对三叉神经节、眼支分布区域及皮疹部位进行照射,每日1次,每次15min,连续5d,较常规单纯药物治疗取得更好的临床疗效。氦氖激光可改善三叉神经节的生物理化微环境,并阻断神经节与眼球的联系,从而减轻局部并发症并促进角膜损伤的修复。

(2)微小核糖核酸(microRNA)基因治疗:近两年有国外文献报道,唾液微泡中的microRNA具有限制病毒复制的作用,且可一对多高效抑制病毒mRNA,以带状疱疹病毒存活必需的mRNA为靶向的microRNA基因治疗可能在将来成为有效根治带状疱疹性眼病的方法。

【住院小结】

1. *疗效*　一次感染可获得终身稳定的免疫,很少再发。

(1)好转:皮肤疱疹减少,角膜溃疡或病灶缩小,症状减轻。

(2)治愈：皮肤疱疹结痂，角膜溃疡愈合，炎症消退。

2. *后续治疗*

(1)长期随访观察：眼部症状多在皮疹后数日、数周、数月，甚至1年后出现，因此临床追踪观察必须1年以上。

(2)其他：同单纯疱疹性角膜炎。

（谢　平　郑欣华）

五、真菌性角膜炎

真菌性角膜炎(fungal keratitis,FK)是一种由致病真菌引起的致盲率极高的感染性角膜病变。目前发现能引起角膜感染的真菌有50余种，国外报道主要是白色念珠菌、曲霉菌和其他丝状菌，而国内对真菌性角膜炎培养和菌种鉴定结果，主要是镰刀菌占70%，曲霉菌占10%，白色念珠菌占5%，其他占15%。随着抗生素和糖皮质激素的广泛使用及对本病的认识和诊断水平的提高，角膜真菌感染有增加趋势，其感染途径有3种：①外源性，常有植物、泥土外伤史；②眼附属器的感染蔓延；③内源性，身体其他部位深部真菌感染，血行扩散。真菌是一种条件致病菌，正常结膜囊内可培养出真菌，检查阳性率高达27%，但不发病，只有长期使用抗生素致结膜囊内菌群失调，或长期应用糖皮质激素使局部免疫力低下，或角膜外伤等情况下，才引起真菌性角膜炎。因该病而行角膜移植治疗者，约85%为农民。在炎热、潮湿地区和夏末秋初农作物收获季节，发病率增高。

【病史询问要点】

1. *发病年龄*　青壮年及老年人居多，性别无明显差异。

2. *自觉症状*　是否有轻中度疼痛、畏光、流泪等刺激症状和视力下降。严重阶段刺激症状大多数反而较早期轻。

3. *发病程度*　相对细菌性角膜炎，真菌性角膜炎病程长、起病和进展缓慢、常在眼外伤后24～36h出现症状。但目前临床上滥用抗生素、抗病毒及糖皮质激素类药物后，典型病程的真菌性角膜炎已少见，而临床常见到的真菌性角膜炎的浸润、溃疡发展已较快，有的1周内可感染到全角膜，所以不能以病程作为一个主要临床指标来判断是否为真菌感染。

4. *发病诱因*　有无植物性角膜外伤或指甲碰伤史，有无接受多种抗生素、皮质类固醇、免疫抑制药和放疗史，有无佩戴角膜接触镜、角膜手术史等。

5. *其他病史*　有无糖尿病或其他慢性疾病史，有无某些免疫缺陷性疾病史，有无身体其他部位真菌病史。

6. *伴随症状*　有无视力障碍，有无异物感或刺痛感，有无畏光、流泪等刺激症状，有无水样或黏、脓性分泌物等。

【体格检查要点】

1. *不同程度的视力障碍*　真菌性角膜炎导致的屈光间质混浊。

2. *眼部体征*　结膜充血常很严重，主要为混合性，部分病例可有少量黄白色分泌物。

3. 典型的角膜病变

(1)菌丝苔被:表面由菌丝和坏死组织形成边界清楚的灰白色隆起病灶,外观干燥无光泽,有的为羊脂状,与下方炎症组织粘连紧密。

(2)角膜溃疡:溃疡边缘不规则,但边界清楚,呈灰白色苔垢状或牙膏状,角膜溃疡周围因胶原溶解而出现"浅沟"。溃疡外观干燥欠光泽,其表面的坏死组织易于刮除,涂片观察菌丝、孢子阳性即可确诊。

(3)伪足:在感染角膜病灶周围有时可见伪足,像树枝状浸润。

(4)卫星灶:为角膜大感染灶周围,出现与病灶之间没有联系的小的圆形感染灶。

(5)免疫环:常表现为感染灶周围的环形浸润,因真菌抗原抗体反应而形成。此环与感染灶之间有一模糊的透明带。

(6)内皮斑:约有50%患者可见角膜内皮面有圆形块状斑,常见于病灶下方或周围。

4. 严重的虹膜睫状体反应和前房积脓　角膜后可出现斑块状及糊糊状沉着物,且伴有黏稠的前房积脓(50%患者),液面不随头位移动,这是判断角膜感染深度的一个重要指标。有前房积脓时说明感染已达角膜基质层,有的甚至是部分菌丝已穿透后弹力层。前房的脓液在角膜穿孔前,只有15%～30%脓中有菌丝,大部分为反应性积脓,当出现角膜穿孔,前房脓液中高达90%有真菌菌丝存在。伴有黏稠的前房积脓时,真菌也可进入后房,导致真菌性眼内炎。

5. 角膜穿孔　如果病情未被控制,坏死组织脱落,角膜穿孔,前房消失,眼内感染,最终失明。

【继续检查项目】

1. 角膜刮片　常可见真菌菌丝。丝状菌是角膜的主要致病菌,各种多细胞真菌的菌丝与孢子形态不同,是鉴别真菌的重要标志。刮取时应稍用力,因表浅部分为坏死组织,找不到真菌。但应避免在同一病变部位反复刮取而造成角膜穿孔。刮取物涂片后进行光镜检查。

(1)10%～20%氢氧化钾湿片法:主要利用氢氧化钾溶解刮片中的非真菌杂质而显菌丝。

(2)革兰染色:染液和染色方法同细菌学检查。

(3)吉姆萨染色:丝状真菌、类酵母菌染成紫色或红色。上述三种方法的检出率分别为33%、55%和66%。

(4)其他:PAS染色菌丝染成红色,特别醒目;Gomori六胺银(GMS)染色易发现菌丝,阳性率很高,适合于菌丝少者。近来有学者采用荧光显微镜检查,所用荧光染色法有acridine orange(丫啶橙染色)和CFW染色(二苯乙烯类荧光增白剂),初步表明效果良好。

2. 真菌培养　①Sabouraud培养基,最简单常用,一般1～2周就可形成典型菌落;②血琼脂培养基;③巧克力培养基。依据真菌生长速度、菌落外观、菌丝、孢子或菌细胞形态特征等进行菌种鉴别，并进行药物敏感试验。培养温度22～28℃，湿度40%～50%，pH为4.0～6.0。真菌培养阳性率较低，应多次或采用不同方法同时进行培养，可以提高阳性率。

3. 角膜活检　角膜刮片及培养均为阴性的疑诊者，可做角膜活检确诊。

4. 免疫学测定　免疫学检测，更加有利于临床的早期诊断。目前国内已开展白色念珠菌免疫荧光及免疫酶标法，免疫荧光快速诊断孢子丝菌病。

5. 角膜共焦显微镜检查　可直接发现真菌病原体（菌体或菌丝），阳性率高达95%以上；可以通过观察菌丝与孢子形态鉴别真菌，区别是丝状真菌还是酵母菌；并能对真菌性角膜炎抗真菌药物治疗的效果进行监控，是一种很好的对真菌性角膜炎进行诊断和研究的仪器。

【诊断】

1. 既往史　有农业或植物性外伤史，或长期使用糖皮质激素史，或广谱抗生素使用史。

2. 病程　病程长而进展缓慢，充血及溃疡明显而眼部刺激症状相对轻微。

3. 体征　典型的溃疡形态、糨糊状角膜后沉着物和稠厚的前房积脓。

4. 角膜病灶刮片检查　刮除白色苔垢状物，滴以5%氢氧化钾镜检可找到菌丝。

5. 真菌培养　可鉴定菌种及进行药敏试验。

6. 活检　小片病灶组织进行活检，阳性率较高。

7. 角膜共焦显微镜　有条件者行此非侵入性检查，可直接发现病灶内的真菌病原体。

【鉴别诊断】

主要与细菌性角膜炎和病毒性角膜炎鉴别，详见概述。

1. 细菌性角膜炎　发病急骤迅猛，临床症状与体征一致，角膜组织溃疡灶与周围组织界限不清，角膜后沉着物多为尘状，抗生素治疗有效。

2. 单纯疱疹性角膜炎　多有反复发作史，结膜反应较轻，溃疡灶呈地图或圆盘状；抗病毒药物治疗有效；无角膜外伤史。

【临床类型】

1. 根据临床表现和相应的病理学改变分　目前可以把真菌性角膜炎大体上分为两种类型。

(1)水平生长型：真菌为表层地毯式生长，对抗真菌药物效果好，刮片阳性率高，是板层角膜移植术的适应证。

(2)垂直和斜行生长型：为临床较严重的真菌感染，有特异的真菌感染伪足、卫星灶等，抗真菌药物往往无效，板层角膜移植为禁忌，全层角膜移植术时要尽可能切除病灶外0.5mm范围以上，才能有把握控制炎症。

2. 根据不同真菌感染方式和临床表现的差异分

(1)白色念珠菌性角膜炎：早期显示浅层角膜病变，轻度隆起，病情发展缓慢，病变区灰白色，可见伪足和卫星灶，病变周围有明显的细胞浸润。

(2)茄病镰刀菌性角膜炎：显示毛玻璃样增厚，呈现表面隆起的干燥的灰白色病灶，病灶周围浸润不明显。

(3)不同曲霉菌性角膜炎：角膜病灶显示徽章样改变，周边病变浓密而中央稍淡，病情发展迅速，3d时即出现前房积脓。

【治疗原则】

及时有效的抗真菌治疗，溃疡愈合后应该用药半个月以上，以防复发。禁用糖皮质激素。

【治疗方案】

1. 非手术治疗

(1)凡怀疑为真菌性角膜溃疡者，均应及时行实验室检查，包括角膜刮片、活检、真菌培养及免疫学测定，并且需做药物敏感试验，以便及时选用有效抗真菌药物局部、全身治疗，有条件结合行共焦显微镜检查。抗真菌药物有以下一些。

1)烯类抗真菌药：两性霉素B、制霉菌素、那他霉素、金褐霉素等，能与真菌细胞膜上的固醇结合，通过破坏膜的通透性而影响真菌的代谢。体外实验证实多烯类是目前抗真菌(丝状菌、酵母菌)活性最高的药物。

2)咪唑类抗真菌药物：克霉唑、咪康唑、酮康唑、噻苯达唑等，通过抑制细胞色素酶、与细胞膜的脂肪结合和干扰麦角甾醇合成，影响真菌细胞膜功能。

3)非咪唑类抗真菌药物：5-氟胞嘧啶、阿米卡星、磺胺嘧啶银等，能结合真菌RNA，干扰真菌的蛋白质合成。

4)其他抗真菌药物：除上述药物外，还有其他抗真菌药物，如曲古霉素、杀念珠菌素、硫柳汞、硝基苯及碘剂、大蒜素等。

5)三唑类抗真菌药物：三唑类抗真菌药是目前认为最有希望的抗真菌药物，为20世纪80年代后期创制的新药，具有抗真菌活性高、毒副反应少和优越的药动学等特点，包括氟康唑、伊曲康唑等。

一般而言，丝状真菌感染(溃疡边缘羽毛状浸润或卫星灶、角膜免疫环等)首选那他霉素或金褐霉素滴眼，而酵母菌感染(浓密黄白色圆形溃疡，边界较清，易向深部发展，外观与革兰阳性细菌性角膜炎相似)首选两性霉素B。病情严重时，无论何种真菌均可联合应用咪康唑球结膜下注射和氟康唑口服。

(2)治疗方案

1)首先应用咪唑类和多烯类药物联合治疗：0.5%氟康唑滴眼液或0.2%咪康唑滴眼液联合0.1%～0.3%两性霉素B滴眼液滴眼，每30min至1h 1次。睡前可用1%两性霉素B眼膏涂眼，也可选用1%～3%酮康唑、1%5-氟胞嘧啶、0.1%金褐霉素、5%匹马霉素，每小时滴眼1次，5%那他霉素滴眼液每1～2小时1次。

5-氟胞嘧啶与两性霉素B或氟康唑联合应用有协同作用，能减少药物用量，降低毒副反应，并延缓5-氟胞嘧啶耐药性的产生；利福平和两性霉素B合用亦有协同作用；伊曲康唑与两性霉素B或5-氟胞嘧啶合用治疗念珠菌、曲霉菌和隐球菌感染有协同作用，伊曲康唑与氟康唑合用与单用伊曲康唑效果相同；氟康唑与两性霉素B联用时效果较单用两性霉素B明显降低，对两性霉素B敏感的酵母菌如事先应用氟康唑会导致对两性霉素B耐药；两种多烯类药物，如两性霉素B和那他霉素合用时会增加药物毒性而药效并不提高。

2）对病情较重者、小儿或不宜滴眼者，可用氟康唑2mg/ml结膜下注射，每日1次。

3）对重症患者，可用氟康唑200mg静脉滴注，每日1次；或口服酮康唑200mg，每日2次；或伊曲康唑200mg，每日1次；或氟康唑200～400mg，每日2次。

4）抗真菌治疗需要较长时间，治愈后不能立即停药，仍需用药维持一段时间以减少复发，并遵循先停静脉用药、然后停口服药、最后停局部滴眼液的原则。

（3）本病常伴有严重的虹膜睫状体炎反应，必须用散瞳药充分散大瞳孔。激素类药物对溃疡有扩散作用，所以无论局部或全身皆应禁用。溃疡伴有穿孔或后弹力层膨出应涂抗真菌眼膏，用绷带加压包扎以促进溃疡愈合。

（4）免疫调节药：临床上，真菌性角膜溃疡者常伴有机体不同程度的免疫功能紊乱，特别是细胞免疫功能降低，外周血T细胞亚群检测示辅助T细胞低下、比例倒置。应用免疫调节药，如左旋咪唑、胸腺素等可为真菌性角膜溃疡的辅助治疗。

（5）氯己定葡萄糖酸盐：氯己定葡萄糖酸盐已广泛应用于临床近40年，对许多革兰阳性菌、革兰阴性菌、阿米巴原虫、沙眼衣原体具有抑制作用。文献报道，体外、体内实验证实0.2％氯己定溶液具有良好的抗真菌作用。有临床随机对照观察显示，0.2％氯己定溶液治疗轻中度真菌性角膜炎效果优于0.25％和0.5％那他霉素滴眼液，尤其对镰刀菌感染有效，对曲霉菌感染效果较差，眼局部耐受性良好，未见组织毒副反应，而且价格低廉易得。尤其对病原菌尚不明确或可疑混合感染的患者，可将氯己定葡萄糖酸盐作为一线药物选择。

2. *手术治疗*

（1）清创术：对角膜病灶浅在者可刮除病变区感染坏死组织，同时结合使用有效抗真菌药物，以提高疗效。

（2）角膜病灶切除术：本法适用于角膜病灶边界清楚的早期病变或病变局限性患者。可从病灶组织外1mm处切除，深度不宜超过正常角膜厚度50％，尽量不切穿前房。如前房大量积脓可同时做前房穿刺，然后碘酊烧灼创面，但是次数要严格掌握。将切除的病变组织做病理检查、药敏试验，结合有效的抗真菌药物治疗。本法可明显缩短治疗时间，提高疗效。

（3）结膜瓣遮盖术：适用于真菌性角膜病变位于周边部位者，术中彻底切除角膜病损组织至关重要，可切除角膜厚度的2/3，也可切除角膜缘坏死组织，达到清创目的，造成新创面，才利于结膜瓣的贴附及愈合。做以穹隆部为基底的结膜瓣，尽可能不带筋膜组织，将结膜瓣紧贴在角膜基质层的创面上，用8-0尼龙线将结膜瓣固定缝合在角膜植床创缘上。不仅清除了角膜病灶，清除了角膜真菌，还增加了充分的血液供应，增强了机体的抗真菌功能，有利于愈合。如角膜溃疡波及全角膜，特别是溃疡的深度已达后弹力层或角膜已穿孔者，则不适合施行结膜瓣遮盖术。

（4）角膜移植术：所有真菌性角膜炎，除非合并穿孔或有穿孔趋势者，都应先联合多种抗真菌药物进行治疗，并可辅以1～2次局部清创处理，然后根据治疗的转归、病灶的大小、部位、深度及视力等因素决定是否需行角膜移植手术。比较严重的真菌性角膜溃疡可施行角膜移植手术。手术指征为：①发展快的中央部真菌性角膜溃疡，角膜深层组织浸润致密而且在治疗过程中不断扩大加深，角膜组织已严重坏死，后弹力层膨出即将发生穿孔或已穿孔者；②诊断不及时或培养真菌药物敏感试验无敏感药物者，以及角膜遗留布满新生血管的厚密角膜白斑，视力低于0.1者。

1）术前准备：在正规抗感染治疗的情况下，对角膜穿孔不可避免或已穿孔者，及时施行穿透角膜移植术治疗，不仅可控制感染，加速炎症消退，还可治愈角膜溃疡或穿孔，避免其自然转归带来的严重后遗症及挽救眼球。所有患者入院后均先予局部应用氟康唑、两性霉素B眼液频繁点眼和相应眼膏睡前包眼，口服伊曲康唑等抗真菌药物治疗，有前房积脓者加氟康唑注射液静脉滴注，并用阿托品散瞳，对分泌物多而创面坏死者，行病灶清创1～2次，除去表层分泌物及菌丝苔被，清创后将抗真菌眼膏涂于病灶表面并包眼。

2）手术方法选择：真菌性角膜溃疡，由于真菌菌丝较易穿透后弹力层，甚至侵入前房，为了彻底切除病灶，避免术后复发感染，宜选择穿透角膜移植术治疗，不能使用板层角膜移植术。

3）手术注意事项：a. 角膜病灶切除要彻底，环钻切除的范围应超出溃疡病灶最少0.5～1.0mm。对真菌感染更不应姑息，凡有卫星灶或存在免疫环者定要包括在手术切除范围之内。b. 真菌性角膜溃疡穿孔，虹膜与角膜病灶粘贴在一起，真菌菌丝更容易穿过角膜基质达到虹膜面，并可在虹膜组织中繁殖。术中应用0.02%氟康唑溶液，在手术显微镜下除了细心冲洗房角处的积脓外，还应彻底清除冲洗虹膜表面的纤维性渗出膜；嵌入角膜穿孔处的虹膜如明显充血肿胀，可做部分切除，缺损区尽量做缝合修复。c. 如果病灶范围较大需要做8.0mm以上的植床者，最少应做2处的周边虹膜切除，便于前后房交通，预防青光眼。d. 在穿孔的角膜上用环钻做植床，因眼压较低，难于钻至较深的基质层，仅钻至浅基质层，起划界作用，然后用刀片沿划界切穿植床角膜，用剪刀沿划界剪除病变角膜组织盘，最好不要经溃疡穿孔处进剪刀做移植床，因为这样有可能造成移植床创口的污染。e. 虹膜与角膜穿孔处及角膜背部粘连，在穿孔1周内手术仍容易与病变角膜分开，可保留完整的虹膜，但也可能有少数病例因粘着过紧，分离困难。然而这种粘着状况总是较局限，因此可提起病变角膜组织盘，将其粘着的虹膜剪除。如虹膜缺损导致瞳孔明显变形扩大可做虹膜修补瞳孔成形术。术中虹膜面渗血或出血，可用少许肾上腺素及滴入1～2滴透明质酸钠，有助于阻止渗出与出血。f. 缝合植片前，注入透明质酸钠到前房，既保护角膜内皮免受机械损伤，又可减少对虹膜的刺激及防止虹膜与角膜粘连。既便于手术的进行，又便于术毕时前房重建。g. 术毕前房形成至关重要。要求在手术显微镜下操作，创口缝合达到水密状态，注入Ringer液或平衡盐溶液满意地形成前房，对预防术后虹膜前粘连和继发青光眼等均有积极的作用。若注液后完全无前房或仅局部有前房，说明虹膜与角膜创口有粘连，应用带前房冲洗针头的注射器，从角膜切口进针做粘连分离，可一边分离，一边缓慢注液，直至全部粘连分开后，再补充注液形成前房。如形成前房仍然不理想，可边注入透明质酸钠，边分离，使前房恢复。因为黏弹性物质成形性较好，可较有效地防止被分开的虹膜再发生粘连，并可在前房停留数日，一般 6d 内可经巩膜静脉窦缓慢排出。前房注入透明质酸钠后，有少数病例可能有暂时眼压升高，术后可服乙酰唑胺或静脉滴注 20%甘露醇溶液数日。h. 术毕结膜下或眼球筋膜囊内注射庆大霉素 2 万 U 和氟康唑 1mg/0.5ml。

【术后处理】

1. 一般处理

(1)抗真菌治疗：根据病情选择：①口服伊曲康唑胶囊 0.2g，每日 1 次，包括术前治疗在内不超过 3 周，注意观察肝功能的变化。②球结膜下注射氟康唑 1mg/0.5ml，每日 1 次，连续 3～5d。③每晚睡前局部应用两性霉素 B 或氟康唑眼膏；植片上皮修复后，改用 1%氟康唑眼液，每日 4 次，连续 2～3 周。

(2)糖皮质激素：术后 2 周内局部禁用皮质类固醇。前房反应严重者，可全身应用皮质类固醇，如氢化可的松 100mg，静脉滴注 1～2d，对减轻前房反应十分有益，又不会引起真菌的复发。2 周后，若无真菌复发感染迹象，可开始逐渐应用皮质类固醇和环孢素滴眼。

(3)扩大瞳孔：给予适当散瞳，预防虹膜后粘连和瞳孔闭锁。

(4)抗生素的应用：早期应用庆大霉素每日 16 万～24 万 U，植片修复后，局部应用氧氟沙星眼液，每日 4 次。

(5)观察眼压：采用 8mm 以上的大植片，特别是全角膜移植和眼球前段重建者，术后要密切观察眼压的改变，警惕青光眼的发生。若发现眼压高，可局部和全身应用降眼压药物，控制眼内压。

2. 并发症处理　见概述。

【住院小结】

1. 疗效　早期诊断和及时治疗，治愈率可达 90%以上。视力预后与角膜溃疡部位、病变程度和治疗效果有关。病情严重或病程长、反复发作者即使病情控制，也会因为角膜瘢翳和新生血管翳而严重危及视功能。

2. 后续治疗

(1)增强机体的免疫力。

(2)溃疡愈合遗留瘢痕，如果视力低于 0.1，在稳定后 6 个月，可考虑行穿透角膜移植术。

3. 出院医嘱

(1)定期复查。要求患者于术后每周随诊，1 个月后改为每月复诊 1 次，复诊时注意记录视力及矫正视力、眼压、植片透明性、层间愈合情况等，3 个月后可根据角膜曲率及验光结果选择性拆线以调整散光。对大植片及偏中心移植，植床有新生血管长入者，给予局部拆线，滴糖皮质激素眼液和 1%环孢素眼液等处理。

(2)抗真菌药物在溃疡愈合后继续用药 2～4 周或更长时间，以免复发。

(3)一般禁用糖皮质激素,由于前房反应严重者已使用糖皮质激素者,应密切随访,及时停用。同时还应避免长期抗生素滴眼。

(4)保护角膜,避免角膜外伤。可使用甲基纤维素、透明质酸钠等润滑角膜,bFGF、EGF等促进角膜上皮修复。

(谢 平 郑欣华)

六、棘阿米巴角膜炎

棘阿米巴角膜炎(acanthamoeba keratitis,AK)是由棘阿米巴原虫感染引起的一种慢性、进行性角膜溃疡,是一种难治性、预后严重的角膜感染性疾病。该病临床特点为角膜基质环形浸润和放射状角膜神经炎,病程可持续数月,可能与棘阿米巴分裂较慢和角膜固有的物理屏障有关,常因角膜接触被棘阿米巴污染的水源,特别是通过清洗角膜接触镜的药液或污染的角膜接触镜而感染发病。

【病史询问要点】

1. 有无外伤或角膜接触镜佩戴史。

2. 有无异物感、畏光、流泪、疼痛(100%发生,形成放射状浸润后明显,与临床体征不相符)和视力减退史。

3. 单眼发病,双眼罕见。

4. 病情进展缓慢。

5. 治疗史,有无经过抗细菌、抗病毒药物及皮质类固醇药物治疗无效的病史。

【体格检查要点】

1. *视力* 视力下降。

2. *角膜炎症表现* 早期为上皮混浊、假树枝状(类似HSK)或局部点状荧光染色,渐发展为基质浸润,特征性改变为角膜神经周围浸润(伴角膜知觉减退,因浸润多呈放射状分布,故又称放射状角膜炎)和进行性环形基质浸润,可呈半环或环状性,位于角膜中央或旁中心,周围有白色卫星病灶,或表现为中央基质炎症类似HSK的盘状角膜炎,可出现后弹力层皱褶、角膜后沉着物和反复上皮剥脱,多有前房积脓。

3. *巩膜炎症表现* 14%的患者呈现结节性巩膜炎表现,眼底可见视盘水肿,CT显示后巩膜增厚。如合并细菌或真菌感染,病情愈将复杂化。

【继续检查项目】

1. *角膜刮片染色* 找到阿米巴滋养体和包囊可明确诊断。10%~20%氢氧化钾或生理盐水湿片法为诊断棘阿米巴角膜炎的一种快速、简单、有效的方法。Clcofluor White(CFW)染色也是快速诊断棘阿米巴感染的手段。

2. *共聚焦显微镜(IVCM)* 可发现角膜内有高度反光性的卵圆形或圆形小体,直径为10~25μm,可呈簇集状、短链状或散在等排列,同时可发现2层壁的包囊。IVCM的快速,无创,可重复性,对临床诊断、指导用药、疗效评价、术后效果及预后判断起重要的作用。其检查敏感性及特异性在85%以上。

3. *多聚酶链反应(PCR)* 检测棘阿米巴效果很好,可成为检验棘阿米巴的有效手段。但是常规PCR法鉴定阿米巴病原体均需先提取病变角膜组织的DNA，对于病变样本稀少者操作较困难。有报道，直接PCR法操作简单，能够快速诊断棘阿米巴角膜炎，尤其对于待检标本少而无法提取DNA的患者可首选。与常规方法相比具有较高的敏感性和特异性，且操作简单、耗时较短，对于指导棘阿米巴角膜炎的早期诊断和治疗具有重要的价值。

4. *棘阿米巴培养*　取CL保存液、病灶处角膜刮片组织或活检材料，以血琼脂平板、巧克力琼脂平板等加入大肠埃希菌共同培养。若见培养基表面有波浪形印迹，可能为棘阿米巴存在。

【诊断】

1. 角膜接触镜佩戴史、角膜外伤史或接触不洁用水史。
2. 与病变不相称的剧烈眼痛。
3. 早期可表现为类似单纯疱疹性角膜炎的粗点状、树枝状浸润，地图样上皮缺损。
4. 角膜基质环形、放射状或盘状浸润，周围可有白色卫星灶。
5. 角膜知觉减退，以中央部明显。
6. 部分患者可表现角膜放射状神经炎。
7. 一般药物，如抗生素或抗病毒药物治疗效果差。
8. 实验室检查或共焦显微镜找到阿米巴滋养体和包囊可明确诊断。

【鉴别诊断】

1. *单纯疱疹性树枝状角膜炎*　佩戴角膜接触镜者，若出现树枝状溃疡，特别是抗病毒治疗无效时，应考虑棘阿米巴角膜炎的可能。

2. *单纯疱疹性基质性角膜炎*　棘阿米巴角膜炎者眼剧痛与体征不一致，抗病毒治疗无效，活检和组织培养有助于和单纯疱疹性基质性角膜炎相鉴别。

【治疗原则】

抗阿米巴药物治疗为主，严重影响视力者或角膜变薄有可能穿孔时需行穿透角膜移植术治疗。

【治疗方案】

1. *非手术治疗*

(1)抗阿米巴药物：病变局限于角膜上皮时，可行病变局部清创搔刮术再联合选择应用抗阿米巴眼液，先频后减，疗程需数月。

1)双胍类，如0.02%聚己甲基双胍(PHMB)和氯己定，可损害滋养体和包囊的膜内结构，使细胞溶解，但是单独应用效果不佳。

2)芳香二脒化合物，如0.1%普罗帕脒和0.1%己脒定，可杀死滋养体和包囊，但是有虹膜萎缩、白内障等并发症。目前推荐双胍类和二脒类联合应用作为AK的一线药物。

3)0.02%～0.05%氯己定；0.2%～0.5%甲硝唑或0.4%替硝唑、抗真菌药，如氟康唑等也有一定疗效。

4)有报道，每日静脉滴注0.5%甲硝唑1g或0.4%替硝唑0.8g(分2次给药)，联合局部治疗 AK 有效。

5)对合并真菌感染者加用 0.25%两性霉素 B 眼液或 5%那他霉素眼液滴眼，并口服伊曲康唑 0.2g/d(疗程≤3 周)等抗真菌药物。

(2)散瞳药：开始治疗时即应用。

(3)糖皮质激素：可使病情恶化，一般不主张使用，尤其在抗阿米巴治疗的早期。

(4)抗生素及非甾体消炎药，尤其当角膜上皮持续性缺损时，是预防性应用抗生素的绝对指征。

2. 手术治疗

(1)结膜瓣遮盖术：对于药物治疗效果不佳，角膜溃疡位于周边部，呈进行性发展，基质浸润、水肿、坏死、变薄，或伴后弹力层膨出者可行结膜瓣遮盖术。

(2)角膜移植

1)手术指征：角膜变薄有可能穿孔时或炎症已控制而残留有角膜瘢痕者，可行穿透角膜移植术。

2)角膜移植成功率的差异较大。在合并眼内组织感染时进行角膜移植时，容易导致排斥反应。因术前难以判断感染范围，术中难以将病灶彻底清除，最好联合角膜冷冻术，以尽可能去除所有棘阿米巴。

3)穿透角膜移植术的关键是彻底清除病变组织，防止包囊残留在植床上。术后复发患者，用共聚焦显微镜检查，发现包囊，及时更换植片，加大植片直径，彻底清除植床病灶。

【术后处理】

1. 继续应用抗阿米巴药物治疗。

2. 其他见概述。

【住院小结】

1. 疗效　预后严峻，经药物和手术治愈者约 50%，且视力较低下。复发感染者，不得不多次行穿透角膜移植术。眼球摘除者多为剧痛或青光眼、角膜穿孔等并发症。

2. 出院医嘱

(1)继续应用抗阿米巴药物，药物治疗的总疗程多需长达 1 年以上。

(2)严格的定期随访，以早期发现可能复发的病例。

(3)预防

1)应用加热法杀灭污染角膜接触镜的棘阿米巴包囊。

2)小瓶分装角膜接触镜的清洁消毒液，每日更换。

3)洗浴和游泳时，不戴角膜接触镜。

4)使用抛弃型角膜接触镜。

(4)其他见概述。

（朱承华）

七、基质性角膜炎

基质性角膜炎(interstitial keratitis),也称为非溃疡性角膜炎(nonulcerative keratitis),是位于角膜基质深层的弥漫性非溃疡性和非化脓性炎症,多为一种感染原所致的免疫反应性炎症,发病机制被公认为是宿主对感染原的免疫反应,而不是病原活动感染的直接结果。该病属于Ⅳ型(迟发型)变态反应,主要表现为角膜基质炎性细胞渗出、浸润,并常有深层血管化形成,角膜上皮和浅基质层一般不受影响。虽然本病远不如角膜溃疡性炎症多见,但却是损害视力的常见原因。

【病史询问要点】

1. 发病年龄　由于先天性梅毒为最常见的原因,因此大部分发病年龄在5—25岁,成年后发病者极少见。女性多于男性。

2. 自觉症状　眼部有无疼痛、流泪及畏光,伴有水样分泌物和眼睑痉挛。有无视力轻度到重度下降。

3. 发病程度　多为慢性病程。发病初期为单侧性,数周至数月后常累及双眼,但常一前一后,而且有时隔数年,易于复发。

4. 发病诱因　先天性梅毒为最常见的原因,结核、麻风、单纯疱疹、带状疱疹、腮腺炎等也可引起本病。基质性角膜炎虽然可由致病微生物直接侵犯角膜基质所致,但即使在病变急性期,角膜中也无急性感染的病理改变,因此,其发病可能为微生物抗原与血循环抗体在角膜基质内发生的剧烈的免疫反应。

5. 伴随症状　有无合并合钦森(Hutchinson)牙、马鞍鼻、口角皲裂、马刀胫骨等先天性梅毒体征;有无结核感染的病史;有无典型的"狮样面容"、面神经麻痹、虹膜表面小砂石状乳白色结节、睑裂处黄色胶样结节等麻风体征;有无角膜刺激症状等。

【体格检查要点】

1. 不同程度的视力障碍　角膜的病损常常不同程度地影响患者视力,严重者仅留光感。

2. 眼部症状　眼部有疼痛、流泪及畏光,伴有水样分泌物和眼睑痉挛,视力轻度到重度下降,睫状肌充血。

3. 角膜知觉检查　角膜知觉减退或消失。

4. 角膜损伤　裂隙灯检查,一般上皮完整,但上皮常常处于水肿状态。角膜基质深层有浓密的细胞浸润及水肿,多从周边向中央扩展,病变的角膜增厚、后弹力层皱褶,外观呈毛玻璃状。根据严重程度,整个病变可能局限于角膜周边部,也可能向中央发展波及整个角膜。炎症持续数周或数月后,角膜浸润及水肿逐渐吸收,新生血管在角膜板层间呈红色毛刷状,可延及角膜全周。炎症消退后,多数患者角膜可恢复透明,少数患眼角膜可遗留厚薄不等的深层瘢痕,萎缩的血管则在角膜基质内留下幻影血管,表现为灰白色纤细丝状物。

5. 其他　常伴有虹膜睫状体炎,表现为房水混浊及角膜后沉着物,瞳孔缩小。

6. 特异性征象

(1)梅毒性基质性角膜炎：可分为3期，①浸润期；②血管新生期；③退行期。

活动性梅毒性基质性角膜炎第一个显著的征象是轻微的基质层水肿，少量的内皮层角膜后沉着物。严重的疼痛、清亮透明的分泌物及畏光等，预示着炎症浸润的开始。

典型的间质性基质层炎症常常从周边开始，在上方呈扇形分布。稀疏的、灰白色的基质层浸润扩大并融合。在此期，上皮层水肿及小水疱形成。这个过程可能局限在角膜的某一部分或整个角膜变混浊，呈典型的毛玻璃样外观。在新生血管期，浸润变得更加浓密，血管从周边部侵入深基质层。血管内生和炎症可能局限在周边部呈扇形，或在几周甚至几个月后向中央发展侵犯整个角膜，使呈红色色调，称为 Hutchinson 橙红斑。

一旦整个角膜血管化，病程可能已达到顶峰，预示进入吸收期。1～2年后，如果不治疗，炎症开始消退，周边部开始变透明。角膜内血管闭塞、角膜瘢痕持续存在。内皮细胞层和后弹力层可能有持续性的皱褶、疣状赘生物、角膜后玻璃状的嵴状物及可延续进入前房的纤维束。通常这种现象只在病变静止期能看到。

先天性梅毒性基质性角膜炎通常累及双侧角膜，75%以上的患者在1年内另一只眼开始发病。约9%的患者有炎症复发。后天性基质性角膜炎通常发病较轻，病灶较局限。

此外，先天梅毒性基质性角膜炎常同时还有先天性梅毒其他典型的特征，即哈钦森牙及重听(或耳聋)连同基质性角膜炎，称为 Hutchinson 三特征。

(2)结核杆菌性基质性角膜炎：很少并发基质性角膜炎，然而，应该排除这种细菌感染的可能性。这种基质性角膜炎趋向于周边部，并且常呈扇形分布及伴有扇形角巩膜炎。不像梅毒性角膜炎，这种角膜炎的炎症影响前中基质层，浓密的浸润占主导地位，有时呈现结节状、脓肿样浸润。血管化通常限于前基质层；然而，通常血管管径较大，且呈弯曲状。病程迁延，残余的角膜瘢痕较厚，原因是严重的炎症反应导致了比较重的角膜细胞坏死。

(3)麻风性基质性角膜炎：以多种方式累及角膜。因脑神经功能失调或眼睑结构的变化导致角膜暴露。表层无血管性的角膜炎是麻风具有特征性的损害，通常从颞上象限开始。开始小而分散的上皮下混浊或前基质层混浊，以后融合变成弥散性的前基质层混浊。最后，血管侵入，向角膜混浊区延伸，形成特征性的麻风血管翳。

【门诊资料分析】

1. 病史分析　急性梅毒性基质性角膜炎往往父母既往有性病史，母亲有流产及死产史，梅毒血清学检查阳性，伴有中枢神经系统症状或心血管受累；结核性基质性角膜炎、麻风性基质性角膜炎往往有全身性感染的病史。

2. 眼部表现　炎症期角膜基质细胞浸润、水肿、增厚，伴有虹膜睫状体炎；后期角膜板层间毛刷状新生血管；炎症消退后部分遗留角膜瘢痕、幻影血管。

【继续检查项目】

1. 梅毒血清学检查　先做非梅毒螺旋体抗原血清试验，包括 VDRL 玻片试验、

USR玻片试验、RPR试验、TRUST试验，这些试验主要应用于初选检查和疗效观察。可疑者做梅毒螺旋体抗原血清试验，包括TPHA试验、TPPA试验、FTA-ABS试验、ELISA试验等，这些试验主要用于确诊，不用于疗效观察。

2. 结核菌素试验

3. 胸部X线检查

4. 皮肤科会诊　协同检查排除麻风。

【诊断】

1. 眼部疼痛、流泪、畏光等刺激症状显著，视力下降，严重者仅有光感。一般双眼发病。

2. 角膜基质深层有细胞浸润及水肿，后弹力层皱褶，外观呈毛玻璃状。

3. 新生血管在角膜板层间呈暗红色毛刷状，严重者波及全角膜。

4. 房水混浊及角膜后沉着物。

5. 炎症消退后部分遗留角膜瘢痕、幻影血管。

6. 实验室检查。

【鉴别诊断】

1. 病因鉴别诊断

(1)急性梅毒性角膜基质炎：是先天性梅毒的晚期表现之一。大多数发生于5－20岁，但也可以早自出生时，晚至50岁。梅毒血清学检查阳性。眼部征象包括"胡椒盐"状的脉络膜视网膜炎或视神经萎缩，或其他先天性梅毒晚期症状的出现，均提示本病的存在。一些其他的晚期梅毒表现，包括哈钦森牙和骨骼的畸形、第Ⅷ对脑神经受累导致耳聋、精神发育迟缓及行为异常等。

性病史、中枢神经系统症状或心血管受累，加上梅毒血清学检查阳性，即可确诊后天性梅毒。

梅毒血清学检查常用的有补体结合试验(如Wasserman试验)和沉淀试验(如Kahn试验)等。这些试验对于各期梅毒的诊断、治疗效果的判断及发现隐性梅毒均有重要意义。

(2)结核性基质角膜炎：取决于眼部所见、梅毒血清学检查结果阴性、结核菌素试验阳性及全身性结核感染的病史。

(3)麻风性基质性角膜炎：眼科医师难以做出初诊，要依据皮肤科医师的协助。面部有典型的"狮样面容"、眼睑皮肤增厚、秃睫、面神经麻痹是常见的晚期征象，可形成兔眼和睑外翻。角膜神经可发生节段性增粗，形成"串珠"状。虹膜表面可出现小砂石状的乳白色结节，在睑裂处角巩膜缘的巩膜侧有黄色胶样结节及角膜颞侧浅层血管翳等可确定诊断。

2. 梅毒性与结核性基质性角膜炎相鉴别

(1)结核性多为单眼发病；梅毒性则是双侧性居多。

(2)结核性好发于角膜的下部；梅毒性多侵犯全角膜。

(3)结核性的混浊为基质浸润常为扇形，深浅不一，浓淡不均；梅毒性则为弥漫性均一的灰白色混浊。

(4)结核性各期不明确，梅毒性分期明显。

(5)结核性病程较长，反复发作，时好时坏；梅毒性极少有复发。

(6)以结核菌素做皮内试验对结核性有一定价值；而康-华反应对梅毒性的诊断有一定价值。

【临床类型】

根据致病原因不同，常见以下 3 种。

1. 梅毒性基质性角膜炎。

2. 结核性基质角膜炎。

3. 麻风性基质角膜炎。

【治疗原则】

积极局部治疗，防治眼部并发症，同时针对病因给予全身治疗。

【治疗方案】

1. 针对病因进行治疗

(1)梅毒性基质性角膜炎是全身梅毒病症的局部表现，应从全身进行驱梅治疗。WHO已提出了全身驱梅治疗的原则，对于原发、继发或早期潜伏的患者(病程＜1年)，苄星青霉素 G240 万 U，肌内注射，晚期患者给予加倍量，每周 1 次，连续 3 周。

(2)结核性基质性角膜炎，首先应用全身抗结核治疗，包括异烟肼、对氨基水杨酸钠、硫酸链霉素及异烟肼的配合使用。

(3)麻风性基质性角膜炎，WHO已制定了治疗麻风的标准。因为这种病原生长极其缓慢，患者可能需要长时间的甚至是终身的治疗。目前，抗麻风药物有氨苯砜、氯法齐明和利福平，应在皮肤科医师指导下用药。

2. 皮质类固醇　局部滴用及结膜下注射。

3. 其他　散瞳，局部热敷、全身支持疗法，维生素口服，异性蛋白注射，对症处理。如眼压高时口服乙酰唑胺。炎症消退期，给予刺激疗法，如1%乙基吗啡溶液、氧化氨基汞滴眼，以取得最好的角膜透明度。

【住院小结】

1. 疗效　如治疗及时且持续系统用药，角膜有可能保持透明，视力也可不受严重损害。

2. 后续治疗

(1)全身疾病的维持治疗。

(2)皮质类固醇较长时间继续维持治疗。

(3)对于角膜炎症消退后遗留的瘢痕，经治疗 2 年左右不退，视力低于 0.1 者，可考虑行穿透角膜移植术。这种手术的成功率较高，患者术后有明显的视力改善。对于麻风性基质性角膜炎伴严重的眼睑畸形、面神经麻痹或眼干燥症的患者应慎重考虑。

3. 出院医嘱

(1)继续进行原发疾病的治疗。

(2)局部应用皮质类固醇、抗生素滴眼液、眼膏。

(3)定期随访。

（谢 平 郑欣华）

八、蚕食性角膜溃疡

蚕食性角膜溃疡(rodent corneal ulcer)又称 Mooren 溃疡(Mooren ulcer),是一种自发性、慢性、疼痛性、进行性、非感染性、周边部角膜溃疡。其发病机制尚不很清楚,目前多数学者认为是针对角膜基质层特定靶分子的特异性自身免疫疾病,一般将其视为Ⅲ型超敏反应。

【病史询问要点】

1. *发病年龄* 常见于中老年人,男性多于女性,偶尔也有发生于儿童的报道。

2. *发病程度* 单眼患者多于双眼患者,两眼先后发病,起病慢,病程长短不一,数月至数年,病变渐进发展。

3. *发病诱因* 确切病因不清,近年来研究提示认为自身免疫在发病机制上起重要的作用,外伤、手术、过劳、饮酒、感染(尤其是寄生虫感染)及局部炎症等诱发因素可能使角膜和结膜的抗原稳定性改变,产生抗体,触发本病的自身免疫反应。

4. *伴随症状* 有眼红、剧烈持续的眼痛,其疼痛程度常常超过局部的炎症体征。有无畏光、流泪等刺激症状;有无眼睑痉挛、水肿;有无视力障碍等。

5. *其他* 有无其他导致角膜浸润和角膜溃疡的全身系统性疾病史。

【体格检查要点】

1. *潜掘状角膜溃疡* 角膜病变开始在边缘部距角膜缘 1～2mm 处出现基质层灰色浸润点,典型的病例常出现于睑裂区,进行扩展而成溃疡,且缺损区与角膜缘之间无正常的角膜组织分隔,溃疡沿角膜缘环行发展,然后向中央区浸润,其浸润缘呈潜掘状,浓厚灰白色,略隆起,最终累及全角膜。

2. *角膜变薄、穿孔* 溃疡可向深层发展,约有 1/3 患者发生溃疡穿孔,特别是在角膜变薄合并眼外伤或继发感染时。

3. *角膜瘢痕化、血管化* 溃疡前方在进行,后方在修复,随之被新生血管及上皮所覆盖,导致角膜瘢痕化、血管化,很少引起后弹力层膨出和穿孔。溃疡可能局部处于静止、局部活动,病程通常缓慢进展 4～18 个月。

4. *不同程度的视力障碍* 可能是继发虹膜睫状体炎,或中央角膜受累及,或周边角膜变薄引起的不规则散光所致,或由于角膜穿孔、瘢痕化、血管化等原因而致盲。

5. *合并症* 在活动性角膜炎症周围区,有时会出现结膜的水肿和炎症;有时伴发虹膜炎;除继发感染之外,很少发生前房积脓;有时会并发青光眼和白内障;不伴发巩膜炎。

【继续检查项目】

1. *角膜刮除组织培养或结膜囊细菌培养* 有助于确立溃疡性角膜炎的致病性微生物的种类。

2. 全身检查　主要包括:血细胞计数和分类、血小板计数、红细胞沉降率、类风湿因子、抗核抗体、抗中性粒细胞胞质抗体、循环免疫复合物、胸部X线检查、肝功能试验、与性病相关的试验(VDRL试验,检查梅毒的血清学试验)、荧光螺旋体抗体吸附试验、血液尿素氮和肌酐测定等。上述检查的目的在于排除胶原性血管疾病(特别是韦格纳肉芽肿)、恶性肿瘤、缺血或栓塞性疾病。

3. 眼前段荧光血管造影　有助于蚕食性角膜溃疡的临床分型。

【诊断】

蚕食性角膜溃疡是特发性的,不伴有可以引起周边性角膜溃疡的任何全身性疾病;是严格的周边性溃疡性角膜炎,不伴有相关的巩膜炎。应进行详细检查和综合性的实验室检查,寻找隐匿的全身性疾病,以排除相关疾病引起的角膜炎症,同时避免将有邻近巩膜炎的疾病误诊为本病,做出正确诊断。

1. 慢性、进行性的病史。

2. 难以控制的眼痛。

3. 沿角膜缘进展并向角膜中央进展,具有潜掘状边缘的角膜溃疡等临床表现。

4. 组织病理学改变。

5. 排除其他疾病。

【临床类型】

1. 根据临床表现和眼前段荧光血管造影分(Watson,1997)

(1)Ⅰ型:为单侧Mooren溃疡,其特征为单眼、老年,极度疼痛性、进行性角膜溃疡,眼前段表浅血管网不充盈。

(2)Ⅱ型:为双侧进行性Mooren溃疡,其特征为年轻、进行性、周边性角膜溃疡,血管造影发现有渗漏和延伸的溃疡基底的新生血管。

(3)Ⅲ型:为双侧无痛性Mooren溃疡,其特征为中年、双侧、低炎症反应性周边性溃疡,除新生血管进入溃疡区外,血管造影显示正常的眼前段血管构型。

2. 根据炎症发展的速度和治疗反应分

(1)良性型:多见于老年以上患者,男性多于女性,多为单眼发病,病情进展缓慢,有时有缓解,疼痛度中等,很少有穿孔,对免疫抑制药反应较好,多数能治愈,预后较好。

(2)恶性型:多见于年轻患者,双眼发病,病变呈持续进展,疼痛难忍,主觉症状重,溃疡进展快,很难缓解,有1/3病例会发生穿孔,对免疫抑制药治疗效果不好,预后较差。

【鉴别诊断】

1. 角膜边缘变性　Terrien角膜边缘变性、透明样变性和老年性边缘变性在某些情况下可与Mooren溃疡的溶解活动相混淆。一般前者上皮完整且无疼痛,多发于上、下象限。而后者多起病于睑裂区。

2. 韦格纳肉芽肿　其病变部位偏向巩膜侧,可发生于任何年龄,先有局限性结膜炎及巩膜外层炎或巩膜炎而后引起角膜周边部基质层浸润和溃疡,且会发生坏死性巩膜炎，肺部多有多发性结节或空洞病灶，全身常有多系统坏死性血管炎，危及生命。

3. 感染性角膜溃疡　可通过角膜刮片做培养，查找感染来源，以及根据溃疡对抗生素治疗的反应良好与否来与蚕食性角膜溃疡相鉴别。

【治疗原则】

蚕食性角膜溃疡的治疗颇为棘手，治疗目的是阻止破坏过程、促进角膜表面的愈合和再上皮化。

【治疗方案】

1. 治疗选择　目前多依次采用下列疗法：①糖皮质激素；②病灶区角结膜清创术或球结膜切除及割烙术；③免疫抑制药；④包括眼结构重建的其他手术疗法。

2. 药物治疗

(1)糖皮质激素：频繁滴眼，可用1%的醋酸泼尼松龙或磷酸泼尼松龙滴眼液，每小时1次。联合应用睫状肌麻痹药和抗生素滴眼液以减轻症状和预防感染。该方法对单眼的良性型患者疗效较好。对局部用糖皮质激素5～7d无效者，或溃疡较深有穿孔危险的患者，可采用冲击疗法，每日口服泼尼松60～100mg。如果溃疡开始愈合，糖皮质激素逐渐减量。

(2)胶原酶抑制药：2%半胱氨酸、0.5%依地酸二钠液，每日4～6次，有助于减轻病变的进展，四环素眼膏涂眼亦可对抗胶原酶活性。

(3)非甾体类激素：主要是抑制前列腺素分泌达到抗感染目的，而且还有镇痛作用。包括局部与全身用药。此类药物有眼液，如双氯芬酸钠眼液；口服药，如双氯芬酸钠、洛索洛芬钠等。

(4)免疫抑制药

1)局部免疫抑制疗法：0.5～2%环孢素油制剂或0.1%他克莫司滴眼，每日3～4次，部分病例有一定疗效。新型免疫抑制药他克莫司0.02%～0.1%滴眼液局部滴用，免疫抑制强度是环孢素的10～100倍，且局部应用时前者更易渗透入角结膜组织，不良反应小。

2)全身免疫抑制疗法：对于上述治疗无效或进行性蚕食性角膜溃疡患者，可使用环磷酰氨[2mg/(kg · d)]，甲氨蝶呤(7.5～15mg/周)，硫唑嘌呤[2mg/(kg · d)]等。或环磷酰胺100～200mg加生理盐水40ml，静脉缓慢注射，每日1次，7～10次为1个疗程。注意调整药物剂量以控制炎症而又维持白细胞计数在3.5×10^9/L以上。

(5)其他新近研究药物：目前尚未在临床治疗中推广，包括①细胞因子及其拮抗药：转化生长因子β_1、α-干扰素、抗肿瘤坏死因子；②淋巴细胞表面分子抗体：阿仑单抗等。

3. 手术治疗　包括结膜瓣遮盖术、球结膜切除及割烙术、板层角膜移植术、多层羊膜移植、组织粘合剂、穿透角膜移植术等。

(1)手术适应证

1)结膜瓣遮盖术：对于年老体衰、长期住院和不能得到保证治疗的患者有一定效果。

2)病灶区角结膜清创术：药物治疗后，若溃疡继续进展，可行病灶区角结膜清创术。

3)板层角膜移植：本方法是目前治疗蚕食性角膜溃疡主要和疗效可靠的方法，恶性型宜早期行板层角膜移植术。

4)穿透角膜移植术：若病灶已累及全角膜，且中央区穿孔，则采用全层角膜移植以挽救眼球。

5)多层羊膜移植：适用于早期浅、中基质层蚕食性角膜溃疡及小的角膜穿孔，是角膜供体短缺或技术条件不足地区的有效治疗方法。

6)组织粘合剂：对于直径＜2mm 的穿孔可以使用组织粘合剂异丁氰化丙烯酸盐封闭穿孔。

(2)手术方法评价

1)结膜瓣遮盖术：尽管结膜瓣遮盖术不能改善视力，但常具有提供舒适感、减轻炎症反应和加速愈合的作用。如果基底层溃疡限于角膜周边，可采用结膜瓣部分性遮盖受累区。这种手术优点在于既可暂时性阻断溃疡向中央方向的进展，又可受益于免疫抑制疗法。

2)病灶区角结膜清创术或球结膜切除及割烙术：其目的是除去溃疡活动部位中性粒细胞和浆细胞等的来源及胶原裂解酶、补体和免疫球蛋白，从而阻断溃疡的进展。适用于良性型，病变范围比较局限，应用糖皮质激素治疗后溃疡仍在进展者。

3)板层角膜移植：目的是清除免疫炎性坏死组织、免疫活性细胞及活性成分，清除角膜的靶抗原组织，中断免疫性炎性过程，重建角膜正常结构，防止角膜穿孔。手术原则是彻底清除病变组织。结膜切除联合板层角巩膜移植术是目前较为有效的治疗方法。

4)穿透角膜移植术：尽量避开急性炎症期，主要施行于溃疡静止后 6 个月以上，为改善视力而采用。移植片须大，以便直接与巩膜缘组织缝合固定。

5)多层羊膜移植：羊膜组织表达多种抗炎因子、生长因子、蛋白酶抑制剂等，可以抵抗胶原酶释放引起的角膜溶解、抑制淋巴细胞增殖起免疫抑制作用、作为角膜上皮细胞移行和生长的良好支架；本身不具免疫原性，可减轻患眼疼痛、稳定急性期的眼表炎性反应，有效防止瘢痕及新生血管形成。

6)组织粘合剂：及早使用粘合剂可减少实施结膜瓣遮盖术、角膜植片修补或其他角膜移植手术。作用机制可能是粘合剂将炎症细胞和溃疡进行隔离有关。

7)角膜上皮成形术：供体角膜植片在宿主角膜和再上皮化结膜间形成一种生物屏障以阻断结膜携带的免疫活性成分进入角膜病变区。

8)其他手术方法：近年来有报道用血浆交换、骨膜移植、Gore-Tex 垫移植等治疗蚕食性角膜溃疡。对这些新方法尚需要进行更多的研究和积累更多的经验。

(3)手术方法

1)球结膜切除及割烙术：球结膜切除术切除范围为溃疡两侧各超过 2 个钟点位，向后暴露 3～4mm 巩膜。割烙术即切除潜行边缘，用石炭酸、三氯醋酸或碘酊彻底烧灼，因刺激症状重且创伤大，如今已很少采用。然后继续辅以药物治疗。其目的是除去溃疡活动部位中性粒细胞和浆细胞等的来源，从而阻断溃疡的进展。

2)病灶区角结膜清创术：切除病变的表层角膜、相邻的病变球结膜、结膜下组织，甚至受累的巩膜。

3)组织粘合剂：粘合剂应小量、轻轻加压附于去除上皮和干燥的穿孔区或溃疡区。粘合剂与水接触后会迅速发生聚合和膨胀。一旦粘合剂发生聚合，应使用治疗性软性接触镜以提供舒适感和防止粘合剂脱落。

4)角膜上皮成形术：使用供体角膜片缝合在切除结膜后的巩膜床上。

5)板层、穿透角膜移植术：根据角膜溃疡和浸润所累及的范围选用不同方法。病变范围小于1/2角膜缘圆周，尚未累及瞳孔区者，采用新月形植片；当病变大于2/3圆周，但瞳孔区尚有7～8mm健康者，采用指环状带巩膜环的板层移植片，重建周边角膜，保留中央角膜屈光生理状态；病变累及瞳孔区者，采用带巩膜环的全板层角膜移植片，建立正常的全角膜结构，尽可能恢复生活的必需视力；位于周边角膜的溃疡穿孔，采用双板层角膜移植，根据穿孔大小，用一带有内皮细胞的薄的内板层植片修补穿孔，然后，根据溃疡形态在内板层上方做板层角膜移植，若是新鲜角膜，穿孔移植术毕即重建前房；若病灶已累及全角膜，且中央区穿孔，则采用全角膜移植以挽救眼球。

板层角膜移植手术要点：先做与溃疡相邻的结膜切除，要切到病变区外5mm，去除结膜囊下增生的纤维病变组织，完全暴露巩膜面；彻底切除溃疡区的病变组织，可用环钻划界或刀片划界，一般应距溃疡缘外0.5～1mm的健康角膜处，角膜缘处切除范围可大些，以防复发。角膜溃疡的基底部位尽量剖切到透明的基质层为宜；植片应比植床大0.5～1mm，植片形状应与植床相称，应带宽1～2mm的板层巩膜；用刺激小的10-0尼龙线间断或连续缝合，线结最好埋藏。

6)多层羊膜移植：沿病灶区角巩膜缘环形剪开球结膜，暴露病变区巩膜；清除角膜表面及深层坏死组织，大头针烧灼病灶区水肿的角膜，使溃疡表面清洁光滑；内层羊膜上皮面朝上，对于较深的溃疡可将羊膜折叠成2层或3层覆盖于溃疡表面，羊膜与溃疡面同等大小，外缘置于后退的球结膜下；以10-0缝线间断缝合，角膜区固定于周围正常角膜浅基质层，结膜区被正常球结膜覆盖并固定于浅层巩膜；外层羊膜覆盖全角膜表面，距角膜缘1mm处环形连续缝合固定后，再缝合固定于球结膜穹隆部。

4. *其他辅助治疗措施*　如治疗性接触镜或包扎患眼可促进愈合。

【术后处理】

1. *一般处理*

(1)术后每日换药，适当加压包扎3～5d，眼部涂抗生素及皮质类固醇眼药膏，停用绷带包扎后，眼部可滴用抗生素加皮质类固醇滴眼液。

(2)术后全身适当使用皮质类固醇和维生素等改变角膜代谢和抑制炎症反应。

(3)术后局部联合免疫抑制药，减少本病的复发。

2. *并发症处理*　见概述。

【住院小结】

1. *疗效*　药物治疗和手术治疗的结合，大大提高了本病的治愈率。溃疡愈合，移植片透明，患者不适症状消失、视力不同程度得到提高，即可视为治愈。

2. 后续治疗

(1)由于免疫系统的显著的免疫记忆特点，应该密切观察随诊，较长时间使用免疫抑制药。

(2)加强角膜保护，避免外伤、感染。

(3)增强体质。

(4)对伴随的其他疾病，如红斑痤疮(酒渣鼻)、睑板腺炎、眼睑炎、干眼等应予以治疗。

3. 出院医嘱

(1)局部应用抗生素加激素滴眼液，注意保护角膜，预防激素性青光眼。

(2)免疫抑制药，如 0.5%～2%环孢素油制剂或他克莫司滴眼液，局部较长时间使用。

(3)定期随访，无血管的角膜术后 3～6 个月拆线，有血管的角膜，如发现血管长入缝线区或缝线已松动者，可酌情提早拆除。

(谢　平　郑欣华)

第二节　角膜病变和营养不良

一、大泡性角膜病变

大泡性角膜病变(bullous keratopathy，BK)系指各种原因导致角膜内皮细胞失代偿，使其失去液体屏障和主动泵液功能，引起角膜基质和上皮下持续性水肿的疾病。

【病史询问要点】

1. 发病年龄　一般无特殊，年龄长者更多见。

2. 发病程度　与原发病的轻重正相关。

3. 发病诱因　青光眼绝对期、葡萄膜炎晚期、各种角膜内皮营养不良晚期、穿透角膜移植术后并发虹膜前粘连、白内障术中过度损伤角膜内皮及术后玻璃体接触角膜、人工晶体植入术后晶状体与角膜内皮接触、内眼手术术后继发性青光眼、单纯疱疹病毒或带状疱疹病毒感染内皮等。

4. 伴随症状　视力下降、雾视，异物感、眼部疼痛，明显阵发性或突发性眼部疼痛(大泡破裂时)，长期畏光、流泪、眼睑痉挛。

【体格检查要点】

1. 不同程度的视力障碍。

2. 混合性充血。

3. 角膜上皮层层间剥离，多形性大泡形成，大泡破裂后出现溃疡面，荧光素钠染色。水泡可以反复出现、反复破裂，最终以血管长入、形成角膜血管翳而结束。

4. 角膜基质层水肿和增厚。

【继续检查项目】

1. *角膜内皮镜检查*　可见角膜内皮细胞的密度和形态明显异常，大小分布不均，失去角膜内皮的六角形态。通常角膜内皮细胞密度差异很大且与年龄成负相关，正常角膜内皮细胞密度为>3000/mm^2，当角膜内皮细胞密度降至正常的25%～45%，细胞数小于30%～40%及细胞面积增加3～4倍，均能使角膜内皮失代偿，角膜发生水肿，如在500～1000/mm^2则极易发生大泡性角膜病变。对青光眼、人工晶体植入手术前后，糖尿病和严重角膜病变与角膜外伤的患者，有条件的单位均应做角膜内皮镜检查，以判断手术预后。

2. *角膜厚度测量*　多在620μm以上。

3. *眼前节光学相干断层扫描(OCT)*　角膜上皮下可见透明间隙，范围、大小不等。角膜上皮厚度不均，基质水肿，以及其他造成大泡性角膜病变的原发病表现。

【诊断】

1. 有各种原因导致的角膜内皮损伤病史。

2. 雾视伴严重的眼部刺激症状，水泡破裂时疼痛加剧。

3. 角膜上皮层形成大泡性病变，表现为一个或数个水泡隆起，可反复破裂，角膜基质层水肿。

4. 角膜内皮镜可见内皮细胞密度和形态均异常，<800个/mm^2。

5. 超声测定角膜中央厚度>620μm。

【鉴别诊断】

1. *盘状角膜炎*　炎症浸润在深部基质层内，多位于角膜中央部，呈境界清楚的盘状浸润，角膜上皮一般完整，但严重者可出现角膜上皮微囊样水肿，有时融合形成大泡。

2. *急性闭角型青光眼急性发作期*　眼部胀痛，视力下降，角膜雾状混浊，基质层水肿，角膜上皮微小水泡形成，一般不出现大泡改变，眼压升高。

【治疗原则】

1. 治疗和控制原发病。

2. 姑息疗法：减轻角膜水肿，延缓水泡破裂，减轻患者痛苦。

3. 手术治疗：最根本的方法是进行穿透角膜移植术或角膜内皮移植术。

【治疗方案】

1. *非手术治疗*

(1)恢复角膜内皮功能：大泡性角膜病变早期用高渗滴眼液滴眼、非甾体消炎药、保护和促进角膜上皮细胞再生滴眼液等可帮助恢复角膜内皮功能，缓解患者症状(暂时缓解疼痛、预防大泡破裂和减轻角膜水肿)和提高视力。

(2)降低眼压：用20%甘露醇静脉快速滴注，局部噻吗洛尔或贝特舒滴眼液等降眼压药，降低前房压力使循环至角膜基质的水分易于回到前房内，减轻角膜内皮的代谢，以利于其功能的恢复。

(3)绷带镜：利用机械性阻挡作用，减少角膜大泡与眼睑的摩擦，缓解症状，但不能从根本上解决问题。

2. 手术治疗

(1)手术适应证：角膜水肿，厚度测量＞620μm，裂隙灯检查有上皮性大泡，患者有明显刺激症状和视力下降者，角膜内皮镜检查内皮细胞大小不等，细胞数常在800个/mm^2以下，或因角膜水肿无法视清角膜内皮细胞。

(2)手术方案

1)姑息手术：以缓解患者的痛苦为原则，视力往往不能兼顾。如角膜前基质穿刺术，角膜层间灼烙术和羊膜移植术等。

2)穿透角膜移植术或角膜内皮移植术是最有效的治疗方法，不仅可缓解症状，还可改善视功能。

(3)手术方法

1)角膜前基质穿刺术：用5号注射针头分次多点穿刺角膜大泡病变处，深达角膜前弹力层，但要尽量回避角膜中央区，使角膜上皮细胞与角膜基质Ⅰ型胶原接触，刺激分泌形成新的基底膜，同时加速了上皮下纤维化，增强上皮的附着。

2)角膜层间灼烙术：在角膜层间形成血管纤维膜，隔离角膜多余水分进入上皮下，缓解患者疼痛和大泡形成，但患者视力丧失。

3)羊膜移植术：有效地改善基质层微环境，重建角膜表面，减轻炎症反应和疼痛。对部分早期大泡性角膜病变患者有效。将水肿的上皮刮除，在角膜表面覆盖羊膜，经过1～3个月，部分患者恢复角膜透明。但多数患者仍角膜水肿，需要行穿透角膜移植术。

4)穿透角膜移植术：补充角膜内皮数量，维持中央角膜基质透明，彻底治疗大泡性角膜病变。一般以植片直径为7.5～8.5mm为宜，既可达到治疗目的，又可获得增视效果；不再植入人工晶体者植片较植孔大0.5mm，存留人工晶体者大0.25mm；对于术后植片透明，眼压正常，矫正视力＞0.3，角膜内皮细胞密度＞1000个/mm^2以上者，角膜移植术后6～12个月可行二次人工晶体植入术。

5)角膜内皮移植术：角膜内皮移植术基本上是一种密闭式手术，由于手术安全性高，术后散光轻，视力恢复较快，已成为许多发达国家取代穿透角膜移植术的主要术式。

适应证：角膜内皮功能障碍，不伴眼前节结构异常者(如虹膜萎缩、虹膜周边前粘连、瞳孔扩大)。有晶状体眼前房较浅，影响手术操作，如有晶状体混浊，应联合超声乳化白内障摘除和人工晶体植入术。

禁忌证：病变晚期，角膜上皮水泡、基质水肿严重形成瘢痕性混浊；术后很可能出现植片移位及内皮功能再次失代偿者，应选择穿透角膜移植术。

手术步骤：用自动显微角膜板层刀或飞秒激光制作100μm左右的含后弹力层和部分基质的角膜内皮细胞层；在上方做类似白内障的角巩膜切口，缩瞳后前房内注入黏弹剂；剥离患者角膜后弹力层和内皮层；用角膜内皮植入器将供体角膜内皮层植入前房，前房内注入无菌空气，使角膜内皮层与角膜基质贴附。

6)结膜瓣遮盖:分离的结膜一般要较薄,尽量不带眼球筋膜组织以免增加结膜的收缩。如患者仍有指数视力,较薄的结膜瓣遮盖术后仍可使残存的视力保持。

3. 治疗方法评价　理想的治疗应是能快速治愈该病变,恢复患者视功能。实际治疗过程中,应根据不同病因,采取综合疗法。

早期积极采用高渗滴眼液滴眼、促进角膜上皮再生的药物、非甾体消炎药及降眼压药等方法,可部分恢复角膜内皮功能,戴用绷带镜可缓解患者症状和提高视力。如病变持续存在,为减轻大泡发生频次及大泡破裂造成的痛苦,可采用姑息疗法。最根本的方法是穿透角膜移植术或角膜内皮移植术治愈该病变,不仅可缓解症状,还可提高视力。

【术后处理】

1. 一般处理

(1)除角膜移植和羊膜移植术需住院外,其余治疗都在门诊进行,包封术眼1d,滴抗生素眼液。

(2)角膜内皮移植术的术后处理同穿透角膜移植术。

2. 并发症处理

(1)角膜内皮移植术

1)植片移位:主要原因是层间残留黏弹性物质、后弹力层剥除不完整、前房积血、前房中空气过少、眼压过低等使植床与植片贴附不良。处理方法是再次手术,前房中注入消毒空气重新复位。

2)植片内皮细胞功能失代偿:对于植片内皮细胞功能失代偿重在预防,主要在术前选择具有良好内皮活性的供体,术中减少对内皮细胞的损害。一旦发生角膜内皮失代偿,处理方法是再次手术更换植片。再次手术时,可再次行内皮移植术,但对手术难度较大的患者,由于术后可能再次发生内皮失代偿,应采用穿透角膜移植术。

3)免疫排斥反应:表现为眼部充血、植片出现角膜后沉着物、植片水肿,但多无内皮排斥线。处理同穿透角膜移植术。

(2)穿透角膜移植术见相关章节。

【住院小结】

1. 疗效　可根据大泡病变的程度和病痛来决定,一般角膜大泡消失和疼痛消失为临床治愈,大泡明显减少且患者症状减轻为临床有效,大泡依旧或加重及患者痛苦不减为无效。

2. 后续治疗

(1)局部应用非甾体消炎药滴眼液、促进角膜上皮再生等滴眼液,原则上滴眼液的种类不宜过多。

(2)积极治疗原发病。

(3)观察和治疗角膜移植术后并发症,见相关章节。

3. 出院医嘱

(1)局部应用抗生素眼液、眼膏,保护角膜,减轻症状。

(2)角膜移植术后局部应用抗生素加糖皮质激素眼液，定期随访。详见相关章节。

(3)继续治疗原发疾病。

（曹　凯　李　健）

二、Terrien角膜边缘变性

Terrien角膜边缘变性(Terrien marginal degeneration，TMD)是角膜边缘部变性的一种特殊类型，主要表现为慢性、非炎性、双眼角膜边缘部变薄，伴有角膜新生血管，角膜实质层萎缩至晚期局部扩张，甚至穿孔，亦称为角膜周边部沟状变性或扩张性角膜边缘营养不良。该病由Terrien在1900年首先报道，其病因不明，可能与内分泌紊乱、胶原病、神经营养不良、免疫等有关。

【病史询问要点】

1. 发病年龄与性别　中老年男性较多。

2. 病程　发病缓慢，可长达20年后才出现明显的视力下降。

3. 单眼或双眼　通常双眼同时发病，但双眼病情进展常不一致。

4. 全身疾病　有些患者伴有类风湿关节炎、系统性红斑狼疮等全身结缔组织疾病。

5. 眼部疾病　有些患者与春季卡他性结膜炎合并存在。

6. 主要症状　早期无症状，晚期由于角膜散光引起视力减退。

7. 伴随症状　有时有结膜充血、畏光、流泪。

【体格检查要点】

1. 早期在角巩膜缘基质内出现点状或弧形混浊、浸润，随着病情进展，出现沟状变薄。

2. 病变区大量新生血管翳，靠角膜中央一侧有片状、线状脂质沉着，为变性进展的部分。

3. 病变多先出现在上方角巩膜缘，但也可在任何部分的角巩膜缘发病，环形发展。

4. 变薄的角膜严重时只有一层变性的角膜上皮和后弹力层，角膜膨隆前凸，可自行破裂、穿孔、虹膜嵌顿。

5. 角膜上皮在病程中保持完整，大多数患者无明显眼部刺激症状。

【继续检查项目】

1. 角膜地形图　近角膜缘病灶角膜屈光度最高，角膜不规则散光。

2. 眼前节OCT　病变的角膜组织明显变薄，角膜失去正常的拱形轮廓。全角膜测厚可显示角膜变薄的范围及病变角膜厚度。

【诊断】

根据眼部检查双眼角膜边缘沟状变薄，病灶环行发展，病灶区角膜上皮完整，伴有基质浅层新生血管形成和脂质沉着，多不伴炎症反应；刺激症状不明显，进行性视力下降；结合超声角膜测厚、角膜地形图可做出诊断。

【临床分期】

临床上沿用Francois分期标准。

1. 浸润期　角膜周边部与角膜缘平行的2～3mm宽灰白色混浊带，伴有新生血管长入。

2. 变性期　病变累及基质层，角膜变性变薄，呈弧形沟状凹陷带，沟内有脂质沉着。

3. 膨隆期　病变区角膜更薄，形成单个或多个 1.5～3mm 或更宽的膨隆区，呈小囊肿样外观，此时有显著的不规则散光。

4. 圆锥角膜期　病变区组织张力显著下降，在眼压作用下向前膨出。当咳嗽或用力过猛时极易发生角膜破裂，眼内容物脱出。

【鉴别诊断】

1. 蚕食性角膜溃疡　眼部剧痛、畏光、流泪及视力下降，裂隙灯检查见慢性边缘性角膜基质溃疡，浸润缘呈潜掘状，常有新生血管长入。大多数由睑裂处周边部角膜起病，角膜缘充血、灰色浸润，逐渐向周围发展并相互融合。

2. 韦格纳(Wegner)肉芽肿　主要病变是肉芽肿性损害，可累及全身各组织和器官。任何年龄均可发病，以 20－40 岁多见。眼部表现为眼睑水肿、球结膜充血、巩膜外层炎、巩膜炎、角巩膜缘溃疡。可伴有呼吸系统的坏死性病变、肾病、全身各组织器官的坏死性血管炎，危及生命。

3. 老年环　多为老年人发生，双眼对称性改变，角膜周边出现宽 1.5～2.0mm 的灰白色混浊区，其外界与角膜缘之间有一条宽 0.3～1.0mm 的狭窄透明带，无角膜变薄。

【治疗原则】

恢复角膜正常厚度和曲率，减少散光，避免或修补角膜穿孔。

【治疗方案】

1. 非手术治疗

(1)药物：尚无预防和控制病情发展的有效药物。糖皮质激素和非甾体消炎药仅能缓解血管充血，不能阻止变性的发展。

(2)框架眼镜或硬性角膜接触镜(RGP)：病情早期用于矫正散光。RGP 可改善角膜表面不规则程度，减少散光，提高视力。

2. 手术治疗

(1)板层角膜移植术：为目前最有效的手术方式，不但能降低角膜散光，提高视力，而且能有效控制病情进展，预防角膜穿孔。

1)手术时机：当出现进行性周边角膜变薄或高度散光引起视力严重下降时，可考虑手术。最好在第二期进行，此时角膜变薄形成沟状凹陷，但未出现后弹力层膨出，手术比较安全，不易发生角膜穿孔。

2)手术方式：应选用带有少量巩膜的角膜植片，根据病灶范围行新月形、指环状或全板层角膜移植术。病变范围较小时，采用新月形板层角膜移植；病变范围较大时，采用指环状板层角膜移植；病变累及全周时，采用全板层角膜移植。即使角膜穿孔时，也应采用板层角膜移植或双板层角膜移植，而不采用穿透角膜移植术。

3)手术要点。a.制作植床：先将病变区球结膜剪开，结膜分离范围大于角膜病变范围 2～3mm；在角膜缘后 1～2mm 处，板层切开巩膜组织，深度为 1/2 巩膜厚度，范围超出角膜病变 1～2mm，向角膜方向用刀片钝性分离；对病变菲薄部位，轻轻刮去角膜上皮层即可；再从病变角膜外 1～2mm 正常角膜侧，剖切出 0.25mm 左右深度的角膜创缘，完成植床制作。b.制作植片：植片取成略大于植床的形状，为1/2～2/3 角膜厚度。c.缝合：间断缝合植片于植床上，缝线张力以使角膜恢复原来曲率不出现膨隆为宜；如术中角膜穿孔，缝合后前房注入空气，防止虹膜前粘连。

(2)表层角膜镜片术：手术目的在于增加病变区角膜厚度，把向前膨出的角膜组织压回去，不损伤前弹力层，是可逆性的治疗手段。对早期病变出现视力下降、角膜变性区持续变薄者可进行表层角膜镜片术。手术并发症主要是镜片下混浊、层间上皮植入。此方法报道例数较少，远期疗效有待进一步观察。

3. 治疗方法评价　早期诊断、及时治疗很重要。浸润期和部分变性期患者可使用糖皮质激素或非甾体消炎药缓解眼部充血，消除症状。当角膜散光影响视力时，可配戴 RGP 减少散光，提高视力。如果病变进行性变薄，甚至进入膨隆期，应尽早手术。板层角膜移植术是目前公认的治疗角膜边缘变性的有效方法，不但能降低角膜散光、提高视力，而且能控制病情进展，预防角膜穿孔。

【术后处理】

见相关章节。

【住院小结】

1. 疗效　角膜移植术后角膜结构恢复正常，视为治愈。

2. 后续治疗

(1)观察和治疗板层角膜移植术后并发症，见相关章节。

(2)加强角膜保护，避免外伤、感染。

3. 出院医嘱

(1)板层角膜移植术后局部应用抗生素加糖皮质激素眼液。详见相关章节。

(2)向患者交代病情，定期门诊复诊。

（李　健）

三、角膜带状变性

角膜带状变性(band degeneration of cornea)又称钙沉着性角膜病变，通常为钙盐沉积在角膜上皮下及前弹力层造成的病变，常发生于较严重慢性眼病的后期。

【病史询问要点】

1. 发病年龄及时间　可发生于各种年龄，发展缓慢，病程可达数年至数十年。

2. 单眼或双眼　多为单眼，也可双眼发病。

3. 发病诱因　眼部长期接触汞制剂、无晶状体的硅油眼等，眼干燥症患者患本病会进展加速。美国硅油研究小组 1992 年报道，硅油填充术后 1 年，角膜带状变性的发生率为 12%，低眼压者发生率更高。

4. 曾患眼部疾病　原有眼部慢性炎症，如葡萄膜炎、角膜基质炎、青光眼、眼球萎缩等。

5. 全身疾病史　与钙、磷代谢紊乱有关的全身病，如甲状旁腺功能亢进症、慢性肾衰竭、结节病等。

6. 遗传性疾病史　如遗传性原发性角膜带状变性。

【体格检查要点】

1. 睑裂暴露区角膜浅层细点状灰白色钙质沉着，横跨睑裂区角膜，呈水平带状混浊，混浊区与角膜缘之间有1mm左右的透明分隔带。

2. 角膜混浊先出现于鼻、颞侧近周边处，向中央缓慢扩展，最后融合成3～5mm宽的带状病变，其间散在透明小孔。

3. 早期模糊呈灰色，逐渐致密、增厚呈白色斑片状，略高于角膜上皮表面，粗糙不平。角膜病变如为尿酸盐沉积，混浊常为棕灰色。

4. 角膜混浊位于上皮下、前弹力层及基质浅层。

5. 当发生角膜上皮糜烂时，出现畏光、流泪、异物感等刺激症状。

6. 视力下降的程度与角膜病变范围、位置及已患的眼部疾病有关。

【继续检查项目】

1. 眼前节OCT　病变表现为连续致密的高反光带，累及浅中层角膜基质，病灶边缘一般在角膜缘内2mm左右，厚度不均匀。

2. 全身检查　如血常规、尿常规、红细胞沉降率、血电解质、甲状旁腺激素、肝肾功能、颈部B超、胸部CT等，主要排除与钙、磷代谢紊乱有关的全身病，如甲状旁腺功能亢进症、慢性肾衰竭、结节病等。

【诊断】

根据眼部已有疾病，角膜浅层灰白色钙质沉着、横跨睑裂区角膜呈水平带状混浊，发展缓慢等可诊断。

【鉴别诊断】

1. 角膜上皮基底膜营养不良　角膜上皮基底膜营养不良是最常见的前部角膜营养不良，也称地图-点状-指纹状营养不良，包括一组各种各样的角膜上皮基底层异常的病变。常双眼发病，女性多见，30岁以后患病率增加。表现为角膜中央上皮层及基底膜内灰白色小点或微小囊肿、地图样线和指纹样细小线条。

2. 气候性滴状角膜病变　气候性滴状角膜病变是一组与地理环境或气候条件相关的慢性退行性角膜变性，患病率和严重性有地域性，我国主要在内蒙古地区。多发于男性户外工作者，多双眼发病。灰黄色油滴状沉积物位于前弹力层和浅基质层内，由角膜鼻、颞侧缘向中央发展，可融合成片，横跨角膜呈带状。早期对视力影响不大，沉着物侵及瞳孔区时视力明显下降。

【治疗原则】

1. 治疗原发病，尽可能去除病因。

2. 缓解角膜刺激症状。

【治疗方案】

1. 非手术治疗

(1)去除病变相关因素。

(2)早期无症状者无须治疗，也可用钙螯合剂 0.37% 依地酸二钠滴眼，每日4～6次，但疗效不良。

(3)滴用保护或促进角膜上皮细胞再生的滴眼液，如 bFGF、透明质酸钠、小牛血去蛋白提取物凝胶等。

(4)角膜上皮糜烂导致刺激症状明显时，可配戴软性角膜接触镜。

2. 手术治疗

(1)刮除变性角膜上皮：角膜变性导致异物感、视力下降时，可在表面麻醉下，钝性刮除变性的角膜上皮及前弹力层，再用含有 0.37% 依地酸二钠溶液的棉签按压创面 5min，再用羊膜覆盖或配戴绷带镜。此方法修复快、不留瘢痕、可重复治疗，但术后可能复发。

(2)准分子激光治疗性角膜切削术(phototherapeutic keratectomy，PTK)适用于角膜前部深度为 10%～20% 的混浊，可有效缓解症状或提高视力，但可复发。光滑的角膜带状病变，可以直接用大光斑击射；粗糙的角膜带状病变，在激光治疗的同时需要间断进行碎屑清创；大的钙化斑块用刀刮除；不规则的表面，在低洼处使用阻滞药后，再使用激光。

(3)板层角膜移植术：角膜混浊严重、范围大的患者，可行板层角膜移植术，以增进视力，改善外观。

(4)眼球摘除术：对眼球萎缩无光感者，为解除疼痛、改善外观可行眼球摘除术。

3. 治疗方法评价　早期治疗可滴用保护或促进角膜上皮细胞再生的滴眼液，配戴绷带镜，缓解症状。病变持续存在时，可采用手术方法，先刮除变性的角膜上皮，再配戴绷带镜或 PTK 治疗，但均有复发可能。治疗过程中应重视原发病的治疗，尽可能去除病因。

【术后处理】

1. 一般处理

(1)羊膜移植术后绷带加压包扎，每日换药，局部滴抗生素眼液 1 周，7～10d 拆线。

(2)PTK 术后局部用抗生素眼液预防感染，非甾体消炎药减轻疼痛。上皮愈合后，开始局部应用糖皮质激素眼液，每日 4 次，每周减量 1 次，总用药时间超过 1 个月。局部使用人工泪液 1 个月，每日 4～6 次。

2. 并发症处理　见相关章节。

【住院小结】

1. 疗效　经治疗后，角膜刺激症状消失视为治愈，对于眼部原发病变较轻者，术后视力可能有一定程度的提高。

2. 后续治疗

(1)本病可能复发，对复发者，仍可行上述治疗。

(2)积极治疗原发病。

3. 出院医嘱

(1)术后用药详见术后处理。

(2)门诊定期复诊。

(3)向患者交代病情,复发可能。

（李　健）

四、角膜营养不良

角膜营养不良(cerneal dystrophy,CD)是一组与家族遗传有关、双眼性、具有组织病理学特征改变的原发性进行性角膜病变的总称,与原有的角膜炎症或系统性疾病无关。发病年龄一般较早,但病变进展缓慢。病变好发于角膜中央部,不伴炎症也无新生血管,但具有某些特征性形态。根据受累角膜的部位可分为角膜前部、基质部及后部营养不良三类。

以下介绍几种常见病种。

(一)上皮基底膜营养不良

上皮基底膜营养不良(epithelial basement membrane dystrophy,EBMD)又称Cogan微囊肿性角膜营养不良(Cogan's microcystic dystrophy),或地图-点状-指纹状营养不良(map-dot-finger print dystrophy),是最常见的前部角膜营养不良。通常为双侧性,可能为常染色体显性遗传。可以引起复发性角膜糜烂,角膜受轻微损伤后不易愈合。

【病史询问要点】

1. 发病年龄及性别　儿童罕见,多见于40—70岁成年人,女性稍多。

2. 单眼或双眼　多为双眼,但双眼角膜病变形态多有不同。

3. 视力情况　早期不影响视力。随着病变发展,如混浊发生在瞳孔区,视力可能下降。

4. 伴随症状　在整个病程中,病变有时消时现的多变性。本病症状轻微,主要表现为自发性反复发作的患眼疼痛、刺激症状及暂时的视物模糊。

5. 家族遗传史　可能为显性遗传,但多数患者无遗传证据。

【体格检查要点】

1. 角膜中央上皮层及基底膜内可见灰白色小点或斑片、地图状、指纹状、囊泡状白色混浊。

2. 这几种形态可单独存在,但多数患者同时存在两种以上病变形态,且病变形态、分布、位置变化较大。

3. 可反复发生角膜上皮剥脱,荧光素染色着色。

【门诊资料分析】

1. 角膜共焦显微镜　可见上皮基底膜层弥漫分布的点状、条状不均匀灰白色高反光点,无炎性细胞及水肿反应,角膜基质细胞、内皮细胞正常。

2. 眼前节OCT　病变区域的角膜上皮反光增强,轻微隆起,累及角膜上皮层和基底膜,下方的基质层不受影响。

【继续检查项目】

病理学检查：基底膜增厚，延伸至上皮细胞层之间；上皮细胞基底不正常生长；上皮细胞伴有微小囊肿；上皮基底膜和前弹力层之间可见微丝物质。

【诊断】

根据患者双眼反复发作的病史，眼部磨痛、畏光、流泪、视物模糊的症状，以及角膜病变的位置、形态，可以诊断。活体共焦显微镜检查有助于诊断。注意询问有无家族史。

【鉴别诊断】

1. 浅层角膜炎　眼部会出现疼痛、畏光、流泪、眼睑痉挛等刺激症状，以及睫状充血、角膜浸润混浊等体征。

2. 干眼　干涩、烧灼、刺痛、畏光、流泪等症状，裂隙灯检查见角膜上皮点状缺损，严重者片状缺损，荧光素染色阳性，泪膜破裂时间缩短，泪液分泌减少。

【治疗原则】

减少角膜上皮与基底膜黏附不良，促进角膜上皮愈合，减轻角膜刺激症状。

【治疗方案】

1. 非手术治疗

(1)局部应用不含防腐剂的人工泪液。

(2)角膜上皮剥脱时可配戴绷带镜，或在刮除上皮后压迫绷带包扎。

(3)适当用刺激性小的抗生素眼液和眼膏预防感染。

2. 手术治疗

(1)准分子激光治疗性角膜切削术(phototherapeutic keratectomy，PTK)：去除病变的角膜上皮及其异常的基底膜，促进新上皮愈合。在角膜中央6～7mm处激光治疗，目的是减少沉着物，去除角膜表面不规则的部位，使视轴清晰。PTK术后可复发，术中使用丝裂霉素是否能减少复发率仍存在争议。

(2)羊膜覆盖术：表面麻醉后，刮除变性区角膜上皮及前弹力层，羊膜覆盖创面。

3. 治疗方法评价　局部应用润滑剂或高渗药物，可减轻部分症状。复发角膜糜烂时，可配戴绷带镜减轻症状，但有潜在感染的危险。药物治疗无效时，可行PTK去除病变的角膜上皮和异常基底膜，但可复发。

【术后处理】

1. 一般处理

(1)PTK术后局部用抗生素眼液预防感染，非甾体消炎药减轻疼痛。上皮愈合后，开始局部应用糖皮质激素眼液，每日4次，每周减量1次，总用药时间超过1个月。局部使用人工泪液1个月，每日4～6次。

(2)羊膜覆盖术后每日换药，局部用抗生素眼液7d，7～10d拆除羊膜缝线。

2. PTK并发症处理

(1)上皮愈合延迟：PTK术后角膜上皮大多在3d内修复，若上皮愈合超过7d以上，则为上皮愈合延迟。用局部润滑剂、表皮生长因子、配戴绷带式角膜接触镜，可加速上皮愈合。

(2)远视:角膜中央病变被切除后,引起角膜变平,屈光度向远视移动。术前应合理选择适应证,以术前近视为佳,有研究者建议术中在切除区与非切除区的边界行小范围光束的激光切削,使整个角膜周边变陡,防止远视移动。

(3)上皮下雾状混浊(haze):于术后2周出现,1~2个月加重,3个月开始消退,6个月消失。PTK术后局部应用糖皮质激素控制炎症,抑制新生胶原形成,减轻haze的产生。

(4)眼压升高:长期局部应用糖皮质激素,一些患者可出现眼压升高,应注意随访眼压。一旦发生,应减少糖皮质激素用药次数或降低药物浓度。必要时停药,同时加用降眼压药物。

【住院小结】

1. *疗效* 大部分病例经药物治疗可改善症状和提高视力。药物治疗无效时,可用PTK准分子激光去除糜烂角膜上皮,重建光滑的角膜表面,有较好效果。经治疗后,角膜上皮形态正常、角膜刺激症状消失视为治愈。

2. *后续治疗* 本病可能复发,对复发者,仍可行上述治疗。

3. 出院医嘱

(1)术后用药详见术后处理。

(2)向患者交代病情,复发可能。

(3)门诊定期复诊。

(二)颗粒状角膜营养不良

颗粒状角膜营养不良(granular corneal dystrophy,GCD)为累及角膜基质的营养不良,角膜颗粒为玻璃样物质,属常染色体显性遗传,是5q31染色体位点上的角膜上皮素基因发生突变所致。

【病史询问要点】

1. *发病年龄及性别* 10—20岁发病,可多年无症状,到中年才被发现,男女均可患病。

2. *单眼或双眼* 多为双眼,病变对称性发展。

3. *视力情况* 视力有不同程度下降。

4. *伴随症状* 当角膜上皮糜烂时,可有眼红与畏光。

5. *家族遗传史* 常染色体显性遗传。

【体格检查要点】

1. 中央部角膜基质浅层有多个散发的、灰白色小点组成的面包渣样混浊。

2. 病变缓慢进展,混浊逐渐增多,融合变大。病变可向四周及深部扩展,但周边部2~3mm始终保持透明。

3. 混浊之间角膜透明,形成局限的雪片状、星状、圈状等不同形状的边界清楚而不规则的混浊。

4. 角膜表面一般较光滑，荧光素染色阴性，偶可引起角膜上皮糜烂。

【门诊资料分析】

1. 角膜共焦显微镜　浅基质层内可见边界清晰的高反光斑片样或团块状沉积物，周围基质及基质细胞正常，不伴炎症细胞浸润。

2. 眼前节OCT　病变位于角膜浅基质层，角膜颗粒状沉着物表现为高反光丘陵状隆起。

【继续检查项目】

病理学检查：病理切片见角膜浅基质内有一种着色深、嗜酸性杆状或梯形透明质沉着物，Masson三重染色，沉着物呈亮红色。透射电镜可见浅基质内有高电子密度的柱形结构在基质细胞间，未见到角膜基质细胞明显异常。

【诊断】

根据中年患者无明显原因双眼视力逐渐下降及角膜基质层的典型改变，可以诊断，注意询问有无家族史。活体共焦显微镜、眼前节OCT检查有助于了解病变位置和深度。

【临床类型】

1. Ⅰ型　临床上该型多见。常在10岁左右开始发病，角膜上皮反复糜烂。中央角膜浅基质层面包屑样或薄的雪片状混浊。混浊密度逐渐增加并向深基质层发展，但不扩展到角膜缘。40岁左右角膜混浊密度加大，有的融合成片状，对视力影响大。

2. Ⅱ型　常40－50岁发病，很少出现角膜上皮糜烂。角膜浅基质层偏中心的、散在的、白色面包屑样混浊，进展缓慢。

3. Ⅲ型　50岁以上发病，几乎不出现角膜上皮糜烂，患者无症状，常在体检时被发现。角膜浅基质层散在偏中心的白色环状混浊。

【鉴别诊断】

1. 斑点状角膜营养不良　常在10岁前发病，为双眼对称性角膜病，视力进行性减退。因角膜知觉减退，眼痛可不明显。角膜基质变薄、弥漫性混浊，同时有散在的局限性、境界不清的白色斑块状混浊，由中央向周边及深部进行性发展。

2. 网格状角膜营养不良　10岁前发病，临床症状不明显，30－40岁视力严重减退。多双眼发病，病变呈对称性进行性发展。早期角膜基质浅层有不规则的分支状细条和点状结节，逐渐交织成网格状混浊。混浊主要位于中心和周边，一般不达角膜缘。

【治疗原则】

早期无症状时无须治疗。视力下降明显时，去除病变角膜，提高视力。

【治疗方案】

1. 非手术治疗　应用人工泪液改善角膜刺激症状。

2. 手术治疗

(1)准分子激光治疗性角膜切削术(phototherapeutic keratectomy，PTK)：角膜浅基质层混浊影响视力时，可用PTK。在角膜中央6～7mm处激光，减少角膜沉着物，去除角膜表面不规则的部位，使视轴清晰。术后可能复发。

(2)角膜移植术：深基质层病变时可行深板层角膜移植术，后弹力层或内皮受累时可行穿透角膜移植术。但均可能复发。

深板层角膜移植术(deep lamellar keratoplasty，DLKP)是指去除病变的角膜基质组织，只保留后弹力层，再移植供体全厚板层角膜组织的手术方法。DLKP的优点是排斥反应少，内皮细胞丢失少，较传统的板层角膜移植散光小，术后视力好。

1)手术适应证：未累及后弹力层和内皮层的角膜病变。

2)手术前准备：同板层角膜移植。

3)手术要点：a.制作植床，剥离角膜基质至暴露透明后弹力层是手术成功的关键，空气泡基质注入法最常用；环钻划界后，剖切100～150μm的浅层角膜组织，用30号穿刺针斜面向下平行刺入角膜基质，注入消毒空气，角膜变白增厚，扩散的气体将基质纤维与后弹力层之间的潜在生理间隙分开；基质注气后在角膜缘做前房穿刺，降低眼压；尽可能剖切基质组织接近后弹力层；可在前房内注入空气，形成空气-内皮界面，将之作为参考平面，估计剖切的深度；接近后弹力层时，用0.12显微齿镊或角膜基质钩提拉角膜基质，暴露部分后弹力层，注入黏弹剂将基质层与后弹力层分开，并切除基质，暴露整个植床的后弹力层。b.制作植片，DLKP不要求供体具有健康的内皮，不仅新鲜角膜可用，而且冻干保存的角膜材料也可用。用大于植床0.25mm的环钻钻透角膜，显微镊撕除角膜后弹力层及角膜内皮。c.缝合，基本技术同板层角膜移植，多采用间断缝合。缝合完毕在前房内注气或平衡盐溶液，恢复眼压，也使后弹力层与植片贴附更为紧密。

3. *治疗方法评价*　早期不影响视力时不需要治疗。如果浅基质层的混浊明显影响视力，可用PTK治疗或行板层角膜移植术；如果深基质混浊，则行深板层或穿透角膜移植术。但无论何种方法，术后都可能复发。

【术后处理】

1. *一般处理*　深板层角膜移植术后每日换药，绷带包扎5～6d，术后加压绷带对保证植片与植床平整愈合、减少植床植片间界面瘢痕有重要作用。用激素和抗生素眼液滴眼。无血管的角膜，术后3～6个月拆线；有血管的角膜，如发现有血管长入缝线区或缝线已松者，可酌情提早拆除该处缝线。

2. *深板层角膜移植术的并发症处理*

(1)后弹力层穿孔：术中发生的后弹力层小穿孔，可在前房注入空气、SF_6与空气混合物(18%SF_6，82%空气)、C_3F_8与空气混合物(14%C_3F_8，86%空气)。若前房内气泡较大，应散大瞳孔，患者仰卧位，否则瞳孔阻滞或直接气体阻滞导致继发性青光眼及不可逆性瞳孔散大。如果发生较大的角膜穿孔，则应改行穿透角膜移植术。

(2)层间积液：因术中后弹力层微穿孔导致供体角膜与受体后弹力层之间积液，严重者形成双前房。双前房持续不消失，将导致植片混浊。绷带加压包扎可使少量层间积液消失；积液较多时可拆除一针缝线，用虹膜恢复器引出积液，再进行前房注气，术后绷带加压包扎；如果积液持续存在，需改做穿透角膜移植术。

(3)受体基质去除不彻底，未完全暴露后弹力层：一般由于术中后弹力层微穿孔导致受体少量基质残留，或初学者未完全暴露后弹力层，残留的少量基质并不严重影响视力的恢复。

(4)免疫排斥反应：比穿透角膜移植术发生率低，反应轻。大多数经激素和免疫抑制药治疗，植片可完全恢复透明。

【住院小结】

1. 疗效　角膜移植术后角膜植片透明、视力提高，视为治愈。

2. 后续治疗

(1)本病可能复发，对复发者，仍可行穿透角膜移植术。

(2)观察和治疗角膜移植术后并发症，详见相关章节。

3. 出院医嘱

(1)穿透角膜移植术后出院医嘱详见相关章节。深板层角膜移植术后医嘱见术后处理。

(2)向患者交代病情，复发可能。

(3)门诊定期复诊。

(三)网格状角膜营养不良

网格状角膜营养不良(lattice corneal dystrophy，LCD)为一种累及角膜基质的遗传性角膜病变，表现为双眼角膜基质对称性出现网格状混浊，发病早，视力损害较重。本病为常染色体显性遗传，病因是5号染色体长臂的异常。

【病史询问要点】

1. 发病年龄　10岁前多已发病，但临床症状不明显。常在10岁后出现角膜上皮糜烂及视力下降，30—40岁视力严重减退。

2. 单眼或双眼　多为双眼，病变对称性发展，也有单眼发病的报道。

3. 视力情况　视力逐渐下降，晚期视力严重减退。

4. 伴随症状　当角膜上皮糜烂时，可有眼红与畏光。

5. 家族遗传史　常染色体显性遗传。

【体格检查要点】

1. 角膜基质浅层有不规则的分支状细条和点状结节，逐渐交织成网格状。

2. 主要位于中心及周边，一般不达角膜缘。

3. 此网格线条为折光性双轮廓，这种折光性半透明的网格线条为本病的特征性病变。

4. 角膜上皮下还可见非折光性圆形或卵圆形的局限性混浊斑点。

【门诊资料分析】

1. 角膜共焦显微镜　角膜基质层线状、分支样反光结构，边界不清。

2. 病理学检查　上皮细胞层厚薄不一，前弹力层有断裂，基质层形态扭曲，有沉着物主要位于浅基质层。免疫组化方法证实，角膜基质沉着物为淀粉样物质。后弹力层与内皮细胞层正常。

【诊断】

根据发病年龄早，视力减退较重，双眼对称性病变，裂隙灯下见角膜基质层具有特征性的折光性半透明的网格线条，可以诊断。注意询问有无家族史。

【临床分型】

1. Ⅰ型　又称为 Biber-Dimmer 营养不良。常 10 岁以前发病，双眼对称发生，但也有单眼发病的报道。20－30 岁视力开始下降，裂隙灯下可见角膜上皮下细网格状线条，线条边缘有点状混浊。病变发展，网格状线条变粗，伴有大小不一的混浊点。但网格状混浊线条很少侵犯角膜缘。常有角膜上皮剥脱，刺激症状明显。一般没有全身其他器官并发症。

2. Ⅱ型　又称为家族性淀粉样多神经病变Ⅳ型和淀粉样变Ⅴ型。角膜病变通常在 30 岁以后，严重程度较Ⅰ型轻。网格状线条边界清楚，周围混浊点很少，混浊线条可伸展到角膜缘。角膜上皮糜烂较少发生。常伴有全身疾病，包括皮肤、外周神经病变、脑神经病变。

3. Ⅲ型　发病常在 50 岁以上，70 岁左右出现视力下降。网格状线条粗、多，可延伸至角膜缘。一般不出现角膜上皮剥脱。

4. Ⅳ型　发病在 40－50 岁，网格状线条呈索状或树枝状，线条之间有小的、圆点状混浊。常发生角膜上皮剥脱。

【鉴别诊断】

1. 颗粒状角膜营养不良　是一种累及角膜基质的营养不良，10－20 岁发病，双眼对称性发展，可多年无症状，往往到中年才被发现，发病时视力有不同程度下降。中央部角膜基质浅层见多个散发的、灰白色小点组成的面包渣样混浊，混浊之间角膜透明。病变缓慢进展，50 岁后混浊病变之间原透明之处开始轻度混浊，视力开始减退。角膜表面一般较光滑，偶可引起角膜上皮糜烂。

2. 斑点状角膜营养不良　视力严重受损，预后不良。常在 10 岁前发病，为双眼对称性角膜病，视力进行性减退。角膜基质变薄、弥漫性混浊，同时有散在的局限性、境界不清的白色斑块状混浊，由中央向周边及深部进行性发展。

【治疗原则】

早期无症状时无须治疗。角膜上皮糜烂时，改善症状。视力下降明显时，去除病变角膜，提高视力。

【治疗方案】

1. 非手术治疗　角膜上皮剥脱时，应用高渗药物、人工泪液或绷带镜改善刺激症状。

2. 手术治疗

(1)准分子激光治疗性角膜切削术(phototherapeutic keratectomy，PTK)：角膜上皮反复糜烂时，可用 PTK 治疗。

(2)角膜移植术：病变影响视力时，视基质混浊深度可行板层、深板层角膜移植或穿透性角膜移植术。但均可能复发。

3. 治疗方案评价　早期出现角膜上皮糜烂时，可用药物或配戴绷带镜缓解症状，也可用PTK治疗。中央角膜基质层混浊影响视力时,视基质混浊深度行板层、深板层或穿透角膜移植术。但均可能复发。

【术后处理】

见相关章节。

【住院小结】

1. 疗效　本病为常染色体显性遗传,外显率达100%。晚期行角膜移植术后,多数效果良好,但少数术后可复发。角膜移植术后角膜植片透明、视力提高,视为治愈。

2. 后续治疗

(1)本病可能复发,对复发者,仍可行穿透角膜移植术。

(2)观察和治疗角膜移植术后并发症,见相关章节。

3. 出院医嘱

(1)角膜移植术后出院医嘱详见相关章节。

(2)向患者交代病情,复发可能。

(3)门诊定期复诊。

(四)斑点状角膜营养不良

斑点状角膜营养不良(macular corneal dystrophy,MCD)为一种较少见的角膜基质层营养不良,视力受损严重,预后不良。本病为常染色体隐性遗传,组织病理学显示角膜上皮下、基质内、内皮面有大量葡萄糖颗粒堆积。

【病史询问要点】

1. 发病年龄　发病较早,多在10岁前发病。

2. 单眼或双眼　多为双眼,病变对称性发展。

3. 视力情况　进行性视力下降,30岁以后视力严重减退。

4. 伴随症状　畏光、流泪,角膜上皮糜烂反复发作。

5. 家族遗传史　常染色体隐性遗传。

【体格检查要点】

1. 病变初期表现为角膜中央浅基质层细小点状混浊,逐渐融合,发展为灰白色斑块状混浊,并向角膜周边和深部发展。

2. 当病变侵及Descemet膜时,裂隙灯下可见角膜后有大量的内皮赘疣。

3. 晚期角膜厚度并不增加反而较正常变薄,这是与其他角膜营养不良的不同之处。

【门诊资料分析】

1. 角膜厚度测定　该病晚期角膜厚度变薄,有利于与其他角膜营养不良相鉴别。在行角膜移植手术前也需行角膜厚度测定,以避免手术后植床与植片因厚度不匹配而对合不良。

2. 角膜共焦显微镜　角膜基质可见边界不清的反光物质沉着。

【继续检查项目】

病理学检查:组织病理学显示角膜基质内大量葡萄糖颗粒堆积,也可在上皮下及内皮面。上皮基底膜变性，前弹力膜破坏。

【诊断】

根据发病年龄早，视力减退严重，双眼对称性病变，角膜基质层弥漫性灰白色斑块状混浊，特别是随病变发展角膜逐渐变薄，可以诊断。注意询问有无家族史。

【鉴别诊断】

1. 颗粒状角膜营养不良　是一种累及角膜基质的营养不良，10—20 岁发病，进展缓慢。中央部角膜基质浅层见多个散发的、灰白色小点组成的面包渣样混浊，混浊之间角膜透明。角膜表面一般较光滑，偶可引起角膜上皮糜烂。

2. 网格状角膜营养不良　为一种累及角膜基质的营养不良，视力损害严重。10 岁前发病，临床症状不明显，30—40 岁视力严重减退。多双眼发病，病变呈对称性进行性发展。早期角膜基质浅层有不规则的分支状细条和点状结节，逐渐交织成网格状混浊。混浊主要位于中心和周边，一般不达角膜缘。

【治疗计划】

1. 治疗原则　去除病变角膜，提高视力。

2. 治疗方案

(1)非手术治疗

1)应用人工泪液改善角膜刺激症状。

2)如出现反复角膜上皮糜烂造成的畏光，可戴绷带镜。

(2)手术治疗

1)羊膜移植术：角膜上皮糜烂反复发作时，可刮除病变的角膜上皮，行羊膜移植术，减轻症状。

2)角膜移植术：角膜明显混浊影响视力时，可行板层或深板层角膜移植术，后弹力层或内皮受累时应行穿透角膜移植术。但术后均可能复发。

3. 治疗方法评价　早期出现反复角膜上皮糜烂时，可配戴绷带镜或行羊膜移植术缓解症状。角膜混浊影响视力时，视基质混浊深度行板层、深板层角膜移植术；当混浊影响后弹力层或内皮时，应行穿透角膜移植术。但均可能复发。

【术后处理】

见相关章节。

【住院小结】

1. 疗效　角膜移植术后角膜植片透明、视力提高，视为治愈。

2. 后续治疗

(1)本病可能复发，对复发者，仍可行穿透角膜移植术。

(2)观察和治疗角膜移植术后并发症，见相关章节。

3. 出院医嘱

(1)角膜移植术后出院医嘱详见相关章节。

(2)向患者交代病情，复发可能。

(3)门诊定期复诊。

(五)富克斯角膜内皮营养不良

富克斯角膜内皮营养不良(Fuchs endothelial dystrophy of cornea),是角膜后部营养不良的典型代表。其特点是在角膜内皮细胞与Descemet膜之间进行性地形成滴状赘疣(guttata),导致原发性角膜内皮失代偿,产生大泡性角膜病变。本病大多遗传方式不明确,部分为常染色体显性遗传病。

【病史询问要点】

1. 发病年龄及性别　大多发病较晚,多在40岁以后发病,女性较男性多。

2. 单眼或双眼　多为双眼,但病变常不对称发展。

3. 视力情况　进展缓慢,40—50岁以后视力减退。

4. 伴随症状　早期无自觉症状。大泡性角膜病变时,出现疼痛、畏光、流泪并进行性加剧。角膜大泡破裂形成瘢痕后,角膜知觉减退,疼痛有所缓解,但视力进一步下降。常伴有高眼压、短眼轴、浅前房等。

5. 家族遗传史　30%患者有明确的家族史,为常染色体显性遗传。

【体格检查要点】

1. 裂隙灯检查可见角膜中央部的后表面有多个细小的滴状赘疣突向前房,略带青铜色。

2. 随着病情进展,滴状赘疣的数量逐渐增多,互相融合并向周边部扩展,赘疣区的角膜内皮细胞消失。

3. 当内皮细胞功能失常,裂隙灯下见角膜基质水肿,毛玻璃样混浊,Descemet膜皱褶,角膜厚度增加,角膜上皮与上皮下水肿可融合成水疱及大泡,部分患者眼压增高。

4. 角膜结疵后知觉下降,上皮水肿减轻,可并发角膜上皮糜烂、溃疡、新生血管、钙化变性。

【门诊资料分析】

1. 角膜内皮镜　在内皮细胞间镶嵌一些黑区,内皮细胞大小不均匀。随着病情发展,黑区逐渐增多,严重时看不到内皮细胞。当角膜内皮细胞在800个/mm^2以下时,可见角膜内皮及Descemet膜皱褶,有时可先表现为上皮大泡样病变。

2. 共焦显微镜　内皮细胞层散在低反光突起细胞,角膜基质细胞间高反光,内皮细胞均一性下降、数目减少。

3. 前节OCT　病变的角膜内皮反光度增强,厚度增加,且后表面欠光滑。如果角膜内皮已失代偿,在角膜内皮与角膜基质间可见线状低回声区,提示角膜水肿可能。

【继续检查项目】

病理学检查:显示角膜Descemet膜有散在的灶性增厚,形成角膜小滴,凸向前房,其尖端处的内皮细胞变薄,内皮细胞总数减少,角膜基质层水肿增厚。

【诊断】

根据中年患者无明显原因双眼视力下降,疼痛并进行性加重,裂隙灯下见角膜内皮面有滴状赘疣,角膜水肿、水疱、混浊,角膜内皮镜见大量黑区,内皮细胞数少于1000

个/mm²,可以诊断。询问病史时应注意有无家族史及内眼疾病史。

【临床分期】

1. 第一期:滴状角膜期　此期患者无自觉症状,裂隙灯检查可见角膜中央后表面多个细小、略带青铜色、向后凸起的滴状赘疣(guttata)。内皮镜检查可见在正常内皮细胞间镶嵌一些黑区。随着病情的发展,滴状赘疣数量增加,互相融合并向周边部扩展,侵及全角膜的后面。

2. 第二期:原发性角膜失代偿期　此期患者视力下降,出现疼痛、畏光、流泪并进行性加剧,自觉症状晨间比下午重。角膜内皮细胞生物泵功能失常后,裂隙灯检查可见角膜水肿增厚,基质层毛玻璃样混浊,Descemet 膜皱褶,角膜上皮水肿,上皮与上皮下可融合成大泡,破裂后眼部剧烈疼痛。

3. 第三期:结瘢期　此期在上皮下可弥漫性地形成瘢痕,结瘢后角膜知觉减退,上皮水肿减轻,疼痛有所缓解,但视力进一步下降。

【鉴别诊断】

1. 大泡性角膜病变　由于各种原因造成角膜内皮失代偿,角膜基质及上皮下水肿,导致角膜上皮下水疱形成。患眼视力下降,有明显的眼红、眼痛、畏光、流泪等刺激症状。常有内眼手术史、长期高眼压史等。

2. 虹膜角膜内皮综合征　常单眼发病。角膜内皮有细小金箔样斑,角膜水肿,可有眼压升高、虹膜变薄、虹膜前粘连、瞳孔变形等。

【治疗计划】

1. 治疗原则　去除病变角膜,提高视力。

2. 治疗方案

(1)非手术治疗

1)无症状者无须治疗。

2)角膜失代偿早期可局部应用高渗药物,如 5%氯化钠盐水或眼膏,20%葡萄糖软膏。

3)局部用抗生素眼液和眼膏预防感染。

4)佩戴绷带式角膜接触镜可减轻疼痛、提高视力。

(2)手术治疗

1)视力严重下降时,可行穿透角膜移植术或角膜内皮移植术。

2)无视功能的疼痛性大泡性角膜病变,可行角膜层间灼烙术、羊膜移植或结膜瓣覆盖术,减轻症状。

3. 治疗方法评价　早期角膜赘疣不影响视力时无须治疗。当出现晨间视力下降时,可用高渗药物使角膜基质脱水,提高视力。配戴绷带式角膜接触镜可减轻疼痛。当出现角膜大泡严重影响视力时,行内皮或穿透角膜移植术。手术成功率较高,术后约 80%保持 2 年以上的透明,复发者可再次手术。

【术后处理】

见相关章节。

【住院小结】

1. 疗效　角膜移植术后角膜植片透明、视力提高，视为治愈。

2. 后续治疗

(1)本病可能复发，对复发者，仍可行穿透角膜移植术或角膜内皮移植术。

(2)观察和治疗角膜移植术后并发症，详见相关章节。

3. 出院医嘱

(1)角膜移植术后出院医嘱详见相关章节。

(2)向患者交代病情，复发可能。

(3)门诊定期复诊。

（李　健）

第三节　角膜先天异常及其他

一、圆锥角膜

圆锥角膜(keratoconus)是一种以角膜进行性变薄向前锥状突起产生不规则散光为特征的角膜疾病，可单独存在，也可并发其他疾病。先天性圆锥角膜原因不明，具有一定家族遗传倾向，且可能与胶原发育障碍、内分泌与代谢紊乱、免疫缺陷等多因素有关。患病率为0.05％～0.23％，双眼占87％，可先后发生。继发性圆锥角膜常发生在LASIC和PRK术后。

【病史询问要点】

1. 发病年龄　多在青少年期发病，90％为10－39岁。

2. 发病史　最早出现近视、散光的眼别、年龄、屈光度数；配镜史和当时的眼镜处方屈光度和验光度数及后续变化；视力不能矫正的时间和眼别；有无视力迅速下降的情况、时间及眼别；有无突然视力下降的情况、时间及眼别。

3. 发病诱因　先天性圆锥角膜为常染色体隐性遗传，无明显诱因；继发性则发生于LASIC和PRK术后。

4. 其他病史　有无唐氏综合征、马方综合征、Apert综合征[尖头并指(趾)综合征]、呆小病、特纳综合征、特异性皮炎、视网膜色素变性等病史。据报道，35％圆锥角膜患者常伴发春季卡他性角结膜炎、湿疹、哮喘等变态反应性疾病，86％患者有过敏反应史，50％患者关节松弛，38％二尖瓣脱垂，19％巩膜硬度低于正常。

5. 家族史　父母及直系亲属有无类似疾病。

【体格检查要点】

1. 不同程度的视力障碍　单侧或双侧先后发生。

2. 角膜改变　①角膜部分向前呈圆锥状突起，角膜基质变薄，圆锥可大可小，位置多在视轴附近。②由于角膜前面呈圆锥状，当眼球向下注视时，圆锥顶部压迫睑缘，使下睑缘出现角状皱褶，称Munson征。③用手电筒从颞侧投照到角膜上，在鼻侧近角膜缘处形成聚光束，为 Rizzuti 征。角膜锥状突起越明显，聚光束的位置越靠近周边。④角膜中央感觉迟钝，为 Axenfeld 征。⑤圆锥底部角膜上皮下可见黄褐色沉着，形如环状，称弗莱舍(Fleischer)环，为泪液中含铁血黄素沉积在上皮和前弹力层所致。此环大致代表了圆锥的边界。⑥锥顶部角膜基质层见栅栏状排列的压迫条纹，称 Vogt 条纹。这种细小的条纹与圆锥顶端线状的瘢痕不同，该条纹压迫眼球时可消失，是后弹力层破裂导致基质内板层皱褶增多而引起的垂直性压力线。⑦随着病程进展，约 12% 的患者在病变后期可出现后弹力层破裂，形成急性圆锥。房水可通过后弹力层的缺损进入角膜基质，引起角膜急性水肿，持续数周至数月，导致上皮下变性、瘢痕化及新生血管，部分可穿孔。

3. 其他先天性眼部异常　如先天性白内障、晶状体异位、无虹膜和视网膜色素变性等。

4. 全身异常　有无唐氏综合征、智力发育障碍、全身结缔组织病等。

【门诊资料分析】

1. 屈光检查　进行性近视和不规则散光，视网膜剪影时，瞳孔光带呈"张口状"。

2. 角膜镜和角膜曲率计　随着计算机角膜地形图的普遍应用，角膜曲率计对角膜屈光状态的检测作用易被忽视。角膜曲率计可显示简单明了的角膜镜投影，一些早期的细小不规则散光表现出角膜环的局部扭曲，故有时其效果反而优于角膜地形图。

3. 眼轴　圆锥角膜患者大部分眼轴＞24mm。

【继续检查项目】

1. 角膜地形图仪检查　计算机辅助的角膜地形图以其能够精确地分析整个角膜表面的形态和曲率的变化为特点，能系统地、客观地、精确地分析角膜表面的性状，使亚临床期圆锥角膜和圆锥角膜的早期诊断成为可能，其圆锥角膜诊断准确率高达 96%。同时，角膜地形图还对圆锥角膜术后残余的角膜散光做出定性诊断，指导矫正术后的散光。

2. 角膜测厚仪和超声生物显微镜　角膜扩张和进行性变薄是圆锥角膜的主要特征。应用角膜测厚仪和超声生物显微镜观察角膜的变薄情况，是一种对圆锥角膜分期和随访的方法

3. 傅立叶光学相干断层扫描仪(Fourier-domain Optical Coherence Tomograthy, FD-OCT)　其高速、高分辨率和无创等特点使其测量的角膜上皮厚度参数和角膜厚度参数在区分圆锥角膜患者和健康者时具有独特的优势，其中，角膜上皮厚度参数 Min、Min-Max 值及角膜厚度参数 Min、Min-Median、Min-Max 值诊断价值最高。Reinstein 等发现角膜上皮厚度图对屈光手术前早期圆锥角膜筛查的意义优于传统角膜地形图。首先，角膜上皮厚度改变先于角膜前表面地形图，因为角膜基质前表面微小的扩张可以被上皮完全代偿，使得部分早期圆锥角膜患者的角膜地形图仍在正常范围内。其次，角膜上皮厚度图可以排除一些角膜地形图检查疑似圆锥角膜，实则可以耐受屈光手术的病例。所以，角膜上皮地形图作为一项重要的辅助手段，可以提高角膜地形图早期筛查圆锥角膜的敏感性和特异性。

4. 激光共焦显微镜 应用共焦显微镜观察到:①早期角膜后基质层可见纵行或斜行的暗纹结构;中期后基质层的暗纹广泛粗大,并累及前基质层;晚期后基质层均见粗大暗纹,部分病例见角膜上皮变形拉长,前弹力层下胶原排列紊乱,前基质层暗纹宽度不定,层间散在高反光瘢痕,深基质层皱褶等病理改变,神经曲折度增加,分支减少,甚至可见神经纤维极度迂曲缠绕成团。②各期圆锥角膜细胞均显示高反光,基质细胞密度与正常角膜无差别或后极部基质细胞密度降低。因此,共焦显微镜对圆锥角膜的诊断价值尚需进一步深入研究。

其中,角膜曲率、角膜地形图、屈光状态、矫正视力、眼轴长度、角膜有无瘢痕或急性圆锥表现是每次就诊必查项目。

【诊断】

Rabinowitz 的经典诊断标准。

1. 有近视眼或散光病史,矫正视力<1.0。

2. 采用裂隙灯检查法观察,以下体征至少一项为阳性:①Munson 征;②弗莱舍环;③Vogt 条纹;④角膜呈锥状明显前凸,中央变薄。

3. 角膜地形图检查示:①角膜中央屈光度数>46.50 D;②角膜下方平均屈光度数与上方平均屈光度数的差值(I-S 值)>1.26 D;③同一患者双眼角膜屈光度数差值>0.92 D。

【临床类型】

1. 根据病因不同分

(1)先天性:常染色体隐性遗传,青春期发病,进行性进展。

(2)继发性:LASIK 术后继发性角膜与角膜瓣下保留基质厚度过薄有关,也可能与患者的角膜组织存在生物力学差异有关。

2. 根据病程进展分

(1)潜伏期:无任何症状。

(2)初期:屈光不正,主要表现为近视,并向规则和不规则散光发展。角膜镜、检影、角膜曲率计和角膜地形图有相应的变化。

(3)完成期:典型的圆锥角膜症状,视力明显下降,眼镜不能矫正。

(4)变性期:有严重刺激症状,视力显著减退,眼镜和接触镜均不能矫正。角膜上皮下出现玻璃样变性,圆锥处瘢痕形成,新生血管侵入角膜。

3. 根据角膜散光、屈光度数、透明性及厚度分

(1)Ⅰ期:偏心性角膜变陡,近视和(或)散光度数<5.00D,角膜屈光度数≤48.00D,可见 Vogt 线,未见瘢痕。

(2)Ⅱ期:近视和(或)散光度数 5.00~8.00D,角膜屈光度数≤53.00D,未见角膜瘢痕,角膜厚度≥400μm。

(3)Ⅲ期:近视和(或)散光度数 8.00~10.00D,角膜屈光度数>53.00D,未见中央部瘢痕,角膜厚度 200~400μm。

(4)Ⅳ期:屈光度数无法测量,角膜瘢痕,穿孔,角膜厚度<200μm。

4. 根据圆锥角膜病变程度分(Obertson)

0 级:无圆锥。

1 级:裂隙灯下无明显圆锥,但可用视网膜检影或角膜曲率计检查发现。

2 级:角膜内面凹度增加,角膜出现条纹但无瘢痕。

3 级:角膜有条纹,中央有瘢痕,圆锥顶端变薄。

4 级:已行角膜移植。

【鉴别诊断】

1. 大角膜　先天性发育异常,X 染色体连锁隐性遗传,角膜直径>12mm,除角膜扩大外,整个眼前段不成比例地扩大,为双侧性。但不进展,角膜透明,用角膜地形图检查可鉴别。

2. 后弹力层膨出　局部角膜变薄,后弹力层隆起呈小水泡状,范围小,有角膜溃疡,裂隙灯显微镜下易于鉴别。

3. 假性圆锥角膜　硬性角膜接触镜史是引起假性圆锥角膜最常见的因素。一般脱镜 1～2 周后可恢复,也有 5 个月或更长时间方能恢复者。对于这种假性圆锥角膜,脱镜后做连续的角膜地形图分析是非常重要的。

4. 球形角膜　为先天性发育异常,常染色体隐性遗传。表现为整个角膜扩张,弯曲度增大,曲率检查可达 50D。角膜基质均一变薄,仅及正常厚度的 1/5～1/3。角膜透明,中央区可因后弹力层破裂出现急性水肿。

【治疗原则】

1. 早期可用眼镜矫正,当出现不规则散光时,佩戴硬性透气性角膜接触镜。

2. 病情重者行穿透角膜移植术,切除病灶,恢复角膜正常厚度和曲率。

3. 急性角膜水肿者不宜立即手术,待其结瘢后再手术则成功率较高。

【治疗方案】

1. 非手术治疗

(1)框架眼镜矫正:在圆锥角膜病变早期,仅表现为单纯近视或规则散光,采用配戴一般框架眼镜即能获得满意的矫正视力。

(2)角膜接触镜:当患者出现不规则散光时,必须配戴角膜接触镜矫正。软性角膜接触镜的镜片过于柔软,曲率易变,无法较好地矫正不规则散光;但是,对症状较轻,尤其对圆锥底部较宽者将有所帮助。硬性角膜接触镜能够维持一个规则的前屈光界面,消除部分不规则散光;但因为配戴不便和引发角膜前泪膜更换不佳,角膜长期处于缺氧状态,使患者不易接受。特殊设计的硬性透气性角膜接触镜(rigid gas permeable contact lens,RGPCL),适用于不能耐受硬性角膜接触镜和软性角膜接触镜矫正不佳的患者,其矫正效果优于软性角膜接触镜。但是配戴 RGP 镜片应该注意,在发病后 6 年左右,患者的角膜会迅速前凸,曲率变化快,需要不断更换 RGP 镜片,因此到了晚期不宜盲目配戴。

(3)角膜接触镜的选择:①大直径角膜接触镜(10～10.5mm),适合早期、圆锥向下方偏位者。开始时镜片中央后弧与角膜计的较小曲率半径相等或稍小 0.5mm,或荧光素染色在角膜顶点有2～5mm接触区，而下缘无明显翘起为理想。②后部非球面接触镜，适合中度乳头样圆锥，球面接触镜不合适的向下移位圆锥等。③乳头圆锥接触镜，适合于不能用球面和非球面接触镜矫正的严重的乳头状圆锥，带2个周边弧，直径8～8.5mm的较好。基弧要比角膜计结果多加3个屈光度，荧光素染色顶端接触1～2mm即可。④Soper双弧或McGuire多弧接触镜，适合中央较严重的圆锥角膜。

2. 手术时机

(1)虽为择期手术，但幼儿期为避免弱视应尽早手术，尤其是单眼患儿。

(2)用接触镜或普通框架眼镜都不能矫正和提高视力的圆锥角膜患者。目前，对角膜曲率>50D，角膜厚度变薄，最佳矫正视力<0.3者，可行穿透角膜移植术。

(3)视轴出现瘢痕的圆锥角膜患者。

(4)一般采用穿透角膜移植术。

3. 手术方法评价

(1)角膜移植术：晚期发生角膜水肿或瘢痕形成，患者视力严重障碍，则应考虑手术治疗；晚期圆锥角膜患者只能通过角膜移植才能恢复视力，从经典的穿透角膜移植术到最新的深板层角膜移植等，均可获得较好的治疗效果。

(2)穿透角膜移植手术仍是治疗圆锥角膜有效的术式。术后多数患者可获得良好的视力，移植后的角膜排斥反应率低，为7.8%～31.0%。

(3)深板层角膜移植(deep anterior lamellar keratoplasty，DALK)：是用供体角膜板层代替病变角膜75%以上的基质层(predescemetic DALK)或全部基质层(descemetic DALK)，保留角膜内皮层，避免了内皮型排斥反应的发生。DALK的手术方法包括大气泡法、黏弹剂注射分离法、水分层法等，但这些方法存在分离界面欠光滑、术中后弹力层微穿孔等问题。有报道应用飞秒激光辅助的角膜移植可精确切割角膜、实现个体化植片和植床的制作、控制深度和直径、切面光滑，为圆锥角膜患者进行DALK提供了良好的工具。

(4)表层角膜镜片术：该手术是应用健康的供体角膜组织，对圆锥角膜加固，使其变扁平。仅适用于较小、较薄且较透明的圆锥角膜患者，即早期圆锥角膜(角膜曲率≤55D)，抑制圆锥角膜的病变进展，若不成功，也不影响后继的穿透角膜移植术治疗；对于做穿透角膜移植术有明显禁忌或高度危险的病例(如一眼接受穿透角膜移植术出现免疫排斥反应者)，可优先考虑此术。表层角膜镜片术适应证窄，但属外眼手术，方法简单，其视力恢复较穿透角膜移植术低，但对于某些特殊职业不希望行穿透角膜移植术的患者可以采用表层角膜镜片术。

(5)激光角膜切削术：浅层瘢痕的圆锥角膜患者经过激光角膜切削治疗，可获得有效视力。但是PRK和LASIK等手术后可发生屈光回退，而且由于切削后的角膜进一步变薄，术后有加重圆锥角膜的危险，可能发生角膜融解。因此，圆锥角膜是否适合采用屈光性角膜切削术治疗尚需进一步研究。

(6)角膜基质环植入术[intrastromal corneal ring segment (ICRS) implanation]：该手术通过减少角膜前表面的弧长，使中央角膜变平，从而矫正不规则散光和近视。此种手术无须去除角膜组织，且不伤及中央角膜区；若需要时，也可将环取出。该手术适用于不能耐受佩戴角膜接触镜和中央角膜清亮的患者。但术后也会发生欠矫、过矫、基质环移位及突出等并发症。目前尚无文献报道植入基质环将加速圆锥角膜的进展。

(7)紫外光核黄素角膜交联术(corneal collagen cross-iinking，CXL)：本法是21世纪初应用于临床的最新的角膜成形技术。以核黄素作为光敏剂，应用370nm紫外线对角膜进行局部照射，刺激胶原纤维交联，增加角膜硬度。CXL是唯一能够对进展期圆锥角膜有治疗作用的方法，它可以延缓或控制圆锥角膜进展。但是随着临床病例数的增加，关于CXL并发症的报道越来越多，主要包括：①术后早期并发症：持续性角膜上皮缺损，角膜继发感染及无菌性角膜浸润；②永久并发症：角膜内皮细胞损伤，角膜基质瘢痕形成，部分患者需行角膜移植手术；③更严重的并发症：角膜溶解，甚至穿孔。

CXL作为新的治疗手段，急需有权威的多中心前瞻对照研究，来正确评价CXL的疗效及其应用范围，进一步总结和研究其适应证、治疗方法、远期疗效、不良反应及改进手术方法，防止临床滥用现象的发生，以期该疗法有更好的疗效。尤其对CXL术中角膜厚度的密切监测及术后长期疗效还需进一步研究。

薄角膜(<400μm)、手术时年龄(>35岁)、最佳矫正视力(>20/25)、角膜曲率最大K值(>58.0 D)及圆锥角膜严重程度(3－4期)是CXL治疗后发生并发症的危险因素。因此，目前严格选择CXL手术适应证，避免容易发生并发症的各种危险因素，能够最大限度地减少CXL术后发生并发症的概率，提高手术的安全性和有效性。

(8)角膜热成形术：暂时减轻圆锥，提高视力。但是预测性差，可导致角膜上皮缺损、角膜水肿和角膜基质无菌性坏死。

4. *手术方法*

(1)穿透角膜移植术

1)一般中心性圆锥：切除锥底为圆锥角膜确定植片大小的依据原则，一般采用7.0～8.0mm植孔即可。

2)较大的中心性圆锥：植床可根据病变范围而定，要求完全切除病变区。

3)偏心性的圆锥：应强调植床要足够大，一般认为植床缘要与角膜缘平等(意即要切除一部分正常的角膜)。

4)偏心圆锥过小过边：可采用较小范围的局部钻切，但应避免植床和植片的接合处在瞳孔区内。

(2)表层角膜镜片术

1)植片用经甘油保存的同种异体角膜。

2)经液氮冷冻后，用专门的表面角膜车床将保存角膜切削为厚0.3mm的表层角膜镜片备用，可继续冷冻保存至手术。

3)储存的表面角膜镜片置100μg/ml的生理盐水中复水。

4)除去植床上的角膜上皮(一般直径为8～9mm)。

5)以直径小于植床1mm的环钻，轻钻患者角膜至少达0.3mm深度，再向外沿角膜板层层间向外潜行剥离1mm。

6)将复水后的表面角膜镜片置于植床上，嵌于植床板层下，做4针间断缝合固定。

7)前房穿刺，降低眼压。

8)植片与植床再做均匀等张的16针间断缝合，以角膜镜检查散光情况，进行必要的缝线调整。

9)术后绷带包扎，同角膜板层移植术处理办法。

10)圆锥底部的大小可以弗莱舍环为参考。

【术后处理】

1. 一般处理　按穿透角膜移植术后常规处理，表层角膜镜片术按板层角膜移植术后常规处理。

2. 并发症处理　同穿透角膜移植术和板层角膜移植术。

【住院小结】

1. 疗效　穿透角膜移植术切除圆锥角膜的病变区，阻断病变的进展，维持角膜的透明和正常屈光状态。表层角膜镜片术使圆锥变平，矫正角膜光学状态，提高视力。

治愈标准为：病变轻者，配角膜接触镜后视力进步；病变重者，手术创口愈合、视力增进。

2. 后续治疗　同穿透角膜移植术和板层角膜移植术，要定期观察随访，必要时做角膜地形图检查。穿透角膜移植术后15～20年后圆锥角膜可能复发，因此，一次穿透角膜移植手术不能维持终身，可能需要再次手术。

3. 出院医嘱

(1)局部用糖皮质激素滴眼液和抗生素眼液，后改用非类固醇滴眼液。

(2)术后拆线可延长至1年以上。

(3)其他：参见相关章节。

（曹　凯　朱承华）

二、复发性角膜上皮糜烂综合征

复发性角膜上皮糜烂综合征(recurrent corneal erosion syndrome，RCES)，又称复发性角膜上皮剥脱，是指角膜持续或反复出现上皮剥脱、形成缺损的一类眼病。主要特征为反复发作的突发性眼痛，常伴有眼红、畏光和流泪。其发病机制与角膜基底膜功能障碍，导致无法产生基底膜复合体有关。本病分为两型：Ⅰ型仅损伤上皮基底膜，Ⅱ型损伤累及前弹力层或基质层。常见病因包括角膜外伤、某些角膜营养不良、角膜基质损害性疾病、角膜屈光手术、角膜移植术和白内障术后，以及其他一些眼病，如眼干燥症、神经麻痹性角膜炎等。

【病史询问要点】

1. 发病年龄　该病的发病年龄为24—73岁，以30—40岁患病率最高，平均年龄为42岁。10%病例是双眼发病，3%病例有遗传病史。好发于夜晚或清晨刚睡醒时。

2. 自觉症状　好发时间为夜间或睡醒时；有眼部畏光、流泪、疼痛等角膜刺激症状，反复发作。

3. 发病程度　注意刺激症状剧烈程度；有无反复发作；之前发作是否波及角膜前弹力层甚至基质层；此次发作较前是否加重。

4. 发病诱因　常见的原因有以下方面。

(1)营养不良：包括①角膜上皮基底膜营养不良（地图-点状-指纹状角膜营养不良）；②遗传性青少年性角膜上皮营养不良；③Reis-Bückler 角膜营养不良；④网格状、颗粒状或斑点状角膜营养不良。在这些营养不良症中，以角膜上皮基底膜营养不良较为常见。

(2)某些外伤之后也可发生复发性上皮剥脱。

(3)角膜基质损害性疾病。

(4)角膜屈光手术、角膜移植术和白内障术后。

(5)其他一些眼病，如眼干燥症、神经麻痹性角膜炎等。

5. 伴随症状　相应原发病因、诱因的症状，如有无眼红、眉弓部疼痛、黏脓性分泌物、虹膜睫状体反应等（鉴别有无角膜炎等眼部和角膜其他疾病）。

6. 过去史　有助于原发病因、诱因的判断。

7. 反复发作史　每次复发的可能诱因或原因，每次发病程度，是否有进展，对治疗的效果等。复发性角膜上皮剥脱的复发频率变化很大，有每日上午都有发作的小复发，也有间隔数月的大复发。小范围的复发可持续 1～4h，大范围的复发可持续 1～21d。合并有上皮基底膜营养不良或外伤相关的上皮基底膜异常的 RCES 患者更容易出现慢性复发症状。疲劳、更年期和饮酒被认为是加重病情的因素。

【体格检查要点】

1. 视力障碍　眼部畏光、流泪、疼痛等刺激症状不同程度地影响患者正常视物，可致患眼视力下降。

2. 角膜上皮病变　部位多见于角膜中央偏下的位置，超过 87％的糜烂发生在角膜的下方 1/3 处。角膜上皮局限性粗糙或擦伤，微小囊肿，或片状缺损，荧光素染色显示角膜上皮有剥脱。角膜微小糜烂者占 56％，而大范围糜烂和混合型糜烂最常见于外伤后，78％的 51－60 岁患者发现有表层角膜营养不良。59％的患者治愈后会在角膜上皮层间发现微小囊肿。可仅损伤上皮基底膜，亦可累及前弹力层或基质层，后者因病变较重，荧光素着色位置较深。

3. 其他　原发病因、诱因的体征。

【门诊资料分析】

1. 病史　原发病因、此次发病诱因、主要角膜刺激症状、刺激程度等。

2. 裂隙灯检查、棉签试验　细致的裂隙灯检查是必不可少的。散瞳后用宽的、成角度的裂隙灯光带后照法可帮助发现基底膜营养不良或外伤后的修复阶段。在裂隙灯下用棉签试验可识别上皮细胞的疏松黏附。该试验是在表面麻醉下用棉签尖端轻触角膜。如果角膜上皮在很轻的推力下即可出现皮褶或出现部分脱落，即可认定角膜上皮的黏附很疏松。

3. 角膜荧光素染色　典型体征为角膜上皮局限性水肿、剥脱体征。角膜荧光素染色可以很好地显示松弛上皮范围。染色深度可仅至上皮基底膜，亦可达前弹力层或基质层。在所有的复发性角膜上皮剥脱病例都发现有泪膜碎屑和泪膜破裂时间缩短。

【继续检查项目】

1. 眼前节照相

2. 计算机控制的角膜摄像　对复发性角膜上皮剥脱疑难病例的诊断提供了很好的帮助。在RCES患者和有持续角膜上皮外伤史的患者，可发现一些小范围病灶(1～1.5mm)的角膜屈光力显著降低(降低幅度＞2D)。在角膜上皮愈合后，通过角膜摄像仪可发现不同部位角膜上皮厚度的不同导致了角膜的不规则散光。该体征对地图状-点状-指纹状角膜营养不良表现小典型的复发性角膜上皮剥脱患者的诊断很有帮助。在复发性角膜上皮剥脱患者，表面不对称指数(surface asymmetry index，SAI)和表面规则指数(surface regularity index，SRI)都会明显增加。

3. 角膜活体共焦显微镜　对RCES和EBMD(上皮基底膜营养不良)患者行角膜活体共焦显微镜检查可发现角膜基底的上皮细胞有异常沉着，基底部下方的微皱褶和条纹，神经损害，或者前基质层的形态学改变。然而，共焦显微镜检查并不能完全取代裂隙灯显微镜对复发性角膜上皮剥脱的帮助。

4. 其他　原发病因、诱因的辅助检查项目。

【诊断】

1. 复发病史

2. 症状　眼部刺激症状，有好发于夜间或晨起的特点，眼部畏光、流泪、疼痛等刺激症状，反复发作。

3. 体征　角膜上皮剥脱部位多见于角膜中央偏下的位置，上皮局限性粗糙或擦伤，微小囊肿，或片状上皮缺损。

4. 辅助检查　确定病变部位、范围和深度。

【临床类型】

1. 根据角膜损伤程度分型

(1)Ⅰ型：仅损伤上皮基底膜。

(2)Ⅱ型：损伤累及前弹力层或基质层。

2. 根据病因分型

(1)原发性：可以分为很多种类。上皮基底膜营养不良是最常见致病原因，包括Cogan微囊样营养不良及非外伤性复发角膜剥脱。复发性角膜上皮剥脱其他的致病原因包括：Reis-Bückler综合征，网格状营养不良，囊状营养不良，颗粒状营养不良。

(2)继发性：化学伤、热烧伤、疱疹性角膜病变、睑板腺功能不良、眼部痤疮、糖尿病，Salzmann结节状变性、角膜带状变性、细菌性角膜溃疡、干燥性角膜炎及大疱性表皮松解症。有文献报道兔眼综合征，家族性出血性肾炎等也可造成复发角膜剥脱。角膜屈光手术、角膜移植术和白内障术等也是重要因素。

【鉴别诊断】

角膜炎：为细菌、病毒或真菌引起的炎症性病变。根据复发性角膜上皮糜烂发作具有反复性，症状的时间性和病变的好发部位，易于鉴别。

【治疗原则】

减少机械刺激，单纯性缺损不做遮盖，滴用促上皮愈合药物。可佩戴软性角膜接触镜。根据角膜病变情况，选择适当的手术治疗。尽量去除导致角膜基底膜损害的因素预防复发。

【治疗方案】

根据病变程度依次选择以下治疗：滴用药物；可佩戴软性角膜接触镜；手术治疗（睑缘缝合术；上皮基底膜切除术；治疗性准分子激光角膜切削术等）。

1. 非手术治疗

(1)单纯性缺损不做遮盖，愈合较快。

(2)遮盖患眼，减少眼睑活动对角膜的机械刺激。

(3)症状反复发作者，夜间眼部滴用促进角膜上皮愈合的药物，如滴用纤维连接蛋白眼液，以及含生长因子的小牛血清提取物眼用凝胶等润滑类凝胶或眼膏。通常需要持续时间较长，润滑的眼液可以使眼球在快速运动和晨起睁眼时保持眼球表面润滑，防止角膜上皮糜烂复发。

(4)适当滴用抗生素眼液防止感染。睫状肌麻痹药散开反应性缩小的瞳孔。使用高渗剂可减轻角膜上皮的水肿，可能是由于高渗透压使上皮层脱水的作用。

(5)局部滴用双氯芬酸钠滴眼液可减轻不适。

(6)有学者使用基质金属蛋白酶-9(MMP-9)抑制药、糖皮质激素和多西环素治疗复发性角膜上皮剥脱。文献报道，使用 MMP-9 抑制药物治疗，可快速解决患者的症状，并可防止病情复发。

(7)自体血清治疗。自体血清对降低复发率既有效又安全。因为自体血清与泪液在很大程度上极为相似，能够为眼部表面上皮的更新提供基础的营养物质。血清中的纤维连接蛋白也可促进上皮的迁移和固定。血清中的脂质可替代睑板腺产生的脂质成分。血清中的前清蛋白可提高泪膜的稳定性。普遍认为，自体血清治疗是安全的。虽然自体血清治疗存在感染的风险，然而可能是血清治疗多数联合局部应用抗生素的原因，因此并没有文献报道血清治疗后出现感染的并发症。

(8)配戴治疗性软性角膜接触镜。

1)治疗性软性接触镜对非营养不良性角膜上皮剥脱常常有效，可减轻疼痛，促进上皮恢复正常形态与功能。

2)对于严重的病例，最好先除去已松动的上皮，再继续配戴软性角膜接触镜。

3)镜片要选择薄的、稍微陡峭的、直径稍大的，这样的镜片比较稳固，不易滑动。理想的软镜，其透氧率和含水量都比较高。

4)佩戴接触镜时，应该紧贴眼球，向上注视时接触镜的移动不超过 1mm。

5)治疗性软性角膜接触镜佩戴的时间，有学者认为可持续 2～3 周，即可以保证新生上皮与基底膜牢固的接合。也有学者认为至少需要 6 周，因为角膜上皮基底膜的重塑至少需要 6 周时间，如果患者的症状消失超过 3 个月，再去除接触镜更为稳妥。

6)在应用软性角膜接触镜治疗时,其他治疗不能停止。

7)尽管预防性应用抗生素眼液,接触镜仍然有可能导致感染性角膜炎。患者对角膜接触镜的耐受性存在着个体差异。特别是合并有糖尿病及疱疹性角膜炎的患者。

(9)去除导致角膜基底膜损害的因素,预防复发。

2. *手术治疗* 对上述非手术治疗无效时可采用适当的手术治疗,如穿刺、睑缘缝合术、上皮基底膜切除术、治疗性准分子激光角膜切削术(PTK)等。

3. *手术方法*

(1)暂时性睑裂缝合术(temporary blepharorrhaphy):平卧位。结膜表面麻醉,上下睑皮肤浸润麻醉。眼睑垫板保护眼球,用双针缝线分别从上下睑中内或中外1/3处距睑缘3mm部位进针,与睑缘平行,穿过皮下肌肉层、睑板浅层,自眼睑中外或中内1/3处出针,拉紧缝线,拉拢上、下睑,使睑缘自然闭合,结扎缝线。术中注意保护眼球。涂眼膏,眼垫遮盖,根据病情需要5~7d后拆除缝线,上下睑自行复原。

(2)部分睑缘粘连缝合术(partial plepharorrhaphy):平卧位。结膜表面麻醉,上下睑皮肤浸润麻醉。于上下眼睑中内及中外1/3处睑缘,各做一对4mm长灰线切开,切口深1mm。剪除切口后叶睑缘的上皮造成创面。用0号双针缝线自相对切口的一侧睑缘皮肤面进针,穿过切口前叶,自对侧睑缘切口皮肤内面进针,穿出皮肤。做褥式缝合。为防止缝线嵌入组织,在缝线与组织之间衬以小橡皮片再行结扎。结扎时不能太紧,以免影响血供。术中注意保护眼球。术后盖眼垫,7d后拆除皮肤缝线。此法使上下睑缘部分粘连,中央露出小孔,既可观察角膜情况,又不妨碍视线。

(3)上皮基底膜切除术

1)手术要点:采用钻石刀沿全周角膜缘行完全的角膜切削。营养不良的上皮和基底膜被完整地剥离下来,不损伤前界层,直至形成光滑完整的表面。注意不要造成角膜表面的不规则。为了保证角膜上皮修复正常,除非该区域有明显的上皮糜烂,否则角膜周边1~2mm的边缘要保持上皮的完整。

2)手术评价:用钻石刀行表层角膜切削术是一种安全有效的治疗方法。钻石刀剖光手术方法简单,价格便宜,以后也较少发生角膜的雾状混浊。但是也有学者认为,刮除疏松的角膜上皮组织可以解除急性发作的频率,但不能防止角膜上皮糜烂的复发。另外,沿全周角膜缘的表层角膜切削术可能会损伤角膜干细胞。

4. *治疗性准分子激光角膜切削术*(phototherapeutic keratectomy,PTK) 准分子激光应用于临床,为表层角膜病提供了一种新的治疗手段。有文献报道其缓解症状和预防角膜糜烂复发的成功率为74%~100%。尽管PTK手术过程中造成了医源性的角膜磨损,但术后长期观察发现角膜上皮仍然保持稳定。与用刃具切削角膜组织相比,PTK具有切削精度高、切削区与邻近区界限清晰光滑、对周围组织损伤小、术后愈合快、瘢痕少、光学效果好、安全性高等优点。与传统方法相比成功率高,愈合快,并可显著提高最佳矫正视力。

(1)PTK的特点:①切削同样厚度的组织,PTK需要更多的激光脉冲,因为切削病变组织比切削正常组织需更多能量。②PTK切削的厚度中央和边缘一样。③对角膜表面不规则的患者，需要用阻滞药使光切削面达到相对光滑。④由于角膜密度不均，激光切削率不一，可引起散光。

(2)禁忌证：①角膜活动性感染。②角膜厚度过薄，应十分慎重。要保证切削后的角膜仍能维持正常的抗张强度；如患有较严重的圆锥角膜基质变薄者不宜手术。③伴有眼干燥症、青光眼、活动性葡萄膜炎、视网膜脱离等眼病者。④角膜基质性水肿。⑤瘢痕体质、糖尿病、结缔组织病等可能影响角膜伤口愈合。系统性红斑狼疮和类风湿关节炎，手术后易引起角膜溶解。⑥手术不能配合者。⑦PTK术后有使眼趋向远视状态，对远视眼有进一步加深的可能，应给予重视。

(3)手术要点：PTK手术方法有很大的差异，有直接贯穿角膜上皮的准分子切削，也有去除角膜上皮后再行准分子切削。如果没有真正的角膜上皮糜烂，切削的范围仅局限于角膜病变区，最大深度为40μm，如果有明显的角膜上皮糜烂，并且有疏松的上皮边缘，角膜上皮缺损区域的切削深度为1～5μm，尽量减少对前界层的干扰。然后，在离糜烂角膜上皮边缘较远的疏松上皮处用0.2mm的光斑进行切削，切削深度为30～40μm。

以先去除角膜上皮后再行准分子切削的PTK术式为例。

1)平卧位。0.5%丁卡因或其他表面麻醉药，术前5～10min开始滴眼，2～3次。

2)无菌条件下操作，铺巾，粘上下眼睑贴膜条，开睑器开睑，冲洗结膜囊。令患者注视机器内置固视灯光，熟悉激光机发射声响。

3)去除角膜上皮。参考PRK有关内容。

4)激光切削。确定角膜光学中心——令患者注视固视灯光，调整瞄准激光，使聚焦平面的中点恰在瞳孔中心所在的角膜前表面，此即为角膜光学中心。激光切削——应密切监视眼球位置、瞄准光位置和聚焦状态，一旦发生眼球较大幅度转动，应立即停止切削，同时应注意激光切削的分布和组织反应，角膜表面水化不均或液体过多时，也应该用海绵擦干擦匀后再行激光切削。

必须保证治疗后角膜基质厚度不小于250μm。设定切削深度以去除大部分前基质混浊为度，同时要考虑病变分布。将前界膜光切削约5μm，这种方法对屈光影响很小。

5)阻滞剂应用。准分子激光对角膜表面凸凹不平的部位切削量基本相同，因此，上皮去除后角膜表面不平时，需要用阻滞剂填充凹陷部位，遮挡激光切削，以便能形成较平滑的切削面。常用的阻滞剂为甲基纤维素，根据角膜表面不规则程度选择浓度(0.5%～2%)。浓度大不易均匀覆盖，浓度小不易存留在角膜表面。注意切削面反应，激光切削时有阻滞剂的部位呈白色，有细小气泡产生，声音小。而切削角膜组织处无变白现象，声音清脆。

6)术毕患眼滴抗生素眼液等，眼垫或戴抛弃型接触镜。嘱患者不要揉眼，次日来复查。

另外，还有一种穿透上皮的PTK手术。在角膜上皮层的表面开始激光切削。如果角膜上皮不规则，穿透上皮的激光切削会导致角膜基质层的不规则。相反，如果有反复角膜溃疡引起基质层缺陷，穿透上皮切削术会倾向于使角膜基质层变得更光滑。

5. 其他治疗

(1)前部角膜基质穿刺术（anterior stromal puncture，ASP)

1)适应证：部分病例可通过前部角膜基质穿刺清除偏离视轴的局限性混浊区域。

2)手术要点：使用20号一次性消毒针头，在裂隙灯下行多次穿刺疏松的角膜上皮层和前界层，深度达到基质层前1/2，每例穿刺次数为15～25次，每针间隔0.5～1mm。针头穿刺方向垂直于角膜平面。为了达到足够的穿刺深度，压力要使角膜下陷1/4～1/3前方深度。

3)手术评价：采用这种方法是因为角膜基质层的裂伤或异物伤很少发生复发性上皮剥脱，而相对较轻的表层角膜外伤常可发生，可能机制因为前界层的裂伤可刺激角膜上皮与下方的基底膜、前界层及基质层的粘连。角膜前基质层穿刺术后最大的担忧之一是发生角膜穿通伤。另一担忧是基质深层穿透导致的角膜瘢痕。特别是如果瘢痕影响视轴区就会影响视力。然而，如果在手术显微镜下施行ASP术，该手术是一个安全和有效的治疗方法。

(2)Nd:YAG激光基质层穿刺

1)适应证：使用Nd:YAG激光行前基质层微穿刺，治疗外伤后复发性角膜剥脱。

2)手术要点：去除角膜上皮后，将Nd:YAG激光聚焦于基底膜区域。激光的能量为1.8～2.2mJ，激光斑呈行排列，光斑的间隔为0.20～0.25mm。激光穿刺的可重复性高，穿刺较浅且半透明。也有用0.4～0.5mJ脉冲的激光能量通过完整的角膜上皮治疗前界层，称为“Nd:YAG激光反应性粘连”。因为该方法并没有连续穿刺前基质层，虽然患者症状有缓解，这种方法目前通常已不建议使用。

(3)弹力层抛光术

1)适应证：近来有文献报道，巩膜隧道刀对角膜外伤后诱发的角膜上皮糜烂综合征患者采用前弹力层抛光治疗，推测抛光操作类似激光角膜切削术可清除角膜上皮下的病变组织而达到防治效果，与角膜浅基质穿刺术相比操作方法简单、耗时短、无明显并发症，而且费用较低。

2)手术要点：平卧位，滴眼液表面麻醉，开睑器拉开眼睑，嘱患者双眼注视标示灯保持眼球固定。使用一次性巩膜隧道刀刮除病变区角膜上皮，边缘达到健康上皮区域，如果病变区域角膜上皮水肿明显而患者较为合作，也可使用显微无齿镊将水肿上皮夹住而后沿病变边缘将水肿上皮撕除，而后使用隧道刀侧缘以垂直于角膜面轻轻搔刮其下创面，在病变区域由上而下、由右至左、均匀操作2遍，注意轻轻搔刮、用力均匀、操作连续，避免出现角膜基质明显创伤。操作完毕后用少许生理盐水冲洗，而后结膜囊涂红霉素眼膏包扎患眼。24h后复查，如果发现角膜上皮未完全覆盖病变区，可再使用红霉素眼膏包扎1d，仍未愈合者可短时间使用0.5%左氧氟沙星滴眼液和眼膏预防感染；所有患眼用0.1%玻璃质酸钠滴眼液2～4周，出现角膜浅基质混浊可加用1%醋酸泼尼松龙滴眼液2～4周。

3)手术评价：刮除病变区水肿角膜上皮，可使复发率明显降低。但还需更多临床实践确切证实疗效并进一步完善成熟。

【术后处理】

1. 暂时性睑裂缝合术　涂眼膏，眼垫遮盖，根据病情需要5～7d后拆除缝线，上下睑自行复原。

2. 部分睑缘粘连缝合术　术后盖眼垫。此法使上下睑缘部分粘连，可通过中央露出小孔观察角膜情况。7d后拆除皮肤缝线。

3. 上皮基底膜切除术　术后予以局部滴5g/L左氧氟沙星眼液及10g/L羧甲基纤维素钠眼液。可配戴治疗性软性角膜接触镜。在治疗后3d、1周、2周、4周、8周及12周复查，观察患者异物感、视力、畏光、上皮愈合情况及基质瘢痕情况。

4. 治疗性准分子激光角膜切削术

(1)一般处理

1)促进角膜表面上皮化和减轻眼痛。PTK术后早期角膜上皮缺损，术后1～2d，患者可能依然有疼痛、异物感、流泪等角膜刺激症状，若疼痛剧烈可口服吲哚美辛(有消化道溃疡史者禁服)，也可加用少量的镇静药。

2)术后第1日起应用1%氟米龙滴眼液或妥布霉素地塞米松滴眼液等糖皮质激素，第1个月，每日4次；第2、3个月，每日3次；第4、5个月，每日2次；第6个月，每日1次。根据患者的角膜愈合类型、视力恢复状况变化调整用药，最终停药。

3)术后常规应用0.3%左氧氟沙星滴眼液或0.3%妥布霉素滴眼液等抗生素滴眼液，每日4次，共1周。

4)有干眼症状的患者，可以加用人工泪液。

5)术后检查：术后2～3d必须开始到医院复查。根据角膜上皮愈合情况术后3～5d取软性角膜接触镜。第1次复查时，注意检查患者视力和角膜愈合情况，尤其要注意有无感染迹象，角膜有无水肿，角膜后有无沉着物。在以后的复查中，注意检查视力、角膜愈合情况的测量，尤其要注意角膜上皮下雾状混浊(Haze)的变化及有无角膜上皮剥脱复发迹象。

(2)并发症处理

1)角膜病变

PTK手术后并发症并不多见。术后角膜上皮化大多在1周内完成。超过1周称上皮愈合延迟。少数患者可持续很长时间不愈，尤其是患糖尿病、营养不良和酗酒者。若发生角膜上皮愈合延迟，可术后包扎双眼，可戴治疗性的角膜接触镜，并应用促进角膜上皮生长的药物，如重组牛碱性成纤维细胞生长因子滴眼液。有时需要特殊处理，如羊膜覆盖、睑裂缝合或板层角膜移植才能解决。

细菌性角膜炎，一旦发现应及时应用抗生素，包括滴眼液、球结膜下注射及全身使用，必要时可以在角膜病灶取材做细菌培养和药物敏感试验，以便更有针对性治疗。

疱疹性角膜炎复发，应该及时用阿昔洛韦或更昔洛韦等抗病毒药物局部和全身治疗。

丝状角膜炎可在表面麻醉下去除卷丝，并局部应用乙酰半胱氨酸滴眼液。鼓励睁眼。

角膜水肿，可应用糖皮质激素促使水肿消退。

2)角膜上皮下雾状混浊(Haze)：是一种角膜上皮-基质伤口愈合反应的结果，有异常黏多糖和(或)异常胶原在前角膜基质沉积。处理同LASEK。

3)激素性高眼压发现眼压增高，应联合受体阻滞药控制眼压，如眼压不能控制，则立即停用糖皮质类固醇激素，只用局部降眼压药，或者加用口服降眼压药。

【住院小结】

1. 疗效

(1)痊愈标准：角膜刺激症状消失，视力恢复；眼部检查上皮组织形态恢复良好，不遗留角膜上皮或前角膜基质层瘢痕和不规则散光；无复发。

(2)预后：①Ⅰ型较Ⅱ型预后佳。②营养不良性眼病引起的复发性角膜上皮剥脱，病程中出现非感染性前葡萄膜炎、深层受累、继发细菌感染等并发症，原发病诊治效果不佳等是预后不良因素。③角膜基质层混浊瘢痕(尤其是出现在视轴区域的)、屈光不正等因素影响视力恢复效果。

2. 后续治疗

(1)积极治疗原发病，消除诱因，防止复发。

(2)对遗留有角膜薄翳、角膜斑翳的患者可使用退翳药物。

3. 出院医嘱

(1)保护角膜。不要揉眼，避免机械刺激、外伤、过度用眼致眼干燥症等。

(2)促角膜上皮愈合眼液维持使用2～4周。可使用甲基纤维素、透明质酸钠等润滑角膜，bFGF、EGF及口服大量B族维生素、维生素C等促进角膜上皮修复。

(3)继续应用糖皮质激素，按医嘱逐渐减量。

(4)按时复查。若出现复发症状，早期及时就诊。

(5)睑缘缝合术后根据情况5～7d拆线。

(谢　平　郑欣华)

三、角膜溶解

角膜溶解(corneal melting)是指角膜基质无菌性消融的眼部病变，系统性免疫病、角膜外伤及手术均可诱发此病。风湿病包括一组累及关节、骨、肌肉、有关软组织和内脏血管及结缔组织成分的免疫性疾病，临床表现变化多端，因为眼球壁由富含胶原的巩膜和角膜组成，并有丰富的血管供应，所以风湿病经常累及眼部，角膜溃疡和溶解即是常见的表现之一。同时，随着眼科手术技术的发展，因手术诱发的自身免疫性角膜溃疡和溶解也随之增加，翼状胬肉切除术、白内障摘除术、抗青光眼术、准分子激光屈光性手术等都有术后诱发角膜溶解的报道。国内外还有许多文献报道NSAIDs滴眼液可引起角膜溶解副作用，其机制与环氧酶(COX)的抑制、基质金属蛋白酶(MMPs)表达增高等有关。

【病史询问要点】

1. 发病年龄　各年龄均可见。系统性免疫病引起的角膜溶解在20—45岁多见，女性多于男性。

2. 自觉症状 眼红、眼痛、视力下降，影响生活质量，最终导致严重的视力障碍。双眼发病者较多，双眼可同时或先后发病，两眼发病的间隔时间不等。

3. 发病程度 病程发展较为迅速，视力可有进行性下降，角膜穿孔时患者可感视力突然明显下降，甚至丧失。可反复发作，症状可逐渐加重，最终导致严重的视力障碍，而需要进行角膜移植手术。由于自身抗体及炎症细胞和因子等因素的持续存在，角膜移植术后仍有角膜溃疡、溶解再次甚至反复发生的可能性，最终可导致失明。

4. 发病诱因 常伴有全身免疫性疾病或眼局部手术史，如角膜移植、白内障或抗青光眼手术、翼状胬肉手术、LASIK 和化学性眼外伤等。

5. 伴随症状 若为伴发于全身免疫性疾病的角膜溶解，原发疾病和全身症状常较明显，如风湿病患者的关节红、肿、热、痛及功能受损等全面炎症表现。

6. 治疗经过 询问初诊前的治疗情况，原发免疫性疾病的内科治疗情况、使用药物及其效果，或外伤史，或相关眼部手术史。

【体格检查要点】

1. 视力 导致不同程度视力障碍。可以出现散光。

2. 眼部检查 注意角膜病变的形态、部位和溃疡浸润深度。常双眼发病，进行性加重，病变多从角膜周边开始，逐渐向中央发展，角膜出现局部混浊，基质逐渐变薄、逐渐消融，严重者达到角膜中央区，相应部位角膜缘血管充血、扩张。继续发展，甚至反复发生，可有穿孔。没有新生血管长入病变区。

3. 裂隙灯检查、角膜荧光素染色 可清楚显示角膜上皮、基质层的病变。

【继续检查项目】

1. 眼前节照相

2. 计算机控制的角膜摄像 对复发性角膜溶解病例的诊断及病情进展评估提供了很好的帮助。

3. 角膜活体共焦显微镜 可发现角膜上皮、基质层的溶解灶，神经损害。然而，共焦显微镜检查并不能完全取代裂隙灯显微镜的作用。

4. 病灶刮片检查 可排除细菌性角膜炎、单纯疱疹性角膜炎等需鉴别的疾病。

5. 血清学检查 对于原发的免疫性疾病的诊断是重要的。

(1)一般性：RF，C3，C4，CH50，CIC，IgG，IgA，IgM，IgE。

(2)特殊性：①抗核抗体谱对风湿性疾病的诊断与鉴别诊断具有非常重要的意义。一般先做 ANA，如滴度>1∶40，则应进一步检查其他项目。②HLA：虽然 HLA 与风湿病有密切的相关性，但目前对其了解还不多，常用的比较有特异性的如 HLA B-27 对 AS 阳性率可高达 81.8%，对赖特综合征也可达到 40%，在银屑病仅为 10%；DR4/DR1 对 RA 阳性率为 49%～79%，JRA 为 7%，但 JRA 的 Dw4 为 26%，Dw14 为 47%，DR3 在 SLE 仅为 2.7%，在 pSS 为 5.6%。Behcet 病仅有 3.3% HLA B-5 为阳性。③其他：如抗角蛋白抗体(AKA)，抗组蛋白抗体(Anti-histone antibody)，抗磷脂抗体，抗核周因子(ANCA)等对一些病有诊断参考价值。

(3)关节液检查:新鲜的关节液是很重要的,应做常规培养、血清学及免疫学检查。

【诊断】

1. 眼局部刺激症状。

2. 角膜局部混浊、变薄,没有新生血管长入病变区。可以出现散光、视力下降。

3. 全身系统性免疫疾病,如类风湿和(或)眼局部手术史。

【鉴别诊断】

1. 边缘性角膜炎　又称周边溃疡性角膜炎,周边角膜溶解综合征。本病是由于角膜缘附近的球结膜血管和淋巴管携带自身免疫抗原而导致的周边部角膜溃疡,与自身免疫性血管炎症密切有关。临床表现为结膜充血,角膜周边部浸润、混浊、沟形变薄和穿孔。无典型的酒渣鼻部病变。常见于类风湿关节炎、系统性血管炎,如韦格纳肉芽肿、结节性动脉炎等。

2. 蚕食性角膜溃疡　是一种自发性、慢性、边缘性、进行性、疼痛性角膜溃疡。与自身免疫有关。其发病机制可能为某些炎症、感染、手术或外伤等因素诱导改变了角膜上皮及结膜的抗原性,从而使机体产生自身抗体,导致细胞免疫和体液免疫异常所致,或者由全身免疫性疾病,如类风湿所致。两者最主要区别是蚕食性角膜溃疡局部有新生血管形成。

【治疗原则】

抑制炎症反应,阻止病变进展。在全身系统性治疗风湿病基础上,针对角膜病变使用药物治疗。对病变深、病损大、视力下降严重者选择适当的手术方式治疗。

【治疗方案】

1. 非手术治疗

(1)眼局部滴糖皮质激素,如0.1%氟米龙滴眼液,每日4～6次。

(2)眼局部滴免疫抑制药,如1%环孢素、他克莫司滴眼液,或全身应用免疫抑制药。

(3)全身疾病需要内科配合系统治疗。

(4)停用有角膜毒性药物,包括对COX的抑制、MMPs表达增高、角膜知觉减退及所含溶剂的毒性等。如用NSAIDs滴眼液,在具有危险因素的患者,局部滴用NSAIDs滴眼液可能会触发角膜溶解。因此,此类药物对下述患者应慎用:糖尿病、自身免疫性疾病、眼表疾病及眼部手术后早期角膜病变者。如若使用,需对这些患者进行密切观察,一旦出现毒性反应,应即刻停用,并采取相应的治疗措施。

2. 手术治疗

(1)适应证:药物控制效果不佳,角膜病变范围逐渐扩大、变薄将穿孔者,可根据角膜病变的范围和深度,选择板层角膜移植手术或穿透角膜移植术。

(2)手术要点:见治疗性角膜移植术相关内容。

1)注意角膜病灶切除要彻底,将相邻病变球结膜、结膜下组织,甚至已受累的表层巩膜组织同时切除干净。

2)如果病灶范围较大需要做8.0mm以上的植床者,最少应做2处的周边虹膜切除，便于前后房交通，预防青光眼。

【术后处理】

1. 局部皮质类固醇、免疫抑制药，全身应用视情况。

2. 眼局部滴抗生素预防感染。

3. 采用8mm以上的大植片，特别是全角膜移植和眼球前段重建者，术后应密切观察眼压变化，警惕青光眼的发生。若发现眼压高，可局部、全身使用降眼压药物控制眼内压。

4. 全身疾病需要继续内科配合系统治疗。

5. 术后护理

(1)短期双眼包扎，戴眼罩保护手术眼(尤其在睡眠或打盹时)，防止遭受外伤。主动做好基础护理和心理护理，使患者处于最佳的心理状态接受治疗。

(2)密切观察病情变化，告之术后注意事项。进半流质饮食，保持大便通畅，避免用力挤眼和碰撞眼部等。术后24h换药。以后每日换药1次。观察缝线在位情况和植片的透明度、眼压，有无新生血管、层间积液、虹膜粘连或脱出及旧病复发等。

(3)术后局部用药。预防感染与排斥反应。滴眼液时，患者须平卧，仰头，使眼液完全进入上穹隆，然后扩散于整个结膜囊。不少病例由于投药时未注意而使眼液停留在下半部，造成下半部角膜透明无恙，上半部角膜发生排斥反应而形成混浊。

【住院小结】

1. 疗效

(1)痊愈标准

1)眼部刺激症状及角膜溶解体征消退。

2)角膜病变愈合后留下不同程度的瘢痕等后遗症，荧光素染色阴性。

3)角膜移植术后植片保持透明，视力不同程度改善。

4)原发全身免疫性疾病控制。

(2)预后：病程早期药物治疗效果尚可，发展至病程晚期无论药物或手术治疗均有较高的复发率。与全身免疫性疾病治疗情况关系密切。

2. 后续治疗

(1)全身疾病继续内科配合系统治疗。

(2)对遗留有角膜薄翳、角膜斑翳的患者可使用退翳药物。

3. 出院医嘱

(1)定期复查。

(2)维持使用糖皮质激素滴眼液2～4周。

(3)保护角膜。可使用甲基纤维素、透明质酸钠等润滑角膜，bFGF、EGF及口服大量B族维生素、维生素C等促进角膜上皮修复。

(4)要求患者于术后每周随诊，复诊时注意记录视力及矫正视力、眼压、植片透明性、层间愈合情况等。板层角膜移植术后1个月拆除角膜缝线。穿透性角膜移植术，1个月后改为每月复诊1次，3个月后可根据角膜曲率及验光结果选择性拆线以调整散光；对大植片及偏中心移植，植床有新生血管长入者，给予局部拆线，滴糖皮质激素眼液和1%环孢素眼液等处理。

(5)内科积极治疗原发全身免疫性疾病，消除诱因，防止复发。

【预防】

预防避免角膜外伤、感染等发生，可能起到一定的预防作用。LASIK手术后角膜瓣下上皮植入尽早处理，预防局部溶解。有高危因素者避免使用非甾体消炎药等较强角膜上皮毒性的滴眼液。

（谢　平　郑欣华）

第四节　巩　膜　病

一、巩　膜　炎

巩膜炎(scleritis)是一种累及巩膜表面血管结缔组织或巩膜实质层的非特异性炎症。此病可以与多种感染性与非感染性的眼病和系统性疾病相关，大多数发生在赤道前部。广义的巩膜炎包括巩膜外层炎和巩膜炎。前者为巩膜表面的薄层血管结缔组织的炎症反应，具有自限性，预后较好；而后者病理特征为细胞浸润、胶原破坏、血管重建的巩膜基质层炎症，往往伴发可能导致视力下降的眼部并发症，40%～80%可查出伴有全身结缔组织或胶原血管等疾病，某些疾病甚至危及生命。

【病史询问要点】

1. 发病年龄　通常40－60岁；女性发病多，双眼可同时发病或先后发病。

2. 伴随症状　疼痛，甚至为剧烈疼痛，而放射到眼眶周围，有畏光、流泪。可有视力减退，可有眼球突出或复视。轻、中度疼痛多发于病情较轻的弥漫性、结节性前巩膜炎，重度疼痛多发于病情较重的坏死性前巩膜炎。巩膜炎按炎症程度通常分0－4^+级，轻、中度的巩膜炎症(1^+－2^+)多发生于弥漫性、结节性前巩膜炎，而重度巩膜炎症(3^+－4^+)多发于坏死性前巩膜炎。

3. 伴随全身疾病

(1)结缔组织病、类风湿关节炎、风湿性关节炎、韦格纳肉芽肿、系统性红斑狼疮、多发性结节性动脉炎、多发性软骨炎、干燥综合征、白塞综合征等。

(2)与多种全身感染性疾病，如与结核、麻风梅毒、带状疱疹有关，也可能与感染病灶引起的过敏反应有关。

(3)代谢性疾病，如痛风可能与巩膜炎有关。

(4)其他原因，如感染扩散，常见的细菌、真菌、病毒，附近的组织如结膜、角膜或眶内组织炎症直接蔓延也可引起巩膜炎，此外还有一些不明原因的巩膜炎。

【体格检查要点】

1. 视力减退依据病情不同而异，严重可失明。

2. 巩膜病变区呈紫红色充血、炎症浸润与肿胀、结节样隆起、质硬、压痛(＋)、不能推动。巩膜可坏死、变薄、显露脉络膜组织、巩膜变薄、软化、坏死和穿孔，或形成巩膜葡萄肿。尤其无赤光下检查巩膜，确定是否有无血管区，查看角膜和前房是否受累。

3. 眼球轻度突出，眼球运动受限。

4. 可合并葡萄膜炎、玻璃体混浊、视盘水肿、渗出性视网膜脱离。

5. 全身症状：类风湿、风湿、红斑狼疮、多发性软骨炎等免疫性疾病的相关检查，特别注意皮肤、关节、心血管和呼吸系统情况。

【门诊资料分析】

1. 实验室检查　全血计数、红细胞沉降率、抗 O、类风湿因子、抗核抗体、尿酸、快速血浆试验(RPR)、空腹血糖、血管紧张素转化酶、血清总补体(CH_{50})、补体 C_3 和 C_4、血清抗中心粒细胞胞浆抗体(ANCA)、螺旋体抗体吸附荧光测定试验(FTA-ABS)、免疫复合物等血清学分析，以及胸部 X 线片。

2. 体格检查　请内科或类风湿病专科医生做全面体检，尤其关节、皮肤、心脏、呼吸系统。如临床怀疑诊断应行以下检查：PPD，胸部 X 线片，骶髂关节 X 线片。

3. B 超　B 超是首选的影像检查方法，能更好地显示眼球后极部巩膜，如果炎症累及邻近眶内软组织，也可显示球后组织水肿、肥厚；如果炎症累及视网膜或视神经，还可显示视网膜脱离、视盘水肿、视神经鞘增厚等。对坏死性巩膜炎的眼球壁破坏有一定参考意义。另外，由于炎症反应时球后筋膜腔隙水肿，球壁与球后脂肪组织分离，在影像学上会表现为一个弧形的暗区，与视神经切面相连，形成所谓的“T”形特征，这是后巩膜炎较典型的 B 型超声征象。但“T”形特征并非后巩膜炎的特异性征象，如眼眶蜂窝织炎、炎性假瘤、恶性肿瘤等也会表现“T”形特征。

4. CT 扫描　CT 诊断价值相对不如 B 超，但是可以为鉴别诊断提供证据，如眼眶炎症疾病及眶周窦道疾病等。CT 可以显示后巩膜炎时眼球壁或巩膜呈弥漫性或局限性增厚，边界欠清晰，眼球壁向内受压，眼内组织边界清。如炎症累及邻近眶内软组织，则可显示不规则的软组织高密度影包绕眼球，眼球边界不清；如炎症累及眼外肌和视神经，则可显示眼外肌增厚及视神经增粗。

5. MRI　当炎性浸润时，可导致病变处巩膜增厚，边界模糊不清，巩膜组织因炎症反应含水量增加，使得 T_1WI 呈中信号，T_2WI 为低信号。但是，后巩膜炎所表现的这种信号较易与眼眶炎性假瘤、淋巴瘤及脉络膜黑色素瘤混淆，因此依据 MRI 结果进行临床诊断时应慎重，但可用于鉴别诊断。

6. 眼底血管造影

(1)荧光眼底血管造影：早期可见脉络膜背景光斑，继而出现针尖大小的强荧光区。可以显示后巩膜炎所伴发的眼底病变，如脉络膜皱褶、视网膜脱离、视盘或黄斑水肿、视网膜动静脉阻塞等。上述表现并非后巩膜炎所特有，诊断应用价值较小，但是可以应用于鉴别诊断。因 FFA 能准确显示眼底血管情况，尤其在与某些疾病鉴别，如脉络膜血管瘤、鸟枪弹样视网膜脉络膜疾病的诊断，其价值远大于 B 超检查。

(2)IGGA：早期后极部脉络膜呈斑点状中强荧光，早期中周部脉络膜血管明显扩张，中强、散在灶性荧光区。

7. OCT 检查　对后巩膜炎的诊断并无帮助，但是可以发现与后巩膜炎病程密切相关的超微结构变化，如视网膜下微囊的形成及浆液性黄斑脱离。

8. UBM 检查　由于 UBM 穿透力的限制，只能检查前部巩膜。前部巩膜炎可引起巩膜厚度增加，内回声降低。UBM 下巩膜炎表现为 ①弥漫性巩膜炎：巩膜呈弥漫性增厚，回声略低，增厚的巩膜中可见斑点状低回声区。②结节性巩膜炎：结节部位之巩膜明显隆起，增厚，该区域为较弱回声，界限清晰。③坏死性巩膜炎：早期明显增厚，呈弥漫低回声区，其间可见斑点状回声，恢复期巩膜变薄。

【诊断】

1. 眼球不同程度疼痛，甚至非常剧烈。

2. 视力不同程度下降，严重可视力丧失。

3. 双眼先后发病(前巩膜炎多)，单眼发病(后巩膜炎多)。

4. 巩膜病变区紫红色充血、球结膜充血，可有局限性结节样隆起、压痛(＋)。

5. 巩膜变薄，葡萄膜颜色显露而呈蓝色，严重可软化、坏死、穿孔或巩膜葡萄肿。

6. 可伴有复视，眼球突出。

7. 合并虹膜睫状体炎、角膜炎、白内障、房角粘连形成继发性青光眼、玻璃体混浊、视盘水肿、渗出性视网膜脱离。

8. B 超检查、CT 检查、MRI 检查、荧光素眼底血管造影检查、OCT 检查、UBM 有助于诊断和鉴别诊断。

【临床类型】

1. 前巩膜炎　病变位于赤道部之前，双眼先后发病。眼部疼痛剧烈，有刺激症状。女性多于男性。

(1)弥漫性前巩膜炎：为巩膜炎中症状最轻，最具良性过程者。眼红，水肿较弥散，早期易误诊为单纯性巩膜外层炎。但眼红略带蓝紫色，呈深蓝红色；有触痛；巩膜的正常血管严重扭曲变形，有异常新生血管。眼球结膜及前部巩膜充血及组织肿胀，看不到巩膜。严重者结膜高度水肿，1/3 患者的病变可占据一个象限或全眼球前部。滴 1∶1000 肾上腺素后，可见深层上巩膜充血，不仅有助于鉴别诊断，且有利于了解巩膜结节情况。部分患者伴有类风湿关节炎、痛风或以往患带状疱疹眼病。

(2)结节性前巩膜炎：深层巩膜局限性炎性结节，其炎症范围界限清楚，前巩膜有深蓝红色小结节，质硬，压痛，固定不能推动，将表面巩膜抬起，结膜中度水肿及充血。单发或多发，近一半患者结节为多发。浸润性结节可围绕角膜蔓延相连，形成环形巩膜炎。16%～44%伴发硬化性角膜炎(以舌状或三角形浸润向邻近角膜发展，角膜无新生血管也不形成溃疡，角膜病灶治愈后留白色混浊)。另有 20%患者引起继发性巩膜外层炎。

(3)坏死性前巩膜炎：又称炎症性坏死性巩膜炎，占 6%～15%。是前巩膜炎中最严重的类型，2/3 患者有视力下降和并发症，近 50%有视力丧失，部分患者发病后 5 年多因血管炎而死亡。病变早期见局限性炎性浸润，色调紫红，典型表现为局限性片状无血管区，可局限亦可发展成大面积坏死，附近巩膜水肿，充血，患者疼痛剧烈，如不及时治疗，炎症扩展为弥漫性。受损巩膜组织严重破坏、变薄，半透明，露出下方葡萄膜色泽，常同时发生周边性溃疡性角膜炎（巩膜炎相邻的角膜缘内，出现灰白色浸润，继而形成溃疡，并向深层及平行角膜缘环形进展）。以后该处巩膜菲薄，葡萄膜暴露。一般不形成葡萄肿，如其上面结膜有破坏则产生凹陷性瘢痕。如果眼压高，可形成巩膜葡萄肿，坏死性前巩膜炎主要见于风湿性关节炎患者。

(4)穿孔性巩膜软化：即非炎症性坏死性前巩膜炎，很少伴有炎症或疼痛反应。特点为赤道前方的巩膜上显黄色或灰白斑，进行性巩膜变薄、软化、坏死，坏死组织一经脱落，则巩膜反应性水肿完全消失。残留的巩膜组织中血管明显减少，外表呈磁白色。约50%患者有一处以上的坏死斑，缺损区不表现组织再生的修补现象，最终导致巩膜穿孔，葡萄膜脱出。

2. *后巩膜炎*　发生于赤道后方巩膜的一种肉芽肿性炎症。80%的病例合并前部巩膜炎，后巩膜炎临床少见(2%～12%)，单眼居多，一般眼前段无明显改变，诊断较困难。眼眶深部疼痛、眼红，出现眼底病变时，视力减退。穹隆部表层巩膜血管扩张是前巩膜受累的表现，重症有眼球突出，上睑下垂，眼睑水肿，炎症侵及眼外肌及眼眶，可产生眼球转动痛或复视，可有原因不明的闭角型青光眼。若合并葡萄膜炎可见前房浮游细胞，玻璃体混浊，眼底检查有：①视盘水肿，视网膜条纹，黄斑水肿。②渗出性视网膜脱离。③脉络膜隆起，脉络膜皱褶。④界限清楚的眼底肿块。出现脉络膜脱离和渗出性视网膜脱离应高度怀疑本病。对这些眼底病应审慎与眼底原发病相鉴别。后巩膜炎可合并前巩膜炎，即使确诊为前巩膜炎，亦应该做详细的眼底检查和必要的辅助检查，结合临床表现，做出正确诊断。

【鉴别诊断】

1. *巩膜外层炎*　为巩膜表面的薄层血管组织的炎症反应，巩膜组织不受累，以弥漫或不常见的小结节为主要表现形式。通常疼痛较轻，仅巩膜外层组织水肿伴有浅表层巩膜血管充血，局部滴10%去氧肾上腺素眼液后该充血消失。而巩膜炎是疼痛较剧烈的炎症，触痛，放射痛波及前额、眉区、腭部、鼻窦；同时有表层巩膜及巩膜组织水肿，表层及深层巩膜血管充血，局部滴10%去氧肾上腺素眼液后深层巩膜血管的充血不消退。后巩膜炎眼部B超可见眼球壁增厚，有典型“T”形征。

2. *脉络膜黑色素瘤*　脉络膜黑色素瘤好发于中老年人，临床表现以视力减退为主，多单侧，一般不伴有疼痛和炎症表现。眼底病变与周围正常的视网膜色素上皮颜色存在差异，多呈棕褐色。B超检查显示圆形或椭圆形脉络膜肿块向球内生长，呈纽扣状或蘑菇状，表现为低回声区，呈现凹陷征或挖空征，且无球后水肿。后巩膜炎B超表现为球后壁弧形或伴环形高回声区或球后水肿；脉络膜黑色素瘤T_2WI呈现出与后巩膜炎类似的低信号，但其T_1WI却明显较高。

3. *眶蜂窝织炎*　应与后巩膜炎相鉴别。眶蜂窝织炎多为鼻窦、鼻腔及牙齿组织细菌感染扩散引起，临床表现为发热、眼球较后巩膜炎明显突出、眼睑红肿，球结膜高度充血、水肿，甚至突出于睑裂之外，眼球运动障碍，转动时疼痛，触诊时眼睑紧张，压痛明显。如发现视力减退和瞳孔异常提示累及眶尖，可引起葡萄膜炎，眼底视盘水肿，晚期视神经萎缩，感染向颅内发展，可造成海绵窦血栓、脑膜炎、脑脓肿。多数眼眶蜂窝织炎患者B超可表现"T"形征，但此"T"形征为球后脂肪垫炎性水肿扩大造成，且B超显示玻璃体内有弱回声光点或光斑，并有明显的运动。当形成脓肿后可在球后脂肪强回声内出现弱回声区，性状不规则，边界不清楚，这些表现均易与后巩膜炎相鉴别。

4. 眼眶炎性假瘤　系眼眶内软组织感染性炎症，常继发于皮肤、鼻窦、牙齿感染灶及眼眶外伤，可急性或慢性发作。多发生在眼球周围，而非眼球壁。B超检查也可显示巩膜增厚及球后"T"形征，但其眶周组织回声不均匀，可见1个或多个低回声区或无回声区；CT检查显示眶内炎性肿块形状不规则、边界不清，上述表现可与后巩膜炎时眶内弥漫性浸润相鉴别。

5. 鸟枪弹样视网膜脉络膜病变　为视网膜脉络膜免疫性炎症，也好发于中老年女性，但常双眼同时发病且病变基本对称。自后极部至赤道部散在多发、大小均匀、白色或蜡黄色的特异性眼底病灶。后巩膜炎表现为脉络膜肿物时，为其上的黄白色小结。FFA检查显示，鸟枪弹样视网膜脉络膜病变时眼底血管造影荧光素渗漏，且以视盘和视网膜毛细血管渗漏明显，后巩膜炎表现为晚期视网膜血管低度或中等程度充盈及扭曲。

6. 筋膜囊炎　早期便出现眼外肌麻痹，内眼多正常。

7. 中心性浆液性脉络膜视网膜病变及葡萄膜渗漏综合征要与后巩膜炎的后极渗出性视网膜脱离相鉴别

(1)中心性浆液性脉络膜视网膜病变：是一种由于视网膜色素上皮屏障功能异常，形成黄斑部视网膜神经上皮浆液性脱离为特征的眼底疾病，荧光眼底血管造影可见喷射状或墨渍样渗漏。该病视力下降不显著，预后好，自限可自愈。

(2)葡萄膜渗漏综合征：本病多见于中年男性，常双眼或先后出现的脉络膜浆液性脱离，多见于眼眶疾病及真性小眼球。该病眼前段无炎症，眼压正常，主要表现为周边部环形脉络膜脱离和非孔源性、可移动的视网膜脱离。药物治疗效果差，巩膜切开或切除术作为首选治疗方法。

8. 原发性青光眼　应与后巩膜炎继发青光眼相鉴别，后巩膜炎继发青光眼时降眼压药控制不理想，虹膜切开手术也往往控制不理想，糖皮质激素和睫状肌麻痹药可使眼压缓慢下降，视野改善，甚至使房角重新开放，停用后眼压复升，继续糖皮质激素治疗，眼压复降至正常。

9. 眼眶肿瘤　眼眶恶性肿瘤B超检查可有"T"形暗区，表现为眼痛、视力下降。眼眶恶性肿瘤给予非甾体消炎药或糖皮质激素治疗一般无改善。

【眼部并发症】

1. 视力下降　常见后巩膜炎，坏死性前巩膜炎视力预后较差。巩膜外层炎大多无明显视力下降。

2. 角膜炎　急性基质型角膜基质炎、硬化型角膜炎，其中，周边部角膜溶解是最常见且最严重的一种类型。坏死性前巩膜炎患者周边角膜炎并发率最高，角膜变薄或穿孔。

3. *葡萄膜炎*　后巩膜炎可导致轻重不等的葡萄膜炎，而且巩膜炎越严重其发生率越高。在坏死性前巩膜炎时几乎完全伴有前葡萄膜炎。葡萄膜炎可能与巩膜炎症波及有关。

4. *高眼压*　后巩膜炎患者中有12%眼压升高，降眼压药控制不理想，糖皮质激素可使眼压缓慢下降。高眼压通常是暂时的，很少发展为青光眼。

5. *眼底异常*

(1)视网膜脱离：后巩膜炎患者中，有少数合并有浆液性视网膜脱离。此时ICAG见后极部脉络膜于早期呈斑点状中强荧光，且中周部脉络膜血管明显扩张，中期呈散在灶形的荧光区，后期可见荧光素渗漏进入视网膜下组织。

(2)视网膜动静脉阻塞：后巩膜炎时可导致视网膜动静脉阻塞，表现为视力突然下降，后极部视网膜灰白水肿，FFA可见阻塞的动静脉充盈时间延长，血流变细，视网膜循环时间延长。

(3)环状脉络膜脱离：巩膜炎时脉络膜上腔内有液体聚集，导致脉络膜的脱离。脱离时导致相应视野的缺损，如波及黄斑区，则影响视力，同时若影响到晶状体-虹膜膈前移，则阻塞房角致眼压增高。

(4)视神经炎或缺血性视神经病变。

6. *白内障*

7. *眼球突出*

【治疗原则】

1. 针对病因治疗，预防复发。

2. 抗感染治疗。

3. 对坏死穿孔的巩膜部位可以试行异体巩膜修补。

【治疗方案】

1. *病因治疗*　全身查体，找到病因，彻底治疗。对于与全身疾病有关联的巩膜炎还应注意眼外未发作的潜在病灶，协同内科和风湿科，以制订更加完善的治疗方案。

2. *药物治疗*

(1)非甾体消炎药：对于未伴发系统性疾病的早期后巩膜炎患者，可选用口服非甾体消炎药，如吲哚美辛25～50mg，每日2～3次。对于伴发前巩膜炎的患者，非甾体消炎药也可有效缓解炎症和疼痛。塞来昔布治疗弥漫性前巩膜炎，疗效稳定，不良反应轻微。用药时注意，非甾体消炎药治疗的显效期一般为治疗后3周，但应注意不能因固守疗程而延误病情。另外，不同非甾体消炎药交替连贯性给药对于疾病的治疗更为有利。

(2)糖皮质激素类药物：对于伴发系统性疾病及口服非甾体消炎药未能有效控制病情的后巩膜炎患者，可选用糖皮质激素类药物。全身应用糖皮质激素类药物通常开始于大剂量冲击，如泼尼松1.0～1.5mg/(kg·d)、甲基氢化泼尼松1g/d，每周3次，一旦病情得到控制后，则应逐渐减量直至停药。局部应用糖皮质激素类药物，如结膜下注射等，只能控制眼部的炎症反应，注意并发症有结膜下出血、眼压升高，并且极易造成巩膜变薄或巩膜穿孔，所以目前尚不提倡结膜下注射。此外，长期应用大剂量的糖皮质激素类药物会出现血压升高、高血糖、精神病状、胃溃疡等并发症，所以应该尽量避免长期应用此类药物。

1)弥漫性和结节性前巩膜炎：病情多缠绵，宜局部滴皮质类固醇眼液，加服非甾体消炎药(NSAIDs)和(或)糖皮质激素。严重者可静脉滴注大剂量糖皮质激素，如甲泼尼龙 1.0g，隔日 1 次，连续 1 周减为每周 0.5g，持续 3 周，再减为每周 0.25g，连续 3 周，以后再减为 0.125g，每周 1 次，持续数月。

2)坏死性前巩膜炎：巩膜出现浅黄色无血管结节为坏死性前巩膜炎的征兆，应局部和全身给予足量的糖皮质激素，如泼尼松或地塞米松口服，或静脉滴注甲泼尼龙，以抑制病变的坏死进程，待病变被控制后逐渐减到维持量，直至病变消退以防反跳。禁忌结膜下注射，因易造成巩膜变薄、穿孔。

3)为预防糖皮质激素不良反应，建议联合应用抗酸药和 H_2 受体阻滞药，如雷尼替丁 150mg，口服，每日 2 次。

(3)免疫抑制类药物：对于大剂量糖皮质激素类药物治疗仍无效及不适合继续应用或单独应用皮质类固醇类药物的后巩膜炎患者，可选用全身应用免疫抑制类药物，通常与糖皮质激素类药物联合应用，一般应用周期为 3 周左右，在巩膜炎症得到控制后逐渐减量直至停药。常用的免疫抑制类药物，如甲氨蝶呤 7.5～15.0mg，每周 1 次，用于与类风湿相关的前巩膜炎，尤其是坏死性前巩膜炎，或环磷酰胺 1～2mg/(kg·d)，由于药物效率高、致癌性及不良反应小，常作为辅助治疗的药物应用；硫唑嘌呤 1～2mg/(kg·d)或麦考酚酸吗乙酯 1g，每日 2 次，由于较其他免疫抑制类药物效率低，但其耐受性好，因此常作为激素疗法的部分替代药物应用。

(4)中西医结合治疗应用雷公藤片治疗复发性巩膜炎已取得较好疗效。

(5)应用球后注射曲安奈德(TA)治疗后巩膜炎获得很好的临床疗效，安全性高，应注意其不良反应及局部并发症。

3. *并发症治疗* 虹膜睫状体炎：散瞳；青光眼：降眼压治疗。详见相关章节。

4. *手术治疗* 对坏死、穿孔的巩膜部位彻底清除，同时植入同种异体巩膜(保存材料最佳，因为无细胞的组织移植可降低免疫反应)联合眼球筋膜瓣覆盖固定，术后用免疫抑制药治疗。术前一般不用糖皮质激素滴眼，否则将影响移植片的血管化过程。

【住院小结】

1. *疗效* 前巩膜炎三型中，弥漫性预后最佳；结节性如发现早治疗及时结局亦佳。如合并硬化性角膜炎则视力会受到一定影响。坏死性多伴有全身结缔组织病致使巩膜坏死，穿孔而预后多不良。如巩膜坏死局限、全身状态良好，手术清除病灶，修补效果良好者不乏其例；但亦见有进行性角、巩膜缘溃疡坏死及合并角膜溶解而导致眼球毁灭者。

经过治疗后，巩膜充血消失、色泽正常，压痛消失，无相关眼部并发症，视为治愈。

2. *后续治疗* 继续治疗原发病。

3. 出院医嘱

(1)糖皮质激素逐渐减量，直到眼液及全身用药停药。

(2)门诊定期随访。每2～3周复查1次,直至症状缓解,消失。注意激素可能引起的全身不良反应。

(3)注意眼部并发症,观察眼压等指标。

(4)如果巩膜有明显变薄或有穿孔危险,应全天戴眼镜或眼罩,且经常复诊。

（庄晓琳）

二、巩膜葡萄肿

巩膜葡萄肿(scleral staphyloma)是指巩膜连同相应部位的葡萄膜组织向外膨出,形成紫葡萄色的隆起。常见原因是巩膜组织变薄或比较薄弱,高度近视常有后巩膜膨隆。

临床上巩膜葡萄肿可以分为部分性巩膜葡萄肿和全巩膜葡萄肿。部分性巩膜葡萄肿根据发生的解剖部位又可分为前巩膜葡萄肿、赤道部巩膜葡萄肿和后巩膜葡萄肿。

【病史询问要点】

1. *发病年龄*　婴幼儿发生全巩膜葡萄肿者可见于牛眼(或水眼),成年人发生部分巩膜葡萄肿较为多见。

2. *既往病史*　有无青光眼史、外伤史、高度近视史及反复巩膜炎史。

3. *发病程度*　单眼还是双眼、单发还是多发、局部还是全部,更为严重者甚至眼球破裂。

4. *伴随症状*　视力有无丧失,眼球运动有无受限。

【体格检查要点】

1. *眼睑*　全巩膜葡萄肿的患者可导致眼睑闭合不全。

2. *前巩膜葡萄肿*　发生于睫状体部或睫状体与角巩膜缘之间,结膜下可见呈深紫色或暗黑色局限性隆起,多为单发,也有多发融合形成环形。

3. *赤道部巩膜葡萄肿*　发生在巩膜赤道部,多发生于涡静脉穿出处,呈深紫色或暗黑色局限性隆起。

4. *后巩膜葡萄肿*　最常见于视神经周围及后极部巩膜,约15%的高度近视患者会出现后巩膜葡萄肿。检眼镜下可见后极部脉络膜视网膜大范围变薄、萎缩、界限不规则,多位于视盘与黄斑之间,或局限于黄斑区,透光性强。

【门诊资料分析】

1. *视力*　发生全巩膜葡萄肿的婴幼儿牛眼往往已经丧失视功能。

2. *屈光*　发生后巩膜葡萄肿的患眼常伴有高度近视。

3. *眼压*　全巩膜葡萄肿、前巩膜葡萄肿、赤道部巩膜葡萄肿的患眼多见于绝对期青光眼或严重的继发性青光眼。

4. *眼轴*　眼轴越长发生后巩膜葡萄肿的概率越大。有学者认为,眼轴＞25.0mm者发生后巩膜葡萄肿的概率为54%,眼轴＞33.5mm者,发生后巩膜葡萄肿的概率高达71.4%以上。

5. UBM　前部和赤道部巩膜葡萄肿的UBM影像中巩膜呈均一强回声带，与其上方表层巩膜、结膜及其下脉络膜呈中等回声之间存在明显回声差异界面。

6. B超　B超可以显示后巩膜葡萄肿的切面形态、大小和位置。

7. OCT　后巩膜葡萄肿的患者OCT可以有以下表现：视盘凹陷加深、脉络膜血管和神经纤维层萎缩。

【诊断】

1. 全巩膜葡萄肿　眼球完全扩张变大。多为胚眼或生后巩膜组织尚未达到牢固阶段，抵抗力弱，持续性高眼压的作用下，整个巩膜包括角膜全面扩张，多见于婴幼儿性青光眼。

2. 前巩膜葡萄肿　常见于严重的继发性青光眼或合并有睫状体炎的巩膜炎之后，也可见于巩膜炎症、眼内肿瘤或外伤之后。

3. 赤道部巩膜葡萄肿　常见于巩膜炎之后及绝对期青光眼。

4. 后巩膜葡萄肿　眼球自赤道部向后延伸，后极部巩膜明显变薄，在眼内压作用下，巩膜膨隆。

【治疗原则】

1. 保护视功能。

2. 保住眼球的完整性。

3. 改善外观。

【治疗方案】

1. 病理性近视眼的后巩膜葡萄肿可选择巩膜加固术，以阻止后巩膜葡萄肿的发展。

2. 对于仍有视功能的局限性巩膜葡萄肿可选择巩膜葡萄肿切除及异体巩膜移植修复成形术。濒临穿孔或已穿孔者可使用同种异体巩膜瓣修补。

3. 对于前部或赤道部的巩膜葡萄肿，一旦发展到眼睑闭合不全或有碍外观多半已无视功能或视功能极差，常行眼球摘除术，同时行义眼座植入术，以改善外观。

【住院小结】

疗效及后续治疗：病理性近视眼巩膜加固术后往往可以有效地阻止后巩膜葡萄肿的进一步发展，但还应观察视网膜有无脱离，黄斑有无裂孔等。局部同种异体巩膜移植手术尚需观察术中玻璃体有无脱出，术中、术后有无玻璃体积血，以及有无视网膜脱离、并发性白内障及葡萄膜炎等。

（梁　慷）

第4章

晶状体疾病

第一节 白 内 障

一、年龄相关性白内障

年龄相关性白内障(age-related cataract)又称老年性白内障(senile cataract,SC)。因部分患者在中年出现白内障而非老年,所以用“年龄相关性白内障”来描述晶状体的变化更为确切。此类白内障多见于50岁以上的中老年人,随年龄增长其患病率升高。50－60岁者白内障患病率为60%～70%,70岁以上者可达80%,80岁以上者白内障的患病率几乎为100%。通常为双眼先后发病。在我国,西藏地区患病率最高。

【病史询问要点】

1. 视力下降时间、速度和程度。若晶状体在数周或数月内演变成全面混浊,则应详细询问有无糖尿病、异色性虹膜炎、眼外伤、化学品中毒和电离辐射等。

2. 有无屈光改变,如原有的老视减轻或产生晶状体性散光。

3. 有无视物疲劳、视物变形、眼前固定黑点或黑影。

4. 有无眩光、色觉改变、单眼复视或多视、视野缺损。

5. 有无台阶踏空、摔跤甚至骨折史,有无驾驶和阅读障碍,视力对日常生活和工作的影响及程度。

6. 有无葡萄膜炎、青光眼、弱视、眼外伤、泪囊炎和高度近视等病史,以及治疗情况。

7. 有无糖尿病、高血压、心脏病、哮喘或支气管炎等全身疾病,以及目前现状。

8. 另一眼是否已行白内障手术,有无手术并发症发生。

【体格检查要点】

1. 视力检查　应包括远、近视力,裸眼视力和矫正视力,小孔视力。因为某些白内障患者远、近视力有所差异,如核性白内障患者的远视力可高于近视力,而后囊下白内障患者的远视力常常低于近视力。对视力低下患者,尚须进一步做视觉分辨试验,包括光感、光投射(又称光定位)和色觉分辨能力检查,借以粗略了解视网膜、黄斑功能情况。高龄老人,晶状体高度致密混浊,也可表现为光投射不佳。面对灯光在患眼前置以一张刺有多个孔洞的黑纸,视网膜功能健全的眼球即使晶状体完全混浊也能辨别孔洞的排列。

应当注意的是，光投射检查可以了解视网膜有无大范围脱离或某处存在视野缺损区，但不能说明黄斑部的功能。红、绿色觉与光感功能只是提示黄斑部的某些功能，所以不能认为正常的色觉光感功能代表正常的黄斑功能。双光源分辨试验，即辨别眼前相距很近的两个光源的能力，也能对视网膜功能提供重要资料。

一旦患者出现视力检查结果与白内障严重程度不相符合时，应继续检查以排除眼部和全身其他影响视力的病变存在。

2. 眼的系统检查　白内障手术治疗与眼的其他部分密切相关，对早期白内障患眼就应进行系统全面的检查，特别应当详细地记录玻璃体、脉络膜、视网膜和视神经的情况，为日后手术制订治疗方案和判断预后提供依据。随着白内障的逐渐成熟，玻璃体和眼底检查受到限制，此时则着重注意检查角膜后有无沉着物、房水清亮度、前房深度、虹膜色泽和形态、瞳孔形态和对光反应、眼位和眼球运动等。

对眼的附属器，尤其对术前患者应仔细检查眼睑和泪器，对睑缘炎、睑内翻、睑外翻、倒睫、眼睑闭合不全、干燥性角结膜炎及泪囊炎应采取适当的预防性治疗。

3. 瞳孔检查　即使成熟期的SC患者，瞳孔直接和间接光反应均应灵敏，否则有视神经疾病并存的可能。直接光反射迟钝或消失，间接光反射正常，一般难以恢复正常中心视力。其次应观察瞳孔散大能力。对于长期应用缩瞳药或老年性瞳孔强直，瞳孔不能充分散大者，术中应考虑做临时性虹膜切开，或虹膜扇形切除，或瞳孔括约肌切开和(或)使用虹膜拉钩。如发现瞳孔局部后粘连，在制订手术方案时要加以考虑。

4. 晶状体检查

(1)点光源斜照法：注意观察晶状体混浊程度、虹膜投影的宽窄。

(2)裂隙灯检查：除了有散瞳禁忌外，应尽可能在瞳孔散大的状态下进行，以便全面了解晶状体的情况，包括晶状体混浊的范围、大小、形态及层次等。特别应注意：①晶状体核若出现棕色和棕褐色反光，则为核性白内障。应注意与老年性核反光相鉴别。②空泡、水隙和板层分离(褶隙)是SC皮质内的早期表现。③尤其注意观察透明皮质的多少、所在位置等。④有无过熟现象，如皮质液化、核下沉，囊膜皱缩等。⑤晶状体有无脱位或半脱位。

裂隙灯显微镜对白内障的检查方法主要有以下几种。①弥散光线照射法：用于观察前、后囊膜表面或较明显的混浊。②后部反光照射法：主要用于观察前囊膜改变。此外，后部照射法也可明显勾勒出后囊膜及后皮质区混浊的轮廓。③镜面照射法：对前囊膜混浊、隆起及凹陷做出判断，同时还可根据囊膜表面反光色彩推测白内障发展程度。④直接焦点照射法：即光学切面检查法，包括窄光带、宽光带和点状光3种方式。观察晶状体最好用窄光带，从表及里依次显示晶状体的囊膜、皮质、成年核、婴儿核、胎儿核(含前、后Y字缝合)、胚胎核。因而，不仅可以确定晶状体混浊部位，同时还为确定混浊产生在患者哪个年龄时期提供参照依据。

5. 虹膜新月影投照试验　这是检查白内障成熟程度最简单易行的方法。以集中光源自侧面照射于瞳孔区，如白内障已形成，则由于光反射面使瞳孔区呈白色反光。

如果混浊已扩展到前囊下(成熟期白内障),则白色反光区与瞳孔应相一致,视为虹膜新月影投照试验阴性;反之,如混浊处于晶状体某一定深度(未成熟白内障),则由于混浊层次与瞳孔平面尚有一定厚度的透明皮质,因此,当自侧方投照时,与光照方向同侧瞳孔缘内形成的阴影以典型的新月姿态,投映在晶状体混浊背景上。新月影程度与白内障成熟程度成反比。虹膜新月影投照试验阳性代表进展期白内障;阴性代表成熟期白内障。对于晶状体局限混浊及周边部混浊,本方法将失去诊断价值。

6. 检眼镜检查　联合使用直接检眼镜和间接检眼镜更有利。使用直接检眼镜判断晶状体混浊程度及对患眼视力影响的程度;对未完全混浊的晶状体,可使用间接检眼镜检查眼底情况,排除视网膜、视神经、脉络膜疾病等对视力的影响。

【门诊资料分析】

1. 眼部超声波检查　无论是拟行传统手术、现代囊外白内障摘出术,抑或超声乳化手术,术前例行超声检查是必要的。超声检查为了解眼内诸多病理情况,如视网膜脱离、玻璃体积血、眼内肿瘤等提供了客观诊断依据。而人工晶体植入前应常规行眼轴超声测量,结合测定的角膜曲率,提供拟植入的人工晶体的屈光度。

2. 眼内压测定　术前了解眼内压,判断是否存在继发于膨胀期白内障、晶状体不全脱位、晶状体溶解性葡萄膜炎等继发性青光眼;判断并存青光眼患者是否需行联合手术。眼内压低于正常者需排除视网膜脱离和葡萄膜疾病。

3. 角膜内皮细胞　术前行角膜内皮显微镜检查,通过活体观察研究角膜内皮细胞的大小、形态、计数和细胞的转变过程,了解角膜内皮细胞的"愈合储备"状况,指导选择手术方法,预测手术效果,解释各种临床现象及预防和减少手术并发症。角膜内皮细胞低于1000/mm^2时,应慎重考虑白内障手术方式,以避免出现术后角膜内皮失代偿。

4. 角膜地形图检查　出现以下情况建议角膜地形图检查:①角膜曲率＜40.0D或＞46.0D;②需要联合手术,如联合散光性角膜切开术;③既往有角膜手术史、角膜不规则,如外伤或圆锥角膜。

5. 对比敏感度　在高空间频率上的对比敏感度下降尤为明显。部分患者尽管视力"较好",但是对比敏感度下降,最突出的表现为对台阶的分辨能力下降,容易踏空摔跤,甚至骨折。

6. 泪道冲洗　白内障手术前,应例行泪道检查,包括挤压泪囊、泪道冲洗或探通。发现泪囊存在黏液、黏液脓性或脓性分泌物时,则提示慢性泪囊炎,应先行处理后再行手术。

7. 阿姆斯勒方格表(Amsler grid)　适合晶状体未完全混浊者。若看图时发现线条变形或中断、方格紧缩或不规则扩大、表格明亮度不均、相对性中心暗点(中心空缺或变暗)等,则提示黄斑病变可能。

8. 马氏杆检查法　这是一种简单测试并评估黄斑部视网膜功能的方法。将马氏杆平行放于眼前,点光源距离35cm,患者如能看到一连续直线,说明黄斑功能良好;如光线弯曲或中断,则提示黄斑部病变。本方法有一定局限性,当晶状体混浊到一定程度时，则检查结果的准确性大受影响。

9. 视网膜视力检查　利用特殊仪器，将特定图像或视标投射到视网膜，不管是否存在白内障或白内障程度如何，通过检查均可直接评价视网膜视力情况，推测术后视力。目前临床上有两种检查方法。

(1)激光干涉条纹检查：视力干涉仪用于检查未成熟白内障的黄斑功能。检查时需充分散大瞳孔，取坐位，检查程序与普通裂隙灯检查相同。通过调节钮调整两束光线的角度，从而改变落在视网膜上的条纹的粗细和间隔距离。检查者可根据患者能看清的最细条纹，判断其相应的视力水平。检查结果的假阳性多由成熟期白内障、玻璃体积血、散瞳不充分引起；而假阴性则多与黄斑区神经上皮浆液性脱离、黄斑囊样水肿、黄斑裂孔等有关。

(2)潜在视力仪检查：其原理是，视力仪投射 0.15mm 直径的点光源于瞳孔平面，内含斯内伦(Snellen)视力表视标，透过混浊的晶状体投射到视网膜上，从而检测患者的潜在视力。

以上两种方法均属心理物理学检查方法，其结果有患者的主观成分。有试验研究表明，对于中等程度白内障患者，激光干涉条纹检查和潜在视力仪检查对于预测术后视力的准确性分别为 92%和 100%；对于重度白内障，其准确率分别为 79%和 52%。

【继续检查项目】

1. 房角检查　发现眼压增高者，应例行房角检查。此外，对眼压正常的老年患者常规检查前房角亦是有益的。继发于晶状体病理改变的青光眼患者，如晶状体溶解性青光眼、膨胀期或成熟期白内障引起的继发性青光眼，以及慢性或亚急性闭角型青光眼，可望通过单纯白内障摘除和周边部虹膜切除得以解决。而当白内障与开角型青光眼或外伤性房角后退等并存时，应据病情决定是否需要做联合手术。术前拟定植入前房型 IOL 者，也应检查前房角情况。

2. 三面镜和裂隙灯透镜检查　未成熟期白内障，可疑黄斑疾病或其他眼底疾病时，可利用三面镜和裂隙灯透镜做进一步检查，有助于判断病灶大小、性质、范围、累及视网膜层次和对视力的影响程度。此外，三面镜还可同时检查前房角。

3. 光学相干断层扫描(OCT)　OCT 可进行活体眼组织显微结构的非接触式、非侵入性断层成像，对黄斑区视网膜多个层面呈现高清晰三维图像，分辨率极高，可发现隐匿性黄斑病变。对尚可看到眼底的白内障患者，OCT 有助于及早发现和诊断黄斑病变，为临床手术及术后评估提供帮助和参考。

4. 荧光眼底血管造影　当检眼镜、三面镜和 OCT 仍不能确定病变性质时，应做荧光眼底血管造影检查，以判断这些疾病对患眼视力的影响及对治疗提供帮助。

5. 视觉电生理检查　疑有视网膜、视神经病变、青光眼等引起视功能损害者，可行视觉电生理检查。

(1)视网膜电流图(ERG)：目前有闪光、图形和多焦 3 种 ERG，可记录视网膜的视锥细胞功能、视杆细胞功能和混合功能。①闪光 ERG 反映了整个视网膜的功能。②图形 ERG 主要反映黄斑的功能。③多焦 ERG 能同时记录中央 30°视野内 100 多个视网膜位点上的ERG,有利于诊断和判断术后视网膜的功能状况。临床上常应用的是闪光ERG,如术前ERG正常或轻度降低,估计术后视力恢复较好,如果术前ERG明显降低或记录不到,估计术后视力恢复不理想。但致密混浊的晶状体由于对光的吸收和散射作用而影响检查效果,因此,非常致密的琥珀色核性白内障,可能因为阻隔光线,导致标准光刺激下记录不到闪光ERG。

(2)视诱发电位(VEP):VEP包括闪光VEP和图形VEP,反映视路传导和视皮质功能。当黄斑部和视神经损害时,可表现为振幅降低和潜伏期延长。当患者术前视力<0.1时,一般采用闪光VEP检查。而患者视力较好时,可采用图形VEP检查。部分学者认为,闪光VEP是屈光间质混浊时检查视功能的理想方法。即使术前因白内障影响而视力低于0.1,其闪光VEP预测术后视力的准确性亦高于80%。

应该注意,ERG主要反映整个视网膜功能,而VEP则主要反映黄斑和视神经功能,两者有互补性。临床上,只有对两种检查结果结合起来一起分析,才能充分发挥电生理检查的优势,提高预测术后视力的准确性。从一定意义上讲,VEP比ERG更密切地联系视功能的预后。

6. 内视现象　这是自我评价黄斑功能的简单方法之一,对一些文化水平较低或表述能力较差的患者,检查结果不好,并不能说明术后视力不理想。

(1)Purkinje试验(浦肯野血管影):利用视网膜光感受器可感受移动刺激光,产生移动血管影原理,来评估晶状体混浊后的视网膜功能。方法是嘱受试者闭眼,透过眼睑和(或)巩膜,以强光源刺激视网膜,如视网膜正常,则受试者可感觉到视网膜血管影(似"叶脉"或"龟裂")的存在,提示术后患眼至少有30°的正常视野。当光源做平行于角膜缘的上下运动时,患眼若能在黄斑中心无血管区看到许多小点,则提示患眼术后可获得较理想的视力,可能达到1.0以上。本方法有一定缺点,正常人中仅80%能见到视网膜血管影;其次,因黄斑区无视网膜血管,所以不能检测较小的黄斑部病变。

(2)蓝视野内视现象:以适当强度的蓝光刺激白内障眼,由于蓝光被黄斑区周围毛细血管内白细胞反射,因而患者可在视野内看到迅速移动的小球,表明黄斑功能正常。受试者应注意小球的数目,每一象限密度是否均匀,以及小球运动速度是否一致。本方法的主要缺点是需要特殊的仪器和患者配合,此外,致密白内障易出现假阳性,而黄斑部病变出现假阴性。

7. 超声生物显微镜(UBM)　该检查作为老年性白内障的一种辅助诊断手段,特别适用于眼前段屈光介质混浊或小瞳孔者。该检查有助于白内障术前对晶状体核硬度的判断,有助于了解晶状体脱位手术前后、人工晶体睫状沟缝线固定术后、白内障合并青光眼手术前后眼前段结构的变化,以及后房型IOL的位置与周围组织的关系,有晶状体眼后房型IOL植入术后安全性分析,手术后并发症原因分析等方面的应用,有利于指导选择手术方式及预见可能发生的并发症并加以防范。

【诊断】

1. SC诊断标准

(1)40岁以上中老年人,双眼先后发病。

(2)渐进性、无痛性视力减退。视力障碍出现的时间因晶状体混浊部位不同而异，并可有屈光改变和单眼复视、多视等。

(3)晶状体皮质和(或)核部和(或)后囊下混浊。

2. 膨胀期继发性青光眼诊断标准

(1)最先症状为视力下降并诊断为白内障，相隔一段时间后出现眼痛、恶心、呕吐、头痛等症状，眼压增高，既往无青光眼发作病史。

(2)临床检查发现眼球混合充血，角膜水肿，前房浅，瞳孔散大，晶状体混浊、膨胀，处于未成熟期或接近成熟期。眼压一般高于 30mmHg(4.00kPa)。

(3)眼前段检查无角膜后沉着物，房水闪光阴性，晶状体前囊完整，位置正常。

【临床类型】

1. 根据晶状体混浊部位分为 3 种类型

(1)皮质性白内障：约占 SC 的 70%。典型的皮质性白内障按其病变发展不同阶段的特点可分为 4 期。

1)初发期：在裂隙灯下，晶状体皮质中可见空泡和水隙形成。水隙多从周边向中央扩大，形成楔形混浊、车辐状混浊、羽毛状混浊，尖端指向中央。前、后皮质混浊可在赤道部汇合，也可在某一象限融合形成小片或大片混浊。此时，检眼镜可见红光反射中有放射状或片状阴影。在混浊影响瞳孔区前，一般不影响视力，多于常规体检和散瞳检查时发现。病程发展缓慢。

2)膨胀期或未成熟期或进展期：晶状体混浊加重，皮质吸水膨胀，前房变浅，有闭角型青光眼体质的患者易诱发青光眼急性发作。以斜照法检查时，投照侧虹膜在深层混浊皮质上形成新月形阴影，称为虹膜投影，为此期的特点。随病程进展，患者视力明显下降，眼底难以观察清楚。

3)成熟期：晶状体完全混浊，呈乳白色，部分患者的囊膜上还可以看到钙化点。晶状体内水分的溢出使其体积减小，前房恢复正常，虹膜投影消失，视力可降至手动或光感，眼底不能窥入。

由初发期至成熟期所需时间因人而异，一般 5～10 年，也有发展较快者。

4)过熟期：晶状体因水分进一步丢失而体积减小，囊膜皱缩，表面有钙化点或胆固醇结晶，前房深。晶状体纤维分解、液化成乳白色颗粒[莫尔加尼(Morgagni)小体]，棕黄色的核因重力而下沉，患者觉得视力突然提高，称莫尔加尼(Morgagni)白内障。由于晶状体缩小，虹膜失去支撑，可见虹膜震颤。由于囊膜变性或晶状体核撞击，囊膜通透性增加，甚至破裂，液化皮质溢出，进入房水的晶状体蛋白可诱发自身免疫反应，产生晶状体过敏性葡萄膜炎。此外，晶状体皮质颗粒或吞噬了晶状体皮质的巨噬细胞在前房角积聚，堵塞小梁网，产生继发性青光眼，称为晶状体溶解性青光眼。由于晶状体悬韧带常发生退行性变，容易出现晶状体脱位。若脱位的晶状体或晶状体核堵塞瞳孔区，可引起继发性青光眼。

(2)核性白内障：约占 SC 的 20%，指晶状体混浊从核心部位开始而形成的白内障。此型白内障发病较早，一般 40 岁左右开始，进展慢。初期核为黄色，与正常人的核硬化不易区别。随病程进展核的颜色逐渐加深而呈黄褐色、棕色、深棕色，甚至黑色。早期由于核屈光力增强，出现晶状体性近视，瞳孔散大前后视力不一，远视力下降缓慢；后期因晶状体核的严重混浊，眼底不能窥见，视力极度减退。

(3)后囊下白内障：是以后囊下皮质浅层的盘状混浊为特征的一种 SC，可单独发生，也可与皮质和核性混浊并存。由于混浊区位于视轴上，所以早期即可表现出明显的视力障碍。

2. 晶状体混浊分类系统　晶状体混浊分类系统Ⅱ(lens opacities classification system Ⅱ，LOCSⅡ)是美国国立眼科研究所资助研究的一项分类方法，用于活体白内障分类以判断晶状体混浊的范围和程度，广泛应用于白内障研究、流行病学调查和药物疗效评价等(表 4-1)。其方法是将瞳孔充分散大，采用裂隙灯照相和后照法，区别晶状体混浊的类型，即核性(N)、皮质性(C)和后囊下(P)及核的颜色(NC)。通过与相应的一组标准照片的比较，记录相应的等级。

表 4-1　LOCSⅡ晶状体混浊分类标准

晶状体部位	混浊情况	LOCSⅡ分类
核(N)	透明，胚胎核清楚可见	N_0
	早期混浊	N_1
	中等程度混浊	N_2
	严重混浊	N_3
皮质(C)	透明	C_0
	少量点状混浊	C_{tr}
	点状混浊扩大，瞳孔区内出现少量点状混浊	C_1
	车轮状混浊，超过两个象限	C_2
	车轮状混浊扩大，瞳孔区约 50%混浊	C_3
	瞳孔区约 90%混浊	C_4
	混浊超过 C_4	C_5
后囊膜下(P)	透明	P_0
	约 3%混浊	P_1
	约 30%混浊	P_2
	约 50%混浊	P_3
	混浊超过 P_3	P_4

检查皮质混浊范围有两种方法，①圆周法(circumference)：从瞳孔中心投影到周边来测量皮质混浊范围；②面积法：将各个象限不同大小的混浊加在一起计算混浊面积。

3. 晶状体核硬度分级标准　晶状体核硬度的准确评价对超声乳化吸除术选择适应证与手术方式有重要意义。临床上，根据核的颜色进行分级，最常用的为 Emery 核硬度分级标准。该标准将核硬度分为以下 5 级。

Ⅰ级：透明或灰白，无核，软性。

Ⅱ级：核呈黄白色或黄色，软核。

Ⅲ级：核呈深黄色，中等硬度核。

Ⅳ级：核呈棕色或琥珀色，硬核。

Ⅴ级：核呈棕褐色或黑色，极硬核。

【鉴别诊断】

1. 其他类型的白内障　如并发性白内障、糖尿病性白内障等(详见相关章节)。应特别注意以下两种情况。

(1)单侧性白内障：另一眼晶状体完全透明，则可能为眼局部疾病所并发，葡萄膜炎是常需考虑到的原因。角膜后沉着物、房水闪光，是每位单眼白内障患者必不可少的检查步骤。

(2)原因不明的单眼白内障：最好摄片排除眼内异物，并仔细检查角膜有无瘢痕、虹膜和晶状体囊膜伤口，散大瞳孔后检查晶状体囊下有无铁锈沉着。对于易于遭受眼外伤的特殊工种人员，如车床工人等，即使无外伤史，也应考虑排除眼内异物可能。

2. 老年性核硬化　为晶状体的老化现象，多不影响视力。检眼镜下用透照法观察眼底，在均匀红光反射背景上晶状体部位无暗影。

3. 生理性晶状体混浊　约90%健康眼存在这种生理性混浊。形态上常呈灰白色点状混浊，境界清楚、散在分布，不发展，不影响视力。

【治疗原则】

早期试行药物治疗，当白内障发展到影响患者工作和生活时，手术是唯一的治疗方法。

【治疗方案】

1. 术前准备

(1)详细向患者交代手术目的、预后、可能出现的意外和需要患者配合的关键步骤。

(2)预测白内障术后视力。相应检查项目较多，医师可根据患者病情和医院技术条件，选择最有参考意义的几项检查，以协助诊断。

(3)积极有效地控制全身和眼部其他疾病。必要时，请相关科室会诊。对有内科疾病长期用药的患者，不宜中断或随意变更用药。但是，术前长期应用抗凝血药的患者，应于术前3～5d停止用药。

高血压患者将血压控制在160/80mmHg以下；空腹血糖至少应控制在8.3mmol/L(150mg/dl)以下；慢性支气管炎患者应选择病情最轻季节，控制症状，尤其控制咳嗽后再手术。手术前先行矫治睑内外翻、倒睫和慢性泪囊炎；虹膜睫状体炎患者一般在炎症消退、病情稳定6个月后再行白内障手术。

(4)结膜囊细菌培养：随着新型广谱抗生素的应用、新型消毒剂的应用和手术区消毒隔离的更为可靠，包括一次性粘贴巾的应用，结膜囊细菌培养已不作为例行检查项目。但是，常规行结膜囊细菌培养对某些病例，如明显眼部炎症、刚手术后的慢性泪囊炎、另一眼曾发生术后感染、独眼患者，特别对年老体弱患者是十分必要的。

(5)清洁结膜囊:术前 3d,滴抗生素眼液每日 3～6 次。手术当日,抗生素或碘伏冲洗结膜囊和泪道。

(6)剪睫毛:术前 1d 或当日剪睫毛,同时做眼部冲洗、消毒。有特殊开睑器和粘贴巾可不剪睫毛。

(7)散大瞳孔:根据术式选择用药。传统白内障手术,如白内障冷冻摘除术,要求在手术前 1d 应用阿托品散瞳,以使瞳孔能持久、充分地散大。白内障囊外摘除(包括超声乳化白内障手术)联合 IOL 植入术,一般选用中等强度的短效散瞳药,如 5%去氧肾上腺素、美多丽(0.5%托吡卡胺+0.5%去氧肾上腺素),术前 1h 开始散瞳,要求瞳孔直径达到 7mm 以上。术中因刺激瞳孔缩小时,可用 1:100 000 肾上腺素平衡液做前房和皮质冲洗。

(8)前列腺素拮抗药:口服或局部应用吲哚美辛以减轻术后反应,特别是与前列腺素释放有关的炎症反应。现口服前列腺素拮抗药已经逐渐被眼局部应用所替代。

(9)对体质虚弱、伴有糖尿病等易感染倾向者,术前适当应用广谱抗生素;咳嗽、便秘者采取相应措施;嗜烟者术前 1 周、术后 1 个月禁止吸烟。

(10)门诊白内障手术患者的各项术前准备,包括术后处理,特别是手术操作的标准,都不应该低于住院手术的要求。

2. 手术方案

(1)白内障手术时机:①当视功能不能满足患者的需要,而且白内障手术有理由提供改善视力的可能时即可手术。②白内障摘除也适用于晶状体混浊影响眼后段疾病的最佳治疗时,以及晶状体引起炎症(如晶状体源性葡萄膜炎)、前房角关闭和药物不能控制的闭角型青光眼等。

视功能包括视力(中心远、中、近视力,周边视力,双眼视力),色觉,对比敏感度,像差,深度觉,视觉搜索功能和视觉处理速度等,在考虑手术时机时应加以综合考虑。依据医院设备和技术条件,手术者经验与技巧,病情对患者日常生活的影响程度,患者对视觉质量的满意度及全身和眼部条件、经济能力而定,尤其对比敏感度低者。

(2)白内障联合手术时机

1)白内障青光眼联合手术:符合滤过性手术指征的白内障患者,白内障手术指征参照白内障手术适应证。针对特殊类型的青光眼,如恶性青光眼或由于晶状体脱位等原因导致的青光眼,需要做晶状体/白内障摘除或联合手术则另当别论。

目前用于参考的方案为:a.前房角粘连≥180°,药物治疗≥3 种,轻度或无白内障,视力≥0.5,选择单纯抗青光眼手术。b.前房角粘连≥180°,药物治疗≥3 种,有白内障手术指征,视力<0.5,选择青白联合手术。c.前房角粘连<180°,药物治疗<3 种,有白内障手术指征,视力<0.5,选择单纯白内障手术。即对那些晶状体混浊明显,又合并青光眼,房角大部分关闭或小梁网已无滤过功能,药物降眼压效果很差的患者,三联手术是很好的选择。

2)白内障角膜移植联合手术

手术适应证:影响视力的白内障合并角膜混浊者;影响视力的白内障合并富克斯

角膜内皮营养不良,角膜内皮失代偿或其他角膜营养不良者;影响视力的白内障合并角膜移植失败者;影响视力的白内障合并陈旧性角膜爆炸伤者。

手术禁忌证:不适宜做穿透角膜移植术者;不能控制眼压的青光眼;增生性糖尿病视网膜病变;经常反复发作的葡萄膜炎症;眼前段严重的组织解剖结构的破坏;患有严重心肺疾病、糖尿病、高血压或年龄过大不能耐受手术者;伴斜视和严重弱视者;眼干燥症;麻痹性角膜炎;医师和医疗设备不具备做穿透性角膜移植术和人工晶体(IOL)植入术的条件。

(3)手术方法:目前,白内障囊外摘除(包括超声乳化术)联合IOL植入术为最佳首选手术方法。某些情况下也可行囊内白内障摘除术,术后配戴眼镜或角膜接触镜矫正视力。

1)白内障囊内摘除术(intracapsular cataract extraction,ICCE)手术操作简单,肉眼下可完成,手术设备及技巧要求较低。术后瞳孔区透明,不发生后发性白内障。但手术需在大切口下完成,玻璃体脱出发生率高,可因玻璃体疝而引起继发性青光眼、角膜内皮损伤、黄斑囊样水肿和视网膜脱离等并发症。目前,在具备白内障囊外摘出手术条件的地区和单位不再应用此项术式。但是在某些情况下(晶状体脱位、晶状体皮质过敏性青光眼等病例)也行白内障囊内摘除术,术后配戴眼镜或角膜接触镜矫正视力。

手术禁忌证:虹膜广泛后粘连者,甚至瞳孔闭锁或膜闭者;高度近视合并玻璃体液化,有玻璃体丧失倾向者;对侧眼经囊内白内障摘除术发生玻璃体脱出,或视网膜脱离,或黄斑囊样变性者。

2)白内障囊外摘出术(extracapsular cataract extraction,ECCE):是将混浊的晶状体核和皮质去除而保留后囊膜的术式。手术需在显微镜下完成,对手术技巧要求较高。因为完整保留了后囊膜,减少了对眼内结构的干扰和破坏,防止了玻璃体脱出而引起的相关并发症,同时为顺利植入后房型IOL创造了条件。适合各种类型和发展阶段的年龄相关性白内障。但是后发性白内障发生率较高。

3)超声乳化白内障吸出术(phacoemulsification,Phaco):是应用超声能量将混浊晶状体核和皮质吸除,保留晶状体后囊的手术方法。该手术将白内障手术切口缩小到3.2mm以下,若术中同时植入折叠式IOL,则具有组织损伤小、切口愈合快、术后散光小、视力恢复迅速等优点,在表面麻醉下即可完成手术。

适应证:基本与白内障囊外手术相同,但是对患者的选择完全取决于手术者的经验和技术。理想的超声乳化白内障手术适应证为:眼睑松弛,眼球暴露良好;无影响手术操作或影响术后恢复的全身性疾病 ;无角膜疾病;前房深度、虹膜结构正常;瞳孔形态正常,能充分散大;晶状体位置正常,悬韧带健康;中等硬度核或后囊下白内障;年龄以50—70岁为适宜(超过70岁者,其核实际硬度比按颜色分级结果高一级;)眼底红光反射明亮均匀;眼后段尤其眼底无明显疾病存在。

禁忌证:对于初学者,应根据自身技术条件确定相对和绝对禁忌证范围,并随技术水平的提高不断进行修正。

初学者的相对禁忌证:Ⅳ级以上的硬核白内障;浅前房,包括术中前房深度维持不满意者；角膜内皮病变者；虹膜后粘连；长期应用缩瞳药的青光眼性白内障；合并眼压控制不好，需要做联合手术的青光眼；合并高度近视者；有玻璃体视网膜、眼外伤手术史者；有器官移植史，如角膜移植、肾移植等，以及有出血倾向者。

绝对禁忌证包括：黑色极硬核白内障；脱位晶状体；伴有玻璃体脱入前房的任何情况；先天发育异常。

4）飞秒激光辅助的白内障手术：利用飞秒激光代替传统的手术刀，在电脑成像系统辅助下，完成传统超声乳化术中由人工完成的切口、撕囊、劈核等关键步骤，避免了人工操作的误差，使人工晶体的居中性更加准确，提高患者术后视觉质量并降低了手术风险。但是其手术耗时较传统超声乳化时间长，仪器昂贵收费较高。

5）IOL植入术（IOL implantation）：Ⅰ期（白内障摘除后立即进行）或Ⅱ期IOL植入，作为无晶状体眼矫正的最好方法，已得到普遍应用。按其制造材料和功能可分为硬性IOL、软性IOL、功能性IOL（如蓝光过滤IOL、非球面IOL、多焦IOL、散光IOL和可调节IOL）和特殊IOL（如悬吊IOL和前房型IOL）四类。IOL植入后可迅速恢复视力，恢复双眼单视和立体视觉，具有物像放大倍率小、周边视野正常等优点。

绝对禁忌证：患者未被告知或不愿意；眼先天性异常，如小眼球、小角膜、先天性青光眼等；伴虹膜红变的新生血管性青光眼；眼内肿瘤；视网膜中央血管阻塞；急性或慢性反复发作性虹膜睫状体炎；严重角膜病变。

相对禁忌证：眼压控制不满意、严重视功能损害的青光眼患者；第一眼IOL植入失败者；角膜变性、营养不良；独眼；增生性糖尿病视网膜病变和其他增生性视网膜病变。

6）白内障青光眼联合手术

a. Phaco联合房角分离术：主要适应证为PACG早期或慢性闭角型青光眼进展或急性闭角型青光眼慢性期，1～2种药物控制下眼压正常，房角粘连范围小于270°。有研究报道，此联合手术1年的成功率＞85％，3年成功率＞60％，而且效果与患者年龄、术前眼压及术后是否行激光周边虹膜根切术有关。此手术最大的优点是操作相对简单，利用黏弹剂软分离已粘连的房角达到重新开放房角的功效。万一术后眼压控制不理想，仍可再行小梁手术，所以许多白内障手术医师喜欢选择此联合手术。其缺点是青光眼降压效果不稳定，分离的房角可能再次关闭，手术方法规范化仍有问题。

b. ECCE联合小梁切除术：常被缺乏白内障超声乳化设备或未掌握超声乳化技术的眼科医师所采用。文献报道一项长达80个月的观察中指出，ECCE联合小梁切除术的远期降压效果达到8.2mmHg。但由于ECCE手术损伤较大，术后滤过泡瘢痕化发生率高。另外，大切口白内障手术有术后低眼压、葡萄膜炎、脉络膜脱离等并发症，所以此手术目前已被超声乳化联合小梁手术替代。只是在白内障超硬核时仍不失为一种处理青光眼合并白内障的联合手术方法。

c. Phaco联合小梁切除术：超声乳化手术现已逐步取代ECCE，所以青白联合手术一般是指超声乳化联合小梁切除手术。研究表明，超声乳化联合小梁切除具有视力恢复更快，更好的术后眼压控制，更少的术后辅助药物和更少的术后并发症等优点。

d. Phaco联合非穿透性小梁手术：此联合手术主要可作为合并POAG的一种选

择，包括超声乳化联合非穿透性小梁滤过术、黏弹剂小管扩张术或巩膜静脉窦成形术等。这些手术方式可以减少常规小梁切除术后低眼压、出血和脉络膜脱离等并发症的发生率。但由于非穿透性小梁手术技术含量高，操作较复杂，并需要一些辅助器械和植入物，最近国内外对此手术的热情在下降。由于此手术在制作非薄后界膜窗时，不易撕除该膜上方的纤维而造成房水渗出不畅，所以术后眼压控制方面要劣于小梁切除术，且远期效果有待进一步观察。

e.微切口 Phaco 联合小梁切除术：微切口白内障手术是指将手术切口缩小至 2 mm 以下的白内障摘除术，是近年白内障手术领域的革命性进展。由于其切口更小，手术源散光也更小，组织损伤也小，手术切口更平整等优点。曾经有报道称，双手法微切口超声乳化联合小梁切除术治疗青光眼合并白内障患者取得良好的手术效果。有学者将白内障的切口缩小至 1.8 mm，小梁手术的巩膜瓣减小为 3.0 mm×3.0 mm，小梁切除为 1.8～2.0 mm×0.8～1.0 mm，从而进一步减少了手术损伤，有利于功能性滤过。由于微切口手术，术者在术中无须改变位置，所以也提高了手术的效率。鉴于微切口手术正在推广普及中，所以对小瞳孔和硬核等复杂病例的微切口联合手术要慎重。

7)白内障角膜移植联合手术

a.白内障联合穿透角膜移植术(penetrating keratoplasty，PKP)：白内障须行手术者合并影响视力的角膜混浊者可行此联合手术。Menapace 等利用人工角膜，在闭合状态下进行撕囊、白内障摘除、人工晶体植入后，再施行角膜移植，提高了手术安全性。

b.白内障联合角膜内皮移植(endothelium keratoplasty，EKP)：白内障须行手术者伴有各种原因导致的角膜内皮失代偿，可实施此联合手术。角膜后弹力层剥除联合自动角膜刀取材内皮移植术(Descemet's stripping automated endothelial keratoplasty，DSAEKP)可选择性地去除病变的角膜内皮和后弹力层，避免了手工操作导致的植片不规则及参数不精确，目前已经成为治疗角膜内皮病变的首选术式。

【术后处理】

1. 一般处理

(1)常规皮质类固醇激素和抗生素滴眼，每日 3～6 次。

(2)快速短效散瞳药散大瞳孔，如美多丽、托吡卡胺，每日 1～2 次。

(3)眼部反应较重者，加球结膜下或球旁注射地塞米松每日 2.5～5mg，用药时间根据具体情况而定。个别特殊病例，可采取全身给药途径。疗效不明显，瞳孔区出现纤维膜，可球结膜下注射氟尿嘧啶 5mg 和地塞米松 3mg。有条件者，可行激光松解虹膜后粘连或 IOL 前膜，术后持续散瞳及应用皮质类固醇。

(4)联合手术(联合角膜移植、玻璃体视网膜手术等)者，以及术后结果不放心者，应住院观察处理。

2. 并发症处理

(1)角膜水肿及失代偿：与角膜内皮功能、术中机械刺激、灌注液过度冲洗、后弹力层撕脱、皮质黏附或玻璃体接触角膜内皮、超声能量过大、距角膜内皮过近和操作时间过长有关。轻者可于数日内自行恢复；重者可持续数十日乃至数周，如出现角膜内皮失代偿则表现为持续性角膜水肿。去除病因是唯一有效的处理办法，严重的顽固性角膜内皮失代偿者可行角膜内皮移植或穿透角膜移植术。

(2)虹膜睫状体炎：多属暂时性组织反应。手术创伤、残留皮质、虹膜损伤、劣质IOL、术后前房积血等均可引起明显的虹膜睫状体炎。散瞳和糖皮质激素治疗可望有效。若虹膜后粘连明显，眼压升高，可使用YAG激光虹膜周边击孔与机化物击除。

(3)前房积血：多为术后无意揉眼或意外眼外伤，使伤口裂开或正在愈合的新生血管芽断裂而出血，常发生在术后3～7d。自发性延迟性出血则多与虹膜睫状体损伤、虹膜异常血管或潜在全身疾病有关。出血少者可自行吸收；出血多，则应针对病因做相应处理。

根据积血量的多少，前房积血分为三级：积血量占前房1/3以下者为第一级；占前房1/3～1/2者为第二级；占前房1/2以上者为第三级。临床上，前房积血在二级以下者一般采取非手术治疗，双眼遮盖，半卧位可使血液沉于前房下部，并给予药物治疗，如镇静、高渗脱水药、止血药物，多可收到很好的效果。当大量积血经药物治疗不见好转，并且出现积血块或眼压升高时，应考虑行前房冲洗。

(4)爆发性脉络膜出血：爆发性出血主要是因为睫状后短动脉或后长动脉的破裂所致，有学者称之为驱逐性脉络膜上腔出血。与血管脆性增加或血管的病理改变有关，常见于高血压病及血管硬化、全身性凝血障碍、青光眼、手术中眼内压急速下降等情况。

有学者综合研究55 735例白内障手术，爆发性脉络膜出血的发生率为0.05％～0.4％，平均为0.2％。大多数爆发性脉络膜出血发生在术中。在手术过程中，一瞬间切口裂开，眼内容物向前涌出，晶状体、玻璃体、脉络膜、视网膜不断向前脱出，大量鲜红色未凝血液不断外流。患者自诉术眼突然剧烈疼痛，这可能是血块牵拉睫状神经所致。爆发性脉络膜出血是白内障手术罕见但却是极严重的并发症，发病急，病情凶险，如不及时做出诊断与处理，可造成视力丧失，甚至要做眼内容物剜出术。

一旦爆发性出血发生，应迅速关闭切口，立即做后巩膜切开，引流出脉络膜上腔血液，牢固缝合关闭切口。同时向前房内强行加压注射平衡液，有助于视网膜和脉络膜回复、促使脉络膜上腔血液的排出。经上述紧急处理，出血停止后再打开切口，完成前部玻璃体切割，尽可能切除脱出到前房中的玻璃体，然后重新缝合切口。术后给予抗生素、糖皮质激素、止血药等治疗。

一眼白内障手术发生爆发性脉络膜出血者，另一眼手术要格外慎重，术前必须做好各种预防应急措施；青光眼、高血压病患者要积极控制，不在高眼压、高血压状态下施行白内障手术；手术中缓慢减压等。

(5)玻璃体脱出：与手术者操作经验不足、患者身体条件差（如高度近视、玻璃体液化、过熟期悬韧带不健康等）及患者精神高度紧张等因素有关。玻璃体嵌顿在切口，常引起术后瞳孔上移及变形；影响切口愈合，导致虹膜脱出、切口渗漏、前房变浅或消失、增加感染及上皮进入前房生长的机会。而且由于以后玻璃体的机化收缩，还可能发生黄斑囊样水肿、视网膜脱离，甚至创口塌陷变形。如玻璃体与角膜背面粘连，则可致角膜内皮功能失代偿，发生持续性角膜水肿混浊、大泡性角膜病变。玻璃体若阻塞前房角，或虹膜广泛前粘连，则发生继发性青光眼。

一旦发生玻璃体脱出，有条件者行前段玻璃体切割术。无此条件者，可先试用海绵棒黏着脱出的玻璃体进行剪除，玻璃体是否复位或切除干净以瞳孔恢复圆形或气泡能在前房内充盈均匀为标志。

(6)晶状体碎片坠入玻璃体腔：少量晶状体碎片(皮质或核)可以保守观察；大块位于眼前段者可使用器械取出，不易取出或位于玻璃体后部须行玻璃体切割。过多的晶状体碎片残留在玻璃体内可能导致术后葡萄膜炎、角膜水肿、继发性青光眼和黄斑囊样水肿等，必须将其取出。行后部玻璃体切除手术的时间无统一标准，但是多数专家认为，应立即手术或至少在1周内进行手术。晶状体后囊膜破裂导致视网膜脱离的发生率约为5%，若玻璃体内残留晶状体碎片则上升为10%，其原因在于许多超声乳化医师术中常使用晶状体圈套器、镊子、冷冻头或在玻璃体内强行操作超声乳化针头，试图取出残留的晶状体碎片，而对玻璃体和视网膜产生过度牵拉。眼后段医师处理这种情况时常采用扁平部玻璃体切除手术，用后段超声粉碎头将晶状体碎核吸至玻璃体腔中央，而后乳化吸除。

发生晶状体后囊膜破裂、晶状体碎片脱入玻璃体腔及玻璃体从切口外溢时，首先应控制眼内压。建议采用双手技术做前段玻璃体切割手术，即从侧切口灌注，从主切口用单轴或双轴玻璃体切割头切除前部玻璃体。手术原则是低灌注、低吸引及快速切割频率，以降低术中玻璃体对视网膜的拉力，从而减少视网膜脱离的发生率。鉴别切口和前房内是否残存玻璃体的方法，即在前房内注入空气泡后观察虹膜是否呈凹面，且瞳孔是否呈圆形；关闭显微镜灯光，将导光纤维放置在角膜表面，若玻璃体嵌于切口，则显而易见。残存在切口的玻璃体处理方法：黏弹剂针头从侧切口进入前房，玻璃体切割头从上方切口沿虹膜表面向瞳孔中央，清扫残留在上方虹膜表面的玻璃体。

合适的撕囊，过熟者使用囊膜染色[锥虫蓝(trypan blue)或0.5%吲哚菁绿25mg+0.5ml注射用水后+4.5mlBSS=270mOsm渗透压，碘过敏忌用]；劈核时避免损伤悬韧带和囊口；避免操作时发生后囊破裂(超乳头、切核器械、硬核碎块等)等有助于预防此并发症。

(7)术后高眼压：术后短暂的眼压升高，多由于黏弹剂残留引起，24h可下降至正常。术后持续眼压升高，常是其他并发症，如晶状体皮质残留、玻璃体脱出、瞳孔阻滞、前房积血等的后果，或术前已存在青光眼。特殊情况下，由于房水向后倒流并阻滞于玻璃体内，虹膜膈前移导致前房角关闭，引起恶性青光眼(又名睫状环阻滞性青光眼)。需针对不同病因做相应处理。

(8)眼内炎：最常见的感染源为手术野和手术器械、术后滴眼液等。根据病原体的致病性不同及病程长短，眼内炎可呈现急性或慢性表现。临床表现包括眼痛、视力下降、球结膜水肿、睫状充血、前房积脓和玻璃体混浊等。结膜充血、水肿合并眼睑水肿、角膜光泽降低、创口变灰黄色及房水混浊等是感染的早期表现。房水、玻璃体培养阳性支持眼内炎诊断，阴性不能排除诊断。前房穿刺和玻璃体液实验室检查应作为临床常规，进行细菌培养（有氧菌和厌氧菌）、真菌培养及药敏试验。

对于术后眼内感染最重要的是预防。其措施包括术前彻底清除睑缘炎、泪囊炎等感染病灶；术前抗生素眼液滴眼；应用碘伏或贝他碘冲洗结膜囊；术毕结膜下或前房内抗生素注射；注意患者全身情况，控制糖尿病和身体其他部位的感染灶；有条件的地方提倡使用一次性粘贴巾，将手术野与额部、眼睑，尤其睑缘包括睫毛有效隔离；手术中的每一个环节都必须严格无菌操作，防止各种眼内灌注液、器械、药物的污染。一旦发生眼内炎，及时经扁平部进行玻璃体切割术和在玻璃体腔内注入抗生素是治疗的关键。

(9)慢性葡萄膜炎：与毒力较低的细菌，如表皮葡萄球菌、丙酸痤疮杆菌等感染或术前即存在的慢性葡萄膜炎有关。部分患者尚可由对人工晶体的反应所致。

(10)眼前段毒性综合征（toxic anterior segment syndrome，TASS）：TASS是非感染性急性眼前段的炎性反应，起病急，发展快，伴有眼部畏光、流泪、视力下降等症状，主要体征有角膜水肿、睫状充血、畏光流泪、角膜后色素沉着、房水闪光，甚至前房积脓、人工晶体表面色素沉着、瞳孔对光反射迟钝、眼压升高。经常在批量白内障超声乳化的手术中心群发，可能引起TASS的原因比较复杂，机械性刺激、各种进入眼内的器械、人工晶体磨光或消毒后残留物、术中残留皮质过多、超声乳化管道内的耐热革兰阴性杆菌内毒素及超声刀、穿刺刀脱落的金属锈均可引起TASS的发生；亦可能与个体反应不同有关。但是，眼内炎、术后高眼压及眼内组织创伤均可出现类似TASS的表现，首先排除眼内炎、术后高眼压、术中眼内组织创伤。当积极非手术治疗无效时，可及时进行前房冲洗、取出人工晶体。

(11)后发性白内障：后发性白内障是囊外白内障摘除术（ECCE）晚期主要并发症之一，主要表现为后囊膜增厚混浊，视力下降。根据情况，行Nd：YAG激光晶状体后囊膜切开或手术介入行后囊膜切开。

(12)囊袋阻滞综合征（capsular block syndrome，CBS）：目前尚无统一定义，比较认可的是由于连续环形撕囊（continuous curvilinear capsulorhexis，CCC）开口被晶状体核或IOL光学面机械性阻塞导致晶状体囊袋形成一个密闭的空腔并出现液体或半液体样物质滞留，由此产生前房变浅、眼压升高、后囊膜破裂、晶状体核下沉、虹膜后粘连、后发性白内障、屈光度改变（近视）和继发性青光眼等一系列眼部改变的综合征。国外文献统计，CBS发病率为1％～1.6％，国内尚缺相关发病率统计。

临床上主要采用Miyakei的CBS时间分类法，分为术中、术后早期和术后晚期囊袋阻滞综合征。CBS发病危险因素包括疾病因素（糖尿病所占比例为1/2～1/3）、手术因素与IOL材料和设计因素。防治措施主要有：①合适的CCC直径，使其开口恰好遮盖IOL边缘；②术中彻底清除黏弹剂，尽量减少晶状体上皮细胞的残留；③对有危险因素的患者选用CBS发生率低的IOL（如光学直径不要过大、非单面设计的IOL、襻前倾角不要过小等）；④术后有效的抗感染治疗，有助于晶状体囊袋内的液体吸收，可使部分术后早期CBS患者自愈；⑤非手术无效者，行Nd：YAG激光后囊膜切开或后囊膜截开术。对首次后囊膜切开失败者，可先行前囊膜切开使囊袋内液体流出后再行二次后囊膜切开。

(13)角膜散光:与切口的位置、形态、大小和长度,缝合方式、跨度和缝线松紧,以及无创手术程度等有关。切口和缝合技术是影响角膜散光主要因素。单纯性近视或远视散光,度数低于3D均能配镜恢复视力。不规则散光可配戴接触镜,硬性效果优于软性。如角膜散光超过2～2.5D,应在术后6～8周拆除与散光子午线一致的过紧缝线。一般2～3D拆1针,3～4D拆2针,4D以上拆3针,每拆1针间隔1周。也可用YAG激光断线。若残存较大屈光度散光,常规方法无效或无法矫正者,再考虑行角膜屈光手术。

随着白内障手术的日趋成熟和设备的不断更新,白内障手术切口朝着小切口、微小切口的方向发展,手术源性散光越来越小。目前,白内障手术不仅以复明为目的,而是在进行白内障手术的同时矫正患者术前的屈光不正。①白内障术中矫正角膜散光方法:透明角膜切口、角膜缘松解切口、Toric散光矫正型IOL植入术等。②白内障手术结束时:可采用前房注气法或通过应用角膜曲率计、显微定量角膜检查镜、Simcoe可消毒塑料盘等方法判断及矫正角膜散光。③白内障术后:通过配戴框架眼镜、角膜接触镜或选择角膜屈光手术矫正。

(14)视网膜脱离:与术式关系不大,而与术中后囊破裂、玻璃体脱出有关。高度近视者多见。一旦发现,立即手术治疗,预后不定。

(15)与IOL植入有关的主要并发症

1)IOL偏心:IOL偏心即IOL的光学中心偏离视轴,多发生于术后6个月内。若IOL偏心后其光学部分仍接近原位,对视力影响不大者,往往无须治疗。但是因为术中玻璃体脱出、术后前房内纤维增生所致的偏心,如果玻璃体过多嵌顿在切口内,偏心IOL部分接触或快接触角膜时,则必须切除玻璃体使IOL复位。

2)瞳孔夹持:后房型IOL的光学部分向前移位进入虹膜前方嵌顿于瞳孔区,主要表现为瞳孔呈椭圆形,视物变形,通常不致产生其他严重问题。一旦发生,让患者仰卧,先散瞳,待光学部分回到瞳孔后面,立即缩瞳。有时需要轻轻按摩IOL襻所在部位的巩膜,使之复位。无效有症状者可手术复位。

3)IOL沉着物:术后早期,IOL表面可见沉着物,可为色素、炎症细胞、血液分解产物、纤维蛋白等。这些沉着物常随时间推移而减少,对视力无明显影响。术后应用糖皮质激素可防止炎性沉着物的发生。

4)IOL脱位:其发生率为3%～4%,多见于术后数周内。迟发性脱位常由眼外伤引起。若IOL向下半脱位,在瞳孔区看到其上缘,外观呈日落状,称为“日落综合征”。IOL向上脱位,在瞳孔区见到其下方边缘,外观是日升状,即为“日升综合征”。当后房型IOL固定不牢或大小不合适时,则引起“汽车刮雨器综合征”,即IOL随着头部转动而左右摆动。

早期IOL脱位,可先用高渗脱水药与散瞳药,然后配合一定的体位,促使其复位后再缩瞳。若上述处理不奏效,IOL严重脱位并引起单眼复视、视力下降、持久性葡萄膜炎等并发症时,需手术复位。

5)间歇性接触综合征:包括睫状充血、局灶性角膜营养不良和黄斑囊样水肿三联征,本综合征只要早期发现,及时解除接触即可。

6)葡萄膜炎-青光眼-前房积血(UGH)综合征:指慢性复发性前房积血、顽固性葡萄膜炎和继发性青光眼三联综合征。大多数见于前房型IOL植入术后。慢性UGH综合征不能用药物控制时,需施行手术取出IOL。

7)屈光异常:主要为术前预测的屈光度数和实际的屈光度数之间的误差。术后3个月,由于高度近视、高度远视或高度屈光参差造成患者生活极大不便要求治疗时,可慎重考虑摘除或更换IOL。

(16)白内障联合手术并发症:参阅相关章节。

【住院小结】

1. *疗效* 手术成功率高,特别在无手术并发症和眼底病存在的情况下,大多数患眼可恢复有用视力。

治愈标准为:①切口愈合,眼内无活动性炎症,如无角膜、玻璃体、视网膜、视神经病变,视力应有增进;②植入IOL者,其位置位于光学区。

2. *后续治疗*

(1)门诊白内障患者出现下列情况,应住院观察。

1)联合手术患者,如白内障摘除联合视网膜脱离、角膜移植手术等。

2)全身有慢性疾病、眼部条件较差者。

3)双目几乎失明,外地或随访有困难者。

4)门诊手术后对患者全身或眼部情况需要留观者。

(2)术后4周内,戴眼罩。

(3)术后3个月,验光并据情配戴远用或近用眼镜、角膜接触镜等。

3. *出院医嘱*

(1)糖皮质激素和抗生素滴眼,每日4～6次,持续2周。炎症反应控制,每日3～4次,持续1周。再逐渐减为每日1～2次,持续1周。根据术后炎症反应程度,可酌情缩短或延长用药时间。

(2)每天临睡前,用快速短效散瞳药散瞳。持续1～2周,酌情缩短或延长。

(3)定期随访:门诊手术患者术后24h,第1次门诊随访。以后若无异常发现,可与出院患者一样,1周随访1次。术后1个月,2～4周随访1次。术后6个月,3个月或更长时间随访1次。

(朱承华)

二、并发性白内障

并发性白内障(complicated cataract,CC)是由于眼部病变引起的晶状体混浊。眼前、后段的许多疾病(如角膜炎、葡萄膜炎、青光眼、视网膜脱离、视网膜色素变性、眼内肿瘤、高度近视、低眼压等)均可引起眼内环境的改变,使晶状体发生营养障碍或代谢紊乱,产生混浊。CC的发展与基本的眼部病变的进展过程成正比。眼前段疾病所致的白内障多由前囊膜或前皮质开始，而眼后段疾病则相反。高度近视所致者多为核性白内障。青光眼引起者，多由前皮质及核开始。

【病史询问要点】

1. 仔细询问白内障发生的时间、速度和程度。

2. 有无眼红、畏光流泪、眼痛头痛、恶心呕吐、夜盲等症状。

3. 有无眼局部炎症史，如角膜溃疡、葡萄膜炎等，以及治疗情况。

4. 有无变性性疾病史，如高度近视、青光眼、陈旧性视网膜脱离、视网膜色素变性等。

5. 有无眼内肿瘤、严重的眼内血管性病变。

6. 有无内眼手术史，如青光眼滤过手术、玻璃体视网膜手术（玻璃体切割术后75%～95%患者核性白内障进展）等。

7. 有无类风湿关节炎、糖尿病、高血压、心脏病、支气管哮喘等全身疾病，以及用药情况。

8. 有无热带或高原地区生活史。

【体格检查要点】

1. 视力　程度不同的视力下降。

2. 晶状体混浊　形态特点大致为：①晶状体后极部表现特别强烈的黄色或灰黄色光反射，可见水泡，呈水浮石状，并可见多彩结晶。②混浊区边缘不清，质地疏松，呈蜂窝状，密度不均匀。③混浊的发展不受基质结构的限制，所以形态不规则。后皮质轴区花瓣状/星状混浊为最常见的CC，见于葡萄膜炎和视网膜脉络膜广泛性病变（如视网膜脱离、视网膜色素变性）。

但是，并不是所有眼内病变都必然导致典型的CC，有一部分只是诱发老年性白内障的发生或促进与加快其发展。

3. 瞳孔检查　CC特别是陈旧性虹膜睫状体炎引起者，应特别注意瞳孔形态与大小、瞳孔散大能力、瞳孔闭锁或瞳孔膜闭等，以便制订手术方案时加以考虑。

4. 原发眼病的体征　睫状充血或混合充血，角膜斑翳，陈旧性角膜后沉着物，虹膜后粘连，青光眼斑，玻璃体混浊，视网膜骨细胞样细胞沉着等。

5. 其他　根据患者情况参考年龄相关性白内障相应部分。

【门诊资料分析】

1. 眼部超声波检查　术前例行B型超声检查，以了解眼内诸多病理情况，如视网膜脱离、玻璃体混浊、眼内肿瘤等。而人工晶体植入前应常规行眼轴超声测量，结合角膜曲率计测定角膜曲率，提供拟植入的人工晶体的屈光度。

2. 眼内压测定　术前例行眼内压测量，判断是否存在原发性青光眼和继发于虹膜睫状体炎等的继发性青光眼，为采取何种术式提供重要参考。特别对需要行人工晶体植入手术者，术前更应考虑青光眼因素对手术可能产生的影响，以做出准确判断。眼压低于正常者需排除视网膜脱离和葡萄膜病，包括晚期葡萄膜炎和脉络膜脱离等。

3. 前房角镜检查　术前例行房角检查，以了解房角开放情况、有无周边虹膜前粘连及其粘连范围。有条件可结合进行超声生物显微镜检查。

4. 视觉电生理检查　术前例行视觉电生理检查,对了解视网膜、视神经功能和判断预后有一定的临床意义。

5. 视网膜视力检查　由于原发眼病的存在和影响,CC患者的视力预后较年龄相关性白内障患者差。所以,术前通过激光干涉条纹或潜在视力仪检查,可直接评价视网膜视力情况,以推测术后视力,判断手术价值。

6. 其他　根据患者情况参考年龄相关性白内障相应部分。

【诊断】

1. 视力障碍伴有原发眼病的症状,如眼红、眼痛、头痛等。

2. 晶状体混浊。

3. 眼部异常,如混合充血、前房炎症、角膜斑翳、陈旧性角膜后沉着物、虹膜后粘连、玻璃体混浊等。

4. 特殊检查

(1)根据眼部状况,可选择超声波、视觉电生理检查等。

(2)其他可根据患者情况参考年龄相关性白内障相应部分。

【鉴别诊断】

1. 年龄相关性后囊下白内障　也称为盘状白内障,表现为囊下混浊的厚度基本均匀一致,混浊区境界清楚,形态较规则,多不伴有眼病。

2. 外伤性白内障　有外伤史或角膜、虹膜穿通痕迹,混浊往往从此处开始。若发生在后极,混浊沿晶状体纤维走行呈羽毛状分布,无空泡及彩色结晶。

【治疗原则】

治疗原发病。当晶状体混浊影响工作和生活,在原发眼病稳定的情况下行白内障摘除手术。

【治疗方案】

1. 非手术治疗　治疗原发性眼病为主,如无明显视力障碍,可随诊观察晶状体状况。

2. 术前准备

(1)预测白内障术后视力,向患者及其家属交代手术目的、手术预后、术中和术后可能出现的意外和需要患者配合的步骤。

(2)积极有效地控制眼部原发疾病。若有继发性青光眼存在,也应针对病因采取有效措施加以控制。如仅仅是瞳孔阻滞所致,检查时发现虹膜膨隆明显呈驼背状、前房浅等,用Nd:YAG激光行虹膜切开术,使前后房交通,是手术前的最好准备。

(3)术前3d局部应用皮质类固醇和前列腺素拮抗药。对于长期慢性炎症者,术前应予以全身皮质类固醇治疗。

(4)散大瞳孔是重要的术前准备之一。

(5)其他根据患者情况参考年龄相关性白内障相应部分。

3. 手术治疗

(1)手术时机:确因并发性白内障严重影响视力,最好在原发眼病稳定3～6个月后施行白内障摘除术。

(2)手术方案

1)随着显微技术的普遍开展,白内障现代囊外摘除联合人工晶体植入术为首选手术方法。术中瞳孔的处理是手术的关键与难点。

2)对合并玻璃体混浊的并发性白内障患者,行超声乳化白内障摘除手术、囊袋内植入人工晶体联合经扁平部玻璃体切割术。

3)根据眼部状况选择使用人工晶体,多选择折叠和经过表面处理过的人工晶体。对眼后段亦存在病变或原发病已严重影响视功能者应慎重考虑。

4)因为儿童葡萄膜炎所致的CC植入人工晶体术后炎症反应较重,且后囊混浊率高,易纤维化,所以植入人工晶体须慎重。一般主张年龄较小的儿童,为了防止后发性白内障导致弱视发生,早期行白内障摘除术时,应同时做Ⅰ期后囊膜切开。待眼球发育成熟和炎症稳定后,再考虑Ⅱ期人工晶体植入。

【术后处理】

1. 一般处理

(1)局部和(或)全身应用皮质类固醇,剂量要大些,时间长些。

(2)散瞳,根据前房反应和虹膜后粘连情况,选用阿托品、美多丽、托吡卡胺等充分散瞳。必要时用散瞳合剂做球结膜下注射。

(3)眼部反应较重者,加球结膜下或球旁注射地塞米松每日2.5～5mg,用药间隔时间根据具体情况而定。疗效不明显,瞳孔区出现纤维膜,可球结膜下注射氟尿嘧啶5mg和地塞米松3mg。

2. 并发症处理

(1)虹膜睫状体炎:术后葡萄膜反应较重是CC的特点,有时甚至可见纤维素性前房渗出物,并且持续时间较长,应给予大剂量皮质类固醇激素局部应用,口服吲哚美辛,强力散瞳药散瞳,治疗必须持续一段时间,直至炎症控制。晚期往往形成致密度不等的机化膜,严重影响视力,需要处理。比较安全的办法是用YAG激光切开,手术切膜常常因再次激惹葡萄膜反应而再度形成大量纤维素性渗出。

(2)术后高眼压:CC术后葡萄膜反应较重,因而容易发生虹膜后粘连、前房渗出机化,甚至领区机化膜形成,导致房水引流障碍,眼压升高。除给予降眼压药物外,使用YAG激光虹膜周边击孔与机化物击除是有效措施之一,可以根据病情分次反复进行。

(3)人工晶体(IOL)偏心:多由于前房内渗出物机化、囊袋收缩等造成。严重者可造成人工晶体夹持。若人工晶体偏心后其光学部分仍接近原位,对视力影响不大者,往往无须治疗。但是若偏心人工晶体部分接触或快接触角膜时,在炎症反应控制后施行人工晶体复位或取出。

(4)晚期IOL囊袋复合体脱位:是指术后3个月发生的人工晶体囊袋复合体脱位。据报道,术后10年发生率为0.1%,术后25年发生率为1.7%,主要由悬韧带松弛所致,引起悬韧带松弛的重要原因是由于晶状体悬韧带功能缺陷的倾向使囊环发生皱缩,常见原因包括剥脱综合征、老化、高度近视、葡萄膜炎、外伤、玻璃体手术史、视网膜色素变性、糖尿病视网膜病变、特应性皮炎、急性闭角型青光眼、结缔组织病等。

(5)其他：根据患者情况参考年龄相关性白内障相应部分。

【住院小结】

1. 疗效　只要在一定的设备和技术条件下，慎重选择手术适应证，加强术前、术后的用药和严密观察，CC也能取得较好的疗效。

总的来说，其预后与原发病的程度有关。异色性虹膜炎CC和高度近视CC预后较好。而因原发眼病已严重影响视功能者，预后较差，有时甚至无恢复视力的可能性，因而是否手术应该慎重考虑。

治愈标准为：凡适宜手术者，其治愈标准同年龄相关性白内障。术后视力增进程度取决于发病原因及眼底损害状况。

2. 后续治疗

(1)继续采取有效措施控制原发眼病。

(2)术后4周内，戴眼罩。

(3)术后3个月，验光配镜。

3. 出院医嘱

(1)糖皮质激素和抗生素滴眼，每日6次，持续1～2周。炎症反应控制，每日3～4次，持续1周。再逐渐减为每日1～2次，持续1～2周。根据术后炎症反应程度，可酌情缩短或延长用药时间。

(2)全身应用糖皮质激素者，根据病情逐渐减量。同时应注意观察药物不良反应。

(3)继续散瞳3～4周，酌情缩短或延长。

(4)定期随访。

（朱承华）

三、外伤性白内障

眼球钝挫伤、穿通伤、辐射性损伤和电击伤等外伤引起的白内障统称为外伤性白内障(traumatic cataract，TC)。各年龄段均可发生，以青少年多见。一般来说，钝挫伤所引起的白内障发生和发展较缓慢，而穿通伤所致白内障可在数小时内形成且发展迅速。

【病史询问要点】

1. 有无眼部外伤史或电击、气体冲击史。
2. 患者职业或日常工作中有无放射线、微波、红外线等接触。
3. 有无视力下降，视力下降程度和速度。
4. 是否伴有眼红、眼痛、头痛、恶心呕吐等。
5. 有无眼部清创缝合史，当时处理情况和后续治疗情况。
6. 有无全身和眼部其他疾病史和手术史。

【体格检查要点】

1. 视力　有不同程度的视力下降。

2. 晶状体混浊　通过裂隙灯显微镜检查可以了解晶状体混浊的确切部位、形态、程度等。因受伤的性质、程度和时间的不同，晶状体混浊可有不同的形态。

(1)晶状体色素环：因虹膜受钝挫伤时，瞳孔缘色素脱失，沉积于晶状体前囊表面，呈环形，与瞳孔位置相对应，又称 Vossius 环。色素环可于数天后消失，或在囊膜下留下细小点状混浊，多不影响视力。

(2)局限性混浊：晶状体囊膜发生细小裂口后立即自行闭合，在相应部分出现团状、星状、放射状或菊花状混浊。多在伤后数小时至数周内发生。这种混浊可部分自行吸收或静止不变，也可发展成晶状体全混浊。

(3)完全混浊：可由局限性混浊发展而成，也可因晶状体囊膜受损较重而逐渐形成。混浊呈乳白色，质地软。

(4)晶状体破裂：伤口较大时晶状体皮质流入前房，与房水直接相融，变性混浊，呈乳白色，絮状漂浮于前房。房水进入的速度与晶状体的状态有关。年轻人晶状体核较小，房水与皮质接触较快，可急剧引起晶状体纤维的肿胀与混浊，使乳白色的絮状混浊物越出囊膜破口，引起葡萄膜炎和晶状体溶解性青光眼和(或)晶状体过敏性青光眼。

(5)膜性白内障：晶状体囊膜破裂，皮质处于房水持续“浸浴”中而逐渐吸收，前后囊膜贴附在一起，便形成膜性白内障。

(6)晶状体异物：除因异物所致晶状体混浊外，如为铁性异物，可发生晶状体铁锈沉着症，特征是晶状体前囊下可见棕黄色斑点均匀密集；如为铜性异物，可发生晶状体铜锈沉着症，特征是晶状体前囊下可见圆盘状青绿色小点密集，向四周辐射，状如葵花，又称葵花状白内障。

3. 眼部外伤的其他表现　如角巩膜裂伤、瞳孔括约肌断裂、虹膜根部离断、房角后退、脉络膜破裂、玻璃体积血，甚至视网膜、视神经的创伤，还可以伴有眼内异物、晶状体脱位等。

4. 有无眼内炎表现　除了继发性青光眼外，眼内炎为 TC 另一严重并发症。表现为结膜充血水肿，角膜混浊，前房絮状渗出并迅速积脓，玻璃体混浊，眼底呈黄色反光。

【门诊资料分析】

1. 眼内压　晶状体膨胀或大量皮质溢出进入前房引起继发性青光眼时，眼压升高。存在眼球穿通伤者眼压降低。

2. X 线检查　通过眼眶正侧位片，可发现眼眶内不透光性异物(如各种金属性异物)和半透光性异物。结合拍摄无骨片(结膜囊插片拍摄)也可发现非金属异物和部分过小的金属异物。

3. 眼部超声检查　排除眼内异物尤其非磁性异物并粗略定位；测量眼轴并计算需植入的 IOL 度数；了解眼后段情况如玻璃体混浊程度、视网膜有无脱离等；在眼轴不正常(短、长眼轴)时，对球壁异物的诊断有其特殊价值。

【继续检查项目】

1. CT 扫描　对于确定晶状体内和眼内、球壁的小金属异物有重要意义。

2. 巴金定位　了解异物所在确切位置。

3. 其他检查　根据患者情况参考年龄相关性白内障部分。

【诊断】

1. 有明确的各种眼外伤史，视力急剧或逐渐减退。

2. 晶状体混浊。晶状体囊破裂，皮质等进入前房或玻璃体内，或伴有晶状体脱位。因皮质膨胀或刺激引起葡萄膜炎、继发性青光眼等并发症。

3. 同时伴有眼外伤引起的其他表现。

4. 特殊检查

(1)根据眼部状况，可选择超声波、X线、CT或MRI等。

(2)其他检查可根据患者情况参考年龄相关性白内障特殊检查部分。

【临床类型】

1. 根据致伤物的不同分

(1)挫伤性白内障：眼球受挫伤时瞳孔缘部色素上皮细胞脱落，晶状体前囊形成Vossius环状混浊，其下可有浅层皮质混浊。眼球钝挫伤的作用力引起晶状体上皮细胞受损，或其作用力通过房水间接地传导到晶状体，影响晶状体囊膜的渗透性，严重时可使晶状体囊膜破裂，房水进入晶状体内，引起晶状体混浊。

(2)穿通伤性白内障：眼球穿通伤同时使晶状体囊膜破裂，房水进入晶状体而致混浊。若囊膜破口小，可自闭或被虹膜掩盖而形成局限性混浊；若破口大，则晶状体完全混浊，且晶状体皮质可溢出至前房引起继发性青光眼或葡萄膜炎。若合并有眼内异物，也可因炎症反应或铜锈症、铁锈症等导致白内障的发生。

(3)化学性白内障：碱烧伤时其碱性化合物快速渗透到眼球内部，房水pH随之升高，而葡萄糖和抗坏血酸水平随之下降，迅速导致皮质性白内障。由于酸性物质渗透性弱，酸烧伤一般不易产生白内障。

(4)辐射性白内障：主要包括电离辐射性白内障、红外线性白内障、微波性白内障等。另外，大剂量紫外线辐射可诱发急性白内障。

1)电离性白内障：主要指由X线、γ射线、中子辐射等造成的组织离子损害所导致的晶状体混浊，其中以中子危害性最大。开始时，晶状体后囊发生颗粒状混浊，混浊前的皮质出现空泡(初期)。然后，前后双层混浊在边缘会合，变成环形(第二期)。与此同时，晶状体前囊下出现细微条状混浊，逐渐形成盘状，并向赤道方向和前面扩大(第三期)。最后，混浊逐渐发展形成全面混浊(第四期)。一次性X线辐射强度在20拉德(rad)以上即可能产生白内障。

2)红外线性白内障：又称玻璃工人白内障、热性白内障等。多有较长时间经受高温辐射的病史；发病缓慢，于多年后发生白内障。混浊首先出现在后极部皮质浅层，呈点状、线状、网格状或盘状，边界不整齐，有金色结晶样闪光；混浊沿轴心扩展，最终整个晶状体混浊。前囊膜可出现特征性的剥脱现象。

3)微波性白内障：指波长为1mm至100cm的电磁波照射晶状体后产生热效应和细胞分子水平上的非热效应损伤而导致晶状体混浊。其形态学上最初表现为为特异性的后囊下液泡，逐渐发展为后皮质蜂窝状、片状混浊。

(5)电击性白内障:多发生于雷击和触电后,电流产生的电解效应和热效应可引起晶状体通透性的改变和晶状体蛋白质的变化而发生晶状体混浊。先表现为囊膜下皮质的局限性混浊,可在数周内逐渐发展为全白内障,少数可静止,或混浊逐渐吸收。雷电击伤者多为双眼,触电者多为单眼。

2. 根据眼球解剖组织的损伤程度和形态分

(1)单纯晶状体混浊型 TC:轻、中度的化学伤、辐射伤、热烧伤、电击伤等非机械性眼外伤,通常导致不合并其他眼组织损害的单纯晶状体混浊型 TC。

(2)晶状体前囊异常型 TC:较重的辐射伤、电击伤、细小的异物穿通伤或穿刺伤等所致。除了晶状体前囊破裂、皱褶、纤维化乃至钙化外,常伴有角膜、巩膜、虹膜的局部损伤。

(3)复杂型 TC:较重的眼球机械性外伤导致的破裂伤、穿通伤及严重的化学伤、热烧伤造成。由于受伤部位、大小、程度和急救处理的差异,表现为伴有角膜、巩膜、虹膜、晶状体、玻璃体等组织的损伤和结构紊乱。

(4)晶状体脱位型 TC:通常为严重的破裂伤、钝挫伤、震荡伤等造成。这种类型的 TC 可表现为单纯的晶状体悬韧带离断,也可伴有其他眼组织损伤,如房角后退、继发性青光眼、玻璃体积血、视网膜脱离等。

【鉴别诊断】

1. 先天性白内障　多为双眼,出生时就已存在,无外伤史,混浊多位于胎儿核外。而发生于儿童的板层外伤性白内障,是早年发生的皮质混浊被其后生长的纤维压向深层,多为单眼。

2. 中毒性白内障　因有害物中毒所形成的白内障,形态各殊。引起中毒性白内障的常见物质有三硝基甲苯(TNT)、萘、二硝基酚等。长期应用氯丙嗪、糖皮质激素等,也可诱发产生白内障。肾功能不全而进行血液透析治疗时,因红细胞己糖激酶被抑制,钙代谢发生障碍,房水中尿素的排出延迟等因素,可导致双眼晶状体混浊,多发生在血液透析 1 个月后或更早。有害物质的接触史、形态各殊的晶状体混浊形态和伴发的全身中毒表现是鉴别诊断的要点。

【治疗原则】

1. 无明显视力障碍者,可随诊观察。

2. 对视力有影响而晶状体囊无明显破裂或晶状体无脱位者,可先处理其他眼部损伤。白内障为主要病症或唯一症状时,应尽早手术,根据眼部状况选择使用 IOL。

3. 如眼后段亦有损伤,应考虑同期手术,根据情况选用适当的 IOL。

【治疗方案】

1. 手术时机　当眼部外伤性炎症得到控制后即可行白内障摘除术。若晶状体皮质溢入前房,与角膜内皮接触,或引起继发性青光眼和葡萄膜炎者,应立即手术,同时按青光眼和葡萄膜炎治疗。

2. 手术适应证与禁忌证　同年龄相关性白内障。出现下列情况,Ⅰ期 IOL 植入应慎重。

(1)伤眼前途未卜的情况下,尤其儿童或年轻眼应慎重。因为此类患者术后容易发生纤维素性渗出,若吸收不完全则在IOL异物性刺激下产生IOL前膜与后膜和虹膜后粘连,导致瞳孔阻滞。当这些病变与伤道瘢痕化同时存在时,则促进前部PVR的形成与发展,最终发生牵引性视网膜脱离。尤其对那些Ⅱ—Ⅲ区(角膜缘以后的巩膜)穿通伤合并晶状体后囊破裂、玻璃体结构扰乱,以及玻璃体积血时,应权衡利弊,不要盲目做Ⅰ期IOL植入。

(2)穿通伤口位于Ⅰ区(角膜),晶状体后囊完整,但是难以确定有无外源性感染性眼内炎者应慎行Ⅰ期IOL植入。可先期完成白内障囊外摘除手术后观察,若无外源性感染性眼内炎存在,择期再行囊袋内IOL植入。

3. *术前准备*　积极控制炎症,其他可根据患者情况参考年龄相关性白内障。

4. *手术方法*

(1)单纯晶状体混浊型TC:可采用常规的白内障囊外摘除术或超声乳化白内障手术联合IOL植入术。

(2)晶状体前囊异常型TC:常难以进行常规的连续环形撕囊或开罐式截囊,此时可根据患者情况选择信封式(又称袋式)囊外摘除术(包括超声乳化术)。

(3)复杂型TC:由于眼内组织解剖结构的紊乱,复杂型TC手术没有统一的标准和模式,但手术时需注意以下几点。

1)切口的形态和选择:在操作方便、视野清楚的部位选择手术切口。由于TC大多没有或只有很小的核,因而可采用较小的、自闭式隧道切口。

2)截囊方式的选择:晶状体悬韧带部分离断<1个象限者,可继续采用常规的连续环形撕囊或开罐式截囊;晶状体膨胀伴液化、前囊膜难以截开或撕开、后囊可能存在破口者,可采用线形截囊(又称"一"字形截囊);晶状体前囊机化或前后囊膜相贴者,可采用剪撕式或挑剪式截囊。

3)皮质吸除要点:在力求彻底吸净皮质以减少术后反应的同时,应尽量避免玻璃体脱出。抽吸皮质时应保持相对稳定和较低的灌注压,同时维持稍浅的前房空间,以防忽高忽低的或过高的压力使后囊破口扩大;注意以后囊破口为中心,向心性吸除晶状体皮质;如破口处皮质与玻璃体相混则不能强行吸净,可先植入IOL后再吸除残留的皮质,或采用前部玻璃体切割法将其去除。

4)IOL植入:当有后囊膜破口存在时,应选用优质的黏弹剂,以免残留于眼内而引起术后的不良反应。植入IOL时要避开破孔,将前襻滑入或送入囊袋或睫状沟,再将后襻送到有后囊膜存在的囊袋中或睫状沟。如果破口太大,可将前囊膜作为依托,将IOL植入睫状沟或改为Ⅱ期的IOL植入亦可。

5)后囊膜机化混浊的处理:轻者为纱样纤维膜,可在术后行激光治疗;重者则形成较厚的膜,甚至钙化膜,应Ⅰ期做后囊截开术。

6)玻璃体溢出的处理:关闭切口前,应将前房内的玻璃体剪除干净或做前房玻璃体切割术,以免因玻璃体疝而产生一系列并发症。

(4)晶状体脱位型TC:如前房有玻璃体的存在,或有继发性青光眼、虹膜根部离断或缺损、玻璃体的混浊机化、视网膜脱离等眼后段的病变,其手术治疗只能根据不同的情况采取联合手术(如抗青光眼手术、玻璃体切割术、视网膜复位术等)。有条件,亦可行联合睫状沟缝线固定 IOL,Ⅰ期或Ⅱ期植入 IOL。

(5)在处理角巩膜裂伤时,若晶状体已破裂混浊,皮质充满前房,可在手术显微镜下将皮质吸出和伤口缝合同期完成。若伴有晶状体后囊破损,皮质与玻璃体相混时,应连同紊乱的玻璃体一起切除。因而在处理眼前段外伤时,最好常规备有玻璃体切割设备。

【术后处理】

见年龄相关性白内障。

【住院小结】

1. *疗效* 与外伤程度有关。单纯晶状体混浊型 TC,术后视力预后较好。若合并其他部位的损伤,则视力预后较差。特别提醒,TC 患者多为中青年人,50 岁以下占 90%左右。因此,竭尽全力争取最成功的手术是治疗的目标,在无其他条件设备及手术技术的情况下,尤其Ⅰ期治疗时,不应该轻率地试行毫无把握的手术治疗。

治愈标准同年龄相关性白内障。

2. *后续治疗* 见年龄相关性白内障。

3. *出院医嘱*

(1)Ⅰ期手术未植入 IOL 者,密切随访,选择合适时机Ⅱ期植入 IOL(囊袋内、前房或睫状沟缝线固定)。

(2)其他见年龄相关性白内障相应部分。

(朱承华)

四、糖尿病性白内障

糖尿病性白内障(diabetic cataract,DC)是糖尿病(diabetes mellitus,DM)的并发症之一,可分为真性糖尿病性白内障和糖尿病患者的年龄相关性白内障。糖尿病患者血糖升高,进入晶状体内的葡萄糖增多,己糖激酶被饱和,醛糖还原酶活化,将葡萄糖转化为山梨醇在晶状体内蓄积,细胞内渗透压升高,晶状体纤维吸水肿胀而混浊。Ⅰ型糖尿病患者平均患糖尿病 5 年,即可发生白内障。当糖尿病史>5 年时,视网膜病变程度与晶状体混浊程度有一定相关性。

【病史询问要点】

1. 有无糖尿病、眼外伤和其他疾病史,以及目前现状与控制情况。

2. 视力下降速度与程度,与血糖的高低有无关系。

3. 是否伴有屈光改变。血糖升高时,血液中无机盐含量下降,房水渗入晶状体使之变凸,出现近视;血糖降低时,晶状体内水分渗出,晶状体变扁平而出现远视。这些变化可在数天内发生,而恢复到正常屈光状态则需要数周时间。

4. 另一眼是否已行白内障手术,有无手术并发症发生。

【体格检查要点】

1. *视力* 有程度不同的视力障碍。

2. 晶状体混浊　真性DC多双眼发生，从密集的囊下小空泡形成开始，迅速发展成白点状或雪片状混浊，甚至数天、数周或数月内沿着晶状体纤维走行方向和晶状体缝分布方向扩散，发展成全白内障。晶状体各层次间的界限消失，纤维与接缝显示裂开，高度紧张的晶状体囊膜和混浊的皮质之间，出现若断若续的液体间隙。DC晶状体混浊形态与年龄相关性白内障相似，只是发展速度加快而已。

3. 检眼镜检查　使用直接检眼镜判断晶状体混浊程度及对患眼视力影响的程度；对未完全混浊的晶状体，可使用间接检眼镜检查眼底情况，排除视网膜、视神经、脉络膜疾病对视力的影响，尤其注意是否存在糖尿病性视网膜病变(DR)。

4. 虹膜和眼外肌检查　糖尿病虹膜新生血管的发生率为1%～17%，而在增生性糖尿病视网膜病变(PDR)可高达65%，所以应特别注意虹膜有无新生血管存在。此外，还应注意虹膜是否存在后粘连和眼外肌运动障碍等。

5. 眼附属器及其邻近器官检查　注意有无局部感染灶存在。

6. 其他　见年龄相关性白内障。

【门诊资料分析】

1. 眼部超声波检查　了解眼内诸多病理情况，如玻璃体积血混浊、视网膜脱离等；行眼轴超声测量，结合角膜曲率计测定角膜曲率，提供拟植入的人工晶体的屈光度。

2. 眼内压测定　术前例行眼内压测量，判断是否存在新生血管性青光眼等情况，为采取何种术式提供重要参考。

3. 前房角镜检查　了解房角开放情况、有无周边虹膜前粘连和房角有无新生血管。

4. 视觉电生理检查　对了解视网膜、视神经功能和判断预后有一定的临床意义。

5. 视网膜视力检查　DC由于可能同时存在糖尿病性视网膜病变，视力预后较年龄相关性白内障差。所以术前通过激光干涉条纹或潜在视力仪检查，可直接评价视网膜视力情况，以推测术后视力，判断手术价值。

6. 其他　见年龄相关性白内障。

【继续检查项目】

1. 眼底荧光血管造影　对有广泛视网膜缺血、视盘出现新生血管、增生前期和增生期病变者，术前就应积极进行视网膜光凝治疗，术后据情再补充光凝。

2. 血糖测定　血糖测定是DC患者必备检查项目。必要时可检测糖化血红蛋白，以了解近一段时间血糖控制情况。

3. 糖尿病并发症检查　包括血压、肝功能、肾功能等。

4. 其他　见年龄相关性白内障。

【诊断】

1. 30岁以下的青少年性糖尿病和糖尿病未被控制的老年患者，双眼发病。

2. 视力下降进展迅速。

3. 后囊下锅底状混浊、皮质白点状或雪片状混浊，水泡和水裂较多。

【临床类型】

1. 真性DC　见于30岁以下的青少年性糖尿病和糖尿病未被控制的老年患者(占

白内障患者的1%～2%)。多双眼同时发病,发展迅速,短时间内晶状体即可完全混浊。常伴有屈光改变。

2. 合并老年性皮质性白内障　此型较多见。临床表现与老年性皮质性白内障相似,只是发病更早,进展更快。

【鉴别诊断】

1. 其他类型的白内障　详见相关章节。特别是患糖尿病的年龄相关性白内障患者,要比正常人群年龄相关性白内障的成熟年龄提早 10 岁,但是两者的性质有所不同。

2. 糖尿病的屈光度改变　屈光度改变是糖尿病的眼部症状之一,随血糖的波动而变化,非晶状体混浊或膨胀而引起。一般说来,是可逆性的。

【治疗原则】

积极控制糖尿病。当白内障明显影响视力、妨碍工作和生活时,在血糖控制下行白内障摘除手术。

【治疗方案】

1. 手术时机　当白内障发展到足以影响患者正常工作和生活时,血糖至少控制在 8.3mmol/L(150mg/dl)以下时,可考虑手术治疗。有些白内障虽不太严重,但因糖尿病性视网膜病变严重影响视力,急需行眼底荧光血管造影及视网膜光凝者,可提前行白内障摘除术。

2. 术前准备

(1)协同内分泌科,积极控制血糖。

(2)酌情于术前 2～3d 给予前列腺素拮抗药、抗生素和止血药。

(3)如果屈光间质允许的话,有临床意义的黄斑水肿(CSEM)、严重的 NPDR 或 PDR 的患者在白内障手术前最好先行治疗,如视网膜光凝、玻璃体腔注射抗血管内皮生长因子抗体。因为白内障术后会加重 DR。一般认为,术后 3～6 个月 DR 进展明显,发生虹膜红变和新生血管性青光眼的危险性增加。非白内障手术眼则 DR 进展缓慢或相对稳定。

(4)其他参见年龄相关性白内障。

3. 手术方法　由于 ECCE 所导致 DR 的进展速度明显低于 ICCE,所以有条件的地方应尽量选择 ECCE,包括超声乳化白内障手术。具体见年龄相关性白内障。

4. 手术预后　在糖尿病性视网膜病变伴有血-房水屏障受损的患者中,白内障手术将增加术后炎症反应和黄斑水肿的风险。手术时间、伤口大小及后囊破裂或玻璃体脱出程度对术后炎症发生率及血管造影显示的黄斑囊样水肿的发生率产生很大影响。

【术后处理】

1. 一般处理

(1)密切监测血糖情况,适时调整降血糖药物。

(2)局部加强应用皮质类固醇,必要时可眼部多途径给药。

(3)尽量避免全身应用皮质类固醇激素,必要时加用适量胰岛素静脉给药。

(4)散瞳。根据前房反应，选用美多丽、托吡卡胺等充分散瞳。必要时应用阿托品或散瞳合剂。

(5)眼部反应较重者，加球结膜下或球旁注射地塞米松 2.5～5mg，用药间隔时间根据具体情况而定。疗效不明显，瞳孔区出现纤维膜，可球结膜下注射氟尿嘧啶 5mg 和地塞米松 3mg。

2. *并发症处理*　见年龄相关性白内障。

【住院小结】

1. *疗效*　若无眼部其他病变，如糖尿病视网膜病变、虹膜新生血管等，则手术治疗后视力预后较好，无 DR 的 DM 患者术后视力≥0.5 者达 87%。NPDR 和黄斑病变术后视力≥0.5 者仅 43%。进行性 PDR 无一眼视力≥0.5。术前存在黄斑水肿和进行性 PDR 提示术后视力不佳。DM 患者术后的后囊混浊比非 DM 患者快。

治愈标准为：切口愈合，眼内无活动性炎症，如无糖尿病视网膜病变、新生血管性青光眼和其他眼部病变，视力应有增进；植入人工晶体者，其位置位于光学区。

2. *后续治疗*

(1)视网膜广泛缺血、增生前期表现者，术后早期即行视网膜光凝治疗。

(2)其他见年龄相关性白内障。

3. *出院医嘱*

(1)继续应用糖皮质激素、前列腺素拮抗药、抗生素和散瞳药。并根据术后炎症反应程度调整用药。

(2)定期随访。根据患者情况参考年龄相关性白内障。

(3)术前因晶状体混浊明显看不清眼底者，术后早期除了散瞳彻底检查外，必要时做眼底荧光血管造影检查。

（朱承华）

五、后发性白内障

后发性白内障(after cataract)指白内障囊外摘出(包括超声乳化摘出)术后或晶状体外伤后，残留的皮质或晶状体上皮细胞增生所形成的混浊。

其中，白内障术后发生的又称后囊膜混浊(posterior capsule opacification，PCO)。白内障囊外摘除手术后 2～3 年，PCO 发生率为 28%～43%，5 年内接近 50%。儿童青少年术后 3 个月 PCO 发生率高达 43.5%，2 年内几乎达到 100%。PCO 已成为影响白内障手术后视力预后的重要因素，不仅引起患者视力再度下降，甚至再次致盲，而且还将影响可调节、可注入式人工晶体的研究开发及进一步的临床应用。

【病史询问要点】

1. 有无白内障手术史或晶状体外伤史。

2. 了解白内障手术方式、人工晶体类型，术后眼部情况，特别是炎症反应、眼底情况和最佳矫正视力等。

3. 了解白内障术后视力下降的时间、速度和程度。

4. 有无引发后发性白内障的相关因素，如糖尿病、肌强直性营养不良、视网膜色素变性、葡萄膜炎、假性囊膜剥脱综合征、近视等。

【体格检查要点】

1. 视力　程度不同的视力障碍，其程度取决于机化膜的厚薄和并发症的有无。

2. 混浊形态　晶状体后囊混浊：表现为厚薄不等的白色机化物及特殊的聚集成簇的球形泡样小体。有些病例，在机化膜组织内生长有新生血管。

3. 伴随体征　部分病例可伴有人工晶体前膜、虹膜后粘连、瞳孔变形或偏位，甚至闭锁、人工晶体位置异常、皮质残留、后囊破裂、玻璃体脱出、皮质进入玻璃体和玻璃体腔内存在膨胀气体或硅油等。

4. 眼部炎症反应　注意有无角膜后沉着物、房水细胞和房水闪光等。

5. 其他　见年龄相关性白内障。

【门诊资料分析】

1. 视力　位于视轴区域，则视力下降明显。

2. 对比敏感度(contrast sensitivity，CS)　后囊中央3mm区域，对高、低对比敏感度产生影响。

3. 眼内压测定　对虹膜后粘连、虹膜膨隆、视网膜脱离或青光眼史者例行眼内压测量。

4. 其他　根据患者情况见年龄相关性白内障部分。

【诊断】

1. 有白内障囊外摘除或晶状体外伤史。

2. 不同程度的视力障碍。

3. 晶状体后囊混浊。

【临床类型】

1. 根据后囊混浊的形态，大致分为5种类型

(1)纤维膜型：呈灰白色或陶瓷样混浊。常出现在术后早期，与术中晶状体皮质残留和术后前房炎症反应、前房积血有关。此型对视力影响最大，且常与后房型人工晶体后表面难以分开。给激光治疗带来一定的困难。

(2)Elschnig珍珠障：发生在术后数月至数年。上皮细胞增殖，聚集成簇，形成透明的珍珠样小体，位于混浊的后囊膜表面。

(3)Soemmering环形白内障：周边部皮质残留，前、后囊膜粘连包裹皮质而变混浊，形成周边混浊、中央透明的环形混浊。

(4)皱褶型：若不合并混浊，大部分可不影响视力。有时后囊膜的细小皱褶也可引起视力下降，这是成纤维细胞收缩的缘故。较广泛的波浪状皱褶可引起患者视物变形、闪光等主观症状，甚至视力明显下降。

(5)混合型。

2. PCO的分级

0级：后囊无混浊。

1级：后囊轻度混浊，眼底可见，无视力下降或仅下降1行。

2级：后囊中度混浊，眼底部分可见，视力下降2～3行。

3级：后囊重度混浊，眼底完全不可见，视力下降超过4行。

其中，2、3级具有临床意义，诊断为后发性白内障。

采用Tetz分级标准：0级为无混浊；1级为极轻度混浊，囊轻度皱褶或残留单层晶状体上皮细胞；2级为轻度混浊，呈蜂窝状，残留多层晶状体上皮细胞（LEC）或较致密的纤维组织；3级为中度混浊，裂隙灯下可见典型的珍珠小体，残留致密的LECs；4级为极度混浊，裂隙灯下可见致密的珍珠小体。混浊程度≥3级具有临床意义，诊断为后发性白内障。

【治疗原则】

后囊膜截开是行之有效的治疗方法，术后应用糖皮质激素滴眼。

【治疗方案】

1. 手术时机　当PCO影响视力时，即可行后囊膜截开。很难提出究竟视力下降到何种程度才是后囊膜截开的绝对指征。原则上只要认为后囊膜截开后有助于改善患者的远、近视力即可。

白内障手术方式的改进、术中尽可能清除晶状体皮质和上皮细胞、人工晶体材料和设计的改良、抗上皮细胞增生药物的预防性应用及细胞凋亡的调控等是预防PCO的研究方向。

2. 术前准备

（1）术前检查，包括眼前部检查、视力、眼压等，确定后囊截开位置即视轴区所在和周围参照标志。

（2）积极有效地控制眼部原发疾病。若存在瞳孔阻滞，检查时发现虹膜膨隆明显呈驼背状、前房浅等，用Nd：YAG激光行虹膜切开术，使前后房交通，是手术前的最好准备。

（3）散大瞳孔，但是做激光后囊膜切开术时，可不散瞳，这有利于确定视轴区，使激光切开部位位于瞳孔中央或最好的光学通路上。如果瞳孔过小，估计不便于切割术进行，且不易得到深度感时，则于治疗前适当散大瞳孔。但是为了防止发生人工晶体夹持，扩大后的瞳孔直径最好<5.5mm。

（4）尽量平抚患者情绪，因为患者的心跳、呼吸、眼球瞬间不自主运动和不适、焦虑等均会影响激光治疗时的准确聚焦。极特殊情况如眼球震颤，可行球后麻醉。

（5）其他根据患者情况见年龄相关性白内障术前准备。

3. 手术方案　首选Nd：YAG激光后囊膜切开术。无条件施行激光治疗，或混浊囊膜过厚者，行手术切除或剪开。视网膜脱离高危患者或已有黄斑囊样水肿者，可先行单纯后囊碾磨术。如果非做激光后囊膜切开，需用最少的击射次数及最小的能量完成，而且仅做一个小的后囊膜开口即可。

4. 手术方法

（1）激光后囊膜切开术：无须复杂的麻醉，无须在眼球壁上做切口，在门诊即可对混浊的后囊进行显微切割，且并发症少，手术一次成功率高。对于机化程度明显的后发性白内障，不要急于一次求成。应分次进行（每次治疗间隔1～2周），避免大量或大块碎屑脱落而造成术后眼压升高。

1)适应证：白内障囊外摘除术后，后囊膜混浊引起的视力减退是激光后囊膜切开术的主要适应证。白内障囊内摘除术后残留的上皮增生形成不透明的囊膜，即使出现在前玻璃体膜上也可行后囊膜光切术。

2)绝对禁忌证：角膜瘢痕、表面不规则或水肿，干扰靶组织能见度，造成不可预测或不可靠的爆破效应；患眼不能固视。

3)相对禁忌证：患眼有活动性眼内炎症；有高危险度的视网膜脱离患者；已有或疑有黄斑囊样水肿。

(2)后囊膜截开术：混浊的后囊膜过厚或无条件施行激光治疗者，行手术切除或剪开。

(3)后囊碾磨术：视网膜脱离高危患者、已有或疑有黄斑囊样水肿者，采用此方法先将残留皮质彻底去除，然后通过器械反复碾磨，抛光后囊和赤道穹隆部，彻底地去除晶状体上皮细胞。

【术后处理】

1.一般处理

(1)局部常规应用皮质类固醇和抗生素。

(2)散瞳，减轻局部反应。

(3)眼压升高者，采取必要的措施，一般给予0.5%噻吗洛尔，必要时给予乙酰唑胺口服。

(4)其他根据患者情况见年龄相关性白内障。

2.并发症处理

(1)眼压升高：多为一过性，高峰多在术后2～4h，24～48h可恢复正常。眼压升高的主要原因有：①组织碎片（囊膜碎屑及残留皮质碎屑）、炎症细胞、蛋白渗出等阻塞小梁网；②过高的能量破坏血-房水屏障，使房水生成增加；③前列腺素释放，反应性虹膜炎；④玻璃体前移导致的瞳孔闭锁等。激光后囊膜切开术后眼压升高明显者多与下列因素有关：①青光眼病史者；②术前眼压超过正常范围者；③术前用睫状肌麻痹药者；④后囊膜切口过大，玻璃体向前房突出者；⑤非后房型人工晶体者；⑥玻璃体视网膜病变者；⑦近视者。

对于青光眼病史者或术前眼压高于基础眼压0.67kPa(5mmHg)者，或拟取较大激光能量、较多击射次数完成后囊膜光切者，术前应先给予抗青光眼药物治疗。激光后及时给以降眼压药物，约60%患者在24h内眼压可恢复正常。对于机化程度明显或皮质残留过多者，不要急于一次求成，应分次进行（每次治疗间隔1～2周），避免大量碎屑脱落，而造成术后眼压升高。

(2)前房积血：前房积血的量一般比较少，仅见于晶状体囊膜或皮质内有新生血管长入者。激光击射直接损伤或冲击波间接损伤新生血管，或误伤虹膜导致出血。一般48h内可自行吸收，对术后视力及眼压无明显影响，无须特殊处理。

(3)前色素膜反应:一般极为轻微,激光治疗后前房内有少量浮游细胞,多于 3d 内消失,很少持续 1 周以上。皮质类固醇激素和非皮质类固醇激素治疗可获缓解。

Nd:YAG 激光产生的前色素膜反应为机械震动及前列腺素释放所致,其严重程度与激光总能量和产生的组织碎片多少有关。预防措施包括:①准确聚焦,减少“空爆”,控制总能量。②后囊膜混浊严重或皮质残留较多者,分期治疗。③术前口服吲哚美辛,局部应用前列腺素拮抗药或皮质类固醇激素,可减轻术后色素膜反应。

(4)人工晶体损伤:主要表现为人工晶体表面弹坑样凹痕或裂痕,甚至局部破碎裂开。若位于周边部可不影响视力,但是若位于视轴区,则可严重影响视力。

预防人工晶体损伤的措施包括:①平抚患者紧张情绪,避免眼球瞬间不自主运动。②聚焦宜后不宜前,为防止损伤人工晶体,可酌情将焦点后移 0.2～0.8mm。③能量调整宜小不宜大,尽量以能产生切割效果的最低能量进行。④需加大激光能量时,应先在人工晶体光学区以外做人工晶体激光耐受试验。⑤囊膜过厚者或激光治疗不能合作者,考虑手术截开后囊。

(5)玻璃体前界膜破裂:当人工晶体存在时,对玻璃体前界膜破裂后导致的玻璃体前移有抵制作用,一般不引起临床症状。但当没有人工晶体存在时,玻璃体前移可引起某些并发症,严重者需要做前段玻璃体切割。

预防此并发症最好的办法就是:①后囊切开范围不宜过大,一般以直径 3mm 以内为宜。因为此透明区不仅足以达到改善视力的目的,同时可对玻璃体产生足够的约束力。②对于玻璃体前界膜与后囊膜之间有一定距离者,将激光聚焦在后囊靠前的位置,将有助于保护玻璃体前界膜的完整性。

(6)黄斑囊样水肿:发生率约为 1.2%。患者视力下降,眼底可见黄斑水肿,荧光眼底血管造影晚期可见黄斑部花瓣状强荧光。处理与其他原因引起的黄斑囊样水肿相同。

(7)视网膜脱离:由于激光后囊膜切开时伴有玻璃体前界膜的破裂、玻璃体前移,特别在无人工晶体眼。这势必对视网膜产生牵引,有产生视网膜脱离的可能。

对所有后囊截开者,尤其视网膜脱离高危患者,如高度近视者,手术后应密切随访。其治疗与其他原因引起的孔源性视网膜脱离相同。

(8)角膜移植片的免疫排斥反应:激光后囊切开术后的前房炎症可引起角膜移植片发生免疫排斥反应。可能因术中残留在玻璃体和前房中的某些针对角膜蛋白的可溶性物质影响了角膜的正常代谢,从而间接危害移植片。

【住院小结】

1. *疗效* 若无其他眼部病变。行后囊膜截切术后,视力常有显著改善。

治愈标准为:视轴区后囊见一光学(或手术)切开孔洞;切口愈合,眼内无活动性炎症,如无角膜、玻璃体、视网膜、视神经病变和弱视,视力应有增进。

2. *后续治疗*

(1)择期验光配镜。

(2)有弱视、黄斑囊样水肿存在者,继续积极治疗。

3. 出院医嘱

(1)局部非甾体消炎药、糖皮质激素和抗生素眼液滴眼。

(2)继续散瞳。

(3)定期随访。

(朱承华)

六、糖皮质激素性白内障

全身或局部使用糖皮质激素(glucocorticoids,GC)可引起晶状体后囊下混浊,称为糖皮质激素性白内障(glucocorticoid induced cataract,GIC),一般简称激素性白内障。GIC 患病率的报道多样化,6.6%～96%均有报道,其发生率占所有白内障的 14%～16%。

该病首先由 Black 等于 1960 年报道,此后的流行病学资料证实长期全身、局部应用及吸入 GC 均可引起以晶状体后囊混浊为特征的激素性白内障。GIC 发病机制复杂,目前多种假说包括离子转运障碍学说、氧化损伤学说、蛋白加合物学说、晶状体激素受体介导学说、蛋白结构及功能受损学说、晶状体酶功能受损学说、细胞黏附分子异常学说、细胞分化异常学说、细胞凋亡调节失控学说及个人易感性与遗传,均不能完全解释 GIC 仅在后囊下发生混浊这个特殊病理的改变,因而也缺乏针对性的治疗方案,手术是唯一的选择。

【病史询问要点】

1. 全身病史　有无风湿性关节炎或类风湿关节炎、系统性红斑狼疮、皮肌炎、支气管哮喘、肾病综合征、原发性干燥综合征、异体器官移植史等,以及用药情况。有报道,肾移植术后大量应用 GC 者白内障的发病率达 22%,其中 5%需要手术治疗。

2. 眼部疾病　如葡萄膜炎、Graves 眼病、急性视神经病变、过敏性结膜炎,以及用药情况;有无眼科手术,如准分子激光手术及用药情况;长期 GC 点眼敏感者 4 个月即出现晶状体后囊下混浊,青少年男性更易发病。

3. 有无其他导致后囊下混浊的眼部因素和全身因素　眼部疾病包括周边部葡萄膜炎、中间葡萄膜炎、角膜病、巩膜炎、葡萄膜炎、眼外伤等,以及眼内手术。全身疾病包括糖尿病、低钙抽搐等,以及长期接触放射线。

4. 用药情况　仔细询问应用糖皮质激素的起始时间、累计时间、剂量、剂型、疗程及疗程数等。

5. 年龄　白内障的发生与糖皮质激素的用药量和累计时间呈正相关,且与个体敏感性有关,而儿童及青少年更易发病。

6. 伴随症状　视力下降或视物模糊时间,以及是否伴有眼痛等激素性青光眼症状。

7. 家族史　家族中有无类似病史。有研究表明,HLA-CW3 患者较难发生 GIC,其他基因型的患者则易患此病,而应用 GC 的治疗剂量和累积剂量与白内障的形成无关,表明此类白内障的发生可能与个体遗传素质有关。

【体格检查要点】

1. *散瞳裂隙灯检查(无散瞳禁忌者)*　晶状体后囊下不规则的彩色混浊，随着病情的进展，混浊向皮质后沿着后囊表面扩散。此时用裂隙灯可以看到这种混浊呈现黄白色和细小空泡聚集成颗粒状同时闪闪发光，少数也有暗淡如灰色芒状混浊。

2. *散瞳眼底检查(无散瞳禁忌者)*　排除可能导致后囊下混浊的内眼疾病。

【继续检查项目】

1. *眼内压*　常规眼内压测定，了解是否并存激素性青光眼。

2. *全身检查*　排除糖尿病、低钙抽搐及放射病等。

3. *其他*　见年龄相关性白内障。

【诊断】

在做出GIC的诊断时，尤其应该注意排除引起晶状体后囊下混浊的眼部疾病和全身疾病，诊断标准为以下方面。

1. 长期局部滴眼或全身用GC。

2. 晶状体有以下特征性改变：在后囊下出现散在性的点状混浊及细条状混浊，并有彩色小点状结晶。混浊逐渐向皮质发展，在后囊下形成淡棕色盘状混浊，其间有彩色的小点和空泡。最后皮质大部分混浊。

3. 排除可能导致后囊下混浊的内眼疾病，主要是周边部葡萄膜炎、角膜病、巩膜炎、葡萄膜炎、眼外伤及眼内手术史等。

4. 排除糖尿病、低钙抽搐及长期接触放射线等病史。

【临床特点】

GIC以后囊下混浊为特征，其临床特点为：①一般在使用激素6个月以上发生后囊下混浊，局部用药更易发生GIC；②GIC的发生与发展和激素的使用时间和剂量有关，但有学者认为与剂量的关系不大；③儿童发生GIC所需要的激素剂量较成人低，其后囊混浊的发生和发展速度均比成人快；④激素性后囊下混浊与个体易感性和遗传背景有很大关系，同一个体的双眼发生激素性后囊混浊也有差别，提示同一个体不同眼别对激素的敏感性也不同；⑤停用激素并不能使GIC减轻或恢复正常；⑥一般都伴随有激素性高眼压或激素性青光眼。

【临床分级】

按照晶状体混浊范围将GIC分为4级(叶天才)。

Ⅰ级：混浊范围<3mm。

Ⅱ级：混浊范围扩大，呈放射状或伪足样条纹向四周扩展。

Ⅲ级：混浊范围≥1/2后囊面积，呈星状或不规则地图样改变。

Ⅳ级：在Ⅲ级的基础上有其他部位皮质或前囊下混浊。

【治疗原则】

目前尚无有效的针对治疗，病情发展到影响患者工作和生活时，手术摘除白内障。

【治疗方案】

1. *非手术治疗*　事实上，迄今为止还没有一种药物能有效地预防和治疗GIC。所以对于已发生GIC，视功能无明显损害的患者，除了停用激素类药物外，无有效的办法。

2. 手术治疗

(1)手术时机：GIC达Ⅲ级以上，视敏度(视力)低下和(或)对比敏感度低下，影响患者日常生活和工作，即可考虑手术。

(2)术前准备

1)术前抗生素眼液使用时间较普通白内障长。由于长期应用GC者，局部或全身免疫力的下降，患者相对发生感染的风险会高于正常人群，建议术前使用抗生素眼液3～5d。

2)围术期不需停用激素，以免出现全身情况或眼部自身免疫性疾病的复发，而影响白内障手术的效果。

3)充分考虑长期服用激素对患者身体情况可能对手术的影响，如长期服用激素可能会导致患者血细胞的分类和计数的异常、红细胞及血小板的异常、高血压、低血钾、痤疮、真菌感染等。

4)积极有效控制全身疾病，必要时请相关科室协同处理。

5)其他见年龄相关性白内障。

(3)手术适应证、手术方法和术后并发症：从现有文献看，与普通白内障比较并没有特殊之处。具体见年龄相关性白内障。

【术后处理】

1. 继续治疗原发病。

2. 其他见年龄相关性白内障。

【住院小结】

1. 疗效　见年龄相关性白内障。

2. 后续治疗　见年龄相关性白内障。

3. 出院医嘱　见年龄相关性白内障。

【预防】

1. 各科医师均应高度重视糖皮质激素对眼部视功能的损害，合理用药，并事先提醒患者及家属有晶状体混浊和(或)眼压升高的危险性，不宜长期或自购使用。

2. 长期应用糖皮质激素，应定期进行眼部检查，一旦发现晶状体改变和(或)眼压升高，立即逐渐减量或停用激素或改用激素替代药、免疫抑制药等，并根据眼压水平选择应用降眼压药物。

3. 应用糖皮质激素液眼，尤其高浓度激素时，必须告知患者用量、时间及使用过程中可能出现的并发症，并提醒必要的随诊；对老年人应告知其家属，以避免和减少激素性白内障和(或)激素性青光眼的发生。

(朱承华)

七、先天性白内障

先天性白内障(congenital cataract)是指出生时或出生后第一年内发生的晶状体部

分或全部混浊,可为家族性发病或为散发;可伴发或不伴发其他眼部异常或遗传性、系统性疾病。各种影响胎儿晶状体发育的因素均可能引起先天性白内障,按病因分为先天性遗传性白内障(占先天性白内障总数的1/4～1/3)和先天性非遗传性白内障。先天性白内障是导致婴幼儿视功能障碍的主要原因之一,我国新生儿先天性白内障的发生率约为5‰,新生儿盲者中30%由先天性白内障所致。

【病史询问要点】

1. 发病年龄　多在生后第一年发生,亦有出生时即可出现。

2. 发病诱因　询问妊娠期有无营养代谢失调(手足搐搦、低血钙和高血磷、糖尿病、甲状腺功能不足、贫血、维生素极度缺乏等)、药物中毒(激素、一些抗生素特别是磺胺类药物、水杨酸制剂、抗凝血药等)、妊娠早期病毒感染(风疹、麻疹、水痘、腮腺炎)及放射线照射。如母体在妊娠2个月感染风疹者,子女中风疹性白内障发病率可高达100%,妊娠3个月感染者可达50%。患儿有无早产和宫内缺氧史。

3. 伴随症状　有无视力下降、瞳孔发白、反应迟钝等,有无斜视、弱视、先天性小眼球及全身其他系统与部位的生长发育异常,如智力低下、脑麻痹、佝偻病、牙齿发育迟缓、指甲脆弱等表现。

4. 家族史　约1/3先天性白内障为遗传因素所致,多为常染色体显性遗传。部分患者有明显家族史。如伴有眼部其他先天异常,则常由主要异常的遗传方式所决定,通常是隐性遗传或伴性遗传。

【体格检查要点】

1. 视功能检查　对于不同年龄的婴幼儿采用不同的检查方法。如PL(优先注视法)、OKN(视动性眼球震颤)以及通过患儿的视觉固视反射或对外界环境的反应进行初步判断。

2. 眼前段检查　着重检查晶状体混浊部位、程度、性质、形态、范围,最好在充分散大瞳孔的情况下,应用裂隙灯显微镜进行仔细检查,才能提供准确、全面的诊断依据。

3. 眼底检查　散瞳检查玻璃体、视网膜,注意有无视网膜变性、萎缩及其他先天异常。

4. 眼位及眼球运动　是否伴有斜视、弱视及其他视知觉异常。

5. 注意是否同时伴有其他眼部异常　如眼球震颤、小眼球、先天性无虹膜、先天性视盘发育不良、早产儿视网膜病变、视网膜脱离、视网膜色素变性等。

6. 全身检查　检查身体其他部位有无异常、畸形。

【继续检查项目】

1. 视功能检查　如VEP、ERG检查有无视网膜、视神经功能异常。

2. 超声波检查　有无晶状体混浊、玻璃体病变、眼底病变、视网膜脱离、球内或球后占位性病变等。

3. 实验室检查　检查血糖、血钙,尿常规、尿酮体、尿苯丙酮酸、半乳糖-1-磷酸尿苷转移酶、半乳糖激酶等。

4. 染色体核型分析和分带　若合并有其他系统畸形,可能是染色体病。

【诊断】

1. 出生前后即存在或出生后逐渐形成的视力障碍，晶状体呈不同程度混浊，有一定特征的混浊形态和部位。

2. 有家族性、遗传性倾向或妊娠期感染病史。

3. 可伴有其他眼部或全身系统异常。

4. 为明确诊断，应针对不同情况选择一些实验室检查。

【临床类型】

1. 前极白内障　因胚胎期晶状体泡未从表面外胚叶完全脱落所致。混浊位于前极囊下，多呈圆形灰白色斑点，范围较小。可伸入晶状体皮质内或表面突出于前房内，因此又称锥形白内障，为前囊下上皮增生所致。多为双侧，静止不发展，对视力影响不大。

2. 后极白内障　因胚胎期玻璃体血管未完全消退所致。混浊位于晶状体后极略偏鼻侧，局限性混浊，边缘不齐，可呈盘状、核状或花萼状。可看到混浊与残存的玻璃体动脉相连，混浊周围可有半环状灰白混浊围绕。多为双眼发生，少数为进行性，由于混浊位于眼屈光系统的节点附近，对视力有一定影响。

3. 花冠状白内障　与遗传有关。晶状体皮质深层周边部有圆形、椭圆形、短棒状、哑铃状混浊，呈花冠状排列。晶状体中央部及周边部透明，为双眼发生，静止性。很少影响视力。

4. 点状白内障　晶状体皮质有白色、蓝色或浅棕色细小点状混浊，位于晶状体皮质深层，以周边部多见。发生在出生后或青少年期，为双眼性、静止性，一般不影响视力。

5. 绕核性白内障　最常见，约占先天性白内障的50%。因晶状体在胚胎某一时期的代谢障碍所致，可能与胎儿甲状旁腺功能低下、低血钙及母体营养不足有关。为常染色体显性遗传。混浊位于透明晶状体核周围的层间，因此又称板层白内障。有时在此层混浊之外，又有一层或数层混浊，各层之间仍有透明皮质间隔。最外层混浊带呈短弓形跨越核的赤道部，称为“骑子”。常为双眼发生，静止性。视力可明显减退。当进行散瞳检查时，由于暴露出混浊周围的透明部分，常出现视力增进的现象。

6. 核性白内障　较常见的先天性白内障。通常为常染色体显性遗传，少数为隐性遗传，也有散发性。胚胎核和胎儿核均受累，呈致密的白色混浊（4～5mm），但皮质完全透明。多为双眼对称性发病。瞳孔缩小时视力障碍明显，瞳孔散大时视力显著增加。

7. 全白内障　约占先天性白内障的20%，以常染色体显性遗传最为多见。为晶状体纤维在其发育的中、后期受损害所致。晶状体全部或近乎全部混浊，有时囊膜增厚、钙化，皮质浓缩，甚至脱位。可在出生时已经发生或出生后逐渐发展，至1岁内全部混浊。由于晶状体上皮及基质在胎儿期已被破坏，出生后不会有新的纤维生长。多为双眼发生。有明显视力障碍，若不及时治疗，患眼会发生弱视。

8. 膜性白内障　先天性全白内障的晶状体纤维在宫内发生退行性变时，白内障内容全部液化，逐渐被吸收而形成膜性白内障。前后囊膜接触机化，两层囊膜间可夹有残留的晶状体纤维或上皮细胞，使膜性白内障呈厚薄不匀的混浊。可单眼或双眼，视力损害严重。

9. 前囊性和后囊性白内障　混浊位于中央区前囊下或后囊下，属于显性遗传，大多数混浊不发展。后囊性者较前囊性对视力的影响明显（眼光学系统节点位于晶状体后囊中央）。

10. 其他类型白内障　①缝性白内障，为常染色体显性遗传，晶状体前后缝出现各种形式的混浊，多为局限性，不发展，对视力影响不大；②纺锤形白内障，为贯穿晶状体前后轴、连接前后极的纺锤形混浊；③珊瑚状白内障，混浊位于晶状体中轴部位，呈杆状、管状和斑点状，可有彩色结晶，形似焰火，五彩缤纷，为常染色体显性或隐性遗传，一般不发展，对视力有一定影响；④花冠点状白内障，混浊发生在婴儿核至皮质深层，是一种较多见的先天性白内障。混浊呈水滴状，环形排列于晶状体周边部，可合并成点状混浊。因晶状体中心部位透明，多不影响视力。

11. 合并其他眼病或异常　许多先天性白内障合并其他眼病或异常，如合并斜视、眼球震颤、先天性小眼球、视网膜脉络膜病变、瞳孔扩大肌发育不良，以及晶状体脱位、晶状体缺损、先天性无虹膜、先天性葡萄膜缺损、瞳孔残膜、大角膜、圆锥角膜、永存玻璃体动脉等。风疹性白内障，由于常伴有其他部位的先天异常，如精神迟钝、心血管异常、小眼球、虹膜萎缩、视网膜色素变性、斜视、眼球震颤、青光眼等，故又称为先天性风疹综合征。

【鉴别诊断】

1. 早产儿视网膜病变　本病发生于低体重、早产儿，吸入高浓度氧可能是其致病原因。临床表现为双眼视网膜血管扩张迂曲，有新生血管和纤维膜形成，晶状体后可见白色纤维组织，严重者可因视网膜脱离、视神经萎缩致视力丧失。

2. 视网膜母细胞瘤　儿童期最常见的眼内恶性肿瘤。有家族遗传倾向，多发生于5岁以下儿童，当其生长到一定大小时在瞳孔区可见黄白色或灰白色隆起块，其表面有视网膜血管。B超及CT检查有助于明确诊断。

3. 炎性假性胶质瘤　双眼发病，在晶状体后有白色斑块，眼球变小，眼压降低，多因出生前后眼内炎造成。

4. 外层渗出性视网膜病变（Coats病）　单眼受累，眼底后极部可见扁平或突出的白色、黄白色渗出块，表面有新生血管和微血管瘤，毛细血管扩张，严重者因视网膜广泛脱离呈白瞳反射。

5. 先天性弓形虫病　反复发生眼内炎症，最后遗留脉络膜视网膜的色素性瘢痕。

6. 视网膜发育不良　足月顺产，小眼球，晶状体后有白色的组织团块呈白瞳改变。常合并有大脑发育不良、先天性心脏病、腭裂和多指畸形。

7. 原始玻璃体增生症　足月顺产，多为单眼发病，患眼眼球小，前房浅，晶状体后有纤维血管膜。

【并发症】

1. 弱视　尤其是单眼白内障造成的形觉剥夺更易引发弱视。因此，白内障治疗主张尽早手术,解除单眼剥夺效应。

2. 斜视　两眼不能融合导致斜视发生,表现为内斜视或外斜视。

3. 眼球震颤　由于眼球的视知觉发育受损,致知觉性眼球震颤。

4. 视网膜、脉络膜病变　先天性白内障多伴有不同程度的视网膜、脉络膜改变。

【治疗原则】

尽早去除先天性白内障所造成的形觉剥夺,恢复正常视觉环境。

1. 无明显视力障碍者,如前极性白内障、缝性白内障、小范围的前囊性白内障可随访观察,追踪视力择期手术。

2. 明显视力障碍者,如全白内障、混浊范围＞3 mm的核性障、板层障、致密的后囊下白内障等,因为遮挡视轴,严重影响视力应尽早手术。根据患儿的年龄及眼部状况选择适当的人工晶体。

3. 术后尽早合理屈光矫正和进行合适的增视功能训练。

【治疗方案】

1. 手术指征　为了避免发生形觉剥夺性弱视,对于有明显临床症状和体征的先天性白内障尽快做出明确诊断和积极治疗是非常重要的。手术指征主要包括:①晶状体混浊区直径＞3mm;②致密的核性白内障;③混浊程度影响医师进行眼底检查或检影验光;④对侧眼已行手术治疗的双眼先天性白内障;⑤已出现斜视、眼球震颤等并发症;⑥对于能配合进行视力表检查的患儿,通常认为若其矫正视力低于0.25,则应进行手术治疗。

2. 手术时机　国内外专家一致认为,在手术技术设备、全身情况和麻醉条件允许的情况下应尽早行手术治疗,以避免形成弱视和错过弱视治疗的最佳时机。

(1)双眼完全性白内障:多数学者认为,出生后8周左右是先天性白内障的最佳手术时间,最迟不超过6个月。另一眼应在第一眼术后较短的时间间隔(24～48h)内手术,以防术后单眼遮盖发生形觉剥夺性弱视。

(2)双眼不完全性白内障:混浊遮挡视轴;双眼矫正视力均低于0.25,应尽早手术。即便单眼矫正视力≥0.25,仍应手术,以建立正常双眼单视。

(3)单眼完全性白内障:一旦发现影响视力,应尽早手术。目前认为单眼先天性白内障最佳的手术“时间窗”是出生后6～8周,10周内进行手术的预后较好。术后应行光学矫正并配合弱视防治措施。

(4)单眼不完全性白内障:混浊遮挡视轴者,尽早手术。局限性混浊,不影响玩耍,视力在0.3以上者手术可于4—5岁进行,不能晚于6岁,否则可能造成不可逆性弱视。

值得注意的是,对于风疹综合征的患儿不宜过早手术,因手术可使潜伏在晶状体内的病毒释放,引起虹膜睫状体炎,甚至眼球萎缩。

3. 手术方法评价　传统的单纯截囊术、白内障吸出术因伴有严重的术后反应、残留皮质多、易发生后发膜性障需要再次手术使该术式已基本淘汰。当前较为先进和主流的手术方式是按现代囊外白内障摘出术,以微创切口将白内障吸出,Ⅰ期或Ⅱ期植入合适度数的人工晶体,同时行后囊撕囊术(6岁以下儿童,估计术后不能配合激光后囊切开者)和前部玻璃体切割术，减少了术后的炎症反应、很少引起黄斑囊样变性，防止了后发性白内障的发生。

4. 手术方法

(1)光学性虹膜切除术：适用于散瞳后可提高视力，混浊范围小的绕核性白内障、核性白内障和前后极白内障。通过切除部分虹膜改变瞳孔位置以提高视力。切除部位多选择在中央偏鼻下象限，术后除了瞳孔不圆外且因为难以获得良好的中心视力而存有争议。

(2)白内障吸出术：采用注吸器吸出混浊的晶状体皮质。但该术式因易发生后发性白内障影响疗效。目前多主张行白内障吸出、前部玻璃体切割及连续环形撕除小范围后囊膜(视轴范围)。有条件时，可采用玻璃体切割仪行晶状体切除联合前段玻璃体切割术治疗。

(3)YAG激光囊膜切开：适用于膜性白内障及白内障吸出后的继发性后囊膜混浊。

(4)人工晶体植入：随着人工晶体材料的改进及手术技巧的提高，目前多主张在白内障摘除同时植入人工晶体，术后要预留一定远视以补偿近视漂移。至于人工晶体植入的时间尚有争议，目前较多学者建议2岁后植入人工晶体较为合适。也有学者认为在2岁以内小心地进行Ⅰ期IOL植入术联合后囊切开与前段玻璃体切割术是一种安全有效的手术方法，可解决无晶状体眼的屈光问题。

1)人工晶体的度数：通过SRK-Ⅱ公式求得。年龄＞8岁者以矫正全部屈光度数为原则；年龄＜8岁者以欠矫正10%～20%屈光度数为原则，欠矫部分术后用框架眼镜矫正，此部分可用来抵消将来所形成的近视。若无法得到K值及眼轴长度，则通常选择＋19D～＋20D人工晶体植入眼内，术后配戴双焦点眼镜或近用眼镜矫正残余度数(看远足矫，看近过矫＋2.00 D～＋3.00 D)。一般而言，2岁以上儿童度数应中度欠矫，最好保留＋2.00D的低度远视，以中和将来发生的近视。双眼IOL植入的学龄儿童，另一只眼的屈光度数应较对侧眼低＋2.00D，这样，当发育完全时，能有很好的视功能，有的甚至阅读时也无须戴镜。

2)人工晶体的长度：对于儿童人工晶体的选择，建议2岁以内者最好使用长度10mm的人工晶体。2岁以上者可以使用长度12mm的人工晶体。

3)儿童人工晶体植入适应证：单眼无晶状体眼患儿；家长或婴幼儿拒绝配戴接触镜；配戴接触镜后无法随访复查者；双眼手术后视力不等，配戴接触镜失败者；瞳孔能扩大者。

4)儿童人工晶体植入禁忌证：新生儿；先天性小眼球与先天性小角膜者；合并角膜白斑，估计术后视力不良者；角膜移植术后；无虹膜眼；晶状体脱位者；角膜内皮细胞密度低于正常者；有其他眼部合并症者，如先天性青光眼、慢性葡萄膜炎、眼底病变者。

(5)囊膜融合术：尽管目前晶状体摘除合并前部玻璃体切割术是先天性白内障的主流手术，但该术式对发育中的眼球扰动很大，有产生潜在远期并发症的危险。近来有学者主张采用囊膜融合术治疗先天性白内障，即去除囊袋内容物后，融合前后囊膜，在晶状体表面的空间植入人工晶体。

【术后处理】

1. 一般处理

(1)全身麻醉术后护理常规。

(2)其他见年龄相关性白内障。

2. 并发症处理

(1)虹膜睫状体炎:儿童对手术和人工晶体的反应明显高于成人。表现为术后房水闪光增强,人工晶体前、后表面有灰白色、点状、圆形或胶冻样渗出物集聚,严重者出现纤维素性渗出膜,经治疗后可减轻,有的形成虹膜粘连。术后应加强散瞳,给予足量、足时的糖皮质激素治疗,YAG激光清除IOL表面的沉积物和不能吸收的机化膜。

(2)后囊混浊:据统计,先天性白内障术后后囊混浊的发生率高达70%。后囊混浊的程度、范围和形成快慢与术后反应的轻重有关。处理:后囊混浊可做二期切开或YAG激光后囊打孔。

(3)人工晶体偏心或移位:由于人工晶体未植入囊袋中,在瞳孔区可见晶状体边缘或晶状体襻,严重者出现日升或日落综合征及人工晶体向侧方移位。处理:行巩膜人工晶体固定,使人工晶体位于瞳孔中央,提高视力。

(4)瞳孔夹持:较成人白内障明显多见,多伴有后囊增厚、混浊。处理:人工晶体复位并二期后囊切开。

(5)青光眼:有报道1岁内行白内障手术的患儿,术后青光眼的发生率为15%~45%。先天性白内障人工晶体植入术后的青光眼可能与先天因素有关。有学者认为白内障的手术时间是长期预后的主要因素。出生6周后手术是造成形觉剥夺性弱视的临界期限,而出生1~2周手术是导致青光眼的高危因素。他们认为早期婴儿白内障手术抑制了无晶状体眼的生长,同时干扰了小梁网结构的成熟。

在英国,继发性儿童青光眼的病因中,晶状体因素占31%,母斑病占23%,葡萄膜炎占19%,前段发育异常占10%。在美国,继发性儿童青光眼(0.45/10万)多于原发性先天性青光眼(0.38/10万)。

婴幼儿白内障术后继发性青光眼的危险因素包括:手术年龄小于9个月、小角膜、一期行前部玻璃体切割、后囊切开术和(或)后囊混浊再次手术。而一期植入人工晶体为保护性因素。根据先天性白内障术后继发性青光眼发生的时间,分为早期和晚期两种。早期青光眼的发生多与术中皮质残留、术后瞳孔粘连、瞳孔阻滞、房角关闭等因素有关,表现为角膜水肿、前房变浅甚至消失,瞳孔变形粘连、虹膜膨隆,诊断容易明确。晚期青光眼多发生于术后4~6年,通常为开角型青光眼,发展比较隐匿和缓慢,最初可以没有症状,逐渐出现畏光、流泪。临床上往往由于白内障术后忽视眼压测量,以及角膜直径、眼底杯盘比和屈光状态的测量,而延误诊治。

"婴幼儿无晶状体眼治疗研究(the infant aphakia treatment study,IATS)"回顾性分析了儿童白内障术后与青光眼相关的问题。设定青光眼的诊断标准为:眼压>21 mmHg并有以下一种或一种以上的解剖学改变:①角膜扩大;②不对称的、变性近视飘移,伴有角膜直径和(或)眼轴增大;③视杯逐渐增大,杯盘比增大0.2或以上;④需要手术控制眼压。

此类青光眼与开角型青光眼相似，处理困难，眼压不易控制。尤其婴幼儿白内障术后青光眼属于难治性青光眼，大部分无晶状体眼青光眼需要药物治疗和手术干预。局部降眼压药往往只能暂时缓解眼压增高，常需要抗青光眼手术、激光或联合治疗。

(6)视网膜脱离：视网膜脱离是先天性白内障术后最严重并发症。多因术中操作不当，对玻璃体搅动过大所致。婴幼儿白内障术后发生的视网膜脱离需通过残留的囊膜和缩小的瞳孔看到周边视网膜，因此修复视网膜脱离非常困难。

(7)其他：见年龄相关性白内障。

【住院小结】

1. *疗效* 视力恢复正常，能够建立正常双眼视者视为治愈。先天性白内障患者的视力预后常不理想，特别是合并其他眼部先天异常或出现手术并发症者。术后视力能达 0.3 以上仅为 40%左右，0.1 以下者可达 25%，6%～10%的患眼有可能完全失明。术后应积极治疗弱视。

2. *后续治疗*

(1)屈光矫正无晶状体眼

1)普通眼镜：适合于双侧先天性白内障术后无晶状体眼且无重度散光者，术后即可开始使用。其优点是配戴简便安全，费用低，适应于各个年龄段的患儿，且可根据眼球发育情况随时调整镜片屈光度。但是，框架眼镜可引起周边视野缺损及影响患儿耳、鼻和颜面部发育，高度远视镜片的厚中心亦很难与患儿视轴完全重合并随眼球运动而移动。而且，因其具有 25% ～30%的放大作用，故不适用于单眼矫正的患儿。压贴球镜厚度仅 1mm，联合框架眼镜矫正满意，提高了患儿的依从性，目前应用较多。

2)角膜接触镜：适合于单眼及双眼术后无晶状体眼的矫正。一般在患儿术后 1 周内结膜不充血、前房炎症消失后即可配戴。1 岁以内的患儿对角膜接触镜的耐受性较大。

角膜接触镜的配戴必须与婴幼儿屈光度变化相适应。Parks 法：＜1 个月需配戴＋35D；2 个月需＋25D；3 个月需＋20D。Baser 法：＜1 岁需＋24D～＋29D；1 岁时需＋20D～＋27D；2 岁时需＋17D～＋24D；3 岁时需＋14D～＋21D；4 岁时需＋12D～＋16D。具体度数最好根据散瞳验光结果加上过矫量而定，一般 1 岁内过矫＋1.5D～＋3.5D，1－4 岁过矫＋0.5D～＋1.5D。18 个月戴双焦距接触镜以便近距离注视。同时注意，应根据婴幼儿的角膜曲率，选择不同基底曲率的接触镜。

3)表层角膜镜片：用于无晶状体眼的矫正，尤其适合戴角膜接触镜失败，或不能接受光学矫正而影响弱视治疗者。因费用高、视力恢复慢、并发症较多，现已基本不用。

(2)治疗弱视：先天性白内障多合并存在弱视，因而先天性白内障的治疗除早期手术摘除白内障及矫正屈光不正外，进行弱视治疗也同样重要。

1)单眼白内障患儿弱视治疗的最有效方法为遮盖健眼，遮盖时间可从每天清醒时间的 50%直至几乎全天遮盖，多数学者认为应坚持健眼的遮盖至患儿 6－7 岁，视敏感期后间断遮盖。也有学者主张遮盖健眼至 4 岁后去除遮盖，以使患儿获得一定的双眼视。总的说来，遮盖健眼的时间应根据视力的情况加以调整。如健眼视力正常、患眼视力提高缓慢，可延长遮盖时间；健眼视力下降可缩短健眼的遮盖时间。出现眼球震颤一般采用部分遮盖法替代完全性遮盖法，采用在健眼镜片上贴厚塑料膜，使健眼视力低于弱视眼2～3行。

2)双眼白内障术后患儿也需要遮盖治疗，但是遮盖无针对性，可根据患儿视力来确定。若无斜视、无屈光参差则无须遮盖，可予以足矫配镜及传统弱视训练。

3)遮盖时间：Von Noorden主张1岁儿童采用3∶1的规律，2岁4∶1，3岁以上儿童6∶1或适当延长。但要注意观察患儿的视觉行为，避免发生遮盖性弱视。对于注视不稳或知觉性眼球震颤者，应在遮盖健眼的同时加强中心凹注视功能训练，如红光、光刷等。对于偏中心注视者，也可采用遮盖弱视眼，通过废弃使用旁中心注视，并同时进行弱视眼的黄斑中心凹注视训练从而达到减弱或解除抑制和异常视网膜对应的影响，使偏心注视逐渐向中心固视转移，待恢复中心固视后遮盖健眼(优势眼)。

4)精细目力作业训练：为了刺激弱视眼视觉发育，遮盖治疗时应根据患儿的视力、年龄、智力发育、兴趣等，选择精细目力作业训练方法，包括穿珠或穿针训练、十字绣、剪纸、拼图、插板、描图、画画、书法、搭积木等。

5)增视训练：除遮盖治疗外，还可辅以弱视的增视训练，如光刺激训练(红光闪烁刺激疗法、后像疗法、Haidinger刷训练)、生理基础疗法(视刺激疗法，即CAM疗法)、眼-手协调训练。还可通过功能性视觉训练(同时视功能训练、融合功能训练、立体视觉功能训练、调节及辐辏功能训练、集合及发散能力、视觉运动觉功能训练)，以帮助患儿平稳、协调地双眼运动，恢复视觉记忆，增进视觉感知能力，不仅仅有利于提高患儿的视力表视力，更重要的是可以全方位提高患儿的视觉质量，重建双眼单视功能。

6)婴幼儿时期，眼的融合、调节、辐辏等功能尚未发育完善，先天性白内障患儿即使术后也很难建立良好的融合、调节、辐辏等反射，调节/辐辏关系异常，加之低视力患儿多采用移近注视目标来改善视力环境，而易于形成知觉性内斜视，对于知觉性斜视应给予适时合理矫正，以利视功能重建。

3. 出院医嘱

(1)术后继用含糖皮质激素的抗生素眼液2～4周。酌情使用散瞳药。

(2)术后1周光学矫正。

(3)随访复查，术后1周，术后第1、2、3个月进行复查。术后3个月未满1周岁者每3个月复查1次，1周岁以上者每6个月复查1次。眼科检查项目包括单眼最佳矫正视力、双眼最佳矫正视力、眼压、眼位，散大瞳孔后行检影验光及眼前段和眼底检查。

(4)弱视治疗者根据年龄及治疗所需定期随诊。

(汪　勇　王　莹　朱承华)

第二节　其　他

一、晶状体位置异常

正常情况下，晶状体借悬韧带悬挂在睫状体上，维持其正常位置，其轴与视轴几乎一致。晶状体位置异常(ectopia lentis)可由先天性发育异常、外伤或眼内病变等作用导致悬韧带发育不良或松弛无力或断裂所引起,可统称为晶状体脱位(luxation of lens)或晶状体不全脱位(subluxation of lens)。

【病史询问要点】

1. 发病年龄　先天性晶状体脱位在幼年时即可发病;外伤性晶状体脱位多发生于青壮年。

2. 发病程度　主要取决于脱位晶状体的位置,通常晶状体全脱位比不全脱位更严重。

3. 发病诱因　有无眼外伤,尤其是钝挫伤史,有无眼内病变、高度近视史。

4. 伴随症状　有无视力下降、单眼或双眼复视、眼球震颤;有无眼压升高;有无斜视、弱视,以及全身其他部位先天异常。

5. 家族史　先天性者多有先天性遗传倾向,常为双眼对称发病,常伴有眼部其他部位异常。

【体格检查要点】

1. 不同程度的视力障碍　可以出现晶状体性近视、难以矫正的严重散光、单眼复视或无晶状体眼视力。

2. 眼前段　注意角膜有无水肿、混浊,前房深浅是否正常,有无玻璃体疝,有无虹膜震颤。

3. 晶状体的形态和位置　是否是正常晶状体或球形晶状体,是否伴有晶状体混浊;移位的晶状体是在前房、瞳孔区、虹膜后平面的玻璃体腔内,还是已完全离开了瞳孔区。

4. 眼底检查　半脱位者可见新月形的眼底反光和双眼底像,全脱位者可见到脱入玻璃体腔内的晶状体,眼底视盘像变小。

5. 全身检查　检查骨骼、皮肤、毛发、心血管、肌肉等有无异常。尤其身体的高矮,手足四肢细长还是趾指粗短,有无骨质疏松。

6. 其他眼部异常　小角膜、无虹膜、眼球震颤、视网膜脱离、屈光性高度近视等。

【门诊资料分析】

1. 眼压测量　部分患者出现眼压升高。其原因是:晶状体或玻璃体疝嵌顿瞳孔,产生瞳孔阻滞性青光眼,反复发作者常致无晶状体性恶性青光眼及晶状体溶解性青光眼;此外,眼球钝挫伤后引发晶状体脱位可合并有虹膜根部后退、房角劈裂致继发性青光眼。

2. B超检查　可显示脱入前房或玻璃体腔内的晶状体,及是否合并玻璃体及视网膜异常。

3. UBM检查　可显示房角、房周深、虹膜根部、晶状体悬韧带、晶状体赤道部与睫状突的距离等结构位置,能对眼球全周各个钟点位进行详细的连续检查,并能清晰显示后房情况,对于轻度的晶状体脱位能够及时发现。

【继续检查项目】

1. X线检查　马方综合征和Marchesani综合征均有骨骼系统异常表现,如脊柱侧弯、鸡胸或桶状胸。

2. 心脏彩色多普勒检查　可见心脏卵圆孔不闭合，动脉瘤和主动脉狭窄等。

3. 化验室检查　尿同型胱氨酸是否正常。

【诊断】

1. 晶状体不全脱位

(1)单眼复视。

(2)难以矫正的严重散光。

(3)前房深浅不一，部分虹膜震颤。

(4)瞳孔区可见晶状体赤道部，晶状体呈灰色，无晶状体区呈新月形的暗黑色。

(5)新月形的眼底反光和双眼底像。

(6)玻璃体疝可脱入前房，出现继发性青光眼和虹膜炎。

(7)外伤史、眼内疾病史或先天发病。

2. 晶状体全脱位

(1)无晶状体眼视力。

(2)前房变深，虹膜震颤。

(3)前房或玻璃体腔可见全脱位晶状体。位于玻璃体腔者可随体位的改变而移动。位于前房者可见脱位晶状体透明呈油滴状、边缘带金色光泽，晶状体混浊者呈一白色盘状物。

(4)玻璃体疝，继发眼压升高。

(5)眼底见视盘像变小。

(6)外伤史、眼内疾病史或先天发病。

【临床类型】

1. 先天性晶状体脱位　可作为单独发生的先天异常；或与瞳孔异位和其他眼部异常伴发；或与中胚叶，尤其是骨发育异常的全身综合征并发。

(1)单纯性晶状体脱位：有较明显的遗传倾向，为规则的或不规则的常染色体显性遗传，常为双眼对称性。悬韧带发育不良，可伴有裂隙状瞳孔畸形。

(2)伴有晶状体形态和眼部异常：常见的有球形晶状体、晶状体缺损、无虹膜等。

(3)伴有先天性全身异常的晶状体脱位

1)马方综合征(Marfan syndrome)：是一种不规则的常染色体显性遗传，一般男性多于女性。眼部异常表现为晶状体脱位，尤其是向上和向颞侧移位；虹膜色素层缺如、瞳孔开大肌局部缺如、前房角异常、脉络膜和黄斑缺损等。全身异常表现为手足四肢骨细长、长头和长瘦脸、脊柱侧弯、鸡胸，35%患者心血管系统异常。

2)同型胱氨酸尿症：为常染色体隐性遗传病，以骨质疏松和有全身血栓形成趋势为特征。晶状体多向鼻下脱位，易脱至前房和玻璃体腔内。眼部可合并先天性白内障、视网膜脱离、无虹膜等异常。

3)球形晶状体-短矮畸形综合征(Marchesani syndrome)：为常染色体隐性遗传病。体矮、肢指(趾)粗短，心血管系统正常。晶状体呈球形，小于正常，常向鼻下方脱位，常伴有屈光性高度近视。其他眼部异常有上睑下垂、小角膜、白内障、青光眼、眼球震颤等。

2. *外伤性晶状体脱位* 尤其钝挫伤是晶状体脱位最常见的原因。常伴有白内障。脱位的晶状体可脱入前房或玻璃体腔内;如伴有眼球破裂,晶状体可脱至球结膜下。

3. *自发性晶状体脱位* 由眼内病变引起悬韧带机械性伸长或由于炎症分解与变性所致。常见有葡萄肿、睫状体炎、眼内肿瘤、高度近视、过熟期年龄相关性白内障等。

【治疗原则】

1. 晶状体脱位的治疗取决于晶状体的位置、晶状体的硬度、患眼的视力和对侧眼的视力、年龄、有无先天异常、有无出现并发症及手术的条件等。

2. 晶状体脱位造成视力下降的原因是多方面的,因此,晶状体摘除术后不一定能改善视力。无并发症的晶状体不全脱位,可定期观察或配镜矫正屈光不正;影响视力或出现并发症可酌情摘除晶状体。晶状体完全脱位于前房或嵌顿于瞳孔区者,应立即手术摘除;脱位于玻璃体腔内者,绝大多数眼科医师还是倾向于尽量早期行脱位晶状体取出术,如发生晶状体溶解性青光眼、葡萄膜炎或视网膜脱离等并发症者,则应立即手术治疗取出晶状体。摘除晶状体后可酌情Ⅰ期或Ⅱ期植入人工晶体,近年来普遍采用后房型人工晶体缝线固定术。

【治疗方案】

1. *非手术治疗* 适用于未发生并发症的晶状体脱位。多采用眼镜或角膜接触镜行光学矫正。

2. *手术治疗*

(1)手术适应证:①晶状体脱位严重损害视力,尤其是伴有白内障者;②晶状体脱入前房或嵌顿于瞳孔者;③晶状体脱位于球结膜下或筋膜囊内;④晶状体嵌顿于眼球壁;⑤晶状体半脱位或全脱位并发葡萄膜炎、继发性青光眼或视网膜脱离;⑥脱位晶状体为成熟期或过熟期白内障。

(2)手术方法评价:手术摘除晶状体过程必须小心,尽可能减少玻璃体的脱失,术前需用碳酸酐酶抑制药或高渗剂降低眼内压,必要时也可以先行前房穿刺减压。对于是否Ⅰ期植入人工晶体应进行综合评价。对于术前眼压正常,无明显房角损伤,术中未发现视网膜损伤且术前视功能良好的病例,可以考虑Ⅰ期人工晶体植入。

(3)手术方法

1)冷冻头或圈套器晶状体囊内摘除术:适用于晶状体脱入前房且晶状体核较硬者。注意,由于常常合并有玻璃体疝,需同时做前部玻璃体切割术。术前用药将瞳孔缩小,做角膜缘切口,按白内障囊内摘除术用冷冻头或圈套器取出晶状体。该术式是一种囊内摘除术,未保留囊袋,人工晶体须缝至睫状沟处。对于晶状体脱入前房且软核者,可以用23G或20G玻璃体切割头从角巩膜缘切口进入前房,在维持前房灌注的情况下,将晶状体(包括全部囊膜)和疝入前房的玻璃体切除。

2)晶状体抽吸术:适用于年轻、无硬核的轻度不全脱位晶状体。如前房无玻璃体,可在角巩膜缘做一小切口伸入截囊针或撕囊颞划破晶状体前囊,用抽吸灌注针头将晶状体皮质抽吸干净。该术式因保留囊袋,便于人工晶体植入。

3)超声乳化术:对于不全脱位晶状体,若晶状体悬韧带断裂的范围≤180°,采用晶状体囊袋张力环,行超声乳化术合并人工晶状体植入术。若晶状体悬韧带断裂的范围>180°,技术高超者可在颞下方或鼻下方的睫状体平坦部刺入一针头固定晶状体后,行超声乳化术联合前部玻璃体切割术。

4)睫状体平坦部晶状体切除术:适用于向后房内不全脱位的晶状体。采用玻璃体切割器切除晶状体;完全脱入玻璃体腔者,在视网膜前注入过氟化碳将晶状体浮起托至瞳孔区附近,然后用玻璃体切割头切除晶状体;如果脱入玻璃体腔的晶状体核较硬,在过氟化碳将晶状体浮起后可用超声粉碎手柄进行晶状体切除或经角巩缘切口摘除。

【术后处理】

1. 一般处理

(1)术后次日换药,局部应用抗生素、激素眼液和眼膏。

(2)其他见年龄相关性白内障。

2. 并发症处理

(1)角膜混浊:尤其多见于晶状体脱位至前房者。因脱位晶状体与角膜内皮接触,常致角膜混浊。严重影响视力的角膜混浊可行角膜移植术。

(2)葡萄膜炎:由于晶状体脱位致血-房水屏障破坏,表现为前部虹睫炎或后部脉络膜、视网膜炎。处理:术后早期使用含皮质类固醇的眼液滴眼,局部散瞳抑制炎症反应。

(3)继发性青光眼:因外伤致房角后退、房角劈裂或晶状体溶解性青光眼致眼压升高。处理:对症处理,必要时行抗青光眼手术。

(4)玻璃体积血:少量玻璃体积血术后2～4周可自行吸收,较多玻璃体积血应及时处理以免发生机化致牵拉性视网膜脱离。

(5)视网膜脱离:严重眼内并发症。处理:合并裂孔者应解除牵引,复位视网膜。

(6)其他:见白内障手术和玻璃体切割术。

【住院小结】

1. 疗效　晶状体脱位的治疗是困难的,因为摘除脱位的晶状体比一般白内障摘除风险大,盲目手术可能导致视力的损害,甚至眼球的丧失。手术的目的应该向提高视力和减轻或消除并发症努力。视力基本恢复正常,未引起各种眼内并发症者则视为治愈。

2. 后续治疗

(1)术后无晶状体眼屈光矫正:术后采用普通眼镜、角膜接触镜等矫正屈光不正,条件成熟者可视具体情况选择睫状沟缝线固定法人工晶体植入或前房型人工晶体植入。

(2)治疗弱视:先天性晶状体脱位术后可能合并存在弱视,因而术后除矫正屈光不正外,进行健眼遮盖进行弱视治疗也同样重要,并根据年龄及治疗所需定期随诊。

(3)其他:继续治疗其他眼部病变,尤其先天性晶状体脱位的患儿。

3. 出院医嘱

(1)局部应用抗生素、激素 2～4 周。

(2)定期复诊，术后 3 个月验光配镜。

(3)其他：见白内障和玻璃体切割手术。

(刘肖艺　汪　勇　王　莹)

二、无晶状体眼

无晶状体眼(aphakia)泛指眼内没有晶状体，同时包含晶状体不在瞳孔区者(如外伤、先天异常造成晶状体脱位或缺如)，大多数情况下是白内障手术摘除所致。

【病史询问要点】

1. 年龄、职业、爱好、生活习惯、老视发生年龄、戴镜史和原有度数、对侧眼屈光状态。

2. 既往眼部疾病及外伤史。

3. 全身疾病及家族遗传史。

4. 白内障摘除术后的治疗措施及视力矫正形式与效果。

【体格检查要点】

1. 视力　包括远、近视力及矫正视力。

2. 光觉、光定位检查　见年龄相关性白内障。

3. 裂隙灯显微镜检查　应详细检查角膜包括有无斑翳、角膜后沉着物，前房深浅、虹膜有无后粘连和(或)新生血管、瞳孔形状和位置、瞳孔领区有无皮质或纤维增生、有无玻璃体嵌顿、晶状体前后囊的存在或残留情况。

4. 眼底检查　玻璃体有无混浊、变性、液化等情况，视神经、视网膜、黄斑部有无退行性变化、先天性病变、炎症等其他病变存在。或借助视网膜电流图(ERG)或 B 超了解视网膜及玻璃体情况，有条件可用 OCT 了解黄斑结构，激光干涉仪检查黄斑部功能。

【门诊资料分析】

1. 视功能检查　可做瞳孔摆动闪光试验(相对性传入性瞳孔阻滞试验)或视觉电生理检查，以客观反映视功能状态。

2. 角膜内皮细胞计数　尤其注意排除角膜中央有病变、变性者。一般认为，细胞计数低于 $1000/mm^2$ 会引起角膜内皮失代偿。

3. 超声波检查

(1)A 超：检测眼轴长度(指角膜顶点到黄斑的长度，等于超声测量光轴上通过所需时间×超声速度 1629m/s)。超声频率≥10Hz，测量误差可＜0.1mm，甚至 0.03mm。轴长 1mm 的误差，将产生人工晶体 2.5D 的误差。为了减少误差，应测量双眼眼轴，每眼至少测量 3 次，同时可结合临床资料给以必要的校正。大多数人双眼眼轴相差＜0.5mm。远视眼眼轴＜23mm，正视眼眼轴为 23～24mm，近视眼眼轴＞24mm，巩膜扣带术后眼轴较对侧增加 0.3mm。

(2)B超:进一步明确玻璃体混浊程度及范围、了解有无其他病理情况,如视网膜脱离等。

4. 角膜屈光度的测定　用角膜计测定。根据最陡的和最平的角膜曲率求出平均值。正常角膜表面曲率半径为7.7mm,相差0.2mm约为1.0D。1.0D角膜屈光度误差将造成0.9D的人工晶状体屈光度误差。

影响眼轴及角膜曲率测定的因素有:①测量时患者不合作,眼球未能固视;②眼球有外力压迫(如眼睑);③测量区偏离在光学中心3mm以外;④角膜上皮不完整;⑤角膜计的轴向与眼轴不一致。

【继续检查项目】

1. IOL屈光度的计算

(1)标准屈光法:+19.0D。

(2)临床估测:P=19.0+(R×1.25)。P为达到正视眼的人工晶体度数;R为白内障术前屈光度;当需要矫正屈光度1D远视或近视时,人工晶体可增加或减少1.25D。此方法适合于无测量眼轴、角膜曲率设备而又比较准确知道白内障术前屈光度的患者。对原有屈光度了解正确时,效果良好,误差在2.0D以内。

(3)公式计算

1)SRK公式:P=A-2.5L-0.9K。A为常数(取决于人工晶体类型,由生产厂家提供);L为眼轴长度;K为角膜屈光度的平均值。

2)SRKⅡ公式:$P=A_1-2.5L-0.9K$,临床上应用最广泛。A_1值计算如下。

$L<20, A_1=A+3$。

$20\leqslant L\leqslant 21, A_1=A+2$。

$21\leqslant L\leqslant 22, A_1=A+1$。

$22\leqslant L\leqslant 24.5, A_1=A$(即眼轴长在22~24.5mm时,SRKⅡ公式=SRK公式)。

$L\geqslant 24.5, A_1=A-0.5$。

值得注意的是,由于计算公式用了一定的假设值,有其内在的缺陷,其结果很难与患者的实际要求完全一致,应用时不宜过分依赖和绝对相信。

(4)高度近视IOL度数计算:由于高度近视常合并巩膜葡萄肿(眼轴27mm患病率为1.4%,33mm患病率为69.2%),故黄斑区常偏离正常位置。当黄斑区位于葡萄肿边缘时,使用A超可导致术后3.0~4.0D的屈光误差,建议用IOL Master(部分相干干涉光测量生物仪)。若无IOL Master,可使用B超定位黄斑中心凹位置,用其核对A超的测量值。采用SRK-T计算超长眼轴(>26mm)IOL度数则更为准确。

(5)高度远视IOL度数计算:高度远视眼其眼前段大小与眼轴长度不具有相关性,对于超短眼轴(<19mm)使用HolladayⅡ较为准确。当水平角膜直径、晶状体厚度等参数无法获得时,使用Hoffer Q公式也具有较高的准确性。

(6)角膜屈光手术后IOL度数计算:角膜屈光手术后在线IOL计算:www.ascrs.org。

总的说来，人工晶体度数的预测并非绝对准确，术后可能有一定的屈光不正，常常还需配镜矫正。

2. 人工晶体屈光度的选择　人工晶体屈光度的选择，必须结合患者的视力状态、工作与生活需求、身体状况和愿望而综合考虑。一般应注意以下问题。

(1)避免加重患者的屈光问题：①详细询问病史、白内障术前屈光状态及老视发生年龄、眼镜矫正情况等，以便估测计算。②根据年龄、职业、生活习惯等选择偏高或偏低的人工晶体屈光度数。如对需要阅读的老年人，可保留－2.0D近视，以便阅读时不戴镜；而年轻运动员可选择正视眼，但是同时也制造了“老视”；脊柱畸形造成驼背患者，植入单焦点IOL应过矫1.0～2.0D，以利术后获得良好的中距离视力。

(2)避免屈光参差过大，维持双眼单视。一般双眼屈光参差不应超过2.5～3.0D，除非另一眼视力很差。

(3)高度近视者术后可保留－3.0～－2.0D近视，近视程度应考虑患者双眼单视、患者需要和习惯戴镜的情况而定；远视者应降低远视度数，但应避免过大的屈光参差，除非有不能融合的斜视存在。

(4)儿童人工晶体选择：为了避免弱视，在年龄许可范围内早期植入(一般2岁以上)，选择适宜度数，根据年龄保留一定程度生理性远视。计算方法各异，一般可选择计算度数的70%，并考虑父母屈光遗传和儿童成长屈光变化。

(5)不同植入位置IOL度数选择：拟植入睫状沟者，比原度数减少1.0D，近视者减少0.5D；植入前房者，如植入的度数相同，则比预期度数增加3.0D的近视。

【诊断】

根据前房加深，虹膜震颤，正常晶状体所在位置晶状体缺如，结合白内障摘除和眼外伤史，很容易做出无晶状体眼的诊断。

【治疗原则】

无晶状体眼呈高度远视状态，一般为＋10～＋12D，屈光矫正是唯一有效的治疗方法。

光学矫正的目的在于恢复或补偿眼屈光系统缺少的晶状体屈光面，使眼前一定距离的物像通过重组的屈光系统后能在视网膜上成像，以保存视力，预防弱视和促进视功能的发育。根据补偿的光学面与角膜相对位置的不同，可将矫正方法分为角膜前(眼镜)、角膜上(接触镜或手术改变角膜表面)和角膜后(各种人工晶体)矫正。

【治疗方案】

1. 非手术治疗

(1)框架眼镜：矫正无晶状体眼的框架眼镜为高度凸透镜，可使患者恢复视力，且简便经济，无须手术且易于更换。但是因物像放大(20%～30%)，单眼无晶状体眼无法配戴、环形暗点、视野受限、镜片厚重、球面差等缺点，现在临床应用已逐渐减少。

(2)角膜接触镜：虽有正常视野，可用于单眼无晶状体眼，无球面差，亦无假性空间定位，周边视野正常。但仍存在物像不等(8%～10%)、一系列角膜并发症及患者年龄和条件的限制，如婴幼儿、多数老年人及手部活动有困难者，其临床应用受到限制。目前主要用于2岁以下无晶状体眼儿童，因为此阶段患儿暂时不宜植入人工晶体，且屈光度数变化颇大，配戴角膜接触镜有其突出优点。

2. 术前准备

(1)散瞳。按白内障术前准备常规散瞳，尤其对前房有玻璃体者。

(2)充分降低眼压。

(3)测量角膜直径。

(4)其他见年龄相关性白内障。

3. 手术治疗

(1)人工晶体植入：尤其后房型人工晶体植入，可获得近乎人体内原有晶状体的生理效果，物像放大仅1%～2%，具有良好的双眼立体视觉，尤其对儿童外伤性和先天性白内障术后保存视力和预防弱视有很大作用，而且能保存和促使融合功能的发育。虽然手术操作较复杂，亦可有一定的并发症，但人工晶体能提供全天光学矫正且无须摘换的优点是其他矫正方法不可替代的，迄今已成为矫正无晶状体眼的最理想方法，得到普遍应用。

1)适应证和禁忌证：见年龄相关性白内障。

2)手术方法：a. 后房型人工晶体。晶状体后囊完整者，按后房型人工晶体植入步骤进行；如有虹膜后粘连者注入黏弹剂小心分离；晶状体后囊不完整者(瞳孔区后囊<2/3范围)，按缝线固定后房型人工晶体植入手术步骤进行。手术时注意：选择聚丙烯缝线固定；角膜缘1mm内是理想的穿刺部位[睫状沟在角膜缘的解剖定位：垂直径为(0.83±0.10)mm，水平径为(0.46±0.10)mm]；避开3、6、9、12点睫状动脉系统走行的部位；巩膜瓣厚1/2～2/3，线结断端勿太短，以免顶穿巩膜瓣。b. 新型前房型人工晶体。晶状体后囊破裂、玻璃体脱出者，若前房深浅正常、房角无病变、角膜内皮细胞形态及计数无异常、虹膜无新生血管者均可植入。有玻璃体脱出者，应行彻底的前段玻璃体切割后再植入人工晶体，做周边虹膜切除(最好2处)。房角固定型人工晶体的理想固定位置是晶状体襻末端4点位于巩膜突上(实际上很难做到)。虹膜固定型人工晶体报道安全性较高，但是对其各方面评价的临床证据尚需大样本、多中心、长期的临床研究。c.无缝线巩膜层间人工晶体睫状沟固定术。应用于后囊不完整或缺如者。该术式避免了角膜和房角的损伤(角膜失代偿、房角后退和继发性青光眼)；避免了缝线相关并发症(悬吊线断裂或触解、线结暴露继发感染)；较虹膜固定更稳定；操作简便但技术要求较高。手术步骤为：将IOL襻从巩膜穿刺口穿出，将襻置于与睫状沟投影相应的巩膜层间隧道中，调整IOL位置至满意。

(2)角膜屈光性手术：对于不宜行人工晶体植入和配戴角膜接触镜者，人们尝试应用屈光性手术来矫正无晶状体眼，包括角膜镜片术、角膜磨削术和角膜表层镜片术等。因存在角膜植片来源和加工等问题，目前应用尚少。

【术后处理】

1. 一般处理　按白内障人工晶体植入术后处理，见年龄相关性白内障。

2. 并发症处理　特别要注意术后并发症，包括眼前段炎症反应、出血、瞳孔位置和形状、人工晶体位置的偏位和倾斜、眼压及玻璃体、视网膜和黄斑部并发症的判断和处理。

【住院小结】

1. 疗效　凡眼前后段无明显病变者，人工晶体植入术后视力大于0.5者可达80%以上，而矫正视力大于0.5者可达90%。

2. 后续治疗

(1)儿童人工晶体植入后，尽早进行弱视训练。

(2)屈光度数有偏差，术后3个月验光后可配戴双焦点眼镜或近用眼镜。

(3)随访观察，见年龄相关性白内障。

3. 出院医嘱　见年龄相关性白内障。

（谢莉娜　朱承华）

第5章

青　光　眼

第一节　总　　论

青光眼(glaucoma)是一组以视神经萎缩和视野缺损为共同特征的疾病,病理性眼压升高是其主要危险因素。我国盲人中20%为青光眼所致。其发病情况,国内外报道基本相似,国外为1%～2%,国内为0.89%～2.6%。依据我国流行病学资料推算,国内约有670万原发性青光眼患者,其中约有315万青光眼致盲患者,此数字尚不包括大量的继发性青光眼患者。

青光眼的定义至今尚不完善和统一。一般认为,青光眼是由于病理性眼压(intraocular pressure,IOP)造成眼组织特别是视神经损害的眼病。病理性眼压指的是超过了个体眼球内组织所能耐受的限度,给眼球内各组织特别视网膜视神经带来损害的眼压。青光眼在大多数情况下具有眼压升高及由此造成的眼组织尤其视神经的损害。少数例外的情况包括:一是眼压长期高于21mmHg,但既无房水通路阻滞,也无视神经损害,称为高眼压症;二是眼压始终位于21mmHg以内,但却出现典型的青光眼性视神经损害,称为正常眼压性青光眼。

【病史询问要点】

1. 有无虹视、眼胀、头痛、恶心和视力下降。

2. 症状持续时间,间歇性还是持续性,病期长短及有无发作诱因等。

3. 曾采用何种缓解治疗措施及目前用药情况。

4. 患者屈光状态,有无高度近视或高度远视等。

5. 有无青光眼家族史。

6. 有无其他眼病史,特别注意询问有无眼外伤、眼底出血、葡萄膜炎、皮质类固醇用药史等。

7. 有无糖尿病、甲状腺疾病、高血压或低血压、心血管疾病史等。

【体格检查要点】

1. 视力　包括矫正视力。不但可以帮助了解青光眼造成视神经功能的损害情况,而且可根据屈光状态粗略估计前房的深浅和前房角的宽窄,并在视野检查时据此给予适当的镜片矫正。

2. 外眼　有无眼睑退缩、睑裂增大、有无眼睑水肿、结膜充血、眼球突出等。

3. 角膜和巩膜 注意角膜直径大小,有无角膜水肿、角膜后沉着物及其数量与性质、粘连性角膜白斑、巩膜炎症等。

4. 前房 有无房水闪光及其程度;评估前房深度包括前房轴深与周边深度。其检查方法有以下几种。

(1)周边前房深度:将裂隙灯光照在被检眼6点角膜周边部,观察此处角膜后壁和虹膜表面的距离。若在1CT(角膜厚度,即裂隙亲显微镜下光学切面上角膜切面的宽度)以上者为宽房角;1/2CT者房角不易闭塞;1/3CT以下者为窄房角;1/4CT者房角容易闭塞;1/5CT以下者则有1/6为闭角型青光眼。若前房局限性变浅或与对侧眼不对称的变浅提示晶状体伴有不全脱位或膨胀,这些均可能引起继发性青光眼。

(2)前房轴深。①手电筒斜照法:被检眼向前平视,以聚光灯泡手电筒自颞侧采取与虹膜平行的方向照射,若前房全透光为深前房,若仅虹膜小环至周边中间透光则为中等深前房,若仅从瞳孔缘至虹膜小环透光为浅前房。但是此方法不一定能完全代表前房角的宽度,如老年人晶状体大而厚者前房轴深多较浅,但是房角可以是宽角;房角缩短者的前房轴深多较正常。②裂隙灯检查法:裂隙灯与显微镜呈45°角,嘱患者注视灯光,将灯光聚焦在晶状体前囊,调整光带长度,使其等于角膜内皮与晶状体前囊的距离,再将裂隙长度乘以1.4,即得前房深度。2.5mm以上者很少发生闭角型青光眼,2.0mm以下者为浅前房,多为窄房角,75%闭角型青光眼其前房深度小于1.5mm。③前节OCT、B超和超声生物显微镜,详见继续检查项目。

5. 虹膜 有无虹膜前、后粘连,粘连范围和部位。有无虹膜膨隆、虹膜萎缩、虹膜红变、虹膜裂洞、虹膜异色、灰白色脱屑、虹膜根部离断、虹膜囊肿或肿瘤等。

6. 瞳孔 注意瞳孔大小与对光反应,有无瞳孔变形、瞳孔移位、瞳孔缘色素外翻等。

7. 晶状体 有无灰白色脱屑,晶状体有无膨胀与脱位,白内障是否过熟液化或破裂皮质外溢,晶状体前囊下有无乳白色的斑片(青光眼斑)等。

8. 玻璃体 有无玻璃体积血。

9. 视网膜 注意视盘色调、盘沿有无切迹或缺损,有无出血、视神经纤维层缺损和视网膜中央动脉搏动,视盘凹陷大小及其直径与视盘直径的比值(杯/盘比,包括横径和竖径)。凡是杯/盘比>0.5,双眼杯/盘比差值≥0.2,竖径大于横径0.2,或在不同时期观察杯/盘比有所扩大者,都可能是青光眼导致视神经损害的体征。杯的境界应从小血管弯曲处开始计算。在使用直接眼底镜检查的基础上,有条件者最好采用裂隙灯前置镜检查法和眼底图像记录技术进行眼底检查,以观察并记录眼底变化。

此外,还应注意是否存在视网膜中央静脉阻塞、糖尿病性视网膜病变和视网膜脱离等。

【门诊资料分析】

1. 眼压 眼压是眼球内容物对眼球壁的侧向压力,临床上测量的眼压实际上是压强,单位为mmHg(7.5mmHg = 1.0kPa)。一般正常人群的眼压并非标准正态分布,而呈轻微左偏态,尤其在年龄大于40岁的人群中。眼压平均约为16 mmHg,标准差为

3 mmHg,即95%的正常人的生理眼压数值是11～21mmHg,双眼差＜5mmHg,昼夜波动差＜8mmHg。

由于正常眼压在一日之内是有波动的,不能仅凭一两次测量来确定患者的眼压情况,必要时应测量24h眼压(昼夜眼压曲线,5时、7时、10时、14时、18时、22时各测1次),尤其是可疑原发性开角型青光眼者。大多数正常人早晨眼压最高,以后逐渐下降,夜间眼压最低,午后又逐渐升高;也有早晨眼压最低下午眼压升高者。

在现有的各种眼压计及其测量方法的基础上,最好使用Goldmann压平眼压计或被公认的类似眼压计进行眼压测量。测量时应记录测量前使用降低眼压药物的情况。眼压异常时应除外影响眼压的其他因素。眼压的主要影响因素是房水的容积,房水处于连续的动态循环中,外流途径有两条:小梁网通路属于压力依赖性通路,房水引流量约占80%;葡萄膜巩膜通路属于非压力依赖性通路,房水引流量约占20%。

2. *前房角* 前房角是房水两条外流通路均经过的一个重要结构,小梁网在前壁,睫状体带为隐窝,后壁是虹膜。前房角的宽窄取决于虹膜的两个因素,即根部虹膜在睫状体前面的位置和根部虹膜的形态。前者由发育形成,前房角镜下表现为睫状体带的宽窄;后者的影响因素较多,如虹膜自身膨隆或肥厚的程度、眼前段所有其他结构的解剖状态及其相互关系,以及年龄增长的影响等。前房角的宽窄为解剖状态,而开放或关闭为功能状态,两者既有密切联系又不完全相同

利用前房角镜配合裂隙灯显微镜检查,观察房角的宽窄、有无房角关闭或粘连、房角色素的多少、有无新生血管、房角后退或其他异常,对青光眼的诊断及治疗极其重要。具体检查方法有以下几种。

(1)静态观察法:用以区分房角的宽窄。检查时须使眼球保持原位,不对眼球施加任何压力。此时如看见包括睫状体带在内的全部结构者为宽角,否则为窄角。

(2)动态检查法:观察有无房角关闭或粘连及其他异常。检查时须改变眼球与前房角镜的相对位置,或均匀或局部对眼球施加压力,以便检查者观察到房角隐窝中的结构。此时如静态看不见的部分或全部房角结构,动态时大部分可以看见,且虹膜与巩膜之光带错开,即交点线移位,则为房角窄。如发现虹膜贴附在小梁上,虹膜与巩膜之光带相交于一点,即交点线无移位,则为房角关闭。

记录房角检查结果时应记录检查时的眼压及用药情况,注明动态与静态,按时钟方位对房角全周进行文字和画图描述,对房角的关闭和粘连,应记录其范围(钟点表示)和程度(占小梁的1/4或1/2或全部),以便估计房水排出阻力,并利于不同时期的对比。同时记录虹膜周边部的形态(如凸或凹)和小梁网的色素分级。

【继续检查项目】

1. *中央角膜厚度测量* 对拟诊断高眼压症、正常眼压性青光眼、高度近视眼或准分子激光角膜手术后拟诊断原发性开角型青光眼的患者均应做中央角膜厚度测量。

2. *激发试验* 暗室试验或暗室加俯卧试验对闭角型青光眼的诊断有很大帮助;饮水试验、妥拉唑啉试验等敏感性和特异性均不理想,在诊断中无决定性意义。值得注意的是,激发试验阴性者并不能完全排除青光眼的诊断。

3. 视野　组织学上，视神经指视网膜神经节细胞的胞体和轴突，视神经损害在结构上表现为眼底改变，包括视杯扩大加深和盘沿缩窄及视网膜神经纤维层缺损，在功能上则表现为视野缺损。据研究，当视神经轴突损害43%才出现视野缺损，但是，目前视野仍为青光眼诊断及病情监测的金标准。对可疑和已确诊的青光眼患者，应定期检查视野，监测视功能有无进行性损害。在现有的各种视野检查方法的基础上，建议使用国际标准的计算机自动视野计进行视野检查，在分析视野检查结果时应注意其一致性和可靠性。

4. 超声生物显微镜(UBM)　UBM能够动态、直观、实时地了解眼前段结构，不但能观察到虹膜表面和房角表面的形态，还可显示与房角形态相关的组织结构，且不依靠照明光，探头在水浴中扫查，不对眼前段产生机械性干扰，从而为研究青光眼房角结构提供了新的手段。UBM在青光眼诊断中具有较高的应用价值，它不仅有助于了解房角开放程度，而且有助于了解眼球全周组织解剖结构的变异、各种抗青光眼手术后效果和并发症，尤其可提供目前任何仪器在活体状态下所不能观察到的后房情况。对某些类型青光眼的发病机制研究，如色素播散综合征表现出显著的优越性；对于眼外伤导致屈光间质混浊，临床医师在裂隙灯下无法准确观察前房病情的情况下，UBM能够显示出其他仪器所不能替代的优势，对于青光眼的发病机制研究、诊断分型及临床治疗具有重要的指导意义。

5. 前段OCT(AS-OCT)　采用穿透性较好的1310nm波长的相干光源，其高分辨率(比传统的A/B超检查结果要精确1～2个数量级)和定量分析能够帮助临床医师发现眼前段形态结构的细微变化，使临床医师能够深入地了解闭角型青光眼的具体发病机制。AS-OCT检测前房角时的非接触性和非损伤性，使患者的依从性更好。虽然AS-OCT能够观察到前房角的宽窄和虹膜形态，但是其扫描光波不能够穿透虹膜色素上皮，因此不能得到睫状体的完整图像，在此方面替代不了UBM；此外，AS-OCT对小梁网等组织结构的分辨还不是十分清楚，缺少动态观察，对于虹膜与前房角是相贴还是粘连很难以分辨。相反，前房角镜可以直接地、连续地、动态地观察到小梁网的具体形态，所以，AS-OCT与前房角镜、UBM之间有很好的互补性，但不能彼此替代。此外，OCT可对视盘及RNFL参数进行量化评价，具有良好的准确性及可重复性。

6. 超声波检查　对于单眼而又不能看见眼后段的继发性青光眼患者，应常规做B超排除眼内疾病，尤其是眼内肿瘤。有条件的地方，应用A超测量眼轴可作为青光眼术前常规检查。因为眼轴偏短的患者，青光眼术后易发生恶性青光眼。先天性青光眼患者眼轴常较正常人群长。

7. 眼底照相和图像分析检查　借助于眼底立体照相与计算机图像分析系统，除了对眼底改变进行直观分析外，还可以采用定量的方法观察筛板的回弹，进行盘沿面积测量、视盘改变的分析和视神经纤维层缺损的比较等，特别有利于青光眼患者的长期随访观察。

8. 青光眼定量检查　通过一组近红外线扫描或激光共焦扫描对视盘形态、视杯大小、深度、视神经纤维层厚度、杯盘面积大小和面积比率、杯/盘直径比等的三维测量，达到对视神经损害程度定量分析的目的。在治疗前后的一定时间动态观察下，客观记录视神经表面各参数，视盘凹陷的深度变化及视神经纤维的损害程度，以明确对青光眼早期诊断及对各型青光眼治疗效果的监测。应用最多的有海德堡激光眼底扫描仪(HRT-Ⅱ)，局限性主要为：①图像质量受瞳孔大小、屈光间质、屈光不正，尤其是散光的影响；图像参数受视盘大小、屈光和年龄等因素的影响。②对视盘边界的划分存在人为因素，有的患者视盘边界不太清楚，可能影响结果的可靠性。③正常人与青光眼患者的测量值之间存在一定的重叠。

9. 眼压描记　对房水动力学研究有一定作用，但是对青光眼患者的临床诊断价值有限尤其早期诊断，多年来在临床上早已不用。我国青光眼学组规定正常C值在0.19以上，0.14～0.18为可疑，≤0.13为病理性降低。

10. 电生理检查　当屈光间质混浊时，电生理检查对于估价眼底视网膜视神经功能状况更为重要。但是对青光眼早期诊断的价值迄今未获证实。

11. 其他视功能异常　①空间/时间对比敏感度下降；②辨色力下降，蓝黄色觉受累最早。

【诊断】

青光眼的诊断与分类诊断均以房角状态为基础，其程序大致如下(魏厚仁)。

1. 将患眼分为宽房角或窄房角。

2. 宽房角有周边前粘连、眼压升高者，为继发性闭角型青光眼。

3. 宽房角完全开放者。

(1)眼压升高同时有青光眼性眼底和(或)视野改变者，为开角型青光眼。

(2)眼压升高无青光眼性眼底和(或)视野改变者，若有其他眼病或眼病史，可能为继发性开角型青光眼，否则为高眼压症。

(3)眼压不高但是有青光眼性眼底和(或)视野改变者，在排除相关颅脑疾病后，可诊断为正常眼压性青光眼。

4. 窄角房角关闭、眼压升高者，为原发性闭角型青光眼。有急性发作史者为急性闭角型青光眼，否则为慢性闭角型青光眼或早期急性闭角型青光眼。

5. 窄角房角开放，先做暗室试验或暗室俯卧试验，阳性者为原发性闭角型青光眼。阴性者嘱其在自觉有前驱症状时急诊测量眼压，并按照第3项所述步骤排除窄角的开角型青光眼和继发性青光眼。

6. 先天性青光眼的诊断依据是无其他原因可以解释的畏光、流泪、角膜大且有同心圆形或横形的后弹力层裂纹、青光眼杯、眼压升高。

按以上程序查得某种青光眼的依据，即可确立诊断，否则可以“排除”。但是“排除”的实际意义在于没有必要按青光眼进行治疗，并非意味着今后不发生青光眼。因此，对曾经怀疑青光眼者，即使“排除”了青光眼的诊断，最好坚持每年至少进行1次复查。

【临床类型】

1. 青光眼分类　青光眼的分类迄今也不完善和统一。我国现行的分类体系依据前房角状态、病因是否明确和发病年龄,基本上分为原发性、继发性和先天性三大类。

(1)原发性青光眼:所谓原发性,是指借助目前临床检查手段无法确定和判断病因,属于老年性眼病,为双眼性,但发病的早晚和病情的轻重可不相同。依据眼压升高时前房角关闭或开放分为闭角型和开角型两种情况。

1)原发性闭角型青光眼。急性闭角型青光眼:其临床过程可分5期,即临床前期、前驱期、急性发作期、缓解期、慢性期;慢性闭角型青光眼:发病机制上分为虹膜膨隆型、虹膜高褶型(短房角型)及两种机制并存的混合型,临床过程分为早期、进展期和晚期。

2)原发性开角型青光眼:高眼压青光眼(即通常所谓的原发性开角型青光眼,曾称为慢性单纯青光眼);正常眼压青光眼(曾称为低眼压性青光眼):此种青光眼的临床分类曾长期未有定论,仅被作为与一般具有眼压升高的原发性开角型青光眼相鉴别的一种青光眼,现已明确作为一个单独亚型,归属原发性开角型青光眼。

(2)继发性青光眼:是由全身或眼部其他疾病或外伤等明确病因所致的一类青光眼。某种意义上可认为是一种并发症。继发性青光眼的原因很多,另有部分患者的病因并不十分明确,且临床表现各异,目前也趋于依据前房角予以分型:继发性闭角型青光眼;继发性开角型青光眼。

(3)先天性青光眼:此类青光眼是由先天性因素影响前房角和小梁网组织的正常发育所造成,多为双眼性;可分为婴幼儿型青光眼(从出生到6岁间发病者);青少年型青光眼(6岁以后到30岁以内发病者,临床上又称为发育性青光眼)和先天性青光眼合并其他先天性异常。

除上述三大类型外,临床上和文献中还可见到"难治性青光眼(refractory glaucoma)"、混合性青光眼(combined-mechanism glaucoma)和"残余性青光眼(residual glaucoma)"等说法,但均非独立而具体的青光眼类型。另外,临床上还有绝对期青光眼的说法,以前作为急性原发性闭角型青光眼临床过程的最后分期,由于各类型青光眼最后均可能发展为绝对期,所以现已从中提出作为一个单独诊断名称。

2. 青光眼房水排出阻力部位的类型

(1)前阻滞:包括房角阻滞、滤帘阻滞、巩膜静脉窦阻滞、外集液管和巩膜表层静脉阻滞。特别是从滤帘到巩膜静脉窦这一段尤为重要,因为这一段涉及原发性开角型青光眼房水流出阻力的主要部位,但是目前对滤帘阻滞和巩膜静脉窦阻滞的形成机制尚不十分了解。房角阻滞主要见于原发性闭角型青光眼和继发于炎症、外伤、手术、房角新生血管等的闭角型青光眼者。

(2)中阻滞(瞳孔阻滞):是原发性闭角型青光眼的主要发病机制和前葡萄膜炎后的瞳孔后粘连、晶状体前脱位、玻璃体疝等诱发眼压升高的主要原因。

(3)后阻滞(睫状环阻滞):是恶性青光眼的形成机制,它也可发生在玻璃体和睫状突、Zinn韧带发生粘连时。

3. 房角形态分类 国内临床上常用Scheie分级法,另外,文献中还可见到Shaffer分级法等(表5-1)。

表 5-1 Shaffer 和 Scheie 前房角分级

几何夹角	分级(Shaffer)	分级(Scheie)	可见房角结构
35°～45°	宽角	宽	原位观察看见所有房角结构
25°～35°	中度宽角	窄Ⅰ	动态下能看见睫状体带
20°	窄角	窄Ⅱ	动态下能看见巩膜突
10°	极度窄角	窄Ⅲ	动态下能看见前部小梁网
0°	闭角	窄Ⅳ	动态下只能见到 Schwalbe 线

利用前房角镜配合裂隙灯显微镜检查,观察房角的宽窄、有无房角关闭或粘连、房角色素的多少、有无新生血管、房角后退或其他异常。具体检查方法有静态观察和动态观察 2 种,详见门诊资料分析。

4. 青光眼视神经损害类型　青光眼损害是多因素的,所以其表现也是多样化的。Anderson 将青光眼视神经损害分眼压相关及非眼压相关因素,并将其分为 3 种类型。

(1)高眼压型:早期常表现为深而均匀扩大的视杯,弥漫性的视神经纤维层缺损,此类多见于年轻人,眼压高达 4.0～6.7kPa(30～50mmHg)。

(2)低眼压型:表现为视杯较浅,呈竖椭圆形,上下方盘沿较窄。眼压仅轻度升高,2.9～3.8kPa(22～29mmHg),多见于老年人。此类以非眼压损害因素为主,可能为缺血或局部筛板薄弱所造成。

(3)老年硬化型:表现为视杯浅,呈碟形,有明显的视盘周围的视网膜色素上皮层萎缩,认为此萎缩与血管硬化及年龄有关。多见于老年人。在临床上深而大的视杯凹陷容易发现,而浅碟形视杯很容易漏诊。但如果通过立体眼底照相进行检查,就不易漏诊这部分患者。

5. 视神经纤维层损害(RNFLD)分类

(1)裂隙状 RNFLD:亦可见于正常人,但如果裂隙状缺损一直延伸到视盘边缘,很可能为异常。

(2)楔状 RNFLD:多见于视盘的颞上及颞下方,为明确的局限性损害。

(3)弥漫性 RNFLD:早期较难发现,必须依靠眼底照相检查,通过观察穿行 RNFL 下面的毛细血管之可见性,能帮助判断。如果毛细血管清晰裸露,说明有弥漫性 RNFLD。

6. 青光眼视野损害分期　20 世纪 70 年代,主要根据动态视野检查定性指标将视野缺损分为早、中、晚 3 期:①早期的旁中心暗点、鼻侧阶梯和颞侧楔形缺损;②中期的弓形或环形暗点及其周边突破;③晚期的中央管视和颞侧视岛。

20 世纪 80 年代以后,自动阈值定量视野计检查改变了视野缺损的概念。Hart 和 Becker(1982)提出了新的视野损害分期,他们将青光眼视野改变分为 3 期:①阈值下期。其标志为眼压增高,或有视盘、视网膜神经纤维束改变,伴有其他视功能紊乱,如对比敏感度下降,颜色分辨力异常等,但视野检查正常。②阈值期。用敏感的视野计检查,可发现浅而易变的暗点。③进展期。表现为明显的视野缺损,暗点加深,范围扩大，即使眼压控制在临界值，也难以阻止视野缺损进行性发展。这种分期更有助于青光眼的早期诊断和早期治疗，对眼压高或眼底可疑青光眼改变，伴有某些心理物理学指标异常者，应高度警惕青光眼损害。

还有关于 Humphrey 视野计的视野分析方法，如 Hodapp-Parrish-Anderson（H-P-A）分级方法、青光眼分期系统（GSS）、晚期青光眼干预研究（AGIS），以及根据标准化自动视野检查的视野指数分级、根据标准化自动视野检查的盒式图分级、青光眼半侧视野检测（GHT）分类。GHT 根据眼底视网膜神经纤维的分布，在中心 30°范围，以水平子午线为界，将上、下半视野分为 1、2、3、4、5 共 5 个相对应区域，通过比较上下方相对应区域的平均值，并用模式概率进行校正，进而判断视野是在正常范围内、临界，还是普通敏感度下降及正常界限外。据报道用此方法检测青光眼视野损害的敏感性和特异性分别为 96%和 86%。

【鉴别诊断】

1. *急性虹膜睫状体炎* 尤其容易与经过治疗后眼压下降、房水存在不同程度混浊的青光眼相混淆。可借助以下几点加以鉴别诊断：①尘状、中等大小和羊脂状角膜后沉着物为主而不是色素性角膜后沉着物为主；②虽然房水闪光（任何破坏血-房水屏障的疾病均可发生）都是阳性，但是急性虹膜睫状体炎时房水可见炎症细胞浮游明显，严重者可见大量纤维蛋白渗出或前房积脓；③充血与渗出相一致，即充血重，渗出也多，而青光眼充血与渗出不一致；④前房深度多正常，房角尤其对侧房角无青光眼的解剖结构变化；⑤瞳孔缩小而不是中等扩大；⑥无青光眼斑、虹膜节段性萎缩等；⑦眼压一般正常（不出现继发性青光眼等并发症时），有时稍高或低。

2. *角膜炎* 一般根据临床表现，特别是角膜浸润混浊和角膜溃疡的存在，即可比较容易地与青光眼相鉴别。

【治疗原则】

1. 降低眼压到不致引起视神经继续损害的安全水平（目标眼压或靶眼压）。研究表明，每降低 1mmHg 的眼压，可以减少 10%的视野丧失，从而延缓或终止青光眼视神经病变的进展。

2. 视神经保护治疗。

3. 继发性青光眼还需积极治疗原发疾病。

【治疗方案】

1. *非手术治疗*

（1）治疗原发性疾病。

（2）确定安全眼压或目标眼压或靶眼压。①早期患眼：基线×0.8；晚期患眼：基线×0.7。②根据随访结果（视盘、视神经纤维层和视野等变化）加以调整。

（3）根据发病机制选择缩瞳药或散瞳药，如原发性青光眼选用缩瞳药，玻璃体疝、虹膜睫状体炎所致继发性青光眼须用散瞳药。

（4）β 肾上腺素能受体阻滞药，如 0.5%噻吗洛尔或 0.25%倍他洛尔（贝特舒）或 0.5%佐布诺洛尔（贝他根）或 2%卡替洛尔（美开朗）滴眼（有心力衰竭、二度以上房室传导阻滞、心动过缓、支气管哮喘和严重阻塞性呼吸道疾病者忌用)或肾上腺素能受体激动药(如 0.1%地匹福林,禁用于闭角型青光眼,常用于如炎症、外伤或手术后的继发性青光眼)或前列腺素制剂(如 0.005%拉坦前列腺素,特别适用于伴心血管或呼吸系统疾病的各类青光眼患者,因毛果芸香碱可减少葡萄膜巩膜通道的房水外流,故不宜与其合用)。

(5)全身应用碳酸酐酶抑制药(与皮质类固醇同时应用时应特别注意根据需要补充钾离子)或局部应用碳酸酐酶抑制药 2%杜塞酰胺(降眼压效果略低于全身用药,但全身不良反应明显减少)。

上述方法不能降低眼压至正常者,再用以下方法。

(6)高渗剂,如 50%甘油、20%甘露醇等。有严重心血管或脑部疾病的青光眼患者须请内科医师会诊后再使用。应用中应及时监测血液电解质的变化和肾功能的改变,防止出现低血钾和肾衰竭。甘油参与体内糖代谢,糖尿病患者慎用。

不能或不宜应用上述药物降低眼压的患者考虑手术。

(7)视神经保护治疗。对眼压升高,特别是急性发作的青光眼,及时给予全身应用自由基清除剂、抗氧化剂,如维生素 E、维生素 C 等,可能对受损的视网膜视神经组织起到保护作用。

(8)辅助治疗。全身症状严重者,可给予镇静、催眠、止吐药物。局部应用糖皮质激素有助于减轻充血和虹膜炎症反应。

2. 术前准备

(1)详细的全身和眼部检查:眼压、视野和前房角镜检查是必不可少的项目。

(2)控制眼压:通过药物尽量使眼压得到控制,一般不应该在高眼压状态下进行手术。

(3)眼部准备:按内眼手术要求准备。

3. 手术治疗

(1)解除瞳孔阻滞的手术:如周边虹膜切除术、扇形虹膜切除术、晶状体摘除和激光虹膜切开术等。手术原理是通过切除或切开周边虹膜,沟通前后房房水通道,使瞳孔阻滞得到解除。主要适应证是房角尚无广泛粘连的早期原发性闭角型青光眼,以及某些发病机制为瞳孔阻滞的继发性闭角型青光眼。

(2)解除小梁网阻塞的手术:如房角切开术、小梁切开术、氩激光小梁成形术(ALT)等。房角或小梁切开术分别从内面和外部切开发育不良或通透性不够的小梁网,房水能经正常途径引流至静脉系统。此类手术对于原发性婴幼儿性青光眼常可达到很好效果。ALT 应用激光束烧灼小梁网色素带前缘,使小梁网相邻区收缩,小梁网眼张大,增加房水外流易度,达到降低眼压的目的,主要用于治疗早期原发性开角型青光眼;或作为一种补充治疗,用于药物治疗眼压控制不满意的原发性开角型青光眼。

(3)建立房水外引流通道的手术(滤过性手术):如小梁切除术、巩膜瓣下巩膜咬切术、虹膜嵌顿术、非穿透性小梁手术(NPTS)、激光巩膜造瘘术、房水引流装置植入术等。滤过性手术基本原理是切除一部分角巩膜小梁组织,形成一个新通道,将房水引流到球结膜下间隙，形成滤过泡，再由结膜组织的毛细血管和淋巴管吸收，以降低眼压。此类手术主要适用于原发性青光眼和有广泛房角粘连的闭角型青光眼。其中，巩膜瓣下巩膜咬切术、虹膜嵌顿术、激光巩膜造瘘术等现已少用；NPTS主要用于治疗开角型青光眼，现也少用，其部分操作技术与其他术式相结合成为某些新型或改良术式，而被称为现代NPTS；引流物植入则主要适用于眼压无法控制而尚有一定视功能，且常规做滤过手术预后差的患者；术中辅助应用抗代谢药物和可拆除缝线（即复合式小梁切除术）提高了滤过性手术的成功率而减少了手术的并发症。近年来开始应用于临床的小梁消融术（Trabectome）利用高频电刀对部分小梁网和舒宁管内壁进行消融来降低房水的外流阻力，实为内路小梁切除；适合原发性开角型青光眼，药物眼压控制不满意在23～30mmHg者；无结膜切口不影响再次做标准的小梁切除术，长期疗效有待证实。

（4）减少房水生成的手术：如睫状体冷凝术、睫状体透热术和睫状体光凝术等。通过冷凝、透热、激光破坏睫状体，减少房水生成，以达到降低眼压、控制症状的目的。睫状体破坏手术主要用于疼痛较为显著的晚期青光眼。其中，内镜睫状突光凝术是准确性最高和并发症最少的手术。该手术方法突破了睫状突解剖结构上的隐匿性，可以按照手术需要将激光能量高度集中地传递到单个睫状突上，而不损伤周围组织，是目前唯一准确地针对单个睫状突的激光光凝方法，其术后并发症少，损害青光眼患者残存视功能的可能性和眼球萎缩的可能性均远远低于其他的睫状体破坏手术。

【术后处理】

1. 一般处理

（1）散瞳：①周边虹膜切除和小梁切开术后可不予扩瞳或给予弱扩瞳药，如1%去氧肾上腺素，因为有时周边虹膜切除未达到应有的要求，或术眼属于高褶虹膜型，扩瞳可能导致眼压急剧升高。②滤过性手术后应用较强扩瞳药，如5%～10%去氧肾上腺素或1%托吡卡胺。③对多年应用缩瞳药，瞳孔不易散大者，术后根据瞳孔散大程度和前房恢复情况决定是否应用阿托品及应用次数。瞳孔不能散大者，可球结膜下注射散瞳合剂。④对于有恶性青光眼解剖因素（眼轴短、角膜小、前房浅、晶状体大或另一眼诊断为恶性青光眼）者，术后常规应用阿托品散瞳，使晶体-虹膜膈后移，防止睫状环阻滞的发生。

（2）抗生素、皮质类固醇治疗：口服用药时应特别注意患者全身情况，如有无糖尿病、高血压、肾功能异常或胃十二指肠溃疡等。

（3）术后每日换药要注意切口有无渗漏、角膜透明度、前房深浅、有无眼前段炎症、瞳孔活跃程度、虹膜根切口是否通畅、滤过泡弥散程度与形态、眼压等。

（4）眼球按摩。一旦前房形成，眼压恢复到2.13kPa（16mmHg）左右，就应教患者学会眼球按摩，每日3次，每次约5min。方法是：患者向下注视，以两示指通过上睑交替压迫眼球上方，使房水扩散有利于滤过泡的形成。按摩时注意不要损伤滤过泡。前3d最好由医师按摩，按摩前后比较滤过泡弥散或隆起程度、眼压高低变化和前房深浅情况。若滤过泡隆起或弥散、眼压下降、前房变浅，说明按摩成功。

2. 并发症处理

(1)术后早期并发症

1)前房延缓形成和浅前房：按 Spaech 分类法，将浅前房分为 3 度。浅Ⅰ度：中央前房形成，周边虹膜与角膜内皮相接触。浅Ⅱ度：除瞳孔区外，全部虹膜均与角膜内皮相贴。浅Ⅲ度：前房消失，晶状体囊和全部虹膜面均与角膜内皮相贴。

一般来说，滤过手术后的前房应在术后 1～3d 基本恢复正常。如 5d 内，甚至术后 7d，Starllard 认为最多不超过 9d，前房仍很浅或没有前房，就应寻找原因，积极处理。对结膜、巩膜切口裂开或缝线松脱者，立即修补。对滤过作用过强者，可在滤过泡相应的上眼睑表面放置一指头大小的棉花垫，外加眼垫，轻轻加压包扎，减少房水外流，促进前房形成。瞳孔阻滞者须交替散瞳充分扩大瞳孔。应用高渗脱水剂，使玻璃体脱水浓缩，有利于前房形成。局部或全身应用皮质类固醇，减轻睫状体水肿，减少炎症渗出，防止粘连。Ⅲ度浅前房伴角膜水肿或经过上述处理4～5d 无效者应考虑手术重建前房。脉络膜脱离者采用加压包扎、充分散瞳、高渗脱水剂和皮质类固醇联合应用，无效者在睫状体平坦部切开巩膜放液并向前房注气或注 BSS、黏弹剂 Healon 等。眼压升高者应考虑为恶性青光眼，药物治疗无效时也应采取手术治疗，根据病情采取后部玻璃体抽液并向前房注气、晶状体摘除合并玻璃体前膜切开、玻璃体切除、激光照射睫状体使睫状突收缩或激光切开玻璃体前膜等措施。对未能查明原因者，先采用加压包扎、交替散瞳、高渗脱水剂和皮质类固醇等非手术治疗，无效时即使检眼镜下未见到脉络膜脱离也可在睫状体平坦部试行放液，或在玻璃体腔内抽液后向前房注气。

2)脉络膜脱离：小梁切除术后其发生率为 6%～12%。眼底检查可见周边有大小范围不等的灰黑色稍隆起区，下方多见，有时可累及 2～3 个象限。超声波可确定脉络膜脱离部位。多数在 2～3 周可自行复位。前房较浅或很浅者经非手术治疗 8～10d 不恢复者，应考虑手术治疗。

3)滤过泡渗漏：发生率约为 1.4%，但是使用抗代谢药物后，渗漏发生率为 1.3%～25%。一旦发生，可采取以下措施：局部加压包扎，有利于渗漏愈合；口服碳酸酐酶抑制药减少房水渗出，让渗漏愈合；胶原眼罩等遮盖渗漏处；全身和局部应用抗生素预防感染；缝合、烧灼、光凝、冷凝、自血疗法等封闭渗漏口；穹隆部结膜松解修补术；自体结膜移植术。

4)睫状环阻塞性青光眼（恶性青光眼、房水错向流动性青光眼）：据统计，滤过手术后其发生率为 0.6%～4%。一旦发生睫状环阻塞性青光眼，应立即采取措施，及时治疗，以免形成永久性房角粘连。详见有关章节。

5)脉络膜上腔爆发性出血：主要见于术前眼压控制不好或持续性高眼压及青光眼伴有眼部血管异常者。处理参见相关章节。

6)前房积血：其发生率为 21%～37%，出血可来源于结膜及巩膜切口、虹膜及睫状体的意外损伤、虹膜新生血管破裂等。术后眼部碰伤、咳嗽、便秘及休息不好，均可导致继发性出血。一旦出血按前房积血处理原则治疗。

7)虹膜睫状体炎：此并发症处理与一般虹膜睫状体炎相同。

(2)术后中、远期并发症

1)滤过泡瘢痕和手术失败:小梁切除术是目前治疗原发性青光眼应用最广泛的术式,其1年失败率约为10%,2年失败率约为15%,3年失败率约为20%。一些文献报道,约50%患者术后需加用局部抗青光眼药物,因眼压高、视功能损害需再次手术者约为10%～25%。

为了评价滤过功能,Kronfeld将青光眼滤过泡大致分为:Ⅰ型(微小囊状型),囊壁无血管,多呈微囊状;Ⅱ型(扁平弥散型),扁平、弥散、苍白状,相对壁厚;Ⅲ型(瘢痕型),无滤过泡或球结膜充血微隆起,结膜下瘢痕化粘连在巩膜表面,多血管外观;Ⅳ型(包裹囊型),局限圆顶状隆起,呈囊肿样增生,成为致密的球筋膜空腔。其中Ⅰ、Ⅱ型为功能性滤过泡,Ⅲ、Ⅳ型为无功能滤过泡。

处理措施:a.眼球按摩。b.激光治疗:对因色素膜堵塞滤过内口者成功率为50%,对玻璃体、晶状体囊膜及筋膜组织堵塞巩膜内口者有效率为56%。c.针刺修复法:有报道,对前房角镜证实巩膜内口无阻塞的滤过泡瘢痕者,在表面麻醉下,距瘢痕滤过处10mm进针,推注含1/1000肾上腺素的1%利多卡因或含5mg的氟尿嘧啶0.5ml,使结膜下形成一局限性隆起泡,针头在结膜下前后移动分离瘢痕,注意不要刺破结膜,更不要进入眼内。针刺修复一次或多次后,眼压下降到2.93kPa(22mmHg)以下的成功率为80%～90%。因为全部操作在球外进行,且氟尿嘧啶用量少,一般不引起严重并发症。d.聚焦超声治疗:有学者对巩膜内口开放的扁平无功能滤过泡,将超声探头放在滤过泡上,2～4次,每次5s,强度为10kW/cm^2,成功率达75%。经上述治疗无效者,需再次手术。

2)滤过泡渗漏和破裂:见早期并发症。

3)并发性白内障:抗青光眼手术后,远期并发性白内障发生率占38%(其中小梁切除术后7.6%,虹膜嵌顿术后45%)。手术时眼压的变化、术中手术器械的损伤、术后房水成分的变化和代谢紊乱、虹膜炎症等,均可使晶状体混浊加快发展或使原透明晶状体变混浊。处理见有关章节。

4)其他:包括交感性眼炎、滤过泡炎、眼内炎、长期低眼压等。

【住院小结】

1. *疗效* 原发性和先天性青光眼是无法根治的,治疗的根本目的在于阻止病变进展以保存视功能。继发性青光眼,如仅处于眼压升高阶段,原发性疾病及时消除以后,升高的眼压可以恢复正常;如已到达视神经损害阶段,有时原发性因素即使解除,但眼压升高和视神经损害的进程依然可以独立地继续,需要予以专门的青光眼治疗。

2. *后续治疗*

(1)根据眼压和视功能情况,加用抗青光眼药物,无效时考虑再次手术。

(2)长期随访观察

1)随访时间。a.早期随访:手术顺利且术后早期无并发症者,1周随访1次;1个月后10～14d随访1次;2个月后眼压正常者1个月随访1次。如术后有并发症出现,则应视患者病情缩短随访时间。b.后期随访:眼压正常者可1个月1次,根据病情逐渐延长间隔时间,坚持终身。边远地区或无条件随访者,在眼压和视功能稳定后,至少1年随访1次。

2)随访内容。a.眼压:最好控制在视功能无进一步损害的水平,一般认为<2.12mmkPa(15.5mmHg)为相对安全的眼压。在美国一项多中心合作的青光眼初始治疗研究中,治疗的目标眼压是按照一定公式用计算机程序计算出来的:目标眼压=(1-参考眼压+视野计分)/100×参考眼压。其中,参考眼压指治疗前的基础眼压,视野计分是用计算机根据美国国家眼科研究所编制的程序统计决定的。b.视功能:一般3~6个月复查1次视野和中心视力,每次应使用相同的检查方法,以便对照比较。有改变者,即使该眼压在正常范围内也需加用抗青光眼药物,无效者再次手术。c.视神经:包括视盘凹陷、视神经纤维层改变等,是每次随访检查的重要内容。有条件者应做眼底立体照相或近红外光线、激光扫描成像,应用计算机对视神经做三维图像分析,比检眼镜更能准确地对比观察视盘凹陷和视神经纤维层改变。d.角膜直径和眼轴:对于先天性青光眼尤其重要,由于儿童的视盘凹陷具有回弹性,随眼压高低而有较明显的变化,所以对屈光间质透明的患儿应定期检查眼底,注意视盘凹陷的变化。

(3)非眼压危险因素的治疗:主要包括:避免使用引起血管收缩的药物;避免血管痉挛的相关诱因(如寒冷、紧张和吸烟等);治疗与青光眼有关的疾病,如糖尿病、高血压和外周血管疾病等。

(4)其他:如保护和防止视神经损害的药物治疗等。

3. 出院医嘱

(1)继续应用抗生素、皮质类固醇和睫状肌麻痹药,一般至术后1个月逐渐减量。

(2)对滤过作用不足,眼压接近正常、正常或高于正常者,继续按摩眼球,一般可持续1~2个月。待瘢痕组织稳定、滤过泡形成后,按摩可停止。

(3)根据对侧眼房角情况,加用缩瞳药或实施激光治疗等。

(4)定期门诊随访,观察眼压、瞳孔、滤过等情况,进行视盘、视神经纤维层、视野等检查,监测青光眼进展情况。

(5)避免引起青光眼发作的诱因。

(6)继发性青光眼者继续治疗原发疾病。

(任泽钦　朱承华)

第二节　原发性青光眼

一、概　述

通常所谓青光眼指的就是原发性青光眼(primary glaucoma),属于中老年人眼病,发病可能性随年龄增长而增大。原发性是指其病因不明确或根据目前检查方法无法查清,发病机制按照房角情况分为闭角型和开角型,发病过程分为急性和慢性,其中,急性主要是指急性原发性闭角型青光眼,其突出特点表现为急性发作期的眼压急剧升高及其相关症状和体征，慢性则包括慢性原发性闭角型青光眼和原发性开角型青光眼，呈隐匿发病和缓慢进展的特点。各种原发性青光眼疾病过程的临床共性为双眼性、进行性和致盲性及其不可逆性。

原发性青光眼的诊断基于四项基本指标，包括房角、眼压、眼底视盘和视网膜神经纤维层、视野。就青光眼诊断而言，依据其病理生理学的临床过程，一般思路是，首先进行前房角检查(同时参考前房深度)即可分出闭角型和开角型，然后在此基础上，对于闭角型青光眼，四项指标中重在房角和眼压，因为无论最初什么原因累及房角出现关闭(多同时有前房变浅)，达到一定范围时必然引起眼压升高，眼压急剧升高即急性闭角型青光眼时不仅带来明显的症状，而且造成眼前段和眼底的明显损害；眼压慢性和长期升高主要导致视神经损害。另一方面，对于开角型青光眼，因为其前房角与正常人一样也是开放的，眼压升高另有原因，况且正常眼压性青光眼中眼压不一定升高，因此房角和眼压难以成为诊断依据，四项指标中重在眼底和视野。青光眼诊断上，主要困难在于早期诊断，所以需要谨慎判断和把握上述四项指标的具体表现及其相互关系。

青光眼就治疗而言，迄今各种手段依然限于控制眼压，闭角型青光眼中，对于部分早期、中期患者可以采用激光等方法预防房角关闭或阻止房角关闭的进展，但对于根本性的视神经损害，包括眼底视盘和视网膜神经纤维层及视野改变，目前尚无可靠和有效的治疗方法，因而成为青光眼治疗的重要研究方向。

【病史询问要点】

1. 有无虹视、眼胀、头痛、恶心和视力下降。
2. 症状持续时间，间歇性还是持续性，病期长短及有无发作诱因等。
3. 曾采用何种缓解治疗措施及目前用药情况。
4. 患者屈光状态，有无高度近视或高度远视等。
5. 有无青光眼家族史。
6. 有无其他眼病史、皮质激素用药史和全身疾病史。

【体格检查要点】

1. 视力　包括矫正视力。不但可以帮助了解青光眼造成视神经功能的损害情况，而且可根据屈光状态评估前房的深浅和前房角的宽窄，并在视野检查时据此给予适当的镜片矫正。

2. 外眼　有无结膜充血、眼球突出、眼睑和睑裂变化等。

3. 角膜和巩膜　注意角膜直径大小，有无角膜水肿、角膜后沉着物及其数量与性质、粘连性角膜白斑、巩膜炎症等。

4. 前房　有无房水闪光及其程度；评估前房深度，包括前房轴深与周边深度。

5. 虹膜　有无虹膜前、后粘连，粘连范围和部位。有无虹膜膨隆、虹膜萎缩、虹膜红变、虹膜裂洞、虹膜异色、灰白色脱屑、虹膜根部离断、虹膜囊肿或肿瘤等。

6. 瞳孔　注意瞳孔大小与对光反应，有无瞳孔变形、瞳孔移位、瞳孔缘色素外翻等。

7. 晶状体　有无灰白色脱屑，晶状体有无膨胀与脱位，白内障是否过熟液化或破裂皮质外溢，晶状体前囊下有无乳白色的斑片（青光眼斑）等。

8. 玻璃体　有无玻璃体积血。

9. 视网膜　在使用直接检眼镜检查的基础上，建议采用裂隙灯前置镜检查法和眼底图像记录技术进行眼底检查，以观察并记录眼底变化。重点应观察并记录视盘的盘沿、视网膜神经纤维层及杯盘比的变化。视盘检查可采取国际公认的ISNT法则或我国首先提出的鼻侧最宽原则。

【门诊资料分析】

1. 眼压　目前，临床上所用的眼压测量方法较多。除传统的Schioetz压陷眼压计以外，近年来非接触压平眼压计（NCT）应用已很普遍，但青光眼临床诊断上Goldmann压平眼压计作为公认的“金标准”。此外，动态轮廓眼压计（DCT）和回弹眼压计（iCARE）也已进入临床应用，但尚不普遍，而且其准确性有待临床验证。

眼压是具有变异性的指标。首先，正常眼压范围10～21mm Hg内个体差异已达11mmHg，即使对青光眼而言，仅是一侧眼压升高有临床意义，但40岁以后人群正常眼压分布呈右偏态，即部分正常人眼压高于24mmHg，所以眼压轻度升高本身并不一定具有多大的诊断价值。其次，测量误差也是难免的，一个具体眼压测量数值正常与否，难以仅靠其自身的孤立判断，眼压曲线的测量结果可以提供单眼峰值和谷值的波动性和双眼的对称性，以便于整体地评价眼压的真实情况，但由于测量技术的限制，眼压昼夜曲线的测量尚无统一和标准的方法。

此外，还可结合房角的情况，如果发现房角存在至少部分关闭，也可作为眼压升高的旁证；但对于原发性开角型青光眼，尤其早期可疑患者，区分难度较大，应注意其他有关情况。如眼底和视野的综合分析和鉴别。

2. 房角　前房角镜检查对青光眼的诊断及治疗极其重要，不仅有助于青光眼发病机制、临床分型的详细探讨，而且对治疗方法的选择、预后的估计等均有较大的临床实用价值。

实施检查时先进行静态观察，在不改变前房角解剖状态的条件下区分房角宽窄，并采用Seheie分类法进行分级。后进行动态观察，确定房角开、闭和周边前粘连的程度和范围。记录房角检查结果时应注明动态与静态，建议按时钟方位对房角全周进行文字和画图描述，并记录虹膜周边部的形态（凸或凹）和小梁网的色素分级，同时应记录检查时的眼压及用药情况。

【继续检查项目】

1. 激发试验　对于存在浅前房和窄房角而怀疑闭角型青光眼的患者，暗室试验或暗室加俯卧试验对诊断有很大帮助，1～2h到点时所测眼压较试验前升高8mmHg为阳性。值得注意的是，激发试验阴性者并不能完全排除青光眼的诊断。

2. 视野　在现有各种视野检查方法的基础上，建议使用国际标准的计算机自动视野计进行视野检查，在分析视野检查结果时应注意其一致性和可靠性。自动视野计以Humphrey和Octopus为代表，尤其前者有关软件更适合于青光眼使用。视野检查的具体应用分为两个方面：一是诊断，主要针对开角型青光眼，对于早期患者，如果考虑通常采用的标准白/白检查法(SAP)灵敏度不够，上述两种视野计均配置了蓝/黄视野检查法，另外还有倍频视野计(FDT)也可用于早期诊断；对于闭角型青光眼，早期诊断主要依靠房角关闭和眼压升高，视神经可能尚无明显损害，视野检查不一定出现异常。二是随访，无论开角型还是闭角型青光眼，随访过程中应定期进行视野检查，以监测视神经尤其视功能损害的进展情况。对可疑和已确诊的青光眼患者，应定期检查视野，监测视功能有无进行性损害。

3. 超声生物显微镜(UBM) UBM对青光眼尤其对闭角型青光眼非常有价值，不仅可以计算各种类型青光眼的房角开放程度，而且有助于了解眼球前节全周组织解剖结构的变异、各种抗青光眼手术后效果和并发症，尤其可提供活体状态下后房的情况。对某些类型青光眼的发病机制研究如色素播散综合征表现出显著的优越性。另外，眼前段相干光断层扫描仪(AS-OCT)也可选择采用，但不能提供后房及其有关结构的情况。

4. 眼底照相和定量图像分析 青光眼眼底，即视盘和上下弓形区视网膜神经纤维层的立体照相对于青光眼早期视神经结构性损害的立体观察和综合分析提供了一个很好的工具，是迄今青光眼专家公认的最佳方法。

目前，已有HRT、GDx和各种OCT等较成熟的视盘和视网膜神经纤维层分析成像技术进入临床应用，为监测青光眼的发生和发展提供了客观、定量、重复性高的数据，尤其在监测青光眼病情变化的随访中意义重大。但对于青光眼早期诊断不可凭借其中单一仪器检查结果，应该结合其他临床表现加以评估。

【诊断】

(2014年我国原发性青光眼诊断和治疗专家共识)。

1. 原发性开角型青光眼

(1)定义：POAG是一种慢性、进行性视神经病变，病理性高眼压是造成视神经损伤的重要因素之一。POAG的特征是获得性视神经萎缩与视网膜神经节细胞及其轴突丢失，且无其他可能引起上述病变的眼部及全身疾病，眼压升高时房角始终保持开放。

(2)分类

1)高眼压型(即原发性开角型青光眼)：病理性高眼压(一般认为24h眼压峰值>21mmHg，Goldmann压平眼压计，建议测量24 h眼压曲线，至少进行6次检查)，眼底有青光眼的特征性损害(视网膜神经纤维层缺损或视盘改变)和(或)视野出现青光眼性损害，房角开放，并排除其他导致眼压升高的因素，诊断为原发性开角型青光眼。

2)正常眼压型(即正常眼压性青光眼)：24h眼压峰值不超过正常值范围上限(眼压≤21mmHg，Goldmann压平眼压计)，眼底有青光眼的特征性损害(视网膜神经纤维层缺损或视盘改变)和(或)视野出现青光眼性缺损，房角开放，并排除其他疾病引起的眼底和视野改变，诊断为正常眼压性青光眼。应注意这类患者可能合并直立性低血压、血流动力学异常、角膜厚度偏薄、近视等。

3)高眼压症:眼压多次测量超过正常值范围上限,但视神经纤维层和视野无青光眼性改变,房角为宽角,并排除继发性青光眼或较厚角膜、检测技术误差等其他因素导致的假性高眼压,可诊断为高眼压症。但要定期随访眼底视盘、视网膜神经纤维层厚度和视野的变化。眼压>25mmHg 且中央角膜厚度≤555μm 者具有较高的危险性,建议给予降眼压治疗。

2. 原发性闭角型青光眼

(1)定义:原发性房角关闭所导致的急性或慢性眼压升高,伴或不伴有青光眼性视盘改变和视野损害。根据临床表现可将 PACG 分为急性和慢性两种类型。

(2)筛查:建议针对高龄、具有浅前房、窄房角解剖特征的人群进行以医院为基础的机会性筛查。前期文献已证实,房角镜检查和 UBM 检查的一致性为 80%～90%,因此这两种方法均可用于闭角型青光眼的筛查,建议优先考虑用房角镜,有条件的医院建议用房角镜联合 UBM 检查。

(3)分期:原发性急性闭角型青光眼按传统的分类方法分为临床前期、先兆期、急性期、缓解期、慢性期。原发性慢性闭角型青光眼分为早期、进展期和晚期。完全失明的患眼为绝对期。

(4)激发试验:对闭角型青光眼患者采用改良的激发试验,即监测短期房角闭合状态(采用明暗光 UBM 或 3 min 暗适应对房角进行评估),随后以 1 h 的暗室试验判断眼压水平。改良后的闭角型青光眼激发试验以房角关闭及眼压升高两项指标为判断标准,从而决定是否对闭角型青光眼的高危眼进行及时处理。激发试验阳性可作为诊断依据,激发试验阴性不能排除 PACG。

建议采用 ISGEO 分类、按房角关闭机制分类和临床症状学分类 3 种分类方法相结合的原则指导临床或相关研究。

【鉴别诊断】

原发性青光眼本身包含不同类型,不同类型间症状和体征有所重叠和相似,所以也应注意相互鉴别。有以下几种主要情况。

1. 慢性原发性闭角型青光眼“亚急性发作期”(慢闭亚急性期)与急性原发性闭角型青光眼“急性发作期”(急闭急性期)　急性原发性闭角型青光眼的发病机制为瞳孔阻滞,慢性原发性闭角型青光眼的发病机制中既有瞳孔阻滞,还有虹膜高褶和复合机制,因此慢性原发性闭角型青光眼的临床过程中,除一般的慢性病程以外,某一阶段时某种因素激发下可有类似于急性原发性闭角型青光眼“急性发作期”的临床症状和体征,鉴别上注意下述几点。

(1)症状:慢闭亚急性期虽有眼痛、头痛和视力下降等,但一般不重,远比急闭发作期较轻。

(2)体征:慢闭亚急性期眼压可骤然升至 40～50mmHg 甚至更高,但结膜充血较轻,而急闭急性期结膜高度充血甚至水肿(因此曾被称为急性充血性青光眼);此外,角膜上皮水肿和瞳孔散大等较轻,一般不出现急闭发作期后常见的“三联征”;如果眼底发现视杯扩大和盘沿变窄等特异性改变，更加支持慢闭诊断，而急闭（慢性期中再次发作除外）眼底无特异改变或有视盘边界不清、色泽较红，盘周和后极部视网膜不同程度水肿，或散在大小浅层片状出血等。

另外，真性小眼球闭角型青光眼应予格外注意，该病为双侧性，眼部表现为眼球小（轴长≤20 mm）、小角膜、高度远视，另外，可有视网膜黄斑发育不良、斜视、眼球震颤等。闭角型青光眼多为慢性，也可急性发病。一般外引流手术后极易出现葡萄膜渗漏综合征，或合并视网膜脱离、玻璃体积血，或恶性青光眼，不仅治疗难度大，而且预后不佳。

2. 慢性原发性闭角型青光眼（慢闭）与窄角型原发性开角型青光眼（窄角型开青）

慢闭中眼压升高是由于房角关闭，无论机制是贴附性还是粘连性，程度或多或少；开青中眼压升高时房角依然开放，需要注意的是，所谓开放却有宽窄两种情形，尤其视神经已有明显损害，房角虽然较窄但没有任何粘连性关闭，此时应考虑为窄角型开青。

3. 原发性开角型青光眼中高眼压型和正常眼压型两种青光眼　已有流行病学调查资料显示，已经确诊的原发性开角型青光眼患者中，许多患者的首诊眼压处于正常范围内，但正常眼压型青光眼的诊断绝非仅凭一两次眼压测量结果即可确定，应给予昼夜眼压曲线测量，而且由于目前眼压曲线测量技术的限制，可能需要不止一次或不同时间点的多次测量，以全面判断眼压水平的一日内单眼波动性（fluctuation）和双眼对称性及不同日期间眼压的变异性（variation）；同时，需要排除其他原因的视神经病变。另外，开角型青光眼中与正常眼压型青光眼相对应的一种临床情况是高眼压症（intraocular hypertension，OHT），严格意义上，真正的高眼压症属于正常眼压的一种生理性变异，因为不同调查资料显示，40 岁以上正常人群中约有 5% 个体的眼压水平高于 24mmHg，值得注意的是，应与仅有眼压波动而无明显视神经损害的极早期开角型青光眼相鉴别，需要眼压曲线的多次测量和视神经的随访性检查。

4. 其他　如急性原发性闭角型青光眼与急性虹膜睫状体炎的鉴别诊断等，见本章第一节。

【治疗原则】

明确具体诊断类型的前提下，制订治疗方案。临床实践中可分为两种情况进行考虑。

1. 急性闭角型青光眼急性发作期　首先，积极采用综合降眼压药物（全身静脉输液、口服及眼局部点滴），争取尽快和有效地降低眼压；同时，眼局部滴糖皮质激素眼液可有效缓解高眼压造成的炎性反应和主观症状。然后，依据瞳孔和房角等情况，决定下一步处理。

2. 急性闭角型青光眼其他各期和慢性青光眼

（1）对于闭角型青光眼，认真检查和确认房角情况，除非动态下全周或绝大范围内粘连性关闭，可考虑予以激光周边虹膜切开术（YAG 激光）或联合激光周边虹膜成形术（Argon 激光或 Kr 多波长激光，该术式可重复施行），然后观察房角改变及不用降眼压药物或少量用药下眼压情况。

(2)对于开角型青光眼，一般首选局部降眼压药物，也可考虑首选选择性激光小梁成形术(SLT)。

(3)药物和激光治疗后眼压控制仍不满意时，考虑手术治疗。

(4)各种治疗手段的目的迄今仅在控制眼压，由于青光眼无法根治，所以长期治疗和随访中应注意制订和调整目标眼压(target pressure)，即不至于引起或尽量延缓视神经继续损害的安全眼压水平。

关于视神经保护治疗：迄今，没有任何临床证据表明，降眼压治疗外其他方法对青光眼视神经有确切的保护效果。

【治疗方案】

1. 药物治疗

(1)局部降眼压药：青光眼局部降眼压药已有很大发展，现有药物包括5类单方制剂和1类固定组方制剂(表5-2)，各自药理机制不同，“合理化”在于“合药理、合病理、合人理”，具体临床应用中注意选择路径和评价标准。选择路径为基于规范化即目前已有的循证医学研究或专家共识的各种指南，而个体化体现着临床医师用药治病救人的治疗智慧。评价标准包括药物应用的有效性、安全性、可耐受性和经济性，此外，应注意局部药物特有的交错性及长期用药要求的依从性和持续性等问题。

表5-2 局部单方降眼压药作用机制和效果

药物	作用机制	效果
前列素类	促进排出	25%～33%
房水生成抑制药	抑制生成	
β受体阻滞药		20%～25%
α受体激动药		20%～25%
碳酸酐酶抑制药		15%～20%
毛果芸香碱	促进排出	20%～25%
固定组方制剂*		

*固定组方制剂依据其具体组成药物，作用机制和效果有所不同。

1)前列素类：拉坦前列素(适利达)、曲伏前列素(苏为坦)和贝美前列胺(卢美根)，对于开角型青光眼作为一线选择药物。上述药物均为促进葡萄膜巩膜通路房水排出的药物，适于开角型青光眼或激光治疗后至少保留部分房角依然开放的闭角型青光眼；同时，由于该药属于炎症刺激因子，对于合并炎症、外伤或手术后不久的青光眼患者则不适用或慎用，也不适于新生血管性青光眼。

2)β受体阻滞药：0.5%噻吗洛尔(噻吗心安)、0.5%左布诺洛尔(贝他根)、2%卡替洛尔(美开朗)、0.25%倍他洛尔(贝特舒)滴眼剂，患者有心力衰竭、Ⅱ度以上房室传导阻滞、心动过缓、支气管哮喘和严重阻塞性呼吸道疾病时，忌用。

3)肾上腺素能受体激动药：现主要为溴莫尼定(阿法根)，该药容易透过血-脑屏障，因此，患者出现嗜睡症状及3岁以下小儿禁用以免引起中枢抑制。此外，如0.1%地匹福林等，禁用于闭角型青光眼，常用于炎症、外伤或手术后的继发性青光眼。

4)毛果芸香碱：所用浓度不一，常用者为1%和2%两种，主要为临时或短期用药，必须长期用药时，应注意出现不良反应。

5)局部碳酸酐酶抑制药：现主要为布林佐胺(派立明)，降眼压效果略低于全身用药，但全身不良反应明显减少。

6)固定组方制剂：欧美眼科临床中已有多种，为上述5种单剂中任何2种的复合制剂，国内近年来也有少数剂型，如拉坦前列素和噻吗洛尔的固定组方制剂名为拉坦噻吗滴眼剂(xalacom)。优越性在于，每日1次用药约为两种药物分别使用的效果，但减少了不良反应而增加了依从性。

(2)全身降眼压药

1)静脉输液的高渗剂：主要为20%甘露醇注射液。有严重心血管或脑部疾病的青光眼患者须请内科医师会诊后再使用。应用中应及时监测血液电解质的变化和肾功能的改变，防止出现低血钾和肾衰竭。甘油参与体内糖代谢，糖尿病患者慎用。

2)口服的碳酸酐酶抑制药：主要为醋甲唑胺(尼目克斯)，与皮质类固醇同时应用时应特别注意根据需要补充钾离子。此外，还有50%甘油或异山梨醇口服液。

(3)其他辅助药物：全身症状严重者，可给予镇静、催眠、镇吐药物。局部应用糖皮质激素有助于减轻充血和虹膜炎症反应。

(4)视神经保护治疗仅供参考。对眼压升高，特别是急性发作的青光眼，及时给予全身应用自由基清除剂、抗氧化剂，如维生素E、维生素C等，可对受损的视网膜视神经组织起到保护作用。

2. 激光治疗

(1)YAG激光周边虹膜切开术：原发性闭角型青光眼中发病机制为瞳孔阻滞时，为主要适应证；其次，高坪虹膜构型也需虹膜切开术。

(2)Argon激光或Kr多波长激光周边虹膜成形术：主要适用于高坪虹膜型闭角型青光眼，同时也予以虹膜切开术。该术式可以多次重复施行，以期周边虹膜收缩变薄而房角加宽。

(3)SLT选择性激光小梁成形术：适用于开角型青光眼，尤其早期或新诊断未用药的患者中效果较佳。该术式由于对小梁组织几乎无不良反应，不同于以前Argon激光小梁成形术(ALT)导致小梁组织瘢痕损伤，可以多次重复。

(4)激光睫状体凝固术：现在多用810二极管激光，适于药物或其他术式不合用、晚期或绝对期的患者。术式分为外路和内路两种，所谓外路即通常经过巩膜的透热方式，方法简单，但透热效果无法直视判断；内路需要借助内镜进入眼内，操作相对困难，而且仅适用于无晶状体眼或人工晶体眼，优点是可以直视判断激光效果，损害青光眼患者残存视功能的可能性和眼球萎缩的可能性均远远低于其他的睫状体破坏手术。

3. 手术治疗

(1)术前准备：见本章第一节。

(2)依据降压机制将具体术式分为以下类型。

1)解除瞳孔阻滞的手术:如周边虹膜切除术、扇形虹膜切除术、晶状体摘除术等。主要适应证是,房角尚无广泛粘连的早期原发性闭角型青光眼,以及某些发病机制为瞳孔阻滞的继发性闭角型青光眼。

2)建立房水外引流通道的手术(滤过性手术):术式繁多,但几十年来一直作为经典的是小梁切除术,该术式已有不少改良。其中,临床价值较大的术中辅助措施有二:一是可拆除式缝线的预置,二是抗增殖药主要为丝裂霉素(MMC)的应用。其他如巩膜瓣下巩膜咬切术、虹膜嵌顿术、激光巩膜造瘘术等现已少用;非穿透性小梁手术(NPTS)曾用一时,现也少用,其部分操作技术与其他术式相结合成为某些新型或改良术式,如房水引流装置植入术(国内常用的两种为 Ahmed Glaucoma Valve 和 Express Glaucoma Filtration Device)等,以及近年进入临床的小梁消融术(Trabectome,实为内路小梁切除术)。此类手术主要适用于原发性青光眼和有广泛房角粘连的闭角型青光眼。其中,NPTS 主要用于治疗开角型青光眼;引流物植入则主要适用于眼压无法控制而尚有一定视功能,且常规行滤过手术预后差的患者。

关于术中抗代谢药物的应用:滤过性手术联合应用丝裂霉素和氟尿嘧啶,可以延长滤过泡功能、降低眼内压、提高手术成功率。目前虽然越来越多的医师将丝裂霉素和氟尿嘧啶应用于滤过性手术中,但均采用浓度较低、时间较短的方式,应用时应综合考虑抗代谢药物可能发生的不良反应和严重后果。由于两者抑制细胞增殖的能力不同,滤过手术中应用丝裂霉素比氟尿嘧啶更有效,能使眼压降得更低。

应用丝裂霉素的适应证:a.难治性青光眼:包括无晶状体或人工晶体眼性青光眼、既往滤过手术失败的各种青光眼、新生血管性青光眼和葡萄膜炎性青光眼、外伤后和玻璃体视网膜术后的青光眼,这些都是手术失败的高危眼。b.开角型青光眼晚期。开角型青光眼常需要 2.0kPa(15mmHg)或更低的眼压才能维持视功能的稳定,特别对晚期患者,丝裂霉素比氟尿嘧啶更适合其使用。c.伴有角膜病变的青光眼。对术前有角膜病变的患者,使用氟尿嘧啶可以引起角膜并发症,应选用丝裂霉素。

应用氟尿嘧啶的适应证:a.原发性青光眼,具有手术失败的低中危险因素,首次接受滤过手术的患者。b.伴有高度近视的青光眼和年轻患者,应用氟尿嘧啶可减少低眼压性黄斑病变的发生率。c.对术中使用或没有使用抗代谢药物者,如果术后出现有可能滤过失败的早期征象时,须采用结膜下注射氟尿嘧啶,注射剂量及次数依滤过泡功能而定。

3)减少房水生成的手术:除睫状体光凝术外,如睫状体冷凝术、睫状体透热术等通过冷凝、透热以破坏睫状体,减少房水生成,达到降低眼压、控制症状的目的。睫状体破坏手术主要用于疼痛较为显著的晚期青光眼。

【术后处理】

1. 一般处理

(1)术后每日换药,注意结膜切口有无渗漏、滤过泡弥散程度与形态、角膜透明度、前房深浅、有无眼前段炎症、瞳孔活跃程度、虹膜根切口是否通畅、眼压等。

(2)抗炎,主要是糖皮质激素滴眼剂的局部应用,术后最初1周内用量应适当加大,以有效抑制手术创伤反应,此后依据结膜血管和充血及滤过泡形成情况逐步减量,有时用药可长达1个月以上;结膜下注射和口服用药的方式现已较少。为预防感染,术后1周内可适量使用抗生素滴眼剂。糖皮质激素必须口服用药时,应特别注意患者全身情况,如有无糖尿病、高血压、肾功能异常或胃十二指肠溃疡等。

(3)散瞳不是必需措施,现在常见药物为复方托吡卡胺眼液和阿托品眼液或眼膏。局部滴眼剂应用后瞳孔不能散大者,可球结膜下注射散瞳合剂。用药主要考虑下述情况。

1)闭角型青光眼术后:预防术后浅前房;对于有恶性青光眼解剖因素(眼轴短、角膜小、前房浅、晶状体大或另一眼诊断为恶性青光眼)的患者,术后常规应用阿托品,使晶状体-虹膜隔后移,防止睫状环阻滞的发生。

2)术后炎性反应较重:各种原因致使炎症较重时,首先加强激素应用,同时注意散瞳(保持瞳孔舒缩活动),但应注意避免瞳孔散大情况下发生后粘连。

3)对多年应用缩瞳药,瞳孔不易散大者,术后根据瞳孔散大程度和前房恢复情况决定用药。

(4)眼球按摩。一旦前房形成,眼压恢复到16mmHg左右,就应教会患者眼球按摩,每日3次,每次约5min。方法见本章第一节。按摩前后比较滤过泡弥散或隆起程度、眼压高低变化和前房深浅情况。若滤过泡隆起或弥散、眼压下降、前房变浅,说明按摩成功。

2. 并发症处理　见本章第一节。

【住院小结】

1. 疗效　原发性青光眼是无法根除的,治疗的根本目的在于阻止病变进展以保存视功能。手术治疗的疗效评价主要在于眼压控制情况、有无相关并发症及其处理结果,术后长期评价除眼压外,需要观察视神经,包括眼底视盘和视网膜神经纤维层及视野改变及其进展速率等,以及患者与青光眼有关的生活质量和状态。

2. 后续治疗

(1)根据眼压和视功能情况,加用抗青光眼药物,无效时考虑再次手术。

(2)长期随访观察,了解患者的目标眼压或靶眼压。

(3)非眼压危险因素的治疗,如避免使用引起血管收缩的药物;避免引起血管痉挛的相关诱因(如寒冷、紧张和吸烟等);治疗与青光眼有关的疾病,如糖尿病、高血压和外周血管疾病等。

(4)其他见本章第一节。

3. 出院医嘱

(1)继续应用抗生素、皮质类固醇和睫状肌麻痹药,一般至术后1个月逐渐减量。

(2)对滤过作用不足,眼压接近正常、正常或高于正常者,继续按摩眼球,一般可持续1～2个月。待瘢痕组织稳定、滤过泡形成后,按摩可停止。

(3)根据对侧眼房角情况,加用缩瞳药或实施激光治疗等。

(4)定期门诊随访,观察眼压和瞳孔等情况,以便及时处理出现的问题。

(任泽钦)

二、原发性急性闭角型青光眼

原发性急性闭角型青光眼(primary acute angle closure glaucoma,PAACG)是指由于原发性房角关闭引起眼压急性升高的一类青光眼,以瞳孔阻滞、虹膜与小梁网黏附引起眼压急剧升高为特征,是老年人常见的不可逆致盲眼病之一。PAACG 多发生于50 岁以上女性,亚洲人群患病率高,双眼可先后发病。我国目前原发性闭角型青光眼的患病率为 1.79%,40 岁以上人群中为 2.5%,是我国最常见的青光眼类型。眼球局部解剖结构异常被认为是 PAACG 发病的主要因素,这种解剖结构的异常因素具有遗传倾向,包括眼轴短、前房浅、房角狭窄、晶状体较大较厚、位置相对靠前等。情绪波动、暗室停留时间过长、长时间阅读、局部或全身应用抗胆碱类药物均可诱发本病。

【病史询问要点】

1. 有无眼胀痛伴虹视、雾视、患侧头痛、恶心呕吐、视力下降等。休息后可否缓解。

2. 有无昏暗环境、情绪、疲劳、用眼过度、气候、散瞳、血管神经因素等影响诱因。

3. 眼痛差异很大。有的仅有不适感或眼周围胀满感,有的甚至剧烈疼痛,也有反射至额部、耳、鼻窦及牙齿处。

4. 是否有青光眼家族史、其他眼部疾病史,如远视、白内障等。

5. 如患者已接受青光眼的治疗,应收集过去的病史及历次检查和治疗资料,包括视野的复印件、视盘的照片等,详细了解以下情况:①青光眼类型;②青光眼的确诊日期;③最高眼压数值及波动;④过去和现在用药治疗的细节(如剂量、疗程、效果,是否联合用药等);⑤因不良反应而停药的病史;⑥既往内眼手术或激光手术的时间、类型和疗效。

6. 全身病史

(1)全身情况,特别是:①高血压;②糖尿病;③输血;④休克;⑤心血管疾病;⑥脑血管疾病;⑦甲状腺疾病;⑧肾结石;⑨心律失常;⑩呼吸系统疾病,包括哮喘。

(2)既往非眼部手术史。

(3)目前全身用药的剂量和有关情况的记载,近期是否服用肾上腺素能药物或抗胆碱能药物。

(4)药物过敏,特别是磺胺类药物过敏史的记载。

【体格检查要点】

1. 视力　包括矫正视力。患者视力可在短时间内急骤下降,严重仅存眼前指数,甚至只留光感。

2. 结膜　球结膜水肿、睫状充血或混合性充血、睫状压痛(+)。充血水肿越明显,疼痛越严重。

3. 角膜　直径较短,雾状水肿混浊,以上皮水肿最为常见,裂隙灯检查上皮为颗粒样反光。一旦眼压下降,角膜水肿消失,但角膜内皮失代偿后,水肿持续存在。重度急性发作患者可以有角膜基质水肿并增厚。注意角膜后沉着物及其性质。

4. 前房 房水闪光。前房轴深较正常浅,周深可闭塞,若虹膜周边未形成前粘连,眼压下降后,闭塞房角可以开放。

5. 虹膜

(1)虹膜周边前粘连:青光眼发作后,虹膜根部紧贴于小梁网。

(2)虹膜后粘连,但不似虹膜睫状体炎那样重。

(3)虹膜节段性(扇形)萎缩,是过去曾有急性房角闭塞发作的证据,其唯一的例外是眼部带状疱疹,后者的虹膜可呈现类似现象。

(4)虹膜色素脱落,虹膜水肿,隐窝消失。

6. 瞳孔 眼压升高、瞳孔扩大,长时期的高眼压下,瞳孔常呈垂直卵圆形的固定状。即使应用缩瞳药也不能使瞳孔缩小。

7. 晶状体 有无膨胀、过熟等情况。晶状体前囊下见灰白色斑点状、粥斑样混浊,Votg称为"青光眼斑",这是过去曾有过急性房角闭塞的证据。

8. 玻璃体 是否有混浊及积血。

9. 眼底 视盘也呈现充血及水肿状态。除非高眼压持续的时间较长,一般不出现视盘凹陷。若高眼压持续一定阶段,视盘则逐渐发生凹陷和视神经萎缩。观察是否有动脉搏动、中央静脉阻塞性出血等。

10. 眼轴 眼球轴长较短,特别是眼前节拥挤。

【门诊资料分析】

1. 眼压 急性发作期一般在40mmHg以上,个别严重病例可达到100mmHg以上。

2. 房角 利用房角镜来检查。在急性发作时由于角膜水肿,局部用高渗剂使角膜透明(如甘油),压迫房角镜看到虹膜根部与角膜相贴,两者相贴水平可高至schwalbe线,房角的前壁完全不见,周边部虹膜前膨隆。长期眼压升高将导致周边前粘连,通常粘连范围宽广,甚至全周粘连。查房角注意是否有新生血管。如果发作眼的房角检查有困难,查对侧眼有窄的易关闭的房角也可协助诊断。而且对侧眼的检查还有助于鉴别其他类型的青光眼。如果患者在急性发作期不能耐受房角镜检查,一旦急性期控制后应尽早查房角,以便确定下一步治疗方案。

【继续检查项目】

1. 激发试验 前驱期和间歇期患者,确诊有困难时,可考虑做激发试验。但是试验阴性并不能完全排除闭角型青光眼的诊断,应详细回顾病史、继续进行细致检查(尤其前房角检查)和密切随访,注意避免误诊、漏诊与误治。激发试验主要机制有二:①增大瞳孔阻滞力;②虹膜根部堆积阻塞房角。目前,闭角型青光眼的激发试验一般采用暗室试验、暗室俯卧试验或阅读试验,慎用散瞳试验。缩瞳试验有助于将原发性闭角型青光眼与具有窄角的原发性开角型青光眼相鉴别。

2. 视野 闭角型青光眼急性发作期由于视力下降、眼充血、角膜水肿、难以测出视野的实际情况,意义不大。视野可表现为非特异性的向心性或上方视野缩窄,盲点扩大,视神经纤维束损害性视野缺损,中心视野缺损。间歇期可发现视野各条等视线压陷,周边部比中心更明显,鼻上方尤为突出。若手术治疗使眼压控制在正常范围后,视野可能逐渐扩大,这取决于急性发作持续时间长短和视网膜神经纤维损害程度。

3. UBM检查　急性闭角型青光眼:①前房角较窄(ACA平均10.8°),慢性闭角型18.87°,正常人房角宽度31.12°。②睫状突位置较正常人前,从而使虹膜根部小梁网相贴,引起房角关闭,眼压增高。③巩膜-虹膜夹角(SIA):急性闭角型青光眼最小,再次是慢性闭角型青光眼,正常眼的SIA最大,与瞳孔阻滞病程一致。

Pavlin报道小梁睫状体距离(TCPD)是一个重要参数,可以很好地反映睫状突位置,可以由巩膜-睫状体夹角(SCPA)所决定,SCPA在闭角型青光眼中数值较正常眼细窄,TCPD、虹膜睫状体距离(ICPD)、虹膜悬韧带距离(IZD)较正常短,房角开放距离500(AOD500)在急性闭角型青光眼尤其短,显示闭角型青光眼的前房结构拥挤,而前段越拥挤则房角关闭概率越大。

4. 其他　见本章第一节。

【诊断】

1. 患者具有发生原发性闭角型青光眼的眼部解剖特征。

2. 急性眼压升高,房角关闭。

3. 单眼发病患者做对侧眼检查,发现同样具有原发性闭角型青光眼的眼部解剖特征。

4. 眼部检查可见各种急性高眼压造成的眼部损害体征。

【临床分期】

1. 临床前期　①凡一眼曾有急性发作,另一眼虽无发作史,但具有浅前房和窄房角等解剖特点,迟早都有发作的可能。②有急性闭角型青光眼家族史、浅前房和窄房角的眼睛,没有青光眼发作史但激发试验阳性均属临床前期。临床资料表明,双眼发作间隔多在1～2年,最长者可达数十年。

2. 前驱期　患者轻度眼痛、虹视、视力减退并伴有轻度同侧偏头痛,鼻根、眼眶酸,透明度减退、前房稍变浅、瞳孔略开大和眼压轻度增高,多次发作持续时间延长,间隔时间短,症状逐渐加重,直至急性发作期。

3. 急性发作期　①患者剧烈的眼痛,视力极度下降,严重可能仅眼前指数,甚至只留光感,以及同侧偏头痛,甚至有恶心、呕吐、发热、便秘、腹泻、体温增高和脉搏加速等。②球结膜呈睫状充血或混合性充血,并有球结膜水肿。③角膜后壁有棕色沉着物,如眼压突然升高至5.3kPa(40mmHg)即可出现角膜水肿,但是眼压缓慢升高者经过数周至数年,眼压达9.3～10.6kPa(70～80mmHg)仍不发生水肿,另可见前房闪光和浮游物。④扇形虹膜萎缩,瞳孔中度开大呈竖椭圆形,可有虹膜后粘连,晶状体前囊可出现混浊即青光眼斑,眼压升高多在6.7kPa(50mmHg)以上,高可达10.7kPa(80mmHg)。⑤视盘充血,轻度水肿,有动脉搏动,视网膜静脉扩张,偶见小片状视网膜出血。⑥房角镜下可见虹膜周边与小梁紧相贴附,房角关闭。如急性发作时间不长,眼压下降后房角尚可重新开放,或有局限性粘连,小梁上有色素沉着;如持续时间长，则形成永久性房角粘连。⑦房水流畅系数明显下降，如眼压下降后房角重新开放，房水流畅系数可恢复正常。但如果虹膜和小梁贴附时间过久，小梁已受损害，即或房角重新开放，房水流畅系数也不能恢复正常。

青光眼急性发作的“三联征”：虹膜扇形萎缩、角膜后壁和晶状体前囊的色素沉着、晶状体的青光眼斑，这是青光眼急性发作的标志。

发作期的对侧眼也有发作的高度危险性，因为对侧眼同样有解剖上的易感性。本病属双眼性疾病，未治疗的对侧眼有40%～80%在5～10年也会有急性发作。

4. 间歇期 ①青光眼发作后，经药物治疗或休息后自行缓解，眼部症状完全消退，局部无充血，角膜恢复透明，视力恢复至急性发作前水平或稍低一些，房角重新开放，房水流畅系数恢复正常，停用一切药物48h眼压仍正常。②部分患者可遗留因瞳孔括约肌麻痹造成的瞳孔散大，角膜后色素沉着、虹膜节段萎缩和青光眼斑。③部分自行缓解者，眼部检查可能只看到前房闪光和浮游物，瞳孔不规则，或有粘连。④如急性发作时未遗留永久性损害，在间歇期检查，除前房浅、房角窄外，无任何阳性体征。⑤有时找不到其他阳性体征，只能根据病史和激发试验做出判断。

5. 慢性期 ①由于急性发作时，未得到及时正确的治疗，急性发作期症状没有全部缓解迁延而来，常因为房角关闭过久，周边部虹膜与小梁发生了永久性粘连，不能再度开放。②在慢性期的早期，急性发作的自觉症状及检查所见均继续存在，但程度减轻。到晚期则自觉症状和充血均消退，反留下虹膜萎缩、瞳孔半开大、形状不规则和青光眼斑。③房角粘连是基底的周边前粘连、虹膜和schwalbe线粘连。④慢性期的早期视盘尚正常，当病情发展到一定阶段时，视盘逐渐出现病理性凹陷和萎缩，视野可出现类似慢性单纯性青光眼的改变，慢性期如果不经过必要治疗，1～2年即进入绝对期。最后完全失明。

急性发作期延误治疗或慢性期治疗不恰当，可导致视力完全丧失，眼压持续升高，自觉症状轻重不一：有的已耐受了高眼压，无症状或轻度眼胀，球结膜轻度充血，眼部表现安静。但另一部分患者则可有明显充血，角膜上皮水肿或反复大泡或上皮剥脱而有明显刺激症状，使疼痛加剧，角膜可有带状混浊，前房极浅，瞳孔6～7mm，虹膜萎缩，对光反射消失，有新生血管，瞳孔缘色素层外翻和晶状体混浊加重，以核性为主呈棕红色，巩膜出现葡萄肿，严重时在外力影响下可发生眼球破裂。视盘苍白，凹陷(C/D)达0.9以上。

【鉴别诊断】

1. 其他原因引起的急性眼压升高，房角为开角

(1)青光眼睫状体炎综合征：单眼眼压升高，反复发作，前房见细胞，房闪轻微，羊脂状角膜后沉着物少而大，患眼一般无充血及疼痛。前房角开放，无周边虹膜前粘连。高眼压状态下C值偏低，间歇期C值及眼压均恢复正常且对各种激发试验均呈阴性。

(2)色素性青光眼：深前房，运动或散瞳后前房中见浮游细胞，眼压多在30～40mmHg范围，波动很大，视盘与视野改变均与原发性开角型青光眼相似。其中，以虹膜透照法检查见中周边部虹膜轮辐状透光区，最具有特征性，角膜后壁的Krukenberg

棱形色素沉着，虹膜面平坦并有色素沉着。瞳孔扩大后见晶状体后表面近赤道部色素沉着，前房角镜检查为宽角且小梁上呈致密的色素沉着带。

2. 其他原因引起的急性眼压升高，房角为闭角

(1)新生血管性青光眼见相关章节。

(2)晶状体虹膜膈前移导致房角机械性关闭。①晶状体膨胀引起瞳孔阻滞；②脉络膜(环形)脱离(一般见于手术后)；③视网膜激光术后，视网膜手术放置环扎带；④眼后段肿瘤，睫状体黑色素瘤；⑤虹膜周边前粘连。

为了和上类情况进行鉴别，其中最重要的是做对侧眼的检查，对原发性闭角型青光眼而言，双眼往往具有同样的解剖特征。

3. 虹膜睫状体炎及急性结膜炎　3种疾病在治疗上有互相矛盾之处。因此，错误的诊断将导致病情恶化，甚至有造成失明的可能。

4. 全身疾病　由于急性闭角型青光眼急性发作期可出现剧烈头痛及消化道症状，所以可能掩盖眼部情况而被误诊为内科或神经科疾病。

5. 恶性青光眼　具有眼前段狭小的特征，但往往和急闭相比眼前段更为狭小，晶状体厚度更厚，眼轴更短，晶状体相对位置更靠前。前房变浅和急闭不同，虹膜表现为和晶状体前面一致性向前隆起，最为重要的是当用缩瞳剂治疗后，病情恶化。

【治疗目的】

1. 解除瞳孔阻滞。

2. 重新开放房角。

3. 预防视神经进一步损害。

【治疗原则】

1. 急性或慢性前房角关闭、前房角粘连闭合范围累计＜180°、无视盘改变和视野损害者，可选择激光或手术方式行周边虹膜切开或切除术。

2. 急性或慢性前房角关闭、前房角粘连闭合范围＞180°、药物无法控制的眼压或视神经损伤较重者，应选择滤过性手术，推荐复合式小梁切除术。

3. 对于房角关闭＞180°但仍有部分开放区，眼压升高，行滤过手术具有严重并发症风险的患者，可采取激光周边虹膜切开术；术后眼压仍高的患者可采用药物治疗。

4. 急性前房角关闭发作时，应给予局部和全身降眼压药物治疗，迅速降低眼压。若眼压无法控制或无下降趋势，可在手术前急诊进行前房穿刺术以降低眼压，或者在手术中采取必要的降低眼压措施。

5. 原发性急性或慢性闭角型青光眼尚无任何青光眼体征的对侧眼，存在前房角关闭的可能时，应采用激光或手术方式行预防性周边虹膜切开或切除术。如存在非瞳孔阻滞因素，可进行激光周边虹膜成形术。

6. 滤过性手术联合白内障手术的手术指征：符合滤过性手术指征的白内障患者可行滤过性手术联合白内障手术；白内障手术指征参见年龄相关性白内障。

7. 符合白内障手术指征又需要做虹膜周边切除术的青光眼患者可采用单纯白内障摘除术来治疗。

【治疗方案】

1. 临床前期 治疗目的为预防发作。文献报道此期患者有53%～68%因病情进展而发生急性发作，多数学者主张行预防性虹膜周切术以期解除瞳孔阻滞，预防发作。目前多采用激光虹膜切开术。对暂时不愿手术者应预防性使用缩瞳药，如1%毛果芸香碱(pilocarpine)每日2～3次，并定期随访。

2. 前驱期和间歇期 治疗目的为阻止病程进展。鉴于此期房角开放或大部分开放，眼压正常，行激光虹膜切开术或虹膜周边切除术，解除瞳孔阻滞。出现以下情况更宜选择周边虹膜切除术：①房角关闭1/2左右，眼压在正常值上限，如果行激光周边虹膜切除术，可能由于脱落的色素加重残余房角小梁的损害，激光术后眼压升高，这种情况可选择手术周边虹膜切除术；②激光虹膜孔失败或激光孔反复被堵塞；③周边角膜混浊，不利于行激光周边切除术；④患者由于身体其他原因不能配合激光手术。不愿手术者，在使用缩瞳药的情况下加强随访。

3. 急性发作期 治疗目的为挽救视功能和保护房角功能。尽快全力抢救，力争在最短的时间内控制眼压，使房角开放以免发生永久性粘连，减少视功能损害。不宜在高眼压情况下做手术，应先控制眼压以后，使充血现象消退后再行手术。

治疗措施：①1%毛果芸香碱每10分钟滴眼1次，瞳孔缩小后即可减少滴眼频度，最后维持在每日3次。若观察2h瞳孔仍然不能缩小，则0.5～1h滴眼1次维持，也可换用2%毛果芸香碱滴眼液。滴眼时要注意压迫泪囊，避免吸收造成全身毒蕈碱样反应。为减少频繁滴眼，可用4%毛果芸香碱针剂0.15～4ml，球结膜下注射。也可用毛果芸香碱缓释药膜或凝胶。②局部应用肾上腺素能β受体阻滞药和碳酸酐酶抑制药，可有效协助高眼压的控制。③口服碳酸酐酶抑制药，如乙酰唑氨(Diamox)每次250～500mg，每8～12小时1次，眼压控制后停用。同时服用等量的碳酸氢钠，注意补钾。其药物不良反应有：四肢麻木和刺痛、消化道反应、造血系统障碍、肾结石和肾衰竭等，甚至有致死的病例报道。所以服用剂量不可太大，时间尽可能短。④高渗脱水剂，如20%甘露醇溶液[1.0～1.5g/(kg・d)]静脉快速滴注，或口服50%甘油(1～1.5g/kg)可收到较好效果。高渗药重复给药一般不短于6h，多次给药者要注意适当补充电解质。由于甘油参与体内糖代谢，糖尿病患者慎用。合并糖尿病者可选用同等量异山梨醇。高渗脱水剂应用时应特别注意老年患者，尤其心功能和肾功能不全、高血压和电解质紊乱患者的全身情况，避免发生意外。有时脱水太多可加重头痛症状，应引起注意。⑤若急性发作眼充血严重，甚至前房有渗出者，可局部或全身使用糖皮质激素。⑥炎症消退，眼压降到正常，逐渐停高渗剂和碳酸酐酶抑制药后，做眼压和房角检查。若完全停药48h后，眼压恢复至正常范围，24h眼压差值未达到病理值，1/2以上房角开放时，应施行激光虹膜切除或周边虹膜切除术。在停药过程中或停药后48h以内，眼压有升高趋势者，不论房角开放的范围如何，应择期施行抗青光眼滤过手术。虽然用药使高眼压下降，但房角2/3以上粘连闭塞者，不必逐渐减药，应及时施滤过手术。⑦经综合药物治疗3d内眼压仍持续在50～60mmHg或以上，应考虑及时手术治疗，否则视功能将遭严重破坏而难以恢复。为了防止高眼压下滤过手术所发生的严重并发症,可先做前房穿刺术或巩膜切开术,在眼压再次升高以前做滤过手术。但是必须强调,由于此时手术效果往往较差且危险性大,所以如果病情允许,最好等待充血水肿消退或减轻后再手术,以提高手术成功率,通常认为,术前眼压在 30mmHg 施行青光眼滤过手术比较安全。⑧氩激光周边虹膜成形术(ALPI):有学者报道,改良式 180°ALPI 治疗首次发作的 36h 内的原发性急性闭角型青光眼,能迅速开放房角,降低眼压,缩小了传统 360°的治疗范围,减少了并发症的发生。根据国外学者 Weiss 的观点:ALPI 的效果与房角关闭建立的时间有关。施行 ALPI 的时间越早越好,效果越好;另外还与小梁网的功能与粘连范围有关,一般认为只要存在 3 个钟位的房角开放就可以施行 ALPI。尤其适合于有全身合并症的患者,成为另一种治疗 PACG 的行之有效的新方法。急性发作期在配合局部用药的前提下,首先施行 ALPI,2 h 降眼压效果可以达到 100%,同时避免了全身用药的并发症,减少了治疗环节。ALPI 治疗急性闭角型青光眼的禁忌证包括:极浅的前房,由于周边前房极浅,虹膜组织过于贴近角膜内皮,激光会导致角膜内皮的严重灼伤,这种情况下,可采用第一点激光光斑分散的方法,将起始激光位于较中央部,逐渐加深周边前房,逐步完成成形术;角膜严重水肿或严重角膜瘢痕,这种情况根本无法看清前房深浅和观察虹膜组织,应该使用药物先期强化治疗,而不应勉强应用激光治疗。

4. 慢性期　治疗目的为控制眼压。此时房角已大部分粘连,应行青光眼滤过手术。手术前应尽可能使用药物控制眼压到正常范围,若控制在 30mmHg 以下施行眼外引流手术比较安全。

5. 合并白内障的闭角型青光眼　王宁利等利用 UBM 对我国原发性闭角型青光眼患者进行了研究,将我国原发性闭角型青光眼(PACG)患者房角关闭机制分为 3 种:①单纯瞳孔阻滞型;②单纯非瞳孔阻滞型;③多种机制共存型,并认为我国 PACG 的发生是由多种机制引起,93%的患者其房角关闭机制中有瞳孔阻滞因素参与,故在 PACG 的发病机制中,瞳孔阻滞是最重要的因素。晶状体因素又是引起瞳孔阻滞的重要原因。

有研究发现,前房变浅、瞳孔阻滞所致 PACG 的发生,由于晶状体前移造成的因素占 65%,由于晶状体厚度增加造成的因素占 35%。还有研究发现,晶状体厚度的增长仅局限于前部,且随年龄的增长每年的增长率约为 0.0385mm。理论上讲,解除晶状体因素的影响可从发病机制上有效阻止青光眼的发生。

手术方法选择:①单纯白内障摘除和人工晶体植入术,适合 PAACG 临床前期、间歇缓解期和慢性闭角型青光眼早期病例。②白内障摘除和人工晶体植入术联合房角分离术(goniosynechialysis,GSL),适合 PAACG 慢性进展期的早期病例。③白内障摘除和人工晶体植入术联合青光眼滤过手术,适合房角粘连已久和房角粘连范围较广的病例。

6. 晚期失明眼　治疗目的为解除痛苦,常需手术治疗。眼压持续高者,可行睫状体冷冻术或睫状体光凝术,也可球后注射乙醇或氯丙嗪,尽量避免眼球摘除给患者带来的精神痛苦。如出现大泡性角膜病变引起的症状,可连续配戴亲水软性角膜接触镜,尤其适用于不能或不愿接受手术治疗的患者。

【术后处理】

见本章第一节。

【住院小结】

见本章第一节。

(庄晓琳 朱承华)

三、原发性慢性闭角型青光眼

原发性慢性闭角型青光眼(primary chronic angle closure glaucoma,PCACG),是亚洲特别是东亚及东南亚地区主要类型的闭角型青光眼,在我国,慢性闭角型青光眼占原发性闭角型青光眼总数的50%以上。发病年龄较急性闭角型青光眼早,可早到17岁,30岁以上发病占94%,30岁以下占6%;男女比例为1:1,双眼发病者占85.2%,单眼占14.2%,其中有14%患者在发病过程中无任何诊治,甚至体检中发现已发展到严重视力损害甚至失明,所以它是我国最常见的不可逆致盲眼病。该病分为瞳孔阻滞性与非瞳孔阻滞性两类,后者比较少见。

【病史询问要点】

1. 有无虹视、眼胀头痛、视物模糊和虹视现象。

2. 症状持续时间。季节性,冬季发作比夏季要多见一些。

3. 曾采用何种治疗方法、疗效情况。

4. 有无家族史。

5. 有无其他眼病史。

6. 是否有情绪紧张、过度疲劳、长期阅读,妇女可在月经前后显示有发病。经过休息或睡眠后症状好转。

【体格检查要点】

1. 视力 包括矫正视力。

2. 结膜 通常不充血。

3. 角膜 有无水肿、角膜后沉着物及其数量、性质。

4. 前房 轴深正常、周深窄。

5. 虹膜 有无虹膜膨隆、周边隆起。有无多中心、局限性的周边虹膜前粘连。

6. 瞳孔 是否扩大。高眼压状态下通常瞳孔轻度散大,瞳孔对光反射大部分正常,少有病例迟钝。

7. 晶状体 有无膨胀、白内障是否成熟,是否有青光眼斑。

8. 玻璃体 是否有混浊、出血。

9. 眼底 是否有:①典型视盘凹陷的扩大。②盘沿面积的丢失。③两侧杯/盘比不对称。④凹陷垂直扩大。⑤盘沿局限性变窄或切迹形成。⑥视盘出血。⑦血管呈锐角状越过视盘边缘。⑧视盘周围萎缩。⑨杯周围血管裸露。⑩视神经纤维层缺损。

【门诊资料分析】

1. 眼压 一般为5.33～6.67kPa(40～50mmHg)。可疑病例可先测24h眼压,如

眼压高峰达 4.65kPa(35mmHg)、高低眼压下房角宽度有改变，即低眼压下比高眼压下房角变宽一些，即可以确诊，勿需做激发试验。

2. *房角镜检查*　发作时房角大部或全部关闭，瞳孔阻滞性慢闭患者通常虹膜明显膨隆。

(1)瞳孔阻滞性慢闭：房角粘连呈渐进性。在同一眼内或同一眼内不同疾病阶段，可见到虹膜根部从房角隐窝(睫状体带)、巩膜嵴、后部小梁网向前境界线逐渐爬行粘连，曾被称为房角缩短或潜移性青光眼。而且在同一窄角眼的不同象限可有 1～2 级差异，通常虹膜根部附着和睫状突位置较急性闭角型靠前和房角隐窝也浅。部分患者房角粘连最先开始于鼻上方，沿鼻侧向鼻下方发展，在相当于 12 点和 6 点方位形成截然分界。

(2)非瞳孔阻滞性慢闭：高褶虹膜构型青光眼，当瞳孔自发或药物性散大情况下，前位而高隆的虹膜末卷或前位而赘长的周边虹膜组织，褶叠并紧贴在小梁网内面。房角粘连有两种形式：一是在小梁网中间部，二是在邻近前境界线处，类似慢性闭角型青光眼的“房角缩短”前房角镜检查外貌。主要特点：①前房轴心部呈现正常深度(2.4mm 或 4.0CT 以上)；②中间部虹膜比较平坦，没有看到如在瞳孔阻滞眼上自虹膜小环逐渐向周边部弓状膨隆的虹膜形态；③在周边前房处，前位而高隆的虹膜末卷突然呈膝状弯曲并与小梁网同位，或高褶、赘长而前位的周边虹膜组织褶叠拥挤房角；④通常房角粘连呈宽基底爬行性，也可呈宽基底分散性或多中心性；⑤房角尚未发生粘连区域，可发现虹膜根部附着靠前，以及房角隐窝变浅；⑥周边虹膜切除术后，常自发性或由于瞳孔散大(暗室或药物散瞳)而诱发术后急性眼压升高。

【继续检查项目】

1. *UBM 检查*　通过 UBM 检查虹膜的膨隆程度、厚度、虹膜根部附着位置及睫状体的形态和位置，同时应注意各个部位的房角形态是否一致。因此，在分析整个眼球时要尽量地多观察几个子午线方向的房角结构，以期获得对整个眼球的较全面和完整的认识。

无论是 UBM 检查房角还是用房角检镜检查房角，绝对不能相互完全取代，而应互为补充。

王宁利等研究有以下发现。

(1)瞳孔阻滞是浅前房者共有的生理现象，瞳孔阻滞可导致周边虹膜不同程度膨隆，为房角关闭提供了可能。

(2)瞳孔阻滞引起的虹膜膨隆除了和瞳孔阻滞的程度有关外，还与周边虹膜厚度有关，周边虹膜越薄者膨隆程度越高。

(3)在瞳孔阻滞存在的条件下，导致周边虹膜膨隆，房角是否发生关闭则还与虹膜根部位置有关，附着位置越靠前者，越易发生房角关闭。在同一眼不同象限，存在着虹膜根部位置的差别，附着点靠前的象限，最先发生关闭。

(4)原发性闭角型青光眼中，特别是慢性闭角型青光眼，除了瞳孔阻滞这一机制外，尚存在非瞳孔阻滞因素，如周边虹膜堆积阻塞房角，睫状体前移将周边虹膜顶向房角。

(5)高褶虹膜综合征由于中央前房较深,很少有瞳孔阻滞机制参与,所以不发生虹膜向前膨隆,但发现睫状体明显前移,并将周边部虹膜推向房角方向形成突然急转变窄的形态,另外,这类患者周边虹膜通常较厚,在房角处形成高坪样隆起,上述因素共同构成了特殊的前房和房角形态。

2. 视野　原发性慢性闭角型青光眼是慢性眼压增高或反复增高的过程,对视网膜神经纤维的损害,所见视盘的改变与原发性开角型有相似性,其视野定性改变有以下方面。

(1)早期视野缺损:①旁中心暗点,可以是孤立的,可以是数个旁中心暗点。②鼻侧阶梯。③颞侧扇形缺损,颞侧局部等视线向内压陷>10°,尖端指向生理盲点。相应的青光眼早期视野损害多位于上、下方 Bjerrum 区,并以上方 Bjerrum 区更为常见,尤其靠近生理盲点处。

(2)进展期青光眼视野缺损:①弧形暗点。②环形暗点。③>30°鼻侧视野缺损。

(3)晚期青光眼视野缺损:仅存5°~10°中心管状视野及颞侧视岛,最后视力完全丧失而失明。

3. 其他　参见本章第一节。

【诊断】

1. 具备发生闭角型青光眼的解剖特征。

2. 有反复轻至中度眼压升高的症状或无症状。

3. 房角狭窄,高眼压状态下房角关闭。

4. 进展期至晚期可见类似原发性开角型青光眼视盘及视野损害。

5. 眼前段不存在急性高眼压造成的缺血性损害特征。

【临床类型】

慢性闭角型青光眼分瞳孔阻滞性闭角型青光眼和非瞳孔阻滞性闭角型青光眼。

1. 瞳孔阻滞性慢性闭角型青光眼(虹膜膨隆型青光眼)。

(1)早期:常有反复的小发作,发作时自觉症状轻微,有轻度眼胀,部分患者兼有头昏头痛,有视朦、虹视,休息后好转;有寒冷、情绪波动、疲劳等诱因。发作时眼压升高,球结膜不充血,角膜透明或上皮轻微水肿,眼底及视野一般无明显变化,前房极浅,特别是周边前房深度与本症发病有密切关系。发作时房角大部分或全部关闭,但不会很快形成永久性粘连。当出现瞳孔阻滞时,房角在高眼压下可见虹膜明显膨隆,根部呈波浪状,虹膜面与小梁面几乎相贴或呈裂隙状,房角部分闭塞,加压或转动眼球可见到房角范围加宽。当眼压下降至正常水平后,可见部分睫状体带及巩膜嵴,有些虹膜高度膨隆的患者,眼压虽然不高,但仅见部分小梁面焦点线呈移位状态,这表明虹膜与小梁面之间处于同位状态,尚留有窄的间隙。

(2)进展期:慢闭早期发作持续时间短,每年只有3~4次,间隔时间长,随着病程延长,间隔时间越来越短,反复发作,基础眼压逐渐升高,不发作时,眼压也降不到正常水平。杯盘比值扩大及青光眼性视野缺损,房水流畅系数下降,多数病例眼压升高的程度与前房角粘连的范围成正比。房角镜检查:房角各象限的宽度有明显差异,常在1/2圆周以上。在高眼压状态下,前房角4个象限的改变并不完全一样,通常鼻侧具有较好的可见宽度,在同一眼的其他象限可见各种不等宽度的房角表现,这是诊断慢性闭角型青光眼的主要依据之一。周边虹膜前粘连也有显著的个体差异,有些可反复或长期房角闭塞,不形成粘连,而有的可以发作时间不长,发生广泛前粘连,房角粘连部位常自小梁面开始,呈锥状、宽度状或锯齿状,粘连的高度也不一样,可以粘于巩膜嵴、1/2小梁,甚至Schwalbe线。

(3)晚期:发展期不经过适当的治疗过渡到晚期。特点:视力障碍、虹视、头昏、眼胀、持续性高眼压,眼压描记之C值常≤0.12,眼底可见视盘苍白及青光眼杯状凹陷(C/D≈0.7～0.8)。视野明显受损,常为管状视野或颞侧视岛。前房角大部闭塞,可能残留部分功能小梁,但不能代偿已升高之眼压。

2. 非瞳孔阻滞性慢性闭角型青光眼(虹膜高褶型或房角缩短型),分为高褶虹膜构型及高褶虹膜综合征两型。

(1)高褶虹膜构型:此型较少见,约占闭角型青光眼的6%,患者多无自觉症状,有时有虹视,偶尔可有充血性急性发作。本型的特点是前房轴部深度正常而周边部极浅,虹膜平坦,不向前膨隆。引起房角关闭的原因不是瞳孔阻滞,而是由于虹膜的止端位于睫状体的前部,虹膜周边部有明显皱褶且极近小梁。当瞳孔散大时,周边部虹膜隆起易与小梁相贴而使房角关闭。此型青光眼的房角粘连是由最周边部房角隐窝开始,而房角入口处是开放的,前房角镜检查可见小梁前部返回的光线与虹膜的反光带是连续的,形成几何角,光切线不移位。周边前粘连自隐窝处向前进展,逐渐达schwalbe线。在同一眼内,房角改变差异很大,有些部分有程度不等的前粘连(粘连可达睫状体带、小梁或schwalbe线),而另一部分房角仍然开放。眼压升高的程度与房角粘连的范围成正比。因房角粘连是由周边部开始渐向前进展的,好像房角在逐渐变短,故Gorin称其为房角缩短型。此型虹膜周边切除可以根治,房角加宽不明显,可能仅限于虹膜周边。

(2)高褶虹膜综合征:系指高褶虹膜型青光眼,常见于较年轻的患者(30～40岁)男女患病率相等。本综合征常似急性或亚急性闭角型青光眼出现。发生于虹膜切除或其他内眼手术之后数日以至数周,也可以自然发病或药物散大瞳孔之后。虹膜周边切除后虽有通畅的虹膜切除区,但是自发或药物散瞳后,可引起房角关闭而致眼压明显升高。一旦诊断为本综合征,则应持续使用缩瞳药,或行激光周边虹膜或形术。如房角广泛粘连,可行滤过手术。

【鉴别诊断】

1. 非青光眼而视盘有类似青光眼杯

(1)视杯先天异常,如缺损、视盘小凹、大的生理性杯、倾斜盘、近视、视神经疣。

(2)视神经和视交叉的压迫性损害。

(3)缺血性视神经病。有时在急性缺血造成的视神经损害出现类似青光眼的杯凹。

2. 窄角性开角型青光眼 慢闭常有典型的小发作史，而开角型青光眼无自觉症状；慢闭的视盘陷凹常较开角型者浅；房角呈窄角且有粘连，特别在高眼压情况下检查房角为关闭，为慢性闭角型青光眼，如房角虽然狭窄，但完全开放则为开角型青光眼。

3. 急性闭角型青光眼伴瞳孔阻滞 前房中轴深度浅，整个虹膜膨隆，瞳孔扩大，青光眼斑。

【治疗原则】

见原发性急性闭角型青光眼。

【治疗方案】

任何降眼压药物对慢性闭角型青光眼都不提倡长期使用，原则上采用手术治疗。

1. 药物治疗 药物治疗对慢闭不是理想的治疗方法。用药目的为防止发作性眼压升高。用缩瞳药使高眼压暂时缓解，但不能阻止病变的发展，如果停药，以后还会发作。术前使用缩瞳药不能控制眼压或在手术前眼压特别高的病例，以及因为身体条件不能施行手术的高眼压者，加用碳酸酐酶抑制药、高渗剂是必要的，但不提倡长期使用。合理联合用药是青光眼药物治疗的新趋势。

2. 手术治疗 瞳孔阻滞性慢性闭角型青光眼。

(1)早期病例手术选择：停各种降眼压药物48h后，检查前房角的功能性小梁1/2以上开放，房水流畅系数在0.19以上，24h眼压差值在正常范围，视野及视盘未发生损害者，可行YAG激光虹膜打孔术或行虹膜周边切除术。

(2)慢性闭角型青光眼的进展期，功能性小梁1/2开放，眼压在2.66～3.99kPa(20～30mmHg)，房水流畅系数0.15左右，视功能有损害时，可做滤过手术。

(3)慢性闭角型青光眼晚期，前房角已存在广泛周边虹膜前粘连，房水流畅系数常在0.12以下，一般药物不容易控制眼压者，周边虹膜切除术没有治疗作用，必须施行滤过性手术。

(4)激光虹膜周边切除1周后，尽管虹膜周切口通畅，应用弱散瞳药散瞳(如托吡卡胺)时如眼压升高，高褶虹膜综合征可确诊。然后用弱缩瞳药(如0.5%～1%毛果芸香碱，每日3～4次)或行周边虹膜成形术。

(5)对侧眼的处理应行YAG激光虹膜打孔术或行虹膜周边切除术。

(6)超声乳化联合房角分离术。

1)手术适应证：既往有青光眼，或已经做过青光眼减压术，降眼压药物不能控制在正常范围；视力低于0.5，晶状体明显混浊；前房角检查房角关闭≤270°；无虹膜新生血管性青光眼，无外伤性青光眼，无虹膜睫状体炎。

2)手术过程：常规白内障超声乳化人工晶体植入后，自虹膜根部360°注入透明质酸，撑开房角，边推注边下压虹膜根部，将房角粘连处完全分离后冲洗并清除黏弹剂，缩瞳。

3)注意点：做房角分离，应在白内障超声乳化，人工晶体植入后，操作空间加大，保护角膜内皮、房角和虹膜，防止可能发生的损伤；做完房角分离后，此时在瞳孔散大状态，将后房人工晶体下及周围的黏弹剂彻底冲洗干净，防止残留黏弹剂后引起的高眼压；术毕及术后缩瞳，防止发生房角的再粘连。

【术后处理】

见本章第一节。

【住院小结】

见本章第一节。

（庄晓琳）

四、原发性开角型青光眼

原发性开角型青光眼(primary openangle glaucoma，POAG)是一种无明显诱因、眼压升高并引起视神经损害和视野缺损，最后可致失明的眼病。本病以眼压升高时房角开放为特点，常发生于40岁以上的人群，发生率随年龄增长而升高。欧美国家的青光眼以此型常见；以往认为我国原发性青光眼的患病率开角型远远低于闭角型，近年来的流行病研究显示，POAG的患病率有明显增高趋势。本病有一定的遗传倾向，具体遗传方式尚不清楚。

【病史询问要点】

1. 有无轻度的眼胀、眼部疲劳、视物模糊、虹视、视野缩小等。

2. 症状持续时间、采取的治疗措施、已做检查和结果、目前用药情况。

3. 有无青光眼家族史及青光眼类型。

4. 有无近视、视网膜血管性疾病、糖尿病、低血压、脑卒中等病史。

【体格检查要点】

1. 眼前段　前房深浅正常或较深，虹膜平坦，房角开放。当双眼视神经出现不对称性损害时，可见相对性传入性瞳孔障碍(RAPD)。

2. 眼底

(1)视网膜神经纤维层缺损(RNFLD)：分为局限性RNFLD和弥漫性RNFLD，平均发生在视野缺损前1.5年。早期为暗黑色的细隙状或楔形局限性RNFLD，位于上下弓形纤维束中，距视盘2PD范围内，常伸展到视盘附近；晚期为普遍弥漫性萎缩。

(2)青光眼视盘损害：①视盘凹陷扩大，C/D(V)明显大于C/D(H)更有意义；②双侧凹陷不对称，C/D差值≥0.2；③盘沿窄、盘沿切迹或盘沿消失；④随访中凹陷进行性变大变深；⑤骑跨盘沿的火焰状或线状出血，可能是青光眼损害的第一个表现，81%的出血位于浅层，19%位于深层；⑥血管改变，包括血管屈膝爬行、凹陷缘环形血管暴露等。

POAG发病隐蔽，进展缓慢，不易觉察，大部分早期病例都是常规检查眼底时发现杯/盘比值较大，进一步检查眼压、视野后确诊。

【门诊资料分析】

1. 眼压　早期表现为眼压波动较大，有时在正常范围。测量24h眼压较易发现眼压高峰值和较大的波动。总的眼压水平多较正常值偏高。随病情发展，眼压逐渐升高。

2. 视野　视野是诊断和病情评估的重要指标。典型的早期视野缺损，表现为孤立的旁中心暗点和鼻侧阶梯，晚期为管状视野。目前临床上判断标准自动视野检查结果是否存在异常尚无一致的标准。下述内容可供早期诊断时参考：以 Humphrey 视野计为例，GHT(青光眼半视野对比检查)显示“正常外”和(或)模式标准差(PSD) $P<5\%$ 时，提示可能存在青光眼视野损害；视野指数(VFI)值越小说明视野受损越重；模式偏差概率图中，旁中心弓形区或鼻侧水平中线上或下等易损区出现 3 个或 3 个以上连在一起的受损簇点(每点 $P<5\%$，其中至少一点 $P<1\%$)，且这些异常具有可重复性，并可以由眼底视盘的相应改变解释，即有诊断意义。

3. 立体眼底照相　①有利于对 RNFLD 的观察。在立体眼底照相下，局限性 RNFLD 指病变的视网膜与正常的视网膜之间有明确的界限，包括裂隙状和楔形缺损，缺损处视网膜呈暗色区，尖端达到视盘或其周围 1PD 的范围，周边渐宽，与神经纤维走行一致；弥漫性 RNFLD 指病变的视网膜与正常的视网膜之间无明确界限，而是稀疏变薄。主要通过两方面进行观察：一是视网膜小血管的第一分支裸露；二是病变区与同一眼的其他区或对侧眼的同一区相比灰白色程度不同。视网膜神经纤维层的观察在立体眼底照相中较明显，典型的局限性损害在无赤光检眼镜下也可辨出。②盘沿面积测量可定量观察盘沿神经组织丢失情况，以此指标区分早期青光眼和正常眼较 C/D 有意义。

4. 其他眼底影像学检查　相干光断层扫描仪(optical coherence tomography, OCT)，主要用以观察视网膜神经纤维层(RNFL)厚度。分析结果时应注意上下方，尤其是颞上、颞下的 RNFL 厚度，过薄有意义；TSNIT 曲线应有双峰表现，若低平有意义。

偏振激光扫描仪(scanning laser polarimetry, SLP)，代表产品为 GDx，主要用于视网膜神经纤维层的观察。从伪彩图及厚度偏离图中了解视网膜神经纤维层厚度的整体状况；RNFL 曲线应有双峰表现，若低平有意义；TSNIT 平均值、上方 RNFL 厚度及下方 RNFL 厚度的测量值过小有意义，TSNIT 标准差过小有意义、神经纤维层厚度指示值(NFI)过大有意义。

海德堡视网膜断层扫描仪(Heidelberg retinal tomograph, HRT)，主要用于视盘形态的分析。在反射图及 Moorfields 回归统计结果中重点观察上下方，尤其是颞上、颞下盘沿面积的分布是否正常(√为正常，？为临界，×为异常)；视盘边界处的视网膜神经纤维层(RNFL)轮廓曲线应有双峰样表现；盘沿面积、盘沿容积值、RNFL 平均厚度的测量值过小有意义，视杯形状测量值过大有意义，轮廓线高度变异值过小有意义。

上述检查主要用于视盘形态和(或)其周围神经纤维层的定量评估，理论上可以早期发现盘沿变窄、神经纤维层受损。但因目前尚无公认的正常值，而正常人和早期患者间测量值的重叠较大，且视盘形态变异会影响检查结果，故在评估时应谨慎，用于诊断时应结合其他临床表现，不可基于单独某一仪器的结果诊断青光眼；这些项目均为定量检查，在监测青光眼病情变化的随访中意义更大。

5. 房角　大多数为宽角，少数为窄角，眼压升高时房角仍然开放。

6. 眼轴和屈光度　眼轴每增加 1mm，患 POAG 的危险增加 1.48 倍。近视者患青光眼的危险是非近视者的2～3倍。

7. 性别　男性患POAG的危险是女性的1.37倍。

8. 其他　见本章第一节。

【继续检查项目】

有明显症状和体征的中晚期患者诊断并不困难。早期病例因无典型的症状常不引起患者和接诊医师的注意，因此，对中老年患者或有青光眼家族史者应常规进行眼底检查，发现C/D≥0.6或双眼生理凹陷不对称时应进一步检查眼压、视野，有条件的地方还可进行视盘及周围组织的详细观察，包括眼底照相、OCT、HRT、GDx等，若这些结果尚不能使诊断成立，还需定期复查(间隔0.5～12个月)，观察是否有进行性损害，以期早期诊断，早期治疗。

【诊断】

1. 眼压>21mmHg。

2. 典型的青光眼性视盘损害和(或)视网膜神经纤维层缺损。

3. 青光眼性视野缺损。

在1的基础上，出现2和3中任何一项加上房角开放即可诊断。

【临床类型】

根据视野改变的程度，常把本病分为早期、进展期、晚期。

1. 早期　①旁中心暗点：Bjerrum区内一个或几个相对性或绝对性暗点，直径>5°。②弓形暗点：自生理盲点开始围绕注视点呈弓形达鼻侧水平线上。③鼻侧阶梯：一条或多条等视线在鼻侧水平子午线上下错位，常合并旁中心暗点或弓形暗点。

2. 进展期　除了晚期以外的其他视野改变。包括：环形暗点、弓形暗点鼻侧突破、鼻上和(或)鼻下视野缺损、环形暗点鼻侧突破。

3. 晚期　管状视野(中心5°～10°)和(或)颞侧视岛。

【鉴别诊断】

高眼压症：以往的观点认为，高眼压症患者仅有眼压升高，视盘视野均正常，而且仅少数患者转为开青。新的观点认为角膜厚可导致眼压测量值高，高眼压症中许多人的眼压测量值高与角膜偏厚有关，眼压高角膜不厚的高眼压症患者转为开青的可能性较大，应密切观察。

【治疗原则】

临床上主要以降低眼压为治疗目的，包括药物治疗、激光治疗、手术治疗等。降低眼压治疗时，应尽可能为患者设定个体化目标眼压。此外，视神经保护治疗也应引起关注。

【治疗方案】

1. 治疗时机

(1)强制性治疗指征

1)眼压高于正常，有典型的青光眼视野改变和(或)RNFLD和(或)青光眼视盘损害者。

2)随访过程中,出现上述变化者,或原有青光眼性视神经损害加重者。

3)眼压超过 5.3kPa(40mmHg),甚至出现角膜水肿者。

4)眼压升高伴视网膜血管性疾病,如视网膜静脉阻塞等。

(2)相对性治疗指征

1)眼压超过 4kPa(30mmHg)者。

2)眼压为 2.7～4kPa(20～30mmHg),伴有以下情况者:可疑的视盘异常;双侧凹陷不对称,C/D 差值≥0.2;视盘出血;青光眼家族史;高度近视;糖尿病;随时间推移眼压渐进升高及其他眼部和全身情况。

3)POAG 患者无视神经损害的另一眼。

2. *药物治疗*　由于激光治疗尚未广泛普及,手术治疗的并发症相对较多,POAG 的首选治疗仍是使用药物。

(1)药物选择原则:①单一用药。当一种药物效果不满意时,不应盲目地加用其他药物,而应换用其他作用机制的药物。②单眼试验。双眼病情相似者,可先在一只眼用药,另一只眼作对照,以便对药物效果做出客观的评价。③尽量先使用浓度低、滴眼频度少,并能达到最佳治疗效果的药物。④多选用增加房水排出的药物。⑤联合用药时应选用不同作用机制的药物。

(2)临床上常用的药物有以下几类

1)β 受体阻滞药:其降压机制主要是减少房水生成,作用时间长,每日 2 次,是治疗开青的一线药物。包括非选择性 β 受体阻滞药(0.5%噻吗洛尔、1%及 2%美开朗、0.5%贝他根等)及选择性 β 受体阻滞药(0.25%倍他洛尔),前者降低初始眼压的 20%～35%(4～6mmHg),由于阻断了 β_1 及 β_2 受体,故有使心率减慢及支气管平滑肌收缩的不良反应,心动过缓及支气管哮喘者不宜使用;后者选择性阻滞 β_1 受体,不影响支气管平滑肌,但降压作用较弱,降低基础眼压的 15%～25%(3～4mmHg)。值得一提的是,应用此类药后,20%～25%患者会出现漂移现象(药效减弱或消失),应换用同一作用机制的其他药或其他作用机制的药。

2)前列腺素衍生物:此类药以拉坦前列素(商品名适利达)为代表,主要通过促进房水从葡萄膜巩膜途径外流而降低眼压,作用时间长,每日 1 次,作用强,可降低基础眼压的 25%～35%(6～8mmHg),且夜间降压作用好,故在许多经济发达地区已成为治疗开青的一线药物。但此药价格较为昂贵,在一定程度上限制了其应用。此药的主要不良反应为虹膜颜色加深,睫毛增多变长,眼周皮肤色变深。

3)α 受体兴奋药:以 0.2%溴莫尼定(阿法根)为代表,主要通过减少房水生成及促进巩膜葡萄膜外流而降低眼压,降压效果与非选择性 β 受体阻滞药相似,需每日 2 次,常见的过敏反应为眼干、局部充血、过敏,为治疗开青的二线药物。

4)局部碳酸酐酶抑制药。以 1%布林佐胺为代表,主要通过抑制碳酸酐酶而减少房水生成,可降低眼压 3～5mmHg,每日 2 次,联合用药降压幅度亦不受影响,是较好的附加药物。常见的不良反应为口干,对磺胺类过敏或严重的肾功能不全者应避免用此药。

3. 选择性激光小梁成形术(SLT) 其降压机制尚不完全清楚。一般认为是激光作用于小梁网上含色素的小梁细胞,引起生物学效应,一方面激活了局部的细胞吞噬功能,另一方面促进小梁细胞增殖,从而使房水排出加快。其降压幅度为(5.3±2.0)mmHg。在有此项设备的地方,SLT 可作为眼压在中等水平以下的 POAG 的首选治疗。近 10 余年出现的微脉冲激光小梁成形术(MLT)作用机制类似 SLT,热量作用于(但是不破坏)小梁网色素细胞,据报道更加安全有效,可重复,因治疗后反应极轻,故术前术后无须用药。但是长期疗效有待观察。

4. 手术治疗 主要为滤过性手术,目的为降低眼压。绝大多数患者术后降压效果确切,少数患者术中或术后出现手术并发症或手术失败而眼压失控。

(1)手术指征:①应用最大剂量可耐受的药物并行 SLT 治疗后眼压仍不满意;②尽管眼压能控制在正常范围,但青光眼性视盘损害和视野缺损仍在进展。

(2)手术禁忌证:同其他内眼手术。

(3)手术方法评价:目前常用的术式为现代小梁切除术,有操作相对简单、易于掌握、降眼压作用强、抗代谢药物提高了滤过手术成功率等特点,但可能出现术后浅前房、促使白内障进展等并发症。近年来出现一些新的术式,如 Ex-PRESS 青光眼引流器植入术、小梁消融术、SOLX 黄金分流器、Schlemm 管成形术、iStent 植入术、Eyepass 双向青光眼植入物等,这些术式多用于早期开角型青光眼患者,其疗效及安全性还需要长期观察。

【术后处理】

1. 一般处理

(1)糖皮质激素眼药水滴眼,每日 4 次。

(2)应用睫状肌麻痹药,以便睫状肌充分休息并活动瞳孔防止后粘连。

(3)术后 1 周内若滤过泡不明显,结膜切口已愈合,可在裂隙灯下按摩眼球,力量宜轻,若无效可略加大力量,直至滤过泡较前隆起更明显。术后 2 周可教会患者自己按摩,嘱其出院后每日按摩 2～3 次,可持续 3 个月。

2. 并发症处理

(1)浅前房或前房不形成:对于开角型青光眼患者,术后浅前房最常见的原因是滤过过强或结膜瓣漏,脉络膜脱离较少见,而恶性青光眼更罕见。其处理参见青光眼并发症处理。

(2)前房积血:较少见。较大量的出血多因切口偏后损伤睫状体或虹膜根部裂伤所致。常在术中即已形成,手术结束前可通过侧切口冲洗积血。术后少量出血可能来自巩膜瓣层间,半卧位可自行吸收,一般不用特殊处理。

(3)白内障:术后立即发生明显的白内障是术中器械损伤晶状体所致,术中应避免器械直接进入前房接触晶状体,可待其达到白内障手术指征后摘除。

(4)丧失残余视力:仅残留中心管视的晚期青光眼患者,术中有视力完全丧失的可能,因此,应向患者充分解释以便得到理解,术前还应充分降低眼压,尽量不用球后麻醉,改用球周或表面麻醉,注射完麻醉药后应常规检查患者是否有光感存在,若光感消失，应立即舌下含硝酸甘油，必要时静脉滴注罂粟碱，若光感仍无恢复，应停止手术，进一步治疗。此外，术中切开前房时应缓慢放水，术毕应常规用平衡盐溶液恢复前房。

(5)其他：见本章第一节。

【住院小结】

1. 疗效

(1)目标眼压：对于 POAG 患者，不宜用眼压是否正常来评价病情是否稳定。一般来说，早期病例，眼压宜控制在 18mmHg 以内，进展期患者应控制在 15mmHg 以内，晚期患者应控制在 12mmHg 以内。此外，每个患者均应根据视野是否进展调整治疗方案，寻找各自的目标眼压。

(2)理想的成功标准：眼压在安全水平，无进行性发展的视野损害和视盘凹陷扩大，无新出现的 RNFLD，中心视力无下降。

(3)预期寿命：在确定 POAG 的治疗方案时，还应考虑患者的年龄、预期寿命等各方面因素。对于较年轻的患者，治疗应该积极主动。对于患有严重全身疾病的高龄老年患者，以非手术治疗为宜。

2. 出院医嘱

(1)术后患者的随访

1)早期宜 1 周复查 1 次，观察滤过泡的情况、前房的炎症反应、瞳孔是否后粘连。此后可根据情况延长随访的间隔。

2)对于年轻患者，术后滤过泡的包囊化现象很常见，结膜伤口已愈合后，可用氟尿嘧啶 3～5mg 结膜下注射，每日 1 次，连续注射总量不超过 80mg。已经包囊化的滤过泡可在裂隙灯下用一次性 TB 针在距滤泡边缘 5～10mm 处进针，潜行分离巩膜与结膜下组织，并在附近注射氟尿嘧啶 5mg，1 周内可重复 1 次，连续多次。此法在术后 1～2 个月有效，时间较长则效果较差。应用氟尿嘧啶时应注意患者的角膜上皮是否有点染，必要时加用保护角膜上皮促进上皮增生的药物。术后眼压控制稳定者，也应定期复查，同非手术患者的随访。

(2)非手术患者的随访：病情稳定的患者应 3 个月复查 1 次眼压、眼底，6 个月检查 1 次视野，有条件的地方应同时进行其他影像学检查，观察各项指标的变化。

1)若所用药物不能降低眼压或降压效果不理想，应停药并改用新的药物；减药或加药需调整随访间期作为药物洗脱间期或药物达到最大效能间期；随访间期还取决于视功能损害程度、所处病程、进展速度、眼压超过靶眼压的幅度及视神经损害危险因素存在与否。

2)若达到靶眼压但视功能损害进展，或者不能达到靶眼压但视功能损害不再进展，均应对靶眼压进行调整。

3)若已达到靶眼压但不能阻止视功能损害进展，应再降低靶眼压。靶眼压降低幅度应为目前平均眼压的 15%。

4)对有晶状体眼晶状体发生变化的患者应定期检查前房角。

(3)其他:见本章第一节。

(李梅　王飞)

第三节　继发性青光眼

一、概　　述

继发性青光眼(secondary glaucoma)是由全身或眼部其他疾病或外伤等各种原因引起的一类青光眼,某种意义上可认为是原发疾病的一种并发症或后遗症。

【病因】

继发性青光眼的病因很多,但隐显不一,常见的原发病变主要有炎症、外伤、出血、血管疾病、相关综合征、相关药物、眼部手术及占位性病变等。按病因大致可以分为六类:①晶状体相关性青光眼;②眼外伤相关性青光眼;③炎症相关性青光眼;④血管疾病相关性青光眼;⑤眼部手术相关性青光眼;⑥其他,包括相关综合征、继发于角膜内皮细胞层病变的青光眼、糖皮质激素性青光眼及病因不明确者等。

【病理生理】

继发性青光眼发病机制各异,其病理生理是某些眼部或全身疾病,或某些药物的不合理应用,干扰了正常房水的循环,或阻碍房水外流,或增加了房水生成。其中,某些青光眼无论病因还是发病机制迄今并不十分明确。

疾病进展过程中,如病情或病程仅处于眼压升高阶段,原发性疾病及时消除以后,升高的眼压有时可以恢复正常;如已到达前房角关闭或视神经损害阶段,原发性因素即使解除,但眼压升高和视神经损害的进程依然可以独立继续。

【定义内涵】

继发性青光眼中关于“青光眼”一词,使用含义不尽相同,部分文献中将仅有眼压因某种原因而升高,但无眼压升高所致视神经损害时称为继发性高眼压。进而,临床上某些情况下,如手术后一过性或短期内眼压升高,并不专门给以单独诊断。

【临床分类】

临床上继发性青光眼与原发疾病混在一起,总体表现更为复杂,但就继发性青光眼本身的诊断而言,目前也趋于依据前房角予以分型:继发性闭角型青光眼;继发性开角型青光眼。

【诊疗计划】

由于原发病的存在,继发性青光眼的诊断和治疗须同时考虑和权衡原发疾病和青光眼两个方面。继发性青光眼的原发病变多种多样,根据不同病因治疗各异。虽然经过相应治疗,大部分患者视力有所好转,但是因为原发病较重或延误治疗使视力丧失的比例仍较大,所以,预防和早期诊疗才能最大限度地降低患者不必要的视力损害。

(任泽钦)

二、新生血管性青光眼

新生血管性青光眼(neovascular glaucoma,NVG)是一组由于其他疾病导致眼部组织,尤其是视网膜缺氧而产生的继发性青光眼,表现为虹膜表面及房角有新生血管膜增生,机械性阻塞房水引流通道而引起眼压升高。导致该病的病因多达40余种,最常见的病因是糖尿病性视网膜病变、视网膜中央静脉阻塞,各自约占NVG的1/3。

【病史询问要点】

1. 有无引起视网膜缺血缺氧的疾病史,包括糖尿病、高血压、颈动脉阻塞性疾病、视网膜血管(静脉和动脉)阻塞、眼内肿瘤,如视网膜母细胞瘤和恶性黑色素瘤、慢性葡萄膜炎、内眼手术史,尤其是玻璃体视网膜手术史。

PDR病变中约22%发生NVG,80%为2型糖尿病,且多伴黄斑病变。成人双眼NVG和虹膜红变者几乎均为DR病变所致。缺血型CRVO中有18%~60%发生NVG,多在静脉阻塞后2~3个月时发现,80%在6个月内发生。

2. 追述病史,多数患者在发病前2~4个月常有突然或缓慢的视力下降或视力丧失。

3. 起病急者表现为发作性剧烈头痛、眼痛、畏光,视力常只有手动或指数;起病慢者症状不明显。

4. 既往治疗史,包括曾经采取何种治疗措施及目前治疗情况。

5. 有无药物过敏史、心脑血管功能状态、血压高低,有无呼吸系统疾病等。

【体格检查要点】

1. 虹膜新生血管　在色素较多的虹膜其新生血管较隐秘,应特别注意扩瞳前做细致的裂隙灯检查。早期新生血管常位于瞳孔缘周围。一般临床上中央静脉阻塞引起的虹膜新生血管较PDR的粗大且不规则。

2. 角膜水肿

3. 伴随体征　瞳孔缘色素层外翻,虹膜萎缩,发作时瞳孔散大固定。

4. 原发病表现　相应原发病的眼部和全身表现。

5. 对侧眼　前房深度和房角宽度正常。

【门诊资料分析】

1. 视力　多数很差,有些尚好,主要依据原发病对视功能的损害程度而不同。

2. 眼压　升高,可达60mmHg以上或更高,对药物反应差。

【继续检查项目】

1. 前房角镜　早期可见新生血管呈树枝状,中期可见血管纤维膜收缩,导致周边前粘连形成,晚期可见房角广泛粘连闭合。房角新生血管可以在没有虹膜新生血管的情况下单独出现。

2. 眼前部荧光血管造影　可在虹膜瞳孔缘发现新生血管并有荧光渗漏,这有助于诊断极早期的虹膜新生血管。

3. 其他　见本章第一节。

【诊断】

1. 虹膜新生血管形成(虹膜红变)。

2. 房角新生血管膜形成。

3. 眼压升高，常呈现为持续高亢状态。

4. 原有引起视网膜缺血的病史。

【临床分期】

1. 青光眼前期　①虹膜表面有新生血管，最初多见于瞳孔缘附近。②房角可见少量分支状新生血管，多从虹膜根部跨越房角隐窝达小梁网。全视网膜光凝或冷凝是此期的首选治疗方案。

2. 开角型青光眼期　①虹膜新生血管增多。②房角新生血管增多但仍开放。③眼压升高，有相应的眼痛头痛症状。④房水闪光可阳性，有时可伴前房积血。此期使用抗血管内皮生长因子(vascular endothelial growth factor，VEGF)玻璃体或前房注射可以引起眼部新生血管的消退或减轻，眼压快速下降，但作用时间不持久，常仍需后续的全视网膜光凝或冷凝，甚至手术治疗。滤过手术常选择青光眼引流阀植入术或联合抗代谢药物的小梁切除术。

3. 闭角青光眼期　①虹膜与房角新生血管膜收缩，形成广泛的周边虹膜前粘连。②虹膜上新生血管多，瞳孔缘色素层外翻，虹膜前移与晶状体间距离加大，瞳孔开大。③眼压持续高，有剧烈的眼痛、头痛。此期需要抗青光眼手术治疗。若视功能尚好，选择联合抗代谢药的小梁切除术或青光眼引流阀植入术。术前1周可行抗VEGF治疗，以期减少术中出血并提高滤过手术的成功率。若视功能很差，选择睫状体光凝术或冷冻术。此期仍应根据患者情况尽量于术前或术后完成全视网膜光凝或冷凝治疗。

【病情危重指标】

1. 广泛的虹膜新生血管。

2. 房角显著的新生血管与周边前粘连。

3. 眼压持续高于40mmHg。

4. 显著的眼痛、头痛等症状。

【治疗原则】

1. 预防虹膜红变和新生血管性青光眼的发生。

2. 已发生青光眼者，力争保存视力。

3. 已无光感者，应尽量解除患者痛苦。

【治疗方案】

1. 预防性治疗

(1)全视网膜光凝是预防虹膜红变和NVG的最有效措施。适应证为：①青光眼前期。②虹膜红变前期，即广泛视网膜毛细血管无灌注区或虹膜异常血管荧光渗漏(对于由视网膜中央静脉阻塞患者在未出现新生血管时，目前倾向于不进行预防性PRP治疗，而是密切观察，在患者出现虹膜红变时再进行PRP治疗)。

(2)屈光间质混浊者可行全视网膜冷凝或房角新生血管光凝。

2. 青光眼期的治疗

(1)抗血管内皮生长因子(vascular endothelial growth factor,VEGF):抗 VEGF 药物玻璃体或前房内注射可以引起眼部新生血管的消退或减轻,对尚未发生永久性房角粘连的 NVG 患者,可以引起眼压的快速下降,但作用时间不持久,常仍需后续的全视网膜光凝,甚至手术治疗;对于房角已经形成粘连性关闭的 NVG 患者,使用抗 VEGF 药物并不能降低眼压,但作为滤过性手术的辅助治疗,可以减少术中出血,并有可能提高手术的成功率。由于抗 VEGF 药物可能减少视网膜血供,可以引起一些严重并发症,如眼部缺血、视网膜中央动脉阻塞等,因此一些高危人群应慎用,如颈动脉供血不足、凝血异常性疾病及血糖控制不佳的糖尿病患者等。

(2)药物治疗:用抗青光眼药物降低眼压,不主张用缩瞳药治疗,可用局部β受体阻断药,如0.5%噻吗洛尔或肾上腺素能药物,如1%左旋肾上腺素或局部碳酸酐酶抑制药。全身应用碳酸酐酶抑制药和高渗剂降低眼压,此外,局部可用皮质类固醇和1%阿托品以减轻炎症反应和疼痛,当有大泡性角膜病变时,可用软性接触镜。

(3)用药物可控制眼压,仍有视力者,首选全视网膜光凝。

(4)用药物眼压控制不满意,仍有视力者,可行引流阀植入术、联合抗代谢药的小梁切除术、睫状体光凝术。在滤过手术前1周左右可以使用抗 VEGF 治疗。

(5)晚期无光感者,可局部用阿托品、皮质类固醇及β受体阻滞药,不能缓解疼痛者可行睫状体冷凝、热凝、光凝等,对不能或不愿意接受这些手术及多次手术眼压仍不能控制、疼痛难忍者可行球后普鲁卡因或乙醇注射解痛,最终可行眼球摘除手术。

【术后处理】

1. 术后常规散瞳、抗生素、皮质类固醇治疗等,详细内容参见有关章节。

2. 注意观察虹膜面及房角新生血管情况,继续治疗原发病。

【住院小结】

1. 疗效　NVG 是难治性青光眼的一种,眼压控制较困难,常需多次手术,即使非常有经验的眼科医师也感棘手。NVG 前期针对病因的治疗是非常重要的,存在虹膜新生血管和(或)已有 NVG 者,只要房角闭塞<270°,一般于完成 PRP 后3个月内眼压恢复正常,NVG 病程短的病例常在光凝术后2～3周眼压恢复正常。抗 VEGF 药物对 NVG 患者有一定的治疗效果,但不能替代其他治疗。

2. 后续治疗

(1)根据眼压和眼部情况,加用抗生素眼药,无效时考虑再次手术。

(2)长期随访观察,继续治疗原发病。

3. 出院医嘱

(1)继续应用抗生素、皮质类固醇和睫状肌麻痹药,一般至术后1个月逐渐减量。

(2)观察角膜大泡病变情况,必要时滴高渗剂眼液或选戴软性接触镜。

(3)定期门诊随访。

(李 梅 王 飞)

三、葡萄膜炎继发性青光眼

葡萄膜炎继发性青光眼(secondary glaucoma of the uveitis)是由于葡萄膜炎房水生成量和成分改变,房水异常成分阻塞小梁网,或小梁网炎症肿胀、小梁细胞功能损害,周边虹膜前粘连和虹膜后粘连等导致眼压升高的一种继发性青光眼。该病是葡萄膜炎患者常见的致盲性并发症,患病率约为10%。其中,慢性葡萄膜炎继发青光眼(27%)比急性葡萄膜炎继发青光眼(<3个月病程的12%)至少高出一倍以上。

其实,任何眼内的炎症反应均可升高眼压,眼压的升高可表现为暂时性或慢性顽固性,暂时性且不引起视神经或视野损害应称为"与葡萄膜炎相关的高眼压状态",当眼压进行性升高,并发生视神经损伤和视野损害时才定义为"葡萄膜炎继发性青光眼"。但是在临床实践中,无论是否伴有视神经损伤或视野损害,葡萄膜炎患者伴发的眼压升高均应及时治疗。

【病史询问要点】

1. 是否有曾患葡萄膜炎的病史,确诊时间和反复发作次数。

2. 伴随症状:眼痛头痛,畏光流泪,视物模糊,严重可有恶心、呕吐。

3. 是否伴有其他疾病:类风湿、梅毒、单纯疱疹、带状疱疹、风疹和流行性腮腺炎、原田-小柳病等。

4. 过去和现在治疗葡萄膜炎和原发病用药的细节。

【体格检查要点】

1. 不同程度的视力障碍。

2. 睫状充血或混合性充血。

3. 角膜是否水肿,是否伴有基质水肿及角膜溃疡、角膜病变。

4. 角膜后沉着物阳性,房水闪光阳性,前房炎性渗出物多较浓厚。

5. 前房深度正常,虹膜周边前粘连,瞳孔闭锁或膜闭,虹膜表面新生血管情况,虹膜萎缩和虹膜膨隆情况。

6. 虹膜后粘连及范围。

7. 晶状体是否有混浊。

8. 眼底检查帮助确定有无视神经损害、视盘改变和视神经纤维层缺损等。

9. 其他疾病,如眼睑带状疱疹、单纯疱疹性角膜炎、梅毒、类风湿、原田-小柳病等相关疾病的检查。

【门诊资料分析】

1. 眼压　测量眼压升高。

2. 前房角镜　对没有明显虹膜后粘连和虹膜膨隆者,应仔细检查前房角,多数可见广泛的周边虹膜前粘连。若前房角镜检查周边虹膜前粘连的范围与眼压升高程度不吻合,应考虑可能为:①小梁功能损害的继发性开角型青光眼。②虹膜背部与晶状体前表面广泛粘连的瞳孔阻滞性青光眼。

【继续检查项目】

1. 超声生物显微镜(UBM)检查　UBM不仅可以观察到隆起或粘连虹膜所遮挡

的房角开放情况，而且可提供其他检查方法不能提供的活体状态下后房的情况。对虹膜背部广泛后粘连的瞳孔阻滞性青光眼，超声生物显微镜检查有助于诊断。

2. 视神经分析仪 有助于检测视盘凹陷改变和视神经纤维厚度，具体见本章第一节。

3. 视野 有无青光眼性视野缺损。

4. 病因检查 葡萄膜炎的病因有内因、外因和继发原因。外因性和继发性可根据病史和临床表现进行诊断，或采集房水、玻璃体进行涂片和培养，以进一步明确病原体。内因性葡萄膜炎病因复杂，而且常不易明确，是临床病因诊断的重点。必要时，应与免疫科配合，根据患者的病情做相应的病因学检查。一般应首先做常规检查，然后进行分析得出初步印象再做针对性的特殊检查，尽可能明确疾病性质和原因，以便给予有效的针对性治疗。

【诊断】

1. 根据病史 如葡萄膜炎伴风湿或类风湿病史，葡萄膜炎伴强直性脊柱炎史等。

2. 根据临床表现 有典型的急性葡萄膜炎和慢性复发性葡萄膜炎表现伴眼压升高，角膜水肿；原发病的临床表现，如病毒性角膜炎的深层角膜病灶。

3. 出现房水排出径路受阻标志 周边虹膜前粘连，虹膜后粘连，瞳孔区及房角可见纤维性渗出、瞳孔闭锁或瞳孔膜闭、虹膜膨隆等。

【临床类型】

1. 急性虹膜睫状体炎继发青光眼 睫状充血，房水混浊，渗出增加，角膜后沉着物，瞳孔缩小，虹膜后粘连，瞳孔闭锁或膜闭，虹膜膨隆，眼压升高。

2. 慢性虹膜睫状体炎继发性青光眼 病情发展缓慢并反复发作，轻度充血的炎症反应是其特点。可见房水混浊，角膜后沉着物，瞳孔多变形，虹膜后粘连，瞳孔缘可见纤维性渗出及色素，广泛周边虹膜前粘连，眼压升高。

3. 几种特殊类型葡萄膜炎继发青光眼 与眼压升高或继发青光眼相关的常见葡萄膜炎类型有青光眼睫状体炎综合征、富克斯综合征、病毒性前葡萄膜炎、伏格特-小柳-原田病、幼年性关节炎相关的葡萄膜炎、HLA-B27相关性葡萄膜炎、中间葡萄膜炎、Behect病和类肉瘤病。

(1)青光眼睫状体炎综合征：轻度睫状体炎表现（少量角膜后沉着物，无虹膜后粘连），发作时眼压明显升高，房角开放，多数不出现视野或视盘改变。

(2)富克斯综合征：一般无睫状充血、瞳孔缩小、畏光流泪或眼痛等急性炎症表现。前房极少量细胞及闪光，往往迁徙不愈呈慢性病程。特征性角膜后沉着物呈弥漫性分布于整个角膜或局部性分布于角膜中央瞳孔区，虹膜呈萎缩性改变，一般不发生虹膜后粘连。房角检查可见放射状或环状血管。

(3)疱疹病毒性葡萄膜炎：疱疹病毒性葡萄膜炎常伴有眼压升高，发生率约为28%，常伴随树枝状、地图状、盘状单疱病毒角膜炎，角膜感觉减退，后弹性层皱褶，在角膜炎治疗过程中葡萄膜炎常被忽视，加上不能使用激素控制葡萄膜炎症，使炎症持续不退，病情迁延，而反复发作，常伴有周边虹膜前粘连或虹膜后粘连，眼压升高。

(4)原田-小柳病、交感性眼炎等几种特殊类型葡萄膜炎：双眼发病。由于病程之久，易复发，常引起虹膜后粘连、瞳孔膜闭、瞳孔闭锁、房角闭塞、眼压升高。

(5)幼年性慢性关节炎相关性葡萄膜炎：幼年性慢性关节炎相关性葡萄膜炎也常继发开角型或闭角型青光眼，患病率介于18.9%～42%，其中抗核抗体阳性者更多见。

(6)带状疱疹性葡萄膜炎：带状疱疹可侵及第Ⅴ对脑神经的眼支、眼部皮肤带状疱疹，可同时出现角膜炎、剧烈的神经疼痛，虹膜睫状体炎和相应一侧的继发性青光眼，前房常见细胞，角膜后沉着物，虹膜常有节段性萎缩、后粘连，眼压升高40～60mmHg。

【治疗原则】

在积极抗炎的基础上应用降眼压药物治疗，眼压难以控制或发生视神经损害时应采用手术治疗。

【治疗方案】

1. *药物治疗*

(1)控制葡萄膜炎症：见葡萄膜炎。围术期患者局部或全身应用糖皮质激素，可以减轻炎症反应、预防手术后葡萄膜炎复发并提高手术成功率。

(2)降眼压药物：对于葡萄膜炎继发青光眼患者，单独治疗葡萄膜炎不能控制眼压，应同时加用抗青光眼药物。常用药物：①首选β受体阻滞药：如噻吗洛尔和卡替洛尔，注意美替洛尔可诱发葡萄膜炎。②α肾上腺素能激动药：可减少房水生成，增加葡萄膜-巩膜外流而快速降低眼压，地匹福林不仅增加房水外流，还具有散瞳和防止虹膜后粘连的作用，注意溴莫尼定可引起前葡萄膜炎。③碳酸酐酶抑制药：用于其他药物治疗后眼压不能控制的患者，不宜长期使用；可使用局部制剂，如多佐胺或布林佐胺。④高渗药物：甘油、异山梨醇或甘露醇等药物通过提高血液渗透压和减少玻璃体容积而降低眼压。⑤避免使用前列腺素类药物：可诱发或加重葡萄膜炎、诱发黄斑囊样水肿。⑥避免使用缩瞳药：可引起瞳孔痉挛并加重炎症反应。

(3)病因治疗：主要针对引起葡萄膜炎的原发病变。

2. *手术治疗*

(1)手术时机：葡萄膜炎活动期应尽量避免手术治疗，仅当最大剂量药物不能控制眼压，伴有进行性视神经损害或视野损害，或发生瞳孔阻滞性青光眼时采用手术治疗。但是对于青光眼睫状体炎综合征患者，糖皮质激素和非甾体消炎药可有效控制炎症，配合降眼压药物即可控制眼压，一般无须手术治疗，因为手术不能阻止复发；如果眼压持续升高，出现视神经改变及视野缺损或合并原发性开角型青光眼者，可考虑手术治疗。

(2)手术方案：虹膜睫状体炎所致青光眼的手术治疗比较复杂，应根据不同情况选择适宜的手术治疗方法。

1)对于暂时性高眼压炎症严重的病例，可做前房穿刺。不仅降低眼压，而且通过更新房水，可以从血液中获得抗体和有效药物。

2)对于虹膜后粘连、瞳孔阻滞但是无房角粘连的病例，应尽早使用激光打开后粘连，或行激光虹膜周切术。但是炎症反应易于术后通道闭合，成功率较低。无激光条件者，行周边虹膜切除术。

3）虹膜后粘连、瞳孔阻滞伴房角粘连（特别粘连范围较大）的病例，炎症控制后选择适宜的滤过手术。

4）瞳孔闭锁或膜闭伴虹膜膨隆的病例，有条件者，先试行虹膜激光切开术（可多部位），无效再根据情况施行较大范围的周边虹膜切除术，或节段性虹膜切除术，或滤过手术。

5）陈旧性虹膜后粘连、瞳孔阻滞伴周边虹膜前粘连（特别是有广泛周边前粘连）的病例，在炎症控制并稳定的情况下，应尽早选择滤过性手术治疗，以防视功能进一步损害。

6）慢性反复性葡萄膜炎伴虹膜后粘连与周边虹膜前粘连的病例，必须在炎症消退后观察眼压情况。如果炎症消退，眼压仍明显增高者，可行小梁切除术、人工引流物植入术等。但是如果炎症已完全消退，眼压处于正常水平或偏低，特别是3-9点角膜已开始出现角膜带状变性体征，表明睫状体已受损害，切勿行滤过手术，以免加速眼球萎缩。

7）陈旧性虹睫炎伴新生血管形成的病例，可施行睫状体光凝术、睫状体冷冻手术、人工引流物植入术等。

【术后处理】

特别应该注意观察术后前房反应，积极控制葡萄膜炎，其他见本章第一节。

【住院小结】

1. *疗效*　早期治疗效果较好。由于该类继发性青光眼的发生和葡萄膜炎的病程长短无直接关系，而与葡萄膜炎的发作程度和频度有关，故有效控制葡萄膜炎是手术成功的关键，也是术后维持疗效的关键。

2. *后续治疗*　继续进行相关病因治疗。

3. *出院医嘱*

（1）定期随访，特别注意观察：①应用皮质类固醇激素可能产生的并发症；②角膜、前房和眼压情况。

（2）继续应用皮质类固醇激素、抗生素和散瞳药。根据病情逐渐减量。

（3）对不能应用皮质类固醇激素的患者，如单纯疱疹病毒性角膜炎伴发虹膜炎等，可用前列腺素拮抗药，如吲哚美辛等。

（4）增强机体抵抗力，防止葡萄膜炎的复发。

（庄晓琳　朱承华）

四、青光眼睫状体炎综合征

青光眼睫状体炎综合征（glaucomatocyclitic crisis，Posner-Schlossmann syndrome）是睫状体炎伴有青光眼的一种特殊形式，临床上主要表现为眼压升高合并角膜后壁沉着物，即同时具有青光眼和虹膜睫状体炎的体征，又称Posner-Schlossman综合征。本病见于中青年，85％～90％为单眼发病，临床特点为发作性、自限性和复发性，病程自1年至22年。约1/3可合并原发性开角型青光眼。发病机制可能与前列腺素升高导致炎症和眼压升高有关。

【病史询问要点】

1. 眼压升高同自觉症状不成比例。突然起病，首次发病的患者没有任何前驱症状，复发性患者则有明确而典型的病史。多为患眼突然出现视物模糊和不适，个别患者有虹视现象，很少有明显的眼胀和眼痛。

2. 治疗经过和发作间隔时间，发作前有无劳累、精神紧张和脑力疲劳等因素。

3. 单眼发病多见，双侧者可同时或交替发病，左、右眼无明显差别。

4. 好发于中青年男性，男∶女比约为1.7∶1，以20—50岁发病者多见。

5. 注意排除葡萄膜炎和原发性开角型青光眼的既往病史。对于反复发作者，在发作间歇期应做排除原发性青光眼的检查，以防延误治疗。

6. 单侧者家族史阳性率约为9.4%，双侧者约为25%。

【体格检查要点】

1. 轻微睫状充血，甚至没有。

2. 角膜透明或轻度水肿。

3. 角膜后羊脂状沉着物，呈现稀疏、可数、大小不一的三角形排列，多位于角膜下1/3。常在眼压升高的同时或前后(多在3～5d)发生。部分患者角膜后沉着物可持续不退。

4. 前房深度正常，房水无明显混浊。

5. 瞳孔轻度散大，对光反应存在，无虹膜后粘连形成，即使多次发作者也不例外。

6. 眼底一般正常。

【门诊资料分析】

1. 视力　正常或接近正常，即该病发作时其视力与眼压升高状态不成比例。

2. 眼压　中度升高，每次发作延续3～5d，偶有持续数月者。常可自行缓解。

【继续检查项目】

1. 前房角镜　房角开放，无粘连。

2. 视野　一般正常。

3. 其他　发作期间，房水流畅系数降低，房水中前列腺素含量增高。

【诊断】

1. 眼压显著升高，通常达到40～60mmHg。

2. 同时可见少量颗粒状或羊脂状角膜后沉着物。前房反应轻微。

3. 前房角镜下前房角开放。

4. 少数患者眼压升高和角膜后沉着物出现不同步，甚至有两者相分离的非典型情况。

5. 发病持续时间短为数小时长达数周，多在1周左右。

6. 多数患者出现复发，但复发的频率和次数个体间差异较大，一般随年龄增长而减少。个别患者可持续到老年阶段，此时可有虹膜基质的萎缩和色泽的改变。

【鉴别诊断】

1. 继发于其他葡萄膜炎的青光眼　结膜充血、角膜后多数灰白色沉着物、前房反应显著，由于虹膜前、后粘连和瞳孔闭锁，虹膜可呈膨隆状，前房角可有粘连。

2. 急性闭角型青光眼　患者多为老年，症状剧烈，眼前段体征明显，色素性角膜后沉着物多见。发作时前房极浅，房角闭塞。

3. 异色性虹膜睫状体炎　双侧虹膜色泽不对称，虹膜浅色一侧眼眼压轻度升高，通常伴有白内障或青光眼的眼底和视野改变。

【治疗原则】

尽快终止发作，促进缓解，同时兼顾睫状体炎和青光眼的控制。

【治疗方案】

1. 发作期

(1)针对炎症，局部用糖皮质激素，如妥布霉素地塞米松眼液或泼尼松龙眼液，每日 4 次。必要时可结膜下注射地塞米松或泼尼松龙，可抑制前列腺素的释放，降低血-房水屏障的通透性。口服吲哚美辛（25～50mg，每日 3 次）或氟灭痛（200～400mg，每日 3 次）等非甾体消炎药（NSAIDs）。

(2)针对眼压，局部用β受体阻滞药，如 0.5%噻吗洛尔眼液，每日 2 次；口服碳酸酐酶抑制药，如乙酰唑胺联合碳酸氢钠和氯化钾，每日 2 次；如果眼压过高，可静脉用高渗剂，如 20%甘露醇 500ml 在 45min 内静脉滴注。

(3)如果患者眼痛和睫状充血明显，可局部适量用睫状肌麻痹药。

2. 发作间歇期　无须治疗。

3. 手术方式　一般认为滤过手术是不适当的，术后不能杜绝复发。而对于合并原发性青光眼者及个别患者老年期仍有发作，并且药物控制眼压不满意，视神经损害进展者，则须行滤过手术。

【住院小结】

1. 疗效　本病一般为良性过程，即虽然反复发作，但不造成视神经损害。应用糖皮质激素和降眼压药物可以缩短发作期。少数病史长或发作次数多的患者可出现视神经损害，另外也有患者合并原发性开角型青光眼，对此类患者应注意鉴别并予以专门的青光眼治疗。

2. 后续治疗

(1)发作期内患者应数日或 1 周复查 1 次。

(2)糖皮质激素用药一周以内者可快速停药，一周以上者须逐渐减量。

(3)发作期过后无须任何治疗。

（任泽钦）

五、异色性虹膜睫状体炎

异色性虹膜睫状体炎（heterochromic iridocyclitis）是慢性轻型葡萄膜炎合并白内障和青光眼的一种眼病。临床上所谓虹膜异色是指双眼虹膜色泽不对称，虹膜浅色一侧眼发病，起病于中青年期，为单侧，病情进展缓慢。

【入院评估】

1. 病史评估　可长期没有症状，白内障形成相对较快和较早，患者因此而就医。

2. 前房角检查　房角开放,有异常血管呈放射状或环状,很少有前粘连。

3. 其他　见 Fuchs 虹膜异色性葡萄膜炎。

【诊断】

1. 虹膜色泽和形态　双眼虹膜色泽不对称,患侧眼虹膜色浅,表面呈蚕食样,严重者基质萎缩和色素脱失呈片状,透光阳性。

2. 炎症表现　裂隙灯下可见角膜后壁细小圆形或星状角膜后沉着物、房水中浮游细胞和房水闪光。

3. 前房角镜　前房角镜下前房角开放,但周边虹膜可呈绒毛样,小梁网上色素较多,以及纤细的血管跨于前后壁间。

4. 眼压　本病仅有部分患者出现眼压升高。有时,眼压升高出现于白内障手术或对炎症用糖皮质激素过分治疗以后。

【鉴别诊断】

注意排除其他慢性葡萄膜炎,见 Fuchs 虹膜异色性葡萄膜炎。

【治疗计划】

1. 炎症对糖皮质激素一般反应不佳;如果炎症不明显,可不用药。

2. 降低眼压。

(1)可局部用降眼压药。

(2)不能奏效则行滤过手术,如小梁切除手术,但须注意联合使用抗瘢痕药,如氟尿嘧啶或丝裂霉素,以提高成功率。

3. 对白内障行摘除联合人工晶体植入手术可获得良好视力。

4. 随访。本病为慢性长期眼病,须定期复查,观察炎症和眼压、眼底、视野情况。

(任泽钦)

六、血影细胞性青光眼

血影细胞性青光眼(ghost cell glaucoma)是眼内出血特别是玻璃体积血,血影细胞(即变性红细胞)机械性阻塞小梁网,引起眼压升高的一种继发性开角型青光眼。血影细胞性青光眼多发生在外伤性前房积血或玻璃体积血 1～3 个月后。

【病史询问要点】

1. 外伤后玻璃体积血或严重的前房积血史。

2. 内眼手术后玻璃体积血史。

3. 自发性玻璃体积血史。

4. 一般同时存在前玻璃体膜受损的病史。

5. 眼部胀痛、视疲劳和头痛等青光眼症状。

【体格检查要点】

1. 角膜水肿。

2. 角膜内皮面可有土黄色细胞沉着。

3. 前房深度正常,通常无炎症表现。

4. 房水内见大小均等的黄褐色颗粒漂浮，可有假性前房积脓。

5. 玻璃体呈典型土黄色，前玻璃体可见多量黄褐色颗粒。

【门诊资料分析】

1. 眼压 通常高达30～50mmHg。其升高程度与影细胞数量一致，有一层影细胞覆盖小梁网时，眼压可达6.7～8.0kPa(50～60mmHg)。

2. 前房角镜检查 房角各结构均清晰可见，为典型的开角，小梁网表面可见少量至大量的黄褐色细胞覆盖，下方尤其明显。

【继续检查项目】

1. 房水流畅系数可下降7.5%。

2. 相差显微镜检查。抽取新鲜的前房水或玻璃体做活体标本细胞学检查，易找到血影细胞。这种细胞的胞壁较厚，其直径为4～8mm或＞8mm，呈不规则无色透明的胞体，胞体内除了有丛状的变性血红蛋白外，其余均为空泡，故又称为Heinz体。标本也可染色后用普通显微镜检查。

【诊断】

1. 明确的外伤史。

2. 新鲜或陈旧的前房积血或玻璃体积血。

3. 出血后数日或数周突然眼压升高，角膜水肿。

4. 前房或玻璃体有许多黄褐色颗粒漂浮。

5. 房角开放，小梁上有黄褐色物沉着。

6. 前房穿刺抽取房水做病理检查可见血影细胞。

【鉴别诊断】

需与新生血管性青光眼、溶血性青光眼、前房积血性青光眼及房角后退性青光眼、含铁血黄素性沉着症引起的青光眼相鉴别，房角镜检查和细胞学检查可做区别。溶血性青光眼其发病原因与临床表现均与本病相同，区别仅在于阻塞小梁间隙的是溶血过程中出现的是巨噬细胞而不是血影细胞，经细胞学检查即可加以鉴别。

【治疗原则】

本病对药物敏感性差，一般须手术治疗。

【治疗方案】

1. 非手术治疗

一般对缩瞳药、皮质类固醇多无效。可根据眼压情况给予碳酸酐酶抑制药、高渗剂、左旋肾上腺素和β受体阻滞药。

2. 手术治疗

(1)手术时机：药物对这类青光眼的降压效果差，眼压不能控制者则彻底冲洗前房，必要时可重复进行，很少需做玻璃体切割术。一般说来，血影细胞不会造成小梁网持久损害，无须滤过性手术治疗。

(2)手术方法

1)前房穿刺：是明确诊断和进行治疗的必不可少的途径。前房穿刺降低眼压的同时抽取少量房水进行镜检，找到血影细胞即可明确诊断。

2)前房灌洗术：在前房穿刺取房水镜检同时进行，为血影细胞性青光眼的首选术式。其方法于角膜颞上象限做板层角膜切口，用5ml注射器及弯针头或带注吸功能的系统进入前房，反复冲洗，清除前房内所有血影细胞。如果玻璃体内积血未净，血影细胞继续进入前房，引起眼压再度升高时，可重复冲洗。有固体血块位于前房，用上述方法难以奏效时，可在角膜缘预置一个钝针灌注，在角膜缘另一位置选一切口，用玻璃体切割头边切边吸。

3)如果大量玻璃体积血持续不吸收，血影细胞源源不断释放进前房，则要施行玻璃体切割术。手术方法见有关章节。

4)如治疗不及时或高眼压持续时间长，发生周边虹膜前粘连时，则考虑滤过性手术，详见有关章节。

【术后处理】

1. 一般处理

(1)每日换药。

(2)观察眼压是否在正常范围。

(3)观察前房内有无血影细胞浮游。

2. 并发症处理　见有关章节。

【住院小结】

1. 疗效　血影细胞性青光眼对药物治疗不敏感。滤过手术成功率与开角型青光眼相似。

2. 后续治疗

(1)前房冲洗术后如再出现浮游血影细胞，则需再次冲洗。

(2)滤过性手术后如眼压仍不能控制，可加用药物或再次手术。

3. 出院医嘱

(1)门诊随诊，观察眼压及前房情况。

(2)其他：见有关章节。

（王　飞）

七、房角退缩性青光眼

房角退缩性青光眼(angle-recession glaucoma)是前房角后退的主要后遗症。当钝力从正面作用于眼球的一瞬间，瞳孔发生阻滞，周边巩膜扩张，潴留于前房内的房水向无晶状体支撑的周边虹膜处冲击，致使睫状肌的环形纤维与纵形纤维分离，虹膜根部向后移位，前房角加宽、变深，称为房角后退。文献报道，伴有前房积血的眼睛，房角后退的发生率为20%～94%，日后有1.3%～7%(9.7%～23.4%)发生开角型青光眼的改变。如房角后退达半周以上，则约有10%以上发生此类青光眼。

【病史询问要点】

1. 曾有眼球钝挫伤病史，并多伴有前房积血史。

2. 家族成员中有无原发性青光眼存在。

3. 早期一般无明显症状，发展到一定阶段，可出现眼胀、视疲劳和头痛等。

【体格检查要点】

1. 前房：严重病例可有部分前房加深。

2. 虹膜：有无震颤。

3. 散瞳检查晶状体位置和睫状小带的情况，局部有无玻璃体疝。尤其在手术前可帮助手术区域的选择。

4. 部分病例可能伴有眼部其他组织损伤的迹象，如虹膜根部离断、瞳孔括约肌断裂等。

5. 眼底：可有病理性视盘凹陷等类似原发性开角型青光眼的眼底表现。

【门诊资料分析】

1. 眼压升高

2. 房角镜检查　观察房角后退发生的范围和程度，前者根据受累的范围分为360°，后者则按破裂的程度分为3级：①Ⅰ级（房角轻度撕裂），为浅层撕裂。由于从前境界线开始越过巩膜嵴终止在睫状体前面，以及虹膜根部的葡萄膜小梁网部的破裂，所以小梁网、巩膜嵴或睫状体带被暴露，因此与健眼比较起来，睫状体带显得暗而宽，巩膜突变白。浅层撕裂的患者睫状体表面一般没有真正的裂隙存在。②Ⅱ级（房角中度撕裂），其特点是有明显裂隙出现在睫状肌纤维间。无论何时，只要中度的裂隙仍存在，该房角总比另一只健眼要显得宽一些。③Ⅲ级（房角深度撕裂），其特点是睫状体内发生裂隙，而裂隙的顶端就是在房角镜的检查下常也难于被发现。

【继续检查项目】

1. UBM　有条件的医院可做此项检查，明确睫状体撕裂的程度。特别在合并低眼压、角膜水肿和其他不宜进行前房角镜检查时，UBM检查可以明确分辨巩膜突、虹膜和睫状体之间的关系：①虹膜根部与巩膜突部分脱离，角膜虹膜夹角由锐利变圆钝。②虹膜根部与巩膜突完全脱离，睫状体内可探查到一裂隙，但是睫状体与巩膜间无间隙存在。

2. 其他　见有关章节。

【诊断】

根据曾有眼球钝挫伤及前房积血病史，眼压升高，视野受损及典型的前房角镜下所见房角后退各种表现即可诊断该病。

【临床类型】

根据伤后眼压升高时间的长短，将房角后退性青光眼分为3型，其发病机制有所差异。

1. 早发型房角后退性青光眼　伤后至2年内。其眼压升高机制可能与小梁水肿、房水渗透性降低、炎症介质释放、组织细胞碎屑堵塞小梁网或睫状肌从巩膜突分离后导致房水外流受阻有关。

2. 晚发型或迟发型房角后退性青光眼　伤后2～30年。其发病机制为小梁网玻璃样变性或纤维化，继发周边虹膜前粘连等。多见于房角后退范围≥180°的患眼。

3. 非常晚发型房角后退性青光眼　伤后30年后。发病机制同上。

房角后退性青光眼眼压升高有两个的高峰，分别为伤后1年内和伤后10年以后或更长的时间。

【鉴别诊断】

需与原发性开角型青光眼相鉴别，两者均发病比较隐蔽，进展缓慢，不易被察觉，但房角后退性青光眼前房角镜下具有房角后退的特征性改变，曾有外伤史及前房积血病史。

【治疗原则】

局部和全身应用降眼压药物控制眼压同时联合糖皮质激素减轻小梁网水肿和眼内炎性反应。其他治疗类似原发性开角型青光眼，先药物治疗，不宜过早手术。激光小梁成形术效果欠佳。晚期病例最大耐受剂量的药物无效时可考虑滤过性手术，常需加用抗代谢药物。对于非青光眼素质的伤眼来说，视神经对高眼压的耐受性较强。

【治疗方案】

1. 非手术治疗　类似原发性开角型青光眼，可用毛果芸香碱、噻吗洛尔及碳酸酐酶抑制药等，绝大多数病例眼压会自然下降。有学者认为，睫状肌麻痹药对钝挫伤后房角后退性青光眼可以松弛睫状肌束间裂隙，增加了房水经色素膜巩膜房水外流的通路可使眼压下降。

2. 手术治疗　当最大耐受剂量的药物无效，视盘及视野持续性受损时应考虑滤过性手术，详见相关章节。据报道，房角后退性青光眼常规滤过性手术成功率仅为11%～15%，非穿透性小梁切除术、青光眼房水引流物是治疗此类外伤所致青光眼的新选择，Ahmed阀门植入术联合抗代谢药物亦应用于晚期患者，但是上述手术方法的术后远期并发症及疗效有待进一步研究。

3. 对侧眼随访　临床观察发现，房角后退性青光眼患者对侧非外伤眼往往对糖皮质激素呈高敏反应，且约有50%的患者，其对侧非外伤眼几年以后也发生典型的原发性开角型青光眼的改变，因此，对此病患者应加强对侧非外伤眼的追踪检查。

【术后处理】

1. 一般处理　类似原发性开角型青光眼术后，如每日换药，观察眼压、前房深浅和滤过泡情况。

2. 并发症处理　参见原发性开角型青光眼。

【住院小结】

1. 疗效　与原发性开角型青光眼相似。

2. 出院医嘱

(1)门诊随诊，观察双眼眼压，包括对侧非外伤眼。

(2)定期复查视野，了解病情进展。

(3)其他：见本章第一节。

（王　飞）

八、晶状体溶解性青光眼

晶状体溶解性青光眼(phacolytic glaucoma)是由于渗入前房的可溶性晶状体物质及吞噬了晶状体皮质肿胀的巨噬细胞,共同阻塞小梁网房水外流通道而引起眼压急性或亚急性升高的一种继发性开角型青光眼,常伴发晶状体溶解性眼内炎。多见于过熟期年龄相关性白内障。年轻人由于眼晶状体中没有大分子量蛋白,所以不会发生晶状体溶解性青光眼。

【病史询问要点】

1. 发病年龄　高龄、常为单眼发病。多有长期视矇病史。

2. 伴随症状　剧烈头痛、眼胀痛,可伴有恶心、呕吐。

3. 发病诱因　往往伴有成熟或过熟期白内障,或晶状体外伤、手术史,或晶状体长期全脱位于玻璃体腔。有多年白内障病史而无青光眼病史。

【体格检查要点】

1. 视力下降,因合并过熟期白内障,视力极差,甚至光定位不正常。

2. 角膜水肿,有不同程度的睫状充血。

3. 前房深或正常,房水闪光阳性,内有点片状或絮状白色混浊物浮游。混浊物多者,虹膜面可见类似棉絮状白色晶状体皮质堆积,或沉积在前房下方,表现为"假性前房积脓"。

4. 角膜后壁、房水、虹膜、晶状体表面大量灰白色彩色反光碎片。

5. 一般无虹膜后粘连。

6. 瞳孔中等散大,光反应迟钝。

7. 晶状体皮质呈均匀的半透明状态,囊膜皱缩,前囊散在白色钙化点或斑块,核下沉甚至脱位,虹膜震颤。

【门诊资料分析】

1. 眼压测量　眼压升高 30mmhg 以上。

2. 前房角镜检查　发作时房角仍然开放,无明显周边虹膜前粘连,房角处可见灰白色彩色反光碎片,下方明显。

【继续检查项目】

1. 前房穿刺细胞学检查　内见含有吞噬晶状体皮质的巨噬细胞。

2. 术中房水细胞学检查　可在手术中取房水检查细胞,若发现大吞噬细胞有助于确诊。

【诊断】

1. 白内障患者,特别是过熟期年龄相关性白内障患者突然自发地发生葡萄膜炎和急性青光眼的发作症状与体征。

2. 白内障囊外摘除术或晶状体外伤后突然发生葡萄膜炎和急性青光眼的症状与体征。

3. 角膜后壁、房水、房角、虹膜及晶状体表面有多量灰白色具有彩色反光的碎片或点状、絮状雾样物。

4. 前房深，瞳孔中等散大，房角开放，虹膜无后粘连。

5. 房水闪光阳性。混浊物多者，虹膜面可见类似棉絮状白色晶状体皮质堆积，或沉积在前房下方，表现为“假性前房积脓”。房水穿刺检查常可见典型增大的巨噬细胞。

6. 晶状体完全混浊，囊膜皱缩，晶体核下沉，虹膜震颤等。

7. 皮质类固醇治疗无效。

8. 摘除晶状体后症状缓解。

【鉴别诊断】

1. 交感性眼炎　双眼发生的肉芽肿性葡萄膜炎，多发生于眼球穿通伤，内眼手术之后。多隐匿发病。首先，受伤眼（诱发眼）葡萄膜炎症状持续不退，并逐渐加重。经过2周至2个月（65%）的潜伏期，另一眼（称交感眼）突然出现类似的葡萄膜炎。

2. 感染性眼内炎　多有眼外伤和内眼手术史，视力严重下降，甚至无光感，球结膜高度充血水肿、角膜混浊，前房纤维蛋白炎症而无彩色的碎屑样物质，玻璃体积脓，眼底黄色反光。炎症继续发展，可发生眶蜂窝织炎。前房或玻璃体脓液细菌培养，可见细菌生长。

3. 晶状体膨胀性青光眼　见于膨胀期（未成熟期）白内障，可见晶状体虹膜膈前移，前房变浅，晶状体膨胀混浊，房角变窄或关闭，眼压升高。

4. 晶状体过敏性青光眼　见于过熟期或外伤皮质外溢、白内障术后，前房炎性反应明显，无菌性积脓伴有渗出，可有周边虹膜前粘连或瞳孔后粘连，眼压升高，晶状体蛋白皮肤试验阳性，血清IgA、IgM高。病理检查见晶状体周围肉芽肿性炎症。

5. 剥脱综合征　见于老年人，在瞳孔缘、虹膜两面、房角、晶状体囊膜及其悬韧带上均有蓝白色或灰白脱屑及少量色素沉着，在开大瞳孔时，可见云雾状的色素颗粒经瞳孔流向前房，表皮剥脱物沉积在小梁网上，导致房水排出减少，眼压升高。有脱屑的患者中有30%～80%继发青光眼，其中约25%可呈急性眼压升高（＞50mmHg）。

【治疗原则】

降低眼压；减轻炎症反应；药物控制眼压后，立即摘除晶状体或去除残留皮质，冲洗前房。视功能不确切者，仍不可放弃手术。

【治疗方案】

1. 非手术治疗　目的是减轻炎症，降低眼压。

(1)皮质类固醇激素：减轻炎症，如可的松、地塞米松、氟美松或复方妥布霉素滴眼液。

(2)非甾体消炎药：对刺激引起的眼房水中的前列腺素 E_2 及房水蛋白质的增加有抑制作用。如吲哚美辛，双氯芬酸钠眼液。

(3)肾上腺素能药物（如0.5%～1%肾上腺素、地匹福林）和β肾上腺素能受体阻滞药（如0.25%～0.5%噻吗洛尔）。

(4)碳酸酐酶抑制药：减少房水形成，如乙酰唑胺或局部应用布林佐胺眼药水。

(5)高渗剂:减少眼内容积,如20%甘露醇、甘油等。

2. 手术治疗

(1)手术时机:眼压控制正常后考虑手术摘除晶状体。术中应充分冲洗前房,清除大分子可溶性晶状体蛋白和巨噬细胞。

(2)手术方法:根据眼部情况和术者对手术的熟练程度。晶状体溶解性青光眼白内障摘除方式有两种:①小切口白内障囊外摘除,应彻底冲洗吸出晶状体皮质以防止术后眼压升高;②白内障超声乳化术,应用超声乳化仪上的I/A功能,其灌注和抽吸功能比传统双腔管对前房中物质的清除更彻底、有效。如果术中晶状体及晶状体相关物质涉及玻璃体,那么前段玻璃体切割是必要的。

【术后处理】

1. 术后每日换药,局部应用抗生素眼药水,适当应用皮质类固醇滴眼液,每日3～6次。

2. 每日散瞳1～2次。

3. 术后反应重者,酌情全身或球结膜下应用糖皮质激素。结膜下注射庆大霉素注射液0.3ml+地塞米松注射液2.5mg,每日1次,连续3d。

4. 其他:见年龄相关性白内障。

【住院小结】

1. 疗效　晶状体摘除后,眼压均可恢复正常(除原有房角异常者),并且常可恢复一部分视力,甚至术前光定位不确切者,术后也能获得一定视力。手术后症状消失,眼压下降至正常范围,视为治愈。

2. 出院医嘱　局部应用抗生素、皮质类固醇、散瞳药2～4周,至无自觉症状,逐渐停药。

(庄晓琳　任泽钦)

九、晶状体过敏性青光眼

晶状体过敏性青光眼(phacoanaphylactic glaucoma)临床较为少见。多发生于晶状体囊膜完整或自发破裂及外伤,或白内障囊外摘除术后,由于晶状体蛋白引起的过敏反应所致。当在眼内发生对晶状体蛋白过敏反应引起眼内炎时,房角受到损害,房水排出受阻,引起眼压升高,因而又称为晶状体过敏性眼内炎继发性青光眼。

【病史询问要点】

1. 原发病史　是否有成熟或过熟期年龄相关性白内障史,有无晶状体外伤或白内障手术(囊外或超声乳化)史。尤其是患者均有晶状体外伤或白内障术后晶状体皮质残留在眼内的病史。

2. 发病时间　最早在晶状体物质接触后1～2d,这往往提示患者在发病前即有晶状体物质隐性释放。否则发病常在晶状体物质接触后10～14d。

3. 视力　视力明显下降。

4. 伴随症状　剧烈头痛、眼痛、恶心、呕吐。

【体格检查要点】

1. 视力高度减退。

2. 睫状充血或混合性充血。

3. 角膜上皮水肿,后壁有成团的沉着物或大量羊脂状角膜后沉着物。

4. 前房深度正常或偏深。

5. 前房炎性反应明显,瞳孔区有渗出物,渗出多者出现无菌性前房积脓。

6. 晶状体皮质溢出或残留,前房内可见晶状体碎片。

7. 虹膜周边前粘连和瞳孔后粘连,瞳孔膜闭。虹膜肿胀,后期出现新生血管。瞳孔缩小,散瞳药不易使瞳孔散大。

8. 玻璃体混浊。如果后部葡萄膜炎炎症反应重,可发现瞳孔区黄光反射。

【门诊资料分析】

1. 眼压测量　晶状体皮质过敏反应的急性期眼压多偏低,当小梁和房角发生损害产生继发性青光眼时,眼压升高。

2. 免疫血清检查　血清 IgA 与 IgM 升高。

3. 晶状体蛋白皮肤过敏试验　结果阳性。

4. 房角检查　虹膜周边前粘连。

【继续检查项目】

1. 诊断性前房穿刺　可见到泡沫状的巨噬细胞、小淋巴细胞和大量嗜酸性细胞。

2. 病理检查　晶状体周围肉芽肿性炎症,大吞噬细胞和巨噬细胞吞噬晶状体物质或其碎屑是本病特征性的病理改变。

3. 生化检查　可见房水中高分子量可溶解性晶状体蛋白含量极低,可以认为是与晶状体溶解性青光眼鉴别的可靠依据。

【诊断】

1. 多为继发性。大多数病例发病前有晶状体外伤和白内障手术史,部分为自发性晶状体囊膜破裂或变性所致。

2. 严重眼前部葡萄膜炎表现及眼压升高,前房见晶状体物质。

3. 发病时间多在与晶状体物质接触后,早则 2～3d,多在 10～14d。

4. 多数病情迁延反复,对糖皮质激素治疗反应较差,免疫抑制药有一定疗效。

5. 血清 IgA 与 IgM 升高。

6. 细胞免疫增强,晶状体抗原皮肤试验阳性。

7. 前房穿刺细胞学检查,可发现泡沫状巨噬细胞、小淋巴细胞。

8. 病理检查,晶状体周围肉芽肿性炎症,大吞噬细胞和巨噬细胞吞噬晶状体物质或其碎屑是本病特征性的病理改变。

【临床类型】

1. 自发性晶状体过敏性眼内炎继发性青光眼　无明确发病原因及外伤史,发病前存在晶状体混浊,炎症常呈慢性经过,症状轻、房水闪光阳性,可见细小、灰白色角膜后沉着物,前玻璃体混浊,眼底周边血管炎及渗出,眼压升高,晶状体抗原皮肤试验阳性,

IgA、IgM升高。

2. 白内障术后虹睫炎继发性青光眼 一般在术后2～3d出现角膜后沉着物(++)、角膜水肿，虹膜可有后粘连，眼压升高，免疫学检查阳性。

3. 外伤性晶体过敏性虹睫炎继发性青光眼 一般在外伤后2周内发病，表现为中度充血、角膜水肿、房水混浊、角膜后沉着物、呈灰白色、瞳孔膜闭、眼压升高。

【鉴别诊断】

1. 感染性眼内炎 多有眼部外伤史，如眼内异物存留等或内眼手术史。前房纤维蛋白炎症及玻璃体积脓。眼底呈黄色反光，眼压不定。前房和玻璃体脓液培养，可查到致病菌。

2. 晶状体溶解性青光眼 发生于过熟期白内障，可有晶状体损伤史。除有视力下降，角膜水肿，前房深伴无菌性前房积脓外，角膜内皮、房水、虹膜晶状体表面大量灰白色、彩色反光碎片，一般无虹膜后粘连，房水细胞学检查可见大量的吞噬细胞。

3. 交感性眼炎 双眼肉芽肿性葡萄膜炎，多发生于眼球穿通伤、内眼手术之后。多发病隐匿。首先，受伤眼(诱发眼)葡萄膜炎症状持续不退，且逐渐加重。大多经过2周至2个月的潜伏期，另一眼(称交感眼)突然出现同样性质的葡萄膜炎。

【治疗原则】

彻底清除滞留于眼内的晶状体皮质是治疗的关键。全身及局部糖皮质激素治疗，可有效地控制炎症，结合散瞳及应用降眼压药物。残留晶状体物质较少者可非手术对症治疗。

【治疗方案】

1. 非手术治疗

(1)局部和全身应用糖皮质激素。

(2)睫状肌麻痹剂扩瞳，以防虹膜后粘连和瞳孔闭锁。

(3)高眼压、角膜水肿者根据情况，单独应用或联合应用降眼压药物。

1)降眼压眼液，如噻吗洛尔等。

2)碳酸酐酶抑制药，如乙酰唑胺等。

3)高渗剂，如甘油、甘露醇、呋塞米等。

(4)对迁延型病例可考虑应用免疫抑制药及脱敏疗法。

2. 手术治疗

(1)手术指征：对糖皮质激素治疗反应较差者，通常需要手术清除残余的晶状体。

(2)手术方法：根据残存晶状体物质的多少及晶状体囊膜的完整性，选择晶状体囊内摘除术或囊外摘除术或经睫状体扁平部行晶状体切除，术中注意彻底清除皮质，仔细冲洗前房，如有人工晶体也应取出。所有取出物应送病理检查以明确诊断。

【术后处理】

1. 术后每日换药。

2. 术眼滴抗生素眼液和皮质类固醇眼液，每日4～6次。

3. 反应重者球结膜下注射皮质类固醇以消除残存的色素膜炎症反应。

4. 每日观察角膜、前房、眼压情况。

【住院小结】

1. 疗效　彻底清除晶状体物质，一般能较快控制眼压而无须行抗青光眼手术。手术后，停用降眼压药物和皮质类固醇，眼压正常，角膜透明，角膜后沉着物消失，前房清，视为治愈。

2. 出院医嘱　继续应用抗生素眼液、皮质类固醇眼液、散瞳药，根据病情逐渐减量，至结膜无充血、角膜透明、前房清、眼压正常，停药。

（庄晓琳）

十、晶状体脱位继发青光眼

晶状体脱位或不全脱位所致青光眼，无论是外伤性或自发性晶状体脱位都可继发青光眼，但不是所有病例都合并青光眼，有些青光眼是晶状体脱位所致，有些则由多种因素共同作用所致。晶状体不全脱位和后脱位的患者45%～83%发生继发性青光眼。

晶状体脱位继发青光眼的原因较多，主要由晶状体脱位、玻璃体疝引起的瞳孔阻滞和虹膜周边前粘连、玻璃体睫状环阻滞；挫伤直接损伤房角，小梁网炎症、水肿，房角后退及晶状体溶解、晶状体皮质过敏、血影细胞等引起；其次，脱位晶状体对虹膜睫状体的机械性刺激可引起神经血管反射，影响房水循环，亦可接触刺激睫状突，致使房水分泌增多引起；再有，自发性晶状体脱位如无瞳孔阻滞或房角关闭，则可能存在房角发育障碍导致眼压升高；有时，系多种原因同时存在。故晶状体脱位继发青光眼病情复杂，治疗棘手，预后较差，尤其在合并其他并发症时。

【病史询问要点】

1. 发病年龄　可见于各年龄人群。

2. 自觉症状　有无眼部胀痛、视野缺损等临床症状。

3. 发病程度　询问是否起病急、发展迅速；视野缺损大小，眼痛程度；检查晶状体脱位还是不全脱位，位于眼内的位置及与周边组织的关系；询问晶状体脱位发生时间等。

4. 发病诱因　注意询问相关病史，如眼部钝挫伤史，或先天性疾病，如马方综合征、Marchesani 综合征、小晶状体等。

5. 治疗经过　询问眼外伤治疗情况。

【体格检查要点】

1. 视力　是否有晶状体脱位导致的视力障碍。较重的晶状体不全脱位者，由于晶状体悬韧带的松弛可致晶状体前后径增加，尤其是年轻人，从而出现晶状体性近视。如果晶状体位置发生倾斜，则可出现散光。另外，由于晶状体悬韧带断裂可使调节功能发生障碍而不能阅读，如果晶状体赤道部位于瞳孔中央，则产生单眼复视。晶状体脱位于玻璃体腔的患者往往仅有视力障碍而可耐受数年以至十多年未发生任何不良反应。

2. 眼部体征

(1)晶状体全脱位入前房：青光眼发生率为78%～93%，表现为急性闭角型青光眼的症状，但前房极深，虹膜后倾，光照射检查时晶状体的赤道部呈黄色反光，类似前房中的一个大油珠。如晶状体已变混浊，常呈灰色扁豆状，附于角膜后面。由于晶状体紧贴角膜后壁或与角膜后壁粘连，可造成角膜内皮损伤，角膜失代偿而水肿混浊。少数患者的晶状体蛋白发生分解，引起葡萄膜炎性反应，前房角及小梁网被巨噬细胞堵塞。

(2)晶状体半脱位

1)前房深度改变：患眼的前房深度深浅不一，晶状体前倾侧前房较浅，后倾侧前房较深。晶状体悬韧带松弛者可表现为患眼前房普遍比对侧眼浅。

2)房角改变：晶状体不全脱位无玻璃体嵌顿者，往往可见晶状体前倾侧房角变窄或粘连闭合，而后倾侧房角增宽，不全脱位合并玻璃体嵌顿及瞳孔阻滞发生时，房角与对侧眼相比较窄，甚至发生粘连闭合。

3)虹膜震颤：晶状体脱位往往伴有虹膜震颤，轻微的不全脱位时，虹膜震颤不易发现，但当做眼球运动时，仍可见有虹膜震颤。

4)晶状体位置改变：较重的晶状体不全脱位者，在裂隙灯下可见脱位晶状体的赤道部，并可见断裂的悬韧带附着于晶状体前囊上；而轻微的不全脱位患者检查时可看不见晶状体赤道部，如为了确定晶状体脱位的部位，可用弱快速散瞳药散瞳检查，此时在脱位区也可见晶状体赤道部。检查完毕应用缩瞳药缩小瞳孔，以免晶状体脱位进入前房。

(3)晶状体脱位于玻璃体腔：如伴玻璃体瞳孔阻滞，则可出现前房变浅、房角变窄或粘连；如无玻璃体疝，患者就诊时前房深度正常，但房角已有粘连，表明这些粘连可能是曾有玻璃体瞳孔阻滞，已自行缓解；如无瞳孔阻滞则前房加深，房角变宽。此外可见虹膜震颤，晶状体悬浮在玻璃体腔内或视网膜表面，亦有与视网膜相粘连。这些部位的晶状体可表现为皱缩或钙化现象，晶状体蛋白渗漏，葡萄膜炎症反应，角膜背面有沉着物，大分子晶状体蛋白和吞噬了晶状体蛋白的巨噬细胞阻塞房水流出道，从而产生晶状体溶解性青光眼。不全脱位及后脱位晶状体患者有45%～93%可发生继发性青光眼。

【继续检查项目】

1. 眼压升高

2. 房角镜检查　晶状体肿胀和前移引起瞳孔阻滞，使后房压力增高，将周边虹膜推向前方并紧贴小梁网，导致急性眼压升高和房角闭合。晶状体向某侧不全脱位时，前房角镜检查可发现房角宽度不均匀，在悬韧带断裂处的房角隐窝显得加深，在晶状体向前倾斜处的房角则变窄或闭合。晶状体及玻璃体嵌在瞳孔区或晶状体完全脱入前房，均可引起瞳孔阻滞和房角闭合。在外伤性晶状体脱位时，常发现伴有其他外伤性房角异常。

3. 眼底检查　包括检眼镜、眼底荧光血管造影、计算机眼底照相、HRT、OCT 等。参见本章第一节。

4. 视野计检查　病程较长者借此了解视神经损害程度，可有旁中心暗点、鼻侧阶梯、颞侧楔形压陷、弓形暗点和环形暗点、管状视野和颞侧视岛、弥漫性视野压陷或普遍敏感性下降、生理盲点扩大和生理盲点外露等青光眼视野改变。

5. B超　①晶状体完全脱位可用裂隙灯和B型超声波诊断仪明确诊断。晶状体脱位到玻璃体腔，经常附着在视网膜表面，也可以沿着视网膜表面滑动，又常合并玻璃体积血等其他眼内病变，超声探查要不断地变换探头的位置和角度，才能显示已脱位晶状体的声学断面。②玻璃体内显示圆形或椭圆形强回声光环为晶状体囊膜回声。晶状体透明者，在前后囊强回声间无回声，晶状体完全混浊或晶状体核混浊时，在椭圆形囊膜回声间显示强回声光斑或光点；白内障已过熟时，晶状体囊膜回声呈不规则形，核下沉于囊膜回声的底部，显示强回声光斑，其右侧可见声影；晶状体完全钙化后，呈极强回声，使其右侧球壁回声不能显示。③混杂在玻璃体积血机化中脱位的晶状体，根据其影像特征可以被检测出来。

6. 超声生物显微镜　当晶状体不完全脱位时，UBM检查显示其优越性，可以清晰观察到悬韧带断裂的位置及范围、晶状体移位情况、前房深度的改变、前房角的改变、虹膜与晶状体之间的关系，玻璃体是否突入前房。当晶状体脱位是外伤所致时，还可以同时观察是否有房角后退等损伤。

7. 其他　参见相关章节。

【诊断】

1. 晶状体脱位或不全脱位体征。
2. 青光眼最典型的表现为病理性的眼压升高，视盘凹陷性萎缩和视野的缺损、缩小。
3. 眼部胀痛、恶心呕吐、视野缺损等临床表现。
4. 相关病史，如眼部外伤史、小晶状体、马方综合征、Marchesani综合征等可造成晶状体脱位的情况。

【临床类型】

1. 晶状体脱位至前房　表现为眼压突然急剧升高，视力受损。原因：①眼球钝挫伤，尤其以牛眼或高胱氨酸尿症中晶状体悬韧带薄弱者为甚。②小球形晶状体。

2. 晶状体嵌顿至瞳孔　发病机制主要为小球形晶状体中晶状体悬韧带仅部分断裂，剩余完整悬韧带如铰链作用引起瞳孔阻滞。

3. 晶状体后脱位于玻璃体腔　可由晶状体全脱位向后落入玻璃体引起，也可为晶状体脱位至前房或嵌顿于瞳孔在使用散瞳药或体位变化时落入玻璃体。可伴玻璃体瞳孔阻滞、玻璃体疝，晶状体悬浮在玻璃体腔内或视网膜表面，亦有与视网膜相粘连，最终可致晶状体溶解性青光眼。

【治疗原则】

晶状体脱位并发青光眼的治疗，应根据具体情况做不同处理。

【治疗方案】

1. 晶状体脱位进入前房

(1)晶状体前脱位并发青光眼系眼科急诊，应尽快处理。

(2)晶状体物理复位：晶状体脱位进入前房继发青光眼往往眼压较高，用药物治疗多无效。Walton曾介绍晶状体复位的方法，即嘱患者仰卧，散瞳，于角膜上置一软性接触镜，然后用斜视钩加压接触镜以使晶状体后退，当晶状体退入后房后即用缩瞳药缩小瞳孔，以防晶状体再次脱入前房，接着做周边虹膜切除(注意避开玻璃体疝部位)，解除瞳孔阻滞。有学者建议应在虹膜前粘连的两端各做一个周边切除口，以防止粘连进一步扩大。

(3)晶状体摘除手术：①由于晶状体复位后仍容易向前脱出或后脱位于玻璃体，因此有效的治疗应是尽快摘除脱位于前房的晶状体。②术前应用全身和局部降眼压药，将眼压降至手术的安全水平；同时应用缩瞳药缩瞳，以保持晶状体存留在前房。有时患者术前眼压控制不理想，可在术前球周麻醉后先行前房穿刺，以降低眼压。③采用晶状体囊内摘除联合前段玻璃体切割、前房型人工晶体植入及小梁切除术。采用上方角膜缘为基底巩膜瓣，用圈套器摘出晶状体，缩瞳后做前段玻璃体切割，注入黏弹剂后植入前房型人工晶状体，做巩膜瓣下小梁切除和虹膜周边切除。

2. 晶状体不全脱位嵌顿至瞳孔

(1)晶状体不全脱位继发青光眼，常是由于瞳孔阻滞所致。治疗也主要针对解除瞳孔阻滞实施。

(2)若晶状体透明，无明显视力障碍，则应先用药物降低眼压，再施周边虹膜切除术。①缩瞳药因可加重瞳孔阻滞应慎用，可长期用睫状肌麻痹药，解除瞳孔阻滞。②由于晶状体位置发生改变而缺乏对玻璃体的保护，行常规周边虹膜切除也容易发生玻璃体脱出。而用氩激光虹膜切除术可避免进入前房，减少玻璃体脱出。③激光周边虹膜切除的部位应选择在晶状体不能阻塞其开口的位置，尽量取周边部位。④周边虹膜切除术后，残余的青光眼可用局部降眼压药控制。

(3)如不全脱位的晶状体已混浊，或严重影响视力及有较明显的单眼复视现象，则应摘除晶状体。可选择晶状体囊外手术或超声乳化手术，术中联合前段玻璃体切割、张力环及后房型人工晶体植入。采用巩膜阶梯状切口(或反眉状切口)，做前囊膜环形撕囊后植入晶状体张力环，摘除晶状体核(或超声乳化)，注吸皮质，用玻璃体切割头清除前房内玻璃体，注入黏弹剂，植入后房型人工晶状体后缩瞳，关闭切口及吸出黏弹剂。

(4)对晶状体半脱位，同时伴玻璃体嵌入瞳孔区、或进入前房、或与角膜内皮相贴，形成瞳孔阻滞者，经散瞳或周边虹膜切除仍不能解除瞳孔阻滞，应进一步经前房或扁平部行玻璃体切割术。

(5)如果瞳孔阻滞未能及时处理，或由于长期慢性炎症致房角广泛粘连，引起闭角型青光眼者，需行滤过手术，手术切口应选择在远离玻璃体脱出的部位，以免玻璃体脱出阻塞滤过口。

3. 晶状体后脱位于玻璃体腔

(1)一般认为，患者如无葡萄膜反应、晶状体溶解或视网膜脱离，则采取非手术治疗。

(2)一旦发生晶状体溶解或视网膜脱离，或合并有眼压升高或引起炎症反应者，则应施手术治疗。

1)术前应先做俯卧试验，俯卧试验后晶状体悬浮于瞳孔区，说明脱位的晶状体与视网膜无粘连，否则表示晶状体与视网膜有粘连，此时可进一步行B型超声波检查，并变换体位，若晶状体与视网膜的关系有改变，表示晶状体与视网膜之间呈束状粘连，仍有一定活动度。

2)如晶状体游离地浮在玻璃体腔，与视网膜无粘连，摘除晶状体手术可先试用Chandler方法。最简单的办法是做常规的白内障切口、上方扇形虹膜切除和6点方位瞳孔缘虹膜切开，向玻璃体腔灌注液体，方向为向眼球后极，晶状体可直接浮至切口处毫不费力即可摘除。若灌注时晶状体游离浮动，但未达切口，则可能有条索组织与视网膜相连，此时不宜用镊子将晶状体取出，以免发生视网膜撕裂，这种情况应用镊子固定晶状体，用剪刀剪断与晶状体后极相连的条索组织，然后再取出晶状体。若晶状体与视网膜粘连较紧时，可用玻璃体切割器行玻璃体切割及晶状体前囊膜切开，然后用灌注法将晶状体皮质及核取出，剩下与视网膜相连之后囊膜。

3)晶状体玻璃体切除：近年来，多采用睫状体平坦部三通道闭合式切口行全玻璃体切除及后段晶状体超声粉碎术。采用常规玻切三通道闭合切口，切除中轴及晶状体周围的玻璃体，超声粉碎晶状体。切除周边及溢入前房的玻璃体。亦有完成大部分玻璃体切割后注入全氟化碳液体使晶状体核(尤其较硬核)浮起离开视网膜，再行睫状体平坦部巩膜三通道闭合式晶状体囊袋内切除(粉碎)。多数患者经此处理后，眼压恢复正常。

4)晶状体玻璃体切割联合眼内睫状突光凝或小梁切除：视功能严重下降，不能停用全身降眼压药物者，存在着较大范围的房角后退、周边虹膜前粘连，应考虑在晶状体玻璃体切割同时行抗青光眼手术。

晶状体玻璃体切割联合眼内镜下睫状突光凝(endoscopic cyclophotocoagulation，ECP)：通过标准闭合式三通道切除脱位的晶状体和玻璃体。切除后经上方巩膜穿刺口插入探头，对下半周睫状突进行光凝，以出现睫状突变白、皱缩为宜。再根据情况行前房冲洗术、虹膜根部离断修补等；术中发现视网膜裂孔者行惰性气体填充，瞳孔散大者行瞳孔缘缝合；Ⅰ期或Ⅱ期行IOL缝合固定术。

晶状体玻璃体切割联合小梁切除：标准小梁切除联合标准闭合式三通道切除脱位的晶状体和玻璃体。再根据情况行上述处理。行小梁切除术同虹膜周边切除术一样，一定要注意避开玻璃体疝部位，以免虹膜周切口被玻璃体所堵塞；据情使用抗代谢治疗以防止小梁切除术后滤过泡的纤维化形成。

也有对全脱位的晶状体用圈匙捞出的方法，但有一定的危险。

(3)Dryden(1961)介绍使患者处于后脱位的晶状体容易复位的体位：于鼻侧用镊子固定眼球，用Keith腹腔针自颞侧角膜缘后5～6mm处刺入巩膜，使针在晶状体后面达鼻侧瞳孔缘，即向后压针的近端，将晶状体拨入前房，针自鼻侧角膜穿出，患者取仰卧位，按常规摘除晶状体。此法可减少玻璃体脱出和避免术中晶状体坠入玻璃体腔。

【术后处理】

1. 虹膜切除术

(1)一般处理

1)重视房角镜检查。没有并发症的周边虹膜切除，术后第1日前房都已恢复，(手术当时未消失)且较术前更深,裂隙灯下房水清澈,偶见微弱闪光或个别细胞,瞳孔形圆,位于中央,对光反应活跃。周边缺损贯通。

2)滴用抗生素及糖皮质激素。

3)加眼罩防止外伤。

4)5d拆去结膜缝线,角膜缝线的线结如已埋入针道中,而无刺激可不必急于拆除。

5)前房反应在1周内多已完全消退,不会引起虹膜粘连,故不必用睫状肌麻痹药。

(2)手术并发症处理

1)前房积血:不很多见。引起积血的原因主要是切口位置太后,切除虹膜时损伤了睫状体前部的大动脉环或牵拉虹膜时用力过猛,损伤虹膜血管。如切口过大虹膜脱出太多,切除部分虹膜后尚有相当量的虹膜仍留在眼外不得已强行整复,也容易引起前房积血。损伤大动脉环引起的出血量往往较多,甚至充满整个前房导致眼压升高。少量出血无须特殊处理,只需取半卧位,给予一般性术后治疗措施,待其自行吸收,通常不致造成不良后果。大量而充满前房的积血如不伴眼压升高,亦可取半卧位,全身和局部使用皮质激素,观察等待1～2d如积血下沉,形成液面,部分虹膜显露,说明自行吸收可能较大,不必排放;如眼压升高,血液结成黑色凝块,虹膜瞳孔都不能看到者应考虑手术排放。从原切口排放很容易损伤晶状体,也容易引起再度出血,故都从下方角膜缘做切口,尽可能任其自然排出,必要时可用BSS行前房冲洗。排放完毕,应将虹膜妥为整复,用BSS形成前房,10-0尼龙线缝合角膜缘切口。即使按上述步骤进行,日后虹膜前粘连的机会仍然很多,会对小梁功能造成一定程度的破坏,所以精心操作,防止出血是最重要的环节。

2)切口处出现滤过泡:不多见。这是角膜缘切口不整齐或切口内有虹膜残片,造成房水外渗所致。如前房不变浅,眼压不低,滤泡小而局限者,眼垫加压包扎24～72h,即会平伏。如前房浅、眼压低、荧光素试验切口处有明显渗漏者,应拆去结膜缝线,重新检查切口并用10-0尼龙线将角膜缘切口缝合1～2针。为防止发生这种情况,如术中发现切口不整齐,虹膜整复后仍有房水从切口中渗出,应立即将切口缝合。

3)创伤性虹膜炎:常因操作不慎,过多刺激虹膜所致。首先要排除感染。感染与一般损伤反应的鉴别主要在于前者的房水混浊浓重,或出现棉絮状渗出物及前房积脓,球结膜充血、水肿,并有严重刺激症状和疼痛,对一般治疗反应甚差,病情进展迅速。后者无疼痛,刺激症状轻微,前房混浊轻,无积脓,瞳孔反应仍较活跃,局部滴用皮质类固醇后反应迅速消退。如有瞳孔后粘连的迹象时,应滴用苯肾上腺素或阿托品。在滴用睫状肌麻痹药前,一定要确认虹膜已经贯通。对一时难以排除感染可能性者,应同时加用广谱抗生素,并密切观察病情进展,切不可疏忽大意。

4)前房不形成:应考虑是浅前房和低眼压同时存在,常因切口不整齐,对合不良,发生房水外渗。前房一般不会完全消失,但很浅,周边部虹膜和角膜后壁直接接触。一旦发现这种情况,应立即处理。可先试压迫包扎,如压迫后前房恢复,应继续加压24～48h。如加压无效,应将切口直接缝合。脉络膜脱离时的前房变浅,眼压也很低,但发生在虹膜切除术后则非常少见,因为适应于做虹膜切除的眼球,术前通常都很平静，眼压也不高，术中房水流失很少，不会有眼压突然降低的过程。脉络膜脱离时，眼底检查即可发现，必要时可用B型超声波扫描来探查。确诊后可给予口服皮质激素，静脉滴注甘露醇，一般都能自行恢复。要强调的是，虹膜切除后的浅前房或前房不形成一定要尽快使其恢复，否则将会引起广泛的虹膜周边前粘连，使小梁功能遭受破坏。

5)色素上皮残留：由于切口太小，虹膜组织不易自行脱出，不得已而用镊子牵拉时只拉出虹膜的前层，致使色素上皮层未被切穿。术后可见虹膜切口不贯通，色素上皮呈球囊状鼓起，前房不加深。可用氩激光或YAG激光将残留的色素上皮击穿或另换部位重做虹膜切除。

2. 晶状体摘除术

(1)一般处理

1)术后卧床休息2～6h，术眼包眼1d，非手术眼可不必包眼，以方便患者活动。

2)术后第1日开放滴抗生素和激素类眼液，每日4次。术后每日晚上包扎术眼，并加眼罩保护，以防止夜间不慎碰伤术眼。

3)若以缝线做结膜缝合，可在术后5d拆除缝线。

4)未植入人工晶体者及早配镜矫正术眼视力。尽管早期配镜，其度数可能不稳定，但可以让患者及早恢复有用的视力。

5)术后宜吃些营养丰富及容易消化的食物，多吃蔬菜、水果保证每日排便正常，并禁食刺激性强的食物，如辣椒、烈酒等。

6)观察眼压及视力变化，如出现眼红、眼痛、视力突然下降、眼压升高等不适则及时就诊。嘱咐患者定期复查，出院1周后复查，术后1个月内每周复查1次，以后每个月复查1次，及时发现与治疗术后并发症。

(2)手术并发症处理

1)晶状体摘除术的术后并发症主要有浅前房、虹膜炎、前房积血、脉络膜脱离、黄斑囊样水肿、黄斑裂孔和恶性青光眼等，囊内手术明显高于囊外。文献报道，晶状体脱位后晶状体摘除术术中及术后并发症发生率高达11%～41%，其中1/3患者最终失明。

2)术中注意规范、轻柔操作，减少并发症发生率；手术结束时仔细观察视网膜周边部有无视网膜裂孔或脱离，如有则在术中采用视网膜光凝、冷凝、巩膜环扎及眼内气液交换等处理。

3)术后应密切观察，及时发现与治疗。具体处理方法参见相关疾病内容，予以药物或手术治疗。

【住院小结】

1. 痊愈标准

(1)青光眼体征消失：眼压恢复正常；眼痛消失、视野缺损等临床症状缓解；视盘萎缩减缓；瞳孔阻滞、房角阻塞等症状消失。

(2)晶状体摘除者组织结构恢复良好，人工晶体在位固定，无水肿、炎症反应，植入人工晶体后或配镜后视功能恢复良好。

(3)无虹膜炎、前房积血、脉络膜脱离、黄斑病变等并发症。

2. 后续治疗

(1)继续降眼压药使用,稳定眼压,巩固治疗。

(2)对手术后无晶状体眼且其他屈光介质正常、视路无明显损伤者可予人工晶体植入术。

3. 出院医嘱

(1)定期随诊复查。出院1周后复查,术后1个月内每周复查1次,以后每个月复查1次,判断治疗效果,并及时发现与治疗术后并发症。

随诊的项目一般包括:①眼压测量,可以衡量疗效,及时发现复发青光眼。②视力检查。③前房角结构。④血压。血压与眼压的比例会影响视盘的灌注压。如果血压低,会影响到视盘的血液供应。及时调整血压对慢性晶状体脱位继发青光眼已致一定程度视神经损害者的现有视功能起到一定保护作用。⑤眼底检查。

(2)根据病情需要使用降眼压、抗感染药物。

(3)根据眼压、前房情况指导患者行眼球按摩。

(谢 平 郑欣华)

十一、虹膜角膜内皮综合征

虹膜角膜内皮综合征(iridocorneal endothelial syndrome,ICE综合征)是以角膜内皮异常、进行性虹膜基质萎缩、广泛的周边虹膜前粘连、房角关闭及继发性青光眼为特点的一组眼病。多见于中年人,以女性常见。男女比例为1∶2～1∶5,无遗传倾向。ICE综合征病因至今尚无定论,目前有以下几种学说,即Campbell膜学说、病毒感染、神经嵴学说、缺血学说等,其中,Campbell膜学说最受重视,认为角膜内皮异常增生越过前房角,止于虹膜表面,收缩牵拉而引起一系列病变。

文献报道,ICE综合征继发青光眼的发生率为45%～80%,其治疗比较棘手。该病多单眼受累,无全身合并症或其他眼病。

【病史询问要点】

1. 年龄多为30—40岁的中青年。

2. 单侧多见,对侧常有亚临床的角膜内皮异常。双侧占10%～16%。

3. 无家族遗传史。

4. 此病为慢性进行性疾病,发病隐袭,从早期到晚期历时10年以上,问诊时要注意患者是否有间歇性或清晨出现的视物模糊或虹视(早期表现),是否有眼痛、头痛(晚期继发青光眼时的表现)。有报道,患者眼压在30mmHg左右就可出现眼胀、眼痛等临床表现。

【体格检查要点】

1. 注意角膜后是否有细小银屑样改变或角膜水肿。

2. 虹膜中周部是否有斑块状基质萎缩区或虹膜裂孔形成。

3. 瞳孔有无变形、居中或移位及色素层外翻。

4. 虹膜上是否有弥散的色素结节或色素痣。

【门诊资料分析】

1. *房角* 有一层内皮细胞及类似后弹力层的基底膜，覆盖在房角区。虹膜周边前粘连，常延伸至或超过 Schwalbe 线，这一特点有助于与其他类型闭角型青光眼区分。

2. *角膜内皮镜* 显示内皮细胞丧失六角形的蜂房状排布结构，大小不一，形态多样，细胞数目减少，可辅助 ICE 综合征的诊断。但在角膜水肿及其他角膜透明性下降的情况下，角膜内皮镜常不能获得理想图像，成像分辨率亦较低；且不能观察除角膜内皮之外的角膜其他组织，尤其是基质神经的病理变化。

3. *眼压* 不同程度升高。

【继续检查项目】

1. *角膜共焦显微镜* 可以在细胞水平上无创、高分辨率地观察到 ICE 综合征患眼角膜内皮层特征性的显微结构改变，且不受角膜水肿或瘢痕的影响，还能观察角膜基质细胞和基质神经的变化，有望成为诊断 ICE 综合征的主要手段。共焦显微镜所观察到的 ICE 综合征角膜病变特点与传统的扫描电镜所观察到的病理组织学特点相符，大大提高了 ICE 综合征诊断的准确性，并有助于早期诊断和不典型病例的诊断。

Grupcheva 等将 ICE 综合征内皮细胞改变的共焦显微镜表现归为两类：①小细胞型，最大方向直径平均为(13.6±1.5)μm，细胞边界模糊而核呈相对均匀一致的明亮反光，较为突出；②大细胞型：即上皮样细胞改变，最大方向直径平均为(26.6±5.5)μm，细胞边界不规则，细胞核高反光且形状各异，可出现多核样改变。Grupcheva 等还观察到：①个别病例中存在病变区和周边正常内皮细胞之间的弯曲暗带；②Descemet′s 膜条带状暗纹，或数条平行的细暗纹并排呈皱褶状可能为 Descemet′s 膜水肿或局部中断；③角膜神经形状和厚度异常，个别病例观察到基质细胞排布成神经样走行。

2. *眼底及视野检查* 青光眼性眼底视神经改变及视野损害。

3. *超声生物显微镜*(ultrasoundbiomicroscopy，UBM) 观察 ICE 综合征患者的眼前段的结构改变。

【诊断】

ICE 综合征的诊断，必须有如下特征。

1. 眼压升高。

2. 角膜内皮细小的银屑样改变，角膜内皮镜检查显示“ICE 细胞”。

3. 宽窄不一的虹膜周边前粘连。

同时还可兼有不同程度角膜水肿及虹膜萎缩或虹膜结节。

【临床类型】

临床上，根据虹膜异常情况将 ICE 综合征分为 3 型。

1. *原发性进行性虹膜萎缩* 好发于 20－30 岁青年，多为单眼发病。以虹膜异常为主，主要特征为中周部虹膜基质斑块状萎缩，累及色素上皮后可形成虹膜裂孔，瞳孔向虹膜前粘连处移位变形，瞳孔缘色素层外翻。角膜内皮异常，角膜水肿发生率为

50%～55%，以轻度水肿居多。晚期可继发青光眼。

2. Chandler综合征　多见中年女性，单眼发病，初期症状隐蔽，患者常无具体发病时间。以角膜内皮营养不良而致的角膜水肿为主要表现，角膜水肿与眼压升高程度不一致，可出现在眼压偏高或正常时。虹膜瞳孔变化轻或无变化。此型最多见，约占ICE综合征的50%。

3. Cogan-Reese综合征　在我国少见，多见于白种人，多发生在中年女性，单眼发病。其特点为弥漫性虹膜结节，早期色浅且平，色渐加深并隆起有蒂，可有程度不一的角膜水肿，常与眼压升高程度一致。此型约占ICE的25%。

【鉴别诊断】

1. Fuchs角膜内皮营养不良　后部角膜面亦可见银屑样改变。但本病双眼发病，具有家族遗传性，无虹膜及房角的改变，10%～15%发生青光眼。

2. Rieger综合征　为中胚叶发育不全性疾病。表现为虹膜基质发育不全，广泛的周边虹膜前粘连，瞳孔移位，色素层外翻，虹膜基质萎缩及裂孔形成，偶见虹膜结节。约50%的患者发生青光眼。但此病为先天性，双眼发病，有家族史，常于童年后期及成年早期发病，可合并完全性或部分性无齿畸形，上颌骨发育不全等全身表现及Schwalbe线增粗前移，但角膜内皮正常，且虹膜异常表现为静止性。

3. 老年性虹膜劈裂　为老年性双眼疾病。虹膜基质自发性进行性层间分离，浅层斑片状剥落，深层不受侵犯，通常无虹膜变形和虹膜裂孔，极少发生角膜水肿和青光眼。多见于虹膜下方中周部。

4. 虹膜结节　如神经纤维瘤病、虹膜恶性黑色素瘤、炎症结节等，均极少见虹膜前粘连和青光眼，瞳孔少有变形，病理组织学可鉴别。

【治疗原则】

主要是针对角膜水肿（大泡性角膜病变）与继发青光眼进行治疗。

【治疗方案】

1. 青光眼的治疗　首先选用减少房水生成的药物，如β受体阻断药或碳酸酐酶抑制药，不能控制眼压时可手术治疗，但因术后内皮细胞和类后弹力层样组织仍继续生长，可直接长入滤过泡覆盖内壁及滤口，各种术式效果均不好。青光眼引流阀植入和睫状体光凝术的效果相对较好。

笔者认为，对于眼压难以控制的ICE综合征患者首次手术可选择复合式小梁切除术，术中需联合使用丝裂霉素。对于复合式小梁切除术失败者，为保存有用视力防止视野损害进展，尽早行Ahmed青光眼阀植入是一种安全有效的治疗方法。对于视功能较差近绝对期的患者可考虑行睫状体光凝术。

2. 角膜水肿的治疗　药物治疗主要应用高渗剂，也可配戴软性角膜接触镜。对严重角膜混浊而眼压正常或仅轻度增高者，可行角膜移植术或不剥除弹力层的角膜内皮移植，术后继续用抗青光眼药物。但是手术成功率低于无血管角膜白斑的角膜移植术。移植失败可能与植床较大、虹膜前粘连、角膜缘血管充血、术后角膜内皮丢失、继发青光眼、并发白内障等因素有关。

3. *理想的治疗* 应该是针对最初发病原因，如抗病毒及防止角膜内皮细胞增殖（免疫毒素）的治疗，避免角膜内皮功能失代偿和青光眼的发生。

【住院小结】

1. *疗效* 青光眼滤过术的成功率及预后较差，常因细胞样膜长入滤过泡通道而失败；青光眼引流阀植入术（植入较长的引流管或将引流管植入睫状沟或睫状体平坦部）及睫状体光凝术的效果相对较好。本病最终常因眼压不能控制及大泡性角膜病变而丧失视功能。

2. *后续治疗*

(1)角膜移植术后继用抗青光眼药物。

(2)滤过术后内滤口细胞样膜阻塞者可试行 Nd:YAG 激光瘘口重建术。

3. *出院医嘱*

(1)继续应用抗青光眼药物。

(2)门诊复诊，观察眼压及角膜情况，以便及时处理出现的情况。

(3)对侧眼进行长期随访。

（李 梅 王 飞）

十二、糖皮质激素性青光眼

糖皮质激素性青光眼（gluco corticoid glaucoma）是由于眼局部或全身应用糖皮质激素引起眼压升高由此造成视神经损害的一种眼病，发生率为18%～30%。正常人群中6%左右的个体局部应用地塞米松等4～6周时出现高反应性眼压升高，用药时间越长和频率越高，眼压升高的人数也越多。原发性开角型青光眼及其一级亲属、高度近视、结缔组织病（尤其类风湿关节炎）、糖尿病患者和老年人对糖皮质激素的眼压升高效应有更大的易感性，属于高敏人群。明显升高的糖皮质激素依次为0.1%地塞米松、1%泼尼松龙和0.1%氟米龙，其发生机制尚不清楚。

【病史询问要点】

1. 有无因为眼病（慢性结膜炎如春季卡他性结膜炎、葡萄膜炎、手术后炎症反应、近视眼手术后等）而较长时间地局部使用糖皮质激素的病史。注意询问滴药浓度、频度和持续时间。

2. 有无因为全身疾病（如关节炎、红斑狼疮等）使用糖皮质激素；有无因为颜面或其他部位皮肤疾病使用激素。注意询问用法、剂量、给药途径、用药时间长短等。

3. 使用药物及其剂型。目前眼科临床上常用的几种制剂中，地塞米松单剂或复合剂型和泼尼松龙两种眼液引起眼压升高的作用最强，氯替泼诺的作用居中，氟米龙的作用最弱。此外，不同制剂也影响不同，如醋酸地塞米松比盐酸地塞米松的不良反应少，而抗炎作用却相同。

4. 有无青光眼家族史、糖尿病、高度近视等情况。

【体格检查要点】

见原发性开角型青光眼。

【门诊资料分析】

1. 前房角 开放。

2. 眼压 眼压升高可发生于用药后1周至数年，多数易感者在局部用药后数周内表现出眼压升高。用药期间如果定期测量眼压和随访，一旦眼压升高即可及时发现，尤其对于单眼患者，眼压的双眼差别容易引起警惕；否则有可能导致眼压明显升高，甚至视神经损害。

3. 视野 可出现青光眼性视野损害。

【诊断】

1. 糖皮质激素长期用药史（包括局部及全身应用）。

2. 眼压升高，通常发生于用药后数周内，尤其眼局部用药者。

3. 前房角开放。

4. 有眼底损害或视野缺损。

5. 眼部可发现糖皮质激素所致的其他损害，如晶状体后囊下混浊。

6. 排除其他继发性开角型青光眼，如葡萄膜炎继发青光眼、色素性青光眼、剥脱综合征、房角后退性青光眼等。

【临床类型】

根据糖皮质激素的来源，分为内源性糖皮质激素性青光眼和外源性糖皮质激素性青光眼两类。临床上以医源性用药为主。

【鉴别诊断】

1. 原发性开角型青光眼 用药时间短，视功能损害重，停药后眼压不下降，甚至进行性升高。

2. 继发于葡萄膜炎或手术后反应的眼压升高 对于使用激素治疗炎症过程中出现的眼压升高，有时难以确定眼压升高是炎症或激素反应所致。如果炎症较重，则增加激素用量以控制炎症，同时使用降眼压药。炎症消退后眼压依然升高，则认为青光眼由激素所致。

【治疗原则】

停用皮质类固醇；眼压控制不完全者，采用药物或手术治疗。

【治疗方案】

对该类青光眼最有效的治疗方法是预防。

1. 完全停用糖皮质激素。如果病情需要不能完全停用，酌情减少用药次数、降低用药浓度，或将眼压高反应的药物换成低反应的药物，如将地塞米松眼液换成氟米龙眼液；改用非甾体消炎药，如吲哚美辛、普拉洛芬、双氯酚酸钠眼液。

2. 若为球结膜下注射泼尼松所致，可将其切除。因切除后可大大缩短病程，促进眼压控制。

3. 使用降眼压药。见原发性开角型青光眼。多数仅有眼压升高的患者当停用激素和使用降眼压药数周后，升高的眼压可逐渐恢复正常并且稳定。

4. 手术治疗。如果已有视神经损害并且降眼压药控制眼压不满意，需行滤过手术。手术能否控制眼压与眼部存在的糖皮质激素剂量有关。

【住院小结】

1. 疗效

(1)单纯的眼压升高者,多数于停药后2～3个月逐渐降至正常,甚至轻度视野改变者于眼压恢复正常后也可消失。

(2)单眼用药后眼压升高明显者,对侧不用药眼也可有轻度的眼压升高。

(3)对糖皮质激素有中度或高度眼压升高反应的患者,以后发生原发性开角型青光眼的可能性显著高于糖皮质激素非反应性的一般正常人。

2. 出院医嘱　定期门诊随诊,观察眼压及原发病情况。

(任泽钦)

第四节　特殊类型青光眼

一、正常眼压性青光眼

正常眼压性青光眼(normal tension glaucoma,NTG)过去曾称为低眼压性青光眼(low tension glaucoma,LTG),除无眼压升高外,其他临床表现与原发性开角型青光眼相似,是否为原发性开角型青光眼的一种类型或为一个独立的临床疾病,一直存有争议。现在多倾向于前者,即将NTG归类为原发性开角型青光眼的正常眼压型。值得注意的是,NTG发病危险因素与原发性开角型青光眼的高眼压型有所不同,全身情况和眼局部因素都对NTG的发生和发展产生影响,主要包括性别、年龄、脑供血不足、眼压波动、眼轴长度、屈光度等方面。

一般认为,NTG患病率为0.6%,占所有开角型青光眼的18%～20%。实际NTG患病率较高,这与检查对象的选择、检查方法及其精确度、诊断标准的不同有关。NTG发病隐匿,对视功能损害大,已引起越来越多的关注。

【病史询问要点】

1. 性别　女性患病率为男性的3倍,校正偏头痛的因素后,女性患者仍然是男性患者的1.85倍。

2. 年龄　亚洲人种NTG发病年龄相对较轻,且随年龄增长有明显增加的趋势。

3. 脑供血不足疾病　有无偏头痛、脑血管疾病、低血压、血压波动、动脉硬化、糖尿病、冠心病、血液流变学异常和自身免疫缺陷性疾病史。

4. 其他引起视神经和视野损害的疾病　如垂体肿瘤、先天性视神经缺损、梅毒性视神经萎缩、颈内动脉钙化和缺血性视神经病变史等。

5. 症状　常无明显自觉症状。早期部分患者可有轻度眼胀、视物疲劳,中、晚期患者因中心视力下降和视野缺损就诊。

【体格检查要点】

1. 视力:中心视力受损多见于进展期和晚期。由于NTG多发生在老年人,部分患者的视力下降还与白内障、黄斑病变或屈光改变有关。

2. 前房深度正常。眼轴长度和垂直径角膜曲率半径可能比 POAG 大。

3. 视盘改变。①普遍认为与 POAG 相似，但也有研究证明 NTG 视杯较大、较深和较苍白；盘沿较薄，以下方和颞下方明显。②视盘出血：其发生率为 20.5%，高于 POAG(4.2%)和可疑青光眼，主要见于视盘上方，而 POAG 多见于视盘下方 5 点和 7 点，持续 2～35 周，这是由于视神经组织血管的梗死或功能不全引起，与新的视野缺损有关，常在视盘凹陷扩大的过程中出现，是视神经损害恶化的继发现象。③RNFLD：早期常为局限性 RNFLD，或认为常出现在视野缺损之前；有高度特异性提示视神经损害，常出现在早期，有利于早期诊断。晚期则出现弥漫性 RNFLD。④视盘周围半月环或半月晕：为裸露的脉络膜或巩膜，或裸露的脉络膜巩膜无色素上皮覆盖所致，有学者认为是青光眼的危险因素，在 NTG 中的发生率可高达 64%。

【门诊资料分析】

1. 眼压　眼压在统计学正常范围内，一般认为 NTG 的眼压为 15～20mmHg。应测量 24h 眼压曲线(至少 6 次检查)，普遍认为 NTG 眼压轻微升高可能是由于某些因素影响视网膜中央动脉及睫状后动脉的血流动力学，导致球后灌注减少而发生视神经损害。部分患者多在正常上限值范围内波动；仰卧位比坐位眼压高。部分患者眼压有上升趋势。眼压 24h 内波动超过 0.9kPa(7mmHg)。晚期超过正常眼压则转变成 POAG，尚有争议。

2. 视野　一般认为 NTG 的视野缺损与 POAG 相似，但 NTG 视野缺损发生较早，较多靠近固视点 5°以内的浓密暗点，坡度更陡峭，缺损更深，而且更早、更多侵犯固视点视野。Noureddin 等将 NTG 的视野缺损分为进行性和非进行性缺损两类，进行性缺损呈发作性特征，发作间隔时间为 4.4 年。

3. 前房角镜检查　宽角。

4. 眼轴长度和屈光状态　近视患病率高于正常人群，眼轴长度和垂直角膜曲率半径较正常人大。

5. 角膜厚度　中央角膜厚度(CCT)测量值较 POAG 降低，CCT 测量值较小的患者较测量值较高的患者视野缺失更加严重。

【继续检查项目】

1. 眼压描记　C 值(常<0.1)、P_0/C 低下或在正常值下限。

2. 激发试验　由于结果不一，价值尚难以肯定。部分患者饮水试验前后的眼压差超过 0.9kPa(7mmHg)；多数患者对皮质类固醇有较高反应性。

3. 眼底血管荧光造影　充盈缺损，可为相对性或绝对性或由相对性转为绝对性，提示有视野损害，多发生在视盘下方，为局限性节段性充盈缺损。此外，视盘周围脉络膜弱荧光，可能是 NTG 所特有的荧光改变，且部分与视神经纤维层缺损相一致。

4. CDI　可见眼动脉和视网膜中央动脉的收缩期最大血流速度，舒张期血流速度及平均血流速度均低于正常人，而且阻力指数增大。可有眼血流动力学的异常，如眼动脉血和眼灌注压偏低。颈内动脉灌注不良等表现。

5. 其他视功能损害　如色觉、对比敏感度、运动感觉、P-VEP 和 P-ERG 等，出现视功能指标异常。

6. 血液流变学　可有全血黏度、血浆黏度、全血黏弹性、血细胞压积高，血凝及纤溶系统异常，红细胞变形能力差等。

7. 血压　①血压波动：可能导致眼灌注压的波动从而发生视盘缺血效应累积（血压波动每增加 1mmHg，Humphrey 视野的 MD 减少 0.46dB，PSD 增加 0.47dB，GDx-VCC 测量的平均神经纤维层厚度降低 0.52）。②较低的血压：使脑脊液产生减少而致使颅内压降低，使“跨筛板压差”（眼压与颅内压之差）增加。

【诊断】

1. 未经治疗的 24h 昼夜眼压在 21mmHg 以下，并排除可引起眼压下降的各种因素，如降眼压药或全身应用β受体阻滞药及洋地黄等药物。

2. 具有青光眼性视盘凹陷和视神经纤维层缺损。

3. 房角开放，眼前段无异常。

4. 与青光眼杯相一致的进行性视野异常。

5. 排除其他引起视神经萎缩、视盘凹陷和视野缺损的眼部与全身病变。

【临床类型】

1. 根据视盘凹陷和视野缺损是否进展，将本病分为进行性和非进行性 NTG。

(1)源于血流动力危象的 NTG，多为非进行性的。

(2)眼压在正常的上限和房水流畅系数在正常下限者，其视盘解剖结构异常，对眼压的变化敏感，多为进行性 NTG。

2. 根据视盘形态，将 NTG 分为 4 种(Geijssen)。

(1)局部缺血性 NTG：盘沿有局限性缺损，也称极性切迹。常位于视盘的下极，与其他的同心圆性边缘缺损无关。这类患者约占 NTG 的 20%，其中 39%的患者呈进行性视野缺损。

(2)近视性 NTG：视盘斜入，形成一个大视盘，白色、新月影，有浅的近视性凹陷、近视性弧形斑和脉络膜改变。在 NTG 中约占 15%。此型病情进展者最多，在追踪随访中发现约 58%的患者呈进行性视野缺损，而 10 年中则 80%有进展。

(3)老年硬化性 NTG：视盘呈苍白色伴明显视盘周围大面积萎缩和脉络膜硬化。在 NTG 中占 17%，其中 33%视野呈进行性缺损。

(4)混合型 NTG：不能归于以上 3 型者归于此型。此型进展者较少，在 NTG 中约占 48%，但视野缺损的仅占 16%，10 年中 35%有进展，预后较好。

【鉴别诊断】

由于其他眼病也可引起类似的视盘和视野改变，而且 NTG 多伴随有全身性疾病，故诊断 NTG 时，关键是要排除可导致视盘萎缩和视野缺损的其他原因，鉴别诊断显得尤其重要。除了详细眼底检查和反复眼压测量外，还要根据病情，做 X 线、CT、MRI 检查以排除颅内病变，特别应该注意脑下垂体及周围的视神经和视交叉处。

1. 原发性开角型青光眼　眼压水平是主要区别点，误诊 NTG 的原因有：①未发现高眼压，特别是24h眼压的高峰眼压；②因高度近视巩膜硬度低，用压陷式眼压计测量偏低；③服用了洋地黄及β受体阻滞药而出现眼压下降。

2. 其他类型青光眼　一些继发性青光眼，如皮质类固醇性青光眼、青光眼睫状体炎综合征、血管膜炎继发开角型青光眼、外伤性青光眼和色素播散综合征等，详细的病史询问和仔细的相关体征检查，有助于鉴别诊断。

3. 先天性或后天获得性视盘异常　包括视盘缺损、先天性视盘发育不良、生理性视盘大凹陷和先天性视盘倾斜综合征等。注意发病年龄和动态观察有无视功能损害及视功能损害是否进展等可予以鉴别。

4. 缺血性视神经病变　一般不会引起视盘凹陷，但部分前段缺血性视神经病变也可形成类似的青光眼性视盘凹陷，但是此类患者无典型青光眼性视野改变，盘沿也常呈苍白色，荧光眼底血管造影等对鉴别诊断意义很大。

5. 高度近视　常有较大的苍白区和凹陷，当伴有脉络膜和视网膜变性萎缩时，亦可有视野缺损。荧光眼底血管造影和三面镜检查有助鉴别。

6. 其他　可引起视神经萎缩的疾病还有遗传性视神经萎缩、蛛网膜炎、垂体或颅内肿瘤、空蝶鞍征、梅毒性视神经病变、多发性脑梗死、烟或乙醇中毒性视神经病变等。应根据病史和检查而排除之。

【治疗原则】

由于发病机制不明确，故NTG的治疗仍然为青光眼领域中的一大难题。目前，NTG的治疗原则是：①重视有全身性危险因素患者的全身疾病的治疗；②重视降低眼压的疗法，以改善视盘的血流量；③促进血液循环和改善视神经的代谢药物，可作为辅助治疗。

【治疗方案】

1. 非手术治疗

(1)降眼压药物：效果虽不明确，但至少可以减缓NTG视功能丧失的速度。一般认为，对早期或视野损害未侵及固视点者，眼压以低于1.6kPa(12mmHg)为宜，而对晚期或固视点视野已受损者，则眼压以低于1.3kPa(10mmHg)为宜。①缩瞳药是早期治疗最安全的药物，但是报道不能阻止视野缺损的进展；局部应用β受体阻滞药有可能会减少眼部血流，这些仍是有争议的问题。②肾上腺素能药物，尤其左旋肾上腺素有升高眼动脉压和降低血压的作用，据报道对NTG有效。③前列腺素$F_{2\alpha}$($PGF_{2\alpha}$)可增加房水自脉络膜巩膜通道流出量，而不影响房水生成及其他房水动力学参数。有学者认为，应将原有初始眼压降低20%～30%比较好。但是药物疗法一般难以达到这一目标，有研究认为，每日1次滴拉坦前列素，可使眼压有效降低。④联合用药有助于提高药效。

(2)改善视盘的血液供应：视盘缺血可能是发病的主要因素，故改善视盘血液供应，保护视神经免受进一步损害是治疗NTG的主要措施。但到目前为止，尚未有确切有效的治疗方法。药物治疗有：①一般的扩张血管药物；②钙通道阻滞药，如硝苯地平，但对伴有低血压者则禁用扩血管药物，以免影响视盘灌注压；③中药，如川芎嗪、葛根素、血栓通、复方丹参等。

(3)全身性疾病的治疗：对 NTG 伴随的全身性疾病，如心血管病、低血压、动脉硬化、糖尿病、偏头痛、冠心病等进行积极治疗。

2. 手术治疗

(1)激光小梁成形术：药物治疗不能达到理想的眼压，可先采用此术式，但是其眼压下降效果和持久性难以确定。若激光小梁成形术后 6～8 周未获得目标眼压者，最好施行滤过手术。

(2)滤过手术：要达到眼压大幅度减低的目的，应选择滤过手术。①小梁切开术：眼压下降的幅度有限。②小梁切除术或 NPTS：较为适合。术中可联合应用抗代谢药物，以求获得尽可能持久的较低眼压。

(3)对于眼压难以控制者，可应用前房置入引流物手术，但术后浅前房和低眼压并发症较多，除了对非晚期难治者，一般不宜采用此手术。

【术后处理】

见原发性开角型青光眼。

【住院小结】

1. 疗效　NTG 病因不明，对视功能损害大，其发病机制、早期诊断、合理治疗一直是国内外学者探索的热点。时至今日，尚无一种有效的方法能阻止病情进展。早期发现与治疗以求有效、持久地降低眼压和改善视盘血液供应，可能延缓病情进展与恶化。大多数患者病程进展缓慢，视功能能维持一段时间，其最终结局与 POAG 相似。

2. 后续治疗

(1)继续积极治疗 NTG 伴随的全身性疾病，如心血管病、低血压、动脉硬化、糖尿病、偏头痛、冠心病等。

(2)通过药物治疗等综合措施，使眼压降低到 1.59kPa(12mmHg)以下，最好维持在 1.3kPa(10mmHg)以下。

(3)随访观察：见本章第一节。

3. 出院医嘱　见原发性开角型青光眼。

(卞春及　朱承华)

二、睫状环阻滞性青光眼

睫状环阻滞性青光眼(ciliary block glaucoma)又称为恶性青光眼(malignant glaucoma)、房水错向流动性青光眼(aqueous misdirection glaucoma)。本病既往观念认为，因睫状体与晶状体赤道部阻滞，由房水向后迷流进入玻璃体并蓄积所致，造成玻璃体和晶状体前移及睫状体前旋，导致前房普遍变浅和眼压升高。临床上多见于原发性闭角型青光眼的滤过手术后，极个别病例见于毛果芸香碱眼液用药后。现在发现，对于无晶状体眼或人工晶体眼，甚至玻璃体切割术后，依然可发生睫状体与玻璃体间阻滞的恶性青光眼。

【病史询问要点】

1. 发生的时间早晚不等，通常为术后早期 1 周左右。

2. 急性发病，剧烈眼痛伴头痛，滴用缩瞳药无效或加重病情。

3. 男女比例为1∶2，发病年龄较急性闭角型青光眼年轻。

4. 多发生在闭角型青光眼的小梁切除术后，如果术前持续高眼压或眼压难以控制者、前房很浅、角膜较小或远视、睫状环小(与晶状体赤道部距离平均小于0.5mm)，同时伴有白内障尤其膨胀期，术后发生恶性青光眼的可能性更大。

5. 如果患者已有一眼恶性青光眼病史，另眼也将同样发生。

【体格检查要点】

1. 球结膜混合性充血。

2. 角膜水肿。

3. 前房极浅或消失，晶状体虹膜膈前移。

4. 裂隙灯下见玻璃体腔内或玻璃体后间隙有积水的透明区。

【门诊资料分析】

1. 眼压　不断升高。

2. 超声波检查　眼轴偏短，可见玻璃体腔内水囊。

【继续检查项目】

1. 前房角镜　在高眼压状态下，虹膜高度膨隆，即使在加压下，仅能窥见Schwalbe线或少许小梁。

2. UBM　前房极浅或消失，睫状突向前转位，晶状体位置前移，小梁切除部位的睫状突和晶状体缘之间闭合，脉络膜上腔渗漏。

【诊断】

1. 眼内手术、葡萄膜炎或外伤史，尤其闭角型青光眼滤过手术以后，虹膜周切口存在。

2. 前房普遍变浅或消失，伴有高眼压。

3. 应用缩瞳药无效或眼压更高，应用散瞳-睫状肌麻痹药后眼压降低。

4. 对侧眼的恶性青光眼病史、玻璃体腔内水囊形成及UBM检查有助于确立诊断。

【鉴别诊断】

1. 术后引流过强的浅前房　见于术后结膜瓣漏、滤泡漏或巨大滤泡，表现为眼压不高甚至过低，Seidel试验(溪流征)阳性。

2. 术后脉络膜脱离　前房不同程度地变浅，但眼压较低；大多数患者借助检眼镜或B超检查可查及脉络膜脱离。需要注意的是脉络膜脱离和睫状环阻滞性青光眼同时发生的情况，此时脱离的脉络膜经用药物或手术复位后，前房不能恢复，眼压反而升高。

3. 脉络膜上腔出血　多在手术中或手术后数日内发生。前房浅、眼压高、眼痛明显，检眼镜下可见暗红色实性感的脉络膜隆起，B超检查有助于诊断。

4. 瞳孔阻滞性青光眼　周边虹膜切除后前房加深可资鉴别。

【治疗原则】

积极解除睫状环阻滞，恢复房水正常循环通路，形成前房，开放前房角。

【治疗方案】

首先使用药物，约有50%患者可以奏效，对药物无效者，施行手术。

1. 药物的联合治疗

(1)局部用药：①睫状肌麻痹药和散瞳药，如2%阿托品眼液、1%托吡卡胺眼液和4%去氧肾上腺素眼液三药联用，每药4～6次，间隔5～10min 1次，作为一个循环，每日用药3个循环，连续2～3d。注意压迫泪囊，防止药物毒性。也可角膜缘外球结膜下多点注射混合散瞳药，成分为1%阿托品、0.1%肾上腺素和4%可卡因等量混合。②同时加强糖皮质激素使用，如妥布霉素地塞米松眼液或泼尼松眼液，每小时1次，也可地塞米松5mg球结膜下注射。

(2)口服碳酸酐酶抑制药：如乙酰唑胺250～500mg配合碳酸氢钠和氯化钾，每日3次。

(3)静脉滴注高渗剂：如20%甘露醇500ml(千克体重的用量计算为1～2g/kg)于45min内静脉滴注。

上述药物同时使用，密切观察前房和眼压情况，尤其是睫状肌麻痹药和散瞳药一个循环的用药后，前房加深的程度和维持的时间，如果3～5d后好转并稳定，继续用药数日后考虑逐渐减药，减药的原则和次序为：先减全身用药，再减局部用药，最后全身用药和糖皮质激素完全停用，而阿托品保留最低有效剂量的使用，即以前房不变浅和眼压正常为度。

2. 激光治疗　适于无晶状体眼或人工晶体眼的恶性青光眼及玻璃体切割术后，用YAG激光做前玻璃体膜或可疑对房水向前引流有阻碍作用的炎性膜或机化膜做切开术。

3. 手术治疗　药物治疗5d无效或效果不能持续，尤其前房完全消失以致角膜出现后弹力层皱褶和水肿时，须行手术。

(1)玻璃体内水囊抽吸和前房形成术：该术式相对安全而简便，虽不一定一次成功，但可以反复使用，对手术条件有限者是一种选择。术后继续应用阿托品和糖皮质激素。

(2)晶状体摘除联合前部玻璃体切割术：上述手术不能奏效时选用该术式。目前，部分医师倾向于患者一旦出现恶性青光眼即以此手术为首选的治疗方法。条件许可时同时一期植入人工晶体以保证患者的术后视力。

4. 对侧眼的处理和预防　本病为双眼病，在同样诱因激发下两眼均可发生。所以，患者一眼青光眼滤过术后发生恶性青光眼，对侧眼应尽早做周边虹膜切除术，以采用激光较为安全。另外，既往认为恶性青光眼是青光眼的术后并发症，但在其他诱因，如外伤、虹膜睫状体炎或缩瞳药作用下也可发生。

【出院小结】

1. 疗效　该病预后不良但较为少见，部分患者须长期使用散瞳-睫状肌麻痹药。

2. 后续治疗

(1)继续应用睫状肌麻痹药和糖皮质激素，直至炎症完全消退，病情稳定后再逐步停用。

(2)定期随访。少数患者需要长期应用阿托品眼药，其中更有少数患者在使用阿托品的条件下恶性青光眼发作，需要进一步治疗，因而需要定期随访。

（任泽钦 朱承华）

三、剥脱综合征

剥脱综合征(exofoliation syndrome，XFS)是一种与年龄相关的累及全身结缔组织的异常细胞外基质生成的病变。氧化应激、基质金属蛋白酶(MMPs)及其抑制因子组织金属蛋白酶抑制剂(TIMPs)表达的不平衡可能在剥脱综合征的发病机制中发挥着重要作用。不同种族的患病率差异较大，提示遗传可能是XFS的危险因素。

XFS的发生遍布全球，但具有地域性分布的特点，多见于白种人，其特征性眼部改变为眼前段组织，包括瞳孔缘、晶状体前囊膜和前房中有细小的、灰白色屑样物质沉积。此特征性改变可以诱发广泛的眼内并发症，包括青光眼、色素播散、晶状体半脱位、瞳孔散大不全、虹膜后粘连、血-房水屏障功能障碍和角膜内皮失代偿等。XFS具有较高的白内障和青光眼的发生率，常与严重的慢性继发性开角型青光眼有关，引起剥脱综合征性青光眼(exfoliation Slaueoma，XFG)，目前被认为是开角型青光眼的主要原因之一，并在全球的开角型青光眼中占25%。与原发性开角型青光眼比较，具有眼压高、难控制、视野进行性损害迅速且严重、对药物治疗效果差的特点。

【病史询问要点】

1. 慢性隐匿性发病，绝大多数患者因其他眼病和白内障或青光眼的症状而就医被意外发现。

2. 老年人多见，随年龄增长而发病增多。

3. 女性多于男性，见于单眼或双眼但程度可不对称。

4. 30%～50%单眼发病，但是其中31%～50%于5～10年累及另一眼。

【体格检查要点】

1. 虹膜　瞳孔领色素不同程度地脱失，附有头皮屑样剥脱物质；或瞳孔缘附近周围虹膜见有不规则和蚕食状的透光区。上述两项体征具有强烈的提示价值。还可见虹膜血管减少或新生血管形成。

2. 前房　瞳孔散大时，可见云雾状的色素微粒和剥脱物经瞳孔流向前房。

3. 晶状体囊　散瞳后(部分患者不能充分放大)，晶状体前囊的典型表现为：①中央盘区，为半透明、尘状灰色脱屑沉着，出现率为80%。②周边颗粒区，霜样颗粒外观，周边甚至直到晶状体赤道有放射形边缘翘起的片状或丝状剥脱物质。③中间透明带，位于中央盘区和周边颗粒区之间，相当于瞳孔领舒缩活动区的中间区，由于剥脱物被虹膜活动的摩擦而保持为透明的环形带。上述体征(晶状体前表面3个典型明晰区域，即中央盘、中间透明区、周边颗粒区)对诊断有决定作用。

4. 青光眼体征　有脱屑的患者中有30%～81%继发青光眼，其中25%呈急性眼压升高，而出现结膜充血、角膜水肿等体征；晚期或持续高眼压者可见生理凹陷扩大等青光眼眼底改变。此外，有研究表明本综合征患者的青光眼患病率比普通群体高20%。

5. 其他　晶状体异位，原因在于晶状体悬韧带的薄弱和断裂。可以同时并发白内障（33%～100%）。在年龄相关性白内障患者中有1.2%～2.6%可发生此综合征。

【门诊资料分析】

1. 眼压　升高幅度相差较大。

2. 前房角　多开放，30%～70%患眼可见小梁网，尤其下方较多的色素沉着，Schwalbe线前有特异性波纹状色素线（Sampaolesi线），色素沉着一般不超过Scheie氏的Ⅱ级。有时可发现片状剥脱物，通常位于后部小梁网。

3. 视野　长期继发高眼压者，可出现视野损伤。

4. 荧光血管造影　显示角膜缘和虹膜血管异常。

【诊断】

典型的剥脱物和继发性青光眼表现。

【鉴别诊断】

1. 色素性青光眼（pigmentary glzucoma）　小梁网360°有致密均匀的色素沉着，中周部虹膜有透照阳性区，角膜后壁有垂直的色素带（Krukenberg梭）。该病在我国人群中少见。

2. 真性剥脱　即晶状体前囊膜的层间分离，见于外伤、高热的长期暴露或严重的葡萄膜炎等。罕见。

【治疗原则】

1. 剥脱综合征不继发青光眼者无须治疗。

2. 继发性青光眼者按青光眼治疗原则处理。

【治疗方案】

1. 药物治疗　参见原发性青光眼，但是比原发性青光眼对药物治疗反应效果较差，常需联合用药。在晶状体悬韧带明显不稳定的XFS眼，缩瞳剂可能进一步诱导瞳孔性或晶状体性闭角型青光眼的发生。

2. 激光治疗　氩激光小梁成形术（SLT）最初的成功率较高，但是长期效果并不令人满意。文献报道，1年的成功率为82%，3年为53%，5年仅为31%。窄前房角的XFS眼，激光周边虹膜切开可减少相对性瞳孔阻滞和虹膜摩擦释放色素的情况。

3. 手术治疗

(1)滤过手术：如果眼压控制不满意，予以小梁切除术，术后较易发生炎性纤维性反应及后粘连的形成。术后处理和后续治疗见原发性青光眼。

(2)晶状体手术：当XFS合并白内障时，可考虑联合行超声乳化白内障吸出和小梁切除术。晶状体摘除术不能清除剥脱物存在和再产生。

(3)小梁抽吸术：术中将剥脱物、色素沉积及其他小梁间和小梁前残余物于直视下抽吸，以改善房水的流出控制眼压。这种方法的降眼压效果较好，但是由于XFS是一个持续性的病变过程，此方法仅能暂时性地缓解剥脱综合征性青光眼。

【住院小结】

1. 疗效　预后较原发性青光眼严重，平均眼压较高，视功能损害进展较快，对药物的反应性较差。

2. 后续治疗

(1)随访：剥脱综合征的患者无论有无继发性青光眼，均需要定期复查。因为目前没有继发性青光眼者日后仍有发生的可能。对于继发性青光眼，依据视神经损害的程度和眼压控制的情况而决定后续治疗。

(2)其他：同原发性青光眼。

（任泽钦）

四、色素性青光眼

色素性青光眼(pigmentary glaucoma，PG)为中周部虹膜向后凹陷与晶状体悬韧带、睫状突相接触、摩擦导致虹膜后表面色素颗粒脱失，在眼内播散、沉积在小梁网，导致房水外流受阻，眼压升高，最终形成青光眼性视神经损伤。

PG是色素播散综合征(pigment dispersion syndrome，PDS)的自然转归和致盲原因，多见于年轻、近视患者，发病年龄常在20—50岁；多见于白种人(特别是高加索人)，有色人种罕见。男性患病率明显高于女性。

【病史询问要点】

1. 发病年龄　常见于年轻人，平均年龄30岁；男女比例约为3:1。

2. 现病史　大部分PG患者无明显症状。部分患者在体育活动后可出现头痛和间歇性的雾视、虹视。

3. 家族史　家族中有无青光眼患者。

4. 全身病史　有无糖尿病、甲状腺功能亢进症等可能造成色素播散的疾病。

【体格检查要点】

1. 角膜后部Krukenberg色素梭　角膜内皮中央正中线部位出现垂直的梭形棕色颗粒沉着带。

2. 虹膜透照缺损　虹膜透照是色素性青光眼最重要的临床体征，其特点是中周部虹膜呈轮辐状裂隙样透照缺损(色素缺失)。但在有色人种，虹膜透照缺损现象极为罕见。

3. 小梁网色素颗粒沉积　房角镜检查显示一般为宽角，小梁网覆盖有致密均匀一致的色素颗粒，色素沉积越明显，患者眼压越高。

4. 眼压　多数高于30mmHg，比原发性开角型青光眼难以控制，但随年龄增长严重程度下降。

5. 屈光状态　60%～80%为近视，且近视度数越高其发生青光眼的年龄越早。

【继续检查项目】

1. 超声生物显微镜　观察患者眼前段解剖结构之间的联系，可以看到中周部虹膜凹陷，反向瞳孔阻滞，虹膜与晶状体悬韧带、睫状突接触。

2. 角膜内皮和角膜厚度检查　色素性青光眼患者可出现角膜内皮形态和大小的变化,但计数可正常,角膜厚度也正常。

3. 视野　色素性青光眼患者会较早出现青光眼视野缺损。

4. 视神经和视网膜神经纤维层　与原发性开角型青光眼的损伤类似。

5. 眼压描记测定房水流畅系数　色素阻塞房水流出通道并引起房水流动阻力增加,房水流畅系数减少。

【诊断】

眼前段仅有色素播散的体征而无眼压升高或青光眼性视神经损伤、视野缺损时称为色素播散综合征,只有出现了病理性眼压升高、青光眼性视神经损伤时才称为色素性青光眼。

1. 色素播散的三联征:Krukenberg 色素梭、虹膜轮辐状裂隙样透照缺损(国人虹膜厚,常缺乏此体征)和小梁网致密色素颗粒沉积。

2. 中周部虹膜凹陷,与晶状体悬韧带接触;小梁网上均可见宽、均匀而较致密的色素带。

3. 眼压升高。

4. 青光眼性视神经损害。

5. 视野缺损:出现与视神经损害相对应的视野缺损。

6. 筛查。具有下列体征之一者应作为疑似患者进行筛查。

(1)角膜后色素性沉着物(不一定是垂直梭形分布)。

(2)近视眼合并中周部虹膜后凹、反向瞳孔阻滞。

(3)浅色虹膜表面发现弥漫性色素性颗粒。

(4)晶状体前、后囊膜色素颗粒沉附。

(5)房角镜检查发现小梁网均匀一致性色素颗粒沉积(程度＞SheieⅡ级)。

(6)散大瞳孔后可见晶状体悬韧带色素颗粒沉积或玻璃体前界膜韧带附着部位色素颗粒沉积。

【鉴别诊断】

1. 剥脱综合征　也会出现虹膜透照缺损、小梁网色素沉着和眼压升高,但虹膜透照缺损更多出现于瞳孔缘而不是中周部,小梁网色素沉着是斑片状不均匀的,多见于老年人(＞60 岁),单侧发病较多。剥脱综合征的特征是可发现瞳孔缘灰白色头皮屑样颗粒或絮片,周边晶状体前囊上的灰色假性剥脱物质。

2. 葡萄膜炎　前葡萄膜炎可造成虹膜色素脱失和小梁网色素沉着,但色素沉着是不均匀的。色素性青光眼不会出现葡萄膜炎的结膜充血、角膜后沉着物和虹膜后粘连。病毒性葡萄膜炎可能会出现虹膜透照缺损和眼压升高。

3. 后房型人工晶体植入后的继发性色素性青光眼　这种继发性的色素播散与术中虹膜过度损伤或术后人工晶体边缘及襻摩擦虹膜上皮所致。虹膜透照缺损常位于邻近人工晶体部位,多为单眼发病且有人工晶体手术史。

【治疗原则】

疾病早期,眼压有短暂升高,当缓解时可考虑预防性或治疗性缩瞳药物及激光周边虹膜切除术。疾病进一步进展,则根据眼压控制情况、视神经和视野的损害,选择长期药物治疗或行激光小梁成形术、滤过性手术。

【治疗方案】

1. 药物治疗

(1)缩瞳药物:可以使瞳孔缩小和增加虹膜张力,从而减少虹膜与晶状体悬韧带摩擦,减少色素释放,同时还促进房水外流,是色素播散综合征或色素性青光眼最合适的处理。具有发生青光眼危险因素的色素播散综合征患者,需要密切随访,或是开始预防性缩瞳药物治疗。但由于毛果芸香碱会导致调节痉挛和视物模糊(近视加深),年轻的近视患者很难耐受长期治疗,可使用凝胶形式的制剂减少不良反应;另外,由于色素性青光眼患者常伴有脉络膜视网膜变性或视网膜脱离,因此在开始接受毛果芸香碱治疗前应做仔细周边视网膜检查,治疗期间应注意发生视网膜脱离的危险。

(2)房水生成抑制药:理论上存在缺陷。因为这类药物通过减少房水生成而降低眼压,这样会降低小梁网对色素的清除率,从而促进疾病的进展。而且分泌到后房的房水减少会加重虹膜后凹从而使虹膜与悬韧带的接触更加频繁,播散的色素更多。

(3)其他类型的降眼压药物:如前列腺素类衍生物能促进葡萄膜巩膜通道的房水流出,可以考虑使用。

2. 激光治疗

(1)激光周边虹膜切除术(laser peripheral iridotomy,LPI):可以平衡前后房压力差、有效解除反向瞳孔阻滞和虹膜后凹(反向性瞳孔阻滞),消除虹膜与晶状体悬韧带或睫状突摩擦所引起的色素颗粒释放,可以作为一种预防性或治疗性的手段。

(2)氩激光小梁成形术(argon laser trabeculoplasty,ALT)或选择性激光小梁成形术(selective laser trabeculoplasty,SLT):可以通过对小梁网的拉伸作用,增加小梁网细胞或其代谢功能,达到促进小梁网房水流出的作用,可作为进展期 PG 药物不能控制眼压的一种选择。但是,ALT 的效果会随着时间推移而消失,而 SLT 可导致部分患者眼压持续升高,因此患者必须长期随访监测。

3. 手术治疗　最大剂量药物治疗和激光治疗失败时,可以选择进行青光眼滤过手术如小梁切除术。青光眼性视神经损害和相应的视野缺损是决定是否需要手术的原则。小梁切除术对大部分色素性青光眼患者的效果都较好。

【术后处理】

见本章第一节。

【住院小结】

见本章第一节。

(陈　琴)

五、斯-韦综合征

斯-韦综合征(Sturge-Weber syndrome,SWS)是一种原因未明的头面部血管畸形的斑痣性错构瘤病,主要表现为累及软脑膜、面部三叉神经支配区及眼脉络膜的血管瘤。病变通常都在同侧，出生时即可出现。常为单侧发病，双侧较少，占10%～30%。又称为脑颜面部海绵状血管瘤综合征或脑三叉神经血管瘤病，或眼-神经-皮肤血管瘤病。

SWS人群患病率约为1/50 000，超过1/3的患者会伴发开角型青光眼，其中约60%为早发型（眼压升高出现在婴幼儿期），40%为迟发型（眼压升高出现在儿童期或以后），起病隐匿缓慢，极少有急性发作。另一个较常见的表现是弥漫性的脉络膜血管瘤，随着时间推移产生继发性的视网膜改变导致视力减退和视野缺损，严重者可出现视网膜脱离。SWS还可导致结膜和巩膜上静脉扩张迂曲、虹膜异色、视盘缺损和白内障等。

【病史询问要点】

1. *发病年龄* 斯-韦综合征常出生后即出现，迟发者可至成年以后。

2. *发病程度* 注意面部皮肤血管畸形的程度、范围和受累时间，初起时色浅而不明显，而后随年龄增长而变黑和明显，且终身残留。眶上区域几乎经常受累，少数患者的舌、腭、唇、牙龈、面颊或鼻腔内也有血管瘤侵及。当血管瘤侵犯眼睑和结膜时，提示同侧眼可能已发生青光眼。

3. *神经系统症状* SWS最常累及颅内的软脑膜，发生于软脑膜的异常血管瘤使局部的脑组织继发缺氧、萎缩、钙化，因此神经系统症状十分常见。癫痫是最常见（75%～90%）和最早出现（多在1岁内发生）的神经症状。临床上要注意询问有无抽搐、偏瘫、头痛和偏头痛、脑卒中样发作等神经系统的表现，有无行为异常、智力发育迟滞等。

4. *眼部症状* 注意询问有无眼胀、视力减退、视野改变等表现。

【体格检查要点】

1. *脑部面部血管瘤的分布* 脑部面部血管瘤病根据血管瘤不同的分布大体分为3类，孤立面部受累，或孤立软脑膜受累，或面部、软脑膜联合受累。Anderson曾总结出以下规律：如上睑有血管瘤，则同侧眼受累；约有50%患者有脉络膜血管瘤，凡伴有脉络膜血管瘤者，大多并发青光眼。颜面血管瘤与同侧青光眼，多数为单侧，少数为双侧发病，单侧中又以左侧多于右侧。

2. 眼部检查

（1）不同程度的视力障碍。

（2）眼前后段：眼睑皮肤鲜红斑痣，单侧结膜、浅层巩膜、虹膜、睫状体和脉络膜的血管瘤、视网膜脱离、斜视或同侧偏盲，表现为球结膜及角巩缘血管扩张迂曲，发病年龄小者可出现牛眼、角膜大，累及虹膜时颜色深暗或呈暗红葡萄色斑；约50%患者有脉络膜血管瘤，通常表现为眼底呈弥漫性红色，形态比较特殊，常称为“番茄酱”状眼底，少数呈孤立、橘黄色、中度隆起的后极部肿块；出现青光眼特征性的视杯增大；继发性视网膜脱离，继发性色素上皮病变。临床上根据眼部表现（是否伴发青光眼）分为3型：Ⅰ型，面部血管痣伴软脑膜血管瘤和青光眼。Ⅱ型，面部血管瘤伴青光眼，没有颅脑病变。Ⅲ型，仅有软脑膜血管瘤，无面部血管瘤和青光眼。

(3)房角检查:大多房角呈开放状态,婴幼儿发病的患者多存在前房角的异常,如巩膜突发育不良、葡萄膜小梁网变厚、周边虹膜向前止于小梁网上等。而迟发性患者的房角多为正常,眼压的升高可能与上巩膜静脉压升高相关。

3. 神经系统　渐进的神经病变,如抽搐、偏瘫、头痛、脑卒中样发作、行为异常、智力发育迟滞、视野缺损。

【门诊资料分析】

1. 血管瘤的范围和程度可提示疾病的严重程度,侵犯眼睑和结膜时,提示同侧眼可能已发生青光眼。

2. 眼部单侧的结膜血管迂曲扩张、浅层巩膜有血管扭曲,眼底脉络膜血管瘤可能是孤立性或弥漫性,可出现单侧的继发性开角型青光眼、继发性视网膜脱离、继发性色素上皮病变。

【继续检查项目】

1. 视野检查　视野缺损可由继发青光眼引起,也可由血管瘤侵及外侧膝状体以后的部位而发生,病变波及枕叶时可出现同向偏盲。

2. B超　脉络膜探及弥漫性中高回声占位病变,为弥散性脉络膜血管瘤的表现;斯-韦综合征合并视网膜脱离表现为广泛浆液性视网膜脱离、脉络膜层广泛增厚或脉络膜血管瘤突入玻璃体腔。

3. 眼底血管造影　FFA 通常没有特征性表现,需做 ICGA 联合造影。早期有清晰的弥漫性脉络膜血管瘤的瘤体血管强荧光和随后的染料渗漏,晚期呈弥散性强荧光斑点。ICGA 对弥漫性脉络膜血管瘤的确诊起着非常重要的作用。

4. 超声生物显微镜　①虹膜后凹,提示可能因房水引流障碍导致前房压力大于后房所致;②睫状体内低回声区,可能是睫状体内扩张血管的影像;③睫状体浅脱离,推测可能与异常血管渗出有关;④前房角开放,少数狭窄;⑤巩膜内及巩膜表层血管增粗,提示巩膜静脉压力增高。

5. 头颅影像学检查　脉络膜血管瘤几乎总是伴有软脑膜血管瘤,所以当眼底检查提示有脉络膜血管瘤时必须行头颅影像学检查。对不伴有血管痣的非典型 SWS 的确诊,影像学改变是诊断 SWS 的重要依据。

(1)X线片:在血管下的脑皮质常有进行性钙化改变,呈珊瑚状,此钙化征多在1岁以后患儿才出现,提示中枢神经系统已受累。头颅X线显示与脑回一致的双轨状钙化是 SWS 最具特征性的影像学改变。

(2)CT:平扫可见患侧半球局限性萎缩,以枕叶顶叶多见。患侧颅骨代偿性增厚,鼻旁窦和乳突增生,岩骨嵴抬高。CT 上特征性脑回样钙化,已经成为影像学诊断本病的主要依据。

(3)MRI 表现包括延髓横静脉、脑室周围静脉增粗。增强 CT 和 MRI 检查能更好地显示血管瘤的特点。增强 MRI 是目前诊断本病的首选方法。

(4)CT 血管造影术(CTA):在全身血管性病变,尤其脑血管疾病诊断中具有独到的优势,在发现血管发育异常、软脑膜血管瘤及颅内钙化等方面明显优于 CT 及 MRI,

无创伤性血管造影尤其适用于儿童。

【诊断】

目前尚无SWS的统一诊断标准，典型者根据临床表现，如面部血管瘤同时伴有癫痫病、偏瘫或青光眼、突眼即可诊断。

若病变同时累及面部、脑部及眼部称为三征型(完全型)；若仅面部及眼部或面部及脑部受累为二征型(不完全型)。对于仅出现一个部位血管瘤的病人应进一步检查另外两个部位，如增强MRI、眼底血管造影等。

1. 颜面部三叉神经眼支区域的葡萄酒色痣片状，轻度隆起，局部稍热，指压后稍褪色。

2. 渐进的神经病变，如抽搐、偏瘫、头痛、脑卒中样发作。

3. 行为异常，智力发育迟滞、认知能力损害并伴有较严重的运动障碍。

4. 发热期间出现抽搐、出现过癫痫持续状态。

5. 眼部累及表现：出现继发性青光眼、结膜和浅层巩膜出现血管瘤或血管畸形；虹膜异色、虹膜血管扩张或脉络膜血管瘤、视网膜脱离等。

颜面血管瘤、神经系统病变和青光眼是SWS的三大特征。当面部、脉络膜及软脑膜三个部位中同时存在累及两个部位的血管瘤即可诊断，其中，颅内软脑膜血管瘤的存在为必要条件。

【临床分型】

斯-韦综合征常分为三型：Ⅰ型颜面部和软脑膜均有血管瘤；Ⅱ型仅有颜面部血管瘤，没有颅内病变；Ⅲ型仅有软脑膜血管瘤，无颜面部血管瘤。SWS Ⅲ型患者较为罕见，国内外报道均不多，这些病例首次发病多为婴幼儿或儿童时期，但也偶见于成人。SWS继发青光眼者70%属牛眼型、角膜大、眼压高，可见单侧也可为双侧，90%为单眼发病与颜面血管瘤同侧，有报道约40%以上有脉络膜血管瘤，出现在皮肤血管瘤同侧，多位于后极部。

【鉴别诊断】

1. *单纯面部血管痣* 出生后即有为淡红色或暗红色斑块压之不褪色，不高出于皮肤表面，随身体的增长按比例增长但范围不再扩大，可鉴别。

2. *毛细血管扩张症* 指小静脉或小动脉的持久性扩张，在皮肤上出现红丝网状或星状损害，压之褪色但并不累及颅内及眼部，不会出现神经系统表现及眼部损害，可鉴别。

【治疗计划】

眼科的治疗主要针对SWS继发的青光眼。

1. *药物治疗* 首选的是抑制房水生成类型的药物，如β受体阻滞药和局部的碳酸酐酶抑制药，肾上腺素能受体激动药也可以应用。但是药物的降压效果通常很有限。口服的普萘洛尔用于血管瘤的治疗已被证实有效，有学者尝试在SWS继发青光眼中作为辅助治疗显示了一定的效果，但还需大样本的研究来证实。

2. *手术治疗*

(1)手术时机：对药物治疗效果不佳的患者应选择手术治疗。

（2）手术方式：很多种方式都曾用于SWS的治疗，如睫状体冷冻、前房角切开（激光或手术）、小梁切开术或小梁切除术。青光眼患者发生于婴幼儿时期，可先行房角切开术，如眼压仍不能控制，再考虑滤过性手术。在采取滤过性手术时需要注意可能由于上巩膜静脉压升高、脉络膜血管瘤等带来的高风险。术中出血的可能性很大，严重的可出现脉络膜渗漏、脱离，甚至有可能会导致爆发性脉络膜上腔出血；术后晚期的并发症——持续性低眼压可导致视力丧失。

青光眼引流阀植入也可用于初诊或手术失败的病例。而最新的微创青光眼手术为SWS继发青光眼的治疗带来了更多好处，如Ex-press引流钉植入，是一个微创的标准化手术，仅仅通过25G穿刺口植入引流钉，术中、术后出现并发症的概率大大降低，安全性和有效性都得到了临床的验证，是比较有前景的治疗手段。然而，Ex-Press植入术仍属于有滤过泡形成的滤过性手术，术后依然面临如何防止滤道瘢痕化的问题。

【术后处理】

1. 一般处理　见本章第一节。

2. 并发症处理

（1）脉络膜脱离：常规处理手段效果较差。单纯行后巩膜切开放液会加大两端压力差，加重脉络膜毛细血管的渗漏，故有报道建议行玻璃体切割，先增加眼内压，再行后巩膜切开放液。

（2）脉络膜上腔出血：对于青光眼术后发生的迟发性脉络膜上腔出血，出血量较少且累及范围较小，可先止血，密切观察暂不手术干预；而出血量较多，累及范围较大，特别是前房消失的患者，则应尽早行巩膜切开放液，前房成形术。如后极部广泛出血进入玻璃体，则须行玻璃体切割手术，部分患者甚至可以通过手术恢复部分视力。有报道认为，术前用高渗剂尽量降低眼压，术中先在鼻下和颞下方做预防性巩膜切开，可防止或减少因急性脉络膜渗出或驱逐性出血所造成的危害。

（3）其他：见本章第一节。

【住院小结】

1. 疗效　SWS伴发青光眼药物治疗往往效果较差，手术治疗则并发症多，术中或术后出现脉络膜渗漏、脉络膜脱离、脉络膜上腔出血的风险较大。另外，由于大多数患者诊断较晚，视神经损害严重，视野严重缺损，即便术后眼压控制，视功能恢复也往往不佳。

2. 早期诊断　临床上对于有颜面血管痣的婴儿，特别是累及上睑的有发生青光眼可能的均应高度重视，仔细检查，并密切随访观察，以便及早发现和诊断继发性青光眼。

3. 后续治疗

（1）全身治疗：全身并发症的治疗与相关科室联合进行。

（2）眼部治疗：见相关章节。

（陈　琴）

六、分泌过多性青光眼

分泌过多性青光眼(hypersecretion glaucoma)是一种罕见的特殊类型的开角型青光眼,其临床特点是眼压升高多在30mmHg左右,眼压描记结果显示房水流畅系数(C值)正常,而房水流量(F值)表明房水分泌的量超过正常人。眼压升高呈间歇性,不同时间测量眼压发现眼压波动较大,波动范围与房水生成增多的速率和持续时间及排出易度的代偿能力有关。该病多见于40—60岁女性,确切的发病机制尚不清楚。一般认为其间歇性的房水生成过多与血管神经功能失调有关,患者多伴有高血压。其患病率较低,约占青光眼总数的2%。

【病史询问要点】

1. 发病年龄　40—60岁,女性多见。

2. 发病程度　注意询问1日24h中眼压的变化及眼胀程度,与情绪、睡眠等是否有关。

3. 伴随症状　有无视力障碍,有无头痛;是否有眼胀等症状。

【体格检查要点】

1. 视力　早期对于中心视力损伤较小,晚期亦可保持较好的中心视力。高度近视者表现为不同程度的视力下降。

2. 眼压　表现为眼压不稳定,有时会出现眼压在正常范围内,因此不能以单次眼压作为诊断依据,观察24h眼压。晚期亦可表现为持续性高眼压。

3. 视盘改变　视盘凹陷,杯盘比增大。

【门诊资料分析】

1. 视野　视神经损伤造成不同程度的视野缺损,重复测量旁中心暗点有助于早期青光眼的诊断。视野损伤随着病情的进展范围逐渐增加,一开始为旁中心暗点,随后视野缺损逐渐扩大,扩展到鼻侧,再到只保留中心视力,表现为管状视野。

2. 视网膜神经纤维层缺损　视神经节细胞损伤,视网膜神经纤维层萎缩缺损,并且这种缺损一般发生在视野的缺损之前,故可以早期发现青光眼。

3. 眼底照相　视杯加深,杯盘比C/D增加,≥0.6。

4. 前房深度　一般前房深度正常,前房角开放。但对于高度近视的患者,由于眼增长使得前房深度增加。

【诊断】

1. 杯盘比(C/D)≥0.6。

2. 高眼压。

3. 对侧眼为原发性开角型青光眼。

4. 房水流出率增加。

5. 眼压的单纯测量不能确诊,眼压升高期间进行眼压描记(必要时需重复)对确诊有重要价值。眼压描记可以发现房水流畅系数正常,而房水生成增多。对于眼压升高的患者,如果房水流畅系数正常[一般为0.25～0.60μl/(min・mmHg)],而房水流量超过 4.00μl/min[正常为(1.838±0.05)μl/min]即可诊断分泌过多性青光眼。在测定房水流畅系数时应矫正巩膜硬度,因巩膜硬度高可能造成房水流畅系数高的假象。

【鉴别诊断】

1. *原发性开角型青光眼*(primary open angle glaucoma,POAG) 分泌过多性青光眼是开角型青光眼的一种特殊类型,早期都表现为不同程度视野缺损,眼压间歇性升高,房水流畅系数正常而房水流量增加。临床上可根据眼压描计测量来鉴别。

有些早期患者眼压升高也有一定的波动性,若不进行眼压描记检查,或有些早期患者的房水流畅系数位于正常低限时容易误诊为分泌过多性青光眼。但本病是由于房水外流通道病变引起房水流出阻力升高,房水流出减少而导致眼压升高,常可伴有房水生成减少。可先测量昼夜眼压曲线,在眼压高峰时做眼压描记常可发现房水流畅系数的下降,常≤0.11μl/(min·mmHg),而房水流量正常或降低,借此可与分泌过多性青光眼相鉴别。

2. *继发于上巩膜静脉压升高的青光眼* 此病是由于一些眼眶或全身疾病引起的上巩膜静脉压升高,造成房水外流通道的压力梯度减小,从而引起眼压升高。但早期房水流畅系数可以是正常的,因此有可能会误诊为分泌过多性青光眼。但前者多有引起上巩膜静脉压升高的眼部和全身疾病的临床表现,眼部检查可见上巩膜静脉充血,前房角镜下可见巩膜静脉窦充血。常见引起上巩膜静脉压升高的疾病有眼眶炎症、眼眶肿瘤、内分泌性突眼、上腔静脉阻塞综合征、海绵窦-动静脉瘘及纵隔肿瘤等,这些疾病均可由于阻碍了眼部静脉回流而导致上巩膜静脉压升高,使眼压升高。除此以外,这些疾病常有明显的原发病体征,如眼球突出、眼球运动受限、球结膜高度水肿、眼压随体位而显著改变、视盘水肿、广泛视网膜出血等。

结合内分泌检查、眼部B超、彩色超声多普勒及影像检查等不难除外上述疾病。若原发病得到及时治疗,上巩膜静脉压恢复正常,眼压即可能恢复正常。若上巩膜静脉压长期升高,则可引起房水流畅系数的下降,即使原发病治愈,上巩膜静脉压恢复正常后,房水流畅系数仍可持续低下,但分泌过多性青光眼则不具备上述特点。

3. *高眼压症* 由于房水分泌过多是间歇性的,因此眼压升高也是间歇性的,视神经的耐受性较好,因此其神经损害及视野缺损出现较晚,病程进展较缓慢,损害程度也较轻,早期不易与高眼压症区别;与高眼压症不同的是,部分患者眼压持续性增高,若未能进行及时有效地降眼压治疗,也将导致严重的视功能损害。临床上可根据眼压描计测量发现房水流畅系数正常而房水流量增加来鉴别。

【治疗原则】

由于本病眼压升高的主要原因是房水生成过多,而不是房水流出减少,因此,治疗上与其他的开角型青光眼有所不同,针对病因减少房水生成是最有效的治疗,以降低眼压,延缓视神经的损伤,保护视功能。

【治疗方案】

1. *药物治疗* 传统的缩瞳药(毛果芸香碱)对此类患者无效。而β受体阻滞药、口服或局部用碳酸酐酶抑制药、肾上腺素受体激动药等具有抑制房水生成作用的药物效果较好。

2. 手术治疗

(1)手术时机：若药物治疗不能控制眼压，眼压持续增高可能或已经导致视功能损害时，可以考虑手术治疗。

(2)手术方案：一般采用睫状体透热凝固术或冷冻术来减少房水生成。滤过手术不能降低眼压反而可能会使眼压升高，不宜采用。

【预后】

由于本病房水分泌过多是间歇性的，因此眼压升高也是间歇性的，视神经的耐受性较好，其神经损害及视野缺损出现较开角型青光眼晚，病程进展较缓慢，损害程度也较轻。部分患者眼压持续性增高，若未能进行及时有效的降眼压治疗，也将导致严重的视功能损害。

（陈　琴）

第五节　先天性青光眼

一、概　述

(一)先天性青光眼

先天性青光眼(congenital glaucoma)是先天性因素导致小梁网或前房角发育性异常引起眼压升高，属于婴幼儿期或青少年期发病的一类青光眼。病因上所谓先天性为“与生俱来”之意，具体有内因和外因之别：内因性是指患儿基因来自遗传或自身变异，外因性是指母亲孕期某种外因的侵入。所以，文献中可见先天性青光眼也有原发性和继发性的区分。迄今，发病机制不明，主要观点有二：一是房角中胚叶组织分裂不全或萎缩不全等类似学说，以Barkan膜为代表，但尚无组织病理学证据；二是小梁网自身细胞性或纤维性组织异常发育。

【病理生理学和临床特点】

1. 病理生理学分类

(1)单纯小梁网、前房角或巩膜静脉窦发育不良，发育终止于胚胎晚期。

(2)同时合并房角前壁角膜和(或)后壁虹膜，包括睫状肌止端的广泛前节异常。

2. 临床特点　青光眼发病与眼球发育相伴随，尤其婴幼儿型，其中少数患儿出生后即被发现已经发病甚至较重，因此整个病情和病程更为复杂，首先是眼球结构和功能损害更大，尤其合并其他先天或继发异常时，自然病情和病程变异很大，以致诊断、治疗、随访和预后方面，先天性青光眼完全不同于原发性青光眼，而且视功能的维护需要屈光矫正和视力训练及患儿家庭的良好配合。

【临床分类】

1. 原发性先天性青光眼　发病机制方面尤指小梁网的原发性异常。

(1)婴幼儿型：＜6岁。

(2)青少年型：6—30岁(发育性)。

2. 先天性青光眼合并其他异常 前房角异常作为整个眼前段发育异常的一个部分，或被视为"继发性累及"。所谓"其他异常"既可表现在眼部，也可在其他系统，而发病年龄既可在婴幼儿期，也可在其他年龄段。

一般临床上所谓先天性青光眼往往单指婴幼儿型原发性先天性青光眼，该型青光眼发病年龄上限，国内教科书规定为6岁，另外，部分青光眼著作和国外文献规定为3岁，而青少年型青光眼有时被称为发育性青光眼。

【临床流行病学和遗传学】

1. 婴幼儿型发生率约为1/10 000，占整个先天性青光眼50%～70%；发病年龄上，60%≤6个月、80%≤1岁，其中，患儿性别和眼别方面，65%为男孩、70%为双眼。

2. 原发性先天性青光眼的遗传异质性很大，婴幼儿型中多数为散发，10%具有明确家族遗传史，其类型为：常染色体隐性遗传居多，伴有表型不全或变异，位点为GLC3A-2P21和GLC3B-1P36；常染色体显性遗传很少；也有多因素遗传类型。青少年型中目前已知为常染色体显性遗传方式，位点为GLC1A 1q23-q25即小梁网诱导性糖皮质激素反应基因(TIGR，trabecular meshwork inducible glucocorticoid response)。

(二)婴幼儿型青光眼

【入院评估】

1. 症状 即所谓"三联征"，流泪、畏光和眼睑痉挛。

2. 体征 一般眼外观或眼前段可见，因眼压升高而弹性扩张导致眼球增大或突出，角膜主要表现为横径＞12mm(正常为9.5～10.5mm)、水肿程度从轻微雾状到致密混浊、内弹力层haab线在中央为水平向而周边呈同心圆形，此外，如前房深、虹膜色泽浅、瞳孔反应迟缓等。

3. 专项指标检查 小儿检查远比成人困难，往往需要全身镇静(10%水合氯醛0.3～0.5ml/kg)或麻醉状态下检查(EUA)，镇静药和麻醉药及眼压计类型、角膜曲率和眼球硬度等均为影响因素，有时只能采用指测法粗略估计。

(1)眼压测量：麻醉药或麻醉前禁食致眼压降低，但氯胺酮可使眼压升高，眼压计可用Schioetz眼压计，注意眼球硬度校正；此外，还有Tonopen、Perkins或新近的回弹式(iCare)等眼压计；各种眼压计均应注意多次测量和校正，以争取测量准确。正常婴幼儿麻醉后眼压低于一般正常参考值范围，为10～15mmHg。

(2)房角检查：Goldmann间接式或Koeppe直接式房角镜均可，房角较宽为"宽角"，但正常婴幼儿房角也不同于成人，婴幼儿青光眼房角检查时50%无特异发现，另有半数中多数为虹膜周边平坦，根端止于巩膜突上或其前，甚至高位止入小梁网，少数为虹膜凹陷，周边平面位于巩膜突后，但前层基质匍匐覆盖整个房角，止于Schwalbe线以上。

(3)眼底检查：与病情轻重和病程长短有关，视杯扩大或有或无，注意眼球扩张的影响。放大瞳孔后，检眼镜、眼底接触镜或 RetcamⅡ＋C300 等检查，早期病例视杯和巩膜管大小随眼压高低而改变，中晚期不可逆转；照片图像有助于记录、判断及随访病情和病程改变。

(4)验光：眼轴增长造成高度近视。

【诊断】

1. 一般定性诊断 典型病例中依据“三联征”和眼前段体征即可确诊。

2. 病情程度判断 主要依据眼压升高、角膜横径增大和水肿轻重及眼球扩张和眼底改变程度等具体指标(表 5-3)。

表 5-3 原发性先天性青光眼病情分级标准*

	正常	轻度	中度	重度/严重
角膜直径	～10.5	～12	～13	＞13
眼压	16	17～30	21～30	＞30
C/D	～0.4	0.6	0.8	＞0.8
视力	1.0	0.9～0.3	0.2～0.1	～NLP
角膜水肿	无	轻	中	重＋Haab 线

* Panicker SG, et al. Correlations of genotype with phenotype in Indian patients with primary congenital glaucoma. Invest Ophthalmol Vis Sci, 2004: 1149-1156.

3. 对不典型者需随访观察复查 注意病史中的出生史、老照片，症状中“三联征”随年龄而不明显，体征中眼球扩大或角膜混浊的发生等。

【鉴别诊断】

1. 对“三联征” 注意泪道阻塞、倒睫、结膜炎、角膜上皮病变。

2. 对角膜异常 ①直径增加注意大角膜、高度近视、眼球突出；②角膜混浊注意角膜炎症、先天遗传性内皮营养不良、后部多形性营养不良、Peters 异常、代谢性异常，如黏多糖症、胚胎期感染，如先天梅毒和风疹；③角膜 Haab 线，注意区别产钳助产可致类似改变，但呈纵形或斜形。

3. 对眼底视盘异常 注意视盘小凹、缺损、发育不全、畸形，生理大视杯及眼球扩张的影响。

【治疗计划】

先天性青光眼在治疗上大多数情况下是无法根除的，治疗的根本目的在于阻止病变进展以保存视功能。

1. 药物 婴幼儿不宜长期应用，必需时考虑下列局部降眼压药。

(1)β 受体阻滞药为首选，注意用药方法，如按压鼻泪管，警惕不良反应，如窒息、脉缓、低血压、哮喘。

(2)局部碳酸酐酶抑制药如布林佐胺(派立明)和前列腺素类滴眼液相对安全，可联合使用。但口服碳酸酐酶抑制药对低龄儿有酸中毒、低血钾、喂食困难等问题。

(3)α_2受体激动药,如溴莫尼定(阿法根)易致中枢抑制,≤2岁儿童禁用。

2. 手术 为主要治疗方法。

(1)小梁切开术:为首选术式。适于"单纯小梁发育不良者"或角膜混浊无法施行房角切开术的患儿,效果优于药物;原发性婴幼儿型成功率为70%~100%(其中重复手术率可达30%~50%),婴幼儿期其他青光眼中成功率50%。

禁忌证包括患儿一般健康状况不稳定、伴有预后不良的多发性异常、眼球整体结构破坏较重、全身麻醉相关问题。

(2)房角切开术:适应证基本同上,但要求患儿角膜基本清亮透明。

房角或小梁切开术分别从内面和外部切开发育不良或通透性不够的小梁网,房水经正常途径引流至静脉系统。手术步骤参见青光眼手术。

(3)小梁切除术:适于较重较晚期患儿,巩膜静脉窦发育不良或继发萎陷。

(4)小梁切开联合小梁切除术:适于合并角膜或虹膜发育不良者或单纯小梁切开失败者。

(5)睫状体光凝术:适用于难治性或绝对期病例。

(6)关于再次手术:①丝裂霉素-小梁切除术,小梁切除术属于外引流手术,为增加外引流效果可联合使用丝裂霉素,但效果不明确,同时应注意术后中、远期并发症。②引流装置植入术,与上述术式两者间取舍尚有争议。

(三)青少年型青光眼

【入院评估】

1. 症状 类似原发性开角型青光眼,早期可无任何不适,一定程度后可有眼胀、虹视、头痛等。

2. 体征 6岁后,甚至3岁时眼球发育基本完成,所以眼球结构改变表现为眼前段不扩张而后巩膜扩张。

(1)眼前段:无特异改变。

(2)眼后段:由于后巩膜逐渐扩张,患者出现轴性近视,而且程度不断加深。

3. 专项指标检查

(1)眼压升高,而且相对于原发性开角型青光眼,一般基线水平更高,波动幅度更大。

(2)前房角为宽角,无特异性改变,有时可见虹膜根部前位、虹膜突较多、小梁色素沉着等。

(3)眼底和视野类似原发性开角型青光眼。

【诊断】

依据发病年龄、临床表现及辅助检查。

【治疗计划】

见原发性开角型青光眼。

(四)合并其他发育异常的先天青光眼

此种青光眼类型繁多表现复杂。其他异常可表现在眼部、其他系统或两者兼有。临床表现上各不相同,诊断要点在于各自相应的典型症状和体征及先天性异常,治疗方案和原则依据各病具体情况,一般并不简单地同于先天性婴幼儿青光眼。以下简介几种合并其他发育异常的先天性青光眼的临床特征。

1. Axenfeld-Rieger 综合征(前房角发育不全综合征)

(1)双侧性。

(2)Axenfeld 异常:单纯角膜后胚环,不合并青光眼。

(3)Rieger 异常:①角膜后胚环;②虹膜异常包括周边条索遮盖小梁、基质发育不全,甚至裂孔形成、瞳孔异位变形;③房角异常,但无虹膜角膜内皮综合征(ICE)的周边前粘连。50%合并青光眼,发于 10－30 岁。

(4)Axenfeld-Rieger 综合征:表现为 Axenfeld 异常合并 Rieger 异常,同时存在上颌骨发育不良和牙齿异常。50%出现青光眼。

2. Peters 异常

(1)双侧性。

(2)角膜:中央大部混浊,周边极窄透明区;相应后部基质缺损、狄氏膜和内皮层变薄或消失。

(3)虹膜:中央部前与角膜缺损边缘粘连,有时后部与晶状体粘连。

(4)前房角:发育不良。

(5)青光眼:50%,出生时多已表现。

3. 先天性无虹膜

(1)双眼性。

(2)眼部异常:虹膜从几近全无到轻度不全;房角发育异常充满中胚叶组织或进行性粘连关闭;青光眼发生率约为 30%,发于儿童期晚期;可合并白内障、晶状体异位、黄斑和视神经发育不全。

(3)有时可见全身缺陷,如智力低下、泌尿生殖器官异常或 Wilms 瘤。

4. 永存原始玻璃体增生症

(1)单侧性,出生时即可发现。

(2)通常伴有小眼球。

(3)白瞳症。

(4)继发性闭青:玻璃体牵引和晶状体混浊肿胀。

(5)其他:如眼内出血、角膜混浊。

5. 斯-韦综合征

(1)单侧性,少数双侧性。

(2)颜面血管瘤:三叉神经第 1 或第 2 分支区域。

(3)眼部改变:青光眼及眼底脉络膜血管瘤和视网膜血管扩张。

(4)其他异常：大脑枕叶和颞叶脑膜葡萄状血管瘤。

(任泽钦)

二、发育性青光眼

发育性青光眼(developmental glaucoma)是在胎儿发育过程中，前房角发育异常，小梁网-巩膜静脉窦系统不能发挥有效的房水引流功能，而使眼压升高的一类青光眼，多数在出生时异常已存在，但可以到青少年期才发病表现出症状和体征。本病有一定家族聚集性，新生儿中该病的患病率为万分之一，占先天性眼病失明率的1.3%(1982年统计)，近年已上升为5.1%，双眼累及者约占75%。

【病史询问要点】

1. 发病年龄　婴幼儿型青光眼多在1岁前发病，青少年型青光眼则在3—30岁发病。

2. 伴随症状　有无畏光、流泪、眼睑痉挛，有无角膜混浊、角膜增大、视物模糊、视疲劳，有无近视度数不断加深及全身其他部位先天异常。畏光、流泪和眼睑痉挛是婴幼儿型青光眼的主要症状，可以出现在患儿角膜发雾和眼球变大以前，是角膜感觉神经遭受刺激的反应。但患儿年小不能自述，常由家长或他人发现。此“三联征”不但是诊断青光眼的一个重要依据，而且也是判断青光眼治疗效果的一个重要指标。

3. 家族史　特别是同胞，有10%～12%的患儿有家族史。研究表明，单一遗传方式不能满意解释先天性青光眼的遗传性。

4. 出生史　是否顺产，有无产钳助产史。

【体格检查要点】

1. 畏光、溢泪和眼睑痉挛　观察患儿畏光、溢泪和眼睑痉挛的程度，最好在不接触患儿脸部的情况下观察角膜大小及清晰度。有的患儿体征明显，有的则需在全身麻醉下详细检查后方能确诊。

2. 眼前段　①角膜增大：横径常>12mm。较大的角膜(≥14mm)与预后差有关。②角膜水肿：发病早期出现间歇性的角膜雾样水肿，随着病情恶化，角膜水肿加重和眼球增大(主要发生在3岁以内)。③角膜后弹力层破裂出现Haab纹：当眼压升高，导致角膜的过度增大和拉伸，使后弹力层破裂后如果眼压控制，角膜内皮细胞将移行覆盖缺损区，角膜水肿消退，新形成的后弹力层的边缘表现为角膜后部透明的平行的嵴，即Haab纹，是先天性青光眼特有的特征，提示既往曾有眼压升高、角膜扩大的病史。尤其是经过及时治疗后眼压恢复正常，没有遗留青光眼其他体征的患者或少数自愈的患者，Haab纹往往是提示诊断的一个重要体征。④前房加深和晶状体脱位：持续进行性的眼球过度增大和扩张，使前房加深，晶状体悬韧带发生相应的拉长，以致断裂，造成部分患者晶状体不全脱位。

3. 眼底检查　观察视盘、视网膜有无异常改变。特别注意：①视盘凹陷的双眼对称性；②眼压与杯/盘比例、盘沿面积/视盘面积关系；③盘沿面积有无进行性缩窄。

正常婴幼儿的C/D值极少>0.3。由于婴幼儿时期视盘的结缔组织弹性比较大，在眼压值相同的条件下，婴幼儿C/D值增大的时间比成年人早，当眼压被控制后，C/D值缩小的概率也比成年人高。当C/D值>0.3或两眼视盘凹陷不对称者，尤其在1岁以内的婴儿应高度怀疑。婴幼儿期青光眼视盘凹陷的特点是，凹陷可以呈椭圆形，但常见的凹陷位于视盘中央，呈圆形，陡峭状壁，视杯大小可随眼压改变而波动。

4. 眼球扩大　由于新生儿角膜、巩膜壁硬度尚不足以抵抗眼压增高，眼球可发生包括角膜、前房角、巩膜、视神经及筛板等组织的延伸与扩张。巩膜由于变薄透见其下的脉络膜而呈蓝白色。

5. 其他　注意有无合并眼局部或全身其他发育异常。

婴幼儿患者多难以配合检查，需要全身镇静或麻醉，如10%水合氯醛(0.2～0.3ml/kg)滴服后，患儿熟睡时再做检查，以全面细致地了解眼部和全身情况。

【门诊资料分析】

1. 眼压　婴幼儿型青光眼的眼压一般在4～6.67kPa(30～50mmHg)，也有高达10.67 kPa(80mmHg)以上者。由于先天性青光眼眼前段的严重变化，Schiotz眼压计和手持压平眼压计的结果均小于真正的眼内压值。不同的眼压计及用不同麻醉镇静药可获得不同的眼压值，且一日中不同的时间测量也可得出不同的眼压值。测量眼压时，应在全身麻醉下使用压平式眼压计检测，以减少误差。如应用Schiotz眼压计，则应矫正巩膜硬度。

2. 眼轴　婴幼儿的眼球正常轴长平均为21.1mm，青光眼患儿的平均轴长>24mm，此为眼球扩大的表现。

3. 房角　房角检查对判断青光眼类型有重要意义。如有可能，应仔细检查前房深度及房角有无先天性解剖结构异常。通常前房角镜检查可见房角内有膜状组织覆盖小梁表面，虹膜根部附着点靠前，达巩膜突平面。

【继续检查项目】

1. 屈光　由于眼球轴长的增加，产生轴性近视，近视屈光度一般均>3D。若为单侧患病，表现为屈光参差。

2. 视野检查　发病早期出现旁中心暗点、鼻侧阶梯及青光眼早期视野改变。对于检查不够配合或理解能力低下的患儿，视野可靠性差。

3. RTA、SLP、OCT检查　定期检查视网膜神经纤维层厚度及视盘形态参数变化，以判断病情，评估疗效。

4. X线检查　X线证实可有眼眶扩大，眶骨骨质变薄，眶上裂扩大。

【诊断】

1. 婴幼儿型青光眼

(1)发生于3岁前的婴幼儿。多为双眼发病，有家族史。80%患儿在出生至出生后6个月发现。

(2)早期有畏光、流泪、眼睑痉挛三联征。

(3)角膜水肿、扩大、后弹力层破裂出现Haab纹，前房加深，前房角发育异常。

(4)眼压升高，视盘凹陷扩大及萎缩。

(5)眼轴长于对侧眼。

2. 青少年型青光眼

(1)发生于3岁以后甚至成人,其表现与原发性开角型青光眼类似。

(2)早期多无明显自觉症状。病变到一定程度,可有轻度眼胀、视物疲劳、眼眶及头部钝痛、视物模糊、虹视等,也可以表现为变性近视。

(3)眼压水平升高,波动幅度增大,房水流畅系数较低。

(4)眼底检查见视盘凹陷扩大、萎缩,视野缺损。

(5)房角检查见到有发育异常,如中胚叶组织残留。

3. 伴其他先天异常的青光眼

(1)眼压升高。

(2)伴其他先天异常。

【临床类型】

1. 婴幼儿型青光眼　指发生在3岁以前,因小梁网或前房角发育异常,阻碍房水排出所致的先天性青光眼。表现为眼压升高、角膜增大和水肿、视神经病理缺陷的疾病,约占先天性青光眼的50%。60%的患儿发病于出生后6个月内,80%于1岁以内,多数为男孩和双眼。由于婴幼儿眼球壁软弱易受压力的作用致整个眼球扩大,故又称"水眼"。

2. 青少年型青光眼　指3岁以后至30岁的原发性青光眼。临床过程不同于婴幼儿型青光眼,发病年龄越大越相似于成年人的原发性开角型青光眼。但是眼压变化较大,可以出现虹视。一般3岁以后发病的眼压升高不再使眼球普遍而明显地扩大,但可使后巩膜扩张、眼轴不同程度地加长,所以能够加重近视的发展。

3. 合并其他先天异常的青光眼　分为3种情况:①青光眼伴有眼部其他发育性异常,如眼前段发育不良、无虹膜等;②青光眼出现于表现为多系统异常的综合征中,如21三体综合征、眼脑肾综合征等;③许多其他系统疾病可以伴有儿童时期的青光眼,如颜面血管瘤青光眼综合征、弥漫性神经纤维瘤病、马方综合征、Marchesani综合征等。

【鉴别诊断】

1. 先天性大角膜　性连锁隐性遗传病,呈非进行性。90%发生于男性,双眼发病,有家族史。角膜直径常为14~16mm,角膜透明,没有后弹力层破裂、眼压升高及视盘凹陷等先天性青光眼征象。大角膜可伴有深前房、虹膜震颤,房角正常或小梁色素较多,也可有明显的虹膜突。

2. 外伤性角膜水肿　产钳损伤新生儿眼球时,可因角膜后弹力层破裂而致角膜水肿。其特点为:多单侧,后弹力层的破裂常常呈垂直或斜形条纹,与婴幼儿型青光眼所致的水平性或与角膜缘同心的后弹力层破裂不同。角膜不扩大,眼压及眼底正常。

3. 先天性遗传性角膜内皮营养不良　为出生时的一种常染色体隐性遗传性疾病。其特点是双眼角膜水肿、角膜实质层极度增厚,但角膜大小正常,无眼压升高。

4. 泪道阻塞　可有溢泪和眼睑痉挛,但无畏光。压迫泪囊常有脓性分泌物。必要时可在全身麻醉下测眼压并做泪道探通以证实有无阻塞存在。角膜直径、眼压及眼底无异常。

5．轴性近视 轴性近视与原发性婴幼儿型青光眼的眼球扩大易混淆。但轴性近视视盘有其特征性改变，如入口倾斜、周围巩膜环及脉络膜萎缩斑等。

【治疗原则】

一经确诊，宜尽早手术。药物治疗仅用于术前准备和术后辅助治疗。在进行各种治疗过程中要充分考虑小儿的生理特点。

【治疗方案】

1．非手术治疗

(1)各种抗青光眼的药物：可暂时、部分地控制眼压，仅仅作为术前给药、术后辅助治疗或延迟手术时间。因为对于患儿，降眼压药用药不方便，药效多不满意，长期用药的安全性不明确。

(2)屈光矫正和弱视治疗：在治疗青光眼的同时，必须考虑到屈光不正的矫正和弱视的训练治疗，使眼压在得到控制的情况下，保持最佳视力。

2．手术治疗

(1)手术时机：先天性青光眼的早期诊断及早期手术治疗是争取较好预后的关键。一旦确诊尽早手术，即使刚出生2～3d的小儿也是如此。在早期患者，一般常用房角切开术或外路小梁切开术。晚期患者不适于上述手术方式者，也可做滤过性手术。

(2)手术方法评价：房角切开术是治疗先天性青光眼的经典手术，在西方国家仍是第一次手术最为广泛应用的方法。手术成功的关键在于角膜清晰，可清楚分辨房角的详细结构，对房角存有中胚叶残留膜者效果较好，对于其他青光眼效果较差。外路小梁切开术与房角切开术效果相当，但可用于角膜混浊妨碍前房角镜观察的病例。两种术式都可重复进行。小梁切除术对晚期患者或无条件做房角切开或小梁切开术的患者可以作为首选手术，其余的各种滤过手术也可采用。但引流物植入手术、睫状体冷凝术及睫状体光凝术(经巩膜YAG激光光凝、经巩膜二极管光凝及内镜下二极管光凝术)一般只用于滤过手术失败者。

(3)手术方法

1)房角切开术：又称内路小梁切开术，手术成功率为77%～86%。由于角膜水肿不能进行房角镜操作，故手术具有一定的限制性。该术式根据婴幼儿房角特点在其房角处切开一个通道，使房水流入巩膜静脉窦。术中将靠近Schwalbe线的小梁网前后的残存中胚叶组织膜切开，使虹膜后退以解除睫状体纵行肌对小梁纤维的牵拉，减少对小梁的压力，增加对房水的排出，降低眼压。

适应证：先天性青光眼，尤其是前房角发育为单纯性小梁发育不良者；巩膜静脉窦正常或接近正常；虹膜根部高位附着。

禁忌证：巩膜静脉窦狭窄或闭塞者；对于年龄较大的儿童，角膜直径＞14mm，角膜区明显混浊者不宜做此手术。

手术在Barkan前房角镜及手术显微镜下进行，用Barkan前房角切开刀从角膜缘内入眼，穿过前房到对侧房角，切开紧靠 Schwable 线下方的角巩膜小梁网。房角切开时，即现虹膜后退，房角隐窝加宽。通常一次切开 75°～100°。如一次手术不能控制眼压，可换位多次进行。内镜技术的问世可帮助术者在角膜水肿混浊的情况下进行房角切开术，即内镜下前房角切开术。该手术由角膜缘入路，在直视下进行准确定位，可重复性强，创伤小。目前仅适用于无晶状体眼或人工晶体眼患者，对于有晶状体眼患者的使用需谨慎。

2）外路小梁切开术：从外路切开小梁网和巩膜静脉窦内壁，在前房和巩膜静脉窦之间建立直接通道以利房水流出。

适应证：房角具有单纯性小梁发育不良的婴幼儿型或青少年型青光眼、有角膜水肿、角膜瘢痕混浊的先天性青光眼、两次房角切开术失败的先天性青光眼。

在眼球上方做一以角膜缘为基底的结膜瓣，再做一 3/4 厚度的板层巩膜瓣。在角巩膜缘灰白色与白色巩膜交界处做 2mm 放射状切口进入巩膜静脉窦的外侧，用 Harms 小梁切开刀插入巩膜静脉窦，至刀插进 90%时旋转刀柄，用刀尖切开内侧小梁网进入前房，然后小心撤出刀，更换另一弯向的小梁切开刀从对侧巩膜静脉窦进入，切开对侧的巩膜静脉窦内壁，总共可切开 100°～120°小梁网。

对于角膜缘边界不清、结构改变、巩膜静脉窦变形、发育异常或缺损、有前房积血等并发症的情况下寻找巩膜静脉窦较为困难，使单一的小梁切开术成功率及推广率受到一定影响。随着改良的外路小梁切开术的发展，此手术成功率及长期疗效均得到了较大提高。有文献报道，改良的 360°小梁切开术（即应用小梁切开刀切开 360°小梁网）优于经典的常规外路小梁切除术，其术后眼压下降幅度更为明显。而 360°小梁缝线切开术是外路小梁切开术的又一改良术式，有报道证实 360°小梁缝线切开术治疗先天性青光眼的成功率为 87%～92%。

3）小梁切除术：手术步骤见青光眼。且小梁切除的范围应较大，不应＜2mm×2mm。由于年轻人肥厚的 Tenon 囊和婴幼儿成纤维细胞增长活跃，会导致先天性青光眼小梁切除术后过度愈合，使手术成功率下降，大多数学者不建议将其作为发育性青光眼的首要治疗方式。为提高手术的成功率，部分术者建议将抗代谢类药物，如丝裂霉素或氟尿嘧啶，放置于结膜下及巩膜瓣下，以抑制成纤维细胞的增生，但这项操作同时也增加了眼内炎、出血、浅前房、角膜上皮损伤及滤过泡漏等并发症的发生率。目前公认的丝裂霉素 C 的使用浓度为 0.2～0.5g/L，放置时间为2～5min。由于抗代谢类药物可能存在毒副反应，故联合手术时应严格掌握其适应证，寻求最少有效药物剂量及最佳给药方法来提高其手术成功率。

4）非穿透性小梁切除术（non-penetrating trabecular surgery，NPTS）：由于 NPTS 不进入前房，减少了对于前房的扰动，术后发生浅前房、白内障、角膜内皮损伤及眼内感染的可能性较传统的小梁切除术明显下降。近年来，黏小管手术在沿袭了传统 NPTS 手术中深层巩膜切除的同时，进一步辨认巩膜静脉窦位置，切开其外壁，撕除内侧壁，并自巩膜静脉窦两侧断端注入高黏弹性物质，以达到减低房水流出的阻力并扩张巩膜静脉窦，进一步增强房水滤过率。虽然 NPTS 优点很多，但这一术式的操作较复杂、手术费用较高，手术适应证较局限，疗效也并不优于传统小梁手术，目前尚未成为治疗先天性青光眼的首要手术方法。

5)小梁切开联合切除术。适应证：虹膜附着点位置较高，遮盖 Schwalbe 线的先天性青光眼；角膜直径≥14mm，眼轴＞23mm，或是年龄大的患者；房角切开及小梁切开手术失败者。这种联合手术为青光眼患者提供了两条引流通道，即便一条通道发生阻塞，眼压仍控制正常。

(4)手术疗效：首次成功率高；在 1～24 个月龄，尤其 1～12 个月龄时手术成功率高。

【术后处理】

1. 一般处理　局部应用抗生素眼液、眼膏，不用敷料遮盖术眼。

2. 并发症处理

(1)房角切口位置错误：房角切口偏前到 Schwalbe 线可无降压效果，切口偏后会伤及睫状体及虹膜动脉大环引发严重眼内出血。处理：术前应充分掌握眼内解剖结构。

(2)术中前房变浅或消失：多因过度牵拉眼球，手术切口过大，房水渗漏所致。处理：应暂停手术，恢复前房。

(3)虹膜根部离断：由于小梁切开时，小梁刀未插入巩膜静脉窦内，错误将虹膜根部撕裂，严重者会引起前房大出血及继发性青光眼。处理：退回切开刀，调整方向，重新插入。

(4)找不到巩膜静脉窦：往往由于术者对角膜缘解剖结构不熟悉，未仔细检查术眼、解剖定位不准确所致。若术中确实未能找到巩膜静脉窦，可改做小梁切除术。

(5)后弹力层撕脱：局限性后弹力层撕脱也较多见，多由于小梁切开刀没能保持与虹膜面平行的方向，或房水流失过快、浅前房下操作所致。若损伤范围不大，术后仅有局限性角膜水肿，均能自行恢复而无不良影响。

(6)晶状体脱位：对于极度扩张的眼球，晶状体悬韧带已经拉长，甚至部分发生断裂，术中由于小梁切开刀直接损伤晶状体悬韧带造成晶状体脱位或晶状体直接损伤。处理：术中应小心操作，随着前房深浅的不断变化，对房角及小梁解剖位置应有足够的认识。

(7)其他：见本章第一节。

【住院小结】

1. 疗效　畏光、溢泪和眼睑痉挛的缓解程度可以反映手术效果；不用抗青光眼药物时眼压≤21mmHg，且角膜清亮、角膜横径和杯/盘比值减小或不进展者作为手术成功标准。

眼压、角膜直径、Haab 纹及视盘 C/D 比可作为判断病情严重程度的指标；角膜直径和视盘 C/D 的变化是判断婴幼儿型青光眼病情是否进展的两项重要指标；测量角膜直径应作为随访时重要的必不可少的指标。眼球大小稳定或轻度减小，表示控制满意。但手术后眼压控制的患者视功能不一定理想，视力较差的原因是角膜瘢痕、屈光不正、斜视、弱视及视神经损害等综合因素所致。

2. 后续治疗

(1)术后眼压仍有轻度升高者,应配合药物治疗。

(2)按医嘱进行屈光不正矫正和弱视、斜视的治疗。

3. 出院医嘱

(1)术后3～6周应在基础麻醉下再做患眼的全面检查以确定青光眼是否控制。除眼压、眼底外,还要测量角膜直径及混浊、水肿程度,查近视和散光度数(用视网膜检影镜),以及用A超测眼球轴长。

只有在眼压正常、视盘凹陷未有扩大、角膜直径稳定不变及眼轴长度稳定或减小情形下,尚可预示治疗达到要求。

(2)若病情控制,可在2个月后复查;以后每3～4个月复查1次;第2年复查2次;第3年每年复查1次。

(3)若复查后眼压高于18mmHg,伴有角膜水肿或角膜直径增大,C/D增大均提示需再次手术治疗。

(4)密切观察单眼患者的对侧眼。

(刘肖艺 汪 勇 王 莹)

第六节 高眼压症和低眼压

一、高眼压症

从理论上,高眼压症(ocular hypertension,OH)应有原发性和继发性的分别。但在临床上,继发性高眼压症被视为等同于继发性青光眼。所以,一般所谓高眼压症特指眼压自发而长期地高于正常,但既不存在房水通路异常,也不造成视神经损害,是一种独特的临床状况。眼压21mmHg曾用于区别眼压正常与否并是否需要治疗,理由是基于眼压统计学上的误差假设,即只有高于正常的眼压引起青光眼性损害,而正常眼压不引起损害。现在,一致认为,对于整个人群,眼压的安全与不安全间不存在截然的界线。有些眼在18mmHg以下的眼压时出现损害,而另外有些眼能够耐受30mmHg以上的眼压。高眼压症本质上属于眼压水平的生理性变异,约占40岁以上人群的7%。

【病史询问要点】

1. 有无眼胀、视力下降。
2. 有无青光眼家族史。
3. 有无屈光不正。
4. 有无糖尿病、高血压或低血压、全身心血管疾病等。

【体格检查要点】

眼底的定期、动态、连续观察是体格检查的重点。

【继续检查项目】

1. 眼压 反复测量,排除人为的误差。

2. 前房角　开放，无异常。

3. 视野　无青光眼性改变。

4. 角膜厚度　与5年内发生青光眼的危险高相关。

【诊断】

确诊高眼压症须同时满足下述条件。

1. Goldmann眼压计测量的眼压＞21mmHg，但通常不＞30mmHg，昼夜波动幅度相对稳定。双眼对称。

2. 前房角开放，无异常。

3. 眼底和视野无青光眼性改变

4. 排除继发性青光眼。

5. 随访达到一定的年限。

【鉴别诊断】

1. 原发性开角型青光眼　早期眼压高于正常眼压上限，但波动较大并基线水平逐渐升高，而且双眼差＞5mmHg，昼夜差＞8mmHg。原发性开角型青光眼本质上属于双眼患病，所以一侧眼已确诊为原发性开角型青光眼时，另侧眼即使没有眼底和视野的青光眼性损害，依然视为青光眼，不做高眼压症对待和处理。

2. 角膜厚度较大致测量眼压偏高　须做角膜厚度检查予以排除。

【治疗计划】

1. 无相关情况，不予治疗，密切观察。

2. 对有下列危险因素的高眼压症患者可采取“保护性”的降眼压治疗。

(1)有青光眼家族史。

(2)高度近视。

(3)视盘大凹陷、视盘有出血点、视网膜神经纤维束早期萎缩。

(4)对侧眼为原发性开角型青光眼。

(5)糖皮质激素高反应者。

(6)伴随有可引起视盘低灌注的全身血流动力学和血液流变学异常，如糖尿病、高血压、脑卒中病史、周围血管痉挛、高黏血症等原发性开角型青光眼易感因素者。

(7)眼压超过30mmHg者。

3. 选药原则与原发性开角型青光眼相同，可选择局部降眼压用药，也可选用氩激光小梁成形术(ALT)或选择性激光小梁成形术(SLT)。

【住院小结】

1. 疗效　高眼压症者中的大部分长期保持视功能正常状态，约有10%发展成为青光眼，即出现眼底和视野的损害，此时应按照具体眼部情况实施正规青光眼治疗，详细内容参见有关章节。

2. 出院医嘱　定期门诊随访，观察眼压、视盘、视网膜神经纤维层和视野等情况，以便及时诊断处理发展成为青光眼的患者。

（任泽钦）

二、原发性低眼压

原发性低眼压(prlmary ocular hypotension)是指没有全身相关疾病或眼部其他疾病作为原因的低眼压。

【病情分析】

1. 眼压分布水平 一般人群眼压水平的分布并不对称,尤其在40岁以上的人群中,眼压分布偏向于高值一侧。正常眼压范围规定为1.33~2.80kPa(10~21mmHg),涵盖一般人群中95.5%的正常个体,另有约2%正常个体的眼压低于10mmHg。

2. 定义阐释 所谓低眼压,目前尚缺乏严格的定义,在具体量值上也无统一的标准。有的学者认为眼压低于正常范围的下限就是低眼压,也有的学者主张从统计学上低眼压应规定为眼压低于6.5mmHg,甚至认为眼压只要不低于4mmHg,对眼组织和功能就没有损害。所以,应当区分统计学上的低眼压与临床上对眼组织和视功能有重要影响的低眼压间两者的不同。

【诊断】

1. 没有具体原因,遗传可能为其决定性因素。
2. 眼压低于10 mmHg,但一般不低于6 mmHg。发生于双眼,长期持续而稳定。
3. 没有相应的病理改变,眼组织和视功能也不因此而受损害。
4. 注意与继发性低眼压相鉴别。

【鉴别诊断】

继发性低眼压:见下文。

【治疗计划】

无须处理,定期复查。

因为轻度低眼压若不伴有炎症,对眼没有不利的影响。但是长期而严重的低眼压会造成眼组织和视功能的损害:①低眼压减弱了对球壁的支撑作用,导致眼球形态改变,进而改变了眼球解剖的结构关系;②低眼压降低了对眼内血管的血管外正常压力的支持,进而改变了视网膜和整个葡萄膜血管跨血管壁的压力差和通透性。

(任泽钦)

三、继发性低眼压

继发性低眼压(secondary ocular hypotension)是由于全身或眼部疾病,或其他有关因素所导致的低眼压,长期持续低眼压可以导致眼组织和视功能的进一步损害。引起低眼压的原因很多,但基本的病理生理学机制主要包括下述两个方面:一是房水生成量减少;二是房水排出量增加。低眼压患者的上巩膜静脉压依然保持正常(约为10 mmHg),所以常规的小梁-巩膜静脉窦通路不会成为低眼压的病因,其他的非常规通路是其主要因素。双眼低眼压多由全身因素所引起。眼局部创伤(包括手术)和疾病引起的单眼低眼压在临床上最为常见。

(一)抗青光眼滤过术后的切口漏和滤泡漏

滤过性抗青光眼术后3～5d短期内出现的低眼压与手术的创伤应激有关,也被认为是手术本身成功的提示。但长期持续,则成为病理性低眼压。主要原因有两个:一是切口部位不当,损伤睫状体,造成睫状体及脉络膜脱离;二是结膜瓣缝合不当或使用丝裂霉素而切口愈合不良,出现术后切口或滤泡的房水外漏,滤道引流过畅。

【诊断】

1. 青光眼手术史。

2. 眼压低于10 mmHg。

3. 前房浅。

4. Seidel试验阳性。如果Seidel试验未能显示阳性结果,原因通常为:①荧光素浓度不够高,不足以发现微小的渗漏。②如果眼压很低,渗漏仅为间歇性或不发生;此时,观察可疑部位的同时未对眼球施压,则不容易发现轻微的渗漏。

【鉴别诊断】

1. 巩膜伤口渗漏　巨大滤泡和结膜上皮下微囊性改变是其提示性指征。

2. 睫状体及脉络膜脱离　检眼镜、超声显微镜和B超检查可见特异性改变。

【治疗计划】

1. 术后早期,如果前房深度满意,予以观察,局部少用或停用糖皮质激素,除非使用抗代谢药物,结膜伤口通常具有自限性。

2. 前房较浅时采用患眼压迫包扎,碳酸酐酶抑制药和局部β受体阻滞药减少房水外流以促使漏口关闭。也可采用绷带式接触镜以填压渗漏。

3. 使用抗生素预防感染。

4. 如果非手术措施不能奏效,即使前房形成,表面漏口应予以修补。

(二)抗青光眼滤过术后的睫状体脉络膜脱离

术后睫状体脉络膜脱离(ciliochoroidal detachment)由滤过性抗青光眼术中切口部位不当损伤睫状体或眼压突然减低所致。睫状体脉络膜上腔的液体渗漏是睫状体脉络膜血管扩张的结果,液体为浆液性、蛋白性(主要是白蛋白)或血性等。房水生成抑制,眼压可低于5mmHg。低眼压可引起某种恶性循环,跨脉络膜血管漏出的增加使跨巩膜的压力减小,造成脉络膜上腔液体和低眼压长期持续存在。

【诊断】

1. 青光眼手术史。

2. 眼压低于10 mmHg。

3. 前房浅。

4. 检眼镜、超声显微镜和B超检查可见特异性改变。对于睫状体脉络膜扁平脱离的患眼,除非使用超声显微镜,否则诊断可能难以确定。

【鉴别诊断】

脱离型脉络膜视网膜,有严重的葡萄膜炎和低眼压,眼底检查除了发现脉络膜脱离外，还可见视网膜脱离、PVR 形成，可找到裂孔。

【治疗计划】

低眼压往往同时伴随不同程度的浅前房，制订治疗方案和措施应予以综合考虑。

1. 观察　如果前房深度满意，可密切观察待脉络膜上腔液体自发性重吸收，眼压自动回升。

2. 药物治疗　包括局部使用睫状肌麻痹药、口服碳酸酐酶抑制药和糖皮质激素。睫状肌麻痹药虽可增加脉络膜巩膜外流，但能有效加深前房。口服乙酰唑胺加速脉络膜上腔液体吸收，必要时可以全身使用激素，如泼尼松口服。

3. 手术治疗　如果前房很浅且伴有角膜失代偿或周边虹膜前粘连形成的危险，则予行脉络膜上腔液体引流手术和前房形成手术。

(三)睫状体解离

睫状体解离(cyclodialysis)不同于睫状体脱离，但临床上两个概念常被混淆。睫状体解离时，睫状体前端与巩膜突相分离致使睫状体上腔与前方直接相连通，而睫状体脱离时睫状体前端未与巩膜突相分离。青光眼、白内障手术和眼外伤以后均可发生。

【诊断】

1. 内眼手术史、眼外伤史。

2. 眼压低于 10 mmHg。

3. 前房浅。

4. 前房角镜下可见前房角隐窝处睫状体与巩膜间出现裂口，为典型的临床表现，但裂口大小与低眼压程度间似乎没有关系。严重低眼压时，由于角膜变形和前房极浅，裂口难以发现和确认。需做超声生物显微镜检查。

【鉴别诊断】

临床上需与睫状体脉络膜脱离相鉴别。

【治疗计划】

裂口即使很小，也足以排放所产生的全部房水，而且不能自行闭合。

1. 药物治疗　局部使用睫状肌麻痹药充分麻痹睫状肌。

2. 激光治疗　激光封闭裂口为首选的治疗措施。氩激光治疗的标准条件是：光斑大小 100μm，时间 0.1～0.2s，功率 0.5～1.0W，在裂口上及其周围连续多点烧灼。依据情况可做重复治疗。

3. 睫状体缝合复位术　睫状体解离严重或激光光凝无法封闭时采用该手术。术前需要用前房角镜为裂口定位，同时用巩膜压迫法在裂口上标出精确位置。术中可在巩膜床上给予冷冻或透热，造成炎性反应，促进和加固睫状体的重新黏附。

4. 术后处理　裂口成功地闭合以后，通常眼压持续升高数日，有时可突然升到极高的水平，需用降眼压药处理。

5. 其他措施　包括外部透热或冷冻、外部填压等。

(四)造成低眼压的其他眼局部因素

1. 眼球外伤　眼球钝挫伤后出现低眼压的原因很多,情况也比较复杂。早期常有一过性低眼压,是眼对外伤的生理性反应。长期持续而显著的低眼压才是病理性的,常见原因有两个,一是睫状体血管舒缩功能紊乱,造成房水分泌的长期抑制,即所谓"睫状体休克",或者外伤后变性神经末梢释放拟交感性神经递质,降低房水外流阻力;二是睫状体脱离或解离,造成房水生成减少而且外流同时增加。

角巩膜穿通伤或破裂伤可以造成眼球的塌陷。但值得注意的是,有时眼球穿通伤口较小,并且没有眼内容成分的明显丢失,也可发生显著的急性低眼压。如果以后伤口愈合不良,遗留瘘管,低眼压则持续存在。至于钝挫伤造成后巩膜爆裂,应予以特别警惕。

2. 葡萄膜炎症　任何内眼炎症长期持续均可继发低眼压。急性前葡萄膜炎,尤其外伤性虹膜炎经常伴有轻度低眼压。严重的葡萄膜炎,尤其严重而且经久不愈的虹膜睫状体炎和睫状体血管炎,导致血管闭塞和组织损害,某些疾病能够形成睫状膜,即睫状体表面和晶状体后囊的组织膜,造成睫状体房水分泌功能下降。

3. 白内障和各种眼前段手术　眼对手术创伤的反应出现房水闪光,同时伴有轻度低眼压。有时数月内眼压不能恢复正常,该现象被认为是"睫状体休克"。

另外,需要注意的是,球后注射和上直肌缝线造成的巩膜穿破,其中,前者在高度近视眼中因后葡萄肿而容易发生,引起巩膜直接渗漏或继发性视网膜脱离导致低眼压。

4. 眼血管阻塞性疾病　视网膜中央静脉阻塞可引起长期的轻度低眼压,而视网膜中央动脉阻塞可引起短期低眼压;眼低灌注综合征可引起长期甚至明显低眼压在内的眼前段和眼底的多种表现。

(五)造成低眼压的全身因素

全身或系统性因素引起的低眼压是双侧性的。

许多全身疾病可以继发低眼压,具有临床意义的是无脉征、颈动脉阻塞、广泛性巨细胞动脉炎(颞动脉炎)导致眼动脉压长时间大幅度的降低,进而引起相应的眼压降低。

低眼压还可见于代谢紊乱,尤其涉及血液渗透性的代谢紊乱,如严重脱水、酸中毒、糖尿病性昏迷和尿毒症性昏迷,有时为急性发生。

此外,还有各种原发性贫血、心排血量和循环血量减少等也可引起低眼压。

最后,三叉神经的带状疱疹感染,可有低眼压的现象,可能是由于局部神经轴突反射紊乱的缘故。颈交感神经节切除以后,发生低眼压的情况较为常见。

(任泽钦)

第6章

葡萄膜疾病

第一节　葡萄膜炎

一、前葡萄膜炎

前葡萄膜炎(anterior uveitis)包括虹膜炎、虹膜睫状体炎和前部睫状体炎3种，是葡萄膜炎中最常见的类型，占葡萄膜炎总数的50%～60%。

【病史询问要点】

1. 伴随疾病：有无骶髂关节疼痛、关节红肿、皮肤改变、腹泻、消化道和呼吸系统异常等。

2. 有无关节炎、结核、尿路感染、银屑病、梅毒等病史。

3. 疾病发作次数与程度，以及用药情况。

4. 伴随症状：视力减退，伴突发眼红、疼痛、畏光、流泪、眼睑痉挛等。

【体格检查要点】

1. *视力*　在前房大量渗出或反应性黄斑水肿和视盘水肿时，视力明显减退。发生继发性青光眼和并发性白内障时，视力可严重减退。

2. *充血*　睫状充血或混合性充血。

3. *角膜后沉着物(KP)*　灰色中、小KP多见于非肉芽肿性炎症；较大的羊脂状KP多见于肉芽肿性炎症。棕灰色KP多为陈旧性炎症表现。KP有3种分布类型：角膜下方倒三角形、瞳孔区和角膜后弥漫分布。以角膜下方倒三角形为最多，见于多种类型的前葡萄膜炎；瞳孔区和角膜后弥漫分布主要见于富克斯虹膜异色性葡萄膜炎和单纯疱疹病毒性角膜炎伴发的前葡萄膜炎；角膜瞳孔区分布还见于青睫综合征。

4. *房水闪光*　前房蛋白含量增多、炎性细胞渗出，裂隙灯显微镜下房水闪光和浮游体呈阳性，为Tyndall征。严重时可有前房无菌性积脓和前房积血。

(1)房水闪光分级标准。0级：无房水闪光；＋级：微弱的房水闪光。＋＋级：中等程度的房水闪光；＋＋＋级：显著的房水闪光，虹膜和晶状体细节难以辨认；＋＋＋＋级：严重的房水闪光，房水几乎呈凝固状态，伴有大量纤维素性渗出。

(2)房水细胞的分级标准。0级：无细胞；＋级：每个视野5～10个细胞；＋＋级：每个视野11～20个细胞；＋＋＋级：每个视野21～50个细胞；＋＋＋＋级：每个视野51

个细胞以上。

急性闭角型青光眼、眼球钝挫伤和前葡萄膜炎恢复期，也可因血-房水屏障破坏或未完全恢复而出现房水闪光。因而，房水闪光并不一定代表存在活动性炎症；房水中出现炎症细胞是反映活动性炎症的最可靠指标。

5. 瞳孔改变　急性期瞳孔缩小，对光反应迟钝或消失。瞳孔缘发生后粘连者，可有瞳孔变形，散瞳后呈花瓣状，严重时可形成环状后粘连(瞳孔闭锁)或瞳孔膜闭，可伴有虹膜膨隆。

6. 虹膜改变　急性期见虹膜水肿，纹理不清，颜色发暗等改变，虹膜可出现结节①位于瞳孔缘者称克普(Koeppe)结节，灰白色半透明，常见于非肉芽肿性炎症；②位于虹膜表面的灰白色半透明结节称布萨卡(Busacca)结节，见于肉芽肿性炎症；③位于虹膜实质内的单个粉红色不透明的结节称虹膜肉芽肿，可有新生血管，多见于类肉瘤病。晚期出现虹膜脱色素和虹膜萎缩。慢性炎症者有时可有虹膜新生血管。

7. 晶状体改变　晶状体表面有色素沉着和渗出物，甚至机化膜。若虹膜后粘连通过散瞳拉开时，可见晶状体表面遗留一色素环。

8. 眼后段改变　前部玻璃体混浊、闪光和浮游体阳性。偶尔出现反应性黄斑水肿和视盘水肿。

9. 并发症体征　继发性青光眼、并发性白内障等相应并发症体征表现。

10. 全身疾症体征　积极寻找全身病灶，可见相关临床体征。

【门诊资料分析】

1. 眼压改变　急性者多引起眼压轻微降低，但是在出现广泛虹膜后粘连或虹膜周边前粘连或渗出物、细胞碎片阻塞小梁网时则出现眼压升高。慢性者导致睫状体分泌功能降低或衰竭时，出现眼压降低，甚至眼球萎缩。

2. 房角　可出现房角积脓、结节、新生血管、不同形态的房角粘连(锥状、丝状或桥状)和房角关闭等。

3. 超声生物显微镜(UBM)　能发现睫状体、房角及邻近改变，可判断前葡萄膜炎所引起的眼前段改变及病变对治疗的反应。此外，部分患者临床体征消失后，睫状体附近改变仍存在一段时间，此时该检查还可作为指导治疗的参数之一。

【继续检查项目】

虹膜睫状体炎是最常见的色素膜疾病，其发病原因极其复杂，随着免疫学、分子生物学等学科的进展和渗透，约63.7%的内因性葡萄膜炎患者可以确定疾病性质和原因。下列检查有助于了解可能的病因。

1. 实验室检查　白细胞及其分类、OT试验、抗“O”、红细胞沉降率、血清蛋白电泳及A/G、C反应蛋白(CRP)、康华反应、类风湿因子(RF)、抗核抗体(ANA)、血清酶检查(如ACE等)、细胞免疫反应检查(如Kveim试验等)、体液免疫反应检查(如免疫球蛋白、BB抗体检测)等。

2. HLA的测定　HLA-B27分型、HLA-B5等。

3. X线检查　胸部、骶髂关节及骨关节片等。

4. 眼部检查　眼底血管造影、超声波检查等。

5. 病原学检查　怀疑特定病原体引起者应做相应病原学检查。

6. 组织活检　结膜活检、前房穿刺、玻璃体检查等。

其中，白细胞及其分类、红细胞沉降率、胸部X线片、OT试验是每位患者的常规检查项目。对病史、临床检查和这些检查结果分析后，再有针对性地进行更特异性的检查。

【诊断】

根据上述典型眼部改变不难做出诊断。但是应通过详细询问病史，进行红细胞沉降率、OT试验、HLA-B27和对特定病原体的相应病原学检查等，寻找可能的病因和伴随疾病。

【临床类型】

1. 按病程长短分

(1)起病急，病程在6周以内者为急性炎症。

(2)病程超过6周者为慢性炎症。

(3)炎症消退(充血减轻，前房Tyndall征转阴)后，眼部残留陈旧性KP和(或)虹膜后粘连、瞳孔闭锁、瞳孔膜闭等情况，为陈旧性虹膜睫状体炎。

2. 按炎症性质分　可分为化脓性葡萄膜炎和非化脓性葡萄膜炎，后者又分为肉芽肿性和非肉芽肿性葡萄膜炎两类(表6-1)。

表6-1　肉芽肿性葡萄膜炎和非肉芽肿性葡萄膜炎的鉴别

	非肉芽肿性葡萄膜炎	肉芽肿性葡萄膜炎
起病	急	缓慢
刺激症状	明显	无或轻微
视物模糊	中度	明显
睫状充血	明显	轻微
KP	细小白色	较大灰色(羊脂状)
前房	闪光明显	细胞较多
虹膜结节	无	有
后段炎症	少见，可有弥漫性水肿	多见，有结节性病变
炎症部位	多见于前葡萄膜	多见于后葡萄膜
病程	急性，短，常复发	慢性，病程长
病理特点	白细胞、淋巴细胞、浆细胞为主的渗出性炎症	以淋巴细胞、类上皮细胞、巨噬细胞形成肉芽肿病变为特征的增生性炎症
病因	免疫反应，理化和毒性物质刺激	多为病原体直接侵入
免疫异常	体液免疫	细胞免疫
预后	较好	较差

3. 按病因分　可分为外因性、继发性和内因性葡萄膜炎(感染和非感染性)。

【鉴别诊断】

见表6-2。

表6-2 急性虹膜睫状体炎与急性闭角型青光眼和急性结膜炎的鉴别

	急性虹膜睫状体炎	急性闭角型青光眼	急性结膜炎
视力	中等减退,并逐渐进展	迅速而剧烈减退	不影响
畏光流泪	存在	很显著	可存在,但轻微
眼痛	胀痛可忍	剧痛,伴头痛、恶心、呕吐	无
分泌物	无	无	常有
充血	睫状充血	混合性充血	结膜性充血
角膜	透明,灰白色KP	水肿混浊,棕色KP	透明
前房	深度不变,房水混浊	深度变浅,房水一般不混浊	正常
瞳孔	缩小,可有后粘连	散大,一般无后粘连	正常
眼压	正常,或轻度升高	大幅度升高	正常
局部治疗原则	散瞳,激素	缩瞳	抗生素

【并发症】

1. 并发性白内障(1/4～1/3) 为葡萄膜炎致盲原因首位,多发生于慢性前葡萄膜炎。其形成与房水改变影响晶状体代谢和营养,以及晶状体囊的通透性异常有关,可能还与长期局部应用皮质类固醇有关。主要表现为晶状体后囊下混浊。

2. 继发性青光眼(约12%) 炎症细胞、纤维蛋白渗出和组织碎片堵塞小梁网;虹膜后粘连和周边前粘连;睫状体和小梁炎性肿胀;瞳孔膜闭和房角新生血管等影响房水排出,引起继发性青光眼。

3. 低眼压和眼球萎缩 炎症反复发作或慢性化,导致睫状体功能丧失,引起眼压降低,严重者眼球萎缩。

【治疗原则】

立即扩瞳,防止虹膜后粘连;迅速消除炎症,防止眼组织损伤和出现并发症。高度怀疑或确诊为病原体感染,应给予相应抗感染治疗。

【治疗方案】

1. 散瞳 应达到活动瞳孔,并有利于防止后粘连,否则会在大瞳孔下产生后粘连。如用强弱散瞳药交替应用即可达到活动瞳孔的目的。根据病情轻重给予相应的弱、强散瞳药及使用频率和途径。使用前注意眼压,尤其老年人和前房浅者可先用作用弱、时间短的散瞳药,如无异常再改用较强散瞳药;点用后压迫泪囊5min。常用散瞳药的效应时间见表6-3。

表 6-3　常用散瞳药的效应时间

药物	散瞳高峰(min)	散瞳恢复时间(d)	调节麻痹高峰(min)	调节麻痹恢复时间(d)
1%阿托品	30～40	7～10	60～180	7～10
1%后马托品	40～60	1～3	30～60	1～3
0.5%东莨菪碱	20～30	3～7	30～60	5～7
0.5%～1%托吡卡胺	20～35	0.25	30～35	0.25
美多丽(复方托吡卡胺)	15～20	0.2～0.4(5～10h)	20～30	0.17～0.21(4～5h)

轻者应用托吡卡胺或美多丽(托吡卡胺和盐酸去氧肾上腺素混合制剂)、5%去氧肾上腺素(新福林,几乎无调节麻痹作用,严重心血管疾病患者慎用;孕妇禁用)或2%后马托品眼液以保持瞳孔活动性,避免瞳孔固定。

严重者应用1%～2%阿托品或2%后马托品眼液和(或)眼膏。瞳孔粘连不易散开者,球结膜下注射散瞳合剂(1%阿托品、1%可卡因、0.1%肾上腺素等量混合)0.1～0.2ml或Mydrian(为后马托品和麻黄碱混合制剂),严重心血管疾病患者忌用。

2. 糖皮质激素　局部主要为泼尼松龙、地塞米松眼液,每日4～8次,点眼频度根据前房炎症及时增减。严重或局部用药效果不显著者可另加球结膜下、球周、口服,如泼尼松(0.5～0.8mg/kg,5～7d后递减停药)。用药往往需要4周或更长时间,因此,用药期间应注意观察和及时处理糖皮质激素的眼部和全身不良反应。角膜有损伤和疱疹性角膜炎患者禁用糖皮质激素。

3. 非甾体消炎药　口服吲哚美辛(25mg,每日3次)、阿司匹林(0.3g,每日3次;维持量40mg/d)。局部给予双氯酚酸钠眼液或普拉洛芬眼液等。

4. 病因治疗　由结核、病毒、梅毒感染所致,则采用抗生素、抗病毒药物进行治疗。

5. 物理疗法　局部热敷、超短波透热等有助于扩张血管、促进血液循环和炎症吸收。

6. 并发症治疗　继发性青光眼、并发性白内障给予相应药物和手术治疗。

7. 其他　对于慢性葡萄膜炎或复发性葡萄膜炎(如幼年性关节炎伴发葡萄膜炎),多需联合口服糖皮质激素、免疫抑制药或抗肿瘤坏死因子制剂治疗。

【住院小结】

1. 疗效　虹膜睫状体炎一般不累及视网膜和脉络膜,如治疗方法正确,患者多有较好的预后。

(1)治愈:症状完全消失;KP消退,房水闪光阴性,渗出吸收,瞳孔恢复正常或接近正常,或残留虹膜后粘连;视力恢复原来水平。

(2)好转:患者症状减轻;KP明显消退,或仅残留少量细小KP,房水闪光(+)或(-),渗出吸收,瞳孔完全恢复或残留后粘连;视力改善。

2. 后续治疗

(1)积极寻找病因和伴随疾病,并坚持治疗。

(2)密切随访,观察和治疗眼部并发症。

(3)注意观察和预防药物,特别是肾上腺皮质激素的不良反应。

3. 出院医嘱

(1)继续应用肾上腺皮质激素和散瞳药,按医嘱逐渐减量直至停药。

(2)定期门诊复查。

(3)并发性白内障和继发性青光眼术后患者详见有关章节。

(刘焕业　朱承华)

二、中间葡萄膜炎

中间葡萄膜炎(intermediate uveitis,IU)是一类累及睫状体平坦部、玻璃体基底部、周边视网膜和脉络膜的炎症性和增生性疾病,多属肉芽肿性炎症。该病常侵犯40岁以下人群,无性别、种族和遗传的差异。其病因及发病机制尚不完全清楚,可能是一种自身免疫性疾病,少数与类肉瘤病、多发性硬化或感染相关。IU发病隐匿,通常表现为一种慢性炎症过程。其临床表现复杂,直接检眼镜不易检查发现,临床上常将其并发症,如后囊下白内障、黄斑水肿、视网膜血管炎、严重玻璃体混浊和玻璃体积血、继发性青光眼及视网膜脱离等误诊为各种原发病。在以往文献中,曾被称为后部睫状体炎、慢性后部睫状体炎、睫状体平坦部炎和周边葡萄膜炎等。国际葡萄膜炎研究组将此类疾病统一命名为中间葡萄膜炎。在我国,IU约占内因性葡萄膜炎的11%,占第3位。

【病史询问要点】

1. 发病年龄　多见于40岁以下的青壮年,也可发生于儿童。

2. 眼别　双眼发病多见,占80%以上。

3. 伴随症状　起病常缓慢隐匿,多不伴有眼红、眼痛或畏光、流泪,轻者可无任何症状,重者可有视物模糊、飞蚊症、暂时性近视、视力轻度或中度下降。黄斑受累或出现白内障时,视力可明显下降。偶见因玻璃体积血而导致视力突然下降。

4. 其他　有无其他眼部和全身疾病史。

【体格检查要点】

1. 眼前段改变　伴有虹膜睫状体炎症或仅有轻微的前房炎症,可见少量羊脂状或尘状KP,轻度房水闪光,少量房水细胞,可出现虹膜后粘连、周边前粘连及天幕状房角粘连。一般无睫状充血,但儿童患者可出现睫状充血、房水中大量炎症细胞等急性前葡萄膜炎的体征。

2. 玻璃体雪球状混浊　发生率达80%。多见于晶状体后间隙和下方玻璃体基底部,呈大小一致的灰白色点状混浊,并投影在视网膜上。活动期玻璃体内有细胞,玻璃体混浊甚者可看不清眼底。裂隙灯显微镜检查可见玻璃体内尘埃状或团球状混浊,黄白色炎性渗出物可聚集成球状,漂浮于玻璃体下方,称为雪球样混浊;如果这些混浊物聚集成斑块状覆盖于睫状体扁平部,则称为雪堤样混浊。

3. 睫状体平坦部雪堤样(snowbank)改变　具有特征性,指发生于睫状体平坦部伸向玻璃体中央的舌样病灶。该病灶由大量渗出物形成,呈白色或黄色,可单一也可多发。多见于下方，严重者可累及鼻侧和颞侧，甚至各个象限；宽度可扩展到周边视网膜和平坦部，用巩膜压陷法或间接眼底镜可观察到；还可包绕晶状体后面，形成覆盖后囊表面的白色机化膜。

4. 周边视网膜病变　以视网膜血管炎、血管周围炎及炎症病灶最常见，荧光素玻璃体内渗漏是典型所见之一，静脉比动脉容易受累。也可同时出现眼前段和后极部视网膜改变。

周边部视网膜血管常受累，多见下方周边部视网膜静脉血管迂曲扩张和静脉血管鞘、视网膜新生血管形成，严重者可导致玻璃体积血，偶见有渗出性或牵拉性视网膜脱离。

5. 其他　可见视盘水肿或出现新生血管、后囊下白内障、黄斑囊样水肿及长期水肿所导致的黄斑变性、视网膜表面膜形成或黄斑裂孔等。

【继续检查项目】

1. 三面镜、双目间接检眼镜结合巩膜压迫法和FFA检查　因发病隐匿，临床上易被忽略。因此，应详细检查，尤其应注意对以下情况做眼底特别是周边眼底的检查：①出现飞蚊症并有加重倾向者。②有其他原因难以解释的晶状体后囊下混浊。③有其他原因不能解释的黄斑囊样水肿。④可做FFA发现眼底改变(血管异常，表现为微动脉瘤、静脉迂曲扩张、动脉阻塞等，黄斑囊样水肿，视盘水肿)，以协助诊断。FFA在观察CME严重程度、视盘炎症及其水肿、周边部视网膜血管病变、视盘或周边部视网膜新生血管等方面明显优于检眼镜检查，在诊疗过程中结合FFA可更加准确地判断病情变化情况。

2. 前房角镜　房角可见胶样黄白色渗出、前粘连、萎缩等。

3. UBM　当屈光间质混浊，如并发白内障、虹膜后粘连或玻璃体严重混浊不能窥清眼底时，则诊断困难。UBM检查为IU的诊断提供了一种新的检查手段，无论患眼屈光间质是否清晰，均能清晰地显示玻璃体基底部、周边部视网膜及脉络膜和睫状体扁平部的组织结构和病理改变，如睫状体水肿渗出、睫状体扁平部及玻璃体基底部的点片状和膜样回声、睫状体脱离等。

4. UBM结合巩膜压迫法　UBM在IU诊断中有临床应用价值，同时联合双目间接检眼镜结合巩膜压迫法则更有临床意义。双目间接检眼镜结合巩膜压迫法检查所见的周边部玻璃体雪球状渗出，而UBM图像中表现为点片状高反射影，雪堤样渗出表现为团块状高反射影，膜样增生表现为条索状的高反射影，但双目间接检眼镜检查所见的周边部视网膜血管病变，如血管闭塞、血管白线化，在UBM图像中无此特征性表现，UBM检查所发现的轻度睫状体脱离，双目间接检眼镜检查时也难以发现。只有当两者结合才可发现中间葡萄膜炎所有特征性的表现。

5. 光相干性断层扫描(OCT)检查　有助于观察CME程度、黄斑裂孔或视网膜表面膜等。

6. 眼底荧光血管造影　中间葡萄膜炎患者有时由于玻璃体混浊，影响利用生物显微镜评估黄斑的情况。FFA可以帮助观察是否有黄斑水肿等。

【诊断】

根据年轻人、双眼发病、玻璃体雪球状混浊和睫状体平坦部雪堤样改变，多伴有周边视网膜静脉周围炎及轻度的前房炎症反应等临床典型表现，诊断不难。当出现以下情况：①飞蚊症并有加重倾向；②其他原因难以解释的晶状体后囊下混浊和黄斑囊样水肿；③原因不明的视网膜血管炎，应特别注意在三面镜和间接检眼镜下进行周边眼底的检查。必要时做 FFA 和(或)UBM 协助诊断。

【临床类型】

1. 按临床表现分为 2 型(Welch 等，1960 年)

(1)弥漫炎症型：眼底周边部出现散在的浆液渗出性病灶，玻璃体见细小尘埃状混浊，伴周边部视网膜血管炎。此型最多见，预后一般较好。

(2)局限渗出型：平坦部和锯齿缘大片局限性黄白色渗出，互相融合呈雪堤状，并有新生血管形成，可伸向周边部视网膜，最终由于局限性机化牵引导致牵拉性视网膜脱离。

2. 按炎症开始的部位分为 3 型(Brockhurst，1961 年)

(1)炎症开始于睫状体型：炎症细胞进入后房，渗出物沉积于小梁和(或)沉着在平坦部和锯齿缘，呈胶样状态。该型容易引起周边前粘连和(或)在晶状体后形成睫状膜。

(2)炎症开始于周边部视网膜脉络膜和平坦部(即玻璃体基底附着区)型：渗出首先出现于玻璃体基底部，因此早期症状很轻。但是数月后渗出从玻璃体基底部进入后房，沉着于小梁和(或)进入玻璃体内，易引起并发性白内障、黄斑水肿和变性。

(3)炎症开始于视网膜和视网膜血管型：在视网膜小血管附近出现渗出，多伴有视网膜血管鞘。由于渗出很容易进入玻璃体，该型比其他类型更早地出现玻璃体混浊。如果病变进展可发生视网膜血管进行性闭锁，最后视神经萎缩，视力完全丧失。血管周围炎可引起静脉的局限性闭锁，以及新生血管形成，并可增生伸入玻璃体而导致玻璃体积血。

3. 按疾病最终转归分为 5 种情况(Brockhurst，1960 年)

(1)良性型(28%)：预后较好，发病数月眼底周边部和前房角渗出消失。

(2)继发脉络膜、视网膜脱离型(12%)：病变主要位于眼底周边部，引起周边部渗出性脉络膜脱离和(或)渗出性视网膜脱离。该型经过皮质类固醇激素治疗数月后炎症消退，脉络膜、视网膜复位，视力恢复。

(3)血管闭塞型(8%)：主要表现为血管性改变。血管炎由眼底周边部(近锯齿缘)逐渐向视盘发展。严重者可见血管全闭塞，发生继发性视网膜变性、色素沉着、视神经萎缩。

(4)睫状膜形成型(6%)：为恶性进行性病变。表现为锯齿缘大量灰黄色渗出，数月后渗出内来自睫状体的新生血管逐渐发展，侵入晶状体的赤道部，并在晶状体后形成睫状膜，视网膜常被睫状膜牵引而脱离，病变机化进一步发展，可使晶状体-虹膜膈前移，房角关闭而发生继发性青光眼和并发性白内障。

(5)慢性迁延型(46%):病变缠绵,活动性和静止性病变并存,久治不愈,最终产生并发性白内障、黄斑囊样变性、继发性青光眼、视网膜脱离等严重并发症,视力预后不良。

国内罗传淇将本病分为3型:良性型和血管闭塞型及Brockhurst;严重型指的是眼底周边部有大片胶样渗出,形成睫状膜和玻璃体机化(伴新生血管形成),机化牵引可产生出血或形成裂孔,最终导致视网膜脱离。该型预后最差。

4. 获野诚周等将该病分为4期

(1)Ⅰ期:在下方睫状体平坦部、锯齿缘附近出现扁平的渗出病灶,直径通常<1PD,边界往往不清,炎症细胞聚积在病灶附近及前部玻璃体内,此期多有自愈倾向。

(2)Ⅱ期:浸润增殖病灶扩大、隆起呈雪堤样外观,病灶附近常出现血管炎,可出现黄斑囊样水肿,玻璃体明显混浊呈云雾状、雪球状或条索状,可伴有轻度前房反应、房角渗出及结节。

(3)Ⅲ期:雪堤增大隆起,可伴有新生血管,此期的重要特征是玻璃休内出现明显的纤维组织增生,形成条索,常发生玻璃体后脱离,可有视网膜前膜形成,视力多明显下降。

(4)Ⅳ期:即合并症期,睫状体平坦部纤维胶质膜收缩,于雪堤周围形成视网膜裂孔,往往继发视网膜脱离。

5. 中间葡萄膜炎的分级　根据炎症的严重程度,Klmura和Hogan将其分为3级。

(1)Ⅰ级:无角膜后沉着物;无房水闪光或轻微的房水闪光;房水中无细胞或有少量细胞;玻璃体漂浮物(+)至(++);后部视网膜轻度水肿;睫状体平坦部无渗出。

(2)Ⅱ级:通常无角膜后沉着物;轻微的房水闪光;房水细胞(+);玻璃体漂浮物(++)至(+++);后部视网膜中度水肿;睫状体平坦部常有渗出。

(3)Ⅲ级:尘状或中等大小角膜后沉着物(少量);房角少量羊脂状沉着物;偶见虹膜后粘连(主要见于儿童);房水闪光(+)至(++);前部玻璃体细胞(+++)至(++++);后部视网膜明显水肿;睫状体平坦部雪堤样改变。

【鉴别诊断】

1. 前葡萄膜炎　眼前段炎症和晶状体后间隙炎症,但是患者自觉症状比IU重,睫状充血和眼前段炎症比IU明显。

2. 白塞综合征　此病除了有IU表现外,患者往往有口腔溃疡、生殖器溃疡、皮肤病变等全身性改变。

3. 富克斯虹膜异色性葡萄膜炎　患者除表现为IU外,还有虹膜脱色素及典型的角膜后沉着物等表现,一般不会出现雪堤样改变,也很少出现黄斑囊样水肿。

4. 慢性前葡萄膜炎　患者出现前房炎症反应和玻璃体内炎症细胞及混浊,但细胞和混浊主要限于晶状体后间隙,不会出现下方周边视网膜病变、雪球样混浊和雪堤样改变。

5. 其他原因引起的玻璃体炎症　多种原因可引起玻璃体炎症反应,但是根据临床表现和必要的辅助检查可以将这些疾病与IU区别开来。

【并发症】

1. 并发性白内障　发生率为30%～42%，是一种最常见的并发症：①与炎症持续时间有关，10年以上病程者40%需做白内障手术；②与应用糖皮质激素有关，长期应用糖皮质激素90%以上病例发生晶状体后囊下混浊。

2. 黄斑病变　最常见的为黄斑囊样水肿，发生率达18%～83%，此外，尚可出现黄斑前膜、黄斑穿孔等。本病好发黄斑水肿与视网膜血管病变有关。

3. 视网膜脱离　发生率可高达56%，其轻重与疾病的严重性和病程长短相平行，可为渗出性或裂孔源性。孙世泯将中间葡萄膜炎所发生的视网膜脱离分为以下4型观察预后及治疗措施。

(1)良性型：疾病缓解后数月到数年发生视网膜脱离，占本病所发生的视网膜脱离的30%。有小的视网膜破孔，偶尔发生在机化膜的后缘；有些破孔看不见，因为破孔被机化膜遮盖。预后较好，有的可自愈，或脱离局限不扩展。手术治疗的病例可获得成功。

(2)轻慢型：病情比前者严重，为慢性过程，机化膜较多，玻璃体收缩明显，破孔较大，视网膜有固定皱褶，有时机化膜向后增生越过破孔，甚至可封闭破孔，阻止了视网膜脱离的发生；有的病例脱离缓慢进行，呈囊泡样隆起，如同视网膜襞裂；有比较大的破孔，即使周边和房角有炎症渗出也应当做视网膜脱离手术。

(3)严重慢型：此型特点是在周边部渗出灶内有明显的新生血管。新生血管来自睫状体，从锯齿缘向后生长进入炎症渗出灶内。数月或数年后渗出机化，活动性渗出和玻璃体底部机化可并存，在机化渗出的后边容易形成大破孔，很快发生视网膜脱离，因为牵引严重，应考虑联合视网膜光凝/冷凝，或玻璃体切除联合眼内光凝、眼内填充/巩膜外环扎。

(4)恶性进展型：多发生于儿童和年轻人伴有新生血管者，数月后发生严重机化，玻璃体收缩，牵引视网膜形成明显视网膜固定皱褶，从周边伸向视盘。此型很难找到破孔，可能是由于渗出和机化膜掩盖而看不清，往往最后发生全视网膜脱离。该型病情进展快，一般预后不佳。

4. 视网膜新生血管　视网膜新生血管发生率为5%～15%，主要见于周边部，也可发生于视盘和后极部。

5. 其他　其他并发症有玻璃体积血、继发性青光眼、带状角膜病变、视盘水肿、视神经萎缩、视网膜劈裂、视网膜色素变性样改变、虹膜红变和眼球萎缩等，但这些并发症发生率较低。

【治疗原则】

对于中间葡萄膜炎的治疗原则存在争议。目前公认的治疗原则为：视力＞0.5，无眼前段炎症者，且不伴有CME、视网膜血管炎或视网膜新生血管时，可随访观察不予治疗；视力下降0.5以下并有明显的活动性炎症或伴有并发症时，应积极治疗。但近年来一些学者认为不论初诊时视力好坏，长期慢性炎症可导致严重的并发症和视力损害，均应积极治疗，特别是合并CME为积极治疗的指征。

【治疗计划】

先使用糖皮质激素；无效时给予冷凝或光凝；不能奏效加用免疫抑制药；还不能控制炎症，乃至出现玻璃体视网膜严重病变者，则行玻璃体切割术。

【治疗方案】

1. *非手术治疗*

(1)糖皮质激素：单眼受累，应给予后 Tenon 囊下注射，可选用地塞米松 2.5mg，每日或隔日 1 次；醋酸甲泼尼龙 40mg，每周 1～2 次。若出现前房炎症，给予糖皮质激素滴眼。

对于双侧受累者，宜选用泼尼松口服，开始剂量为 1～2mg/(kg · d)，随病情好转 7～10d 逐渐减量，减至 15～20mg/d 时，可维持数月。用药时间一般宜 6 个月以上。

局部使用糖皮质激素滴眼对合并前葡萄膜炎者有效。但是若不伴有前葡萄膜炎或有轻微炎症者，则不宜长时间使用糖皮质激素滴眼；局部滴眼对玻璃体炎症无效，长时间使用反而加重 IU 的并发症，如后囊下白内障或继发性青光眼等。

(2)冷凝或光凝：对糖皮质激素疗效不明显者，可行冷凝或光凝治疗。冷凝范围应超出雪堤样病灶及可疑炎症区外一冷凝头直径。出现视网膜新生血管者，可行光凝治疗以消除新生血管。周边部新生血管也可使用巩膜外冷凝。

(3)免疫抑制药：炎症难以控制者，需同时配合选用免疫抑制药，如环磷酰胺[2mg/(kg · d)]、苯丁酸氮芥[0.1mg/(kg · d)]、环孢霉素 A[3～5mg/(kg · d)]、硫唑嘌呤[1～2.5mg/(kg · d)]。用药过程中，应注意药物的全身毒副反应，尤其对肝、肾和造血系统的影响。用药前检查血细胞和血小板，正常者方可使用，用药后 1 周复查 1 次。每 2 周复查肝、肾功能，出现异常时协同相关科室处理并根据病情停药或减量。

(4)伴有全身疾病者，如类肉瘤病、梅毒或莱姆病，应同时积极治疗原发疾病。

2. *手术治疗*　药物治疗无效时，或出现持续密集的玻璃体混浊、玻璃体积血、牵拉性或孔源性视网膜脱离等，可考虑行玻璃体切割术。

3. *并发症治疗*　并发性白内障和黄斑病变，如黄斑囊样水肿、黄斑前膜、黄斑裂孔等给予相应药物和手术治疗。①白内障手术前应很好地控制炎症，手术后应密切观察患者，术后 3d 常发生严重的炎症反应，因此术后需要全身应用糖皮质激素。有学者认为，对慢性反复性加重的并发性白内障做单纯白内障摘除，术后用眼镜矫正优于人工晶体植入。②CME 是中间葡萄膜炎者视力低下的主要并发症，常用治疗方法有全身和局部应用糖皮质激素、非甾体消炎药，口服碳酸酐酶抑制药、玻璃体切割术和激光光凝治疗，效果不佳者可加用免疫调节药治疗。

【住院小结】

1. *疗效*　本病的视力预后取决于病程、病情严重程度、复发频度、并发症和治疗效果。通过及时正确的治疗，多数患者视力预后良好。但也有少部分患者病情反复发作，视力逐渐恶化。良性型预后较好，严重型预后最差。并发性白内障手术者，即使术前至少半年炎症控制，但是 40%患者的最终视力低于 0.5，常常需要多次用激光治疗以清除人工晶体前表面的混浊或机化。

治愈标准：炎症消退，症状消失，视力恢复为治愈。炎症显著减轻，有或无并发症存在，视力进步或受到影响为好转。

2. 后续治疗　见后葡萄膜炎。

3. 出院医嘱

(1)继续应用糖皮质激素和免疫抑制药，按医嘱逐渐减量直至停药。

(2)门诊定期随访，注意病情变化、眼部并发症和药物的不良反应等。

(3)并发性白内障和玻璃体手术者，见相关章节。

（朱承华）

三、后葡萄膜炎

后葡萄膜炎(posterior uveitis)又称脉络膜炎(choroiditis)，是一组累及脉络膜、视网膜、视网膜血管和玻璃体的炎症性疾病。

【病史询问要点】

1. 有无全身感染、尿路感染、淋巴结改变、皮肤和毛发改变、黏膜溃疡、肠道和呼吸系统异常、脑膜刺激症状等。近来有无感冒、热病等。

2. 有无结核、梅毒、真菌、寄生虫等感染史，有无自身免疫性疾病史，有无外伤、肿瘤和内眼手术史等。

3. 家族或家庭中有无类似病史。

4. 伴随症状：不同程度视力减退，视物变形。有时伴眼前黑影飘动或闪光感。合并系统疾病，则有相关症状。

5. 发作程度：注意询问发作程度、发作次数、目前与既往用药情况，包括副作用和不良反应。

【体格检查要点】

1. 眼前段改变　偶尔出现房水闪光、房水少量炎性细胞。

2. 玻璃体炎性细胞和混浊　裂隙灯下，呈灰白色颗粒状混浊。在化脓性葡萄膜炎，可因玻璃体脓疡而呈现黄光反射，称为眼内炎。玻璃体也可发生血性混浊。

玻璃体混浊分级。(＋)：玻璃体轻微混浊，视网膜清晰可见。(＋＋)：玻璃体轻度混浊，视网膜神经纤维走行模糊难辨，其他结构可以辨认。(＋＋＋)：玻璃体中度混浊，眼底明显模糊看不清。(＋＋＋＋)：玻璃体重度混浊，眼底看不见。

晚期玻璃体胶样结构被破坏，形成粗大混浊或条索。严重者玻璃体发生后脱离，部分发生视网膜裂孔和脱离。

3. 眼底表现

(1)活动期：脉络膜炎症表现为灰黄、灰白色、边界不清的病灶，可有明显的渗出，导致视网膜神经上皮脱离或明显的浆液性视网膜脱离。

(2)消退期：脉络膜萎缩，可有色素脱失和增生，脉络膜毛细血管萎缩，暴露脉络膜大血管。色素上皮弥漫脱色、有晚霞样眼底改变。

(3)视网膜血管炎：某些后部葡萄膜炎可出现小动脉或小静脉的炎症，伴有血管腔狭窄或闭锁(血管周围炎无血管狭窄)。表现为局部视网膜棉絮样白斑、出血和肿胀,晚期可见血管旁白鞘。临床上根据视网膜血管炎的特点,将其分为3类。①闭塞性缺血型视网膜血管炎:血管闭塞、血管旁白鞘和视网膜内出血、视网膜新生血管;②闭塞性水肿型视网膜血管炎:视网膜静脉和毛细血管渗漏,黄斑囊样水肿;③伴有脉络膜炎的视网膜血管炎:除血管炎外还存在明显的脉络膜炎。

(4)眼底表现因损伤组织不同,病变表现有所差异。①以视网膜炎症为主的病变:主要累及视网膜各层,由于炎症细胞的浸润而表现为视网膜水肿和炎症渗出,导致视网膜色污浊,严重者眼底结构模糊不清,将间接检眼镜光源调到最强,透过混浊的玻璃体可看到白斑(视网膜混浊水肿处),此现象称"雾中头灯",对所有视网膜炎,尤其弓形体性视网膜脉络膜炎有重要的诊断价值。同时伴有视网膜血管炎和出血,可出现血管旁白鞘。与原发性血管炎不同,当葡萄膜炎消退,炎症区的血管旁白鞘可消失。②以脉络膜炎症为主的病变:视网膜下黄白色或灰白色病灶,脉络膜增厚,视网膜血管正常。静止期出现色素上皮增生,病变处瘢痕形成色素沉着。③以RPE和脉络膜毛细血管层为主的病变:可出现毛细血管前小动脉缺血改变,黄斑区由于出血和渗出呈盘状脱离等。

【继续检查项目】

1. FFA　脉络膜炎性渗出早期可有荧光遮蔽,晚期渗漏或染色。大量渗出可有神经上皮脱离或多湖状强荧光。视网膜血管炎表现为血管旁的渗漏和管壁着色,出血部位可有荧光遮蔽。FFA对判断视网膜、视网膜血管和脉络膜色素上皮病变有很大帮助。

2. ICGA　有助于判断脉络膜血管受累程度。

3. *超声波检查*　了解玻璃体、脉络膜和视网膜等情况,为诊断葡萄膜炎引起的玻璃体混浊、玻璃体增生性改变、视网膜脱离、视网膜脉络膜增厚等病变提供可靠依据,排除眼内占位病变。特别是对屈光间质不清而无法接受眼底血管造影检查的患者更有意义。

4. OCT　较全面、细节地描述黄斑区、视盘及其附近视网膜脉络膜病变,了解神经上皮形态、厚度及结构恢复情况,可为葡萄膜炎诊断、病情监测及预后评估提供有价值的无创的客观指标。

5. *病因诊断*　血清学检查、病原体培养、抗体测定、HLA测定、眼内液病原体直接涂片检查、PCR测定感染因子的DNA、胸部X线检查等,有助于病因诊断。进行此类检查时应注意:①目的明确,在详细询问病史和眼部检查基础上,高度怀疑为某种类型时进行相应的实验检查。②排除假阳性,正确判断实验结果。③排除用药对实验结果的影响,如类肉瘤病时,血清血管紧张素可由于大剂量皮质类固醇激素的应用而变阴性。

6. *其他*　见前葡萄膜炎。

【诊断】

根据玻璃体炎性细胞和混浊,局灶性或弥漫性脉络膜炎、视网膜炎和视网膜色素上皮炎、视网膜血管炎、黄斑水肿等，可做出诊断。FFA 对判断视网膜、视网膜血管和脉络膜色素上皮病变有很大帮助，ICGA 有助于判断脉络膜血管受累程度。血清学检查、病原体培养、抗体测定、眼内液病原体直接涂片检查、PCR 测定感染因子的 DNA 等，有利于做出病因诊断。

【临床类型】

根据病灶分布情况而有不同类型(孙世泯)。

1. 局限性　为1～2个局限性较大的病灶，多位于后极部。位于黄斑者称为中心性脉络膜视网膜炎，如结核、弓形体；有时病灶靠近视盘易与急性视神经炎相混淆。

2. 播散性　为孤立而散在的病灶，多少不一，大小不等，一般为 0.25～1PD。急性渗出期为时较短，有时新旧病灶同时存在，如梅毒、结核；急性后极部多发性鳞状色素上皮病变开始时也是散在病灶。

3. 弥漫性　常侵犯全部或大部分眼底，玻璃体混浊明显，愈后有色素上皮的色素紊乱和堆积，有时类似视网膜色素变性眼底改变，称继发性视网膜色素变性。白塞综合征、伏格特-小柳-原田病等为弥漫性病变。

【鉴别诊断】

1. 眼内肿瘤　视网膜母细胞瘤坏死后，可以导致眼内炎和前房积脓，但是从发病年龄、仔细的病史询问和眼部特殊检查(影像学和超声波检查等)几方面可进行鉴别诊断。

2. 视网膜脱离　脉络膜炎继发视网膜脱离与原发性视网膜脱离不同，后者是先有视网膜脱离后出现葡萄膜炎。

【并发症】

1. 视网膜血管周围炎　血管迂曲，可能出现白鞘。

2. 视网膜脱离　炎性渗出或玻璃体机化物牵引所致。

3. 黄斑部和视盘水肿　病变靠近视盘和后极部者易发生。表现为视盘轻度水肿充血，边界不清。有时视盘水肿和黄斑水肿是葡萄膜炎的早期体征，可能是视盘无内界膜，易受炎症影响的缘故，如在伏格特-小柳-原田病。黄斑水肿呈放射状或弥散的强反光，严重者可引起囊样变性甚至板层裂孔。

4. 黄斑部视网膜前膜　又称视网膜前黄斑纤维增生或玻璃纸样黄斑病变，黄斑区如同皱褶的玻璃纸样改变，呈珍珠皮样反光，是由于炎症影响内界膜，其形成原因有以下可能：①炎症导致玻璃体浓缩，牵引视网膜表面；②内界膜分离伴玻璃体细胞增生，形成膜牵引视网膜；③胶质细胞通过内界膜到视网膜表面。

5. 视网膜下新生血管　这是由于炎症破坏血-视网膜屏障外层导致来自脉络膜的新生血管进入视网膜下。眼底血管造影是发现和定位视网膜下新生血管的可靠方法。

6. 玻璃体萎缩　严重葡萄膜炎晚期可引起玻璃体萎缩或液化，玻璃体内透明质酸聚集，使玻璃体的体积减小，形成胶冻样混浊；当眼球运动时随之颤动：玻璃体胶原纤维变性呈条索样，玻璃体液化，玻璃体萎缩与视网膜粘连易引起视网膜脱离。

【治疗原则】

1. 消除炎症，解除痛苦。

2. 预防并发症，保存视力。

3. 减少复发。

消除炎症是解除痛苦、保存视力和预防并发症的前提，因此，在确诊后应立即根据患者的病情确定治疗方案：①首选不良反应小的药物和对全身影响小的给药方式；②冲击疗法迅速控制炎症，待炎症缓解逐渐减少剂量至停药；③对于某些呈反复发作、慢性迁延经过的后葡萄膜炎，应选用温和、缓慢和持久的药物以达到彻底治愈的目的；④顽固性病例采用联合用药。但是有关本病复发的预防方面，尚无有效的措施和理想的药物。

【治疗方案】

1. *糖皮质激素*　单侧受累者，糖皮质激素可采用后 Tenon 囊下注射与口服；双侧受累或单侧受累不宜行后 Tenon 囊下注射者，则宜口服糖皮质激素配合免疫抑制药。①口服以采用中效激素泼尼松为宜，一般大剂量为 60～80mg，清晨 7～8 时顿服，因为此时恰是血浆中皮质激素高峰期，对 HPA 轴的抑制效应最小，符合生理要求，避免发生不良反应。②以后根据炎症控制情况每 5d 左右递减 5mg，数周炎症稳定后则可将 2d 总剂量改为隔日晨顿服，最后以小剂量维持。减量的原则一般为大剂量减幅略快，小剂量减幅小而慢，一般 3～6 个月减完。减量过程中，如病情有小波动可临时加用或结膜下或球旁注射激素。③如遇有长期分次口服激素者来诊，而且用的是长效激素地塞米松，抑制 HPA 轴产生并发症造成停药困难，甚至静脉滴注大量地塞米松骤然停药也不改用相当药效的泼尼松口服致使病情反跳复发，此时应采取措施调整给药。对长期非正规全身激素治疗的患者，应将长效激素地塞米松改为相当量的中效激素泼尼松，并把每日分服药物总量清晨 1 次顿服。如果来诊时病情严重应加大药量，待炎症好转后再把 2d 药物总量改为隔日 1 次清晨顿服。然后再按上述正规给药方法逐渐减量。如此既能控制炎症又减少对 HPA 轴的抑制，避免发生不良反应，以促进肾上腺皮质功能恢复正常，便于停药。在某些危重眼病，如严重的全色素膜炎，也可在静脉滴注地塞米松 3～5d 即可改为相当药效的泼尼松清晨顿服，再如上述方法逐渐减量、停药。

常用糖皮质激素药效作用的比较见表 6-4。

表 6-4　几种糖皮质激素药效作用的比较

制剂	效应	相当药效(mg)	血浆半衰期(min)	HPA 抑制时间(h)	钠潴留
可的松	短	25	30	6～12	++
氢化可的松	短	20	80～90	6～12	++
泼尼松	中	5	60	12～36	+
地塞米松	长	0.75	280	48～72	±

应用糖皮质激素注意事项：①用药前要注意有无禁忌证，如高血压、动脉硬化、糖尿病、心肌梗死及消化道溃疡史、结核、精神病、骨质疏松、妊娠初期、真菌感染等。小儿慎用。②服用期间应定期注意查血压、尿糖、血常规、体重(有无水肿)，注意电解质

紊乱及精神症状等。③长期服用糖皮质激素应口服氯化钾，每日 2～3 次，每次 0.5～1g 或口服 10% 枸橼酸钾(10ml，每日 3 次)，或脉安定、补达秀(含钾片，1片，每日 3 次)。④长期服药患者，尤其老年人要防止脱钙、骨质疏松、股骨头无菌坏死、病理骨折等，应补充钙剂。⑤防止感染。⑥注意诱发青光眼、白内障等。

2. 免疫抑制药　双眼受累患者、糖皮质激素治疗无效而又有失明危险者，可使用免疫抑制药(苯丁酸氮芥、环磷酰胺、环孢素和 FK506 等)。应用时注意以下事项。

(1)由于一些类型的后葡萄膜炎较为顽固，免疫抑制药使用时间应足够长，联合用药剂量小于每种药物的各自用量，常能降低药物的不良反应，增强疗效。

(2)用药前检查白细胞和血小板，正常者方可使用。用药后每周检查血常规 1 次，白细胞计数降至 4×10^9/L 以下，血小板计数降至 100×10^9/L 以下则考虑停药。待血象恢复正常，再根据患者病情决定是否继续使用免疫抑制药及其用量。

(3)治疗过程中除定期检查肝、肾功能和造血系统等，还应定期检查细胞免疫和体液免疫指标，如淋巴细胞转化试验、E 玫瑰花试验及免疫球蛋白等，以观察患者免疫功能状态。根据临床表现和免疫抑制指标进行分析，以便进一步采取措施，一般有以下几种情况：①病情好转与免疫抑制指标一致，说明药物作用有效，可根据病情酌情减药。②临床出现疗效，但免疫指标无明显改变，这可能是由于药物的非特异性抗炎作用，根据情况，可不减药量，继续应用，但需要注意长期应用糖皮质激素者骨髓增生活跃，白细胞总数可不减少，此时应当考虑参照其他免疫抑制指标。③免疫抑制明显出现，但病情未见好转，说明治疗无效，应改用其他药物。

3. 抗肿瘤坏死因子制剂　肿瘤坏死因子-α(TNF-α)是参与葡萄膜炎发生和发展的关键性细胞因子之一，通过抑制其生成和活性可以减轻炎症细胞对视网膜组织的破坏。目前主要的抗 TNF-α 制剂有英夫利昔单抗、依那西普可溶性抗体、阿达木单抗等，临床用于治疗葡萄膜炎，疗效较好，但是尚缺乏大样本的随机化临床试验，长期疗效还需进一步研究。其昂贵的价格和其潜在的毒副反应(机会性感染，激活潜在肺结核，增加恶性肿瘤发生率)也限制了它的临床应用。

国外学者普遍认为，抗 TNF-α 制剂是在糖皮质激素与免疫抑制药基础上的附加治疗，其作用是快速起效和减少复发，但是不推荐将其作为单独治疗。对于威胁视功能的双眼后段炎症，单次使用英夫利昔(5mg/kg)可作为一线治疗，目的是快速缓解炎症反应，防止形成不可逆的视网膜病变而导致永久的视力丧失；如果免疫抑制药，如硫唑嘌呤和(或)环孢素不能控制眼部炎症反应复发，则抗 TNF-α 制剂的治疗(英夫利昔，5 mg/kg，每 6～8 周用 1 次)应维持 2 年以上；依那西普推荐剂量：25 mg 皮下注射，每周 2 次，根据疗效和患者经济状况减为每周 1 次。

我国目前有关应用抗 TNF-α 制剂治疗葡萄膜炎的报道较少，其适应证、剂型及疗程均有待进一步探索。

4. 非甾体消炎药

(1)阿司匹林：抑制前列腺素合成酶，阻断前列腺素的合成，抑制白细胞游走，干扰抗原-抗体结合减少免疫复合物；并对血小板聚集有强大抑制作用，防止血栓形成。该药房水通透性强，饭后服0.3g，每日3次，维持量40mg/d。不良反应：胃肠道反应，上腹不适，恶心、呕吐、出血；过敏反应，荨麻疹、哮喘、血管神经性水肿、过敏休克；大量应用，可有头痛、眩晕、恶心、听力减退、造成酸碱不平衡、神经错乱。

(2)吲哚美辛：抑制前列腺合成酶，阻断花生四烯酸合成前列腺素，由此消除内源性前列腺素所致炎症作用，减轻免疫反应。还可抑制白细胞趋化因子，减少吞噬细胞的吞噬作用，对抗组织胺、5-羟色胺和缓激肽等致炎作用。点眼后能迅速进入眼内，油剂对角膜透通性高于混悬液，并提高角膜和房水内浓度。口服，25mg，每日3次。滴眼液0.1%～1%蓖麻油液或混悬液。不良反应：①胃肠反应：恶心、呕吐、消化道溃疡、出血、穿孔。②神经症状：头痛、眩晕，失眠、精神意识错乱。③粒细胞减少，肝、肾功能损害。④过敏性反应(皮疹、哮喘)。

(3)其他：如保泰松等。

5. *病因治疗* 病因治疗是最理想的治疗。如确定有感染因素，应给予相应的抗感染治疗。

6. *免疫增强药* 用于免疫缺陷性疾病、免疫功能低下者或久用免疫抑制药者的补充治疗。常用的免疫增强药有左旋咪唑、转移因子等。

7. *中药治疗* 有的病例不能使用全身皮质激素者可考虑用中医中药疗法，如雷公藤等及中医辨证施治。

8. *并发症治疗* 视网膜脱离和黄斑病变者给予相应药物和手术治疗。

【住院小结】

1. *疗效* 经过去除病因、糖皮质激素配合免疫抑制药或免疫增强药治疗，大部分患者能有效地控制病情。除了眼底有增生性病变或存在视网膜脱离等并发症外，视力可获得不同程度的提高。

(1)治愈：视物变形消退，视力明显进步(有增生性病变时除外)；眼底渗出性病变完全吸收，可见遗留的脉络膜萎缩瘢痕或晚霞样眼底改变；FFA无渗漏和着色。

(2)好转：视物变形基本消退，视力进步；眼底渗出性病变基本吸收；FFA无明显渗漏及活动性病变。

2. *后续治疗*

(1)积极寻找病因和伴随疾病，并坚持治疗。

(2)密切随访，观察和治疗眼部并发症。

(3)注意观察和预防药物，特别是肾上腺皮质激素、免疫抑制药和抗肿瘤坏死因子制剂等药物的不良反应。

3. *出院医嘱*

(1)继续应用肾上腺皮质激素和免疫抑制药，按医嘱逐渐减量直至停药。

(2)定期门诊复查，包括眼部情况、肝肾功能、白细胞、血小板和有关免疫学指标。

(3)黄斑前膜、视网膜下新生血管、视网膜脱离术后患者见有关章节。

(刘焕业 朱承华)

第二节 特殊类型葡萄膜炎

一、交感性眼炎

交感性眼炎(sympathetic ophthalmia,SO)指单眼穿通性眼外伤或眼内手术后发生的双侧非坏死性肉芽肿性(非化脓性)葡萄膜炎。受伤眼称诱发眼,另一眼称交感眼。病情严重且未及时有效治疗时可能导致失明。现在由于外伤后的处理和手术技术的提高及治疗方法的进步,患病率有所下降。但自玻璃体手术开展以来,有时重复手术,使患病率有所增加(小暮,1990 年)。

【病史询问要点】

1. 有无眼球穿通伤史　绝大多数发生在角巩缘或睫状体的穿通伤及伤口有葡萄膜组织或晶状体皮质嵌顿者。眼内异物存留及铁锈症者,伤口晚期愈合或不愈合的眼球穿通伤,同时伴有持续亚急性炎症者尤应注意。据国外统计 61%是眼外伤;国内报道 55%病例有巩膜穿通伤。

2. 有无内眼手术史　既往以白内障和青光眼滤过手术(虹膜嵌顿术最多见)后多见。角膜手术、玻璃体切割术、斜视矫正手术和眼内容摘除术等均有报道。在眼球上多次手术或在发炎的眼球上手术容易引起 SO。少数见于角膜溃疡穿孔、恶性黑色素瘤坏死和睫状体冷凝或光凝。内眼手术后交感性眼炎的发生率为 1/10 000,其中玻璃体手术成为近年手术后 SO 的主要危险因素。Gass 报道玻璃体手术后 SO 发生率为 0.06%,多发生在术后 3 个月内。

3. 发病时间　外伤和内眼手术与发病时间有一段间隔,65%的 SO 病例发生于伤后 2 个月内;80%在伤后 3 个月内;90%在伤后 1 年以内发病。一般在伤后 2 周发病,最短 5d,最长 60 年。最危险的时间是伤后 4～8 周。

4. 年龄　有学者认为儿童易患本病。

5. 自觉症状　刺激眼炎症刺激症状突然加重;交感眼出现眼红、畏光流泪、眼部疼痛、屈光变化(调节减退和睫状体炎所致)、雾视、眼前黑影、眼前闪光、视物变形、头痛、耳鸣等。

【体格检查要点】

1. 双眼葡萄膜炎　可表现为前葡萄膜炎、后葡萄膜炎、中间葡萄膜炎和全葡萄膜炎,其中以全葡萄膜炎为多见。

(1)眼前段可见睫状充血或混合性充血、睫状压痛、羊脂状角膜后沉着物、房水混浊、虹膜表面和瞳孔缘有灰白色结节,虹膜纹理不清色暗,可有后粘连或瞳孔闭锁或继发性青光眼等。

(2)眼底表现为玻璃体混浊、视盘充血水肿、边界不清,后极部浆液性视网膜脱离,脉络膜浸润增厚,视网膜弥漫性水肿,中周部可见黄白色渗出性病灶(色素上皮细胞反应性增殖形成局限性结节状小隆起),为 Dalen-Fuchs 结节(是 SO 的典型性诊断特征),

大小为 60～700μm。晚期呈晚霞状眼底。

2. 刺激眼原发体征　如角膜、巩膜伤口葡萄膜组织或晶状体皮质嵌顿、眼内异物存留、角膜溃疡穿孔等。

3. 眼外病变　可出现脱发、白发、皮肤白斑，听力减退和脑膜刺激征等。

【继续检查项目】

1. 眼底血管造影　①FFA 可见视网膜色素上皮和脉络膜水平多发性渗漏，并汇合成片，可伴有视盘着色。静脉期荧光增强之后出现的早期弱荧光可提示脉络膜血管层的消失，或脉络膜肉芽肿和 Dalen-Fuchs 结节的存在。②ICGA 早期可见后极部脉络膜血管扩张及强荧光渗漏，后期视盘周围弱荧光，后极部有弱荧光灶，并可能环以强荧光。

2. OCT 及 B 超　可用来评估视网膜病变程度，监测视网膜对治疗的反应，特别对于伴有渗出性视网膜脱离者。B 超还可以评估脉络膜的增厚程度。

3. 排除引发双侧肉芽肿性葡萄膜炎的其他原因　包括血清学检查、病原体培养、抗体测定、眼内液病原体直接涂片检查、PCR 测定感染因子的 DNA、超声波检查、HLA 测定、影像学检查和组织活检等。

4. 组织病理学检查　完全丧失视力、已被摘除的外伤眼组织病理检查，显示脉络膜内有上皮样细胞或巨噬细胞浸润，呈弥漫性肉芽肿性葡萄膜炎症改变。

【诊断】

诊断主要根据双侧性肉芽肿性葡萄膜炎、穿通伤病史和内眼手术史。穿通伤病史和内眼手术史对本病诊断有重要价值。在做出本病诊断前，应排除引发双侧肉芽肿性葡萄膜炎的其他原因，但是在目前较难做到。至今尚无诊断 SO 的特异性实验检查。

【鉴别诊断】

1. 交感性刺激　一眼有外伤，另一眼出现刺激症状，临床检查无眼部器质性病变和眼内炎表现。排除原发刺激后，交感性刺激即消失。而 SO 在摘除刺激眼后不能减轻交感眼的炎症。但是不能排除这种交感性刺激也可能是 SO 轻微短暂的小发作，因而应当给予重视，密切观察随访。

2. VKHS　病理、症状和体征与 SO 相似，眼外伤史和内眼手术史是区别的重要依据。

3. 双眼晶状体源性葡萄膜炎　多在一眼白内障手术后，另一眼发生炎症而怀疑为 SO。主要鉴别是“健眼”有白内障，常伴有晶状体囊破裂或白内障过熟，房水中见晶状体皮质呈点片状或絮状浮游，严重者可形成“假性前房积脓”。据此可考虑为双眼晶状体源性葡萄膜炎而不是 SO。

4. 其他性质的双眼葡萄膜炎　手术或外伤后发生双眼葡萄膜炎，可能是葡萄膜炎与外伤同时发生，或以前有过的炎症在眼外伤和手术后复发，因此应详细追问病史，根据临床表现、实验室检查、眼底血管造影等现有辅助诊断措施与其他葡萄膜炎相鉴别。如果有脉络膜视网膜瘢痕则是其他原因引起的炎症所致，因为 SO 不会很快发生瘢痕。

【并发症】

眼部并发症有并发性白内障、虹膜红变、继发性青光眼、黄斑水肿、渗出性视网膜脱离、视网膜下新生血管和眼球萎缩等。

【治疗原则】

积极治疗和正确处理受伤眼,对该病有一定的预防作用,受伤眼摘除应十分慎重。一旦确诊本病,治疗同葡萄膜炎。糖皮质激素治疗能改善预后。免疫抑制药可以很好地控制绝大多数患者的炎症。

【治疗方案】

1. 受伤眼处理　积极治疗和正确处理受伤眼,及时修复创口,避免葡萄膜嵌顿和及时治疗眼内炎性反应。

2. 眼球摘除时机　如伤眼完全丧失视功能,修复无望,应慎行眼球摘除。目前普遍认为,摘除刺激眼的眼球,对交感性眼炎的预防和预后未必有明显的影响。因为保留受伤眼球除考虑视觉功能外,还应考虑其美容功能和保持良好心理状态的功能,同时也为今后可能取得视功能的组织移植或人工视觉光电装置植入保留解剖学基础,有利于治疗重症眼外伤及其合并症的学术探索和创新。

3. 非手术治疗　一旦确诊本病,治疗同葡萄膜炎。

4. 并发症的治疗

(1)并发性白内障:术前预防性全身使用糖皮质激素,如泼尼松 0.5mg/(kg · d),连续 1～2 周,第 4～8 周减至维持量。手术期间尽量减少对结膜的损害,以有利于将来对继发性青光眼患者施行滤过手术。

(2)继发性青光眼:SO 继发性青光眼通常为开角型青光眼。先用β受体阻断药,在控制眼前段炎症的基础上降低局部激素的用量。碳酸酐酶抑制药和高渗脱水药仅适应短期控制眼压之需。需要长期控制眼压时,需行滤过手术联合应用抗代谢药物。因其他危险因素而施行滤过手术有较高危险眼,如结膜瘢痕和无晶状体眼,可行房水引流装置植入以降低眼压。

(3)低眼压:由于治疗不及时或其他原因,刺激眼常发生不可避免的低眼压;交感眼的低眼压可能源于对眼内炎症的失控,多需全身应用大剂量糖皮质激素,如果眼压对糖皮质激素缺乏反应,常提示需要其他更为有效的治疗药物,如环孢素等免疫抑制药。

(4)视网膜下新生血管:炎症静止期,可实施激光治疗,方法见视网膜下脉络膜新生血管。也可考虑手术去除黄斑下脉络膜新生血管,但复发率较高。

(5)视网膜脱离:交感眼由于继发于眼内炎症可出现孔源性视网膜脱离。浆液性视网膜脱离对全身糖皮质激素具有较好的疗效。

【住院小结】

1. 疗效　根据记载本病有千年历史。随着外伤后处理技术的提高及治疗方法的先进,现在很难看到因此病而双眼失明者。70%的患者发生各种并发症,如黄斑囊样水肿、白内障、青光眼、视网膜脱离等。病理上炎症的严重性与最后视力有关:炎症轻者 93.3%视力可达 20/20～20/70;严重者 100%视力低于 20/70。用糖皮质激素治疗者 90%视力达到 0.5 或以上;未用糖皮质激素者仅 57%达到这样的视力。

(1)治愈：炎症完全消退，视力明显进步；裂隙灯显微镜检查无炎症表现，瞳孔可遗留粘连；视盘、视网膜水肿消退，脉络膜渗出吸收，病灶部位可有脉络膜萎缩；FFA 显示透见荧光，晚期无渗漏或着染。

(2)好转：炎症基本消退，视力进步；裂隙灯显微镜检查角膜后沉着物吸收消退，房水闪光阴性，瞳孔可能遗留粘连。视盘和视网膜水肿基本消退，脉络膜病灶基本吸收。

2. 出院医嘱

(1)长期门诊追踪观察：因为约有 60％的病例易复发，同时其复发性恶化具有不可预测性。

(2)其他：见葡萄膜炎。

（朱承华　刘焕业）

二、匍行性脉络膜炎

匍行性脉络膜炎(serpiginous choroidoretinitis，SC)是一种主要损害脉络膜毛细血管和视网膜色素上皮的慢性进行性脉络膜炎，反复再发由病灶边缘匍行性逐渐扩延而形成的一种独立的疾病。

【病史询问要点】

1. 发病年龄　好发于 30—50 岁的中年人。

2. 眼别　往往累及双眼，但通常因单眼起病而就诊。约 2/3 患者首诊时已出现一眼或双眼瘢痕样病灶，若未累及黄斑中心凹，可无临床症状。

3. 症状　无痛性中心视力下降、视物变形和暗点。

4. 伴发疾病　多数患者不伴有全身改变，少数病例合并有 Crohn 病、系统性硬化症、风湿性多肌痛、类肉瘤病或自身免疫性血小板减少性紫癜。

【体格检查要点】

1. 视力　视力下降程度与病变部位有关。疾病不规则进展，一旦波及黄斑，则明显下降。

2. 外眼检查　外眼检查正常，常无虹膜睫状体炎症，玻璃体内偶见有细小的炎性细胞，病灶位于视网膜色素上皮和脉络膜毛细血管之间。

3. 眼底表现　病变呈匍行性进展，往往开始于视盘，而向后极部进展。

(1)活动期：通常持续数周至数月。病变主要位于后极部，视网膜下可见形状不整、边界不清的黄白色或灰白色病灶，多发病灶有融合倾向。视网膜水肿，静脉扩张。活动病变常发生在陈旧病灶的边缘，并向附近深层侵犯，呈匐行性进展，进展边缘偶尔有出血。

(2)静止期：视网膜水肿逐渐减轻，黄白色病变吸收呈暗灰色，RPE 和脉络膜毛细血管萎缩，有色素脱失与增生，纤维组织增生。继而大中血管也见萎缩，病灶融合形成不规则的萎缩斑，其周围往往呈舌状或伪足状，有少许色素沉着或色素脱失的边缘，形成特有的地图样脉络膜萎缩斑，故有地图状脉络膜炎之称。

【门诊资料分析】

1. 视野　活动期相应病变处可呈现相对性和绝对性暗点。

2. 视觉电生理　多数患者 ERG、EOG、VEP 正常。

【继续检查项目】

1. FFA

(1)活动期:造影早期病变区毛细血管充盈迟缓或不充盈,成为弱荧光区。但进展病例边缘部新病变显示强荧光,表现为中黑外亮的弱荧光区;病变区萎缩严重者不显荧光,一直持续到静脉期,在荧光造影的晚期表现弱荧光可能是 RPE 的着染。

(2)静止期:多数病例在萎缩区有不规则的脉络膜毛细血管闭塞性弱荧光,并可见到 RPE 脱色素区透见荧光和色素增生的遮蔽荧光;有的病例在视盘黄斑区显示视网膜下新生血管荧光及出血性遮蔽荧光;造影晚期瘢痕组织本身也有弥漫性强荧光,是由于纤维组织和巩膜着染。

2. 自发荧光　眼底病灶部位的自发荧光能显示出 RPE 实际受累的范围,该范围与 FFA 晚期描述的 RPE 萎缩范围一致,从而可有效地反映疾病进展或缓解的程度,便于指导用药的时间和剂量。

3. ICGA　与 FFA 相比,造影过程中弱荧光区域范围更大,因此能更为准确地评估病灶范围,对于匍行性脉络膜炎患者的随访非常有帮助。

4. OCT　能够准确、及时反映出活动性 SC 患者视网膜色素上皮层厚度的改变,在活动性 SC 早期,当 FFA 尚未表现出 RPE 萎缩性弱荧光时,OCT 就可发现其视网膜感光细胞层的改变,并从中发现是否威胁患者的视力。

5. 实验室检查　血常规、血清抗弓形体抗体、单纯疱疹病毒抗体、巨细胞病毒抗体、结核菌素皮肤试验和胸部 X 线检查。

【诊断】

诊断主要根据临床表现和眼底荧光血管造影。

1. 病变开始于视盘附近,匍行性慢性进展,多表现地图样改变。

2. 新的灰黄色病变由陈旧病变的边缘部开始向外进展。

3. 前房和玻璃体有炎症反应。

4. 病变区有特殊的中黑外亮的荧光造影表现。

【鉴别诊断】

1. 急性后极部多发性鳞状色素上皮病变(APMPPE)　为脉络膜毛细血管前小动脉闭塞性疾病,也有黄白色病变。但是匍行性脉络膜炎病变不规则,多由陈旧病变的边缘部开始为慢性匍行性进展,病程较长,易复发;而 APMPPE 为急性病变,多在数周内吸收消退,而且多不再复发。

2. 地图状脉络膜病变　眼底表现很像匍行性脉络膜炎。本病是原发性脉络膜毛细血管及 RPE 的萎缩性病变,多发生于老年人,病变缓慢,无匍行性进行边缘,病灶不扩大,不是由陈旧病变区向外扩展,无炎症反应,无 RPE 或神经上皮脱离,最终形成地图样瘢痕。该病与匍行性脉络膜炎的根本区别就在于后者有炎症表现。

3. 弓形体病性视网膜脉络膜炎　多在后极部有大小不同的病灶,但没有进行性边缘部的活动病变,荧光造影不是中心弱荧光的病灶。

【临床类型】

根据眼底病变表现可分为以下3种类型。

1. 典型的匍行性脉络膜炎 约占80%，常双眼发病，病变起始于视盘附近，向后极部缓慢蔓延。无论治疗与否，活动性病灶持续6～8周后，RPE及脉络膜毛细血管萎缩形成陈旧性瘢痕，通常病情的复发多位于瘢痕的边缘，反复发作，病灶紧连着病灶匍行进展。

2. 黄斑区匍行性脉络膜炎 少见，起始于黄斑区，向周围蔓延，可引起早期视力严重下降，视力预后不良。这一类型病变需与老年黄斑变性、特发性中心性浆液性视网膜病变、特发性视网膜下新生血管、视网膜色素上皮炎、类肉瘤病、弓形体性视网膜炎或多灶性脉络膜炎等其他黄斑部病变相鉴别。

3. 变异型匍行性脉络膜炎 临床表现兼有急性后极部多发性鳞状色素上皮病变(APMPPE)和匍行性脉络膜炎的特征，故又称为Ampigious脉络膜炎或relentless鳞状脉络膜视网膜炎。其病变常起始于中周边部，向视盘方向进展，周围散在有多个小的孤立性圆形灰白色病灶，间有陈旧性色素病灶，可伴有眼前段炎症和玻璃体炎。与典型性匍行性脉络膜炎相比，本型较少累及黄斑中心凹。

【并发症】

眼部并发症有视网膜血管炎(引起视网膜水肿、出血及视网膜静脉分支阻塞)、视网膜下新生血管膜形成(13%～35%)和浆液性和(或)出血性神经上皮脱离及RPE脱离。

【治疗计划】

1. 糖皮质激素 口服或球周使用糖皮质激素，对控制病灶活动、缩短活动期有效，但糖皮质激素对预防疾病的复发无明显效果，患者常在减药或停药后复发。

2. 免疫抑制药 严重者联合使用免疫抑制药，如环孢素或硫唑嘌呤，但是同样不能有效防止复发。

3. 联合治疗 国际葡萄膜炎研究小组建议活动性匍行性脉络膜炎最好使用糖皮质激素联合免疫抑制药治疗。虽然足量的糖皮质激素可以控制炎症，但患者无法长期耐受大剂量糖皮质激素，每当减量时容易复发，因此临床上常联合免疫抑制药治疗。有研究表明，与单独使用糖皮质激素相比，联合使用免疫抑制药虽不能完全预防本病的复发，但能减少其复发率。

4. 其他 见后葡萄膜炎。

(朱承华 刘焕业)

三、急性视网膜坏死综合征

急性视网膜坏死综合征(acute retinal necrosis syndrome，ARN)又称桐泽型葡萄膜炎，是一种以周边视网膜坏死、脉络膜和视网膜闭塞性血管炎、玻璃体混浊和后期多发性裂孔伴视网膜脱离为特征的疾病，同时可伴有轻度的前段葡萄膜炎和急性视神经炎。本病可能与疱疹类病毒(水痘-带状疱疹或单纯疱疹)感染有关，1971年由日本的

Urayama 首次描述。ARN 可发生于任何年龄，以 15－75 岁多见，多单眼受累。

【病史询问要点】

1. 年龄　发病年龄 9－89 岁，好发 20 岁和 50 岁两个年龄阶段。

2. 性别　男性略多于女性，男女比例为 1.5∶1。

3. 眼别　单眼占 63%，双眼占 37%。双眼可同时或先后发病，79% 另一眼发病在第一眼发病 4 个月内。

4. 发病诱因　询问有无导致免疫功能障碍的因素。

5. 伴随症状　有无眼红、眼痛、眼眶周疼痛或头痛；在视力下降之前早期有无飞蚊症。

【体格检查要点】

1. 视力　轻者早期视力正常或轻度下降，严重者累及黄斑、视神经或发生视网膜脱离时可有重度视力下降。

2. 眼前段　非肉芽肿性前葡萄膜炎，表现为轻度睫状充血，前房反应轻微，角膜后细小灰色沉着物或羊脂样沉着物沉着，一般无前房积脓或虹膜后粘连。

3. 玻璃体　早期玻璃体腔内轻度混浊，1 周后进展性加重可伴大量炎症细胞，终末期由于玻璃体的重度混浊，产生增生性玻璃体视网膜病变，引发牵拉性视网膜脱离。

4. 视网膜

(1)急性期典型坏死病变可见境界清楚的点、片状乳白色渗出坏死灶，相互融合向后极部扩展。

(2)视网膜血管炎以动脉炎突出，部分动脉管壁可见黄白色炎性浸润增厚，血流呈断续状，晚期动脉变窄，血管壁出现白鞘，管腔闭塞呈白线状。

(3)病程终末期典型特征是赤道以外的多发性全层视网膜裂孔，裂孔大而不规则，在正常视网膜和病变交界处，50%～75% 患者进一步发生孔源性视网膜脱离，多见于未经预防性激光治疗者。

(4)部分患者可发现视盘水肿或充血，在抗病毒治疗后可恢复正常，与视神经的直接感染和继发性缺血有关。

【门诊资料分析】

1. 眼压检查　眼前段炎症易引起眼压高，发生视网膜脱离后眼压可下降。

2. FFA　典型表现为视盘高荧光，黄斑晚期弥漫强荧光着色或花瓣状囊样水肿，动脉细，充盈迟，静脉有血管壁着色，周边视网膜可见弱荧光非灌注区。

3. ICGA　病灶区脉络膜血管模糊不清及散在片状弱荧光区。ICGA 结合 FFA 可进一步了解病变损害的程度及脉络膜与视网膜之间的相互关系，对 ARN 的诊断有重要的参考价值。

【继续检查项目】

1. 眶部 CT 和 B 超检查　对部分有视盘水肿或充血的患者排除视神经疾病。

2. 头颅 CT、MRI 和腰椎穿刺检查　由于部分疾病与中枢神经系统病变有关，出现脑脊液淋巴细胞增多。对怀疑有巨细胞淋巴瘤、第三脑室梅毒、脑炎的患者进行上述检查。

3. 实验室检查　非典型及疑难病例须借助于实验室检查。①血清 HSV 和 VZV 抗体测定：急性期和恢复期行 VZV 和 HSV 抗体滴度检查，并动态观察，进行 Witmer 系数的计算（标准的 Witmer 系数表示为 R_1/R_2，R_1 是眼内液和血清中某种抗病毒抗体之比，R_2 是眼内液和血清中总抗体之比。如果 $R_1/R_2>1$，提示眼内生成了某种抗病毒抗体，间接证明该病毒的存在）。②PCR：PCR 可以早期特异性明确 ARN 的诊断。相对较少量的前房水就足够用来检测水痘-带状疱疹病毒、单纯疱疹病毒、巨细胞病毒及弓形虫 DNA，检查结果通常在 1 周内即可获得。

4. 活检　诊断性玻璃体切割手术和视网膜的活检也有助于鉴别诊断。但是须慎重，尤其视网膜活检风险较大。如果一只眼怀疑 ARN，另一只眼已经失明，可以从失明眼取视网膜活检。

【诊断】

1. 三大典型特征：急性葡萄膜炎、玻璃体炎和血管闭塞性坏死性视网膜炎。

2. 未进行抗病毒治疗，大片坏死呈伪足状向后极部迅速进展。

3. 晚期有视网膜多发性裂孔及视网膜脱离。

【临床类型】

1. 根据疾病的发展过程与转归分

(1)急性期：急性发作的全葡萄膜炎，玻璃体严重混浊，眼底视网膜血管炎，以动脉炎为主，周边视网膜坏死病灶。

(2)缓解期：经一般抗感染治疗或由于视网膜坏死的自限性，3～4 周后葡萄膜炎症状减轻，周边视网膜的渗出病灶部分吸收或色素沉着斑驳，有的自觉视力有所好转。

(3)终末期：发病后 1～2 个月，自觉视力再度减退，眼前段炎症消退，病变区多在赤道之前，与正常的视网膜界限清楚。病变区视网膜变薄，视网膜脱离伴多数大小、形态不一的视网膜裂孔。

2. 根据疾病发展过程中眼底特征改变分

(1) Ⅰ期：坏死性视网膜炎期。周边视网膜瓷白色斑块坏死及视网膜动脉变细甚至闭塞；可合并视盘水肿，病变向后极扩展。

ⅠA：散在的周边部视网膜炎。

ⅠB：周边部视网膜炎融合，视神经炎，黄斑水肿。

(2) Ⅱ期：完全性视网膜坏死，玻璃体混浊期。出现大范围视网膜坏死，由细胞炎性反应和坏死视网膜组织碎屑导致玻璃体严重混浊。

(3) Ⅲ期：视网膜坏死消退期。在 4～12 周后发生视网膜萎缩，血管闭塞，玻璃体混浊浓集于基底部，病变区色素沉着伴玻璃体基底部浓缩与收缩。

(4) Ⅳ期：视网膜脱离期。视网膜坏死形成多发性裂孔，甚至大片视网膜缺损；玻璃体增生牵拉视网膜均可导致视网膜脱离，严重者可有视网膜新生血管，眼内出血，最终眼球萎缩。

ⅣA：急性视网膜撕裂或牵拉性视网膜脱离或增生性玻璃体视网膜病变。

ⅣB:慢性视网膜脱离。

3. 根据病情轻重不同分

(1)轻型:为自限性病变,轻度玻璃体混浊,局限性视网膜坏死,发病后2年无视网膜脱离。

(2)中型:迟发性视网膜脱离型。发病半年以后出现不完全性玻璃体后脱离和视网膜脱离。

(3)重型:急剧型。渗出迅速扩展,严重玻璃体混浊,大片视网膜坏死,发病1～3个月发生视网膜脱离。

【鉴别诊断】

1. 白塞综合征　病程缓慢,以反复发作的葡萄膜炎、口腔溃疡、皮肤病变、生殖器溃疡等为特征。眼前段炎症重可伴有前房积脓,眼底病变范围小且常不在周边,无视网膜脱离。

2. 弓形体性脉络膜视网膜炎　新老病灶共存是其特征性改变,可根据阳性血清反应和弓形体原虫皮肤试验与本病相鉴别。

3. EB病毒感染　常表现为单侧或双侧的全葡萄膜炎,但一般不会发生大范围的融合性视网膜坏死。

4. 巨细胞病毒视网膜炎　几乎均发生在免疫缺陷患者,较少发生玻璃体炎症,疾病的发展过程相对较慢,用抗病毒药可进行诊断性治疗,该病对阿昔洛韦无反应,而对更昔洛韦有良好反应。

【治疗原则】

目的是预防和减轻发病眼的视网膜脱离,降低对侧眼的患病率。

【治疗方案】

1. 非手术治疗

(1)抗单纯疱疹类药物:最常采用静脉滴注阿昔洛韦治疗活动性ARN。通常会使用静脉滴注阿昔洛韦来诱导治疗,每次5～10 mg/kg,每日3次,病情严重者则可增加药量至每次800 mg,每日5次,连续使用1～2周。因为阿昔洛韦不能杀死潜伏期的病毒,为了防止停药后患眼复发或健眼发病,故需要维持治疗,口服阿昔洛韦片每次400～800 mg,每日5次,维持6～14周。总的用药时间至少6周。大量给药后5%～10%出现可逆性急性肾中毒,1%的患者有神经系统症状。研究表明,抗病毒药物的玻璃体腔内注射是比系统性疗法更有针对性的方法,得到更好的治疗效果的同时减少全身不良反应。经典的玻璃体腔注射更昔洛韦用量为2 mg/0.1 ml,每周2～3次。更高剂量的玻璃体腔注射更昔洛韦(5 mg/0.1 ml,每周1次)已被有效用于治疗人类免疫缺陷病毒阳性的巨细胞病毒视网膜炎的患者。

(2)糖皮质激素辅助治疗:全身或局部的糖皮质激素应用可抑制葡萄膜炎症和减轻玻璃体混浊。对活动性炎症,泼尼松用量每次60～80mg,每日1次,1周后逐渐减量。一般推荐在使用了抗病毒药1～3d后合用糖皮质激素,病程早期单独使用激素无效。

(3)抗血小板凝集：抗凝血治疗主要针对血小板的高度聚集，可对抗急性视网膜坏死的视网膜血管闭塞。可选用小剂量的阿司匹林口服(125～650mg/d)或肠溶阿司匹林(40mg，每日1次)。用药前查血小板凝集功能，按亢进程度调整剂量，用药时间需长达3～12个月。

2. *手术治疗*　根据病情采取不同方式。

(1)光凝：激光封闭与病变区交界之视网膜。

1)适应证：适用于玻璃体炎症经抗病毒药物治疗后明显减轻，无明显的玻璃体内膜形成，可做预防性光凝。

2)手术方式：邻近病变区后缘的正常视网膜做2～3排光凝，病变广泛者沿坏死区后方行次全视网膜光凝。

(2)预防性手术

1)适应证：应用抗病毒药物控制眼前段炎症后，未发生视网膜脱离前。

2)手术方法：早期玻璃体切割术，切除混浊玻璃体及清除病灶处的炎症坏死组织，减少病原体，可显著改善预后，提高视功能。经灌注液注入抗病毒药物，如阿昔洛韦(10～40μg/ml)，结合眼内光凝行病变视网膜和正常视网膜交界处光凝等，以及环扎术。

(3)玻璃体视网膜联合手术

1)适应证：有严重的玻璃体炎症混浊，多发性、位置偏赤道后的视网膜炎症坏死、萎缩及裂孔。有较多的基底部增生膜。

2)手术方法：主要采取巩膜扣带和玻璃体切割术，结合眼内激光、视网膜下液引流和硅油填充。手术中要尽可能切除全部玻璃体，充分剥除视网膜前膜和封闭全部裂孔。眼内填充物最好选择可较持久填充和少浮动的硅油，无晶状体眼需行6点方位虹膜根切术。

【术后处理】

1. *一般处理*　见孔源性视网膜脱离。

2. *并发症处理*

(1)眼压升高时，抗青光眼药物治疗。

(2)后期视网膜裂孔之间的网格收缩会导致新的裂孔生成。行受累视网膜切开或切除，使之松解复位。

(3)其他与孔源性视网膜脱离基本相同。

【住院小结】

1. *疗效*

(1)疗效与是否早期发现、正确诊断、及时治疗有关。

(2)早期仅出现小片视网膜病灶，即给予抗病毒药物和糖皮质激素，预后较好。

(3)病变较广泛，即使应用了抗病毒药物，但绝大多数并不能防止继发性视网膜脱离，甚至激光光凝封闭病变区后仍有部分病例发生视网膜脱离。虽然玻璃体视网膜联合手术，结合眼内激光、视网膜下液引流和硅油填充，视网膜复位率也仅有78%，最佳视力达到0.1者仅占56%左右。

2. 后续治疗　术后需要定期复查眼底，防止新的脱离发生，一旦发现有视网膜浅脱离迹象，立即补充激光。

3. 出院医嘱

(1)继续应用抗病毒药物。

(2)出院后 2 周复查 1 次，每次复查需排除视网膜裂孔。

(3)密切随访另一眼的视网膜情况。

（杨　晋　卢　奕　刘焕业）

四、伏格特-小柳-原田综合征

伏格特-小柳-原田综合征（Vogt-Koyanagi-Harada syndrome，VKH）是以双侧肉芽肿性全葡萄膜炎为特征的疾病，常伴有脑膜刺激征、听功能障碍、白癜风、毛发变白或脱落。以眼前段炎症为主的称为 Vogt-Koyanagi 病，以眼后段炎症为主的称为 Harada 病。又因本病常伴有脑和脑膜炎，行脑电图检查，发现与脑炎波形一致，故又称为"特发性葡萄膜大脑炎"，在国内占特殊内因性葡萄膜炎的首位。

【病史询问要点】

1. 发病诱因　发病前多有感冒样或其他前驱症状，以后双眼视力突然下降。

2. 相关病史　有无眼外伤和内眼手术史。

3. 眼部症状　有无眼痛、畏光、流泪、视力下降、闪光、视物变形、飞蚊等。

4. 神经系统症状　常有头痛、耳鸣、重听，少数出现高热、呕吐、颈项强直，以至昏迷。

5. 其他眼外表现　有无脱发、头发和皮肤变白等。

6. 年龄和性别　30—40 岁青壮年居多，性别无差异。

【体格检查要点】

1. 全葡萄膜炎　急性期以渗出性变化为主，可出现视盘炎、后极部视网膜水肿，甚至浆液性视网膜脱离。慢性期呈晚霞状眼底、Dalen-Fuchs 结节及其萎缩灶、Sugiura 征（瞳孔缘部的色素脱失）等。复发期多表现为前葡萄膜炎为主、视网膜色素紊乱，同时出现多种并发症。

2. 神经系统表现　前驱期多有头痛，严重者颈项强直、高热，以至昏迷。

3. 其他　在疾病的不同时期，还可出现听力障碍、眩晕；脱发、毛发变白、白癜风等眼外改变。发生率小柳病多于原田病。

【继续检查项目】

1. FFA 检查　对诊断有重要价值。急性期出现视网膜色素上皮多发性点状强荧光，以后融合扩大，使视网膜下液和视网膜色素上皮下液着色。慢性期和复发期，显示"虫蚀样"外观和窗样缺损，弥漫性色素上皮损害者则显示椒盐样强或弱荧光。在动脉期多发的细小点状强荧光和造影晚期广泛的视网膜脱离区域下荧光素积存是 VKH 典型的荧光血管造影特征。

2. 脑脊液细胞学　发病 1～3 周内进行脑脊液细胞学检查，80%以上可见到淋巴细胞增多，是疾病早期的一种有用的实验室检查方法。发病 2 个月后进行此项检查无多大价值。

3. 超声检查 B超可见视网膜脉络膜增厚或渗出性视网膜脱离。

4. OCT 检查 可见黄斑区神经上皮脱离或黄斑囊样水肿。

5. UBM 检查 可见睫状体脱离或睫状体炎性改变。

6. HLA 分型 发现 $HLA\text{-}DR_4$、$HLA\text{-}DR_{w53}$ 阳性对诊断有一定的帮助。

【诊断】

1. 无眼外伤和内眼手术史。

2. 以下 4 项中至少 3 项。

(1) 双眼前葡萄膜炎，常发展为肉芽肿性炎症。

(2) 神经系统表现为头痛、头晕、耳鸣、颈项强直、中枢神经或脑神经异常或脑脊液中淋巴细胞增加。

(3)后葡萄膜炎表现为渗出性视网膜脱离、视盘充血水肿、黄斑水肿和晚期晚霞样眼底等。

(4)中晚期毛发皮肤改变，如脱发、毛发变白、白癜风等。

3. FFA 和 HLA 分型对本病的诊断有一定的帮助。

【临床类型】

1. 根据疾病轻重不等分

(1)顿挫型：炎症轻，时间短，虽有视网膜脱离但无明显晚霞样眼底。

(2)后极部视网膜脱离型：患病率高，复发次数少，易误诊为中心性浆液性视网膜脉络膜病变。

(3)视盘周围水肿型：易误诊为视神经炎或视盘水肿。

(4)前葡萄膜炎型：对皮质激素的治疗效果不如前两型，易引起各种并发症。

(5)迁延型：由于病情严重时间长(半年以上)或治疗不及时致长期不愈，表现为肉芽肿性炎症发生严重并发症而导致视力严重下降。

2. 根据临床表现和疾病发展过程分

(1)前驱期(脑膜期)：突发感冒样症状，头痛、耳鸣、耳聋为最多见，恶心、呕吐(脑膜刺激症状)时间短，3～5d。

(2)眼病期(葡萄膜炎期)：70％双眼视力下降，30％先一眼发作 1～3d 后另一眼发作，双眼病情可轻重不一。

1)VK(Vogt-Koyanagi)：以渗出性前葡萄膜炎为主，也有后部炎症，发病之初畏光、流泪、眼痛、视力急剧下降等主诉。睫状充血，大小不等灰白色角膜后沉着物，房水闪光阳性，前房浮游物，虹膜色暗秽，纹理不清，Koeppe 结节，瞳孔缩小，有大量渗出物覆盖虹膜及瞳孔，并可有广泛后粘连(急性渗出性前葡萄膜炎)，此时眼底看不清，患者述有闪亮感则炎症涉及脉络膜。如不及时治疗易发生并发症，如瞳孔闭锁、瞳孔膜闭，有时眼压中等升高是由于睫状体和小梁水肿及炎症细胞浸润致晶体-虹膜膈前移，前房变浅眼压升高。VK 病程冗长反复，依次加重终将继发青光眼、白内障、眼球萎缩。

2)H(Harada):以眼底病变为重,眼前段炎症轻。由于脉络膜先受侵犯,患者常述视力急剧下降,闪光感,视物变形。检眼镜检查,有轻度玻璃体混浊,能看见眼底。视盘边界不清,初期视盘周围及黄斑部水肿、黄斑呈放射状皱褶,视网膜水肿混浊,随着炎症的加剧视网膜下有大量渗出,整个视网膜呈灰白色混浊,表现为渗出性多灶性视网膜脱离,当其变大相融合则形成局限性视网膜脱离而无裂孔,多在下方呈球形隆起为原田病特征,渗出物吸收视网膜自行复位。原田病初,眼前段炎症轻微,但炎症加剧也可有睫状充血、角膜后沉着物,房水闪光阳性,Koeppe 结节和虹膜后粘连,病程数周至数月不等,且可反复发作但预后较小柳病好。

(3)恢复期(慢性期):其特征为毛发和脉络膜的脱色素化。发病 2～3 个月后眼部炎症逐渐消退,视网膜下液体吸收、视网膜复位,脉络膜色素和视网膜色素上皮层色素细胞遭严重破坏,色素脱失呈晚霞样眼底(呈橘红色色调),并杂有大小不等的色素斑。视盘周围有白色萎缩晕。

(4)复发期:轻度的全葡萄膜炎,伴随肉芽肿性前葡萄膜炎的急性发作;可出现虹膜结节,视网膜色素紊乱,并出现多种并发症。

【鉴别诊断】

1. 交感性眼炎　有眼外伤和眼内手术史,发生于所有年龄,无听力下降、毛发改变和神经系统异常。

2. 中心性浆液性视网膜脉络膜病变(CSC)　容易与 VKH 的后极部视网膜脱离型相混淆,但是 VKH 有前葡萄膜炎表现。此外,眼底血管造影也有助于鉴别诊断。VKH 显示荧光渗漏点是多发的,晚期荧光积存要比 CSC 的荧光积存强烈得多。CSC 造影晚期神经视网膜层脱离区内绝对不会有完全的染料充盈。视盘晚期荧光素着色常见于 VKH。

3. 视神经炎或视盘水肿　一般不伴有前葡萄膜炎表现,无视网膜脱离发生,更无毛发和皮肤的改变。

4. 葡萄膜渗出综合征　可出现浆液性视网膜脱离,但是呈亚急性或慢性进展,炎症表现很轻,无毛发、皮肤和神经系统等改变。

【治疗原则】

早期突击性全身糖皮质激素治疗,以控制眼内急性炎症,然后根据病情在 3～6 个月缓慢减量,严重者可延长到 1 年。对伴随的前葡萄膜炎,局部应用糖皮质激素和散瞳药。

【治疗方案】

1. 初发者　主要给予泼尼松口服,一般开始剂量为 1～1.5mg/(kg・d)(成人口服 80～100 mg 或 100～120mg),于 10～14d 开始减量,维持剂量为 20mg/d,治疗时间多需 8 个月以上。

2. 复发性或顽固性患者　若对糖皮质激素治疗无效或因不良反应不能继续使用糖皮质激素者,可给予免疫抑制药,可选苯丁酸氮芥、环孢素和 FK506 等。

3. 脑膜刺激症状明显者　应做神经科的有关检查与治疗。

4. 并发症者　对于并发性白内障和继发性青光眼等并发症，给予相应的药物和手术治疗。

5. 中医辨证施治

6. 其他治疗　同一般葡萄膜炎，局部点糖皮质激素，充分散瞳，活动瞳孔。应注意根据病情适当控制局部糖皮质激素滴眼次数，以免发生眼部并发症，如激素性青光眼等。

【住院小结】

1. 疗效　本病是葡萄膜炎中的顽固类型之一，治疗上相当棘手。一般认为，早期诊断、早期予以适当的治疗，50%的患者视力可达 0.5 以上。伏格特-小柳-原田综合征中，有的表现为以渗出性虹膜睫状体炎为主(伏格特-小柳病)，有的则表现为以双眼弥漫性渗出性脉络膜炎为主(原田病)。前者发病缓慢，约 50%患者起病初期有脑膜刺激症状。后者起病迅速，约 90%患者初期有脑膜刺激症状。但是因为前者常并发白内障和青光眼，所以预后较后者差。最终视力预后与炎症程度、有无并发症和黄斑部病变有关。脱发及白发者可于 6～12 个月再生及恢复正常。

2. 后续治疗　见前、后葡萄膜炎。

3. 出院医嘱　见前、后葡萄膜炎。

(朱承华　刘焕业)

五、白塞综合征

白塞综合征(Behcet syndrome)是一种以反复发作的葡萄膜炎、口腔溃疡、皮肤损害和生殖器溃疡为特征的多系统受累的疾病。此病主要发生于远东、中东和地中海沿岸的一些国家，以日本患病率最高(占全世界患者的 1/2)，也是国内葡萄膜炎中常见的类型，占全葡萄膜炎患病率的 16.30%～41.13%。

【病史询问要点】

1. 早期先驱症状　全身不适、低热、食欲缺乏、反复咽喉炎、关节炎等。

2. 发病诱因　发病前多有牙周炎、扁桃体炎等病毒或细菌感染病史。

3. 全身表现　口腔和外生殖器溃疡、关节红肿疼痛、皮肤损害等。

4. 性别　男性多于女性，多为双眼。

5. 发作次数及用药　注意询问发作次数和每次发作程度，目前及既往用药情况，以及治疗效果等。

【体格检查要点】

1. 眼部损害(40%～100%)　主要表现为反复发作的全葡萄膜炎(70%～80%)，呈非肉芽肿性，约 25%出现寒性前房积脓(不伴充血的前房积脓)。其特点是：①无菌性；②反复性；③很大流动性；④可单独出现；⑤发生和消退迅速，且消退可是自发性的，或糖皮质激素滴眼后迅速吸收；⑥眼部手术和外伤易诱发。其前葡萄膜炎常表现为房水蛋白和细胞不成比例，即房水闪光轻，而房水细胞相对较多。典型的眼底改变为视网膜炎、视网膜血管炎，以及后期出现的视网膜血管闭塞和广泛视网膜萎缩。发病初期眼后段变化小，常在不治疗的情况下1周内消失；但是复发时上述病变加重，且一旦复发，即有频繁复发的倾向。

2. 口腔溃疡(近100%)　溃疡常发生在易摩擦的部位，多发性，反复发作，疼痛明显，一般持续1～2周。

3. 皮肤损害(80%)　呈多形性改变，主要表现为结节性红斑、痤疮样皮疹、溃疡性皮炎、脓肿等。皮肤过敏反应阳性(25%～60.8%)，即针刺处出现结节和疱疹是此病的特征性改变。

4. 生殖器溃疡(45%～94%)　疼痛明显，愈合后可遗留瘢痕。

5. 其他　尚可出现关节红肿、血栓性静脉炎、神经系统损害、消化道溃疡、附睾炎等。

【继续检查项目】

1. FFA　对评价、追踪眼部病变与估计预后有重要价值。主要表现为2种类型：①血管扩张渗漏增强性改变：毛细血管弥漫性渗漏是其特点。②血管闭塞性改变：主要见于视网膜静脉主干及其分支。

2. UBM　可发现睫状体附近多种改变，如片状渗出、点状回声、团块状渗出。

3. 实验室检查

(1)皮肤针刺试验：简单易行，有诊断价值，用消毒注射针头穿刺皮肤或皮内注射生理盐水0.1ml，24h内该处出现红色硬结或小脓疱者为阳性(表示为嗜中性白细胞趋化性增强)。阳性率为40%。判断标准如下。

1)阴性：红斑≤2mm。

2)可疑：红斑>3mm，或出现1～2mm的丘疹，丘疹周的红斑≤2mm。

3)阳性：根据其反应程度分为4级。

Ⅰ级：丘疹直径=2～3mm，其周围红斑直径=3mm。

Ⅱ级：丘疹直径≥3mm，周围红斑直径=3mm。

Ⅲ级：出现脓疱疹，周围红斑直径≥3mm。

Ⅳ级：脓疱疹直径>2mm，周围红斑直径≥3mm。

(2)C反应蛋白(CRP)测定：据波光彦等(1982年)介绍CRP眼部炎症发作前后均升高，特别是发作前不久最为明显；CRP增高同时有嗜中性白细胞增高，两周内有眼病发生的阳性率达86.1%，因此认为CRP测定在预测眼部炎症发作方面有一定参考价值。CRP阳性伴有中性白细胞增加者的眼部损害发生率高(81.6%)。

(3)红细胞沉降率快、嗜中性白细胞增高。

(4)HLA-B_5检出率比健康者高3～4倍。男性完全型和有眼部损害者HLA-B_5阳性率更高。

(5)凝血系统处于高凝状态等，必要时还可做血清纤维蛋白溶解系统和免疫学检查。

【诊断】

国际白塞综合征研究组制定的诊断标准是：复发性口腔溃疡(1年内至少复发3

次)加上下面4项中出现2项者:①复发性生殖器溃疡或生殖器瘢痕;②眼部损害(前葡萄膜炎、后葡萄膜炎、玻璃体内细胞或视网膜血管炎);③皮肤损害(结节性红斑、假毛囊炎或脓丘疹或发育期后的痤疮样结节);④皮肤过敏反应试验阳性。

【临床类型】

1. 根据临床表现分

(1)完全型:具备上述4项主要体征。

(2)非完全型:①有3项主要体征或2项主要体征加上2项次要体征;②有典型眼部改变,如反复性前房积脓性前葡萄膜炎或典型眼底病变加1项主要体征。

(3)可疑型:①有主要体征一部分,不能定为不完全型者;②典型次要体征反复发作者。

2. 根据眼部表现分(MiMura,1978年)

(1)前葡萄膜炎型:仅前段炎症,轻度虹膜炎,多次反复发作,表现为急性渗出性虹膜炎,细小角膜后沉着物,前房积脓。特点:出现快消失也快,并导致各种合并症。

(2)玻璃体炎型:是以玻璃体混浊为主的反复炎症,可见视网膜静脉扩张,视网膜水肿但无出血渗出,此型以睫状体炎为主。

(3)眼底病型:为严重类型,眼底出血、渗出、视网膜明显弥漫混浊,视网膜血管炎。大多数眼前后段都有炎症和玻璃体混浊。眼底病变有如下临床表现过程。

1)视网膜早期改变:以血管炎为主,静脉扩张在其附近有毛刷样出血;动脉变细,有的血管呈白线;毛细血管的通透性增加引起后极部视网膜弥漫性水肿混浊。

2)视网膜晚期改变:可发生视网膜血管分支阻塞,视网膜有大片出血和渗出,甚至发生新生血管伸向玻璃体引起玻璃体积血。小动脉闭塞性血管炎,引起缺血性病变导致视网膜浅层坏死呈灰白色,视网膜梗死。疾病反复发作视网膜持续水肿混浊,黄斑囊样变性,发生板层裂孔,由于血管周围继发性纤维增生可引起视网膜脱离。

3)视盘改变:视盘充血,边界不清,当视网膜血管供血进行性丧失,则视网膜纤维层萎缩变薄,萎缩扩延,反映在视盘颜色变浅萎缩;重者视盘血管发生闭塞性血管炎,由于缺血而发生视神经萎缩,视力急剧下降乃至丧失。视神经萎缩。

【鉴别诊断】

1. 前房积脓的其他前葡萄膜炎　如强直性脊柱炎的前葡萄膜炎、感染性前葡萄膜炎等。

2. 伴有血管炎的葡萄膜炎　如结节病性葡萄膜炎、中间葡萄膜炎、弓形体病性葡萄膜炎等。

【并发症】

该病长期反复发作可发生各种并发症,使视力严重丧失,预后不佳。本病的主要并发症有:①并发性白内障(35.6%);②继发性青光眼(11.39%);③视神经萎缩(5.2%);④黄斑变性(3.49%);⑤黄斑部视网膜下新生血管;⑥黄斑囊样水肿;⑦玻璃体积血;⑧视网膜脱离等。本病不仅对眼部损害严重,而且可因全身病变而导致死亡。

【治疗原则】

1. 眼前段受累者　以局部睫状肌麻痹药和糖皮质激素治疗为主。

2. 眼后段受累者　以包括免疫抑制药在内的联合治疗为主。一般不主张全身单独应用糖皮质激素。

【治疗方案】

1. 眼前段受累者　给予睫状肌麻痹药扩瞳和糖皮质激素点眼。

2. 眼后段受累者　全身应用糖皮质激素联合免疫抑制药等治疗。

(1)免疫抑制药

1)藤野(1993年)方案:首选秋水仙碱(初始剂量0.5mg,每日2次;好转后0.5mg/d,对无生育要求者);如果无效或有不良反应则用苯丁酸氮芥或环磷酰胺;如果病情特别严重或反复多次发作其他方法均无效则考虑用环孢素。

2)美国Stephen(1992年)方案:认为苯丁酸氮芥是治疗白塞综合征最有效的化学制剂。另外也推用秋水仙碱,其耐受性良好,轻度病例可单独应用,或联合应用。同样认为慢性炎症长期应用糖皮质激素易发生各种并发症,对严重病例多采用苯丁酸氮芥或静脉注射环磷酰胺。

3)杨培增(1992年)方案:为中西医结合治疗。a.苯丁酸氮芥:首选苯丁酸氮芥,开始剂量0.1～0.2mg/(kg·d),用药半年后或炎症控制3个月,根据患者情况逐渐减量,经过3～4个月后减至2mg/d,用药约1年。b.中药:应辨证施治,一般以清热解毒、凉血祛瘀为主。治疗初期每日1剂,以后根据病情隔日或3日1剂。c.辅助治疗:治疗开始或在治疗初期患者有前葡萄膜炎给予散瞳、糖皮质激素滴眼,出现前房积脓则球结膜下注射,严重视网膜炎则球旁注射。

4)笔者对一般病例主要用秋水仙碱、雷公藤;对严重病例用苯丁酸氨芥或静脉注射环磷酰胺;如果再无效的严重病例考虑应用环孢素。

随着新型免疫抑制药和生物制剂的不断出现,环磷酰胺、秋水仙碱和沙利度胺等药物的使用率日渐减少。目前国内选用较多的免疫抑制药包括环孢素[2.5mg/(kg·d),分2次服用]、硫唑嘌呤[2mg/(kg·d),分2次服用]、苯丁酸氮芥(2～5mg/d)、甲氨蝶呤(每周5～10 mg)、复方环磷酰胺[2mg/(kg·d)]等。对于育龄患者首选环孢素或硫唑嘌呤,不能耐受上述治疗者给予苯丁酸氮芥、甲氨蝶呤或复方环磷酰胺。

5)常用免疫抑制药。

秋水仙碱:通过结合微管蛋白干扰有丝分裂纺锤体的功能,抑制白细胞的迁移。成人口服0.5mg,每日2～3次。药物吸收较好,大部分经肠道排出,部分经肾排出。注意:中等量常出现胃肠道反应;急性中毒表现为出血性胃肠炎、肾中毒、血管损伤、肌肉萎缩、上行性中枢神经麻痹;长期用药可导致粒细胞减少、再生障碍性贫血、脱发、精子缺乏;服药期间应严密观察血象;孕妇禁用,未婚未育青年禁用。

环磷酰胺(CTX):因为该药对淋巴细胞有直接抑制作用,糖皮质激素可抑制白细胞向炎症部位的趋化。临床上,多采用小剂量联合糖皮质激素应用以增强疗效,减轻两种药物的毒副反应。成人口服每次50mg,每日1～2次,一般1～2周,炎症好转则减量,维持量50mg/d。小儿每千克体重1～2mg,分2次服。肌内注射每次100～200mg,溶于5ml生理盐水中,每日或隔日1次。静脉注射,每次100～200mg溶于生理盐水中，每日或隔日1次。注意：a.毒副反应有白细胞及血小板下降、脱发、胃肠症状，导致不排卵、无精子，出血性膀胱炎，肝功能损害和畸胎。b.孕妇和未婚未育青年禁用。c.用药期间至少每周检查1次血、尿常规。若白细胞计数降至4×10^9/L以下，血小板计数降至100×10^9/L万以下及肝功能出现异常者停药。

苯丁酸氮芥：作用缓慢，许多特性与环磷酰胺相似。注意：一般用法，0.1mg/(kg·d)，2～6周出现疗效。如出现骨髓抑制现象或已出现疗效或总量达到400mg时即停药或减量。维持量0.03～0.1mg/(kg·d)。对骨髓抑制主要表现为淋巴细胞减少，对粒细胞和血小板抑制较轻。但剂量过大时则出现全血象下降。也可引起黄疸和肝功能异常。对男女生殖器官有一定的毒性。

环孢素(CsA)：是一种新型强效免疫抑制药。从真菌培养中提取的，全身应用毒性较强。局部滴用1%～2% CsA液(溶剂橄榄油或蓖麻油最好)，也可结膜下或球旁、球后注射。口服开始剂量每日要少于5mg/kg，不能控制病情时，可短期增到7mg/(kg·d)。全身应用应特别注意全身反应，主要是对肝、肾功能及神经系统损害，使用中应随病情好转降低CsA剂量，在临床上应慎用。美国国立眼科研究所观察到CsA和泼尼松联合应用是治疗本病的一项有效措施，在降低两种药物用量的同时，减少了各自的不良反应。

FK506(藤霉素)：选择性抑制$CD4^+$ T淋巴细胞，作用方式基本同CsA。适用于使用上述治疗方法失败或出现严重并发症的病例，效果较好。应用剂量为0.1～0.15mg/(kg·d)。主要副作用有肾损害、神经系统和胃肠道症状、高血压。

(2)糖皮质激素：糖皮质激素治疗白塞综合征至今有50多年的历史，但是大量临床结果表明，糖皮质激素单独治疗本病效果不佳：①口服糖皮质激素总量多时，当减量或中止用药，有反跳现象，约半数病例病情恶化；②全身应用糖皮质激素无助于预防白塞综合征复发，甚至在用糖皮质激素治疗过程中，疾病仍反复发作；③糖皮质激素有消炎作用，局部应用即可达到目的，全身长期应用对预后不佳；④用糖皮质激素组多发生血栓性静脉炎，疗效低于免疫抑制药和CsA组。目前糖皮质激素口服制剂主要用于2种情况：①短期应用于治疗严重的视网膜炎或视网膜血管炎，尤其影响视盘和黄斑区的严重炎症病变，炎症一旦减轻，应迅速减药和快速停药。②联合免疫抑制药等其他治疗。

(3)抗肿瘤坏死因子α制剂：国外学者推荐，在糖皮质激素与免疫抑制药治疗基础上，若炎症反复发作或不能耐受传统免疫抑制药治疗的患者，可考虑应用抗TNF-α制剂。参阅后葡萄膜炎。

(4)干扰素α：具有抗病毒、抗新生血管形成和免疫调节作用，可减少外周血γδT细胞数量和抑制T细胞与血管内皮细胞的黏附。近年来，基因重组干扰素α联合糖皮质激素或其他免疫抑制药作为二线用药治疗白塞综合征和其他顽固性葡萄膜炎，主要不良反应有感冒样症状、白细胞减少、脱发、精神抑郁或转氨酶升高等。但价格昂贵仅次于抗肿瘤坏死因子α制剂。

(5)联合用药：欧洲抗风湿病联盟专家的推荐治疗方案为：①白塞综合征眼病患者

应选用硫唑嘌呤[2.5 mg/(kg・d)]联合糖皮质激素治疗；②伴有严重眼病者(视力下降2行、伴有视网膜血管病变及黄斑受累者)除上述治疗外，需加用环孢素[2～5mg/(kg・d)]或英夫利昔治疗；或应用干扰素 α 联合糖皮质激素治疗，干扰素 α2a 的效果略好于干扰素 α2b；干扰素 α 不要与硫唑嘌呤联合使用(因为骨髓抑制)。在治疗过程中应注意多数免疫抑制药起效慢，联合糖皮质激素可快速发挥控制炎症反应的作用；另外，生物制剂需与糖皮质激素或免疫抑制药联合使用，单独使用易造成病情复发。表6-5中归纳了治疗白塞综合征的常用药物类型、用量及常见毒副反应。

表6-5　常用抗白塞综合征药物的剂量与主要不良反应

药物种类	药物剂量	主要不良反应
泼尼松	60～80mg/d	高血压、糖尿病、消化道溃疡、骨质疏松
硫唑嘌呤	50～100mg/d	骨髓抑制、机会性感染、肝功能损害
环孢素	3～5mg/kg	胃肠不适、肾功能损害、神经系统症状
甲氨蝶呤	每周7.5～15mg	骨髓抑制、胃肠不适、肝功能损害
秋水仙碱	0.5～1.5mg/d	不孕症、少精症
苯丁酸氮介	6～12mg/d	骨髓抑制、机会性感染、肝功能损害
沙利度胺	100mg/d	致畸作用、神经系统症状
干扰素 α	300万～600万U	流感样症状、白细胞减少、注射部位反应
英夫利昔	5～10mg/kg	头痛、注射部位反应、腹痛、感染

(6) 光凝治疗：不能代替适当的局部和全身药物治疗。对眼底有视网膜毛细血管无灌注、视网膜静脉分支阻塞、视网膜或视盘有新生血管者进行光凝治疗，以避免发生玻璃体积血和新生血管性青光眼。但是在炎症活动期不宜实施光凝治疗。

3. *并发症治疗*　对并发性白内障(19%～53%)、继发性青光眼(6%～20%)、增生性视网膜病变(18%)、继发性视网膜脱离、视神经萎缩(14%～17%)和黄斑变性(3.4%)等并发症，给予相应药物和手术治疗。值得注意的是，对于该病并发症的手术治疗应特别慎重，在炎症完全控制下再考虑手术。因为该病复发倾向大，在炎症未完全控制时，手术极易激惹葡萄膜炎发作和加重。

4. *其他*　见前、后葡萄膜炎。

【住院小结】

1. *预后与疗效*　本病的预后主要取决于受损器官、复发的频度及损害的严重性。在神经系统和心血管系统严重受累的患者中，约7%因严重并发症而死亡。

本病的视力预后较差。严重的白塞综合征患者，虽经积极的免疫抑制治疗，最终仍有20.4%的患者致盲。一般认为视力的预后与很多因素有关：①与治疗有关，糖皮质激素组疗效低于免疫抑制药组。②与发病年龄有关，发病年龄越早眼预后越差，30岁前发病者视力明显较30岁以后发病者差。③与性别有关，女性视力预后优于男性，男性患者发病9年以上者80%视力低于0.1，但是女性患者发病11年仅20%视力低于0.1。因为男性患者中约84%为后葡萄膜炎型，而女性则约有64%的患者为后葡萄膜炎型。④与眼病型有关，发病后8年眼前段型患者视力在0.5以上者为70%，而眼后段型患者仅为20%。

2. 后续治疗

(1)与其他相关科室配合，继续治疗眼部以外的炎症性损伤。

(2)继续观察和治疗眼部并发症。

(3)注意观察和预防药物特别是免疫抑制药的不良反应。

3. 出院医嘱

(1)继续应用糖皮质激素和免疫抑制药，按医嘱逐渐减量直至停药。

(2)定期门诊复查，包括眼部情况、肝肾功能、白细胞、血小板和有关免疫学指标。

(3)因眼部并发症，如并发性白内障、玻璃体积血等而手术者参见有关章节。

（朱承华　刘焕业）

六、富克斯综合征

富克斯综合征(Fuchs syndrome，FS)，是一种以虹膜脱色素为特征的慢性非肉芽肿性前葡萄膜炎。本病90%为单眼受累，也被称作虹膜异色性虹膜睫状体炎或虹膜异色性葡萄膜炎，是国内常见、预后较好的一种特殊类型葡萄膜炎。白内障是其最常见并发症，多表现为后囊下混浊；继发性青光眼是另一常见并发症，发生率为15%～59%。

【病史询问要点】

1. 性别与年龄　男性青壮年多见，90%为单眼受累。

2. 伴随症状　无严重眼红、疼痛、畏光、流泪等，可有视物模糊、眼胀、眼前黑影，多在发生白内障视力减退或眼压升高时就诊。

【体格检查要点】

1. 睫状充血　很轻或无。

2. 角膜　白色无色素、中等大小、圆形、边界清楚、不融合的角膜后沉着物，多遍布角膜后壁。有时角膜水肿。

3. 房水　轻度房水闪光和少量房水细胞。

4. 虹膜和瞳孔　单眼弥漫性虹膜基质萎缩与色素上皮的斑状消失，甚至呈半透明、筛样改变，表面可见细小血管，瞳孔缘色素层缺损或完全消失；瞳孔稍大，形态不规则，对光反应迟钝，无虹膜后粘连。

5. 玻璃体和视网膜　前玻璃体少许细胞，偶尔周边部视网膜脉络膜炎。

6. 并发性白内障　往往是最早症状。90%患者最终发生白内障，均由后囊下开始。

7. 继发性开角型青光眼　从明确本病诊断到发生青光眼的平均时间为11.5年。在疾病过程中，有20%～50%，甚至59%的患者可发生青光眼。

8. Amsler征　是本病的特点。即前房穿刺时，穿刺口对侧有细丝状血流向前房，量小，数小时吸收。与前房角存在放射状或环状异常血管有关。

【继续检查项目】

前房角检查：房角开放，有异常血管呈放射状或环状，很少有前粘连。

【诊断】

杨培增教授提出以下诊断标准。

1. 必备体征　①轻度的葡萄膜炎；②特征性的角膜后沉着物（弥漫分布或瞳孔区分布的中等大小或星状角膜后沉着物）；③虹膜脱色素；④无虹膜后粘连。

2. 参考体征　①单眼受累；②晶状体后囊下混浊；③眼压升高；④玻璃体混浊；⑤视网膜脉络膜病变。

【鉴别诊断】

1. 慢性前葡萄膜炎　弥漫性虹膜萎缩，角膜后沉着物有色素，容易发生虹膜后粘连，晶状体前表面有色素沉着。

2. 中间葡萄膜炎　很少出现虹膜脱色素表现，可有虹膜后粘连和典型的玻璃体雪球样混浊和雪堤样改变。

3. 青睫综合征　眼压升高明显；角膜后沉着物呈羊脂状，分布角膜下方1/3部位；无虹膜脱色素。

4. 单纯性虹膜异色症　先天发育异常，无炎症表现。

5. 继发性虹膜异色症　由于其他眼病引起的虹膜萎缩，如眼钝挫伤等，多可见其他相应眼病的原发表现。

6. 神经性虹膜异色症　这是由交感神经张力不对称或交感神经性影响，作用于虹膜载色体所引起。该病无前葡萄膜炎表现，也不发生并发性白内障。

【治疗原则】

无特殊疗法。糖皮质激素治疗不能改变病程，但是可减轻炎症。

【治疗方案】

1. 糖皮质激素　顾及糖皮质激素长期应用可促进白内障发展，诱发青光眼，且鉴于富克斯综合征对糖皮质激素不敏感，故一般不需要用糖皮质激素点眼，更无须全身治疗。前房炎症明显时，可给予短期点眼治疗。

2. 非甾体消炎药　关于非甾体消炎药的价值，目前尚未完全肯定。

3. 并发症治疗

(1)并发性白内障：可行超声乳化和IOL植入术。白内障手术效果较好，术后矫正视达0.5以上者达71%～90.5%。

(2)继发性青光眼：FS青光眼滤过手术失败率较高(55.5%)，因而眼压升高者首选药物治疗，难以奏效时再考虑相应的手术治疗，滤过手术时应考虑应用抗代谢药物。

【出院医嘱】

1. 并发性白内障、继发性青光眼术后见相关章节。

2. 其他见前葡萄膜炎。

（朱承华　刘焕业）

七、强直性脊柱炎

强直性脊柱炎(ankylosing spondylitis,AS)是一种病因尚不完全清楚的、主要累及中轴骨骼的慢性进行性关节炎,25%的患者并发急性、复发性、非肉芽肿性前葡萄膜炎,是前葡萄膜炎中的常见类型。本病发病隐匿,最早的关节疼痛可是单侧间断性的,常不被患者所重视。不少患者直至出现前葡萄膜炎后,才通过追问病史、HLA分型等而被确诊为该病。

【病史询问要点】

1. 家族史　家族中有无类似疾病史。

2. 性别与眼别　男性占大多数,男女比例为1∶3。多为双眼先后发病,很少同时受累。有季节性。眼部表现女性比男性发病高4倍。

3. 关节疼痛　最早的关节疼痛为单侧间断性,以后发展为双侧持续性。从下背钝痛向髂嵴和大腿后放射发展到关节和脊柱活动受限,甚至畸形。表现为胸腰、腹股沟、臀部或下肢酸痛不适,夜间痛或晨僵,活动后减轻,休息无改善。

【体格检查要点】

1. 眼部病变　多为急性、复发性、非肉芽肿性前葡萄膜炎,一般3~6周炎症消退;若出现前房积脓多黏稠,不易流动;反复发作可发生虹膜后粘连、并发性白内障和继发性青光眼;渗出可能到玻璃体,甚至影响眼底检查;偶尔因睫状体浸润而发生低眼压;有时发生黄斑水肿。慢性前葡萄膜炎仅占1%。

2. 骶髂关节和脊椎改变　关节疼痛、强直,脊椎活动受限,严重者脊柱畸形,出现驼背。关节炎多发生在眼部病变前。

3. 其他眼外表现　心血管病、消化道疾病、肺部病变和慢性前列腺炎等。

【继续检查项目】

1. X线片　早期可发现软骨板模糊、骨侵蚀、骨硬化和关节滑膜变化,以后出现关节间隙纤维化、钙化、骨化及骨性强直等。通常按X线片骶髂关节炎的病变程度分为5级:0级为正常,Ⅰ级可疑,Ⅱ级有轻度骶髂关节炎,Ⅲ级有中度骶髂关节炎,Ⅳ级为关节融合强直。

2. CT　对于临床或可疑病例,而X线片尚未显示明确的或Ⅱ级以上的双侧骶髂关节炎改变者,应行CT检查,能满意显示骶髂关节间隙及关节面骨质。该技术的优点还在于假阳性少。

3. HLA分型　HLA-B27阳性对诊断有重要价值。伴有前葡萄膜炎的AS患者中90%以上HLA-B27阳性。

4. 实验室检查　红细胞沉降率(80%异常升高)、CRP、RF、血清IgA、IgM等异常对诊断有一定的帮助。

【诊断】

凡是CT检查显示骶髂关节炎在Ⅱ级或Ⅱ级以上或X线在Ⅲ级以上,且具有以下临床表现之一项或以上者均可诊断:①胸腰、腹股沟、臀部或下肢酸痛不适。②夜间痛或晨僵。③活动缓解。④不对称性外周大关节炎，尤以下肢为主。⑤足跟痛或其他肌腱附着点病变。⑥急性前葡萄膜炎。

【临床类型】

1. 根据全身表现分

(1)急性毒性型(Still 病)：20％患者在发病前有高热、淋巴结和肝脾大等。发病时轻微关节疼痛。此型很少发生前葡萄膜炎。

(2)多关节型：全身所见不多；发病时 5 个以上关节受累，膝关节多见，腕关节和踝关节次之。此型 7％～14％发生前葡萄膜炎。

(3)单关节或少关节型：常累及膝关节，髋关节和足跟次之。此型 78％～91％发生前葡萄膜炎。

2. 根据眼部表现分

(1)慢性非肉芽肿性前葡萄膜炎：多见于女性，伴发单关节或少关节型关节炎。临床刺激症状轻，眼不红不痛，常发生角膜带状混浊和并发性白内障，常因视力减退就诊才发现该病。

(2)急性非肉芽肿性后葡萄膜炎：多见于男性，伴有多关节型的关节炎。某些患者 HLA-B27 阳性。

【鉴别诊断】

1. 类风湿关节炎(RA)　多侵犯末梢关节；类风湿因子阳性；HLA-B27 阴性；发生前葡萄膜炎少，相反容易发生巩膜炎；常引起风湿性心脏病。而 AS 主要侵犯中轴骨骼，男性病人多见，类风湿因子阴性，HLA-B27 检出率高，比 RA 更容易发生前葡萄膜炎。

2. Reiter 综合征　包括特异性尿道炎、多发性关节炎(多侵犯大关节)、急性结膜炎和前葡萄膜炎(8％～40％)，一般先出现尿道炎，然后出现关节炎和眼病。60％患者有骶髂关节炎；HLA-B27 检出率约 60％，低于 AS 的 90％。除了尿道炎和结膜炎外，还具有一些 AS 所没有的变化，如角膜水肿、口腔溃疡和指甲改变。

3. 非炎性背痛　以下 5 项有助于 AS 引起的炎性背痛和其他原因引起的非炎性背痛的鉴别：①背部不适发生在 40 岁以前；②缓慢发病；③症状持续至少 3 个月；④背痛伴发晨僵；⑤背部不适在活动后减轻或消失。以上 5 项有 4 项符合则支持炎性背痛。

【治疗原则】

1. 恢复患者免疫功能，消除关节末端筋腱炎症，阻止筋腱继续骨化。

2. 伴发前葡萄膜炎者，局部使用糖皮质激素和睫状肌麻痹药。

【治疗方案】

1. 前葡萄膜炎　局部使用糖皮质激素、睫状肌麻痹药和非甾体消炎药滴眼。葡萄膜炎症状通常在治疗后 1 个月左右缓解，无后遗症，绝大多数患者预后良好。

2. 骶髂关节和脊椎改变　减轻疼痛，防止关节强直。最好配合相关科室协同治疗。可给予非甾体消炎药、生物制剂、进行康复功能锻炼直至手术等。

（朱承华　刘焕业）

八、眼弓形体病

眼弓形体病(ocular toxoplasmosis)指的是刚地弓形体寄生在细胞内,通过免疫介导引起局灶性坏死性视网膜炎或视网膜脉络膜炎,是潜在致盲性眼病的常见病因。眼弓形体病可以是先天潜伏病灶再次复发,或者是获得性感染。有报道,5岁前儿童90%和成人的30%～40%视网膜脉络膜炎系由弓形体感染引起。国内资料亦在10%以上。

【病史询问要点】

1. 发病年龄　先天性多发生于胎儿期或生后不久,再发年龄多在11－40岁。

2. 发病诱因　询问先天性弓形体病患儿母亲或者后天性患者有无弓形体感染史,有无猫狗接触史和食入生肉史。

3. 主要症状　最常见的是视物模糊。其他主诉有眼前黑影漂浮,中心暗点,畏光,眼红、痛,以及全身症状(发热,不适)。儿童可首先表现为斜视、眼球震颤、入学时低视力或脑积水。

【体格检查要点】

1. 外眼检查　结膜充血;先天者可见斜视,眼球震颤,小眼球。

2. 眼前段检查　1/2的患者有前房炎症反应,1/4的患者有角膜后沉着物。先天者可见先天性无虹膜、先天性白内障等。

3. 眼底检查　局灶性、坏死性视网膜脉络膜炎是眼弓形体病的典型病变。病灶分为陈旧病灶和再发病灶。先天者还可见脉络膜缺损、永存玻璃体动脉、视神经萎缩等。

4. 其他科室会诊　尤其神经科、儿科,排除脑部弓形体病等。

【门诊资料分析】

1. 眼底荧光血管造影(FFA)　在活动性病灶显示强荧光,在血管炎的区域可观察到早期渗漏和晚期着色。其他表现包括窗样缺损、晚期巩膜着色及脉络膜新生血管。

2. 光学相干断层成像术(OCT)　显示视网膜炎症水肿。

上述检查均无特异性。

【继续检查项目】

1. 病原学检查　包括涂片染色法、动物接种分离或细胞培养,多数情况下难以获得弓形体标本,因此病原学检查比较困难,且阳性率不高。

2. 血清学方法　单纯的血清学方法不能确定诊断,特别是对怀疑眼弓形体病的患者,血清抗弓形体抗体检测仅可作为诊断参考,更重要的是进行眼内液弓形体抗体的检测。检查方法有Sabin-Feldman染料试验、补体结合试验、血细胞凝集反应、免疫荧光素标记抗体试验、酶联免疫吸附试验、免疫印迹试验和免疫吸附凝集试验。

3. 聚合酶链反应(PCR)　检测弓形体特异的基因mRNA,取材可以是房水和玻璃体或病变组织。

4. 其他　胸部X线摄片、梅毒螺旋体检查、红细胞沉降率、全血细胞测定,以排除结核性、梅毒性、内因性感染等所致的视网膜脉络膜炎;先天性感染患者通常有贫血、血小板减少、白细胞减少或增多、嗜酸性粒细胞增多。获得性感染也可出现中等程度的嗜酸性粒细胞增多,并可出现转氨酶升高。

【诊断】

1. 眼底病变的临床过程和表现形态符合下述典型的先天性和后天性眼弓形体病的特征(见临床分型)。

2. 血清学检查抗弓形体抗体阳性,眼房水抗体对血清抗体的比较试验对诊断眼弓形体病有价值。

3. 除外引起眼底相似病变的其他可能病因,尽量排除其他常见的葡萄膜炎病因,如结核、梅毒、病毒等引起的脉络膜视网膜炎。

【临床分型】

1. 先天性眼弓形体病　由于母体妊娠期感染弓形体病而引起胎盘感染,并转移至胎儿,以视网膜脉络膜炎为主要症状,胚胎期损害引起的先天畸形,主要有小眼球、无眼球、先天性无虹膜、脉络膜缺损、玻璃体动脉残存、视神经萎缩、先天性白内障和斜视等,炎症损害引起视网膜脉络膜炎,眼底改变可分为陈旧病灶和再发病灶两类。

(1)陈旧病灶:患儿眼底检查可见瘢痕性改变,其急性期多发生于胎儿期或出生后不久,典型的陈旧病灶常为双侧性,多位于黄斑部,有时见于视盘的周围和赤道部,新近有报道称周边病灶更多见,病灶 2～3 个视盘直径大小,病灶中央为灰白色增生组织,无新生血管,周围为黑色素沉着,呈锯齿状排列,病灶与其周围正常视网膜境界清楚,在主要病灶周围可有 1 至数个小的黑色素增生灶,为炎症复发的结果。

(2)再发病灶:多半为先天性感染的再发,约 1/3 的先天性病例有可能再发,再发的年龄多在 11－40 岁,急性期表现为局灶性黄白色渗出病灶,该处视网膜水肿,轻度隆起,边界不清,单一病灶约为 1 个视盘直径大小,病灶区内视网膜血管受累,管径不规则,动脉呈节段状改变,静脉周围伴有白鞘,玻璃体混浊,亦可引起前葡萄膜炎及虹膜后粘连,一般经过 2～3 个月后炎症逐渐消退,血管炎消失,病灶境界清楚,边缘逐渐出现色素,1～2 年后呈典型的陈旧病灶。

2. 后天性眼弓形体病　成年人获得性弓形体眼病,以慢性表现较多,尤其是缺乏先天性弓形体病的其他症状,血清抗体滴度增高的病例,也多有全身改变。后天性患者并发眼部症状少见,如发生眼部损害,其临床表现为局限性渗出性视网膜脉络膜炎,与先天感染的再发病例所见相同,可单眼或双眼发病,患眼视力下降,眼底病变多位于黄斑部或视盘周围,病灶处视网膜灰白色水肿,境界不清,靠近视盘时可引起视盘炎。2～3 个月后视网膜水肿渗出逐渐消退,最后呈瘢痕性病灶。

【鉴别诊断】

1. 急性视网膜坏死　多发生视网膜脱离和出血,而在弓形体病中罕见。

2. 巨细胞病毒性视网膜炎　弓形体病前房和玻璃体的反应比较严重,无视网膜出血,病灶边界致密、绒毛状,而巨细胞病毒性视网膜炎则前房反应轻,出血多,病灶边界干燥,呈颗粒状。

3. 其他　如念珠菌、梅毒、结核、莱姆病、肉样瘤等引起的视网膜脉络膜炎症。

【并发症】

包括继发性青光眼、黄斑囊样水肿、视网膜血管阻塞、视网膜新生血管形成、脉络膜新生血管形成、视网膜下新生血管形成等，以及玻璃体机化和牵引性视网膜脱离。

【治疗原则】

治疗措施取决于病变的性质、部位、严重程度和时期等不同情况。陈旧病灶一般无须治疗，对于免疫功能正常患者，该疾病通常有自限性，如视网膜病灶局限于周边，也可以仅仅给予观察；如果病变接近黄斑，明显影响视力，或者引起严重的渗出性病变，玻璃体混浊明显，可用抗弓形体药治疗。病变消退后可做预防性光凝固术。

【治疗方案】

1. 抗弓形体病化学药物治疗

(1)乙胺嘧啶：为治疗弓形体病常用药，成人最初每日 50～100mg，分 2 次服用，1 周后改为每日 25～50mg。与磺胺类药物联合应用具有协同作用，可增加疗效 8 倍以上。本药长期服用可引起毒性反应，导致巨细胞性贫血、血小板和白细胞减少等，停药后可自行恢复。一般 5～10d 为 1 个疗程，间歇 10 日再服第 2 个疗程。用药期间给予叶酸每日 15mg，可减少或防止其不良反应。

(2)磺胺类药物：目前以磺胺甲嗯唑/甲氧苄啶（复方新诺明）为首选药物。

(3)其他药物：螺旋霉素、林可霉素、克林霉素等。不良反应小，无胎盘毒性作用，因此可用于治疗孕妇弓形体病。螺旋霉素还可用于预防性治疗，使获得性弓形体病孕妇、儿童患先天性弓形体病的患病率明显下降。

2. 皮质类固醇激素　可明显减轻炎症，改善眼部症状，提高视力。必须合并应用抗弓形体病的特异性治疗药物，单用皮质类固醇激素可使病情恶化。

3. 联合用药　①合并轻度到中度玻璃体炎症的周边病灶，可给予克林霉素 300mg 联合磺胺嘧啶（负荷量 2g，维持量 1g），每日 4 次。②合并中度到重度玻璃体炎症，可使用三联疗法，即增加泼尼松每日 1mg/kg，并根据治疗效果进行调整。③对于近黄斑病灶，可使用四联疗法，即再增加乙胺嘧啶负荷量 75mg，维持量每日 25mg。由于乙胺嘧啶可以引起较小的瘢痕，可能对治疗黄斑、近黄斑、视盘、近视盘的病灶比较合适。

4. 光凝治疗　陈旧病灶的复发是眼部弓形体病的特征。应用光凝技术照射陈旧病灶周围，以破坏周围组织中的弓形体包囊及过敏性组织，以不影响视盘黄斑束为原则，减少病灶的播散和复发。但光凝治疗不适用于急性期与活动性病变。应用光凝治疗时还应注意勿损伤视盘黄斑纤维束，对中心凹附近区域也要慎用。此外，亦有做冷冻治疗者，但效果不如光凝固术。

【住院小结】

1. 预后　弓形体全身感染的预后主要取决于感染株的毒力、患者的免疫状态、受累部位及治疗是否及时和正确。视力的预后主要取决于受累部位，黄斑区和视神经受累者预后差；还取决于是否出现了严重的并发症。视野缺损是常见的后遗症。病情严重者视网膜和脉络膜炎症反应明显，或者存在严重的并发症，如玻璃体混浊、黄斑区水肿、视网膜前膜、脉络膜新生血管膜、继发性青光眼等，即使经过积极治疗也往往视力预后不良。

2. 出院医嘱

(1)避免与猫狗接触,不食生肉。

(2)门诊定期随访,及时调整药物剂量;监测并发症;注意是否复发。

(3)其他见后葡萄膜炎。

(袁松涛)

九、眼结节病

眼结节病(ocular sarcoidosis,OS)又称眼类肉瘤病。结节病(类肉瘤病)是一种原因不明的以非干酪样坏死性肉芽肿为病理特征的系统性疾病,可以侵犯肺、淋巴结、皮肤、神经、脾、肝、心、腮腺、肌肉、骨及骨关节等多种器官,眼是仅次于肺及肺门淋巴结的易于受累器官,当眼部患病时,一般均伴有其他器官的类肉瘤病。但也有些病例,眼病十分典型而全身检查却并无阳性发现,称为眼类肉瘤病。

【病史询问要点】

1. 眼部症状　有无雾视、眼痛、畏光、流泪、视力降低、视物变形等。一般初次发病时,自觉症状多较轻微。多数病例发病时无自觉症状,临床上应注意有轻微症状而又怀疑结节病时要行眼科检查。

2. 其他病史　有无干咳、呼吸困难和胸痛;有无浅表淋巴结肿大、皮肤结节性红斑;有无腮腺肿大、骨关节炎、面神经麻痹等。

3. 全身症状　1/3 的患者有低热,伴无力、盗汗和体重减轻。有无肌肉痛、皮疹等。

【体格检查要点】

1. 眼附属器检查　可出现眼睑皮肤结节、泪腺肿大、泪囊结节、眼外肌麻痹和眼眶肉芽肿浸润等。

2. 眼前后段检查

(1)前葡萄膜炎:占 76.4%。常见羊脂状角膜后沉着物伴虹膜结节(慢性肉芽肿性葡萄膜炎),常见大小不等的 Koeppe 结节、Busacca 结节、虹膜肉芽肿结节或前房角结节等,虹膜后粘连、帐篷样虹膜前粘连。

(2)中间葡萄膜炎:占 17.3%。常见为玻璃体腔下方玻璃体基底部雪球状混浊,约 1/5 视盘直径(PD)大小,呈线性排列时,即所谓"串珠状"混浊,此为结节病眼部特征性改变,对确定诊断有重要意义。

(3)后葡萄膜炎:占 4.7%,特征性的眼底表现为视网膜静脉周围炎,有时呈亚临床表现,仅荧光眼底血管造影(FFA)有异常表现。常见血管节段性改变或血管白鞘和血管表面渗出,周边眼底呈现典型的"蜡滴斑"表现,即多发的小圆形脉络膜视网膜缺损。深层脉络膜出现损害,如 Dalen-Fuchs 结节、视网膜色素上皮斑驳状改变。

(4)其他:睑、球结膜结节状浸润、干燥性角膜结膜炎、钱币状和带状角膜钙化、巩膜上结节等。

【门诊资料分析】

1. 眼底荧光血管造影　静脉周围炎表现，伴或不伴有眼底蜡烛样渗出——白色斑点散布在视网膜静脉周围，是本病的标志性改变。

2. OCT　有助于黄斑水肿的诊断和追踪随访。

【继续检查项目】

1. 结核菌素实验　对于曾接种过卡介苗或者曾经结核菌素试验阳性的患者行结核菌素试验，为阴性。这项检查在常规卡介苗接种的国家非常有用。有统计学研究发现，在日本结核菌素试验阴性的概率为1.7%～20%，而结节病患者的结核菌素试验阴性的概率为73.1%。所以在结节病诊断方面结核菌素试验阴性有一定意义。

2. 血管紧张素转化酶(angiotensin converting enzyme，ACE)或血清溶菌酶检查　这两种因子都是由巨噬细胞和类上皮细胞分泌的。而在结节病患者，由于出现了大量含有巨噬细胞、类上皮细胞的肉芽肿且这些细胞功能亢进，使血清中ACE、溶菌酶水平显著增高。在临床上较常用的是检测血清中ACE水平。

3. X线检查　几乎所有结节病患者均可出现双侧肺门淋巴结肿大。

4. 组织细胞学检查　活组织检查：皮肤、肺组织、淋巴结、结膜等。支气管肺泡灌洗液检查：CD4/CD8 T细胞水平。最近一项研究表明，玻璃体中CD4/CD8比值与支气管肺泡灌洗液中CD4/CD8比值的升高对于诊断眼结节病均有较高的价值。是否对所有怀疑结节病者行结膜活检尚有争议，但只有眼部表现且怀疑结节病的患者，无论结膜是否累及均应行结膜活检以帮助诊断。

5. 相关科室会诊　排除其他器官的结节病，协同诊疗。

【诊断】

1. 眼部主要表现　①角膜后羊脂状沉着物和(或)虹膜结节；②小梁网结节和(或)虹膜周边前粘连；③玻璃体雪球状或串珠状浑浊；④多灶性脉络膜视网膜病变；⑤结节和(或)节段性静脉周围炎(有或无蜡滴样渗出)和(或)大血管瘤；⑥视盘结节和(或)孤立的脉络膜结节；⑦双眼对称。

2. 实验室检查　①结核菌素试验阴性；②ACE升高；③X线胸片示双侧肺门淋巴结对称性肿大，胸片正常者行胸部CT检查；④肝功能异常。由于结节病多累及肺部，因此支气管肺泡灌洗液中淋巴细胞增多和CD4/CD8增高是较为特异的诊断依据。皮肤、肺、淋巴结、结膜等的组织活检发现非干酪样上皮肉芽肿支持结节病诊断。

3. IWOS将结节病的诊断分为3种　①眼结节病确诊(definite OS)：组织活检证实并伴葡萄膜炎；②拟眼结节病(presumed OS)：无组织活检，双侧肺门淋巴结肿大并伴葡萄膜炎；③可能结节病(probable OS)：无组织活检，未发现双侧肺门淋巴结肿大。

【鉴别诊断】

1. 梅毒性葡萄膜炎　除了注意性接触史和葡萄膜炎自身的特点外，尚应注意以下几个方面：①梅毒引起肺部病变非常少见，且其所致的肺部改变主要为支气管的梅毒瘤，而结节病所致的肺部改变主要为肺门淋巴结肿大；②梅毒患者结膜或淋巴结活组织检查可见大量的浆细胞浸润，而结节病者则为非干酪样坏死性肉芽肿；③梅毒所致的结膜炎通常表现为严重的充血，而结节病所致者主要为黄色半透明的结节；④青霉素类药物对梅毒性葡萄膜炎治疗有效，但对结节病则无效；⑤梅毒血清学及血清 ACE 等检查有助于鉴别。

2. 伏格特-小柳-原田病　往往引起双侧肉芽肿性全葡萄膜炎，出现弥漫性脉络膜炎，可伴有渗出性视网膜脱离。病程长者一般有晚霞状眼底改变，Dalen-Fuchs 结节的出现率远高于类肉瘤病患者的病变发生率。患者常有头痛、耳鸣、听力下降、脱发、毛发变白、白癜风、脑脊液细胞增多等表现和改变。

3. 白塞综合征性葡萄膜炎　基本特征是双侧复发性非肉芽肿性前葡萄膜炎、全葡萄膜炎、视网膜炎、视网膜血管炎、复发性口腔溃疡、多形性皮肤损害、生殖器溃疡，还可出现关节炎、淋巴结肿大、中枢神经系统受累的改变，皮肤过敏反应性试验可为阳性，不发生肺门淋巴结肿大、肺部浸润等病变，不引起血清 ACE、溶菌酶水平升高，荧光素眼底血管造影显示广泛的视网膜微血管渗漏，这些都有助于二者的鉴别。

【并发症】

并发症包括黄斑囊样水肿、视网膜缺血及脉络膜新生血管、继发性青光眼和并发性白内障，黄斑囊性水肿和继发性青光眼是造成视力丧失的重要原因。

【治疗原则】

结节病病因至今未明，仍无有效的治疗方法。此病自愈率高，近 2/3 患者可自愈，10%～30%的患者病情进展。到目前为止，结节病的治疗还没有统一标准。

【治疗方案】

1. 糖皮质激素治疗　是最常用的治疗方法。初始剂量可以 1 mg/(kg·d)，之后逐渐减量。也有呼吸科专家认为，结节病对糖皮质激素治疗反应非常好，常常只需要以较低剂量开始，如 20～40mg/d，用于前 1～3 个月的治疗。如果患者对糖皮质激素敏感，则最后减至 5～10mg/d。治疗至少需要 1 年时间，并密切观察是否复发。如果患者无法耐受糖皮质激素治疗带来的不良反应，或者患者需要的维持治疗剂量较高(≥15mg/d)，可以考虑加用免疫抑制药，如甲氨蝶呤(MTX)。

2. 氯喹和羟化氯喹　被用于治疗有上呼吸道症状、结节病致高钙血症和有皮肤改变的结节病患者。羟化氯喹的常用剂量为 200～400mg/d。由于氯喹的眼部不良反应比羟化氯喹更强，因此多选择羟化氯喹。接受羟化氯喹治疗的患者需要每 6～12 个月进行 1 次眼部检查。

3. TNF-α 抑制药　也用于结节病的治疗。

4. 眼部表现的治疗　根据眼部累及部位的不同，治疗方案也不同。结节病性葡萄膜炎的患者中有 45%会失明，因此需要积极治疗。首先选择局部治疗，包括糖皮质激素滴眼药、非甾体消炎药的应用，配合睫状肌麻痹药，可有效预防虹膜粘连和继发性青光眼的发生。对局部糖皮质激素反应差或者累及眼眶或泪腺者需要联合全身糖皮质激素治疗，泼尼松的常规剂量是 1 mg/(kg·d)，对于累及视神经的患者常需要更大剂量的激素治疗，必要时可选择甲泼尼龙静脉注射。为避免长期糖皮质激素治疗所引起并发性白内障和继发性青光眼等并发症，可配合免疫抑制药治疗。

【住院小结】

眼结节病虽被认为是疑难病症，但本病的视力预后比较好。造成视力不良的主要原因是：病史及不合理治疗史、高龄女性、继发性青光眼、玻璃体混浊、视网膜渗出性病变、黄斑水肿、视网膜新生血管。

（袁松涛）

十、伪装综合征

伪装综合征（masquerade syndrome）指的是能引起眼内炎症细胞出现，但又不是炎症性疾病，在临床上貌似葡萄膜炎的一类疾病。广义地说，表现为伪装综合征的眼部疾病可分为肿瘤性病变和非肿瘤性病变两大类，主要包括眼内肿瘤、眼内异物、退行性病变、视网膜脱离、眼缺血性疾病等。常见的有眼内淋巴瘤、白血病、葡萄膜恶性黑色素瘤、视网膜母细胞瘤、恶性肿瘤的眼内转移、孔源性视网膜脱离、视网膜色素变性、眼内异物、色素弥散综合征、眼缺血综合征等。

【病史询问要点】

1. *发病年龄*　不同类型的疾病发病年龄有差异。原发性眼内淋巴瘤的发病年龄在15－85岁，主要发生于50岁以上的成年人。葡萄膜恶性黑色素瘤多发生于50岁以上人群。视网膜母细胞瘤多数发生于3岁以下的婴幼儿。眼缺血综合征亦多见于50岁以上人群。

2. *发病诱因*　有无外伤史、恶性肿瘤病史。

3. *伴随症状*　有无视物模糊或视力下降；有无眼前黑影飘动；有无眼红、眼痛；有无眼球突出、运动障碍、复视；有无夜盲、视野缩小等。

【体格检查要点】

1. *不同程度的视力障碍*　依据病变累及视轴与否而出现不同程度的视力障碍。

2. *前房炎症反应*　出现睫状充血、房水中炎症细胞、房水闪光、角膜后沉着物，严重者出现前房积脓或假性前房积脓。虹膜恶性黑色素瘤通常在虹膜面可见多发性低色素性或无色素性结节。视网膜母细胞瘤也可因肿瘤细胞浸润出现虹膜结节。

3. *玻璃体炎症反应*　玻璃体细胞和混浊，有时可伴有玻璃体积血或机化团块。

4. *视网膜改变*　依据引起伪装综合征的疾病不同而表现各有异同。

(1)眼内淋巴瘤所致者眼底可出现多灶性黄白色奶油状的视网膜下浸润，伴有相应部位视网膜色素上皮的脱离，可出现急性视网膜坏死的表现，或为霜样树枝状视网膜血管炎、多灶性脉络膜视网膜瘢痕、视网膜出血、眼内炎等。

(2) 白血病所致者眼底可出现多种视网膜改变，视网膜血管迂曲、静脉扩张（呈腊肠样外观）、视网膜血管鞘、视网膜出血、硬性渗出和棉絮斑，也可出现经典的Roth斑。

(3) 脉络膜恶性黑色素瘤患者眼底通常可见穹隆状、分叶状肿物，伴有渗出性视网膜脱离。

(4) 视网膜母细胞瘤患者的视网膜可见圆形或椭圆形边界不清的黄白色隆起肿物，伴有视网膜血管迂曲、扩张、出血和脱离。

(5)孔源性视网膜脱离患者眼底可见灰白色隆起的视网膜，呈波浪状起伏，可发现视网膜裂孔。

5. 其他　眼内淋巴瘤患者还可出现神经系统异常的表现，如意识模糊、复视、行走困难、癫痫、脑神经麻痹等。白血病患者可出现眼球突出、眼球运动障碍、眼睑出血和瘀斑、泪腺肿大等。

【门诊资料分析】

1. 超声波检查　可发现玻璃体碎片、脉络膜巩膜增厚、视神经增宽、脉络膜视网膜隆起病灶和视网膜脱离等改变。脉络膜恶性黑色素瘤患者B型超声波检查可发现实性球内肿物、脉络膜挖空现象与凹陷征，当肿瘤突破玻璃膜时显示蘑菇样形状外观的肿物。

2. 荧光眼底血管造影检查　可以见到多种异常的荧光表现，如弱荧光损害，点状窗样缺损，视网膜点状病变在早期呈现弱荧光、后期强荧光或染色，视网膜血管荧光素渗漏，视盘水肿，黄斑囊样水肿等。

3. 影像学检查　眼内淋巴瘤患者的CT和MRI可发现多发性、弥漫性脑室旁的高密度病灶。脉络膜恶性黑色素瘤患者CT检查可发现3mm以上的黑色素瘤，MRI显示T_1加权像对玻璃体为高信号，T_2加权像对玻璃体为低信号，注射增强剂可使其加强。视网膜母细胞瘤患者的CT检查可见密度不均的眼内肿物伴有钙化斑。

【继续检查项目】

1. 脑脊液检查　疑为眼内淋巴瘤的患者均应行腰椎穿刺进行脑脊液检查，脑脊液中发现淋巴瘤细胞，可确定诊断。

2. 前房穿刺　对出现前房积脓或假性前房积脓的患者行前房穿刺进行前房炎症细胞学检查，以明确诊断。

3. 玻璃体或视网膜、脉络膜活组织检查　对出现玻璃体细胞、视网膜或脉络膜病变的可疑患者进行玻璃体穿刺或行玻璃体切割术，术前取1ml标本用于细胞学检查，在玻璃体切除过程中尚可进行视网膜或脉络膜活组织检查。

4. 其他　对怀疑为视网膜母细胞瘤的患者进行血清和房水神经元特异性烯醇化酶检测可呈现阳性结果。对疑为视网膜色素变性的患者进行视野的检测，视觉电生理的检查。对疑为眼缺血综合征的患者进行颈动脉的彩色多普勒检查。

【诊断】

1. 出现眼内的炎症细胞，似葡萄膜炎的表现。

2. 排除免疫性、炎症性疾病的可能。

3. 排除感染性疾病的可能。

【临床类型】

1. 以眼前段炎症为主要表现的伪装综合征的类型

(1)视网膜母细胞瘤。

(2)白血病。

(3)眼内异物。

(4)虹膜恶性黑色素瘤。

(5)幼年型黄肉瘤。

(6)周边部视网膜脱离。

2. 以眼后段炎症为主要表现的伪装综合征的类型

(1)视网膜色素变性。

(2)网状细胞肉瘤。

(3)淋巴瘤。

(4)脉络膜恶性黑色素瘤。

(5)多发性硬化。

3. 根据病因不同分为肿瘤性和非肿瘤性两类

【治疗原则】

依据引起伪装综合征的疾病类型选择不同的治疗方案。

【治疗方案】

眼内淋巴瘤主要用放射治疗和化学治疗的方法进行治疗。白血病的全身治疗主要根据疾病的类型而定。对于小的葡萄膜恶性黑色素瘤应定期观察或行局部切除术,也可行局部巩膜外敷贴放射治疗;当肿瘤较大无法做局部切除术时,可行眼球摘除术。视网膜母细胞瘤的治疗应根据肿瘤的大小、范围及位置来确定,常用的治疗方法有:光凝治疗、光动力学治疗、冷冻治疗、温热治疗、化学治疗、巩膜外放射治疗;对于肿瘤较大、无视力恢复希望、已侵犯视神经和出现青光眼等患者可考虑行眼球摘除手术。恶性肿瘤眼内转移的主要治疗方法为放射治疗。孔源性视网膜脱离主要采取手术的方法封闭裂孔、平复视网膜。对于引起明显眼内炎症的异物均应尽快手术摘除。眼缺血综合征所致者可行全视网膜光凝,有显著颈动脉狭窄者可行颈动脉内膜切除术。其他可参见相关章节。

【住院小结】

1. 疗效　眼内淋巴瘤患者预后通常较差,5年生存率不足5%。葡萄膜恶性黑色素瘤患者的预后主要与肿瘤的大小、色素多少、细胞类型、是否侵犯巩膜、视神经等多种因素有关。视网膜母细胞瘤患者的预后主要取决于疾病诊断的时间、治疗是否及时、正确及肿瘤有无颅内或眼外转移等因素。全身恶性肿瘤的眼内转移患者通常预后较差,发生眼内转移后平均生存时间一般在6～12个月。孔源性视网膜脱离约90%以上的患者可通过手术复位,视力恢复取决于黄斑是否受累和视网膜脱离的时间。视网膜色素变性的患者预后差,中年以后视力显著下降或完全丧失。眼内异物患者预后通常较好,异物的大小、位置、性质及并发症都是影响患者视力的重要因素。眼缺血综合征患者的视力预后有很大的差别,新生血管性青光眼往往导致视力丧失。

2. 后续治疗　见相关章节

（梁　慷）

十一、多灶性脉络膜炎

多灶性脉络膜炎(multifocal choroiditis,MC)是于1984年由Dreyer和Gass首先报

道，是一种原因不明的后极部多发性脉络膜视网膜的炎性病变。该病可伴发前部葡萄膜炎症和明显的玻璃体炎症，一般不伴有全身性疾病。从炎症累及部位而言，此病应属于葡萄膜炎的范畴。

【病史询问要点】

1. 发病年龄和性别　多见于青年女性，发病年龄在6—69岁，平均年龄约35岁。

2. 发病特点　双眼发病占66%～79%，但双眼症状可不对称。疾病可持续存在多年，许多患者可出现单眼或双眼的反复发作。

3. 伴随症状　大多数患者主诉视力下降、视物变形、视野暗点、闪光感和飞蚊症。

4. 全身病史　该病一般不伴有全身其他系统的疾病。

【体格检查要点】

1. 视力　从光感至1.0，多数为0.4～0.5。

2. 眼前节　半数患者可见轻、中度前葡萄膜的炎症表现，如角膜后沉着物、虹膜后粘连、房水细胞和闪光现象。

3. 玻璃体　多数患者出现轻、中度的玻璃体炎性细胞。玻璃体的炎症表现常较前房更为明显。

4. 眼底　急性期眼底检查见多发性圆形或椭圆形的黄白色病灶位于视网膜色素上皮和脉络膜毛细血管层，数量可从数个到100个以上，多出现于视盘附近，并散布到后极部至中周部的眼底；病灶可呈单个或成簇分布，周边部的病灶还可平行锯齿缘呈单列线状排列。偶见少量视网膜下积液。随着病程的进展，病灶渐变为边界整齐，多伴有色素的萎缩性瘢痕。

5. 并发症　少数患者出现视盘水肿或黄斑囊样水肿，25%～46%的患者可发生黄斑或视盘周围的脉络膜新生血管膜。此外，尚可出现视网膜前膜、视神经萎缩、新生血管性青光眼、视网膜下纤维化等并发症。

【门诊资料分析】

1. 眼底荧光血管造影　可显示活动性病变，急性病灶早期为低荧光，以后逐渐出现染色和渗漏，后期出现边界模糊的强荧光；非活动期显示透见荧光，色素性弱荧光合并CNV可见渗漏。陈旧的瘢痕表现为窗样缺损。此外，视盘水肿和黄斑囊样水肿病例，还可见相应的荧光形态。

2. 吲哚青绿血管造影检查　显示病灶区呈弱荧光，提示脉络膜灌注不良。ICGA的早、中期不能显示出病灶的位置、数量、大小等，只有到后期30～40min时才能将其清楚的显示出来，表现为多发性的弱荧光斑点，其数量多于FFA和检眼镜检查发现的病变数目，多分布在后极部及视盘附近。ICGA不仅有助于更好地评价脉络膜炎症病变的血液循环受损程度，比FFA更精确更全面地观察到脉络膜炎所致的病灶，而且还可以比较清楚地显示出病灶损害的严重程度，尤其临床前期MC在ICGA后期会出现特征性的改变。

3. 视野检查　可发现生理盲点扩大，一些患者还可出现中心视野、旁中心视野和周边视野异常。

4. 电生理检查 尤其是多焦ERG,可呈现不同程度的弥漫性异常改变。

【诊断】

此病的诊断主要根据典型的多灶性脉络膜炎伴有轻至中度的前房和玻璃体炎症反应来作出。眼底荧光血管造影检查、吲哚青绿血管造影检查、视野检查对诊断有一定的帮助。

【临床分期】

根据MC的眼底血管造影表现,Giovannini等将其分为3期:①Ⅰ期为临床前期,仅在ICGA后期出现弱或强荧光点;②Ⅱ期为活动期,FFA早期弱荧光斑,后期强荧光斑,有轻度扩散;ICGA早期弱荧光斑间有少量强荧光斑;③Ⅲ期为瘢痕期,FFA可见强荧光斑但无渗漏,ICGA各期均为弱荧光斑。

【鉴别诊断】

1. 点状内层脉络膜病变(punctate inner choroidopathy,PIC)和弥漫性视网膜下纤维变性综合征(diffuse subretinal fibrosis,DSF) 此两种疾病同样多发于青年女性,为深层视网膜、RPE和脉络膜的多发性黄色斑点状炎症,后期均可导致脉络膜视网膜的点状瘢痕形成。只是前者似乎像是MC的后期表现,而后者或许是病变轻微的MC。若要将三者视为独立的病种,与MC不同的是DSF在后期可出现视网膜下明显的纤维化样改变,而PIC缺乏前房和玻璃体的炎症表现,并且眼底病灶在荧光血管造影的早期就呈现为强荧光。目前,这些病变是同一病种的不同表现还是3个不同的独立病种,尚无定论。

2. 眼拟组织胞质菌病综合征 眼底表现与MC极为相似,但无前房和玻璃体的炎症表现,患者主要发生在30－40岁的中青年,无性别差异,患者有在组织胞质菌病发病区停留的病史或组织胞质菌素皮肤试验阳性。

3. 鸟枪弹样视网膜脉络膜病变 多见老年人,并多为HLA-A29表型,病灶缺乏像MC那样伴有色素的瘢痕。

4. 多发性一过性白点综合征 病程短暂,病灶位于外层视网膜,色白且淡,一般不形成脉络膜瘢痕。

5. 急性后极部多灶性鳞状色素上皮病变 眼前段多无炎症表现,部分患者可见玻璃体炎症细胞,眼底病灶较大且形状多样,病变痊愈后多不复发。

【治疗原则】

全身及局部抗炎治疗,重视处理并发症。

【治疗方案】

1. 糖皮质激素 对于有明显的炎症表现的病例,目前多采用糖皮质激素全身或局部给药,多数患者症状可显著改善。

2. 免疫抑制药 对于激素治疗效果不佳的患者,可试用免疫抑制药。

3. 激光治疗 对于中心凹以外的脉络膜新生血管膜可采用激光光凝治疗。

4. 光动力疗法 累及中心凹的脉络膜新生血管膜可考虑光动力疗法(PDT)治疗,但常显示较高的复发率。

5. 手术　少数患者接受玻璃体视网膜手术取出脉络膜新生血管膜，但术后视力最终多无改善。

6. 综合治疗　有报道，光动力疗法联合抗VEGF药物玻璃体注射和（或）糖皮质激素治疗较单纯光动力疗法效果好。

【疗效】

此病具有慢性化和复发的特点，并且对糖皮质激素长期治疗的反应性较差，所以多数患者视力预后不良。早期应用有效的免疫抑制药，对视网膜下新生血管膜给予有效的激光光凝治疗，可能有助于预防炎症的复发和慢性化，也有助于改善患者的视力预后。

（刘肖艺）

第三节　脉络膜新生血管

一、黄斑下脉络膜新生血管膜

黄斑下脉络膜新生血管膜（submacular-choroidal neovascularization，CNV）是由多种原因所导致的脉络膜新生血管穿破Bruch膜，在视网膜神经上皮与视网膜色素上皮（RPE）之间，或PRE与脉络膜之间增殖形成的纤维血管组织。本病常见于老年黄斑变性、病理性近视、眼外伤及炎症等疾病，多伴有视网膜下的浆液性渗出和（或）出血，破坏黄斑造成中心视力丧失。

【病史询问要点】

1. 是否存在CNV为主要病变特征的眼底病变：年龄相关性黄斑变性、高度近视、血管条纹症等。

2. 视力下降的程度与速度。

3. 是否伴有视物变形、中心暗点、闪光幻觉（包括闪烁光、颜色多变，60%为白色）和幻觉（常在晚期有明显瘢痕时）等。

【体格检查要点】

1. 视力减退。

2. 眼底。黄斑部中心凹或中心凹旁某一象限内有一不规则的类圆形病灶，呈灰白色或黄白色，位于神经上皮下。病灶周围或表面有出血及反光晕。出血可位于色素上皮下、神经上皮下或神经上皮内等，呈点状、片状，位于灰白病灶表面或围绕其周围。部分患者有不同程度的色素变动及硬性渗出，病程长者病灶周围有瘢痕产生。

【门诊资料分析】

1. 检眼镜　不易发现视网膜下新生血管，比较可靠的指征是视网膜下出血。

2. Amsler表　格子线变形、模糊和发暗，色彩异常及不能看清格子中央的注视点。

3. 眼底血管造影　是发现CNV存在和定位的可靠方法。

(1)FFA:早期即出现荧光充盈,新生血管形态呈花边状、椭圆状、花瓣状、斑片状及车轮状荧光。随着脉络膜背景荧光增强,新生血管出现荧光素渗漏,且互相融合,并向周围渗漏积存。晚期背景荧光消退后,病变处仍相对强荧光,神经上皮浆液性脱离处渗漏呈弱荧光。当晚期荧光素渗漏到视网膜下间隙时,上述花边状、椭圆状、花瓣状、斑片状及车轮状荧光可消失。但是FFA对新生血管膜上的渗出、出血及视网膜色素上皮脱离显影较差。

(2)ICGA:早期出现扇形、梳状或点状强荧光,晚期渗漏荧光。ICGA能较早、较完整地发现CNV并清楚勾勒出其边界。由于ICGA的激发光可穿透RPE及视网膜下出血或渗出液的遮挡,因此对诊断隐匿性或复发性CNV更具优势,恰好弥补FFA的不足。临床上对于FFA诊断为隐匿性CNV的患眼应行ICGA检查,以重新确定CNV的大小、范围、边界和活动性。FFA显示为隐匿性CNV者,ICGA则可显示为3种形态:①焦点状(或热点状)CNV,指CNV性强荧光范围≤1PD(视盘直径),且边界清晰,荧光较明亮;②斑状CNV,指CNV性强荧光斑范围>1PD,荧光强度比焦点状CNV弱;③混合型CNV,指同时存在焦点状和斑状CNV。

4. OCT　见年龄相关性黄斑病变、高度近视和眼底血管样条纹章节。

5. 视野　出现中心或旁中心暗点。

【诊断与鉴别诊断】

早期检眼镜下很难辨认,眼底血管造影是目前比较理想的诊断方法,广泛应用于CNV的定性和定位诊断,以及明确病变的大小和类型。晚期检眼镜下辨认容易,若出现视网膜下血肿,应注意与脉络膜恶性黑色素瘤相鉴别。

【临床类型】

1. 按病因分类　根据发病原因,将导致CNV的病因归为以下方面。

(1)变性性疾病:AMD、结节状和弥漫性玻璃膜疣、病理性近视等。

(2)炎症或感染性疾病:眼组织胞浆菌病(OHS)、伏格特-小柳-原田病、鸟枪弹样视网膜脉络膜病变、慢性葡萄膜炎、中心性渗出性脉络膜视网膜炎等。

(3)肿瘤:脉络膜痣、脉络膜恶性黑色素瘤、脉络膜血管瘤、脉络膜骨瘤。

(4)外伤:脉络膜破裂、激光治疗后、引流视网膜下液的复杂操作、视网膜冷凝损伤。

(5)混合因素:匐行性或地图状脉络膜炎、中心性浆液性视网膜病变、特发性黄斑病变、长期视网膜脱离、特发性黄斑裂孔等。

2. 按组织病理上的出现层次分

(1)CNV位于Bruch膜层。

(2)CNV位于视网膜色素上皮(RPE)下。

(3)CNV位于视网膜感光层下。

(4)CNV位于RPE上下。

3. 按生长方式分

(1)CNV单点突破Bruch膜(多见于特发性或炎症后)。

(2)CNV 多点突破 Bruch 膜(多见于 AMD)。

4. 按所在部位分

(1)黄斑中心凹下的 CNV。

(2)近黄斑中心凹的 CNV。

(3)黄斑中心凹外的 CNV。

5. 按荧光眼底血管造影所见分

(1)典型性 CNV:表现为边界清楚的均匀强荧光区,早期其周边被弱荧光区包围,到中晚期,因为荧光素渗漏的关系,病变边界有所模糊。

(2)隐匿性 CNV 分为两型:①Ⅰ型以纤维血管性 RPE 脱离为特征,通常在荧光素注射后 1～2min 内,与 RPE 的荧光素水平相比,可见到点样不规则的强荧光素分布,其边缘较模糊,很难清楚分开,在造影晚期可见到荧光素渗漏。②Ⅱ型 CNV,在血管造影晚期,从 RPE 水平有难以确定来源的荧光素渗漏,因此Ⅱ型的边界模糊不清,这些渗漏与典型性 CNV,或纤维血管性色素上皮脱离在早、中期造影中的表现不一样。

病变区域中典型和隐匿 CNV 所占的比例,对某些患者而言,是决定其能否取得良好疗效的一个重要因素。采用荧光眼底血管造影可以判断病变区域的组成,根据典型性新生血管所占的比例,再对其进行分类:①典型性为主型,典型成分占整个病变区域(包括隐匿性 CNV、出血和其他可遮蔽荧光素的物质)≥50%者;②轻微典型性型,典型成分<整个病变区的 50%者;③无典型性型,无典型性 CNV 成分者。

【治疗方案】

1. 非手术治疗

(1)抗 VEGF 血管生长因子:目前治疗 CNV 的抗 VEGF 药物包括雷珠单抗(ranibizumab,商品名 Lucentis)、阿柏西普(aflibercept,商品名 Eylea),而贝伐单抗(bevacizumab,商品名 Avastin)作为适应证外应用的药物,由于价格原因一直在小范围使用。上述药物的给药途径都是通过玻璃体腔注射,而且通常需要多次反复注射。在初始 3 个月每月给药 1 次,之后进行 12 个月的维持期治疗,维持期如能每月给予 ranibizumab 玻璃体腔内注射的临床预后较佳或若因条件限制无法实现每月给药者,可施行以每月随访监测为基础的个体化治疗,但效果稍差。

对于维持期的治疗,临床推荐:①每月随访 1 次(尤其是在最初 12 个月),通过下述监测手段发现活动性病变:详细询问病史及视力、裂隙灯、OCT 检查,严重而不明原因的视力丧失须重复做 FFA 检查。②若存在复发病变或活动性病变(指 FFA 检查有新的 CNV 病灶、新的黄斑出血、OCT 显示视网膜内或下有积液、视网膜增厚、与病灶相关的视力下降、PED 范围增大),需立即启动治疗。③若为非活动性病变,再次治疗时间可推迟。④上述两种情况,患者均需以同样的评估手段每月进行随访监测,仅在病变活动时启动治疗。⑤若 12 个月后病变较稳定,可适当延长随访时间。⑥对于浆液性 PED 治疗前后无变化的可以考虑暂时终止治疗。⑦无应答的病变可以考虑其他治疗。

使用抗 VEGF 治疗要充分考虑患者的经济负担。维持期如果不能坚持则改为二线治疗,即抗 VEGF 治疗联合 PDT 治疗,效果优于单纯 PDT。

(2)光动力疗法(photodynamic therapy PDT):对中心凹 200μm 以内的典型性 CNV 为主的病例疗效较好;目前主要用来联合治疗对药物反应不理想的 AMD 患者;单纯息肉样病灶可单独行 PDT 治疗,若 PDT 禁忌或无法实现,可采用抗 VEGF 药物治疗。

PDT 通过光诱导的血管栓塞,在不损伤黄斑区的视网膜脉络膜的前提下,选择性地封闭新生血管。虽然短期内有复发,但是重复应用 PDT 不影响神经视网膜的功能和结构。患者应在治疗后每隔 3 个月复查荧光眼底血管造影,如果又发现典型性或隐匿性 CNV 引起的渗漏,且前次治疗无严重不良反应者,应给予再次治疗。如果患者治疗后 1 周内出现严重视力下降(≥4 行),应待其视力恢复到治疗前水平后,再开始重复治疗。对需要重复治疗者,应充分考虑治疗的效果和危险性。

(3)经瞳孔温热疗法(transpupillary therotherapy TTT):利用高温(44℃)引起血管栓塞的理论,用低能量的 810nm 不可见光作用于视网膜,使激光在视网膜深层被吸收,局部缓慢升温后导致 CNV 被封闭。研究显示 TTT 治疗 CNV 后大多数患者的视力早期尚稳定,但随着时间的推移常可见视力显著下降。另外,还会出现虹膜萎缩、葡萄膜炎、眼底出血等并发症。其疗效还有待进一步临床观察研究,目前临床应用较少。

(4)联合治疗:联合治疗拟通过多种机制和多种途径治疗 CNV,达到改善视力和抑制复发的目的。如 PDT 联合抗 VEGF 药物玻璃体腔注射,有报道应用于分支血管网和息肉病灶均有渗漏者、与视网膜色素上皮病变(PED)相关的大量视网膜下渗液者、ICGA 表现介于息肉状脉络膜病变(PCV)和中心性渗出性视网膜脉络膜病变(CEC)及 PCV 和典型 CNV 混合病变者。但是实际应用时应综合考虑每种疗法的利弊,合理选择联合应用,以弥补单一疗法的不足。通常,抗 VEGF 药物玻璃体腔注射在 PDT 治疗后 48～72h 进行。

(5)激光光凝:激光治疗是一种对症治疗,治疗后有中心视力下降和 CNV 的残留与复发的缺陷。有报道,光凝治疗后 50%CNV 持续存在或在 2 年内复发,且对隐匿型 CNV 疗效不佳。目前仅应用于边界清楚的中心凹以外或旁中心凹的 CNV。

2. 手术治疗

(1)视网膜下手术摘除 CNV:大多可成功摘除 CNV,但是研究表明只有对于视力低于 20/100、伴有黄斑区大片出血的 AMD 患者,黄斑下手术才显现优势,可显著降低此类患者视力严重下降的概率。遗憾的是因不能修复手术导致的黄斑区 PRE-Bruch's 膜-脉络膜毛细血管结构的缺损,无法达到设计该手术时所期望的恢复患者中心视力的目的。同时由于手术的安全性受到质疑,并发症严重影响了手术的效果和预后。目前较少开展。

(2)黄斑转位术:将黄斑区神经视网膜转位至健康的 RPE 部位以维持或恢复患者良好的中心视力,一个重要的前提是患眼必须有可供转位用的健康 RPE-Bruch's 膜-脉络膜毛细血管部位。绝大多数情况下并不能提高视力,部分患者视物变形改善,中心暗点缩小。视物倾斜为该手术不可避免的并发症。因目前缺乏前瞻性随机对照研究,故不宜盲目开展。

(3)视网膜移植术：尚有待进一步研究。

【术后处理】

1. 一般处理

(1)无须绝对卧床，但一定要避免某些机械作用直接损伤眼球。

(2)遵医嘱采用俯卧位。

(3)全身应用抗生素静脉滴注或口服，局部滴用抗生素眼药、糖皮质激素及散瞳药。

2. 并发症处理

(1)视网膜下手术切除 CNV 的术后并发症

1)新生血管膜复发：复发率为 13%～40%，可再次手术切除。

2)视网膜裂孔和视膜膜脱离：术后视网膜裂孔和视网膜脱离发生率近似于黄斑前膜手术。

3)黄斑萎缩：是术后视力恢复的主要障碍，原因是病变本身或手术破坏了色素上皮和玻璃膜。

4)黄斑机化或黄斑前膜：较少见，多因分离新生血管膜瘢痕组织与视网膜粘连时损伤视网膜合并出血，一般随时间推移有所减轻。

5)玻璃体积血：很少发生，多由于术中残留积血在眼内所致。

(2)黄斑转位术的术后并发症

1)增生性玻璃体视网膜病变：为主要的严重并发症。主要原因是视网膜 360°切开后暴露较多色素上皮，导致大量 RPE 细胞游离到玻璃体及沉积在视网膜表面，进而导致牵拉性视网膜脱离。

2)黄斑前膜：也与视网膜切开范围较大、色素上皮暴露有关。

3)视网膜脱离：多由玻璃体牵引和周边视网膜裂孔引起。

4)物像倾斜：黄斑转位术后不可避免的并发症。考虑遮盖术眼、配戴三棱镜或手术调整眼外肌位置以消除物像倾斜。

【住院小结】

1. *疗效*　病程较短者术后视力恢复好。视力的改善与并发血管膜原发病的性质有关。术后视力恢复较好的患者多有较完整的中心凹下色素上皮组织。

2. 出院医嘱

(1)局部应用抗生素眼液、散瞳药或非甾体类眼液。

(2)密切随访，必要时补充激光等治疗措施。

(3)其他见相关章节。

(杨　晋　卢　奕　朱承华)

二、眼底血管样条纹

眼底血管样条纹(angioid streaks，AS)是一种 Bruch 膜的疾病，由脉络膜的 Bruch 膜的中胚叶成分即弹力层的变性包括钙化所致，其发病机制为 Bruch 膜断裂。该病实际上是全身性弹力纤维组织广泛变性的眼局部表现，50%不伴发全身病，为特发性血管样条纹；其余 50%则合并有全身弹力纤维组织病变，如合并弹力纤维性假黄瘤者称为 Gröenblad-Strandberg 综合征。该病发病隐匿，大多因查体或其他疾病检查眼底时被发现，晚期可因黄斑部发生脉络膜新生血管（CNV）导致视力下降。本病有一定的家族聚集现象，约半数以上有阳性家族史，某些病例呈现出常染色体隐性或不规则显性遗传。

【病史询问要点】

1. 发病特点　一般双眼发病而病变不对称，男性多于女性，发病年龄大多在 30－50 岁。

2. 伴随疾病　有无合并眼、皮肤或心血管的弹力纤维病变，包括弹力纤维假黄瘤、畸形骨炎、镰状细胞贫血和遗传性球形红细胞症等。

3. 伴随症状　早期无自觉症状，当病变累及黄斑部时，出现明显的视力下降，并常伴视物变形、中心或旁中心暗点。

4. 家族史　家族中是否有姻亲联婚史，家族成员是否有类似疾病发作史。

【体格检查要点】

1. 视力　在未损害黄斑部前视力正常，一旦合并黄斑病变，则视力严重减退。

2. 眼前节　多无异常。

3. 眼底　眼底特征为双眼对称的、位于视网膜血管下，环绕视盘呈放射状走向的暗红色、深棕色或灰黑色粗细不等的不规则条带。部分眼底可见斑点状改变，多分布于颞侧视网膜。具体表现为：眼底见环绕视盘的暗红色或棕褐色不规则的色素环，并由此发出宽窄不均、长短不一的棕黑色条纹呈放射状走向赤道部，逐渐变细并终止于赤道部。色素线条位于视网膜血管之后，脉络膜血管之前。条纹的颜色可因其色素改变或纤维组织增殖程度而异，通常呈棕红色或灰白色，纤维组织明显时呈灰色；色素多时，可呈淡褐色、灰褐色或黑色。条纹可以为静止性，也可进行性发展。视网膜后极部可有色素紊乱，暗黄色斑块并融合呈蛀虫状。当条纹发展至黄斑部时，脉络膜毛细血管由此裂纹长出，形成伴有 CNV 的黄斑病变，导致黄斑部出血和渗出，这种出血、渗出最后瘢痕化。约 25%的患眼伴有视盘玻璃膜疣。

【门诊资料分析】

1. 眼底镜检查　可发现典型的血管样条纹，裂隙灯结合前置镜、90D/120D 透镜，或三面镜仔细检查黄斑以发现脉络膜新生血管形成。

2. 眼底荧光血管造影　FFA 对本病的诊断很有价值，有助于发现 CNV（有报道 CNV 的发生率为 70%～86%）及黄斑囊样水肿（CME）等相关的黄斑部并发症。

(1)宽条纹中心带呈弱荧光，这可能由于玻璃膜破裂后裂隙中央的脉络膜毛细血管萎缩所致。这种弱荧光可以持续到造影末期。

(2)比较细小的条纹或宽条纹点两侧边上可见强荧光带，这是由于 RPE 萎缩透见脉络膜背景荧光所致。

(3)黄斑损害：造影可见新生血管和渗漏，如有出血则呈弱荧光。

3. 吲哚青绿血管造影　主要有以下表现：大部分条纹表现为强荧光，比眼底检查和FFA所见更清晰;在条纹处,视网膜色素上皮和脉络膜毛细血管完全萎缩的病例,条纹边缘为强荧光,中央呈线状弱荧光;由于条纹处RPE和脉络膜毛细血管完全萎缩,条纹处增生的高色素使造影呈弱荧光,弱荧光条纹内可有强荧光点;临床上所见的橘皮样损害灶(可代表眼底一个能够观察到的Bruch膜钙化区域),ICGA表现为聚集的多个圆点状强荧光。在中心凹颞侧,造影显示的相应强荧光点状损害灶范围比临床所见要广,可累及整个后极部,甚至扩展到视盘鼻侧区域。

4. 光学相干断层成像术(OCT) 可见CNV相应部位的RPE/脉络膜毛细血管层破裂,局限性反射增强,呈纺锤状或绒球状,边界较清晰。CNV持续渗漏,可导致视网膜水肿,甚至出现神经感觉层间囊样腔隙。此外,CNV的存在常伴有视网膜或视网膜下的出血。

【继续检查项目】

为确定眼底血管样条纹患者是否伴有全身疾病,应做以下检查:头颅骨、脊柱及下肢骨的X线摄片,血清碱性磷酸酶和血清钙、磷的水平,血镰状红细胞检查,血红蛋白电泳,以及进行皮肤活检。

【诊断】

根据本病眼底的特殊表现,可做出诊断。

【临床类型】

Wildi将本病分为三期。

第一期:眼底出现色素性条纹,但条纹未累及黄斑。

第二期:条纹进展,向黄斑部延伸,有视网膜下出血及渗出,此时患者视力严重下降。

第三期:黄斑部形成机化瘢痕,类似年龄相关性黄斑变性,但患者中心视力永久受损。

【鉴别诊断】

1. 年龄相关性黄斑变性(AMD) 血管样条纹患者,眼底黄斑部改变时间较年轻,且视盘周围有环状纹及不规则放射纹。病变常较弥散,往往累及视盘黄斑束。而AMD患者无血管样条纹。

2. 近视性脉络膜视网膜变性(漆裂纹) 漆裂纹仅限于黄斑部,无从视盘走向周边的放射纹。患者有高度近视,常常合并视盘倾斜和视盘周围萎缩。

3. 脉络膜破裂 视网膜下条纹常常与视盘相连,呈黄白色,为外伤所致。

4. 眼拟组织胞浆菌病综合征 这种眼底改变因有穿凿状病变和黄斑盘状变性改变而与眼底血管样条纹相似,但没有血管样条纹。

【治疗原则】

目前尚无有效方法治疗血管样条纹,若血管样条纹未累及黄斑区,患者可无自觉症状。

1. 对于尚未继发CNV的血管样条纹可嘱咐患者定期随诊,以观察血管样条纹的走行变化。

2. 若眼底出现CNV,则应根据CNV的位置、病理特征予以治疗。

3. 如果有潜在的全身疾病，应由内科医师进行处理，常见的有弹力纤维性假黄瘤、畸形性骨炎、镰刀状细胞性贫血及心血管系统损害等。

【治疗方案】

1. *激光治疗*　由于 Bruch 膜断裂，新生血管伸入色素上皮下，有以下几种情况时，可考虑激光光凝治疗。

(1)新生血管膜侵入黄斑或黄斑区旁，导致视网膜脱离者。

(2)新生血管膜在视盘黄斑束区，距中心凹 200μm 以外者。

(3)中心视力已丧失，但仍有新生血管反复出血者。

(4)无希望保存中心视力，又反复出血者。

2. *光动力学疗法(PDT)*　通过光敏剂的非热性光化学反应造成血管闭塞，达到消除 CNV 而不损伤正常视网膜的目的。血管样条纹并发的 CNV 多以典型性为主，理论上适宜于 PDT 治疗，但对其实际效果仍存在争议。

3. *经瞳孔温热疗法(TTT)*　黄斑或黄斑中心凹新生血管采用 TTT 法，可以选择性地消除新生血管膜，治疗过程简单，费用低廉，但有关 TTT 治疗血管样条纹继发 CNV 的文献极少。

4. *手术治疗*　CNV 是造成血管样条纹患者视力下降的首要原因，因此，通过手术摘除 CNV 膜或进行黄斑转位使中心凹离开 CNV 所在部位也是治疗方法之一。

【住院小结】

1. *疗效*　血管样条纹症本身无法治疗，早期无黄斑部并发症、无全身疾病者预后良好。临床上所见的单纯性血管样条纹多为常规眼底检查时偶然发现。如果累及黄斑部，由于反复出血，可导致永久性中心视力下降，但可保持周边视力，不致完全失明。

2. *后续治疗*

(1)如有全身伴随疾病，应至专科继续治疗。

(2)密切随访，观察和治疗眼部并发症。

3. *出院医嘱*　随访：每 6 个月进行 1 次眼底检查，观察是否有脉络膜新生血管形成；每天在家进行 Amsler 方格表视野检查。告知患者，若发现 Amsler 方格表视野有改变应立即复诊。

（刘肖艺）

三、息肉样脉络膜血管病变

息肉样脉络膜血管病变(polypoidal choroidal vasculopathy，PCV)又称多灶性复发性浆液性或出血性视网膜色素上皮脱离、后部葡萄膜出血综合征，以视网膜下橘红色结节，脉络膜血管末端局限性膨隆，呈息肉样改变，异常血管网伴反复出血，并有出血性或浆液性色素上皮脱离为特征，与湿性年龄相关性黄斑变性(age-related macular degeneration，AMD)表现类似的一种眼底疾病。

【病史询问要点】

1. *发病年龄、性别和种族*　50 岁以上人群好发，亚洲人男性易患，有色人种有易感性。

2. 发病程度　常单眼发病，左右眼无差别，双眼发病者较少。

3. 发病诱因　目前认为PCV与高血压、糖尿病、心血管及其他全身系统疾病无明显关系，亦无明确证据表明PCV与吸烟有关。基于脉络膜内层有异常血管发现，许多学者认为本病是湿性年龄相关性黄斑变性中脉络膜新生血管的一种变异性表现。PCV患者标本组织学研究发现Bruch膜内有息肉状血管病变，局部血管膨隆、扩张，血管壁变薄呈簇状分布，周细胞消失，周围有巨噬细胞及纤维成分浸润。免疫组化研究发现色素上皮层有血管内皮细胞存在，提示这种纤维膜是一种脉络膜新生血管。与nAMD(新生血管型年龄相关性黄斑变性)有十分相似的基因背景，多个研究发现CFH、HTRA1、ARMS2、C2等均与PCV有关。

4. 发病症状　视力下降、眼前黑影、中心暗点及视物变形等。

【体格检查要点】

1. 不同程度的视力障碍　患者多诉有视物模糊，视力轻度或中度下降，有遮挡感及视物变形，严重者视力剧降。

2. 眼底改变

(1) 明亮的淡橘红色的病灶，直径为0.3～0.5PD，较大者可达2～3PD；可出现在视盘周围、黄斑和视网膜中周部，但主要位于黄斑中心凹外；多有视网膜下出血并伴有脂样沉积。

(2) 出血性和(或)浆液性视网膜色素上皮脱离，也可伴有神经上皮脱离。

(3) 少数可并发玻璃体积血。

(4) 晚期视网膜色素上皮萎缩变性，但少有瘢痕组织形成。

(5) 大多无漆状纹或玻璃膜疣等改变。

【继续检查项目】

1. 眼底荧光血管造影(FFA)　根据病情不同有不同的改变。早期见密度不均的斑点状强荧光，晚期呈强度不均的斑驳状强荧光斑片，如有深层出血，则可见荧光遮蔽。浆液性色素上皮脱离为界限清楚的强荧光。出血性色素上皮脱离常可见明显的舟状出血的荧光形态。有时可发现异常的脉络膜分支血管网，尤其当这种异常的分支血管网管径细小，RPE萎缩，其屏障遮挡作用减弱时更容易发现。PCV的FFA形态没有明显的特异性，其荧光特点类似于湿性AMD的隐匿性脉络膜新生血管。

2. 吲哚青绿血管造影(ICGA)　ICGA对PCV的诊断至关重要。由于PCV为脉络膜血管异常，因此只有通过ICGA才能清晰显示。典型的PCV的ICGA特征是：①脉络膜的异常分支血管网。这种异常血管网的血管管径一般较AMD的脉络膜新生血管粗，走行可以呈扇形或放射状，常可见滋养血管；②在异常血管网的末端可见血管瘤样扩张的结节或称为息肉样结构。这种结构可以是单个或多个成串的。在息肉样病变结构的边缘常可见浆液性或出血性的PED。这是诊断该病的显著造影特征。有时由于这种异常的血管非常细小，或由于出血、渗出、色素上皮脱离遮盖等原因而不见典型的脉络膜异常的分支血管网。也有个别病例由于病变区瘢痕化或由于边缘的出血性色素上皮脱离看不到或掩盖这种血管瘤样扩张的结构。大部分息肉样病变位于黄斑区附近。

3. 光学相干断层扫描(OCT)检查 与ICGA所见的结节样强荧光相对应部位,OCT可见色素上皮下呈圆顶状隆起。视网膜下橘红色病变在OCT上显示高度隆起,与浆液性视网膜色素上皮脱离不同,后者为较扁平的隆起。异常血管位于Bruch膜和视网膜色素上皮之间。

【诊断】

有符合该病的流行病学特征,眼底有反复发作的出血性和(或)浆液性色素上皮脱离,视网膜下有橘红色结节样或簇状改变,以及ICGA的典型表现即可诊断。

【临床类型】

1. 按部位分类 黄斑区、视盘旁区、血管弓区、中周部和混合区PCV。

2. 按渗漏程度分类

(1)活动性PCV:早期息肉样或簇状扩张,晚期荧光素渗漏。

(2)静止性PCV:早期息肉样或簇状扩张,晚期冲刷现象。

【鉴别诊断】

1. 新生血管型年龄相关性黄斑变性(nAMD) PCV和nAMD均好发于老年人,眼底后极部都可出现出血、渗出等表现,但与AMD的自然病程、流行病学及预后有显著的不同。AMD在白种人中患病率较高,多双眼受累,眼底可见有局部渗出、出血及纤维化瘢痕形成,视力迅速下降,多不能回升。FFA及ICGA脉络膜血管的特征性改变是鉴别的重要依据。两者鉴别要点见表6-6。

表6-6 nAMD-PCV的鉴别要点

	nAMD	PCV
年龄	多在50岁以上发病	50岁以上多见,也可见于年轻人
性别	男女无明显差异	男性多见
种族	白种人多见,国人中维吾尔族和藏族稍高于汉族	有色人种多见
眼别	双眼	单眼多见
病变进展	快	相对较慢
眼底表现		
橘红色结节	无	常见
硬性渗出	多	多
玻璃膜疣	多见	较少见,尤其软疣少见
视网膜下出血	常见	常见
出血性RPED	可见	更常见
瘢痕形成	常见	相对少见
ICGA		
新生血管网	常见	常见,异常血管较粗
息肉状结构	无	常见
视力预后	差	相对较好

2. 视网膜血管瘤样增生(RAP) RAP多见于年龄较大(80岁左右)的白种人，PCV好发于有色人种，且年纪相对较小(50－60岁)；RAP早期出现小范围、多灶性视网膜内出血，周围可伴有视网膜水肿及黄斑囊样水肿，随病情进展可出现视网膜前出血、视网膜下新生血管及CNV，而PCV眼底可见息肉病灶呈橘红色结节样隆起，有出血性和(或)浆液性色素上皮脱离。RAP的ICGA表现为视网膜内渗漏处出现逐渐增强的强荧光即"热点"，PCV可见异常分支的脉络膜血管网，逐渐显现出多个扩张膨隆的息肉状结构；OCT检查中RAP表现为RPE层，脉络膜毛细血管层前对应与视网膜和视网膜下新生血管的部位反射增强，而PCV则出现RPE层，脉络膜毛细血管层结构不规则的反射增强；RAP的预后差，而PCV的总体预后较好。

3. 高血压性视网膜病变 病变常为双眼对称，视网膜出血表浅稀疏多位于后极部，静脉虽扩张但不呈息肉样或簇状膨隆，常见棉絮状斑和黄斑星芒状渗出。

【治疗原则】

静止的病灶有可能自然减小或吸收，大部分患者视网膜下的出血和渗出多能自行吸收，视力可以回升并保持，因此，若无全身性疾病，如高血压等影响因素时，一般情况下可做随诊观察。对活动性病灶，影响黄斑区的PCV，治疗方法主要包括PDT和玻璃体腔内注射抗血管生成药物与联合疗法。

【治疗方案】

1. 非手术治疗

(1)激光治疗：①黄斑中心外的息肉样病灶：应做ICGA，仔细确定息肉样病灶的眼底位置，用氪红激光光凝治疗。一般激光的边缘应在距黄斑中心凹外500μm，眼底出现Ⅲ～Ⅳ光斑为限。激光后3～4周再次行ICGA，了解激光的效果。如仍有渗漏，须补做激光治疗，直至息肉样病灶完全没有渗漏为止。②明确病变的滋养血管：对于经ICGA明确病变的滋养血管者，如在黄斑中心500μm以外，可以在ICGA引导下进行氪红激光光凝。

(2)TTT治疗：虽可用于PCV的治疗，但目前常联合PDT治疗，在视力恢复、黄斑中心凹厚度减少等方面均明显优于TTT。

(3)光动力疗法(PDT)：黄斑中心或距黄斑中心500μm以内的息肉样病灶，或异常的脉络膜分支血管网位于黄斑中心或范围较大者，建议行PDT治疗。PDT可以使血管瘤样的病变结构消失，渗出减轻，出血吸收，视力逐渐提高，是目前认为治疗PCV的最有效方法。

(4)抗VEGF治疗：目前常用的抗新生血管生成药物主要包括ranibizumab和bevacizumab，对视网膜、脉络膜下的积液和积血的吸收有促进作用，但是它对PCV病灶的治疗作用较弱。用抗VEGF联合PDT治疗能有效改善患者视力，减少复发率和并发症。

2. 手术治疗 较新鲜的大量黄斑下出血，可行视网膜切开术合并使用纤溶酶原激活剂清除视网膜下积血，也可以使用膨胀气体(如SF6)眼内注射驱赶黄斑区的积血。发生玻璃体积血者，则应先行玻璃体切割术，再根据ICGA结果，行氪红激光光凝或

PDT 治疗,必要时需要几种方法联合治疗才能取得满意疗效。

【住院小结】

1. *疗效*　虽然典型 PCV 易反复发作,但视力预后比 nAMD 好,即使合并 PED 并反复出血,PCV 也很少形成纤维瘢痕。PCV 引起视力障碍的原因主要是息肉样病变引起视网膜下大量的渗出、出血及周围组织的水肿。若息肉样病灶较多且呈葡萄串样分布,则该患者易反复出血、渗出,视力预后不佳。如病变长期迁延可引起视网膜的局限性脱离、视网膜下机化膜形成;有的患者大量出血进入玻璃体,均严重威胁视功能。

2. *治愈标准*

(1)治愈:BCVA 提高、中心凹视网膜厚度减少,PCV 病灶消退;FFA 和(或)ICGA 检查,未见息肉样病灶或脉络膜毛细血管网异常强荧光。

(2)好转:病灶消退,息肉样病灶或脉络膜毛细血管网强荧光数量较治疗前减少、面积较治疗前缩小。

3. *后续治疗*

(1)定期随访,观察视力、眼底及 ICGA 变化。

(2)手术治疗后,再根据 ICGA 选择进一步的非手术治疗方法。

(3)PDT 治疗后 1 个月复查 ICGA,如仍有渗漏,须进行联合治疗,直至息肉样病灶消退、渗漏停止。

(徐新荣)

第7章

玻璃体疾病

第一节 玻璃体混浊

一、玻璃体积血

玻璃体没有血管，本身不发生出血。玻璃体积血（vitreous hemorrhage，曾称玻璃体出血）是指任何原因引起视网膜葡萄膜血管或新生血管破裂，血液流出并聚积在玻璃体腔内，造成屈光间质混浊影响光线到达视网膜，导致视力下降的一种继发性病变。眼外伤和眼底血管性疾病是临床上引起玻璃体积血的常见原因。反复发生的玻璃体积血可引起玻璃体内的增殖反应，形成有新生血管的血管纤维性增生膜，进而引起再次大出血或视网膜裂孔，甚至视网膜脱离。

【病史询问要点】

1. 年龄与性别　老年人玻璃体积血多考虑增生性糖尿病视网膜病变、视网膜静脉阻塞、渗出性年龄相关性黄斑变性、息肉状脉络膜血管病变、玻璃体后脱离、视网膜大动脉瘤等。青壮年应考虑视网膜静脉周围炎（Eales病）、视网膜裂孔及视网膜脱离、高度近视视网膜病变等。

2. 发病时间　详细询问出现突然性无痛性视力下降或眼前黑影出现的时间及发生次数。

3. 视力下降程度　出血量少时，患者只有眼前黑影；出血量大时，视力可突然减退，甚至仅有光感。

4. 既往眼病史　如视网膜动脉硬化、静脉阻塞、年龄相关性黄斑变性、高度近视、葡萄膜炎、青光眼、视网膜血管瘤等。

5. 既往全身病史　有无糖尿病、高血压、动脉硬化、血液病、尿毒症等。

6. 其他　有无外伤史和眼部手术史。

【体格检查要点】

1. 视力检查　视力可从正常至光感不等。

2. 裂隙灯检查　注意眼前段有无异常，特别注意有无虹膜新生血管；观察玻璃体前1/3积血情况。

3. 玻璃体　可见尘状、条状、絮状、块状漂浮物；反复出血者，可伴有纤维组织增殖条索;出血量多时,用检眼镜透照法检查,常看不到眼底的红光反射。

4. 眼底 特别强调双眼散瞳检查。少量出血时可见到相应视网膜和脉络膜原发病的眼底表现和出血的来源。出血量多时眼底看不清,应行B超检查,也可令患者头高位卧床休息后再检查。反复出血者,眼底还可见新生血管纤维膜增殖,严重者可发生视网膜脱离。

【门诊资料分析】

1. 前置镜、直接和间接检眼镜(BIO)检查 对无散瞳禁忌的患者,检查时应充分散大瞳孔。为判断出血病因,视网膜周边检查时应结合顶压,防止遗漏周边裂孔等。

2. 超声波检查 B超检查重点排除视网膜脱离和肿瘤,判断玻璃体积血或玻璃体下积血(subvitreous hemorrhage),有无玻璃体后脱离及其脱离程度,还可判断玻璃体积血是新鲜的还是陈旧的;判断视网膜表面的情况,如视网膜表面的增殖膜、视网膜裂孔、游离于玻璃体中的孔盖等。①新鲜出血表现为细弱的散在的点状回声;致密出血为不定形的回声光团;陈旧出血易沉积在下方,有机化形成时,同时显示带状或膜样回声。②玻璃体下积血可见中等反射的玻璃体后脱离光带,与球后壁之间为均匀一致的斑点状回声。长时间玻璃体下积血可向下方沉积,形成密度较高的"血层",大量液态血液积聚在眼球后段、玻璃体腔的底部,也称后玻璃体积血(posterior hyphema)。③若有PVD存在,玻璃体后界膜呈现为一条很细的柔软光带,后运动明显如绸带漂动。此脱离光带若与球壁相连(视盘或其他部位)为不完全性PVD,与球壁完全不相连则为完全性PVD。

A超能较好地显示玻璃体积血的浓度,B超则能较好地显示玻璃体积血的部位及有无玻璃体后脱离和视网膜脱离等,二者结合检查更好。

【继续检查项目】

1. 眼底血管造影 FFA和(或)ICGA检查可协助玻璃体积血的病因诊断。但造影质量受玻璃体积血密度影响。

2. OCT 对于屈光间质尚透明者,有助于后极部特别是黄斑病变的诊断。

3. 视觉电生理 有助于原发病的诊断和预后的判断。

【诊断】

根据病史、症状、眼底检查及B超等对玻璃体积血容易做出诊断。

1. 出血来源 视网膜血管、葡萄膜血管和新生血管。结合眼部检查和眼底血管造影有助于判断出血来源。

2. 病因诊断 玻璃体积血是许多疾病引起的一种玻璃体病变,不是一种独立的疾病,因而病因诊断十分重要。视网膜血管性疾病、眼外伤与手术、视网膜脱离和一些全身疾病是玻璃体积血的主要原因。

(1)增生性糖尿病视网膜病变(PDR):有长期糖尿病病史,对侧眼可见糖尿病视网膜病变。

(2)视网膜静脉阻塞(RVO):视网膜分支静脉阻塞多见。多发生于老年人,有高血压病史。对侧眼常有视网膜动脉硬化表现。

(3)视网膜静脉周围炎(Eales病):多见于20—30岁男性,双眼先后发病,也称青年复发性视网膜玻璃体出血。对侧眼可见静脉旁白鞘等为本病的特征性改变。

(4)视网膜脱离(RD):玻璃体积血明显者,B超有助于诊断。常有眼外伤、增生性血管病变或近视病史。

(5)玻璃体后脱离(PVD):常发生于中老年患者,无高血压、糖尿病和外伤史,玻璃体积血前可见有PVD存在的相应症状,如眼前漂浮物和(或)闪光感等。据统计,64%～100%急性PVD引起玻璃体积血同时伴有视网膜裂孔。此时,玻璃体积血量一般不多,常位于下方PVD前边界处,呈弧线形分布。此类玻璃体积血伴有的视网膜裂孔易被漏诊,应详细检查眼底以早期发现裂孔给予激光或手术处理。

(6)渗出性老年性黄斑变性(EAMD):在玻璃体积血前已有视力下降,对侧眼多可查见黄斑部玻璃膜疣和色素改变等老年性黄斑退行性改变。

(7)眼外伤:有明确眼部外伤史或眼部手术史。

(8)息肉状脉络膜血管病变(PCV):是以视网膜下橘红色结节样病灶和异常分支状脉络膜血管网及其末梢的息肉状脉络膜血管扩张灶为特征的一种疾病,常表现为黄斑出血、渗出,浆液性和出血性视网膜色素上皮脱离,亚洲人多见。据报道,PCV较EAMD更容易引起玻璃体积血,因此,当患者发生玻璃体积血伴黄斑部异常时应考虑PCV的可能。

(9)其他:高血压视网膜病变和视网膜动脉硬化、镰状细胞病、Coats病、早产儿视网膜病变(ROP)、Terson综合征、眼内肿瘤、视网膜毛细血管瘤(Von Hippel-Lindau综合征)、葡萄膜炎等也可发生玻璃体积血。

【临床类型】

Ziemianski(1980年)通过检眼镜、三面镜、B型超声波,将玻璃体积血分为4级。

Ⅰ级:积血范围<1/4象限,眼底轻度朦胧,结构易见。

Ⅱ级:积血范围约1/2象限,眼底高度朦胧,需仔细观察才能辨别视盘和血管。

Ⅲ级:视网膜大部分被遮挡,积血范围达3/4象限,仅周边1/4象限结构隐约可见。

Ⅳ级:眼底红光反射消失,视网膜结构不可见。

【鉴别诊断】

1. 视网膜脱离　有些视网膜脱离首先表现为玻璃体积血,BIO和B超有助于诊断。陈旧性出血往往在玻璃体下方可见一片淡黄色的膜状混浊物,常被误认为视网膜脱离,但是仔细观察就可以发现膜上无视网膜血管,借此可与视网膜脱离相鉴别。

2. 玻璃体炎　玻璃体内主要为炎性细胞,无红细胞,常伴有前后段葡萄膜炎的相应改变。炎症严重者,玻璃体内出现黄白色反射,与出血完全不同。

【治疗原则】

1. 对于首次玻璃体积血及少量玻璃体积血可采取药物等非手术疗法,同时针对病因进行治疗。

2. 对于反复玻璃体积血、大量出血吸收困难者及出血合并视网膜脱离或牵拉性视网膜脱离时应采取手术治疗。

【治疗方案】

1. 非手术治疗

(1)病因治疗:尤其不能忽视全身疾病引起者的病因治疗。

(2)出血量少时,不需特殊处理,可自行吸收。

(3)出血较严重者,可双眼遮盖和半卧位。

(4)药物治疗:主要包括止血药(如卡巴克洛、维生素 K 等)、抗凝血药(如肝素等)、碘剂(如沃丽汀等)、透明质酸酶和纤维蛋白溶酶(尿激酶、链激酶等)及中药,如云南白药、三七片、丹参等。

(5)物理疗法:如热敷、超声波、离子导入等。

(6)光凝治疗:待血下沉或吸收后,应及时根据眼底血管造影对视网膜血管炎、糖尿病视网膜病变和视网膜裂孔等进行激光治疗。

2. 手术治疗　一般少量玻璃体积血,可在 2～4 周内吸收。中等量玻璃体积血,可在 1～3 个月内吸收。大量玻璃体积血和陈旧性玻璃体积血一般很难吸收,药物治疗有时也很难奏效,此时玻璃体切割术是最有效的好方法。

(1)手术时机:既往,我国普遍公认的手术时机是玻璃体积血药物治疗 3 个月后出血吸收不明显者。目前,则主张更加积极的手术治疗,对反复出血 1 个月以上不能吸收者,即可进行玻璃体切割术。因为出血日久不能完全吸收,形成机化膜,部分机化膜存在新生血管,新生血管壁结构不良,易于破裂而反复出血,如此恶性循环,进而导致牵拉性视网膜脱离。

对于下列患者,尤其应考虑提前手术:①儿童长期玻璃体积血可能导致弱视者;有报道,玻璃体积血 5 周后即可造成色素性视网膜病变;6～8 周后发生形觉剥夺性弱视,因而建议出血 3～4 周即行手术治疗。②独眼或双眼患者,由于视功能低下,生活不能自理者。③视网膜静脉阻塞和静脉周围炎多次出血和糖尿病视网膜病变未做过激光治疗者。④穿通性眼外伤,最好 2 周内手术,最迟不要超过 4 周。⑤就诊时 B 超发现有牵拉性视网膜脱离迹象时,应该尽早手术。

(2)手术方案

1)单纯玻璃体积血:玻璃体切割＋眼底激光。

2)玻璃体积血伴纤维血管膜:玻璃体切割＋剥膜＋眼底激光/气液交换＋眼内填充。

3)玻璃体积血伴孔源性视网膜脱离:玻璃体切割＋激光封孔＋气液交换＋眼内填充。

4)玻璃体积血伴牵拉性视网膜脱离:玻璃体切割＋剥膜＋眼底激光/环扎/气液交换＋眼内填充。

具体手术方法还应针对患者的具体情况,如玻璃体积血的量,有无玻璃体下增生和视网膜牵引状态,晶状体混浊程度,是否存在虹膜红变、视网膜脉络膜新生血管(膜)等,结合眼内电凝、冷凝、局部外加压、环扎、晶状体切割、视网膜切开或切除及重水应用、玻璃体腔注射曲安奈德；术前、术中、术后联合玻璃体腔应用抗血管内皮生长因子或术后联合 PDT 治疗等。同时，术前、术中还应注意控制血压，避免出血。

【术后处理】

1. 一般处理

(1)术后用药：术后全身常规给予抗生素、止血药、激素（无激素禁忌证）及非甾体消炎药等；局部应用抗生素、激素、非甾体消炎药和散瞳药等。

(2)保持正确的头位：对眼内填充气体或硅油的患者，应严格俯卧位。

(3)术后检查：术后第 2 日开始，常规进行视力（功能）、眼压、眼前段及 BIO 下详细眼底检查等，以了解术后病情恢复情况，及时处理并发症。

2. 并发症处理

(1)玻璃体再积血：术后出血大部分在 1～2 个月自行吸收，一般不做处理。对再次出血不能吸收或出血使患者眼压明显升高及视力严重下降，应再次手术，行玻璃体腔灌洗及相关处理。

(2)眼压高：暂时性眼压高，＜30mmHg 可不做处理；眼压较高者，可给予口服乙酰唑胺及局部点眼降压。持续眼压高者，应考虑手术治疗，对有填充者，可以放出部分气体或放出部分硅油处理；不能奏效时，应及时进行小梁切除手术，控制眼压并辅以保护视神经药物。

(3)晶状体混浊：在眼底病变稳定后行白内障摘除。

(4)视网膜脱离：视网膜脱离诊断确立后应尽早手术。

(5)眼内炎：少见。发生后尽早手术，联合玻璃体腔注射、局部及全身应用抗生素。

(6)其他：角膜上皮缺损、葡萄膜反应等。

【住院小结】

1. 疗效　原发病变严重程度的不同，影响着玻璃体积血患者的最终视力预后。适时手术治疗有利于控制病情发展及视功能损害。

2. 后续治疗

(1)继续针对造成玻璃体积血的全身疾病进行治疗，如糖尿病患者应积极控制血糖，高血压患者维持血压正常水平。

(2)定期观察眼底的改变，以便及时治疗。如糖尿病视网膜病变继续进展，应及时补充视网膜光凝。

(3)后期并发症，如白内障、复发性视网膜脱离等，应及时手术。

(4)不要忽视对侧眼的观察和治疗。

3. 出院医嘱

(1)出院带药：局部抗生素和激素，散瞳药，非甾体消炎药等。

(2)定期随访：1 周、2 周、1 个月、2 个月、3 个月、6 个月及 1 年等。

(3)按医嘱进行 B 超、FFA 等检查，监测视网膜变化。

(4)治疗原发疾病。

（李筱荣）

二、眼　内　炎

病原体感染眼球内结构并最终扩散至整个眼球的感染性炎症称眼内炎(endophthalmitis)。按感染的来源不同可分为外源性和内源性,其中90%以上为外源性。

【病史询问要点】

1. 发病诱因　有无手术和外伤史;何种手术;外伤性质、有无异物及异物的性质;有无长期使用抗生素、皮质类固醇激素、免疫抑制药或长期接受血液透析、静脉滥用药、大面积烧伤,以及其他可能导致全身免疫功能低下的疾病或因素。

2. 起病速度　注意询问起病时间与手术、外伤之间的时间间隔长短,疾病发展速度的快慢。

3. 眼别　单眼还是双眼。手术或外伤后的眼内炎多为单眼,内源性眼内炎可单眼发病,也可双眼先后发病。

4. 相关治疗　发病后曾经接受过哪些治疗,用过哪些药物及用药途径。

5. 有无眼周感染　如慢性泪囊炎,睑缘炎。

6. 有无其他全身疾病　如糖尿病。

【体格检查要点】

1. 视力障碍　患者可在短时间内出现视力急剧下降,严重者可丧失光感。

2. 外眼　有无眼球按压痛;有无眼睑肿胀;有无泪器炎症、睑缘炎、干眼症等体征。

3. 眼前段　有无充血及充血的类型(结膜充血、睫状充血、混合充血)和程度;角膜的透明度和厚度(有无水肿、基质脓疡);伤口情况(有无伤口哆开、脓液渗出);前房反应(有无前房积脓、悬浮细胞);晶状体和人工晶体(IOL)有无渗出膜或菌斑附着。

4. 眼后段　玻璃体的混浊程度(沙尘状/斑片状混浊;有无玻璃体脓肿和瞳孔区黄光反射);视网膜的可见程度。

【门诊资料分析】

1. B超　了解玻璃体混浊程度、脓肿范围,是否合并视网膜脱离、脉络膜水肿程度。

2. X线或CT检查　了解有无异物,并帮助异物定位。

3. ERG　术前的ERG结果可能与术后最终的视力预后相关。

【继续检查项目】

1. 眼内液的培养和涂片　①玻璃体标本最具诊断价值,在玻璃体腔注药前抽取玻璃体液进行涂片和培养,以避免由于使用药物而造成假阴性结果。②抽取房水的操作相对简单,但是结果的阴性率较高(57%),且标本容易污染。因而不能单纯以房水培养作为诊断依据,应同时进行未稀释的玻璃体培养。目前提倡抽取两次房水,分别进行培养,以排除污染,避免误诊。③伤口、滤过泡处的分泌物也有一定的诊断价值,但是其临床意义往往有限。因为这些部位培养出的细菌并不能完全代表眼内的致病菌,而且有时可能培养结果呈阴性。但是对指导治疗,特别是早期选药很有意义。④眼内病理组织的培养,如滤过泡成分、眼内混浊物和组织碎片等。

抽取的标本一部分用于涂片,找细菌可以用Gram染色或Giemsa染色,找真菌可用20%氢氧化钾处理后找菌丝或孢子。其余标本分别送细菌和真菌培养，有条件的话还应进行厌氧菌培养。培养阳性者再进行菌种鉴定和药敏试验。为了提高培养的阳性率，应严格无菌操作，眼内液（玻璃体和前房水）的抽取应在手术室进行。培养基要新鲜，采集后的标本立即送检。

2. 全身其他部位的感染病灶　对怀疑为内源性眼内炎的患者，要进行呼吸系统、消化系统、泌尿系统及其他系统的检查，做血培养、尿培养和脑脊液培养等，筛查可能的感染原发病灶。

【诊断】

较典型的眼内炎临床表现和实验室细菌检查的阳性结果，是眼内炎的诊断依据。

1. 近期外伤、手术史或有能导致全身免疫功能低下的疾病或诱因。

2. 眼痛逐渐加重，视力急剧下降甚至丧失。

3. 体检。球结膜高度充血水肿，角膜混浊，前房内大量渗出甚至积脓，瞳孔缩小，玻璃体腔内大量混浊甚至玻璃体脓肿形成，瞳孔区出现黄光反射，严重者眼底看不见。

4. B超。玻璃体大量混浊，可伴球壁水肿。

5. 病原学检查依据。前房水和玻璃体细菌培养、涂片染色有助于诊断。

【临床分型】

1. 根据感染来源的不同分

(1)外源性眼内炎：患者多有手术史或外伤史。

1)术后眼内炎：约占全部病例的2/3。白内障摘除术、穿透性角膜移植术、青光眼滤过性手术、经睫状体扁平部玻璃体切割术、视网膜脱离巩膜环扎术及斜视手术后都有可能发生眼内炎。其中，Ⅱ期人工晶体植入术的发生率最高，可达0.3%。手术方式不同，致病原不同。白内障术后以G^+球菌，如金黄色葡萄球菌、链球菌最多见，表皮葡萄球菌和痤疮丙酸杆菌也是常见的致病原。青光眼滤过手术后感染以链球菌、流感嗜血杆菌最为多见。

2)外伤性眼内炎：占全部病例的20%～30%。眼球穿孔伤后眼内炎的发生率为2%～17%，有眼内异物者发生眼内炎的概率比没有异物者高1倍。致病原视外伤性质及异物种类不同而有所不同。G^+球菌占60%～70%；杆菌属占25%左右，且多与眼内异物有关；真菌占10%～15%，多与植物性异物或含泥物致伤有关。

(2)内源性眼内炎：内源性眼内炎较为少见，仅占全部病例的8%～10%。患者多有系统性感染病灶，如脑膜炎、心内膜炎等。病原体经由血液循环转移至眼内，单眼、双眼均可。在致病原中，以杆菌属（包括绿脓杆菌、蜡样芽孢杆菌和枯草杆菌）、链球菌和脑膜炎奈瑟菌最为常见。转移性真菌性眼内炎也不少见，大多发生于全身免疫功能低下的病人，如长期使用糖皮质激素或免疫抑制药、长期接受血液透析、大面积烧伤、艾滋病或长期静脉滥用药。

2. 根据起病快慢不同分

(1)早发型眼内炎：又称急性眼内炎，大多在手术或外伤后24～48h内发病。致病原毒力较强，如金黄色葡萄球菌、链球菌等。早发型起病急，症状重，病情发展快，如治疗不及时可导致全眼球炎甚至眼球萎缩。

(2)迟发型眼内炎：又称慢性眼内炎，大多在手术或外伤后2周至2年内发生。其中，术后2周至2个月是高发期。致病原毒力较弱，如表皮葡萄球菌、痤疮丙酸杆菌和白色念珠菌等。迟发型的症状往往不典型，主要表现为反复发作的葡萄膜炎，经激素治疗可以好转但无法治愈；可有轻度充血，房水闪光和细胞；在残留的晶状体囊袋赤道部或者IOL的后表面可见白色菌斑，容易被误认为Sommering环；玻璃体不同程度混浊。

【分级标准】

1. 眼内炎的临床分级标准

(1)结膜

0级：正常。

1级：轻度水肿。

2级：中度水肿，轻中度充血伴渗出。

3级：重度水肿，明显充血，重度渗出。

(2)角膜

0级：透明。

1级：局限水肿。

2级：弥漫水肿(可见虹膜)。

3级：混浊(窥不清虹膜)。

(3)虹膜

0级：正常。

1级：轻度充血。

2级：中度充血。

3级：重度充血，虹膜后粘连，瞳孔不规则。

(4)玻璃体

0级：透明。

1级：轻度玻璃体混浊，眼底可见，红光反射好。

2级：中度玻璃体混浊，眼底模糊，可见部分红光反射。

3级：重度玻璃体浑浊，无红光反射。

2. 眼内炎组织病理学分级

(1)结膜

0级：正常。

1级：轻度炎症伴水肿。

2级：中度炎症伴水肿。

3级：重度炎症伴水肿。

(2)角膜

0级：正常

1级：局部增厚，部分基质层浸润。

2 级:弥漫增厚,节段性全层浸润。

3 级:明显增厚,整个角膜全层浸润。

(3)虹膜

0 级:正常。

1 级:轻度虹膜睫状体炎。

2 级:中度虹膜睫状体炎。

3 级:重度虹膜睫状体炎。

(4)晶状体

0 级:正常。

1 级:极少炎症细胞。

2 级:轻度炎症细胞浸润。

3 级:明显炎症细胞浸润,混浊。

(5)玻璃体

0 级:正常。

1 级:偶见炎症细胞。

2 级:中度炎症细胞或纤维膜。

3 级:明显炎症细胞伴纤维膜。

(6)视网膜

0 级:正常。

1 级:部分浸润坏死,仍可见部分正常视网膜组织。

2 级:全部浸润,部分坏死,无正常视网膜,但是部分视网膜层结构完整。

3 级:全部坏死,无完整视网膜层结构。

【分级标准】

1. 眼内炎的临床分级标准

(1)结膜

0 级:正常。

1 级:轻度水肿。

2 级:中度水肿,轻中度充血伴渗血。

3 级:重度水肿,明显充血,重度渗出。

(2)角膜

0 级:透明。

1 级:局限水肿。

2 级:弥漫水肿(可见虹膜)。

3 级:混浊(窥不清虹膜)。

(3)虹膜

0 级:正常

1 级:轻度充血。

2级：中度充血。

3级：重度充血，虹膜后粘连，瞳孔不规则。

【临床特点】

1. 内源性感染　常从眼后段开始，可同时存在视网膜炎症，病灶发白，界限清楚，由分散以后变大，蔓延至视网膜前产生玻璃体混浊，也可发生前房积脓。

2. 手术后细菌感染　常眼睑红肿，球结膜混合充血，虹膜充血水肿，伤口脓性渗出，前房和(或)玻璃体积脓。

3. 手术后真菌感染　常累及前部玻璃体，表现为前部玻璃体表面积脓或形成渗出膜。治疗不及时可向后部玻璃体和前房蔓延。

【病情危重指标】

眼内炎为眼科急症，一般来说，早发型眼内炎起病急，病情发展快，症状较为严重。尤其是玻璃体腔内已出现大量混浊甚至形成玻璃体脓肿者，炎症往往已经累及视网膜，病情危急，甚至可能引起全眼球炎，必须尽快处理。

【鉴别诊断】

1. 晶状体过敏性葡萄膜炎　白内障术后残留的晶状体皮质和(或)核碎片存留在房角、悬韧带等处，可导致术后持续性的葡萄膜炎。晶状体过敏性葡萄膜炎是无菌性炎症，前房穿刺涂片的细胞以淋巴细胞和巨噬细胞为主，而感染性眼内炎是以多核白细胞为主。

2. 术后正常的反应性炎症　玻璃体切割术、糖尿病性白内障或葡萄膜炎并发性白内障摘除术后的眼内炎与术后正常的反应性炎症很难鉴别。两者都可表现为眼前节和眼后节的纤维素性反应和渗出，但是术后正常的反应性炎症对激素治疗的反应良好；如果出现患眼红痛、视力急剧下降，前房积脓或者经激素治疗出现好转后又突然恶化，均应该高度怀疑为眼内炎。

3. 白内障、Coat's病、视网膜母细胞瘤及其他的白瞳症　根据患者的病史、临床表现和实验室检查结果，一般不难鉴别。

【并发症】

眼内炎可严重损害眼球组织，导致角巩膜溃烂破裂、白内障、继发性青光眼、玻璃体混浊机化、牵引性视网膜脱离，最后以眼球萎缩或眼球痨告终。部分病例的眼内炎症还可向眶内扩散。

【治疗原则】

眼内炎对眼球组织的破坏严重而迅速，一旦确诊必须争分夺秒，立即治疗。一般病例先进行药物治疗，药物不能控制或者重症病例需手术治疗。

【治疗方案】

针对处于不同阶段的感染，采取不同的治疗方案：第一阶段：前房中度混浊，无前房积脓和玻璃体混浊，需密切观察，必要时可采用前房抗生素灌洗和(或)辅助疗法。第二阶段：前房积脓，B超检查未见玻璃体混浊，可进行前房抗生素灌洗和玻璃体内注射联合辅助疗法。第三阶段：前房积脓合并玻璃体混浊，直接采用玻璃体手术和玻璃体内注射联合辅助疗法。在临床实际应用中，每4～6小时观察1次病情；对于病情进展迅速者，需每 2 小时观察 1 次病情，并根据病情处于阶段，不断调整治疗方案。

1. 非手术治疗

(1)药物的选择

1)抗生素：早发型眼内炎起病急骤，病情进展迅速，所以在没有确切的病原学诊断依据前，先根据病人的病史和临床表现初步判定可疑病原，选择相应的广谱抗生素或者选用能同时杀灭 G^+ 菌和 G^- 菌的抗生素进行治疗，待明确病原后再根据药敏结果进行调整。

抗生素的选择应遵循以下几个原则：杀菌力强，抗菌谱广，玻璃体腔内注射后的治疗效率(药物活性/药物毒性)较高，如有必要可联合用药。细菌感染常选用头孢类药物(如头孢唑林)，氨基糖苷类药物(如庆大霉素、阿米卡星)，万古霉素及喹诺酮类药物；真菌感染常选用两性霉素 B，大扶康等。

2)皮质类固醇激素：眼内炎的治疗中是否应该使用皮质类固醇激素，目前尚有争议。支持者认为皮质类固醇激素可减轻炎症反应对视网膜结构和功能的破坏；反对者则认为可能影响抗生素的治疗效果。目前的观点是在明确排除真菌感染且确有使用必要的情况下，可与抗生素联合使用。最好在抗生素治疗 12～24h 后再给皮质类固醇激素。

(2)给药途径

1)玻璃体腔内注射：玻璃体腔内注射给药是最有效的给药途径。在眼内炎发病早期，眼底可见视盘和大血管时，单用本方法即可治愈。其优点是：药物直接进入玻璃体，在玻璃体和房水内迅速达到治疗浓度；可采取玻璃体标本做病原学检查，指导治疗；方法简单，患者痛苦少。缺点是：药物的作用持续时间短；药物的毒性可能对视网膜及血管造成损伤。

玻璃体腔注药的操作过程如下：眼球表面麻醉后置开睑器，取 1ml 空针备用，再另取 1ml 空针抽取药液。在外下方角膜缘后 3.5～4mm 将针头向眼球中央方向穿刺，进入约 5mm 深，透过球结膜、巩膜和睫状体平坦部到达玻璃体腔内，抽取玻璃体 0.1～0.2ml 送培养和涂片检查，如果玻璃体较稠厚，可改用较粗的针头。固定针头卸下针筒，换上已抽取药液的针筒，缓慢将药物注入玻璃体内。缓缓拔出针头，在注射部位用棉签轻轻揉压数秒即可。

2)全身用药：静脉给药是最常用的全身给药方式。尽管由于炎症，血-眼屏障遭到不同程度的破坏，但实际上真正能从血液透入玻璃体腔并达到治疗浓度的药物仍然为数极少。所以全身用药仅作为辅助手段，控制内源性眼内炎患者的全身性感染或者防止炎症的眼外蔓延。万古霉素和头孢唑林对血-眼屏障的通透率相对较高，可优先考虑。

3)球结膜下注射：大剂量抗生素球结膜下注射可以在前房内达到治疗浓度，但是维持时间短，且球结膜下注射时疼痛剧烈，患者难以忍受。有报道认为药物通过球结膜下注射和局部点眼在前房内达到的浓度是相同的，目前这种给药方式已经逐渐被淘汰。

4)局部点眼：大部分抗生素经过局部滴用，都能在房水中达到较高的浓度，但是能到达玻璃体的微乎其微，所以对眼内炎的疗效甚差。临床上主要用于外源性眼内炎累及眼前段的一种辅助治疗，如角巩膜伤口感染、滤过泡感染等。此外，为了保证药物在局部维持有效的治疗浓度,必须频繁使用。

(3)药物剂量:所有的药物用于玻璃体腔内注射时,剂量均需严格控制,如过量可能会对视网膜造成不可逆性损伤,如氨基糖苷类药物过量可导致供应黄斑区的视网膜血管发生闭塞,导致"白黄斑"和视力严重下降。我国卫计委颁发的《抗菌药物临床应用指导原则》提到:"氨基糖苷类抗生素不可用于眼内或球结膜下给药,因可能引起黄斑坏死。"怀疑细菌感染的用药剂量见表7-1,怀疑真菌感染的用药剂量见表7-2,供临床参考。

表7-1　怀疑细菌感染的药物剂量

给药途径	药物	剂量
玻璃体腔内注射(mg/0.1ml)	万古霉素	1.0mg
	庆大霉素	0.1mg
	阿米卡星	0.4mg
	头孢他啶	1.0～2.25mg
	头孢噻肟	1.0mg
	头孢唑林	1.0～1.5mg
	妥布霉素	0.1～0.2mg
	地塞米松	0.2～0.4mg
球结膜下注射(mg/0.5ml)	万古霉素	25mg
	妥布霉素	20mg
	庆大霉素	10～20mg
	阿米卡星	25mg
	头孢他啶	100mg
	头孢噻肟	1.0mg
	地塞米松	1.0～2.5mg
局部点眼	万古霉素	50mg/ml 每小时1次
	头孢他啶	100mg/ml 每小时1次
	阿米卡星	20mg/ml 每小时1次
	庆大霉素	14mg/ml 每小时1次
	头孢噻肟	50mg/ml 每小时1次
	1.5%妥布霉素	每小时1次
	1%醋酸泼尼松龙	每1～2小时1次
	1%阿托品或(复方)托吡卡胺	每日3次
全身用药	万古霉素	1g 静脉滴注每12小时1次

续表

给药途径	药物	剂量
全身用药	头孢噻肟	1～2g 静脉滴注 每 8 小时 1 次
	头孢他啶	1g 静脉滴注,每 8～12 小时 1 次
	阿米卡星	首剂 7.5mg/kg,以后 6mg/kg 静脉滴注 每 12 小时 1 次
	环丙沙星	750mg 口服 每 12 小时 1 次
	氧氟沙星	400mg 口服 每 12 小时 1 次
	泼尼松	1mg/(kg·d)口服

表 7-2 怀疑真菌感染的药物剂量

用药途径	药物	剂量
玻璃体腔内注射	两性霉素 B	5～10μg
	氟康唑	25μg
	咪康唑	10～20μg
球结膜下注射	两性霉素 B	0.1～0.125mg
	咪康唑	5～10mg
局部点眼	0.25%两性霉素 B	每 1～2 小时 1 次
	1%咪康唑	每 1～2 小时 1 次
	5%那他霉素	每 1～2 小时 1 次
全身用药	两性霉素 B	0.25～0.5mg/kg 静脉滴注,每日 1 次或隔日 1 次
	咪康唑	10～30mg/(kg·d),分 3 次 静脉滴注,30～60min 滴完
	酮康唑	400～600mg/d 口服
	氟康唑	100～200mg/d 口服

注:1. 已切除玻璃体眼,玻璃体腔注药剂量取 1/10;

2. 如有必要,可联合用药,如:

万古霉素+头孢他啶,万古霉素+头孢他啶+地塞米松

万古霉素+阿米卡星,万古霉素+阿米卡星+地塞米松

阿米卡星+头孢噻肟/头孢拉定+地塞米松

两性霉素 B+地塞米松;

3. 万古霉素不可与地塞米松混合,会产生沉淀。

(4)部分玻璃体内注射药物的配制法

1)万古霉素 1mg/0.1ml 的配制:取万古霉素粉 500mg 1 瓶,用 10ml 注射用生理盐

水稀释，用注射器抽出1ml，即为50mg/ml。加注射用生理盐水4ml，共计5ml，即为10mg/ml。再用结核菌素注射器抽取0.1ml，即为1mg/0.1ml。

2)庆大霉素100μg/0.1ml的配制：取庆大霉素80mg(8万U)/2ml 1支。用注射器抽出0.25ml，含量即为10mg。加注射用生理盐水9.75ml，共计10ml，即为lmg/ml。再用结核菌素注射器吸0.1ml，即为100μg/0.1ml。

3)地塞米松400μg配制：用结核菌素注射器从4mg/ml的地塞米松液中吸取0.1ml，即含量为400μg。

4)阿米卡星200μg/0.1ml的配制：取阿米卡星100mg/2ml 1支。用结核菌素注射器吸取0.4ml，即为含量20mg。加注射用生理盐水9.6ml共计10ml，即为2mg/ml。用结核菌素注射器吸0.1ml，即含量为200μg/0.1ml。

5)两性霉素B 5μg/0.1ml配制：取两性霉素B 50mg 1瓶，加无菌用水10ml稀释为5mg/ml。用结核菌素注射器吸0.1ml，即为500μg。加无菌用水9.9ml，共10ml，即为50μg/ml。再用结核菌素注射器吸0.1ml，即含量为5μg/0.1ml。

2. *手术治疗*

(1)玻璃体切除：感染性炎症反应可产生外毒素、内毒素和蛋白分解酶，引起视网膜的严重损害，因此单纯使用抗菌药物，即使感染得到控制，炎症仍可继续发展。玻璃体手术治疗眼内炎的优点在于：①直接清除混浊的玻璃体，恢复玻璃体腔的透明度，既清除了致病的病原体及其产生的毒素对眼组织的破坏作用，又可减轻或避免日后因玻璃体机化导致的牵引性视网膜脱离；②可直接自脓性玻璃体内获取标本，提高实验室诊断的阳性率，指导用药；③提供玻璃体内直接给药的途径，术中可将含抗生素的灌注液或抗生素直接注入，有助于抗生素在眼内的扩散，改善了抗生素在眼内的分布。缺点是：①可能产生医源性并发症，如视网膜裂孔、视网膜脱离、脉络膜上腔出血等；②缩短了药物在玻璃体腔内的半衰期，加快了药物对眼内组织，如视网膜的毒性。

1)手术时机和手术适应证：原则上，感染性眼内炎一经确诊应尽早手术，但是考虑到处于炎症中的眼组织对手术的耐受力下降及手术可能引起的并发症，所以应根据病程、病情严重程度和视功能等因素综合分析后决定。

手术适应证为：经眼内液(房水或玻璃体抽取液)培养或涂片找到致病菌或者临床表现高度怀疑为眼内感染者；玻璃体混浊明显，眼底窥不见，B超提示玻璃体大量混浊或伴机化，经全身和局部(包括玻璃体腔内注射)使用抗生素治疗1～2d无效者；眼内炎伴有眼内异物者；ERG波幅降低，提示炎症累及视网膜者；有光感，光定位大致正常。

2)手术禁忌证：角膜高度混浊，巩膜坏死，玻璃体全混且出现全视网膜脱离，无光感或光感和光定位不好者，手术效果极差，应视为手术禁忌。

3)手术方法：常规三通道封闭式玻璃体切割术，尽量清除玻璃体。若前房脓性混浊物或者瞳孔区渗出物影响玻璃体腔能见度或周边玻璃体有明显混浊机化，应切除透明晶状体，便于彻底清除玻璃体(尤其是周边部玻璃体)和前房的炎性组织。玻璃体内的炎性渗出可形成不规则的多层膜样结构，应仔细地与脱离或水肿的视网膜区别后再加以切除。若玻璃体机化组织与视网膜有粘连，应小心地与视网膜分离后再切除。有时脓液滞留于视网膜前形成“脓池”，可用笛形针（最好是用硅胶制作的软头笛形针）小心地吸去脓液。如术中发现视网膜下脓肿，应在脓肿部位做一视网膜切开，用笛形针吸除视网膜下的脓液和纤维膜。眼内炎患者的视网膜高度水肿，不宜进行剥膜等操作，以避免产生医源性裂孔。如术中发现视网膜裂孔或脱离，可用全氟化碳液压平视网膜后，光凝/冷凝封闭裂孔，然后用长效气体或者硅油做眼内填充。眼内炎的玻璃体视网膜手术常需做巩膜环扎术，预防术后周边残留玻璃体牵引导致视网膜脱离。一些非常严重的病例往往还伴有角膜和前房混浊，对于此类病例应先钻取下中央的混浊角膜，而后行“开放式玻璃体切割术”（open-sky vitrectomy），尽量将玻璃体完全切净，再将供体的角膜片缝合到植床上。

玻璃体手术治疗眼内炎的过程中常常联合应用抗菌药物（表 7-3），药物可加入灌注液或术毕直接注入玻璃体腔内。

表 7-3 玻璃体腔灌注用药

药名	浓度	配制方法
头孢他啶	8μg/ml	4mg＋500mlBSS
万古霉素	10μg/ml	5mg＋500mlBSS
克林霉素	9μg/ml	4.5mg＋500mlBSS
两性霉素 B	75μg	37.5mg＋500mlBSS
地塞米松	20～64μg/ml	10～32mg＋500mlBSS

注：如必要，玻璃体腔可以联合灌注用药。

4）若干特殊情况。

IOL：如果在 IOL 表面有致密渗出膜包裹，影响手术进行或是怀疑白内障术后真菌感染，必须将 IOL 取出。其他情况下，可以保留 IOL，用显微玻璃体视网膜刀片轻轻划开 IOL 表面的纤维膜并将其剥除即可。

白内障术后迟发型眼内炎：一般首选玻璃体切割术联合后囊膜切除术，同时玻璃体腔内注射万古霉素。如果经过这样的治疗仍然复发者，必须取出 IOL，并彻底取尽所有的残留囊膜，玻璃体腔内再次注射万古霉素。

青光眼滤过术后眼内炎：滤过泡的壁过薄与青光眼滤过术后的眼内炎密切相关。所以除了常规的玻璃体手术外，还要对感染源（脓性滤过泡）进行切除并做修补。

5）术中并发症及处理：术中的主要并发症是出血和视网膜脱离。伤口、虹膜根部或虹膜表面的损伤都可导致前房积血。通过升高灌注瓶的高度来升高眼内压一般均能控制。如见到出血点可使用双极电凝将其封闭。视网膜撕裂也是常见的术中并发症。如在撕裂处没有玻璃体粘着，可使用光凝/冷凝封闭；如果撕裂处有玻璃体粘着，可以尝试小心地切除玻璃体，但是多数情况下此类操作会导致撕裂口进一步扩大。如出现这种情况，必须进行巩膜外加压。有时在手术中会出现原伤口撕裂，可用 7-0 或 8-

0线重新缝合。

(2)眼内容摘除术：对玻璃体手术无效，病情继续恶化，视力完全丧失并向全眼球炎发展时，则考虑做眼内容摘除术。

【术后处理】

1. 一般处理

(1)继续应用敏感效抗生素点眼，每日6～20次。

(2)皮质类固醇激素局部点眼或球结膜下注射，常规散瞳。

(3)每天行视力、眼压、裂隙灯及前置镜或检眼镜检查，特别注意结膜、角膜、前房、虹膜、瞳孔、玻璃体和视网膜，如屈光间质不清可使用B超。

(4)如果术后患者仍持续眼痛，炎症反应进一步恶化或者好转不明显，应高度怀疑眼内仍有活动性炎症，需再次手术干预。若致病原对药物不敏感，应更换适当的敏感药物。

2. 术后并发症处理

(1)持续性低眼压：与持续性炎症破坏了睫状体上皮的房水分泌功能和伤口渗漏有关。B超可显示有脉络膜脱离。处理上以控制炎症反应为主，如果存在伤口渗漏，应及时修补。

(2)视网膜脱离：眼内炎术后的视网膜脱离发生率高达20%以上。手术器械进出眼球处可能会产生术中不易发现的微小视网膜裂孔，导致术后很快发生视网膜脱离。如果周边部的玻璃体未切净，手术后产生的增生性玻璃体视网膜病变也可导致视网膜脱离。虽然可行巩膜环扎、外加压术治疗，但是由于眼内炎术后角膜水肿，眼内反应重，所以手术难度大且复位成功率低。

【住院小结】

1. *疗效*　主要取决于以下因素。

(1)眼内炎的病因：手术后眼内炎的疗效相对好于外伤后眼内炎和内源性眼内炎。

(2)病原的毒力强弱：毒力较弱的凝固酶阴性G^+球菌(如表皮葡萄球菌)所致的眼内炎，预后相对较好；而毒力较强的G^-菌和凝固酶阳性G^+球菌所致的眼内炎，预后往往较差。

(3)诊治情况：诊断和治疗是否及时，给药途径是否合理。

(4)术前视力：术前视力好于手动者，术后87%视力可恢复至0.05以上；术前视力仅为光感者，术后只有21%视力能恢复至0.05以上。

(5)治疗方法：美国眼内炎玻璃体切割研究所的研究结果显示，初诊视力≥眼前手动的患眼，玻璃体切割术与玻璃体注药术的差异无统计学意义。初诊视力仅存光感的患眼，玻璃体切割术与玻璃体注药术比较，前者治疗后视力>0.5的患眼较单纯玻璃体注药术高出3倍；视力≥0.2的患眼较单纯玻璃体注药术高出2倍；严重视力丧失者较单纯玻璃体注药术降低了50%。

2. *后续治疗*　手术中切除晶状体或取出IOL者，待病情稳定半年后，可考虑Ⅱ期IOL植入或佩戴接触镜。手术中注入硅油者，半年左右取油。慢性泪囊炎患者应积极手术治疗。

3. 出院医嘱

(1)局部滴用抗生素眼液和皮质类固醇激素眼液。

(2)门诊定期随访。

(3)对全身存在其他感染病灶的内源性眼内炎患者,出院后应尽快至相关科室诊治,控制原发感染。

(乐琦骅　卢　奕　朱承华)

三、玻璃体寄生虫

玻璃体寄生虫(vitreous parasite)在我国多为猪肉绦虫的幼虫(囊尾蚴)感染,多见于北方地区,占眼部猪囊尾蚴病的1/2以上。

【病史询问要点】

1. 发病情况　可见眼前有圆形或椭圆形伸缩变形的黑影。视力可下降。

2. 伴随症状　有无炎症刺激症状、眼压升高症状、复视等。

3. 接触史　是否来自或到过疫区,是否食用过未煮熟的含囊虫的猪肉。

4. 全身情况　有无皮下结节、有无癫痫发作(脑囊虫)、粪便中有否排出过虫卵或体节。

【体格检查要点】

1. 玻璃体　典型表现为玻璃体中游离或附着于视网膜的灰白或浅蓝色半透明样圆形囊泡,1.5～6PD大小,壁有珠贝样光泽,可有金黄色反光圈。囊的近中央部可见黄白色虫体头节,强光照射可使虫体变形蠕动,头部伸展后偶可见吸盘。囊尾蚴已死则不见运动。

2. 眼底　早期可伴有尘埃样玻璃体混浊,晚期明显有纤维条索增生窥不见眼底。偶可见视网膜裂孔及出血,可能是大囊尾蚴自视网膜下移出所致。

3. 其他眼部表现　可有色素膜炎、眼内炎等表现,有时可作为首发症状出现。晚期可见视网膜脱离、青光眼、白内障、全眼球炎和眼球萎缩等。并注意结膜下、前房和眼眶等其他部位有无囊虫结节。

4. 身体其他部位囊虫寄生　如很多患者合并脑(猪)囊尾蚴病,应做神经系统的有关检查。全身皮下或肌肉结节是最突出和最有价值的物理检查所见。

【继续检查项目】

1. 眼部B超　可帮助确诊,并了解囊与周围组织的关系。

2. 实验室检查　红细胞沉降率加快、血嗜酸白细胞增多,粪便常规检查虫卵、血清补体结合试验、囊尾蚴皮肤过敏试验以帮助确诊猪肉绦虫病。

3. 病理检查　皮下或肌肉结节病理检查,有助于诊断。

4. 头颅CT　对于临床诊断为眼部囊尾蚴病的患者,术前应进行头颅CT检查以排除脑囊尾蚴病,以免延误全身疾病的治疗。

【诊断】

1. 主诉眼前有圆形或椭圆形黑影晃动,可有伸缩变形。

2. 检眼镜下见玻璃体中灰黄色或灰白色半透明囊泡，1.5～6PD大小，强光照射可使虫体变形蠕动。

3. 晚期常伴有葡萄膜炎、玻璃体混浊或视网膜脱离，导致视力下降。

4. 有绦虫病史或接触史。

5. 实验室检查：大便检查见虫卵和体节；血清补体结合试验阳性；血嗜酸细胞可升高，红细胞沉降率加快；囊尾蚴皮肤过敏试验阳性等。

【鉴别诊断】

1. 玻璃体囊肿　先天性，视力一般不受影响。位于晶状体后方有细丝相连，透明、壁薄，内为多房形，无虫体可见。

2. 眼内炎　后期玻璃体混浊明显窥不清眼底时，应与其他类型眼内炎相鉴别。

【治疗原则】

1. 早期发现及时手术取出虫体和玻璃体炎性物质，复位视网膜。

2. 配合全身驱虫药物治疗。

【治疗方案】

1. 非手术治疗

(1)全身驱绦虫药物，如槟榔、南瓜子、石榴皮等，杀灭全身其他部位的囊虫。

(2)眼内炎症严重者全身和局部给予皮质类固醇激素。

(3)对症治疗葡萄膜炎、瞳孔阻滞性青光眼等。

2. 手术治疗

(1)经睫状体扁平部闭合式切除术：手术先切除混浊的玻璃体和虫体周围增殖并与视网膜粘连的机化组织，待虫体游离停止切割，加大吸力用切割头或笛针将虫体吸出。行次全玻璃体切割术，伴有视网膜脱离的一并处理。术中应注意：①不要切伤虫体，如虫体破裂应将破碎的囊尾蚴全部吸出，以免术后炎症反应而导致失明和眼球萎缩。②如囊壁增厚有包膜也可在囊上切一小口，将虫体用吸力吸出。虫体可做阿米巴运动，一般不需扩大切口。③在虫体未取出前，避免做过大范围的玻璃体切割，否则由于虫体活动过度而增加取虫的难度。④由于猪囊尾蚴自视网膜钻入玻璃体的入口(视网膜裂孔)常常为大量纤维膜遮盖，不易寻找。处理视网膜脱离时，往往应先进行充分的膜切除，彻底松解对视网膜的牵拉，再进行气-液交换，眼内光凝、膨胀气体或硅油填充。

(2)冷冻取虫术及直接抓取：现已被闭合式玻璃体切割手术所取代。在间接眼底镜下，用冷冻头冻结虫体并带出眼外。直接检眼镜由于没有立体感、视野小，操作比较困难。

【术后处理】

1. 一般处理

(1)术后24h换药，6～7d拆除结膜缝线。

(2)常规局部使用抗生素，加用激素防治眼内免疫反应。

2. 并发症处理　唯有虫体破裂者，免疫反应较重。其他参见有关章节。

【住院小结】

1. 疗效　尽早尽快行手术治疗，不仅能取出囊虫还可防治进一步眼内炎症。但是视网膜脱离时间较长，术后仍可见视网膜的退行性病变和增殖性病变，损害视功能。

2. 后续治疗

(1)连续进行全身治疗，口服吡喹酮 50mg/(kg·d)；糖皮质激素泼尼松 1mg/(kg·d)，并定期检查确定疗效。

(2)眼局部使用抗生素、激素或非甾体类消炎药，每日 4～6 次，逐渐减药至停。

3. 出院医嘱

(1)定时用药，定期复诊。有眼部不适随诊。

(2)注意饮食卫生。

（李筱荣）

四、玻璃体异物

玻璃体异物(intravitreous foreign body)主要指由眼球外进入玻璃体腔内的异物。按异物的性质分为磁性异物和非磁性异物。

【病史询问要点】

1. 有无外伤史　大多数患者都有敲击异物(金属物质、石块等)或爆炸伤史；也有少数患者在受伤时，由于精神高度集中工作，或因异物小、速度快、无严重疼痛及视力障碍，未引起注意，及至发生并发症后才来就诊。医生也常因患者无外伤主诉，又因伤口小或已愈合，检查时易于忽略而漏诊。

2. 受伤经过　包括致伤原因，致伤物性质、大小和形态，致伤后经过哪些初步检查与处理。

3. 伴随症状　有无眼痛、受伤后瞬间热泪涌出、视物模糊等。

4. 职业史　详细全面地询问过去及现在的职业(如车床工人)，有助于发现隐匿的玻璃体异物。特别遇有病史和临床检查不符合时，此点非常重要。

【体格检查要点】

1. 找入口　异物进入眼球必然先造成眼球穿通伤，所以，眼球穿通伤口是寻找玻璃体异物的重要依据。眼部检查中应注意以下表现。

(1)结膜伤口：球结膜的伤口或伴有出血或结膜下眼内容脱出，葡萄膜脱出呈棕黑色，玻璃体脱出呈不定形的透明胶体状。球结膜富有弹性、伤口愈合较快，加上结膜下出血的掩盖易造成巩膜伤口的漏诊，尤其直肌下。

(2)眼睑皮肤和其他部位伤口：少数患者异物经此径路入巩膜而进入玻璃体腔。

(3)角膜伤口：要注意自行闭合、斜行劈裂的全层伤口和愈合成全层瘢痕的穿通伤。角膜缘的小伤口或胬肉头部边缘的伤口不易发现，需细心检查。整齐的角膜伤口提示异物可能为金属碎屑，而不规则伤口则提示异物可能为非金属性的。

(4)巩膜伤口：①有时为较多的浓密结膜下出血所掩盖，其最浓厚处常是伤口之所在。②球结膜下有黑点时，应注意鉴别是脱出的葡萄膜组织，或是巩膜的色素，或是结膜下异物。③散瞳看眼底，如创口相对部位的玻璃体、视网膜有出血，也是巩膜穿通伤的存在迹象。④陈旧巩膜穿通伤，可见球结膜与巩膜粘连的瘢痕。⑤假性胬肉也可能为陈旧的创口所在。⑥眼睑的全层穿通伤，必须注意相应的巩膜有无破口。

(5)眼前段找不到伤口：注意眼底和眼压。若眼压过低，眼底有大片出血，或玻璃体有明显条索样混浊，则很可能伤口位于赤道后。

2. 找通道和异物位置　找通道，即找异物穿入眼内径路上所致的改变如虹膜有穿孔、晶状体局限混浊等。异物多在穿通道的尽端，或在其下方。

玻璃体内异物及其改变，多在入口和穿通道的连线上，或其下方。异物在经巩膜穿入眼内者，多有玻璃体积血和混浊，与伤口相对处有帚状出血，异物多在出血的顶端。机化条索、机化团块或铁锈症最浓厚处，常为异物所在之处。尚未被机化物包围的铁质异物，呈灰黑色并有银色反光，铜质异物为黄色，有金色反光。异物穿入眼内时，空气可随之进入到玻璃体内。气泡呈灰黑色，球形，中心发亮，周边为黑环，在检眼镜下很像铁质异物。但气泡为正圆形，可随体位而改变位置，且逐渐变小，2～3d内即可吸收，不难与异物相区别。如玻璃体只有穿通道的改变，即出血及机化物，而找不到异物，则应按异物入口和穿通道连线的方向，检查视网膜有何改变，若某处视网膜出现水肿、出血、渗出，病变形态和异物一样，则提示此处为异物撞击处，异物多在其下方的玻璃体内。

只要屈光间质透明，借助检眼镜、裂隙灯和三面镜一般可以看到有金属光泽的异物，或包绕异物的机化物团块。不可忽略的是，在某些情况下，眼内可能存留多个异物。在临床检查时，应注意根据病史、致伤经过、致伤物特性、影像和超声检查等加以判断。

3. 找并发症　异物存留于眼内，因其性质不同，引起的反应也不一样。植物性异物能引起感染及肉芽肿性改变。铜、铁等化学性质活泼的无机物，可引起局部或弥漫性铜、铁症，使组织发生退行性改变。纯铜可引起急性化脓性炎症。煤、石、玻璃等化学性质不活泼的物质，可在眼内存留多年而不引起改变。

4. 找其他提示体征　对于单眼的白内障、无原因的瞳孔开大、持续前房变浅、反复发作的虹膜炎、前房积脓或孤立性肉芽肿、找不到原因的玻璃体混浊伴有机化膜、条索或出血、增殖性玻璃体视网膜病变、单眼继发性视网膜脱离（眼内异物伴玻璃体积血者本病发生率40%，不伴玻璃体积血者仅5%）、单眼不明原因的继发青光眼或低眼压、眼底有由机化组织包裹的病灶、可疑的铜、铁锈症等，均应追问外伤病史，检查有无异物的入口及通道，结合影像和B超等检查以确定有无异物的存在。

【门诊资料分析】

1. 眼压降低　新鲜的穿通伤，房水或玻璃体流出，眼压则明显下降。

2. X线摄片　对有眼外伤史者，X线摄片应作为常规检查项目。一般通过眼眶的正、侧位片，可以发现各种较大的金属异物和某些密度较高的玻璃、石屑等异物，了解其大小、形状与大致的位置，为其进一步的异物定位提供依据。但是异物＜1mm，重量＜1mg的金属异物和绝大多数非金属异物，X线普通摄片法不显影，应结合具体情况，进一步拍摄薄骨片、无骨片或进行其他特殊检查。如眼内存留多个异物在眼眶正、侧位片上不易区分时，需加摄轴位片。临床上影响X线摄片检查结果的因素颇多，眼科医生应了解其拍摄方法，排除技术上的误差和胶片本身的质量缺陷等，亲自读片以发现异物。

(1)在读片灯下观察，细小异物影可在更强灯光下才能发现。

(2)正、侧位片对比观察：①若均有异物影，且位置一致，则进一步进行定位。②若侧位片有异物阴影，正位片无，多因异物较小，或正位片异物影与颅骨重叠被遮盖，或因摄片时所用的条件和位置不适当所造成，应改变条件再摄片。③若正、侧位片均无异物影，临床上高度怀疑有异物存留时，可改变摄片条件(X线比较通透度大的异物，其所需的摄片条件低些，同时摄片的曝光时间要适当缩短)，或选择薄骨或无骨影摄片，或进行其他特殊检查方法。

3. *超声探测法*　超声探查的A型扫描和B型扫描，都可用以诊断眼内异物。由于使用方便，适应范围较广，故其应用已日渐普遍。本法不受屈光间质透明度的影响，能显示各种金属异物，对X线无法显示的非金属异物也大多能清楚显示；不依赖眼球的标准大小来推算异物的位置，对后极部的边界异物(球壁异物)的定位有独到之处。较灵敏的仪器可以发现0.2mm×0.2mm×1.5mm大小的玻璃体异物。

【继续检查项目】

1. *电子计算机X线摄片法(CT)*　对组织的分辨力比X线提高10～20倍，可查出密度低的异物，且可同时显示出眶壁、视神经、晶状体、眼外肌、球壁的切面图像，获得异物所在位置的立体概念，鉴别球外和球壁异物。薄层扫描可以发现直径为0.75mm的微小异物。

2. *磁共振成像(MRI)*　MRI具有极高的软组织分辨力，适用于眼部非磁性异物的诊断和定位。而眼内磁性异物MRI有发生移动导致眼内组织损伤的潜在危害，故一般其他方法确定为眼内磁性异物者禁止行MRI检查。

3. *玻璃体异物的定位*　异物漂浮于玻璃体内，随体位的改变而移动，则异物定位所测得的位置，常与手术时的实际位置不符，致使手术发生困难。通常手术时为了便于操作，多牵引眼球，使切口的部位暴露于睑裂；此时由于重力的关系，异物向下坠落而远离切口处的眼球壁，这样它就不容易被电磁铁所吸引，而导致手术失败。用一般定位方法发现异物不靠近眼球壁者，均有可能为玻璃体内漂浮异物。其定位方法大致有以下几种。

(1)检眼镜定位法：适合于屈光间质透明者。本方法经济简便，无痛苦，定位不受眼位影响，也不受异物性质的影响，在术中可直接观察。同时可以了解异物在眼内和周围组织的关系，能进行磁性试验，了解异物有无磁性、磁性的强弱、有无固定和固定的程度。方法同视网膜裂孔定位，也可术中在巩膜面做一冷凝点，根据异物与冷凝点相差情况来矫正切口。约20%的眼内异物患者，可用此方法定位。非金属异物，本法可作为屈光间质透明者主要的定位方法。

(2)X线四片法：如检眼镜看不到异物或屈光间质混浊时，则须进行X线四片法定位漂浮异物，用以判断异物是否在玻璃体内漂浮及其漂浮的幅度、范围，以及在何种体位时异物距眼球壁最近或最远。其定位方法是摄不同体位的四张照片。①第1片：仰卧侧位片。患者仰卧，胶片垂直放在患侧颞部，球管置于健侧，水平投照，中心线与眼球矢状面垂直。若异物漂浮，在此片上则异物因重力关系，与角膜缘的距离必然较远。②第2片：俯卧侧位片。若异物漂浮，则异物与角膜缘的距离，较第1片近。③第3片：左侧卧后前位片。患者向左侧侧卧，胶片垂直放在眼前，球管置于头后，X线水平投照，中心线与眼球矢状轴一致。若异物漂浮，在此片上异物必然移向左侧。④第4片：右侧卧后前位片。若异物漂浮，则必然移向右侧。各片应按相同的放大比例拍摄，以便比较。从这4张照片上，常可明确地分辨出异物是否漂移移动，并可确定各个不同体位时异物的位置。由此可考虑采取何种手术方式，考虑手术时的体位、眼压和切口的位置。

4. *磁性试验法* 以电磁铁在眼球前方及其周围进行试吸，根据患眼有无疼痛感觉、巩膜面出现黑点粘着和眼球被试吸部位有无跳动来判断眼内有无异物和异物被固定程度。异物跳动方式有点头、摆动和沿异物长轴移动3种。磁性试验阴性可能为以下原因：①非磁性异物；②异物嵌入球壁或被组织包裹；③异物太小或异物本身的磁性太弱（如不绣钢、镍等）。因而对磁性试验阴性或磁性很弱者，手术时应按非磁性异物的处理方式进行。如因异物太小试验无反应时，可剖开巩膜板层后再做试验。在进行磁性试验时，应注意：①磁头不要紧贴眼前组织，以免看不清异物跳动。②磁头须先远后近，磁力由弱到强，以免试验时发生视网膜出血和脱离等并发症。③屈光间质透明时，必须在检眼镜看清异物后再进行试验。

5. *电感应试验法* 又称电磁定位法，所用的仪器为眼科金属探测仪。此仪器与扫雷器的原理相同，在其探头前端所形成的磁场中如有金属物体，即发生感应，经过放大而以指针摆动和音响表示之。

6. *化学分析法* 用房水的化学分析法确定眼内异物的性质，也是一种眼内异物诊断的方法。但是只适用于那些化学性质较活泼的金属异物。

7. *其他* 不能决定异物性质时，可取异物样品检验。

【诊断】

1. 多数患者可询及外伤史。

2. 存在角膜或巩膜嵌顿伤口，有眼前段损伤，晶状体混浊或玻璃体脱入前房内，玻璃体积血，视网膜脱离时往往预示着合并有眼内异物。

3. X线摄片、CT、MRI、B超可发现异物和定位眼内异物。

【临床类型】

按异物性质分为：①磁性异物，多见，占80%～90%；②非磁性异物，以铜异物居多，石头、玻璃次之。

【鉴别诊断】

玻璃体异物应与眼外伤并发症相鉴别：B超扫描在一个切面显像图上能同时显示异物和其他多种病变，如眼内异物伤所引起的玻璃体积血、积脓、混浊，晚期的玻璃体机化物，视网膜前膜和视网膜脱离等。但这些并发症和异物的鉴别也值得注意。一般以回声的强度、范围的大小和有无声影进行鉴别。异物往往呈现为强的光点，范围局限而边界较整齐且常有声影。还可用降低仪器灵敏度的方法加以鉴别。

【治疗原则】

任何性质的玻璃体内异物，原则上均应取出。因为眼内异物的危害，不仅在于异物进入眼球时所造成的机械损伤，还在于异物在眼球内存留所形成的持续的影响，包括感染、化学性损伤、机械性刺激等。

【治疗方案】

1. *治疗时机*

(1)眼球穿通伤合并玻璃体异物，在处理伤口的同时，如有可能应考虑摘除异物，尤其磁性异物。若取出异物有困难时，则先处理伤口，以后再考虑摘除异物。

(2)异物伴有眼内炎时，应当尽早摘出异物，同时行玻璃体切割术，玻璃体腔注射抗生素。

(3)异物伴有玻璃体积血，尤其量较大时，积血紧靠视网膜，伴有/不伴有视网膜脱离，应先控制感染，待2周左右出现玻璃体后脱离时手术，这样比较安全。

(4)眼后段异物，估计在玻璃体手术中能看见者，选择玻璃体切割联合眼内异物摘出与视网膜复位，一次性完成手术。赤道前异物，估计在玻璃体手术中较难看见者，可先行后路异物取出术，再选择行玻璃体切割和视网膜复位术。

(5)对第一次手术失败者，外伤后虽无炎症但眼压极低者，眼内仍有活动性出血者，可观察，对症处理，待眼压恢复，出血停止以后，再进行手术。

手术时机与外伤的程度、异物的位置和性质、玻璃体积血的多少等因素相关，很难用明确的时间界定。因而，根据玻璃体机化膜程度来决定手术时机，可能更恰当与客观些，即最好在中度PVR(B级)发生前手术。

2. *治疗方法*

(1)全部植物性异物和铜质异物应立即通过玻璃体切割取出。可通过扩大的巩膜切口取出异物，如果异物较大，也可通过角巩膜缘切口取出。如有可能，应去除后玻璃体。

(2)铝、锌、铁、钢、镍和汞异物应于24h内取出。如果为磁性异物，应行玻璃体切割，先用眼内磁铁黏吸异物，然后使用异物镊取出。非磁性异物行玻璃体切割用眼内异物镊取出。大的眼内异物可通过扩大的巩膜切口或通过角膜缘切口取出。

(3)毛发、玻璃、金、银和铂在眼内无活动性，如果未引起感染或进一步解剖学结构的破坏，不必取出。不取此类异物利大于弊。

(4)对于严重外伤病例，建议行预防性巩膜扣带手术。特别是对于前巩膜外伤伴有玻璃体脱失的患者。

(5)怀疑有眼内感染时，可在玻璃体腔注射抗生素。详见眼内炎。

3. **手术方法**

(1)直接摘出法：指在经瞳孔直接看到异物的情况下，用玻璃体异物钳夹出异物的方法。①前部玻璃体内的异物，一般用手术显微镜通过充分散大的瞳孔进行观察，而后部的异物，则用手术显微镜通过接触镜进行手术，也可用直接检眼镜、间接检眼镜观察。于睫状体平坦部即距角膜缘4～4.5mm做切口，用适当的异物钳夹取异物。②被包裹或与视网膜有粘连的异物，应先分离再夹取。③异物周围有新生血管膜，应先电凝新生血管再取出异物。④当异物钳取出异物有困难时，磁性异物可联合应用"磁棒接力法"摘取异物。⑤异物取出后，以玻璃体切除器进入切口，沿异物钳出入的通道进行切割，特别要将切口附近的玻璃体切除干净。最后缝合巩膜和结膜创口。⑥对于玻璃体积血、混浊者可先行玻璃体切除，再摘除异物。⑦同时伴有外伤性白内障，则术中先将混浊的晶状体摘除，然后切除玻璃体，暴露异物后将其取出。⑧同时合并视网膜脱离者，一般先处理视网膜脱离，切除混浊的玻璃体，剪除机化的条索，剥离视网膜前膜，将异物留到最后处理。⑨有人建议，无晶状体眼的异物如果大于3mm×2mm，应经过前房摘出，避免损伤周边视网膜和异物坠回眼内的并发症。⑩多发性非磁性异物漂浮于玻璃体中轴，可用16号针头吸取，直径<0.89mm者也可用切割头单吸。⑪伴角膜混浊者，可先去除混浊角膜代之临时性人工角膜，按常规行玻璃体切除，异物摘除后取下人工角膜，再将备用角膜植片缝合在植床上，达水密状态，用角膜盘进行缝线调整至投影为圆形。⑫凡进行了全玻璃体切割或次全玻璃体切割(残留基底部玻璃体)者，常规做预防性巩膜环扎术，不论异物取出术中是否存在视网膜裂孔或脱离。

(2)切口低位法：当用检眼镜、X线或超声诊断为漂浮异物，采用漂浮异物定位法而确定在哪一体位时异物最靠前，且最接近何处的眼球壁。手术时，就在此处的巩膜上做切口，然后改变体位，并转动眼球，使切口转至下方。因此时异物比较接近切口，则容易被电磁铁所吸出。切口的位置，最好在睫状体平坦部。一般距角膜缘4～4.5mm，切口与角膜缘平行，长度比异物的短轴略大即可。如异物较厚或为球形，则应稍大些。如异物漂浮的幅度较大，特别是检眼镜可见的异物，磁性实验时，表现为磁性强，活动度大。则亦可在接近异物的象限的平坦部做切口，即使在仰卧位时以电磁铁吸引，也可以成功。

(3)磁棒接力摘出法：当玻璃体内漂浮的磁性异物，因体积太小，磁性较弱或活动幅度很小，而不易被磁铁所吸出时，可采用磁棒接力摘出。亦可用眼内恒磁铁吸出异物，方法和磁棒方法相似。如发现异物被机化条索或机化膜牵引固定，或被机化团所包裹，则应按玻璃体切割术，自平坦部切口，将机化组织切断，将机化团切开，再以磁棒接力法摘出异物。此法还适用于玻璃体混浊，异物不能直接看到，但证明其活动幅度不大的异物。

(4)方格定位摘出法：适用于靠近眼球壁的非磁性异物和难于摘出或其他手术失败的磁性异物。

【术后处理】

1. 一般处理

(1)全身抗感染，必要时注射抗破伤风疫苗。

(2)局部应用抗生素和激素，散大瞳孔。

(3)术中如有出血给予止血药。

(4)术后每日常规换药,注意眼部反应,包括炎症反应、角膜、眼压、眼底等,根据观察结果对症处理。

2. 并发症处理　由于玻璃体异物给眼内造成的并发症较多,玻璃体异物取出术的复杂程度不同,术后可能出现的并发症较为复杂,如角膜并发症、青光眼、眼内炎、玻璃体积血、视网膜脱离、白内障、交感性眼炎、纤维血管膜长入巩膜切口、眼球萎缩等。常见的并发症及其处理如下。

(1)角膜水肿:轻度水肿,不做特殊处理,数日内自行恢复;较重的角膜水肿,给予必要的对症处理。

(2)晶状体混浊:轻度混浊随访观察,重度混浊影响视力者,择期手术。

(3)玻璃体积血:若摘取异物时,留有大部分正常玻璃体,出血很难吸收,应在玻璃体形成机化前再次手术。若摘除异物时玻璃体已切除干净,出血多在 1 个月内吸收,暂时不必急于二次手术。

(4)视网膜脱离:行视网膜玻璃体手术。

(5)其他:详见有关章节。

【住院小结】

1. 疗效　及时取出玻璃体异物可减少异物本身和穿通道对眼组织的损害,为尽可能保留视功能创造条件。玻璃体异物取出术后的效果与异物大小、异物位置、异物存留时间、对眼组织损害程度和是否存在视网膜脱离、眼内感染等并发症密切相关。

2. 后续治疗

(1)术中注入硅油者应适时取出。

(2)密切观察和及时处理玻璃体异物摘除术后的中、晚期并发症。

3. 出院医嘱

(1)局部应用抗生素和激素眼液、眼膏 1~2 个月。

(2)按医嘱定期随访观察眼部情况。

(李筱荣　朱承华)

第二节　玻璃体视网膜交界区疾病

一、玻璃体黄斑牵拉综合征

玻璃体黄斑牵拉综合征(Vitreomacular traction syndrome,VMTS,VMT),或“玻璃体黄斑牵引综合征”,主要由于玻璃体发生不完全后脱离,牵引黄斑而致黄斑区视网膜产生一系列的病变与功能障碍。从玻璃体视网膜界面的解剖组织学上看,玻璃体后皮质除与基底部有紧密粘连外,在视盘、黄斑区以及视网膜大血管处粘连亦较为紧密。玻璃体后皮质与黄斑部内界膜的粘连为一不规则、基本呈环形的区域,直径可达 3~4mm。当发生玻璃体后脱离(posterior vitreous detachment,PVD)的过程中,若黄斑区的玻璃体后皮质未与内界膜分离，随着已产生后脱离的玻璃体的前后向运动，黄斑区视网膜持续受到前后向的牵引，出现一系列相关的临床症状，称为VMT。

【病史询问要点】

1. 发病年龄　中老年人多见。

2. 自觉症状　玻璃体后脱离起病突然，初有玻璃体后脱离时为飞蚊症、闪光感，此后引起VMT时，可出现明显的中心视力下降、视物变形。

3. 发病程度　中心视力下降程度，有无视物变形。病理性近视眼中的玻璃体黄斑牵引综合征发展较慢。若少数发展出现完全性PVD(自然病程中约有10%病例发生)，黄斑牵引被解除，视力复提高。

4. 发病诱因　即引起玻璃体后脱离的病因，主要为年龄(有老年性黄斑变性等病史)、病理性近视，此外，眼部的炎症，尤其眼后段的炎症、出血或外伤均可产生玻璃体后脱离。玻璃体后脱离发生后剧烈活动等可进一步诱发、加快VMT发生。

5. 伴随症状　玻璃体后脱离可有飞蚊症，眼前出现不同形状的漂浮物，随眼球运动而改变位置，为液化玻璃体随运动而移动造成。闪光感，常见于光线暗时，多位于颞侧，可能是脱离的玻璃体后皮质牵拉刺激与它有联系的视网膜，或是脱离的后皮质在眼球运动时碰撞视网膜而产生。

【体格检查要点】

1. 视力障碍　早期中心视力快速下降，大部分患者中心视力降至0.1～0.2，并有视物变形。

2. 玻璃体后脱离　用前置镜或三面镜观察玻璃体与视网膜，典型者除黄斑区可能还包括视盘在内的区域，玻璃体与视网膜仍然附着外，其余象限玻璃体与视网膜均分离；不典型者仍有1个以上的象限未发生PVD。典型病例的玻璃体呈圆锥形，顶部与黄斑及视盘相连，锥体的体部即为已发生后脱离的区域，脱离且增厚的玻璃体后皮质与视网膜内界膜间出现清亮的液体空间。

3. 黄斑病变　牵引的范围通常为一不规则环状，覆盖整个黄斑区，甚至视盘。玻璃体对黄斑持续的牵引可造成黄斑表面皱褶、黄斑水肿、囊样变性、黄斑劈裂、黄斑区神经上皮脱离甚至黄斑裂孔。以黄斑水肿最为多见；次为黄斑前膜，从透明玻璃体纸样直到灰白色不透明膜均可见到。长期而持续的牵引还能造成黄斑区视网膜内界膜的损伤，伤后的修复过程和炎性反应常导致不同程度的黄斑前膜形成。慢性牵拉致黄斑囊样水肿，日久可能形成黄斑囊样病变，玻璃体对黄斑持续牵引，可能使囊肿内壁破裂，发生黄斑裂孔，后极部视网膜脱离，黄斑部视网膜劈裂。

4. 视盘病变　如视盘也受牵引，可引起视盘水肿和出血。

5. 其他　旁中心血管扭曲、黄斑假孔甚至牵引性黄斑脱离也有发生，偶有黄斑裂孔形成。

6. 发生于病理性近视眼的VMT发展较慢　检查仅见黄斑区视网膜脱离，脱离面积大多不会超越上下血管弓，少数也有大面积脱离的。无黄斑裂孔。脱离视网膜变薄，多伴有明显的后巩膜葡萄肿及色素上皮萎缩。

【门诊资料分析】

1. 病史分析　老年性黄斑变性、病理性近视、眼部的炎症(尤其眼后节的炎症)、出血或外伤均可能产生玻璃体后脱离,引发 VMT。

2. 临床症状　中心视力快速下降,视物变形。临床症状和体征严重程度可不相称,有时黄斑重度牵拉患者可仍保持较好视力。

3. 眼部表现　玻璃体后脱离、黄斑病变及视盘病变等。

【继续检查项目】

1. B超　可见不完全后脱离的玻璃体后皮质对黄斑和视盘的牵引。不完全性 PVD 为位于玻璃体腔后部的线状光带,与黄斑相连。玻璃体后界膜光滑、薄,呈极低反射,提高增益后能清楚显示。

2. OCT　①用于明确诊断,可显示黄斑病变的组织学特征,展现玻璃体视网膜粘连部位、形态具有特征性的图像,并能同时发现玻璃体黄斑牵引所致的黄斑囊样水肿、黄斑裂孔、黄斑视网膜前膜等各种黄斑病变。黄斑交界区的病变时域 OCT 也能够很好的显现。②检查可见在视网膜内界膜上方显示玻璃体不完全后脱离的 V 形线状光带,黄斑部的玻璃体后皮质呈较强的、增厚的反射带并向内层视网膜表面延伸,为玻璃体皮质与黄斑及视盘的粘连。随着病程,可看到黄斑囊样水肿,随时间演变为黄斑囊样病变,囊肿内壁破裂发生黄斑裂孔,后极部视网膜脱离,黄斑部视网膜劈裂。采用 OCT 继续追踪观察,少数不完全后脱离病例,在自然病程中,玻璃体发生完全后脱离,病变可停止发展,黄斑中央凹部轮廓恢复。

3. 眼底血管造影　可用于了解有无旁中心血管荧光渗漏、无荧光、黄斑水肿和视盘渗漏等情况,确定严重程度。

【诊断】

1. 老年性黄斑变性、病理性近视、眼部的炎症(尤其眼后段的炎症)、出血或外伤等可能产生玻璃体后脱离的相关病史。

2. 早期中心视力快速下降,大部分患者中心视力降至 0.1～0.2,并有视物变形。

3. 眼底检查有除黄斑区(可能还包括视盘在内)以外区域玻璃体后脱离改变,可有黄斑水肿、黄斑囊样变性、黄斑劈裂、黄斑区神经上皮脱离甚至黄斑裂孔,视盘水肿和出血等。

4. B超和 OCT 可以清晰地看到未完全后脱离的玻璃体后皮质对黄斑和视盘的牵引。

【临床类型】

1. 玻璃体黄斑牵拉综合征的玻璃体视网膜粘连根据基本的 OCT 检查结果有 4 种不同类型。

(1) Ⅰ型 VMT:最为常见,为玻璃体与黄斑部和视盘的粘连,其余 4 个象限玻璃体后脱离,形成 V 形结构。预后较Ⅱ型好。

(2) Ⅱ型 VMT:除玻璃体对黄斑部和视盘的粘连外,仍然存在 1 个或多个象限不同程度的玻璃体视网膜粘连,形成 J 形结构。颞侧至黄斑中心凹玻璃体后脱离,而中心凹鼻侧盘斑束部位玻璃体视网膜仍粘连者多见。有报道采用 OCT 水平扫描发现，中心凹鼻侧盘斑束部位玻璃体视网膜仍粘连者，较少发生中心凹脱离，更容易造成玻璃体对视网膜慢性持续牵拉，使视网膜结构损伤更为严重，导致黄斑囊样病变、囊肿形成，视网膜弥漫增厚，通常在视网膜层间出现低反射间隙或囊腔，以及周围神经上皮脱离，常见于特发性黄斑裂孔前期改变。

(3)Ⅲ型 VMT：最为少见，仅有一细的前后方向的条索与黄斑中心相连，其余玻璃体形成完全后脱离。

(4)Ⅳ型 VMT：多灶性玻璃体视网膜粘连，为不典型表现，多处从玻璃体腔伸展到内层视网膜的线形光带，与内层视网膜粘连，牵拉引起上述并发改变。长期持续牵引造成视网膜内界膜的损伤，病变的修复过程和炎症反应，常常继发黄斑前膜形成，多灶的玻璃体视网膜粘连，经常与黄斑视网膜前膜同时存在。

2. 随着高清 OCT 3D 成像及测量技术（HD-OCT，3-dimensional imaging and measurements）的发展应用，出现了另一种分类。

(1)局限性 VMT：玻璃体和黄斑粘连直径最大不超过 1500μm；黄斑区并发症以裂孔多见。

(2)非局限性 VMT：玻璃体和黄斑粘连直径超过 1500μm。黄斑区并发症以黄斑前膜多见。

Spaid 等提出一个现广为接受的观点，即粘连直径越小，牵拉力越大，黄斑病变越重，治疗前视力越差。有学者指出以粘连直径为基础的分类方式可以更好地对组织甚至功能进行预后。

【鉴别诊断】

1. 完全性 PVD　是指玻璃体从基底部后缘开始与视网膜全部分离。有飞蚊症，可能有闪光感，视力下降程度及是否有视物变形受到包括黄斑区在内的视网膜结构是否有明显破坏有关。B 超及 OCT 检查鉴别诊断意义较大，检查可见位于在视网膜内界膜上方玻璃体腔后部的弧形线状光带，不与黄斑相连。

2. 特发性黄斑前膜　排除视网膜裂孔或孔源性视网膜脱离术后、眼外伤或手术后、伴发于其他各种眼病的黄斑前膜。绝大多数存在完全性的 PVD，而本病玻璃体在黄斑区与视网膜粘连。VMT 黄斑前膜经组织学检查可发现含有大量具收缩功能的肌纤维母细胞、纤维细胞、星形胶质细胞、胶原纤维、胶质细胞和玻璃体后皮质等，这些成分进一步加强了原先的玻璃体后皮质与黄斑间的粘连；在特发性视网膜前膜中，视网膜色素上皮细胞是前膜的主要成分。

3. 特发性黄斑裂孔　两者在发病机制上，虽均由玻璃体后皮质的牵引所致，但是区别在于特发性黄斑裂孔形成过程中，玻璃体后皮质对视网膜的牵引主要是切线向，不像本病以前后方向为主。且Ⅰ～Ⅲ期的黄斑裂孔均无 PVD，至Ⅳ期时方才发生完全性的 PVD。

【治疗原则】

本病除极少数可自行缓解外，多数患者视力逐步减退。若出现明显的黄斑前膜、黄斑囊样变性，甚至黄斑部视网膜脱离、黄斑缺血时，视功能更趋恶化，故一般均应考虑手术治疗。手术原则为通过“睫状体扁平部玻璃体切割术”(pars plana vitrectomy，PPV)解除前后向及切线向的牵拉，若有黄斑前膜形成还需行黄斑前膜剥除。

【治疗方案】

1. 手术适应证

(1)尚无统一意见，一般认为中心视力小于0.2～0.3，可考虑手术；若患者有明显视物变形，严重干扰双眼视，即使视力大于0.3亦应考虑手术。

(2)眼底血管造影检查对选择手术时间及判断预后有较高的参考价值，若血管造影提示有明显的旁中心血管渗漏或黄斑水肿，应及时手术，以免水肿发展成囊样变性。

(3)当B超或OCT提示有黄斑牵引性脱离时也应及时手术。

2. 手术方法　手术原则为通过玻璃体手术解除前后向及切线向的牵拉，若有黄斑前膜形成还需行黄斑前膜剥除。基本过程类似于黄斑前膜手术。可同时做白内障摘除和人工晶体植入术。

(1)切除轴心部玻璃体，晶状体后正常的玻璃体不必切除。

(2)彻底切除后极部玻璃体。若存在1个或多个象限或视盘不同程度的玻璃体视网膜粘连，将23号针头的针尖弯成铲钩形或应用视网膜前膜剥离器，沿视网膜表面轻挑玻璃体后界膜，人为造成玻璃体后脱离后予以切除；或用带硅胶头的吸引管或玻璃体切割头吸引。通常先从视盘周围玻璃体附着处开始，接着黄斑区，一旦玻璃体被吸住，便可分离下来，然后向玻璃体基底部进行切除。

(3)有黄斑前膜时予以剥膜。操作时应放大手术显微镜倍数，确定黄斑前膜边缘，剥离膜组织。

1)用23号针头的针尖弯成铲钩形，沿着膜的边缘分离膜组织，尖端伸入到黄斑前膜与视网膜的分离部位，沿切线方向剥离膜组织或直接钩起膜组织。

2)用视网膜内界膜镊夹取膜边缘，沿切线力方向将其撕下。此外，对于膜边缘不明显者，可在膜边缘表面用23号针头的针尖轻轻反复蹭膜表面，使黄斑前膜边缘游离，然后再用上述方法剥离。对于膜与视网膜粘连较紧难以剥离者，只需剥离、切除大部分膜组织，暴露黄斑，可残留粘连紧密处的膜组织，不必强行剥离，以免造成视网膜裂孔。

3)最好同时剥除内界膜。判断膜是否剥除干净可行TA染色或重磅靓蓝染色，清楚显示玻璃体-视网膜界面上的薄而透明的结构：内界膜、黄斑前膜及玻璃体后表面，称“活体染色玻璃体切割术”(chromovitrectomy)。

3. 手术要点　主要在于其与黄斑前膜手术的若干不同之处。

(1)视盘处常未发生PVD，人工制作PVD可先从视盘附近开始。

(2)因玻璃体后皮质与黄斑区牢固粘连，分离此处粘连时，小心尝试能否通过钩子或用吸引方式将后皮质与黄斑分离，若不易分离，不可强行拉开后皮质与黄斑间连接，以免撕裂黄斑视网膜，此时可用玻璃体剪沿视网膜表面截断玻璃体后皮质，解除牵引。

(3)多数患者伴有黄斑前膜，应进一步探查，如发现有膜，小心剥除前膜。此类前膜通常要比特发性黄斑前膜与视网膜的粘连更为紧密。

(4)当仍有1个以上象限玻璃体未脱离时,最好用吸引法制作PVD,但应警惕有周边视网膜裂孔形成的可能。

(5)本病手术后前膜与后皮质残留概率较高,为减少黄斑前膜的复发,可做视网膜内界膜剥除,但对高度近视患者应十分慎重,以免黄斑撕裂。

4. 手术并发症　当膜剥离后可有小的视网膜内层出血,多在术后几天内消退。视网膜裂孔和视网膜脱离、黄斑前膜复发等,偶有黄斑裂孔形成的报道。

(1)后期的晶状体核硬化或白内障形成:最常见的并发症,原因尚未肯定,在手术时,尽量留下前玻璃体作为晶状体和手术器械间的缓冲带可能是重要的。

(2)视网膜出血或棉絮样斑:多发生于剥离较厚且粘连紧密的膜组织。多与视网膜表层小血管受牵拉损伤有关。少数由器械直接损伤视网膜所致。

(3)视网膜裂孔、视网膜脱离:视网膜裂孔的发生主要与玻璃体切割时对视网膜的牵拉、器械的直接损伤以及剥膜时用力牵拉有关。

(4)黄斑前膜复发:复发性黄斑前膜通常比术前范围要小。

5. 其他治疗

(1)近来通过玻璃体腔内注射可促使玻璃体后脱离的药物的使用使手术更加安全有效,即新兴的"酶促玻璃体切割术"(enzymatic vitrectomy)。如目前研究最广泛的纤溶酶(plasmin),是可降解粘连界面上的层粘连蛋白、纤维蛋白及裂解细胞外基质结构的一种丝氨酸蛋白酶,可以减少手术造成的创伤(无须行睫状体平坦部玻璃体切除,且不损伤视网膜组织),提供一个更均一的视网膜表面。还有自体纤溶酶的重组替代品微小纤溶酶(microplasmin)、ocriplasmin及纤溶酶原激活物(tPA、UK)。对于仅使用纤溶酶玻璃体腔注射而不行手术治疗的有效性尚有争议,以赞成其有效性者居多。类似的还有透明质酸酶,但效果不如纤溶酶。

(2)Vitreosolve(玻璃体视网膜科技股份有限公司,Irvine,CA)是一种非酶的尿素分子,同样通过玻璃体腔注药治疗。当前正在进行Ⅱ/Ⅲ期试验(PVD－301,PVD－302),试验在NPDR无PVD存在的患者中进行。因为专利,目前对这种药物的结构和作用原理所知甚少。早期的试验结果显示单独使用12 mg的眼中有45%发生PVD,在30d后行第二次注射,PVD比例增加到75%。其Ⅲ期试验还在招募志愿者,结果公布需要一段时间。

(3)国内外有报道玻璃体腔注射膨胀性气体如C_3F_8治疗VMT,是利用其膨胀性和表面张力促使玻璃体的完全后脱离以解除黄斑部视网膜受到的牵拉力。与玻璃体切除手术相比较创伤更小、安全性更高。也有玻璃体腔注射膨胀性气体作为玻璃体切除手术治疗VMT的一部分。但目前国内外尚无大样本量、更长时间的随访及多中心的对照研究。

【术后处理】

1. 一般处理

(1)术后每日换药,检查眼底应作为常规,并粗略估测视功能的恢复程度,检查完毕后滴抗生素、皮质类固醇溶液及涂敷抗生素眼膏,根据需要给予扩瞳药或缩瞳药,加眼垫及硬质保护罩。

(2)术后允许轻度的室内活动。卧床时注意调整至面部朝下的头部位置、俯卧的睡眠姿势。

2. 并发症处理

(1)后期的晶状体核硬化或白内障形成：在手术时，应尽量留下前玻璃体作为晶状体和手术器械间的缓冲带。若术后一段时间形成，可根据具体情况施行白内障手术治疗。

(2)视网膜出血或棉絮样斑：术后几天内均能自行吸收，无须特殊处理。

(3)视网膜裂孔、视网膜脱离：如裂孔位于黄斑区或其附近，不用光凝封闭，只需完全剥离黄斑前膜并玻璃体腔填充 SF_6 或 C_3F_8 气体，裂孔位于其他部位时，可采用激光或冷凝封闭。

(4)黄斑前膜复发：复发性黄斑前膜通常比术前范围要小，只要不侵犯黄斑中心凹，一般不影响视力，可不必手术治疗。如明显影响视力，可考虑再次手术。

【住院小结】

1. 疗效

(1)痊愈标准：术后视力提高，视物变形症状消失或明显改善，少数术前黄斑病变严重者视力恢复不佳；眼底检查黄斑前膜清除，水肿消退，无明显视网膜出血，无视网膜脱离、裂孔等并发症；飞蚊症消失或明显改善，无闪光感。

(2)预后：自然病程中90%病例视力小于0.2，并伴视物变形；少数病例因完全性PVD，黄斑牵引被解除，视网膜水肿消退，视力自发提高。术后1～3个月视力进步，40%病例视力大于0.4，80%大于0.2，且视物变形消失。第Ⅲ型手术视力预后最好。玻璃体与黄斑粘连越小，病变越重，术后恢复越不理想。术前视力差、黄斑区有陈旧性视网膜脱离、黄斑囊样水肿、黄斑裂孔等严重病变，是视力不能改善的因素。高度近视患者即使黄斑视网膜完全复位，视力提高通常也不明显。

2. 后续治疗

(1)密切观察，注意术后可能出现的视网膜出血、棉絮样斑、网脱、裂孔等并发症。

(2)注意保持一段时间的俯卧的睡眠姿势。

(3)加强眼部保护并增强体质。

3. 出院医嘱

(1)局部滴抗生素、皮质类固醇眼液，注意保护，预防激素性青光眼。

(2)随访：手术后如出院时屈光间质清楚、无视网膜裂孔或视网膜脱离等并发症、黄斑结构恢复满意，则不必强求规律来院随访。除非有突然发生的视觉或其他异常，否则可在1个月左右做第1次访视。

（谢　平　郑欣华）

二、黄斑部视网膜前膜

由于不同原因导致视网膜的胶质细胞和视网膜色素上皮细胞在视网膜内表面移

行、增生而形成纤维细胞膜，可以在视网膜任何部位发生，位于黄斑及其附近的膜称为黄斑部视网膜前膜（macular preretinal membrane，MPM）。因发生原因不同分为两类：特发性黄斑前膜（idiopathic macular epiretinal membrane，IMEM）和继发性黄斑前膜（secondary macular epiretinal membrane，SMEM）。

【病史询问要点】

1. *年龄和性别*　特发性黄斑前膜常见于50岁以上老年患者，无其他任何眼病，可能与玻璃体后脱离有关。

2. *发病原因*　对继发性黄斑前膜患者，须询问有无眼部外伤，有无眼内炎症，有无视网膜或脉络膜血管病变，有无视网膜脱离，有无黄斑裂孔，有无慢性黄斑囊样水肿，有无持续的玻璃体牵引，有无眼内手术史，有无视网膜冷凝或光凝史。

3. *伴随症状*　视物变形，部分患者伴有不同程度的视力下降。特发性黄斑前膜60%患者视力>0.7，仅5%<0.1。继发性黄斑前膜视力与原发病密切相关，患者往往对黄斑前膜引起的视力改变不太敏感。

【体格检查要点】

1. *视力*　不同程度的视物变形或视力下降。轻者一般无视力下降，较严重者视力中度下降至0.3～0.6，严重者视力<0.3。

2. *眼底*　位于黄斑前，前膜可以是薄而闪亮，也可以是厚而灰白色。轻者黄斑前膜对视网膜无明显牵拉，仅可见视网膜反光异常，表现为玻璃纸样反光。较严重者视网膜出现小的皱褶或条纹及小血管轻度迂曲。严重者黄斑前膜增厚、混浊，牵拉全层视网膜形成皱褶，黄斑中心凹移位或变平，或视网膜血管扭曲。长期出现黄斑囊样水肿。

3. *玻璃体改变*　70%～95%的病例有玻璃体后脱离存在，可见视盘小环或不完全后脱离的玻璃体与黄斑、玻璃体与视盘之间的粘连。

【门诊资料分析】

1. *荧光血管造影*　轻者仅见黄斑区视网膜小血管迂曲，严重者可见荧光渗漏和黄斑水肿。

2. *OCT检查*　OCT检查不仅可以使临床医生定量测定黄斑前膜的厚度和范围，了解黄斑前膜与黄斑部组织结构关系的改变，而且还可以根据这种变化，对手术难度及预后做出评估。而且有助于区别黄斑前膜、玻璃体黄斑牵引综合征及黄斑裂孔。另外，OCT检查还可以在术后早期对黄斑中心凹曲线的恢复情况进行动态观察，为术后随访提供有力的客观依据；还可以解释有些患者术后临床观察解剖复位而视力未能明显提高的原因。因此，OCT检查对黄斑前膜的诊断、鉴别诊断、形成发展及手术疗效评估均有重要的临床意义。

【诊断】

1. 依据眼底表现，寻找原发疾病，注意既往的眼部手术史、眼病史及糖尿病史。

2. 对年龄50岁以上的患者，排除了无任何原发眼病时，结合眼底表现，须考虑特发性黄斑前膜可能。

【临床类型】

1. 特发性黄斑前膜　指发生于正常的没有已知其他眼病和玻璃体视网膜病变的黄斑前膜。根据检眼镜检查将其分为 3 级(Gass,1977 年)。

0 级:黄斑区视网膜表面呈金箔状反光,组织结构正常。

1 级:表面见薄膜,视网膜浅表面细小皱纹,血管略扩张迂曲。由于切线方向膜的收缩,可出现游离缘或膜部分与其下的视网膜分开。

2 级:表面出现灰白色半透明膜,视网膜全层皱褶,血管明显弯曲变形。

当黄斑前膜收缩时,可有小血管扩张,出现点状出血、微血管瘤及硬性渗出。当增厚的前膜发生向心性收缩时,中心部位可形成环形隆起(缩窄环),中心内陷形成假黄斑裂孔,还伴有视网膜下新生血管形成。

2. 继发性黄斑前膜　继发于许多眼病和全身病变,检眼镜检查和荧光眼底血管造影表现常较特发性黄斑前膜更明显。

【鉴别诊断】

1. 黄斑裂孔　当黄斑区圆而暗的视网膜前膜聚缩时,类似于黄斑裂孔,又称假性裂孔。荧光血管造影和 OCT 可资鉴别。

2. 糖尿病性视网膜病变的视网膜前膜　该病常有黄斑部的纤维增殖膜、黄斑水肿、视网膜血管移位等。区别在于糖尿病性视网膜病变多为双眼,有出血、微血管瘤的血管病变。

3. 玻璃体黄斑牵引综合征　黄斑部玻璃体后脱离伴视网膜前组织增生而引起中心凹受牵引的一组症状和体征。表现为视网膜内界膜变形,视网膜条纹伴血管变形,黄斑局部视网膜脱离,黄斑水肿,荧光眼底血管造影显示血管和视盘着染。

【治疗原则】

无特效药物治疗。大多数特发性黄斑前膜影响视力轻微,不需手术治疗。少数视力进行性减退或视物变形明显者可行手术剥除黄斑前膜。

【治疗方案】

1. 手术时机

(1)特发性黄斑前膜:如仅轻度视力下降或变形,且比较稳定,无须处理。如视力进行性下降视力<0.2,且明显视力变形,则可行玻璃体切割手术剥除黄斑前膜。

(2)视网膜脱离术后黄斑前膜:依据发生于视网膜脱离术后的黄斑前膜情况,第二次手术时间不应早于原手术后 6 周,术后 3 个月进行前膜切除比较安全。

2. 手术方法　应用 23G、25G 微创玻璃体手术治疗黄斑前膜,具有创口小、手术时间短、术后恢复快等优点。首先行玻璃体次全切除,再剥离黄斑前增生膜,寻找前膜与视网膜的分离处是手术的关键步骤。

(1)无玻璃体后脱离者,利用视网膜下液针贴视盘及其周围视网膜表面,剥离玻璃体后界膜。

(2)剥膜方法有两种,一种是利用膜钩或 1ml 针头做成的钩子,沿其膜边缘分离膜组织至钩伸入膜下,切线性剥离膜组织或直接钩起膜组织;第二种用视网膜镊夹取膜的边缘,然后沿膜的走行方向,切线性将膜撕下。

(3)对膜边缘不明显者,在膜边缘表面用笛针反复摩擦,使之游离;或在前膜下有视网膜小血管处切开增生膜,借助于小血管辨别膜的层次。

(4)较厚的黄斑前膜有时难以剥离,在大部分膜组织已剥除,暴露出黄斑时,粘连处的膜组织可残留,不必强行剥除,以免造成视网膜裂孔。若存在对视网膜的切线牵拉,可用膜剪在适当部位做节段性剪开即可。

(5)术毕应检查周边眼底,必要时眼内注入气体填充。

【术后处理】

1. *一般处理* 同一般的玻璃体手术。

2. *特殊并发症处理*

(1)视网膜裂孔:发生率1%～9%。原因为剥离前膜时的过度牵拉及玻璃体切割时对视网膜的过度牵拉。裂孔发生在黄斑区及其附近的视网膜,不用激光或电凝封闭裂孔,其他部位可补充激光。根据裂孔位置,对其采用气体内填充和巩膜外加压。

(2)视网膜出血:由于剥离较厚且有粘连的黄斑前膜,视网膜表面小血管受牵拉。因其一般自行吸收,无须处理。

(3)术后视网膜脱离:发生率1%～7%,常由黄斑以外的其他视网膜裂孔引起,裂孔多由于术中遗漏或术后玻璃体嵌顿巩膜切口所致。应以预防为主。

(4)进行性晶状体混浊:发生率13%～65%,可能与玻璃体手术影响晶状体代谢有关。手术时适当保留前玻璃体,避免气体与晶状体后囊接触,一定程度上可能起到预防作用。

【住院小结】

1. *疗效* 术后视力恢复与手术时机有关。一般术前黄斑无囊样水肿及神经上皮脱离者,术后视力恢复好。如果黄斑结构被破坏,术后视力很难恢复。

特发性黄斑前膜手术切除后复发率2.5%～7.3%,由于外伤、炎症或手术引起的继发性黄斑前膜术后复发率更高。复发性黄斑前膜通常比术前范围小,只要不侵犯黄斑中心凹处,一般不影响视力。

2. *后续治疗* 同一般玻璃体术后。

3. *出院医嘱* 门诊密切随访眼底,预防并发症发生。

(杨 晋 卢 奕)

三、特发性黄斑裂孔

特发性黄斑裂孔(idiopathic macular hole,IMH)是指患眼无原发病变,如屈光不正、眼外伤及其他玻璃体视网膜病变而自发形成的黄斑部全层视网膜神经上皮缺损。IMH是比较常见的视网膜疾病之一,占所有黄斑裂孔的83%,常见于50—70岁的老年女性,也称特发性老年性黄斑裂孔,是导致老年人中心视力严重丧失的主要原因。其起病隐匿,病程进展缓慢,早期无明显症状,随着病情的发展,患者常出现中心视力下降、视物变形等临床表现。

【病史询问要点】

1. 年龄和性别　多见于老年人群，尤以老年女性为多(男∶女约为1∶3)，尤其绝经期后的老年妇女(男∶女为1∶2～1∶10)。

2. 症状　常见症状为中心视力下降、视物变形和视野中心暗点。部分患者可无自觉症状，尤其发病眼为非注视眼时。

3. 病程　发病时间与治疗效果有一定的相关性。

4. 眼别　大多为单眼发病，双眼发病率约10%。就诊时一眼有黄斑裂孔，另一正常眼如不存在玻璃体后脱离，则5年后的IMH发病率为10%～20%；如存在玻璃体后脱离，则小于1%。

5. 其他　有无外伤史、屈光不正、眼底病变和其他眼部疾病史，有无全身疾病。

【体格检查要点】

1. 视力检查　在不同的病程中，视力下降程度不同。大多在0.5以下，裂孔形成后的视力则多降至0.2以下，但很少有低于0.02者。

2. Amsler表　表现为中心暗点和变形。

3. 眼前段检查　大多无特异性，部分病例可伴有不同程度的白内障。

4. 眼底检查　有无玻璃体后脱离，Weiss环可以作为一个标志，但最可靠的指标是观察到玻璃体后界膜与视网膜的分离。黄斑裂孔的形态大多为圆形或卵圆形的边界清晰的红色裂孔，部分病例早期可表现为裂隙状或新月形，病程较长者可在暴露的色素上皮面见到细小的黄白色颗粒。对不确定者可做Watzke-Allen试验。即将一窄光带投射至怀疑裂孔处，将裂孔置于光带的中间部位，如患者告知看到的是两条光带，中间有缺失，试验为阳性，说明有裂孔的存在，如看到一条完整的光带，试验为阴性，可能为板层裂孔或是假孔。对于黄斑裂孔，上述试验阳性率约为60%。要注意观察是否有黄斑前膜的存在，因为这两种疾病伴发概率较高。

【门诊资料分析】

1. 光学相干断层扫描　这是诊断黄斑裂孔的金标准。其图像表现为中心凹处视网膜从内界膜到光感受器层的完全断裂，可伴有玻璃体视网膜的牵拉。OCT可以直观清晰地显示视网膜内外层的细微结构，可提供裂孔的大小、形状、裂孔周围视网膜的情况，孔周视网膜下积液和玻璃体后脱离的情况，是否存在黄斑前膜和玻璃体黄斑牵引，以及玻璃体与视网膜之间细微的关系，并客观地定量分析，为观察IMH的演变过程、拟定手术方案、手术效果的观察及手术方法的改进、发病机制的研究提供可靠的依据。

(1)黄斑裂孔指数：黄斑裂孔指数(macular hole index，MHI)为裂孔边缘高度与基底直径的比值，用于评价矢状牵引力对IMH产生的作用及术后视力预后评估。MHI值反映了黄斑裂孔的水平程度，MHI值越大，表明裂孔变形越小，术后视力恢复越好。临床研究报道MHI≥0.5组中术后最佳矫正视力明显优于MHI<0.5组，因此可作为评价指标对视力进行预后评估。

(2)裂孔形成因子：裂孔形成因子(hole form factor，HFF)作为评估全层黄斑裂孔患者病情及手术预后的一个参考标准。设黄斑裂孔基底直径a，裂孔孔径两端与底径两端之间的距离 b、c，则 HFF=(b+c)/a。Ullrich 对 HFF 值，裂孔直径，裂孔底径与最佳矫正视力之间的相关性做了研究。研究发现 HFF 值>0.9 的黄斑裂孔患者术后裂孔全部闭合，而 HFF 值<0.6 的裂孔，其闭合率为 67%，并且 HFF 值越高，患者术后获得良好视力的可能性越高。

(3)裂孔牵拉指数和裂孔直径指数：裂孔牵拉指数(tractional hole index，THI)为裂孔深度与裂孔最小直径的比值。裂孔直径指数(diamater hole index，DHI)为裂孔最小直径和裂孔基底直径的比值。Ruiz-Moreno 报道 THI >1.41 在术后可获得良好的最佳矫正视力，DHI 与术后最佳矫正视力无显著相关性，但是它能显示在裂孔切线方向的牵拉力的大小，若神经胶质细胞及胶原纤维等作用在切线方向的力愈大，裂孔最小直径愈接近于裂孔基底直径，在两者达到相等时，IMH 切线牵拉力亦达到最大。

(4)IS/OS：即光感受器的内外节连接。学者们提出用 IS/OS 的连续性来判断手术的预后。研究表明，术后最佳矫正视力与感光细胞层中断的程度有密切关系，术前 IS/OS 连续越趋于完整，术后视功能恢复越好；手术后 IS/OS 缺损越大，术后的最佳矫正视力越差。Chen 等认为 IS/OS 缺损的程度是预测术后黄斑灵敏度较好的指标之一，应用 OCT 及微视野计研究发现术后黄斑中心敏感度及平均敏感度与 IS/OS 的缺损直径及缺损面积呈典型的负相关性，但是影响术后最佳矫正视力的因素是多方面的，不能单纯依据 OCT 上简单的解剖参数做出评估。

2. 眼底荧光血管造影　可见裂孔区透见荧光(窗样缺损)，无渗漏。对本病的诊断意义不大，在部分病例可用于检查是否合并有其他的眼底病。

3. 视野　多表现为中心暗点。

4. 视觉电生理(VEP)　改变显著，表现为波幅降低为主。

5. 多焦视网膜电图(mfERG)　中心凹反应明显降低可同时伴有黄斑区的反应降低。三维反应密度图像表现出裂孔相应处的波幅下降，描绘出一个火山口样的地形图。

【诊断】

老年人，单眼无痛性中心视力下降伴视物变形，眼底表现为黄斑区中心凹圆形裂孔，Watzke 征阳性，OCT 检查发现黄斑区中心凹的视网膜全层断裂。无明显可查的病因，排除眼底本身的疾病即可确立诊断。OCT 可作为诊断黄斑裂孔的金标准。

【临床类型】

目前多采用 Gass 依据病变发展过程提出的黄斑裂孔分期。

1 期：①1a 期中心凹光反射消失，出现黄色小点；②1b 期黄色点扩大成为黄色环。视力多在 20/20-20/60。无症状或有轻度的视物变形。

2 期：出现全层的裂孔，直径小于 400μm，为新月形、卵圆形或圆形，玻璃体与视网膜粘连，视力 20/40-20/100，中心视力丧失和视物变形。

3 期：全层裂孔，多为圆形，直径大于 400μm，裂孔前有时可见盖膜，部分玻璃体后脱离。

4 期：全层裂孔，多为圆形，直径大于 400μm，完全的玻璃体后脱离，视力 20/60-

20/400。

各期在 OCT 上的表现也是不同的，具体如下。

1 期 OCT：中心凹变浅或消失，中心凹下的低反射区。①1a 期：中心凹部分视网膜增厚并出现视网膜内的囊样改变，中心凹周围玻璃体后脱离。②1b 期：全部的中心凹处视网膜增厚，视网膜内囊样改变，玻璃体牵拉成屋顶样改变。

2 期 OCT：出现全层视网膜裂孔＜400μm，边缘有玻璃体粘连或在视网膜前见脱离的盖膜。

3 期 OCT：全层裂孔≥400μm，可见盖膜，玻璃体牵拉已松解。

4 期 OCT：全层裂孔，完全的玻璃体后脱离。

【鉴别诊断】

1. 假性黄斑裂孔　这是由中心凹周围黄斑前膜增厚所致，眼底检查时与 IMH 常易混淆。通过 OCT 可做鉴别，假性黄斑裂孔的中心凹厚度与正常中心凹相似，常有明显的黄斑前膜存在。

2. 板层黄斑裂孔　眼底检查时也不易与 IMH 相鉴别。OCT 表现为中心凹处内层视网膜的部分缺失，较正常中心凹薄，但不存在色素上皮层的暴露。

3. 黄斑囊样水肿　常可发现引起黄斑囊样水肿的基础性眼底病，如视网膜静脉阻塞、糖尿病性视网膜病变等。OCT 可发现大范围的视网膜内囊样改变，而无神经视网膜的断裂。

【治疗原则】

IMH 的处理方法有两个，其一是随访观察，适用于 1 期 IMH 或是不愿手术治疗者；其二是手术治疗，适用于 2 期以上的 IMH，尤其是 2 期和 3 期 IMH，常能取得较好的疗效，4 期 IMH 的疗效不确定性较大。

【治疗方案】

1. 手术时机　确诊为 IMHⅡ期以上即可手术，术前发病时间越短术后效果越好。

2. 手术方案　一般认为，对于Ⅰ期、Ⅱ期的 IMH 患者，如果需行手术治疗，可以只做单纯玻璃体手术，不需要做内界膜剥除(ILMP)；对于Ⅲ、Ⅳ期的患者，则需行 ILMP。也有人主张裂孔直径＞400μm 考虑 ILMP，直径＜400μm 可以不用行 ILMP。Christensen 则主张所有全层黄斑裂孔的手术治疗均应常规剥除内界膜。理由在于：①ILMP能彻底去除内界膜及其上的增生组织，完全松解裂孔周围切线方向的牵引，有利于阻止裂孔的继续扩大；②去除了内界膜，也就清除了视网膜色素上皮细胞及纤维细胞增生的支架，防止视网膜黄斑前膜的产生；③内界膜剥除过程中的轻微损伤可刺激神经胶质细胞增生，有利于手术后黄斑裂孔的愈合。对于巨大的黄斑裂孔、时间较长的黄斑裂孔、复发性黄斑裂孔、伴有黄斑前膜的黄斑裂孔以及术后不能长时间保持俯卧位的黄斑裂孔患者来说，ILMP 有利于术后的恢复。有报道 ILMP 后仅需短时间的俯卧位(1～2d)，黄斑裂孔闭合率约为 92%。

3. 基础手术　标准的三通道玻璃体切割术，20G、23G 或 25G 均可，目前对于 IMH 倾向于采用经结膜的微切口玻璃体手术以减少手术创伤和并发症。完成中心部的玻璃体切除后，用玻切头或其他眼内器械造成玻璃体的后脱离，后脱离的范围至赤道前即可，继续切除玻璃体，周边玻璃体不必处理得特别干净。检查周边无视网膜裂孔存在后，行气液交换，关闭切口，眼内注入膨胀气体，通常为 0.8ml 的纯 C3F8 或是 1.2ml 的纯 SF6。注入气体后眼压不宜太高。

4. 内界膜剥除　IMH 手术治疗是否剥除内界膜虽然仍是一个有争议的问题，但大多的临床医师和报告还是认为剥除内界膜可提高术后裂孔的闭合率。同时存在的另一个争议性问题是在剥除内界膜时是否使用染色剂。目前常用的染色剂有吲哚氰绿(ICG)、台盼蓝(TB)、亮蓝(BBG)和曲安奈德(TA)。前三者为真正的染色剂，TA 只是能黏附于内界膜，在内界膜被撕除后显示撕除区和未撕除区的不同。ICG、TB 和 BBG 均可很好地使内界膜着染，方便内界膜的剥除。关于三者对视网膜的毒性，报道有矛盾之处，总的说来，ICG 和 TB 对视网膜的毒性大于 BBG。在使用染色剂时尽可能降低浓度和缩短染色时间以减少视网膜毒性；有术者在术中 ICG 染色内界膜前，用少量黏弹剂暂时封闭黄斑裂孔，以减少染色剂的毒性；也有术者采用绿光协助剥除内界膜，使用便捷，没有 ICG 等染色剂带来的毒性反应。在完成玻璃体的切除后即可行内界膜剥除。ICG 染色在气-液交换后，BBG 因比水重可直接于水中进行。将一定浓度的染色剂溶液滴于黄斑区，并维持一定时间，吸出染色剂，此时内界膜已被着染。在黄斑颞侧用弯针头或是视网膜刀轻轻划开内界膜，然后用内界膜镊夹住破口处内界膜以类似白内障手术中连续环形撕囊的动作剥除内界膜。剥除范围通常是以黄斑中心凹为中心，直径约 2PD 的一个圆形区域。然后完成基础手术中的其他步骤。近几年，对于较大或是复发的黄斑裂孔，有术者将游离或带蒂的内界膜填充于裂孔(即“内界膜移植”)，认为可以促进裂孔的闭合。但目前该术式尚缺乏大样本临床试验观察，对于手术适应证的选择、移植后内界膜的转归、裂孔的愈合率以及对术后黄斑功能的影响尚待研究。

【术后处理】

1. 一般处理　术后患者取面向下体位 1d 到 1 周。常规局部滴用抗生素、激素眼液和散瞳药。

2. 并发症处理

(1)孔源性视网膜脱离：出现裂孔的原因有术前即存在的裂孔；造成玻璃体后脱离时牵拉玻璃体形成周边的马蹄孔；与手术切口相关的眼内组织牵拉或嵌顿引起的裂孔；玻切器械损伤视网膜产生的裂孔。这类视网膜脱离多出现于术后 2～15 周。重在预防，首先在手术时，操作轻柔小心避免损伤视网膜，产生医源性裂孔；其次，在手术结束时检查周边视网膜，发现裂孔及时处理，避免视网膜脱离。发现视网膜脱离时，处理方法参见孔源性视网膜脱离章节。

(2)白内障：多数黄斑裂孔术后白内障会加速发展。其发生机制可能与玻璃体切割手术本身有关，也与眼内气体填充和手术时器械损伤晶状体相关。处理方式有二：术前即有较明显的白内障可在黄斑裂孔手术时联合超声乳化白内障摘除和人工晶体植入；或者手术观察白内障的发展，如对视力有明显影响即行手术摘除。

(3)高眼压:眼内注入膨胀气体者须关注眼压,如超过 30mmHg 就应给予处理。眼压升高时可全身或局部使用降眼压药物,如药物治疗无效可前房穿刺或放出少量眼内气体。

(4)裂孔不闭或再开放:裂孔不闭或术后已闭合的黄斑裂孔重新开放可再次手术治疗。手术方式同初次手术。术中扩大内界膜剥除范围或将内界膜填充在裂孔内以促使裂孔闭合。

(5)视网膜前膜:内界膜剥离后 2~3 个月,个别患者在剥离处可发生视网膜前膜。处理参见黄斑部视网膜前膜。

(6)视野缺损:其原因尚存争议,文献报道可能存在的原因如下。①手术中行人工玻璃体后脱离时,对视网膜神经纤维层产生的牵拉性损害;②手术中行气-液交换时,造成视网膜神经纤维层的脱水性损伤;③术中眼内压升高或波动,导致视网膜神经纤维层的缺血性损伤;④内界膜染色剂对视网膜的毒性损害等。避免上述因素,是预防该并发症最好的办法。

【住院小结】

1. 疗效

(1)治愈标准:IMH 手术成功的标志是裂孔闭合。所谓裂孔闭合是指裂孔边缘平伏,孔周的视网膜下液吸收,最好的效果是黄斑的形态完全恢复正常,甚至 OCT 图像上视网膜的各层形态都无异常表现。

(2)疗效:IMH 术后的裂孔解剖愈合成功率为 86%~96%,其中Ⅱ期效果好于Ⅲ期和Ⅳ期。病程短、裂孔小、术前视力较好则预示术后有较好视力。黄斑裂孔的闭合最早可在术后第 1 个月即出现,晚则可在术后数月。视力提高最长可至 1 年后。裂孔的闭合预示着视力的稳定和提高。影响视力预后的相关因素包括:慢性黄斑裂孔者、黄斑裂孔不能完全闭合者、黄斑裂孔大者,黄斑裂孔周围合并色素上皮萎缩者。

2. 后续治疗

(1)术后的面向下体位一般不超过 1 周。

(2)另一眼随访观察不容忽视。

3. 出院医嘱

(1)出院带药 局部的抗生素、糖皮质激素、散瞳药和其他药物。

(2)定期复诊 通常在出院后 1 周、1 个月、2 个月、3 个月和半年复诊。具体复诊时间再根据病情变化而定。

(于 焱)

第三节 遗传性玻璃体视网膜疾病

一、家族性渗出性玻璃体视网膜病变

家族性渗出性玻璃体视网膜病变(familial exudative vitreoretinopathy,FEVR)为双

侧、慢性进行性的玻璃体视网膜异常，主要表现为玻璃体混浊、周边部视网膜血管异常、纤维血管膜牵拉黄斑异位和牵拉性视网膜脱离，极似早产儿视网膜病变，但患者无早产及吸氧史，为常染色体显性遗传病。

【病史询问要点】

1. *家族史*　常有家族遗传性。

2. *出生史*　足月顺产，无吸氧史。

3. *眼别*　双眼发病。

4. *伴随疾病*　部分患者有虹膜萎缩、白内障、房角闭塞等。

5. *发病程度*　发病进程不同，患者有不同的表现，部分患者呈慢性进行性发展直至失明，还有部分患者在早期可自行终止，仅在行FFA检查时才能发现。

【体格检查要点】

1. 注意玻璃体有无脱离、出血、雪花状混浊及玻璃体纤维化等。

2. 眼底：主要表现为周边部视网膜无血管区、周边部视网膜新生血管、视网膜有血管区和无血管区交界处存在异常血管吻合、后极部视网膜血管呈颞侧牵引状、周边部视网膜彗星样皱襞、视网膜下脂质渗出物、牵拉性或孔源性视网膜脱离、黄斑异位等。

根据病变程度，眼底表现可以分为5期：1期：周边部视网膜存在无血管区，以颞侧多见，但未出现新生血管；2期：周边部视网膜存在无血管区，同时存在视网膜下渗出和(或)新生血管；3期：未累及黄斑部的次全视网膜脱离；4期：累及黄斑部的次全视网膜脱离；5期：开漏斗型或闭漏斗型全视网膜脱离。

3. 部分患者伴有屈光不正或屈光参差、斜视或弱视、白内障。

【门诊资料分析】

1. B超　玻璃体混浊，视网膜有异常回声。

2. FFA　周边视网膜显示血管分支密集，迂曲扩张，呈“柳枝样”改变，走行平直。周边视网膜毛细血管无灌注区，血管于赤道部附近呈扇形终止，末端扭曲成团或吻合，常有异常血管渗漏。

除了对怀疑FEVR的患儿进行FFA检查外，建议对其直系亲属，特别是患儿父母及兄弟姐妹进行FFA检查，对于早期发现及早期诊断有十分重要的意义。

【诊断】

1. 有家族史。

2. 无早产低体重及生后短期吸氧史。

3. 一般为双眼患病；病情轻重不一。

4. 玻璃体混浊变性。

5. 眼底有特异性血管改变；血管分支多；分布密集；周边部血管呈柳枝状分布；多伴有周边部视网膜变性；有时可见视网膜裂孔；视网膜出血甚者出现牵拉性视网膜脱离。

6. FFA检查可见血管分支密集；赤道部血管呈扇形中止；末端吻合；有异常血管渗漏以及无灌注区。

【临床分期】

Canny 和 Oliver 根据病情进展将 FEVR 分为以下 3 个阶段。

1. Ⅰ期　周边部视网膜白色改变和玻璃体条索，主要表现为颞侧周边部视网膜有压迫白或非压迫白，伴有周边视网膜囊样变性、玻璃体条带、视网膜牵引等；一般无视网膜血管异常和渗出。

2. Ⅱ期　颞侧赤道部与锯齿缘之间出现视网膜新生血管、视网膜渗出和限局性视网膜脱离。严重时颞侧可形成纤维血管膜牵拉视盘或黄斑，造成其血管移位。

3. Ⅲ期　出现牵拉性网膜脱离、大量视网膜内和视网膜下渗出，并可发生各种眼前节并发症。

【鉴别诊断】

1. 早产儿视网膜病变　多见于体重轻、有吸氧史的早产儿，无家族史。

2. 外层渗出性视网膜病变(Coats 病)　常见于男性儿童，多为单侧发病，典型患者无玻璃体病变及广泛的玻璃体视网膜粘连，视网膜渗出常并不局限于周边。眼底特征表现有助于鉴别。

【并发症】

FEVR 临床病程差异甚大。轻型患者视力正常无症状，眼底病变轻微，仅表现为视网膜周边部无血管区，动静脉吻合，血管分支异常增多或玻璃体视网膜异常粘连，极易误诊或漏诊。而重症患者可因增殖性玻璃体视网膜病变、牵拉性或孔源性视网膜脱离、玻璃体积血、新生血管性青光眼或并发白内障等而失明，致盲率约为 20%。

【治疗原则】

1. 详细检查有家族史患者的家族成员。

2. 定期复查眼底。当 FFA 显示周边出现无灌注区和新生血管时，应及时进行视网膜光凝或冷凝。若发生孔源性视网膜脱离可选用巩膜外扣带术。眼底发展为玻璃体视网膜增生牵拉性视网膜脱离时可选择玻璃体切割手术联合巩膜外冷凝或环扎术。再次增殖和弱视是术后面临的主要问题，应坚持复诊和治疗弱视。

3. 定期随访。FEVR 是一终身性眼底疾病，可以静止 20 年后又开始活动，故提倡终身定期随访。

（汪　勇　王　莹）

二、永存原始玻璃体增生症

永存原始玻璃体增生症(persistent hyperplasia primary vitreous，PHPV)是胚胎发育阶段原始玻璃体及玻璃体血管没有消退，在视神经表面和晶状体之间增殖形成纤维血管膜。病理表现为玻璃体内存在纤维组织包裹的血管襻，向前黏附于晶状体后囊，甚至穿破后囊进入晶状体中，向后连于视盘，病变位置相当于 Cloquet 管区，玻璃体内可伴有少量陈旧性积血。多见于足月生产的婴幼儿或儿童，单眼者占 90%，可合并小眼球、浅前房、白内障、青光眼及眼底异常等，双眼发病者常合并全身的先天性异常。

【病史询问要点】

1. 发病年龄　多自幼发病。

2. 发病程度　有无瞳孔区发白及程度，有无眼球震颤，有无继发性闭角型青光眼的出现。

3. 伴随症状　常伴有其他先天眼部异常，如小眼球、浅前房、小晶状体、眼球震颤、斜视等。

【体格检查要点】

1. 视力　多数患儿视力甚差。

2. 眼部改变　小眼球、浅前房、虹膜新生血管，瞳孔不易散大，白瞳症，可见晶状体小而扁平，晶状体后白色纤维血管膜，中轴部位最厚，瞳孔散大后可见睫状突受纤维膜的牵引被拉向晶状体，形成放射样条状结构，晶状体后囊撕裂后形成白内障，晶状体高度混浊可导致继发性青光眼，部分病例可形成"牛眼"。视盘部位明显的纤维胶质增生及原始玻璃体增生，严重的增生纤维膜可牵引视网膜导致视网膜脱离。

【门诊资料分析】

1. 视力检查　视力减退，不能矫正。

2. 眼压检查　晶状体膨胀，前房变浅，眼压升高。

3. 超声波、CT、MRI 等　这些辅助手段有助于将 PHPV 区别于其他眼内病变。PHPV 影像表现为前连晶状体部，后附于视盘的玻璃体内肿块。超声可见晶状体囊膜后及玻璃体前部大块血管性纤维增生物，呈漏斗状、蘑菇状、高脚杯或锥形，前端与晶状体及睫状体相连，后端连接视盘。CT 增强表现为管状强化，为本病特征性表现。

【诊断】

1. 足月生产婴幼儿，单眼发病。

2. 晶状体后方增殖的纤维斑块，表现为白瞳症。

3. 扩瞳后可见一些延长的睫状体突，受牵引被拉向瞳孔区，为本病的特征性表现。

4. 伴有小眼球、白内障及继发性闭角型青光眼。

5. 后部型可见局部视网膜呈皱襞样隆起，形如镰刀。

【临床类型】

1. 前部型　玻璃体动脉残留，在晶状体后有白色血管化纤维膜；可伴有小眼球、浅前房，可以看到睫状突较长，围绕着小的晶状体。在出生时常可见白瞳症，晶状体后囊破裂会引起晶状体肿胀、白内障、继发性闭角型青光眼。前房角发育不完全也会引起青光眼。自然病程最终失明。

2. 后部型　即视盘处的原始玻璃体增殖。可单独发生，或伴有前部型，可为小眼球，但前房正常，晶状体透明，没有晶状体后膜，一支血管膜样组织从视盘起始，沿视网膜皱襞、向晶状体后延伸，达到下方周边部。

3. 混合型　兼有前部型及后部型的表现，是最常见的临床类型。

【鉴别诊断】

1. 视网膜母细胞瘤　单、双眼均可发病，出生时多不明显，瞳孔区呈白色反光，不伴有小眼球和白内障。超声波、CT、MRI 等辅助手段，可显示眼球内或眶内实质性占位病变。本病双眼同时发生率较 PHPV 高,因此临床遇见小儿双眼内肿块,应先考虑此病,再结合其他征象进行鉴别。

2. 先天性白内障　瞳孔区有白色反光,多为双眼晶状体混浊。

3. 早产儿视网膜病变　绝大多数患儿为低体重儿和早产儿,一般有吸氧史,大多双眼发病。晶状体后的玻璃体有纤维增殖,但不累及晶状体,晶状体多保持透明。

4. Coats 病　多为单眼发病,病程缓慢。眼底可见视网膜毛细血管扩张,视网膜有大片黄白色脂质渗出及胆固醇结晶,多无钙化为其特征。晚期可发生继发性视网膜脱离。眼底荧光造影显示大片毛细血管扩张及渗漏。与 PHPV 不同之处是发病高峰在 6—8 岁,无小眼球,玻璃体内不出现肿块。

【治疗原则】

早期诊断,及时手术能解除继发性闭角型青光眼的发生,达到保存眼球的目的。

(1)视轴透明且无不良并发症者随访为先。

(2)眼球萎缩病例无手术意义。

(3)对≤3 岁患儿采取比较积极的手术态度,在尽力恢复组织结构的同时争取获得视力改善。

(4)> 3 岁的患儿因已错过视力发育最重要时期,对病情稳定无不良并发症者也可随访,手术以保持眼球正常外观及防治并发症为主要目的。

【治疗方案】

1. 手术时机

(1)手术指征:凡发生视轴受阻,早期继发性青光眼或牵引性视网膜脱离,应及时手术治疗。长期青光眼、小眼球或病变长期不进展者,慎行手术。由于术后效果不尽如人意,多数学者认可对于经手术前评估视力预后无望的患眼可不行手术治疗,对于可能得到有用视力的患眼则要早期手术治疗。

(2)手术效果:单纯前部型 PHPV、年龄小、前房正常、无虹膜后粘连和青光眼者,手术效果较好,在手术技术和条件允许的情况下,越早手术越好。后部型和混合型 PHPV 术后视力改善仍不满意,其原因主要为黄斑病变、牵拉性视网膜脱离、视网膜皱襞或视神经发育不良,手术目的为终止病情发展,保存眼球外观。

(3)手术年龄:通常单眼患儿手术时机选择在出生后 6 个月左右;双眼患儿可适当延长手术时患儿的年龄,在 1 岁左右较为合适。

2. 手术方法

(1)闭合式晶状体玻璃体切除,包括切除瞳孔区的膜组织,是治疗 PHPV 的主要方法。

(2)前部型 PHPV、前房正常者可行角膜缘径路,行晶状体和晶状体后膜切除;前房极浅、存在玻璃体病变者,经睫状体冠部径路,行晶状体、晶状体后膜和玻璃体切割。

(3)白内障切除+部分玻璃体切割(主要是切除沿 PHPV 血管的中轴玻璃体组织)+人工晶体植入联合手术:因为是玻璃体部分切除,玻璃体腔可不用注入填充物,术后患儿不用受体位限制。一次手术也解决了人工晶体植入,对于单眼患儿术后弱视治疗很有好处。长期疗效有待证实。

【术后处理】

1. 一般处理　局部应用抗生素眼液、眼膏，不用敷料遮盖术眼。

2. 并发症处理　见白内障摘除和玻璃体切割术。

【住院小结】

1. 疗效　早期有效的手术治疗联合弱视治疗可使部分患儿获得尽可能多的有用视力，并能避免严重并发症的发生。PHPV手术效果主要取决于患者眼前部和后部受累的程度，前部型手术效果较好，可获得有用的视力，后部型则视力预后差，最好的视力只有眼前数指。疾病自然转归多为白内障加重、眼内出血、前房变浅导致闭角型青光眼、视网膜脱离或由于牵拉睫状突及周边视网膜脱离导致眼球萎缩。

2. 后续治疗

(1)弱视训练。

(2)并发症处理。

3. 出院医嘱

(1)局部应用抗生素眼液、眼膏2～4周。

(2)定期随诊。

(3)其他见相关章节。

4. 眼部筛查　倡导婴幼儿早期的眼部筛查，有助于发现该病，及时治疗。

(刘肖艺)

第四节　其　他

一、玻璃体疝

玻璃体疝(vitreous hernia)亦称玻璃体内脱离(internal vitreous prolapse)，是指玻璃体经瞳孔进入前房的异常状态。

【病史询问要点】

1. 有无手术史　常见于白内障囊内摘出、白内障囊外摘除后囊破裂、晶状体囊膜切开术或激光打孔术、白内障针吸术等情况。少见于抗青光眼手术，如小梁切除术后。

2. 有无外伤史　眼球钝挫伤可致晶状体全脱位或半脱位导致玻璃体疝、外伤后无晶状体眼、外伤致晶状体后囊膜破裂等。

3. 伴随症状和体征　眼痛、头痛(玻璃体疝继发青光眼)、视力突然下降(视网膜脱离)、角膜变白(角膜变性)等。注意询问有无与晶状体脱位有关的综合征，如马方综合征、Marchesani综合征等。

【体格检查要点】

1. 前房　可见疝入的玻璃体。由于白内障手术或外伤等晶状体后囊破裂，前后房压力失去平衡，玻璃体前移，前界面失去支撑，原有凹陷消失，玻璃体向前突出经瞳孔而达前房并形成前房塞,嵌入瞳孔中间,若玻璃体前界膜完整,裂隙灯检查时可见瞳孔区及前房有囊状透明的胶状体,表面光滑,界线清晰,有时表面可见散在色素,并随眼球运动而颤动。小瞳孔情况下,在瞳孔处可见狭窄的颈部与前房玻璃体疝及后部玻璃体相连,前房玻璃体呈圆形或不规则的透明珠。若玻璃体前膜已破,可见玻璃体嵌顿于瞳孔区伸入前房中,或可见部分玻璃体和角膜内皮相连,絮样纤细或透明薄膜样的玻璃体在前房内漂动。

2. 眼前段改变　可见穿通伤道或手术通道,晶状体后囊不完整甚至缺如。

3. 相应并发症的体征　如角膜大泡性病变及角膜深层新生血管、瞳孔变形、无晶状体眼青光眼、葡萄膜炎、视网膜脱离等。

【玻璃体疝的后果】

1. 玻璃体与眼内其他组织结构接触,如与角膜接触粘连,则角膜内皮正常功能破坏,内皮细胞变性,由于角膜与玻璃体之间的渗透压差,使玻璃体中的水分渗入角膜基质引起角膜水肿、混浊,导致大泡性角膜病变,后弹力层皱缩,新生血管形成。与虹膜接触则导致瞳孔不圆,瞳孔缘外翻等。

2. 玻璃体嵌顿于手术切口,可引起切口愈合不良、虹膜脱出、高度散光、上皮细胞植入前房,甚至切口感染和眼内炎。

3. 玻璃体条索牵引眼内其他组织,如牵引虹膜使瞳孔变形,牵引视网膜引起黄斑和视神经水肿及视网膜脱离;牵引睫状体可引起顽固性葡萄膜炎,玻璃体疝可引起玻璃体前移而发生玻璃体后脱离。

4. 炎症引起术后眼内慢性刺激和玻璃体混浊。

5. 瞳孔阻滞:当玻璃体疝嵌于瞳孔并与瞳孔缘紧贴,玻璃体与虹膜后粘连,前后房水流通阻断,房水在后房蓄积,眼压增高而产生无晶状体眼瞳孔阻滞性青光眼。

【诊断】

根据病史和特征临床表现(前房见疝入的玻璃体、晶状体后囊破裂)即可做出诊断。

【临床类型】

根据玻璃体疝入前房的程度,分为4级。

Ⅰ级:玻璃体疝入前房1/4深度。

Ⅱ级:玻璃体疝入前房1/2深度。

Ⅲ级:玻璃体疝入前房3/4深度。

Ⅳ级:玻璃体接触角膜。

【治疗计划】

1. 无症状性玻璃体疝,前房深浅正常,玻璃体未与角膜接触,眼压不高,可不进行特殊治疗,临床观察。

2. 眼外伤术后或白内障术后,因后囊破裂,术中前房玻璃体切除不完全,嵌入切口。可用YAG激光进行玻璃体牵拉带切断,解除玻璃体牵拉而致的瞳孔变形。

3. 若发生瞳孔阻滞性青光眼,可行强力散瞳药结膜下注射,结膜下注射皮质类固醇以减轻炎症反应；亦可用0.25%～0.5%噻吗洛尔等滴眼，口服乙酰唑胺或静脉滴注甘露醇等降低眼压；药物不能奏效而有瞳孔缘玻璃体粘连者可行激光切开或玻璃体手术，解除前玻璃体与虹膜粘连，切除前房玻璃体和(或)做虹膜周边切除。

4. 如术中出现玻璃体脱出，有条件者应行玻璃体切割术。玻璃体切割时应以较低的负压和较快的切割速度为宜。如没有玻璃体切割器，可用海绵吸住前房的玻璃体后剪除，直至瞳孔恢复圆形。

5. 眼球钝挫伤后，部分晶状体悬韧带断裂，虽无明显的晶状体脱位，而玻璃体由此疝入前房。在晶状体已经混浊时，可行晶状体摘除和玻璃体切割术。如果晶状体透明，可按如下方法处理：用去氧肾上腺素充分散瞳，在睫状体扁平部做切口放出脉络膜上腔液体或玻璃体液，使眼球后节容积减少，眼压下降。同时向前房注入无菌空气，将头部转到适当位置，用气泡推压玻璃体，当玻璃体疝回到后部后再缩瞳。对小而位于眼球上半部的玻璃体疝多能奏效，防止了虹膜前粘连的形成。

6. 玻璃体角膜内皮粘连者，可行前玻璃体切割。

7. 角膜混浊、玻璃体源性角膜病变者可行角膜移植联合玻璃体切割手术。

8. 有视网膜撕裂及视网膜脱离者，应行玻璃体切割、解除牵引，促使视网膜复位。

（李筱荣）

二、增生性玻璃体视网膜病变

增生性玻璃体视网膜病变(proliferative vitreoretinopathy，PVR)以视网膜表面和玻璃体腔及其后表面形成广泛的纤维增殖膜为主要特点。玻璃体内的增殖大多是由视网膜的增殖性病变直接侵犯玻璃体所致，而玻璃体增殖又可加重视网膜病变，两者相互作用，互为因果。该病多发生在近期孔源性视网膜脱离复位手术后，部分自发PVR发生在陈旧性视网膜脱离、外伤和炎症性视网膜脱离。

【病史询问要点】

1. *有无手术史*　近期有无孔源性视网膜脱离手术史或其他玻璃体手术史；眼内有无长效气体或硅油等填充物；术前与术中是否合并玻璃体积血、脉络膜脱离等情况。

2. *手术次数*　单次手术还是多次手术。手术次数越多，血-眼屏障的破坏越严重，预后也就越差。

3. *有无外伤史*　外伤性炎症和玻璃体积血可促发PVR；穿孔伤可引起以伤口为中心的PVR；钝挫伤可造成锯齿缘截离，引起慢性视网膜脱离和自发性PVR。

4. *有无其他眼部疾病史*　如葡萄膜炎、视网膜血管疾病等。

【体格检查要点】

1. *玻璃体*　是否混浊，有无色素、积血、纤维条索等。

2. *视网膜*　特别应注意以下方面。

(1)视网膜的活动度。

(2)有无视网膜缩短、移位。

(3)视网膜表面有无固定皱褶，皱褶的位置(赤道前/后)、分布象限、形状(星状、放射状、环形),视盘是否可见。

(4)视网膜下有无增殖,增殖的形状和位置。

(5)视网膜裂孔的位置、大小、边缘有无卷缩、是否存在牵引等,有无视网膜脱离及其范围与形态。

3. 睫状体、睫状突和虹膜　位置是否正常,有无增殖膜覆盖。

4. 其他　有无脉络膜脱离存在。

【门诊资料分析】

1. 初次视网膜脱离的范围和裂孔大小　范围超过两个象限的视网膜脱离、巨大裂孔都容易发生 PVR。孔源性视网膜脱离中有 5%～10%发生 PVR,而巨大裂孔视网膜脱离中 PVR 发生率达 50%～73%。

2. 手术资料　先前的手术中是否做过大范围的视网膜切开、大范围的冷凝或过强的电凝、术中出血等。

3. 眼压　伴有脉络膜脱离的视网膜脱离往往眼压很低,甚至测不出(<3mmHg);严重的前部增殖性玻璃体视网膜病变(anterior proliferative vitreoretinopathy,aPVR)可导致睫状体功能障碍,引起房水分泌减少和低眼压。

【继续检查项目】

1. B超　有助于了解玻璃体混浊情况,视网膜脱离范围、形态及增殖条索的形态,有无脉络膜脱离。

2. UBM　有助于了解睫状体、睫状突和虹膜的位置和形态改变,帮助评估 aPVR 的程度。

【诊断】

1. 有明确诱因,如近期孔源性视网膜脱离手术史、外伤史、葡萄膜炎或陈旧性视网膜脱离史。

2. 玻璃体内见色素簇,玻璃体浓缩样条索。

3. 视网膜僵硬,视网膜表面和(或)视网膜下有各种形状的增殖膜/条索,可伴视网膜缩短或移位。

4. B超等影像学检查资料。

【分级】

最早的 PVR 定义和分级(表 7-4)是 1983 年在美国视网膜年会上提出的。这个分类方法较为简单,应用也很广泛,但是不能明确地表示增殖位于赤道前还是赤道后,所以 1991 年,Robert Machemer 等提出了新的 PVR 分级法,保留了 A 级和 B 级,修改了 C 级(以赤道为界分为 aPVR、pPVR 两型),取消了 D 级,在为美国视网膜协会制定的 PVR 新分类法中,为了对临床所见进行更详细的描述,又将 C 级分为 5 种类型,前 3 型为 pPVR,后 2 型为 aPVR,使 PVR 的分级更加完善(表 7-5～表 7-7)。

表 7-4　视网膜学会命名委员会 PVR 分级标准

分级	程度	临床体征
A	轻度	玻璃体混浊,有色素簇
B	中度	视网膜表面皱缩,变硬,血管迂曲,裂孔卷边或盖前牵拉
C	重度	累及视网膜全层的视网膜固定皱褶
C-1		达 1 个象限
C-2		达 2 个象限
C-3		达 3 个象限
D	超重度	视网膜固定皱褶达 4 个象限的视网膜全脱离
D-1		宽漏斗状
D-2		窄漏斗状
D-3		闭合的漏斗,看不见视盘

注:宽、窄漏斗是以+20D 透镜在间接眼底镜下见视网膜前部所成夹角≥45°来区分的。

表 7-5　Machemer 等的 PVR 分级

分级	特点
A	玻璃体混浊、色素簇、下部视网膜上有色素堆
B	视网膜表面皱缩,裂孔缘卷边或边缘不规则,视网膜开始变硬,血管迂曲,玻璃体活动度下降
CA1-12	赤道前:局部、弥散或环形全层增厚的视网膜固定皱褶* 和(或)前移位;玻璃体浓缩伴条索
CP1-12	赤道后:局部、弥散或环形全层增厚的视网膜固定皱褶* 和(或)视网膜下条索*

* 用受累钟点位表示。

表 7-6　美国硅油研究协会 PVR 分级法

级别	临床表现
A	玻璃体混浊,色素簇
B	视网膜表面皱缩,裂孔缘卷边
CP	赤道后视网膜局限性和(或)弥漫性视网膜皱缩,伴/不伴视网膜下膜
P1 1 个象限(1-3 个钟点位)	
P2 2 个象限(4-6 个钟点位)	

续表

级别	临床表现
P3 3 个象限(7-9 个钟点位)	
P4 4 个象限(10-12 个钟点位)	
CA	赤道前视网膜环形和(或)垂直和(或)前收缩,移位
A1 1 个象限(1-3 个钟点位)	
A2 2 个象限(4-6 个钟点位)	
A3 3 个象限(7-9 个钟点位)	
A4 4 个象限(10-12 个钟点位)	

表 7-7 Machemer 等的 C 级 PVR 各种收缩类型

类型	对赤道的位置	特点
局灶型	后	单个或多个孤立的星形皱褶在视网膜基底部后方
弥散型	后	融合的星形皱褶位于视网膜基底部后方,视盘看不到
视网膜下增殖	后/前	视网膜下增生;视盘周围环形条带;线形条索;虫蚀样膜
环形收缩	前	沿玻璃体基底部后缘收缩合并视网膜中央部移位,周边视网膜紧绷;后部视网膜可有辐射状固定皱褶
前移位或垂直移位	前	玻璃体基底部被增生组织向前或向眼球中央牵拉;周边视网膜形成凹槽;睫状突被绷紧,表面可有膜覆盖;虹膜后退

注:1. 以上各型受累范围以时钟钟点表示;

2. 分级是用标准方法将每型画在视网膜简图上,后部型收缩位置标在简图的赤道后。1 型(局灶型)用大写 X 标出星形皱褶位置(X),2 型(弥散型)用一组大写 X 表示(XXXXXX),3 型(视网膜下增殖)用间断的黑线条表示(…………),4 型(环形收缩)用一组小写 x 表示(xxxxxx),5 型(前移位)在 4 型标志上加一组指向前方的箭头(x↑ xx↑ xx↑ x)。

【病情危重指标】

一般来说,PVR 分级等级越高,累及的时钟钟点位范围越大,病情越严重;累及赤道区前的 PVR 比赤道区后的 PVR 更严重。

【鉴别诊断】

一般来说,根据病史和临床表现,诊断并不困难。主要与以下两种情况加以鉴别。

1. 增生性糖尿病视网膜病变(proliferative diabetic retinopathy,PDR)　PVR 与 PDR 的形成原因不同。PVR 是由于存在视网膜裂孔,视网膜色素上皮细胞从裂孔处进入到玻璃体腔内,增殖形成视网膜前膜所致;PDR 是由于糖尿病导致眼底形成新生血管,新生血管破裂造成玻璃体积血,引起牵引性视网膜脱离。两者的鉴别要点如下。

(1)增生性病变初发时,PVR肯定有视网膜裂孔存在,而PDR则不一定。

(2)PVR多伴随孔源性视网膜脱离,PDR多伴发牵引性视网膜脱离。

(3)PVR大多没有新生血管形成,而PDR几乎都有新生血管形成。

2. 单纯的孔源性视网膜脱离　对于屈光间质混浊者,PVR很难和单纯的孔源性视网膜脱离相鉴别。使用B超在动态下观察,单纯孔源性视网膜脱离患者的视网膜柔软、活动度大,PVR患者的视网膜僵硬、活动度小,有助于鉴别。

【并发症】

PVR常造成牵引性和(或)孔源性视网膜脱离,导致视网膜复位手术失败,最终可致眼球萎缩。

【治疗原则】

1. 视网膜脱离合并轻度PVR(包括A级、B级、C1级和部分C2级),使用巩膜扣带术联合凝固术封闭裂孔有较高的复位率。有些局限性的前移位和不妨碍裂孔闭合的视网膜下增殖存在时,也可单纯使用巩膜扣带术联合凝固术封孔。总之,在确保裂孔能够充分闭合、视网膜能够充分复位的前提下,尽量选用创伤较小的外路手术。

2. 当脱离的视网膜出现固定皱褶和广泛的视网膜前膜(包括部分C2级,C3级和D级),应使用玻璃体手术清除视网膜前膜、打开视网膜固定皱褶。视网膜脱离合并严重PVR者,进行玻璃体手术时可以联合巩膜扣带术,特别在视网膜发生一定程度的缩短或保留晶状体时,巩膜环扎可缓解残存基底部玻璃体对视网膜的牵拉。

3. aPVR,特别是伴视网膜前移位时,切除晶状体有利于切除周边部的玻璃体和剥除周边部的视网膜前膜。但是,糖尿病患者,切除晶状体后可能导致虹膜红变和新生血管性青光眼加速发展,对此类患者做晶状体切除应持谨慎的态度。

4. 严重的PVR导致视网膜缩短时,不仅要剥除视网膜前膜,还要切开玻璃体基底部的视网膜,彻底松解玻璃体对视网膜的牵拉。

5. 对线形视网膜下增殖,不影响视网膜裂孔闭合者,无须处理。影响裂孔的闭合或广泛的视网膜下膜存在时可行视网膜切开术。

6. 视网膜脱离眼切除玻璃体后眼内要填充长效气体或硅油。

【治疗方案】

1. 非手术治疗　PVR的治疗主要以手术为主,药物治疗主要用于某些引起PVR的原发疾病(如急性视网膜坏死)的治疗。近年来,有学者尝试应用药物造成患眼玻璃体后脱离,以拮抗PVR牵引视网膜之力,预防视网膜脱离。

2. 手术时机　手术或外伤引发的PVR应尽快手术。伴脉络膜脱离的视网膜脱离应先予大剂量糖皮质激素治疗,待葡萄膜炎基本得到控制、脉络膜基本复位后再手术。病毒性视网膜炎所引起的PVR除了进行积极的抗病毒治疗外,也应尽早手术干预治疗。

3. 手术方法

(1)巩膜环扎术:巩膜环扎术有助于松解前后向的视网膜牵引和赤道前的环形视

网膜牵引,帮助周边部视网膜裂孔闭合。环扎带可以在玻璃体手术开始前预置,也可以在玻璃体手术结束后再进行。一般使用2～3mm宽的环扎带即可,a PVR患者建议使用7mm宽的环扎带。如果在玻璃体手术开始前预置,应在视网膜下液引流干净后再拉紧环扎带,注意环扎带不宜结扎过紧。对于玻璃体手术后保持头低位有困难且裂孔位于下方的患者,可以增加硅胶巩膜外加压。

(2)晶状体和IOL的处理:晶状体切除术的指征有以下两类:①视网膜脱离合并白内障,外伤性视网膜脱离合并晶状体脱位或损伤,妨碍手术观察和操作;②巨大裂孔、大面积视网膜脱离引起的严重PVR,特别是aPVR,目的是为了彻底剥除周边部视网膜前膜或力求最大限度清除基底部玻璃体。

摘除晶状体的方法有晶状体切割术、晶状体超声粉碎和晶状体超声乳化3种。第一种方法对角膜的损伤较小,是玻璃体手术中摘除晶状体的首选,但对晶状体核发生硬化的老年人不适合。手术中保留前囊膜以便于Ⅱ期IOL植入。对于aPVR患者,为避免细胞以残留囊膜和悬韧带为支架继续增殖,导致PVR复发和视网膜再脱离,必须彻底清除所有的囊膜。

对于IOL眼(特别是硅胶材质的IOL),如PVR较严重,手术中最好将其取出。原因主要有:①IOL影响周边部视网膜观察;②术中水气易凝结在IOL的后表面,影响观察和操作;③术后眼内填充物(如硅油)容易被吸附到硅胶材质的IOL表面。

(3)玻璃体切割术:切除玻璃体是PVR视网膜脱离手术中的重要步骤,经扁平部闭合式三切口玻璃体切割术是最常用的手术方法。与普通玻璃体手术不同的是,PVR手术中应尽量清除基底部玻璃体,以松解视网膜的环形皱褶和前移位。中心部和赤道后的玻璃体切除可在接触镜下完成。玻璃体基底部暴露困难,再加上此处玻璃体致密胶原纤维固着于视网膜内界膜,故很难切净。可使用巩膜顶压器顶压基底部帮助暴露,也可使用广角视野系统,后者对瞳孔散大不满意者尤为适宜。在切除基底部玻璃体时要将切速调高,而将负压调低。

(4)剥除视网膜前膜:视网膜前膜可牵拉视网膜形成裂孔并导致视网膜再脱离。所以手术中应尽量剥除,避免残留。操作必须仔细轻柔,避免术中产生新的视网膜裂孔。

1)后极部(视盘、黄斑区)的视网膜前膜:此处的视网膜较厚,位置相对固定,由此开始剥膜比较容易。可用一较钝的钩子伸到视网膜前膜与视网膜之间,向上挑起一角,用玻璃体镊子夹住后完整剥离取出。也可对黄斑前膜进行染色,便于识别和操作。

2)不成熟的视网膜前膜:很难辨认,但是视网膜的固定皱褶或局部视网膜僵硬往往是存在视网膜前膜的标志。可使用头部尖锐、背部较钝的钩子挑起前膜,当前膜可以辨认时,用玻璃体镊子夹住,撕除。双手操作过程中使用其他工具,如光纤照明头辅助,可使操作更加方便。

3)基底部玻璃体前膜:往往与视网膜粘连紧密,分离困难。一般有两种方法:一种方法是从后向前,先剥除后极部的视网膜前膜,注入一定体积的全氟化碳液以压迫和固定后极部视网膜,再用玻切头切除前部的视网膜前膜。和切除基底部玻璃体一样,遵循高速率低负压原则。另一种方法是从前向后，先切割基底部玻璃体，再分离赤道部的视网膜前膜，最后清除后极部的玻璃体和视网膜前膜。

(5)松解视网膜前移位：对基底部前后向牵引所致的视网膜前移位病例或环形和垂直牵引伴视网膜前移的病例，切口应选择在角巩膜缘后 0.5～1.5mm 处，避免进入视网膜下间隙。对于玻璃体基底部的视网膜凹槽，先用剪刀环形剪开视网膜睫状体或视网膜虹膜粘连，使其分离松解，再打开前部视网膜凹槽使移位的玻璃体基底部后移。在压迫巩膜或者在广角镜下，切除或剪除扁平部和基底部引起前后牵引的玻璃体纤维。

对于不伴前后牵引的环形和垂直前部收缩病例，选择角巩膜缘后 3mm 的巩膜切口，对垂直牵引应切除前部和视轴中的玻璃体，为解除玻璃体牵引可做玻璃体基底部后界的放射状切开。

视网膜广泛前移且难以松解者可行周边部松弛性视网膜切开联合周边部视网膜切除术。

(6)清除视网膜下膜：视网膜下膜多为条索样或膜片样。不影响视网膜复位和裂孔闭合的视网膜下膜可以不处理。影响裂孔闭合和视网膜复位(尤其是黄斑复位)时，应考虑取出或切断。取膜应尽量从已有的视网膜裂孔处着手，如不能通过已有的视网膜裂孔操作，方可考虑在周边部无血管区的视网膜上造孔取膜。造孔处的视网膜应先行水下电凝，防止出血。

1)晾衣杆样视网膜下条索：用膜钩从裂孔处拉出下膜，眼内镊夹持后取出。一般视网膜下增生条索与视网膜粘连不紧，可完整取出。偶尔下膜与视网膜粘连紧密，仅能取出部分或难以取出，可将其剪断，断端会自动回缩，不再影响裂孔闭合和视网膜复位，无须进一步处理。

2)餐巾环样视网膜下膜：这种增殖膜往往围绕着视盘，严重影响视网膜复位，且很难清除，需要做大范围的视网膜切开，翻转视网膜，取净视网膜下的增殖后再使视网膜复位，按巨大裂孔的原则进行处理。

(7)松解性视网膜切开或切除术：松解性视网膜切开或切除术一般只用于其他方法失败或者无法使视网膜获得稳定复位的病例，主要适用于：①眼外伤或手术所致的视网膜伤口嵌顿；②长期陈旧性视网膜脱离导致的瘢痕皱缩性视网膜僵直；③各种原因 (特别是 aPVR)所致的视网膜缩短。松解性切开术适用于膜完全剥除后视网膜仍然变短，不能复位者；切除术适用于巩膜扣带术仍无法松解膜及牵引者。

手术方法有以下几种。

1)局部视网膜切开术：适用于眼球穿孔伤或手术所致的创口视网膜嵌顿。在嵌顿粘连处行水下电凝，避开嵌顿点，在其周围做切口，再用剪刀在电凝区内做 360°切开。因瘢痕粘连，此处的视网膜常常增厚或卷曲皱褶，削弱了眼内电凝的作用，因此必须边切边做透热凝固，发现未能凝到的组织应予补充。切开口越接近嵌顿中心，切开后的视网膜缺损越小，对视网膜的损害也就越小。但在嵌顿中心多有大血管形成，直接在此切开可能导致大出血。所以，在保证安全的前提下，切口位置应尽量靠近嵌顿中心。

球壁破裂伤可能引起大块视网膜嵌顿。如视网膜与伤口有机化组织嵌顿形成，应先做充分的眼内电凝,封闭切开部位的视网膜血管,挑开一个小切口进行分离,视网膜游离后再剪除增厚皱褶的视网膜以松解牵引。切开范围应达到正常的视网膜为止。接近锯齿缘的嵌顿可将切口延至锯齿缘,以彻底松解视网膜。巨大的视网膜撕裂,切除后必然引起很大的视网膜缺损,因此,在保证安全操作的前提下切开位置应尽量靠前,减少组织缺损。

2)环形视网膜切开:适用于 aPVR 引起的环形视网膜收缩。切开部位尽量选择在周边部已恢复弹性的视网膜上,尽可能将位置选择在环扎嵴上,便于光凝操作。切开前先行电凝,用眼内剪刀环形剪开视网膜,切除前缘残留的视网膜,减少术后复发的可能。如存在视网膜下膜,一并剥除。

3)子午线方向视网膜切开:用于巨大裂孔合并严重的 PVR。如玻璃体切除和剥膜后裂孔瓣仍不能自动翻转复位,可在裂孔缘张力最大处做 1～2 个子午线方向的切口,使后瓣翻转贴附。

视网膜切开范围小的可使用气-液交换或内引流使视网膜复位,切开范围大的可注入全氟化碳液,压迫视网膜复位。视网膜复位后在切开边缘应行 2～3 排光凝。

(8)眼内填充物的选择:常用的眼内填充物主要是长效气体(C_3F_8,SF_6)和硅油。SF_6 的半衰期较短,不适用于较为复杂的 PVR 手术,而 C_3F_8 的半衰期较长,并可通过改变与空气的掺配比例调整在眼内的作用时效长短,所以 C_3F_8 和硅油是 PVR 手术中比较常用的填充物。

具体的选择应遵循如下原则。

1)PVR 的性质:眼球破裂伤所致的 PVR 更倾向于使用硅油。为切净视网膜下增殖或为松解视网膜移位而大范围切开视网膜时,推荐使用硅油。

2)患者的配合能力:气体对体位的要求比硅油更严格,所以体位配合困难者,如儿童或颈椎病患者,建议使用硅油。

3)凝固方式:眼内光凝封闭裂孔 2～3d 即可产生色素反应,而冷凝要 1～2 周才能产生相应的反应,所以冷凝封闭裂孔时要选择半衰期较长的长效气体。

总之,要扬长避短,合理选择填充物。如使用硅油填充时,应在视网膜复位后及时取出,减少并发症;使用长效气体时,要注意与空气的掺配比例,既要避免浓度过高,膨胀过度导致术后眼压升高,又要避免浓度过低、气泡吸收过快而失去填充作用。

【术后处理】

1. 一般处理

(1)抗炎,抗感染治疗。局部应用抗生素、皮质类固醇和散瞳药。有明显葡萄膜反应者,球结膜下或球周注射皮质类固醇和抗生素。

(2)有眼内填充物者,术后需取俯卧位。如填充物为长效气体,需每日观察气泡大小,保持裂孔处于高位。有气体存在时,应避免平卧位,入睡时可取侧卧位。

(3)观察视力和眼压,及时处理并发症。

2. 并发症处理

(1)视网膜脱离复发:这是 PVR 术后最常见的并发症。其原因可能有:①术中未彻底松解影响视网膜复位的增殖膜，或有新的增殖膜形成；②原先的视网膜裂孔封闭不全，重新开放；③手术或剥膜过程中产生的小撕裂或小裂孔被遗漏，未封闭，或是术后有新的裂孔形成；④环扎嵴高度不够或位置不正确。一般来说，术后1周以内发生的视网膜再脱离，绝大部分与术中没有彻底松解增殖膜有关。而一段时间之后发生的视网膜脱离主要与增殖病变复发有关，其发生率可高达50%以上。复发的增殖病变多位于视网膜切开处。

PVR术后复发性视网膜脱离应尽快治疗，不宜延误。如果视网膜再脱离后2～3个月再手术，手术效果往往极差。

(2)术后高眼压：比较常见。原因有术后葡萄膜炎反应、眼内组织水肿、膨胀气体或硅油填充过量、环扎带过紧或向后压迫涡静脉超过两个象限、硅油堵塞虹膜根切口、硅油乳化等。大部分为一过性眼压升高，短期局部或全身使用减少房水分泌的药物、积极控制葡萄膜反应，即可控制眼压。如果药物治疗无效，应积极查找原因，检查环扎带的位置，如未发现涡静脉受压，可放出少量气体或硅油直至眼压正常。

(3)脉络膜脱离：多发生在术后早期。爆发性脉络膜脱离发生率为1.5%左右，多见于术中持续性低眼压的患者。浆液性脉络膜脱离大多与环扎带过宽、过紧，影响静脉回流有关。脉络膜脱离会影响眼内填充物对下方视网膜的顶压作用。小范围的脉络膜脱离可使用甘露醇和糖皮质激素静脉滴注治疗，大范围的脉络膜脱离应手术引流。如果脉络膜脱离导致眼内填充的长效气体吸收过快的话，可在术后再行气-液交换。

(4)眼内炎：PVR术后眼内炎的发生率低，但后果极其严重。玻璃体腔内存在填充物，严重影响了玻璃体腔注药后药物的弥散和疗效。眼内炎的处理见相关章节。一般要等眼部的感染体征完全消散3～7d后再重新注入气体或硅油。

(5)术后葡萄膜炎：一般表现为纤维素性渗出。处理原则同一般的葡萄膜炎，给予糖皮质激素和非甾体消炎药。轻微的葡萄膜炎反应可局部用药，反应较重者可球旁注射地塞米松，仍不能控制者可全身给药。

(6)术后低眼压：其发生率为2%～4%。部分患者与大面积视网膜切开或切除，导致视网膜色素上皮大量暴露，造成房水引流增加；还有部分患者与睫状体纤维增生导致房水分泌功能下降有关。两种填充物相比，长效气体填充眼更易发生术后低眼压。低眼压可导致术后持续性角膜水肿、混浊，黄斑水肿。

(7)环扎带暴露：PVR患者一般至少有两次手术史，故结膜多有瘢痕和收缩，再加上PVR术中大多使用较宽的环扎带，所以环扎带有可能会蚀穿结膜造成暴露。一旦发生暴露，应取出环扎带。手术半年以后，脉络膜-视网膜的粘连大多比较紧密，此时取出环扎带相对较为安全。尽量避免在术后4～6个月内进行，以免视网膜脱离复发。在取出环扎带之前应先仔细检查周边部视网膜，对脉络膜-视网膜粘连反应不足的视网膜裂孔或残存牵引，在其周围补充光凝。多数发生环扎带暴露的患者结膜瘢痕化都已非常严重，几乎不可能进行环扎带置换。

(8)黄斑移位：黄斑部周围的视网膜嵌顿伤行大范围视网膜切开或者因aPVR行

360°环形视网膜切开，如视网膜下膜未完全清除，术后可牵拉视网膜导致黄斑移位。应以预防为主。术中对于可能影响视网膜复位的视网膜下增殖要力求全部取干净。

(9)黄斑囊样水肿：发生率在50%左右，多发生在气体吸收以后半年左右，可自愈。

【住院小结】

1. *疗效* 填充物吸收或取出后视网膜仍然在位应视为手术成功。视力预后取决于患者的条件(如PVR的原因、性质、位置、级别和手术时机)、手术并发症的处理等多方面因素。

2. *后续治疗*

(1)硅油填充者应定期随访，在视网膜复位后及时取出，尽量减少硅油引起的并发症。

(2)无晶状体眼者待病情稳定4～6个月后可考虑Ⅱ期IOL植入术。

3. *出院医嘱*

(1)局部使用抗生素和激素(皮质类固醇激素和非甾体消炎药)眼液。

(2)继续散瞳。

(3)有糖尿病等全身疾病的患者应到相关科室进一步诊治。

(4)应用气体者，在气体未吸收前不宜乘坐飞机。

(5)门诊定期随访。

(乐琦骅　卢　奕)

三、脉络膜上腔大出血

脉络膜上腔大出血(super-choroidal hemorrhage，SCH)又称爆发性脉络膜上腔出血(massive super-choroidal hemorrhage，MSCH)或驱逐性脉络膜上腔出血(expulsive super-choroidal hemorrhage)，是内眼手术或眼球穿通伤导致睫状动脉、涡静脉或脉络膜血管系统的某一主干破裂而造成的严重眼内出血性并发症，后果极为严重。SCH发生率为0.003%～0.47%，以青光眼滤过手术中SCH的发生率最高。Speaker流行病学调查发现，青光眼、眼轴＞25.8mm的高度近视、高血压、术时脉搏＞85/min、对侧眼已发生SCH者，发病率较正常人高约20%。

【病史询问要点】

1. 有无内眼手术史，如白内障摘除术(包括ECCE和白内障超声乳化手术)、青光眼手术(包括滤过性手术和减压阀植入术)、角膜移植术、视网膜脱离手术、玻璃体手术或各种联合手术。

2. 有无角膜溃疡，特别是溃疡穿孔史。

3. 有无可能造成巨大脉压波动的外眼手术史，如眶内手术、眼睑手术。

4. 有无外伤史，特别是眼球破裂伤或穿通伤史。

5. 有无全身相关高危因素，如高龄、高血压、糖尿病、心血管系统疾病(如动脉粥样硬化)、血液系统疾病(如真性红细胞增多症和出血倾向)等。

6. 有无眼部相关高危因素，如青光眼、高度近视、眼内炎症(如葡萄膜炎)、无晶状体眼、多次内眼手术史等。

7. 有无可疑诱因，如手术时间过长、全身麻醉手术、术中咳嗽等。

8. 既往史：一眼曾经发生过 SCH 者，在另一眼手术时也可能发生。

【体格检查要点】

1. 术中出血者　轻者出现前房变浅，眼压升高，虹膜脱出伤口外，很难回纳；重者伤口自动裂开，晶状体虹膜向前移位，在瞳孔区可见黑色透明如露珠状物膨隆，随后玻璃体和色素膜脱出，大量鲜血外涌，甚至全部眼内容涌出眼外，仅留下满是血液的巩膜外壳。眼压很高，切口很难结扎关闭。

2. 术后出血者　患者自觉剧烈眼痛。纱布绷带可被血染红，打开后可见伤口裂开，前房消失，眼压升高，眼内容脱出，鲜血外溢，视力仅存光感或光感丧失。

【门诊资料分析】

1. 高危因素　是否有高龄、高血压、严重动脉粥样硬化、糖尿病、高度近视等常见的高危因素。

2. 眼压　术前眼压高且控制不理想者手术过程中容易发生 SCH。内眼手术中或术后眼压急剧降低或持续性低眼压是导致 SCH 的诱因之一。

3. 手术资料　曾接受何种手术；手术是否造成巨大的脉压波动（如巨大眶内占位摘除）；是否压迫涡静脉（如环扎带是否过紧、过后）等。

4. 有无组织嵌顿　眼内组织（如玻璃体、视网膜）嵌顿于伤口或切口者，最终视力预后极差（特别是视网膜嵌顿者）。

5. 术前视力　术前无光感并不是 SCH 玻璃体手术的绝对禁忌证。

【继续检查项目】

1. B 超　主要有以下几个作用。

(1)有助于明确诊断：SCH 患者 B 超检查可见脉络膜全周或部分脱离，脉络膜上腔内不规则高密度影；脉络膜脱离球可以相互接触，形成“Kissing 征”；玻璃体积血，视网膜脱离。

(2)有助于明确出血原因：对于自发性 SCH，要高度怀疑眼内肿瘤（脉络膜黑色素瘤）的可能。B 超检查有助于明确。

(3)有助于判定手术方式和手术时机：B 超可了解出血范围，玻璃体和视网膜的状态，以及血凝块是否液化，便于掌握手术时机、决定手术方式。

2. CT　CT 均数衰减情况有助于判断血凝块的液化和吸收情况。

【诊断】

1. 有外伤或内眼手术史。

2. 剧烈眼痛，视力骤降至光感，甚至丧失光感。

3. 眼压增高，前房变浅；虹膜脱出伤口外，很难回纳；IOL 偏位且很难调整，应高度怀疑 SCH。

4. 伤口大量出血，眼内容脱出或后巩膜切开放出血液，可明确诊断。

【临床类型】

1. 按照病因不同分为　①手术引起的手术相关性 SCH；②外伤引起的外伤性

SCH；③眼内肿瘤引起的自发性 SCH；④病因不明的特发性 SCH。后两种相对比较罕见。

其中，手术引起的 SCH 按照发生时间又可再分为：①术中发生型；②术后早发型（发生在术后 3～6h）；③术后迟发型（发生在术后 7h 至 1 周不等，多数发生在术后 4d 内）。

2. 按照出血程度不同分为　①完全驱逐性：有玻璃体、视网膜脱出；②部分驱逐性：有或无晶状体脱出，但是无玻璃体、视网膜脱出；③非驱逐性：无眼内容脱出。

【病情危重指标】

完全驱逐性 SCH 出血量大，并伴有玻璃体和视网膜脱出，往往造成光感丧失等极其严重的并发症，是最危重的 SCH。部分驱逐性和非驱逐性 SCH 相对来说危重程度不及完全驱逐性 SCH，但也必须给予正确及时的治疗，减少并发症的发生。

【鉴别诊断】

主要与脉络膜爆发性渗漏引起的浆液性脉络膜脱离相鉴别。其体征与 SCH 相似，但是一般没有眼球疼痛感；透照法渗漏者可见眼底红光，出血者为黑色不透光；后巩膜切开，渗漏排出液体，出血排出鲜血；B 超检查渗漏为低回声，出血为中高回声。

【并发症】

SCH 如处理不当或处理不及时，可导致视网膜脱离、粘连，或持续性低眼压，最终引起眼球痨或眼球萎缩。

【治疗原则】

保持镇静，迅速处理，切忌慌张；药物与手术并重；掌握合适的放血时机。

【治疗方案】

1. 应急处理　一旦发现有 SCH 的迹象时，立即停止手术，用丝线迅速关闭切口，尽量减少眼内容特别是视网膜的脱出。如有玻璃体、虹膜等眼内容脱出，不要试图回纳，应予以剪除，而后关闭切口。Ⅰ期后巩膜切开放血虽然可以暂时降低眼压，但可能导致更严重的出血和眼压进一步升高，故不主张使用。

如果发现及时，处理及时，大部分 SCH 可自行停止，仅形成局限性的脉络膜上腔血肿，经过一段时间的药物保守治疗后可自行吸收消散。

2. 非手术治疗　在终止手术的观察期内，如无前房消失，眼压升高，B 超观察视网膜、脉络膜并无相互接触形成“Kissing 征”迹象，可先非手术治疗。

(1)对于切口及时关闭，无组织嵌顿者，加压包扎，抬高头位休息。

(2)出血自行停止，形成脉络膜上腔血肿者，予糖皮质激素和睫状肌松弛药点眼。

(3)局部和全身使用皮质类固醇类药物，减轻炎症反应，减少眼内渗出，防止组织粘连，延缓视网膜增殖膜的形成。

(4)使用高渗剂（如甘露醇）和房水生成抑制药（如乙酰唑胺），控制眼压。

(5)对于外伤性 SCH，在Ⅰ期清创缝合术后，必须进行抗感染治疗。一旦发生感染性眼内炎将造成不可挽回的后果。

3. 手术治疗

(1)手术指征：术中切口快速关闭成功，无眼内容大量丢失者，如伴有玻璃体积血、视网膜或脉络膜脱离形成“Kissing征”、玻璃体和(或)视网膜伤口嵌顿、持续性浅前房或前房消失,持续性高眼压药物不能控制,均应手术治疗。术前无光感并不是绝对的手术禁忌证。

(2)手术时机:一般SCH发生10～14d后进行Ⅱ期手术较为合适。此时,原手术切口开始修复,炎症反应得到控制,血凝块开始液化,便于引流。如手术时间过早,积血尚未充分液化,引流困难;如拖延时间过长,出血机化导致视网膜发生严重的增生,手术成功率低。在观察期内定期复查B超,判断积血液化程度。

出现下列情况,需要尽快手术。①B超发现高度隆起的脉络膜脱离球已经互相接触形成“Kissing征”,经短期观察不见好转,意味着两侧的视网膜可能即将形成粘连,应尽快手术予以解除;②前房消失,眼压不能控制者,应尽早手术以挽救视功能。

(3)手术方法

1)巩膜切开排血:内眼手术所致的SCH,巩膜切口的位置应选择在赤道部或赤道前部,即角巩膜缘后8～10mm处;外伤所致的SCH,大多伴有严重的睫状体脱离,选择睫状体平坦部切口为宜。巩膜切开排血前,先在眼内放置引流管,以提高眼压,促进积血排出。严重的SCH,脉络膜脱离球常常互相接触,此类患者应先从角巩膜缘置放引流管,向前房持续灌注,同时在直肌之间做1～3条3mm左右的放射状巩膜切口,随着持续灌注,脉络膜上腔内的血液逐渐被引流,脱离的脉络膜可逐渐复位。而对于不完全性脉络膜脱离者,可选择无明显睫状体脱离的部位,从睫状体扁平部放置引流管。

2)玻璃体视网膜手术:对于玻璃体积血或视网膜脱离的患者,应在巩膜切开排血后进行玻璃体视网膜手术,切除玻璃体内的积血,复位视网膜。手术方式主要是经睫状体扁平部的玻璃体手术。

手术适应证为:①有视网膜脉络膜的脱失和切口嵌顿;②有视网膜裂孔和严重的PVR;③有晶状体眼。术中使用全氟化碳液可推压脉络膜上腔的积血向前扩散,有利于彻底引流积血和使后极部视网膜、脉络膜复位,便于分离前部玻璃体与视网膜之间的粘连。视网膜完全复位后,直接进行硅油-重水交换,必要时联合眼内光凝和(或)巩膜扣带术。SCH手术后病人的睫状体上皮功能低下且恢复缓慢,为了维持稳定的眼内压,填充物要适当过量。

【术后处理】

1. 一般处理　手术后全身和局部使用大剂量皮质类固醇激素、广谱抗生素和止血药。

2. 并发症处理

(1)术后持续性低眼压:低眼压的原因可能有两方面:一是睫状体的损伤和坏死,造成房水分泌减少;二是为松解粘连、复位视网膜而进行的视网膜切开术可能造成视网膜色素上皮细胞大面积暴露,加速了房水的吸收。尽管目前玻璃体视网膜手术的技巧已经日臻完善,硅油等填充物的应用指征也越来越宽泛,但是SCH术后持续性低眼压仍然是一个棘手的问题,有待解决。

(2)PVR:部分患者术后可能会发生PVR,需要选择合适的手术时机再次手术,具体处理方法见相关章节。

【住院小结】

1. *疗效* SCH的预后极差。但是，随着对本病的认识逐渐提高和玻璃体视网膜手术的广泛开展，只要及时发现，适当处理，大多数患者可挽救眼球甚至保存部分有用视力。疗效和视力预后主要取决于应急处理是否及时，Ⅱ期手术时机是否合适，出血的范围和程度，视网膜脱离的范围和手术复位率，以及是否存在眼内组织（特别是视网膜）的伤口嵌顿等。

2. *后续治疗*

(1)对于出现PVR等并发症的患者，选择合适的时机再次手术治疗。

(2)对于残留的视网膜瘢痕造成视区盲点，可通过辅助视觉训练提高视功能。

(3)对于对侧眼已发生SCH的患者，另一眼手术前需倍加谨慎。对可能造成SCH的基础疾病进行治疗，并充分做好与患者的交流和沟通工作，解除患者的紧张情绪，取得患者的配合。

3. *出院医嘱*

(1)门诊随访。

(2)硅油填充者，术后半年左右取出硅油。

（乐琦骅　卢　奕）

四、Terson综合征

Terson综合征（Terson syndrome），又称为眼-脑综合征，为急性颅内出血（以蛛网膜下腔出血为多见）合并玻璃体积血的疾病，1900年Terson首次描述后被定名Terson综合征。蛛网膜下腔出血的成人患者，20%～40%发生视网膜和视网膜前出血（在儿童可高达70%），其中单侧眼内出血者占13.6%，双侧者占5.8%，而发生玻璃体积血者占2.2%～5.1%。

【病史询问要点】

1. 注意患者有无颅内出血病史，有无意识丧失病史，有无头痛及脑膜刺激症状；颅内出血当时无视力下降主诉，后突发视力下降。

2. 询问患者有无引起突发玻璃体积血的其他危险因素，如糖尿病、静脉阻塞、血液系统疾病等。

【体格检查要点】

1. *不同程度的视力障碍* 根据眼内出血量的多少，可有不同程度的视力障碍。如仅有少量的视网膜层间的出血，则视力下降不明显；如出血位于黄斑区或大量出血进入玻璃体腔，则视力下降急剧。

2. *眼科检查* 多表现为玻璃体混浊、积血，屈光介质尚清的患者可见视盘水肿、视盘周围表层出血，以及视网膜前出血。散瞳三面镜检查，后极部混浊，自周边可见正常视网膜。

【门诊资料分析】

1. *头颅CT及MRI检查* 可以明确颅内出血的部位、范围并估计出血量，明确病情。

2. 红光反射范围　缩小的红光反射对评估昏迷的患者有一定帮助。

【继续检查项目】

1. 实验室检查　针对颅内出血不同病因进行必要的实验室检查，明确玻璃体内积血的始动因素，脑脊液检查多为血性，压力高。

2. 眼科B超　表现为玻璃体内均匀、致密点状回声，不与眼球壁回声紧密相连，运动试验和后运动试验都十分显著。B超能够确定玻璃体积血的程度及是否合并有视网膜等病变，能判断视力预后。可以观察有无并发的视网膜脱离和增生性玻璃体视网膜病变。但是少量弥散性的出血用B超检查可能得到阴性结果。

3. 眼科A超　在玻璃体后极部或者在视网膜前可以探及低回声强度的丛状波，回声强度一般不超过巩膜回声强度的40%。当用高敏感度扫描时，出血的致密度和分布显示得更清楚，降低敏感性的扫描可以使回声振幅下降，多数回声点被清除掉，因此能确定是否同时存在视网膜脱离。

【诊断】

1. 颅内出血的病史。

2. 突然视力下降，检查时有玻璃体或视网膜的出血。

3. 排除导致眼本身的出血性疾病。

4. 对非典型病例，如首先因视力下降到眼科就诊发现眼内出血的患者，应详细询问病史，通过颅脑CT、MRI、脑血管造影等检查明确诊断。

【鉴别诊断】

1. 视网膜血管病　糖尿病视网膜病变、视网膜静脉阻塞、视网膜血管炎等，病变的血管或新生血管出血进入玻璃体内，可通过FFA检查来鉴别。

2. 眼外伤或手术　眼球穿通伤、眼内异物、眼球钝挫伤等因眼球壁组织的血管破裂，内眼手术及视网膜手术也可引起玻璃体积血。详细询问病史即可。

3. 其他眼底病　年龄相关性黄斑变性、血管瘤、视网膜裂孔等。

【治疗原则】

1. 药物治疗　部分学者认为眼内出血可自行吸收，在神经科治疗的基础上，采用活血化瘀药物保守治疗，尤其适于单侧眼患病。对于能自然吸收的玻璃体积血、小片状的眼内出血采取头高半卧位、避免使用抗凝血药(如阿司匹林、华法林等)。

2. 手术治疗　对玻璃体积血浓密严重的，应早期进行玻璃体切割术。因为玻璃体积血长期不吸收，容易形成视网膜牵引性裂孔和视网膜脱离。

【治疗方案】

1. 手术时机　部分学者倾向于非手术治疗3～6个月后积血不能吸收再进行手术干预，而另有部分学者倾向于早期干预治疗。而有部分研究则提倡在双眼受累的患者应早期手术，单眼受累患者则可观察3～6个月。部分学者建议对于确诊为该综合征的患者应密切随访，一旦经B超发现视网膜前膜形成或视网膜脱离则应立即行玻璃体切割术，预防后期严重并发症的产生。

2. 手术方法　采用标准的闭合式三切口行玻璃体切割术。术中切除混浊的玻璃体及玻璃体腔内积血，有黄斑区视网膜前膜者剥离前膜，有视网膜脱离者在复位视网膜后根据具体情况选择眼内激光光凝或巩膜外冷凝，并行眼内硅油或气体充填。对于晶状体影响手术操作者视情况摘除晶状体。

【术后处理】

1. 一般玻璃体切割术后患者（无眼内填充物）不要求绝对卧床，可以仰卧，但应限制眼球运动，以免术后出血。对于有眼内填充物（气体或硅油）的患者需要面向下休息，每日 8～10h，其程度根据病情在医生指导下可做调整。

2. 按照医嘱局部应用抗生素眼膏、滴眼液。

3. 术后监护，请脑外科随诊。

【住院小结】

1. 疗效　颅内出血的患者如能存活，视网膜和视网膜前的出血一般能够吸收而不遗留明显后遗症，但也有少部分造成永久的视力损害。应在适当时机行玻璃体切割术以挽救视力。

2. 出院医嘱

(1)药物治疗者每 1～3 周复查 1 次 B 超。

(2)手术治疗后按医嘱定期眼科随访。

（袁松涛）

第8章

视网膜疾病

第一节　视网膜血管性疾病

一、视网膜动脉阻塞

由于动脉栓塞、动脉痉挛、血管壁改变和血栓形成以及外部压迫血管等原因，使视网膜动脉主干或分支阻塞，血流中断时，称为视网膜动脉阻塞(retinal artery occlusion, RAO)。视网膜中央动脉是颈内动脉的分支，属于终末动脉，供应视网膜内5层，一旦发生阻塞，所供应的内层视网膜立即缺血缺氧水肿，视细胞迅速死亡丧失功能，临床表现为突然的无痛性的急剧视力下降，甚至无光感。RAO是眼科严重的急性致盲性眼病之一，发病率为1/10 000～1/15 000。筛板和视网膜血管分叉处是阻塞的好发部位。

【病史询问要点】

1. 年龄　多在40岁以上，且60岁以上者多见，30岁以下者少见(约8%)。

2. 发病特点　注意询问发病的时间性，视力可突然或数分钟内丧失或大部分丧失。多为单眼发病，双眼发病者仅1%～2%。

3. 发病诱因　有无大手术史、球后麻醉、球后出血、外伤等，或高血压、糖尿病、心血管疾病、风湿性心脏病、免疫性疾病、血液病，口服避孕药等诱因，或动脉硬化和心内膜炎等。

4. 伴随症状　一过性黑矇，头痛或偏头痛，眼胀，心慌，胸闷。

【体格检查要点】

1. 视力障碍　视力骤然锐减，可降至数指/眼前，或手动，或光感，光感消失者少见(有报道发生率4%)。有睫状视网膜动脉者(约占正常眼的20%)，可保留部分中心视力。部分患者有反复发作的阵发性视力减退。视力障碍程度随阻塞部位不同和阻塞程度不同(完全阻塞或不完全阻塞)有所差异。

2. 瞳孔　传入性瞳孔阻滞或瞳孔散大，直接对光反射消失，间接对光反射存在。尚存部分视力者，对光反应迟钝。

3. 眼底检查　①动脉纤细如线，血流不连续呈串珠状，压迫眼球不能激起视网膜动脉搏动。视网膜静脉相应变细，较正常色稍深。②视网膜呈急性贫血状，后极部呈乳白色混浊，越向周边混浊越轻，4～6周后可恢复透明。③黄斑区由于中心凹脉络膜血管无恙而形成典型樱桃红点。有睫状视网膜动脉供应则黄斑区呈一舌形橘红色区。④视网膜中央动脉不全阻塞者视力减退较轻,眼底改变只限于其供应区。⑤晚期视盘颜色苍白、萎缩。

【门诊资料分析】

1. 视网膜电流图　视网膜中央动脉完全阻塞呈典型的负相波,a 波一般正常,b 波下降(起源于内核层,内层缺血,双极细胞受损)甚至消失。

2. 视野　因为视网膜的水肿坏死,视野常表现为相对应区域之视野的缺损。

3. 眼底荧光血管造影　虽然检查方法很多,临床仍把眼底荧光造影作为视网膜动脉阻塞的金标准。RAO 主要表现为:①脉络膜充盈时间多正常,少数迟缓;②动脉无灌注或充盈迟缓,臂-视网膜循环时间延长,动静脉循环时间延长,阻塞动脉内弱荧光;③视网膜静脉充盈迟缓且不完全;④视盘充盈(睫状动脉供应);⑤毛细血管无灌注;⑥眼动脉阻塞,视网膜脉络膜血循环均受损,可出现 RPE 荧光渗漏。有研究表明,视网膜循环时间指标中,视网膜动脉荧光充盈间期与中心视力损害相关,时间越长视力损害越重。因此,FFA 在视网膜动脉阻塞的诊断、分型、预后评估上有较大意义。

CRAO 阻塞后 2 周,FFA 显示荧光素开始进入阻塞的血管,但是显示管径非常不规则。静脉回流有所改善。但是毛细血管灌注没有完全恢复。FFA 晚期显示视盘荧光素着染。

4. OCT　视网膜对缺氧较为敏感,视网膜动脉阻塞早期即表现为视网膜神经纤维层增厚,范围与缺血区一致。OCT 常表现为缺血区的视网膜内层水肿增厚,光反射信号增强,外层视网膜信号常降低。OCT 检查可以对病变程度、预后做出诊断,但是不能直接反映目前视网膜血管血流情况。对不能进行 FFA 者,OCT 不失为一种诊断的补充。

【继续检查项目】

1. 血压测量　高血压者,是否伴有动脉粥样硬化、心血管疾病。

2. 血黏度和血脂及凝血机制检查　指标增高者是否有胆固醇、血小板纤维蛋白等栓子形成。

3. 红细胞沉降率,抗“O”,免疫功能等检查　指标升高者需排除全身或局部炎症性血管疾病。

4. X 线片　风湿性心脏病患者可能有心脏瓣膜赘生物栓塞。

5. 实验室检查　血糖、血脂、血黏度、红细胞沉降率、抗“O”,SLE 细胞、免疫功能检查等,排除大动脉炎等疾病。

6. CDI　可以反映视网膜中央动脉,视网膜睫状动脉,眼动脉,颈内动脉血供情况。所有患者表现为不同程度的视网膜中央动脉高阻改变。由于不依赖眼的屈光状态,结果优于普通眼科 B 超。该检测方法还能同时检测患者心脏、颈部血流情况,为寻找患者眼底血栓的来源提供依据。

7. 心脏超声检查　排除心脏瓣膜赘生物。

8. 眼压测定　若眼压升高,则应了解眼压及眶压升高的原因,有无青光眼、巩膜环扎术、眼眶手术创伤、球后肿瘤压迫等病史。

【诊断】

1. 突然无痛性视力下降或丧失。

2. 瞳孔散大，对光反应迟钝或消失。

3. 相应阻塞部位视野缺损。

4. 眼底：①主干阻塞者动脉管径高度狭窄，血流中断，压迫眼球不会引起动脉搏动；后极部视网膜乳白色混浊水肿，黄斑区樱桃红点；视盘色淡，边界模糊，轻度水肿；晚期苍白萎缩。眼底荧光血管造影：早期视网膜动脉无荧光素灌注，根据阻塞程度而异；晚期动静脉管径狭窄，还可见毛细血管无灌注区等。②有睫状血管者，后极部可见保持正常色泽的视网膜"舌"状区。③分支阻塞者，相应部位视网膜乳白色水肿，阻塞远端血管显著变细，血柱呈念珠状或消失。

5. 视网膜电流图 b 波降低(负波形)。

【临床类型】

1. 视网膜中央动脉阻塞　单眼多见，发病急，视力迅速丧失，瞳孔散大，直接对光反射弱。眼底：早期可见视盘色略淡，边界欠清，动脉、静脉细，动脉内血柱可呈节段性，后极部视网膜乳白色混浊水肿，黄斑区樱桃红点。晚期视盘萎缩，血管壁增厚，呈白鞘，或白线状。合并中央静脉阻塞时，80％的患者出现虹膜新生血管。

2. 视网膜分支动脉阻塞　多为栓子性阻塞，位于动脉分叉处，一支阻塞多见，出现相应视野缺损，不波及黄斑视力损害不严重。眼底：病变局限于阻塞血管分布区，视盘面相应分支动脉可能见到灰白色栓子，荧光血管造影可明确阻塞部位和受损范围，栓子阻塞处血管壁有荧光素渗漏，晚期造影恢复正常。

3. 视网膜前毛细血管小动脉阻塞　可能与血管内皮损伤、血管炎和栓塞有关，根据阻塞部位和范围，视力可正常或下降。眼底：可见散在分布的棉絮状斑，数日或数月后消退。荧光血管造影可见斑状无灌注区，邻近毛细血管扩张，晚期荧光素渗漏。以后小动脉重新灌注。

4. 视网膜睫网动脉阻塞　视力一时损害，多可较好恢复，黄斑部视功能可受损。眼底：沿血管走行区的浅层视网膜乳白色混浊。合并视网膜静脉阻塞及合并缺血性视神经病变者预后差。

【鉴别诊断】

1. 眼动脉阻塞　眼动脉阻塞视力下降更严重，甚至视力降至无光感，眼压通常降低。由于视网膜内外层均无血供，视网膜乳白色，水肿、混浊更严重，约 40％无樱桃红点；晚期视网膜苍白，重度视神经萎缩，后极部有较重色素紊乱。荧光血管造影视网膜和脉络膜血管充盈缺损，视网膜色素上皮层有染色；ERGa 波、b 波降低或消失。而视网膜中央动脉阻塞仅 b 波降低；荧光血管造影视网膜血流受损。

2. 缺血性视盘病变　视力下降不如 RAO 严重。视野可为象限缺损，与生理盲点相连。眼底视盘色淡，边界不清，可有小片状出血，黄斑无樱桃红点；荧光血管造影显示视盘充盈不均匀。视网膜动脉阻塞者视网膜水肿较严重呈乳白色；荧光血管造影表现为充盈迟缓，动脉变细和(或)灌注不足。

【治疗原则】

分秒必争，积极抢救，解除血管痉挛或使栓子冲到较小分支处，竭尽所能恢复视网膜血循环和功能，缩小视网膜受累范围。

【治疗方案】

1. 急诊治疗

(1)血管扩张药：①立即吸入亚硝酸异戊酯 0.2ml/次，每 1～2 小时 1 次；或舌下含服硝酸甘油 0.5mg/次，每日 2～3 次。②球后注射阿托品 1mg，或妥拉唑林 12.5～25mg，或山莨菪碱 10mg，每日 1 次，3～5d，扩张视网膜动脉或解除痉挛。③静脉滴注罂粟碱 30～100mg 加入生理盐水或 10%葡萄糖注射液 250～500ml，每日 1 次。

(2)降低眼压：按摩眼球(中等度压力压迫眼球 5s，放松 5s，如此反复，持续 10min)、口服和局部降眼压药物或前房穿刺降眼压，使眼压突然降低，视网膜动脉被动扩张，血管内栓子被冲向动脉末端。

(3)吸氧：95% O_2 + 5% CO_2，白天每小时 1 次，每次 10min；晚上每 4 小时 1 次；48～72h 后停用。目的是增加脉络膜毛细血管氧含量，从而缓解视网膜的缺氧状态。

(4)高压氧舱治疗：一般临床上在其他治疗的基础上同时进行高压氧治疗，入舱前 30min 球后注射山莨菪碱 10mg。治疗压力为 0.20mPa，每次高压氧治疗时间 60min，另外加压和减压各 25min，每日 1 次，10d 为 1 个疗程，每个疗程间隔 2～3d，治疗 1～3 个疗程。Aisenbrey 等的一项研究认为高压氧有益于视网膜分支动脉阻塞，而视网膜中央动脉阻塞则无效。

(5)纤溶制剂：如链激酶、尿激酶、t-PA，对疑有血栓形成或纤维蛋白原增高的患者可应用。但是有报道显示纤溶制剂不仅溶栓效果差且存在颅内及其他脏器出血倾向而不建议使用。

2. 视网膜动脉介入溶栓疗法

(1)治疗时机：视网膜中央动脉阻塞发生后数小时内。

(2)治疗适应证：非感染性视网膜中央动脉阻塞。

(3)治疗禁忌证：①2 周内有外伤和手术史；②3 个月内有过脑梗病史；③血压不能控制至正常者；④有颅内出血者；⑤感染性心内膜炎，颞动脉炎等；⑥有出血倾向者；⑦病人或家属不同意者。

(4)术前准备：查视力、视野、眼底摄片、眼底荧光血管造影。

(5)手术方法：局部麻醉下，经股动脉插入诊断导管，并将其放入颈内动脉颅外段的近端，肝素加入生理盐水进行灌注，以防栓塞发生，然后将超微导管经诊断导管置入眼动脉近端，或经颞上动脉至眼动脉，还可经上颌动脉至眼动脉，然后注入纤维蛋白溶解药物如尿激酶或 t-PA。也有经眶上动脉注入罂粟碱或纤溶酶制剂的报道。

(6)术后处理：行眼底荧光血管造影以检查眼底血管再通情况，为防止再度形成栓塞，术后给肝素每日 20 000～25 000U 静脉滴注 1～2d。

约 6%的患者发生了并发症，如偏瘫、失语、颅内出血、高血压危象和股动脉出血。

经循证医学分析，发现该方法的疗效略优于传统的治疗方法。因此，将来尚需进行较大样本的前瞻性随机对照临床研究来证实其有效性。

3. *超选择眼动脉溶栓介入治疗*　近年来，超选择动脉溶栓介入治疗视网膜动脉阻塞被逐渐应用于临床，本治疗需要内科、神经学科及眼科等多科室联合，并选择溶栓时机，可给患者带来较理想的疗效。一般常用来治疗 CRAO，BRAO。方法为：经患者知情同意并检查血压及凝血功能正常后，局部麻醉下股动脉置入导管，将导管头端引至颈内动脉行数字减影造影，于颈内动脉段见眼动脉分支，然后经微导管推注尿激酶，术中注意观察患者视力情况，如患者感觉视力突然增加或有不适感停止溶栓。给药完毕后即刻检眼镜观察如视网膜动脉血流改善或术中超选眼动脉造影示患眼视网膜脉络膜灌注增强则结束溶栓，如无变化可重复给药。

4. *玻璃体视网膜中央动脉插管术*　由于 RAO 通常为物理阻塞所致，Tang 等设计了一种新的术式，即通过机械的方法直接将探针插入中央动脉管腔捣碎阻塞物，解除血管阻塞，使之重新再通从而恢复视网膜血流供应。这种方法避免了溶栓治疗中发生神经系统并发症的风险，并且可以用这种方法注入溶栓剂，使药物到达栓塞部位。然而这仅是个案报道，尚需更多研究证据来评价该手术的效果。

5. *Nd：YAG 激光击栓术*　激光击栓术治疗 BRAO 是一种新的方法。主要操作要点：在视网膜接触镜下，用 Nd：YAG 激光直接击射栓子，反复数次，直至动脉血流恢复（以动脉管径增粗为标志）。Nd：YAG 激光参数为 0.8～0.9mJ。目前为止，国内外已有报道患者在治疗后立即恢复循环，而且视网膜水肿随即很快消退，大部分患者恢复一定的视力。激光击栓术并发症主要有视网膜出血、激光损伤邻近的静脉而引起的一过性玻璃体积血等。Nd：YAG 激光击栓术治疗 BRAO 具有操作简单、见效快、相对安全且经济的优点。由于目前治疗的例数尚少，需要进一步临床研究才能确定其视力预后是否优于 BRAO 的自然病程。

6. *筋膜下胶原海绵灌注系统治疗*　由于 RAO 患者大多数伴有心脑血管疾病，全身大剂量用药有很多限制，况且全身用药到眼部的浓度已经很低。近年来，筋膜下给药的方法越来越引起重视，其保证高浓度的药物与眼部组织长时间的接触。方法为：①患眼筋膜下植入胶原海绵灌注系统；②角膜缘后 6～7mm 的外上部在筋膜与表层巩膜之间制成一个通往眼球后极部的隧道，把准备好的灌注系统送入到形成的隧道内，接近眼球后极部；③通过灌注系统给予药物 7～10d；④每天通过系统的硅胶管给药 3 次，妥拉唑林注射液 25mg（1ml），地塞米松注射液 2.5mg（0.5ml），肝素 750U，尿激酶 5000U。经临床研究此给药方式明显优于球后给药。

7. *后续治疗*

（1）扩张血管，改善循环：丹参 40～60ml 加入 5％葡萄糖 500ml 静脉内滴注，每日 1 次，15d 为 1 个疗程；或 10％低分子右旋糖酐 500～1000ml 静脉滴注，每日 1 次，10～15d 为 1 个疗程；或尼莫地平 10mg/d 微泵缓慢注入，治疗开始的 2h 可按照 0.5mg/h 尼莫地平给药，如果耐受性良好尤其血压无明显下降时，2h 后可增加至 1mg/h 尼莫地平，疗程 5～7d。口服烟酸 100mg/次，地巴唑 20mg，每日 3 次。

(2)血小板抑制药:阿司匹林 0.3g/d;双嘧达莫 25～30mg,每日 3 次。

(3)中药:活血化瘀。

(4)对因治疗:如治疗高血压、高血脂与糖尿病等,降低血黏度。对疑有炎性病灶者,应用抗炎药物与糖皮质激素等。

(5)支持治疗:神经营养药和维生素类药物,如维生素 B_{12}、ATP、辅酶 A、肌苷等。

【住院小结】

1. *疗效* 视力预后较差,66%CRAO 患者最终视力低于 0.05。该病的视力恢复取决于视网膜抢救是否及时,血管阻塞程度、部位及原因。视网膜对暂时性缺血的耐受时间为 100min,过久则组织和细胞坏死,1h 内恢复者可望视力恢复,3～4h 恢复者中心视力丧失,仅存周边岛状视力。一般数小时得到立即抢救者预后较好;分支阻塞较主干阻塞预后好;血管痉挛较血管阻塞预后好;有睫网动脉供应黄斑者预后较好;阻塞发生于视网膜中央动脉进入视神经硬鞘膜之后与进入视神经纤维束之前预后优于阻塞发生在进入硬鞘膜处及进入视神经纤维束内处,因前者易于建立侧支循环。

2. 出院医嘱

(1)积极治疗原发疾病:如降低血压、血糖、血黏度,抗炎等。

(2)维持治疗:继续用扩血管药物及维生素。

(3)中药治疗。

(4)定期随访。

(5)注意眼压:视网膜中央动脉阻塞部分病例可并发新生血管性青光眼,尤其同时有糖尿病者。

(石 英 朱承华)

二、视网膜静脉阻塞

视网膜静脉阻塞(retinal vein occlusion,RVO)居视网膜血管疾病发病率的第二位,是由于血管壁改变、血液流变学改变或血流动力学的改变等多因素引起视网膜静脉不同部位发生阻塞,导致眼底静脉扩张迂曲,沿静脉分布区域的视网膜有出血,水肿和渗出。根据血管阻塞发生的部位不同分为总干阻塞,半侧阻塞和分支阻塞;根据发病程度不同将本病分为缺血型和非缺血型两类。其中分支静脉阻塞最多见,为36.9%～69.4%。

【病史询问要点】

1. *发病年龄* 大部分病例发生在中年以上。分支静脉阻塞比总干阻塞者的年龄更大。

2. *发病程度* 常单眼发病,左右眼无差别;双眼发病者较少,且常先后发病。

3. *发病诱因* 有无高血压(60%～75% RVO 患者合并高血压)、动脉硬化特别是视网膜动脉硬化(70%～96%RVO 患者合并之)、糖尿病(8%～34% RVO 患者合并之)、血液高黏度(50%～60% RVO 患者合并之)和血流动力学异常,有无外伤、口服避孕药或过度疲劳等。双眼 CRVO 患者应注意询问是否患有血液病等全身疾病。

4. 发病症状 视力下降程度与速度、持续时间;眼前黑影飘动出现时间和发展进度;有无暗点和视野缺损及其范围等。

【体格检查要点】

1. 视力 表现为不同程度的视力障碍:根据静脉阻塞的部位和类型,黄斑受损的程度,视力可从正常或轻度减退到明显减退甚至仅有光感。非缺血型视力明显好于缺血型。

2. 眼底改变

(1)视盘充血及轻度肿胀,边界模糊,表面有浅层或深层出血。分支静脉阻塞者视盘可无明显改变。

(2)视网膜静脉显著迂曲扩张,管径不规则,可呈腊肠状,甚至呈结节状。血流瘀滞,色紫暗。

(3)阻塞区内视网膜水肿,沿阻塞静脉分布走行的火焰状、片状或点状出血,间有棉绒斑,黄白色硬性渗出。

(4)黄斑区正常或轻度水肿出血,或呈囊样水肿,还可有出血位于囊内,形成半月形或半圆形液平面。

3. 玻璃体 玻璃体混浊、积血。

4. 其他 牵拉性视网膜脱离、新生血管性青光眼等并发症的相应体征。

【门诊资料分析】

1. 检眼镜检查 非常重要。根据眼底所见可判断病变范围,大致病变程度,通常水肿出血多者或出现棉绒斑者病变较重。

2. FFA 对本病的诊断,分型及指导选择治疗方法有重要意义。造影前须检查患者的肝、肾功能,大致正常者方可进行此项检查。造影结果可显示静脉阻塞部位与程度,毛细血管无灌注区(CNP)大小,有无新生血管及其部位、形状,黄斑区有无水肿及其范围等。在病程早期,由于大量的视网膜出血、水肿,FFA 可能难以发现 CNP 的存在,在眼底出血大部分吸收后,复查 FFA 可以帮助判断病情变化,及时发现、治疗缺血性病变,避免玻璃体出血、新生血管性青光眼等并发症的发生。

3. OCT OCT 可以清晰显示 RVO 视网膜结构的改变,如视网膜的厚度、视网膜下出血、积液及视网膜内囊腔形态等,甚至可显示视网膜前膜的形成。是诊断视网膜黄斑水肿、判断疗效及决定是否需要再治疗的重要工具。

【继续检查项目】

1. 眼压检查 新生血管性青光眼(NVG)是本病严重并发症之一,常发生在视网膜中央静脉阻塞患者,缺血型一年内 40%～60%发生 NVG。故本病患者应常规监测眼压。

2. 电生理检查 ERG 显示 b 波降低或熄灭,b/a 波比值降低,暗适应功能下降。视网膜中央静脉阻塞患者 b/a 波比值降低与 b 波振幅降低程度和 FFA 显示的 CNP 呈正相关。视网膜分支静脉阻塞患者,P-ERG 和 VEP 振幅明显下降,且 VEP 峰潜时延迟。b 波熄灭则提示预后不良。

3. 视野检查 有与视网膜受损区域相对应的改变,可表现为正常或轻度相对暗点,或大而浓密的中心或旁中心暗点,周边缩窄。缺血型视野缺损明显高于非缺血型。

4. 相对传入瞳孔反应缺陷(RAPD) 为鉴别缺血型和非缺血型的最敏感指标。缺血型患者常有RAPD存在,而非缺血型患者RAPD不常见,即使存在,也不明显或不典型。若存在典型的RAPD而视网膜缺血并不明显则应考虑有视神经病同时存在的可能。

5. 全身检查 重点排除有无诱发RVO的系统疾病。

【诊断】

根据患者可能有高血压、动脉硬化、血液高黏度和血流动力学异常或外伤,口服避孕药,过度疲劳等发病诱因,中年以上单眼发病,眼底特征符合,如静脉高度迂曲扩张及沿静脉出血等,荧光血管造影显示视网膜静脉阻塞,即可诊断本病。

【临床类型】

1. 视网膜中央静脉阻塞(central retinal vein occlusion,CRVO) 分为非缺血型和缺血型两类,其中非缺血型占70%,缺血型占30%。病程4个月后,17%的非缺血型转化为缺血型,3年后34%转化为缺血型。转化的早期征象是:视网膜内出血增多,FFA显示静脉管壁着色增强。

(1)非缺血型:又称瘀滞型(VSR型)。早期,视盘正常或边界轻度模糊、水肿、黄斑区正常或有轻度水肿、出血。动脉管径正常,静脉迂曲扩张,沿视网膜4支静脉有少量或中等量火焰状点状出血,没有或偶见棉絮状斑,视网膜有轻度水肿。晚期,经过3～6个月后视网膜出血逐渐吸收,最后完全消失,黄斑区恢复正常或有轻度色素紊乱。FFA显示视网膜循环时间正常或稍延长,静脉管壁轻度荧光素渗漏,毛细血管轻度扩张,黄斑正常或轻度点状渗漏,少有无灌注区。

(2)缺血型:又称出血型(HR型)。早期,可见视盘高度水肿充血,边界模糊并可被出血掩盖,黄斑区可有明显水肿隆起和出血,可呈弥漫水肿或成囊样水肿,还可有出血位于囊内,形成半月形或半圆形液平面,动脉管径正常或变细;静脉高度扩张迂曲如腊肠状,或呈环状起伏于水肿的视网膜中。视网膜严重水肿尤以后极部明显。大量片状点状出血,沿静脉分布,严重者遍布整个眼底,还可出现围绕视盘形成的大片花瓣状出血,甚至进入内界膜下造成舟状视网膜前出血,更重者穿破内界膜成为玻璃体积血,视网膜常有棉絮状斑,随病情加重而增多。晚期,一般在发病6～12个月后进入晚期,视盘水肿消退,颜色恢复正常或变淡,其表面常有新生血管形成,黄斑有色素紊乱,或花瓣状暗红色斑,严重者动脉闭塞呈银丝状,静脉白鞘,视盘和视网膜有新生血管形成,可导致玻璃体积血,牵拉性视网膜脱离。FFA可见视盘有粗大侧支或新生血管,黄斑可残留渗漏,毛细血管闭塞形成大片无灌注区,周围常有动静脉短路、微血管瘤和(或)新生血管形成(29.7%～66.7%)。

发病3～4个月60%以上出现虹膜新生血管。视力常在0.1左右,新生血管形成和黄斑囊样水肿(CME)是视力损害的主要原因。新生血管性青光眼发病率为10%～20%,多发生在CRVO后3～4个月,71%的病例发生在6个月以内。

2. 视网膜分支静脉阻塞(branch retinal vein occlusion,BRVO) 分支静脉阻塞以颞侧支最常受累,占90%～98%,其中又以颞上支阻塞最多见(60%～75%)。眼底可见阻塞点远端静脉迂曲扩张如腊肠状，沿静脉呈现扇形分布的视网膜浅层和深层积血，重者也可有视网膜出血或玻璃体积血，视网膜水肿，可有棉绒斑，侵犯黄斑则其水肿隆起。视盘和他处视网膜正常，荧光血管造影可见受累静脉充盈迟缓，晚期管壁有渗漏。毛细血管迂曲扩张形成微血管瘤，也有渗漏，如有黄斑囊样水肿则形成不完全花瓣状强荧光。发病6个月后，出血、水肿渐吸收，有硬渗残留，造影可显示无灌注区大小及新生血管范围。几乎所有的BRVO均发生在A-V交叉处，但是继发于周围血管炎的BRVO除外。FFA显示的A-V交叉处静脉层流紊乱有可能是即将发生视网膜静脉阻塞的早期体征。

本病亦分为：①非缺血型：视网膜出血随时间而吸收，侧支循环建立和毛细血管代偿使血流复原，水肿消退，视力改善。②缺血型：持续毛细血管闭塞、广泛的无灌注区，视力预后差。如BRVO眼发生完全性PVD，即使视网膜存在大片无灌注区，新生血管出现的机会则很少。

3. 半侧性视网膜静脉阻塞(hemi-central retinal vein occlusion，HCRVO)　部分人有两支视网膜静脉主干，半侧性阻塞即是其中一支主干在筛板处或视神经内形成阻塞，常为上半或下半侧视网膜受累。这一类型临床上比较少见，发病率为6%～13%。其临床表现、病程和预后与CRVO类似，如有大片无灌区，也可产生新生血管性青光眼。

4. 黄斑分支阻塞(macular branch retinal vein occlusion，MB-RVO)　较少见，约占RVO的10.1%。一般黄斑区有5～6支小静脉回流黄斑区血流，近视盘上的第一小分支阻塞最多见，阻塞点也在动静脉交叉处。因黄斑小分支引流范围小于5DD，因而很少发生CNP和新生血管。视力的好坏取决于中心凹无血管区(FAZ)是否受到累及。FFA对评估FAZ的状态非常有价值。

5. 缺血型和非缺血型诊断标准　见表8-1。

表8-1　视网膜静脉阻塞缺血型和非缺血型诊断标准

	非缺血型	缺血型
视力	轻度下降	明显下降
视野	周边正常，中心有或无相对暗点	周边异常，中心暗点
相对传入瞳孔反应缺陷	无	有
ERG	b波振幅正常，b/a正常或轻度降低	b波振幅降低，b/a比值降低
眼底(急性期)	轻度视网膜出血水肿，静脉迂曲	大量视网膜出血重度水肿，棉绒斑，视盘水肿
荧光血管造影	无或少量毛细血管无灌注区	大量毛细血管无灌注区
新生血管	无	有

【鉴别诊断】

1. 视网膜静脉周围炎　多为健康年轻人，视网膜浅层出血，多数双眼受累，先一眼有症状，另一眼周边视网膜常可见血管伴白鞘或呈白线状及出血。

2. 眼后部缺血综合征　又称低灌注视网膜病变。由于颈内动脉阻塞或狭窄导致视网膜中央动脉灌注减少，致中央静脉压降低，静脉扩张，血流明显变慢，眼底可见少量出血，偶可见小血管瘤和新生血管。而 RVO 静脉压增高，静脉高度迂曲扩张，视网膜出血多，症状重。

3. 糖尿病性视网膜病变　视网膜静脉轻度扩张迂曲，但是视网膜静脉压不增高，病变一般为双侧，可程度不同，多以深层出血点和微血管瘤为特点，伴血糖升高和其他全身症状可资鉴别。糖尿病视网膜病变有时容易合并 RVO。

4. 高血压性视网膜病变　病变常为双眼对称，视网膜出血表浅稀疏多位于后极部，静脉虽扩张但不迂曲发暗，常见棉絮状斑和黄斑星芒状渗出。而 RVO 者虽常有高血压但是多为单眼发病，静脉高度迂曲扩张，视网膜出血多。

【治疗原则】

本病治疗比较困难，对某些疗法也存在争论，一般可针对病因治疗和防治血栓形成，如降低血压和眼压、降低血液黏度，减轻血栓形成和组织水肿，并促进出血吸收。

【治疗方案】

1. 药物治疗

(1)病因治疗：积极查找原因，如高血压、动脉硬化或炎症等，针对病因进行相应治疗。如青年患者多为血管炎症所致，全身如有阳性发现，可做针对性抗炎治疗，如抗结核、抗风湿与抗链球菌感染等，同时可适当加用激素。

(2)纤溶制剂：早期慎用，适用于血黏度增高的患者。使纤维蛋白溶解，减轻或去除血栓形成。但是疗效尚难完全确定。治疗前应检查纤维蛋白原及凝血酶原时间，低于正常者不宜应用。

1)尿激酶：a. 静脉滴注：5000～10 000U 溶于 5%～10%葡萄糖溶液或生理盐水 250ml，每日 1 次，5～10 次为 1 个疗程。b. 静脉推注：5000～10 000U 溶于 20ml 生理盐水或 10%葡萄糖溶液缓慢静脉推注，每日 1 次，5～10 次为 1 个疗程。c. 球后注射：100～500U 溶于 0.5～1ml 注射用水，每日或隔日 1 次，5 次为 1 个疗程。

2)链激酶：其作用类似尿激酶，但副作用较多。

(3)降低血液黏稠度：20%低分子右旋糖酐 300～500ml 静脉滴注，每日 1 次，连续 10d，减少血液黏稠度改进微循环。每日口服小剂量阿司匹林 20～50mg 或双嘧达莫每次 25mg，每日 3 次，抑制血小板聚集。

(4)中医中药：结合全身辨证施治，以活血化瘀为主的治疗。常用药物为桃红四物汤、血府逐瘀汤加减。单味中药提纯可静脉滴注。

1)川芎嗪：40mg 加入 10ml 生理盐水静脉注入或 40～80mg 加入 5%～10%葡萄糖溶液或生理盐水 250ml 静脉滴注，每日 1 次，连续 10d。

2)丹参注射液：2ml(4g)加入 5%～10%葡萄糖溶液或生理盐水 20ml 静脉注射。或 10～20ml 加入 5%葡萄糖注射液 100～500ml，静脉滴注，每日 1 次，连续 10d。

(5) 眼球筋膜下或球后注入糖皮质激素也有一些效果，尽管疗效不及眼内注射，但对病因可能为炎症的年轻人可考虑。

2. 激光光凝术

(1)治疗目的：通过激光的热效应作用，减少毛细血管渗漏；封闭无灌注区、预防新生血管形成；封闭新生血管、减少和防止玻璃体出血；破坏缺氧区域的部分光感受器，增加未受损部位供氧，改善毛细血管的通透性，促进出血水肿吸收，从而重建视网膜氧供平衡，以阻止毛细血管渗出的液体和出血进入黄斑中心凹，从而减轻黄斑水肿。虽然格栅样激光治疗 ME 效果肯定，但有研究发现视力恢复有限，因此，现在已不是黄斑水肿的首选治疗方法和常规治疗。在眼前段、视盘或视网膜新生血管形成时，需及早行全视网膜光凝(panretinal photocoagulation，PRP)治疗。

(2)治疗方法：既往当 FFA 显示视网膜毛细血管无灌注区(CNP)超过 10 PD(视盘直径)时，即行 PRP，以阻止虹膜、视盘和视网膜新生血管形成，预防玻璃体复发出血、新生血管性青光眼、牵拉性视网膜脱离等并发症。但是目前最新循证医学的证据认为：预防性 PRP 不能完全阻止虹膜和房角的新生血管(TC-INV/ANV)形成，待 TC-INV/ANV 形成后实施 PRP，其新生血管消退率高于预防性 PRP。同时不应忽视 PRP 对 RVO 尤其 CRVO 患者所残存周边视力的破坏，所以应用 PRP 应当慎重。建议缺血型或非缺血型 RVO 未出现 TC-INV/ANV 者可密切观察；当出现 TC-INV/ANV、视盘或视网膜新生血管时，则行 PRP。

3. 玻璃体腔注药

(1)抗 VEGF 药物，如贝伐单抗、雷珠单抗、康柏西普等。近年来，抗 VEGF 药物的出现给新生血管性眼病的治疗开辟了新的途径，不仅减轻黄斑水肿，还可以避免虹膜红变和继发性青光眼。在青光眼或高眼压病史以及白内障较明显者更适合抗 VEGF 药治疗。虽然玻璃体腔内注入抗 VEGF 药物副作用轻，但由于作用时间短暂常常需要频繁注药。一种方法是，每 4～6 周注射 1 次；连续 3 次后，每月复查，根据视力、眼底黄斑水肿及 OCT 结果，判断是否需再次注射。凡视力下降、水肿重现，尤其 OCT 显示视网膜厚度增加时，是再次注射的指征。另一种方法是，注射 1 次后，每月观察，如水肿持续不退或有复发，或出现视力下降，即需再注射。一般需注射 2～7 次。

(2)地塞米松植入物(Ozurdex)：一个多中心的研究表明，对于 RVO 患者发生黄斑水肿后行地塞米松植入物单一治疗和重复治疗是安全的。仅有出血及视盘水肿的 CRVO 患者，运用 Ozurdex 也能改善其病程及接下来的各种并发症。在 RVO 的患者中，地塞米松植入物能显著改善视网膜敏感性和视力，并且可以使视网膜静脉阻塞黄斑水肿的患者视网膜厚度减少。

(3)曲安奈德：TA 是一种长效糖皮质激素，具有消炎、抑制细胞增生和抗新生血管生成的作用，作为治疗眼内新生血管及水肿性疾病的药物，是玻璃体腔内注射最多的药物，具有降低毛细血管通透性、减少渗出等作用。玻璃体腔 TA 注射治疗黄斑水肿已取得了肯定的疗效，但存在眼内压升高和继发白内障的风险。

4. 手术治疗

(1)玻璃体积血，牵引性视网膜脱离：玻璃体积血 1～3 个月仍不吸收或发生牵引性视网膜脱离者,应行玻璃体切割术。手术目的为切除玻璃体积血、混浊,恢复玻璃体光学通透性;切除玻璃体视网膜机化膜,解除增殖膜对视网膜的向心性牵拉;切除或切断视网膜前增殖膜,解除增殖膜对视网膜的切线性牵拉,使视网膜复位;术中同时行病变区或全视网膜光凝。具体内容详见有关章节。

(2)黄斑水肿:黄斑水肿伴有玻璃体牵拉或有后皮质增厚,可考虑玻璃体手术去除后皮质,剥除黄斑前膜,甚至内界膜,有助水肿减退,提高视力。

(3)新生血管性青光眼:为难治性青光眼,滤过性手术成功率为11%~33%,对有功能患眼临床上广泛采用滤过性手术联合5-Fu或MMC等滤过道伤口愈合调节药物。如果失败则选择植入物引流术。涉及睫状体房水分泌功能破坏的各项手术如经瞳或眼内睫状突光凝术,睫状体冷凝治疗等,应作为最后的选择。

(4)其他:近来,有采用动静脉交叉鞘膜切开术、放射状视神经切开术(radial optic neurotomy,RON)、经玻璃体微穿刺术使得脉络膜视网膜血管吻合、t-PA溶栓治疗和视网膜静脉导管术来治疗BRVO和CRVO的报道,疗效尚有待观察。

【住院小结】

1. *疗效* 本病的预后与阻塞类型、阻塞部位、阻塞程度和并发症等有关,致盲率为16%。一般说来,总干阻塞比分支阻塞预后差,缺血型比非缺血型者差。总干阻塞无论用纤溶制剂或光凝疗法均不能使视力改善,仅能预防新生血管的产生,促使新生血管消退。分支阻塞预后较好。影响视力预后的主要原因为黄斑囊样水肿、玻璃体积血和新生血管性青光眼。

治愈标准:本病治愈标准为视网膜水肿消退,出血吸收,新生血管消失,无严重并发症出现。

2. *后续治疗*

(1)定期随访(非缺血型患者也不例外),观察眼压、房角及虹膜面、眼底,有多量视网膜出血及黄斑水肿的患者定期复查FFA和OCT。

(2)激光治疗后1~2个月复查FFA,如有残留新生血管,须补充激光。

(3)玻璃体切割术后、视网膜脱离术后、新生血管性青光眼术后处理及后续治疗参见相关章节。

(4)积极查找原因,继续病因治疗。

(王　飞)

三、视网膜静脉周围炎

视网膜静脉周围炎(retinal periphlebitis)又名Eales病或青年性复发性视网膜玻璃体积血,是指发生在视网膜静脉壁及其周围组织的非特异性炎症。该病多见于印度、中国,患者多为健康男性青年,常累及双眼,但双眼发病时间和严重程度可不一致。现认为是一种特发性闭塞性血管病变,主要累及视网膜周边部,眼底表现为血管旁白鞘,广泛周边部无灌注区,新生血管形成。该病原因不明,一般认为是一种与多种因素有关的变态反应性疾病,发病机制是对视网膜自身抗原的免疫反应即与自身免疫反应增强有关。曾认为与对结核菌素的过敏有关。

【病史询问要点】

1. 年龄和性别　多见于20—30岁之青年男性，40岁以上及女性发病者较少见。双眼发病占90%。但双眼病变的发病时间和严重程度不一样，时间间隔多在一年之内。

2. 过去史　有无虹膜睫状体炎或脉络膜炎史；全身可能有结核、风湿、类风湿、病灶感染、内分泌失调、糖尿病、全身血栓闭塞性脉管炎或其他胶原性疾病史。

3. 症状　常因一眼视力突然丧失或眼前黑影飘动来就诊。多有反复发作史。

4. 诱因　与运动不一定有关，可在安静状态下如睡眠、行走时发生。

【体格检查要点】

1. 视力　自觉视力突然减退至数指、手动、甚至光感。有些发病前数日先有视物模糊或飞蚊症状。

2. 玻璃体　发病时往往玻璃体有鲜红色出血，渐变为暗红、褐色，随着出血的吸收，遗留下一些条状、絮状或尘状混浊。严重者眼底可无红光反射或仅有微弱红光反射。

3. 视网膜　以静脉为主的视网膜血管改变主要位于眼底周边部，受累的视网膜小静脉扩张、迂曲，可见血管白鞘或部分静脉表面条块状灰白色渗出物。病变静脉附近有点状、火焰状或不规则浅层出血，量大时进入玻璃体腔，导致玻璃体积血。累及静脉主干，则视盘及其周围视网膜水肿，黄斑区囊样水肿(CME)。

4. 并发症　晚期视网膜小血管闭塞，累及黄斑形成CME。反复多次大量出血，形成PVR，可发生牵引性视网膜脱离。严重者可发生并发性白内障和新生血管性青光眼。

【门诊资料分析】

1. FFA　受累的视网膜小静脉管壁染色，荧光素渗漏，毛细血管扩张，可见微血管瘤，周边可见无灌注区和引起严重荧光素渗漏的新生血管。黄斑受累可见花瓣样荧光渗漏。其中，静脉管壁荧光素着染和渗漏是Eales病活动期特征性的表现。

2. OCT　帮助了解黄斑水肿情况。

3. B超　对玻璃体积血、增殖性玻璃体视网膜病变和牵引性视网膜脱离有辅助诊断意义。

4. 其他　部分患者旧结核菌素皮肤试验阳性，认为与自身免疫反应增强有关。

【诊断】

1. 青壮年男性，双眼慢性、复发性玻璃体积血。

2. 眼底主要表现为视网膜周边血管阻塞性病变，尤其以静脉明显：血管周围白鞘，毛细血管闭塞，视网膜新生血管和视网膜玻璃体积血。

3. 一眼出现玻璃体积血，另一眼散瞳检查如见眼底周边视网膜散在片状出血和静脉血管旁有白鞘，即可诊断本病。

【临床分期】

1. 炎症期　周边视网膜的血管炎。

2. 缺血期　静脉硬化和视网膜缺血。

3. 增殖期　视网膜新生血管形成及反复玻璃体积血伴视网膜脱离。

【鉴别诊断】

1. 糖尿病性视网膜病变　点片状的视网膜出血和微血管瘤，不按视网膜静脉分布区分布。有糖尿病病史，全身血糖指标升高。

2. 视网膜中央静脉阻塞或视网膜分支静脉阻塞　单眼患病，静脉扩张迂曲，视网膜出血沿静脉分布，没有动脉变细。高血压、动脉硬化、高血脂、青光眼等均可引起。

3. 高血压性视网膜病变　双眼病变，视网膜动脉狭窄和视网膜的出血不局限于视网膜某一部分，越过中线。恶性高血压有星芒样渗出。

【治疗原则】

无特效药物。首先应查找病灶，对因治疗。早期血管炎症阶段可给予激素治疗；血管阻塞伴有视网膜无灌注时，给予区域性光凝。出现反复玻璃体积血或牵引性视网膜脱离时，应及时做玻璃体手术以挽回视力。

【治疗方案】

1. 非手术治疗

(1)注意休息，加强营养，口服大量维生素、止血药、钙剂、芦丁等降低血管脆性。结合全身情况采用抗结核及糖皮质激素治疗。虽然抗结核药物在Eales病治疗中所起的作用仍存在争议，但是对于有活动性结核病灶，应给予规范的抗结核治疗。

(2)糖皮质激素目前仍是治疗Eales病急性血管炎的唯一可靠的药物，它对特发性视网膜血管炎的疗效已经得到证实。其剂量根据病情而定(病变的范围)，激素口服剂量一般为1mg/(kg・d)泼尼松，6～8周逐渐减至10mg/d，少数病例需要维持量10～20mg/d，1～2个月。对伴有黄斑水肿的病例，可联合球周注射糖皮质激素。在病变累及3个象限且伴有黄斑囊样水肿者，两者合用效果明显，病变累及2个象限者可单独全身用药，而仅累及1个象限者，可采用局部给药。对于全身皮质类固醇激素应用无反应或因口服皮质类固醇激素而发生不能接受的副作用的患者，可考虑使用免疫增强剂，如环孢素或咪唑嘌呤。

(3) 激光治疗：视网膜光凝在Eales病新生血管期是唯一可靠的治疗措施，尤其对伴有周边视网膜大片毛细血管无灌注区的患者。对无症状的早期Eales病患眼毛细血管无灌注区做预防性光凝可控制并发症的发生和发展。

1)适应证：血管渗漏及无灌注区＞5PD；视网膜新生血管或视盘上有新生血管；合并视网膜前出血或玻璃体积血，特别是反复出血者吸收后，行病变区光凝。

2)光凝：对视网膜上的新生血管可进行直接光凝并做适当的重叠，而对于凸起的新生血管，可光凝其下的滋养血管。扇形播散光凝适用于大片无灌注区，发现视盘新生血管者可做全视网膜光凝。激光光凝术后少数患者会出现视网膜出血，但如光凝的强度和参数选择合适，大部分出血可以避免。

2. 手术治疗

(1)手术时机

1)3 个月内玻璃体积血还未吸收且中心视力有遮挡可行玻璃体切除手术。

2)对反复多次出血患者宜较早手术。

3)未到 3 个月发生牵引性或孔源性视网膜脱离,应及时行玻璃体切割+视网膜复位术。

(2)手术疗效:早期玻璃体手术的目的是清除混浊的玻璃体,术中对病变区进行激光治疗,阻止增殖性病变的进一步发展和玻璃体再次积血,同时提高视力。当高度增殖或视网膜血管大量闭塞,视网膜严重萎缩时,手术效果较差。

【术后处理】

1. 一般处理　见牵拉性视网膜脱离手术。

2. 并发症处理　见牵拉性视网膜脱离手术。

【住院小结】

1. 疗效　视力预后根据病情轻重、反复发作频数和黄斑是否累及而不同。半数患者可获得良好视力,10%~20%患者视力下降至 0.1 以下。视力严重下降者主要是新生血管形成,反复玻璃体积血所致。如果不及时做玻璃体切割术,则形成机化条索,引起牵引性视网膜脱离。激光为最有效的治疗方法,对无症状的早期 Eales 病患眼毛细血管无灌注区做预防性光凝可控制并发症的发生和发展,对防止复发有一定的效果。

2. 后续治疗

(1)有结核、风湿和类风湿病者继续相关治疗。

(2)随访视网膜和眼压情况,及时发现虹膜红变和新生血管性青光眼。

(3)术后仍有可能再次出血,必要时补充激光治疗。

3. 出院医嘱

(1)局部应用抗生素和皮质类固醇激素。

(2)继续散瞳治疗。

(3)应用气体者,在气体未吸收前不宜乘坐飞机。

(4)门诊定期随访。

(5)其他见有关章节。

(杨　晋　卢　奕)

四、外层渗出性视网膜病变

外层渗出性视网膜病变(external exudative retinopathy)又名 Coats 病,曾称为视网膜毛细血管扩张症(retinal telangiectasis),其主要临床特征为视网膜毛细血管和微血管异常扩张,粟粒状动脉瘤和(或)大小动脉瘤,以及视网膜内和(或)视网膜下脂质渗出。该病原因不明,多数学者认为是先天性视网膜小血管异常,导致血-视网膜屏障破坏所致。1908 年由 Coats 报道,好发于婴幼儿和青少年男性,无种族差异,80%以上单眼发病。

【病史询问要点】

1. 年龄　发病年龄范围在 4 个月至 60 岁。多见于 8—10 岁的儿童。

2. 性别　男性多于女性。

3. 主诉　多为家长发现患儿看电视时头位不正、有明显斜视，视力低下或白瞳症。

【体格检查要点】

1. 不同程度的视力下降　早期病变位于眼底周边部，视力不受影响；当病变累及后极黄斑部时视力下降明显。

2. 斜视　常为废用性外斜。

3. 瞳孔区所见　典型病变瞳孔区可见黄白色反光。

4. 视网膜渗出　早期一般玻璃体清晰，视盘正常或稍充血，病变以颞侧，尤以围绕视盘和黄斑附近为最常见；可见位于视网膜血管下的白色或黄白色类脂样渗出，呈点状或融合成片。渗出附近还可见胆固醇结晶小体和深层出血。后期渗出增多可占据整个眼底，引起球形渗出性视网膜脱离。

5. 视网膜血管改变　动静脉均可受损，以小动脉显著。主要发生在血管第二、三小分支，血管扩张迂曲，管壁呈球形或梭形瘤样局部扩张。可伴有新生血管和血管间交通支。血管异常累及黄斑时，产生黄斑水肿或星芒样渗出。新生血管破裂后玻璃体积血机化、产生增殖性视网膜病变。

6. 晚期并发症　虹膜睫状体炎、并发性白内障、新生血管性青光眼、眼球萎缩。

【门诊资料分析】

1. 检眼镜　是本病的主要检查手段。检眼镜下其特征性的改变（视网膜大块黄白色渗出、胆固醇结晶、血管扩张呈瘤样等）有助于诊断和鉴别诊断。

2. FFA　典型表现为血管异常，病变区小动脉和小静脉扩张迂曲、以小动脉为重，视网膜毛细血管床显示显著的扩张和扭曲，合并大量多囊样和动脉瘤样膨出。部分视网膜小静脉或毛细血管闭塞，形成岛状或大片状无灌注区。异常血管渗漏明显，晚期融合成片。病变区新生血管形成，末端呈毛刷状强荧光和荧光素渗漏。

【继续检查项目】

诊断不明确时，下列检查如超声波、巩膜透照试验和X线摄片等有助于明确诊断。

1. 巩膜透照试验　瞳孔区透见红光。

2. B超　显示玻璃体中光带，其后有弱回声光点。

3. X线摄片　非实体性且多无钙化是其特征。

4. MRI　T_2加权像呈高密度影像。

5. CDI　脱离的视网膜上见血流信号，其下的渗出未见血流信号。

【诊断】

1. 好发于青年男性。

2. 眼底有大量白色或黄白色渗出。

3. 眼底有成簇的胆固醇结晶沉着或出血。

4. 血管异常，呈梭形或球形扩张，或呈花圈状、团结状卷曲。

5. 严重者并发虹膜睫状体炎、并发性白内障、视网膜脱离、新生血管青光眼、眼球萎缩等。

【临床类型】

1. 临床分型(Coats,1908年)

Ⅰ型:无明显血管改变的深层视网膜大片渗出。

Ⅱ型:伴有血管改变的深层视网膜大片渗出。

Ⅲ型:伴有动静脉交通的深层视网膜渗出。

2. 临床分期(Shields 等,1995 年)

1 期:仅有视网膜毛细血管扩张。

2 期:毛细血管扩张和渗出并存。A:渗出未累及黄斑中心凹;B:渗出累及黄斑中心凹。

3 期:渗出性视网膜脱离。A:次全脱离:①未累及中心凹;②累及中心凹。B:全视网膜脱离。

4 期:全视网膜脱离并发青光眼。

5 期:终末期。

3. 临床分级(Morales AG,1975 年)

1 级:仅有白色或黄白色孤立性渗出,伴有血管异常。

2 级:渗出病灶呈大块状隆起,伴有出血。

3 级:出现黄色或暗绿色局部视网膜脱离。

4 级:出现黄色或暗绿色全部视网膜脱离。

5 级:在 4 级基础上伴有并发症,如虹膜睫状体炎、青光眼、白内障等。

【鉴别诊断】

1. 视网膜母细胞瘤　晚间或暗光下瞳孔自然开大,瞳孔区呈"猫眼"状反光。较易和 Coats 病混淆,常有因 Coats 病误认为肿瘤而摘除眼球者。多发生在 3 岁以前,玻璃体腔内见肿瘤细胞种植,呈白色小块状混浊。视网膜呈灰白色隆起伴血管扩张,有卫星样结节。巩膜透照试验瞳孔区不透红光。X 线摄片多见钙化点。超声波呈实质肿瘤波型,60%～80%有强光斑回声(钙化斑)。CDI 表现为玻璃体腔内实性占位病变,内回声不均匀,病灶内呈树枝状分布的血流,与 CRA-CRV(视网膜中央动脉-视网膜中央静脉)相延续,"钙化斑"强回声的发现率为 90%。

2. 早产儿视网膜病变　多见于早产儿,双眼发病,出生后曾接受氧疗。晶状体后纤维组织增殖,无 Coats 病所见的血管瘤和毛细血管扩张。B 超显示前部玻璃体不规则回声光点,双眼轴短。CDI 显示病变上无血流信号。

3. 原始玻璃体增生症　多为单眼,常表现为小眼球、晶状体后混浊、瞳孔区出现白色反光,但其混浊上方无 Coats 病出现的视网膜血管异常。

4. 转移性眼内炎　常继发于全身急性感染性疾病,特别是肺部感染。眼前节多有不同程度的炎症表现,如角膜后沉着物,房水闪光阳性等葡萄膜炎体征;而无 Coats 病的眼底血管异常。CDI 图像显示玻璃体病变上无血流信号。眼底无法窥见者,其 X 线和超声波显示无球内实体性病变和钙化现象。MRIT_2 加权像显现较玻璃体强的高信号。

5. 不典型 Coats 病易与其他伴有视网膜血管异常和渗出的眼底疾病相混淆　故临床上应遵循严格的诊断标准，对伴有下列情况之一的患者拟诊为 Coats 病时应格外慎重：①成年患者同时伴有可引起视网膜血管异常的全身疾病如糖尿病等；②以双眼症状就诊同时伴有双眼对称性的血管改变；③未接受激光光凝或手术治疗而伴有明显的玻璃体，视网膜牵拉或玻璃体积血；④视网膜病变区广泛、均匀，无明显的局灶性分布。

【治疗原则】

病因不明，无特效治疗。早期病例应用激光疗法封闭渗漏血管，以减少渗出性视网膜脱离的发生；出现并发症时可针对并发症治疗。

【治疗方案】

1. 光凝疗法

(1)视网膜异常血管或伴少量渗出：首先光凝异常血管区的中心部位，逐步向周围扩展，再播散性光凝整个异常血管区。对于异常粗大扩张的血管，可联合局部直接光凝，反复击射瘤体，使异常血管封闭、萎缩。光凝后 2～3 周，可见色素出现，全部治疗完成后，还需再做眼底荧光血管造影，如发现残留异常血管，补充激光治疗。

(2)异常血管伴大量渗出：首先光凝视网膜水肿轻、渗出少的异常血管区，几周后出现视网膜下色素沉着时，再光凝渗出多的异常血管区。对大量渗出的异常血管区，须多次反复治疗，两次光凝间隔 2～3 周，直至视网膜异常血管全部封闭为止。

(3) 异常血管合并渗出性视网膜脱离：宜先进行脱离区四周及他处视网膜异常血管光凝封闭。对局限视网膜脱离区行激光光凝包围，限制视网膜脱离的发展，然后再用冷凝封闭视网膜脱离区的异常血管。

2. 电凝或冷凝　如视网膜下积液多，渗出广泛，单用激光治疗难以生效。可行视网膜下放液，加以电凝透热或冷凝，或放液后激光。

3. 手术治疗

(1)玻璃体切割手术：针对严重的渗出性视网膜脱离，解除玻璃体和视网膜前膜的牵引，内引流视网膜下液，填充气体或硅油，平复视网膜。如异常血管区不能完全封闭，术后可再做光凝。

(2)并发症处理：并发性白内障、继发性青光眼可慎重、有选择性地行手术治疗。

【住院小结】

1. 疗效　早期激光、电凝或冷凝有效降低了新生血管性青光眼和渗出性视网膜脱离的发生率。后期的玻璃体切割手术使视网膜在实现解剖复位的同时，可保留有效的残存视力。临床资料显示 1 期眼和 2A 期眼光凝治疗效果明显，视力预后好；3 期眼光凝治疗基本无效，应及时采取其他有效的治疗手段，如巩膜外冷凝甚至玻璃体手术结合眼内光凝等；进展至 3 期和 4 期虽行玻璃体切除，异常血管封闭，视网膜脱离复位，眼底病变控制，但患者视力仅能达到 0.1。

2. 出院医嘱　长期、严格密切随访，一旦再次发现异常渗漏的血管，及时补充治疗。

（杨　晋　卢　奕）

五、糖尿病性视网膜病变

糖尿病性视网膜病变(diabetic retinopathy,DR)是糖尿病严重并发症之一。本病是50岁以上人群的重要致盲眼病之一,在欧美四大致盲眼病中占第一位或第二位。目前我国成人糖尿病预估患病率为11.6%,前驱糖尿病的患病率约为50%,DR的发生率占糖尿病患者的44%~55.3%,与糖尿病代谢障碍的程度、病程长短、发病年龄、遗传因素和控制情况有关。糖尿病病程越长,DR发病率越高。病程在10年以下者,DR发生率为7%;10年至14年者为26%;15年以上者为63%;而30年者高达95%。DR的严重程度和糖尿病患者的生存率有十分明显的关系:病程7年以上,眼底正常者死亡率为4%;仅有微血管瘤者死亡率为10%;有渗出和出血者死亡率为50%;有增生性病变者死亡率上升到68%。

【病史询问要点】

1. *糖尿病病史*　包括患病时间、患病类型、血糖控制情况等。有无糖尿病家族史等。

2. *其他全身病史*　肥胖、吸烟、高血脂、妊娠、高血压、肾病等可加重DR。

3. *眼部症状*　有无视力下降及下降速度与程度,有无视物变形、眼前黑影飘动和视野缺损等。

【体格检查要点】

1. *不同程度的视力障碍*　在DR的不同时期,黄斑水肿,缺血或硬性渗出侵犯中心凹,或出现玻璃体积血,PVR及牵拉性RD均可使视力严重减退。

2. *眼底改变*

(1)微血管瘤(MA):是本病最早出现的改变。表现为边界清楚的红或暗红的斑点,大小不等,小如针尖,大至视网膜小血管直径,边界清楚,光滑,区别于出血点。常先出现在后极部,尤其黄斑区颞侧。

(2)视网膜内出血:早期,一般为小点状或圆形出血,多位于视网膜深层。当病情发展,可有浅层条状或火焰状出血,甚至大片内界膜下或视网膜前出血。

(3)硬性渗出:为黄白色边界清楚的蜡样闪光斑,可数个或成堆出现,多位于MA集中的地方或视网膜水肿的边缘。有时围绕一个或数个MA环形排列,还可互相融合大斑片状。累及黄斑区,可出现大片星芒斑。硬性渗出有时需与Drusen相区别:Drusen位置深,黄白色小点,形态规则,多为圆形,其周围常有色素沉着,表面无闪光感,常分布在黄斑周围。

(4)棉绒斑:早期多在动脉附近或动脉分叉处出现。常位于视盘附近3~4DD范围内,为边界不清的灰白色斑,多为1/4~1/3DD大小。

(5)动、静脉改变:常见小动脉分支变细,严重时较大动脉呈白线或有白鞘。静脉充盈,串珠状或球形扩张或闭塞呈白线。

(6)新生血管增殖:最初出现在毛细血管无灌注的边沿,位于视网膜平面内,以后可穿过内界膜,位于视网膜和玻璃体后界膜之间。生长在视盘及其周围1DD范围内的新生血管称为视盘新生血管(NVD),生长在视网膜上的新生血管称为视网膜新生血管

(NVE)。新生血管生长分3期:①红色扁平的血管芽。②血管管径增加,生长迅速,纤维组织长入,呈粉红色。③纤维组织成熟,血管退行,致密的纤维呈白色。新生血管非常脆弱,仅有一层内皮细胞,当受纤维条索牵拉时很容易出血,尤其在第一、第二期。

(7)黄斑水肿:若由于血-视网膜屏障(内屏障)即毛细血管内皮细胞的破坏,多表现为局部黄斑水肿;若同时伴有RPE细胞的异常(外屏障)受损,则出现弥漫黄斑水肿(包括黄斑无血管区在内的≥2DD的视网膜水肿增厚)。弥漫黄斑水肿的另一特点是黄斑囊样改变(CME),表现为黄斑区视网膜呈增厚不透明外观,中心凹呈蜂窝状隆起。裂隙灯显微镜下眼底检查发现该处视网膜肿胀变厚可达正常的2～3倍。长期持续的CME可导致黄斑永久性囊样变性甚至黄斑裂孔,致不可逆的视力丧失。黄斑水肿在轻度单纯型DR为3%,而在增殖型DR可高达70%。另外,还有可能因为玻璃体牵拉或皱缩的玻璃体后皮质导致黄斑水肿。

3. *玻璃体积血* 眼底因玻璃体出血量不等而表现为稍发暗、或带红色、或隐约能窥见或仅有朦胧反光,甚至反光全无。以后血趋凝固,并分解吸收,可见大小不同的凝块浮游于玻璃体内。如积血不能全吸收,则逐渐形成白色及灰白色机化条索或膜片,平附于视网膜表面或伸至玻璃体内。其上可含新生血管,类似脱离的视网膜上发暗的血管。膜上还可见到裂隙或孔洞,透露其下面红色眼底,酷似RD时所见的裂孔。需注意勿误诊为孔源性RD。

4. *并发症改变*

(1)虹膜红变与新生血管性青光眼:在广泛的视网膜毛细血管闭锁的基础上,虹膜与房角可出现新生血管,使房水排出受阻,眼压升高,即为新生血管性青光眼。糖尿病虹膜新生血管的发病率为1%～17%,而在PDR则高达65%。有报道,DR合并肾性视网膜病变者,新生血管性青光眼发病率增高。

(2)糖尿病性增殖性玻璃体视网膜病变(DPVR):在DR增殖期,新生血管一般在玻璃体后界面与视网膜之间潜在间隙中增殖,形成一平的膜或局限在有玻璃体脱离处的视网膜前,以后可进入玻璃体内,一般多在视盘处(因该处玻璃体正常无皮质层)沿脱离的玻璃体后表面生长。典型的新生血管膜往往与视盘或与上下血管弓相连。在病变晚期,新生血管膜上血管可退行,而纤维组织在玻璃体内对视网膜形成牵拉,可引起玻璃体积血。玻璃体内纤维血管增殖组织可形成半透明膜并向其附着处的视网膜牵拉,这是发生玻璃体积血、牵拉性RD及黄斑异位等并发症的重要原因。

(3)牵拉性RD:增殖膜及条带收缩对视网膜产生牵拉,可使视网膜面扭曲,甚至发生牵拉性RD。有时牵拉处出现视网膜裂孔,则可合并孔源性RD,此时称为combined tractional and rhegmatogenous retinal detachment(CRD)。牵拉性RD起始时范围局限,常与黄斑保持一定距离,并可维持一段时间。以后沿RD的边缘出现色素沉着,显出脱离的界线。一旦黄斑受到波及,视力即急骤严重减退。有时黄斑部分浅脱离,通常为上半部,日久发生囊样变性,视力受损不可逆转。

(4)玻璃体脱离:玻璃体脱离通常在纤维血管增殖的情况下发生,进行较缓慢,多不引起明显症状。DR眼如发生完全性PVD,则出现视网膜或视盘新生血管的机会罕见。PDR的玻璃体后界膜若自发或经手术与视网膜新生血管分离后，新生血管可退化。小于40岁的糖尿病患者中，绝大多数眼无PVD，因而1型较2型糖尿病患者PDR的发生率高。PDR眼发生不完全性PVD并伴有对视网膜新生血管的牵拉是导致玻璃体积血和牵拉性视网膜脱离的最主要因素，完全性PVD可预防缺血性视网膜病变眼视网膜新生血管发生的确切机制尚不清楚，推测玻璃体与视网膜粘连可作为新生血管生长的支架。病理上也证实PDR眼玻璃体皮质纤维与视网膜增殖组织相互连接或包裹于增殖组织中，完全性PVD后此种支架消失。因而定期检查糖尿病患者玻璃体状况对预示PDR的发生和发展有重要意义。

(5)糖尿病视神经病变：较少见，包括糖尿病性视盘病变、缺血性视神经病变(ION)、视盘新生血管形成(NVD)等。

【门诊资料分析】

1. 检眼镜　是本病最基本的、极其重要的检查方法，不仅有助于诊断疾病，还有助于判断病情的进展。MA是检眼镜下最早可见的DR改变，位于视网膜内核层；其次为各种类型的视网膜内出血，形态多样，可位于视网膜各层；随病情加重，眼底出现硬性渗出、棉绒斑和视网膜水肿，提示血-视网膜屏障受损、毛细血管闭塞、视网膜组织缺血等。如眼底出现较多的棉絮斑，广泛的视网膜出血，严重视网膜内微血管异常(IRMAs)如MA增多、毛细血管扩张、静脉呈串珠和大片无灌注区形成，则提示若不及时治疗，病情将很快发展进入增殖期。

2. 视觉对比敏感度　眼底未出现病理改变前，糖尿病患者的中高空间频率平均对比敏感度明显下降。

3. 暗适应和电生理检查　约有1/2以上患者暗适应异常，表现为锥阈、杆阈升高，A-结点后移。P-VEP振幅下降，潜伏期延长。EOG中光峰/暗谷值降低。ERG中a波和b波振幅降低，视网膜震荡电位(OPs)减弱或消失，潜伏期延长。OPs对DR的早期诊断，病情评估和预后判断有一定的价值。在DR未发生前Ops已有减弱，这提示在DR的亚临床期就有视网膜电生理的改变。随病变加重Ops则严重减弱，甚至熄灭。Ops的选择性变化是DR的特征之一，其消失与视网膜缺血有关。Ops正常者比Ops振幅降低者其视网膜病变发生和发展均较慢，从Ops出现变化到PDR出现大约经过6年时间。

【继续检查项目】

1. B超检查　当屈光间质混浊时需做B超检查以判断有无玻璃体混浊、玻璃体后脱离、PVR和RD等存在。

2. FFA　检眼镜无阳性发现的患者约有21%FFA有阳性发现。早期出现视网膜毛细血管非灌注区，点状渗漏，棉絮样渗出斑；晚期可见视网膜小动脉分支闭塞，新生血管增殖及显著的荧光素渗漏，大量的硬性渗出及出血遮挡荧光，新生血管周围的视网膜毛细血管广泛闭锁。早期DR的FFA表现除了MA、毛细血管扩张外，色素上皮窗样缺损是一种非常常见的体征，有助于DR的早期诊断；黄斑中心凹周围毛细血管扩张，常和将来发生低视力有关；随病变进展，黄斑拱环直径扩大(主要)、缩小或消失，对视力有直接影响。对黄斑水肿者，FFA能较敏感、定性地观察到血管渗漏的存在和程度，但是反映不了视网膜的厚度和视网膜下液情况，且显示的渗漏部位与视网膜增厚的位置和程度并不完全一致。

3. OCT　所形成的视网膜横截面图像中神经感觉层的内外界明显，可直接从图中读出视网膜厚度。黄斑囊样水肿表现为外丛状层或核层出现局限无反射的囊样间隙，大的黄斑水肿几乎延伸到视网膜的内界膜。OCT为DR等慢性眼底病变早期黄斑水肿的一种敏感的检查方法。

4. 眼压检查　当发生新生血管性青光眼时，眼压常显著升高。

【诊断】

根据患者有糖尿病病史，典型的眼底表现及荧光血管特征符合即可诊断该病。

【临床类型】

1. 我国眼底病学组DR分期标准(1984年)　分为单纯型糖尿病性视网膜病变(NPDR)，亦称非增生型糖尿病性视网膜病变，以及增生型糖尿病性视网膜病变(PDR)共6期(表8-2)。

表8-2　糖尿病性视网膜病变的临床分期

分型	分期	眼底表现	分级
单纯型	Ⅰ	有微动脉瘤或并有小出血点	(＋)较少，易数；(＋＋)较多，不易数
	Ⅱ	有黄白色"硬性渗出"或并有出血斑	(＋)较少，易数；(＋＋)较多，不易数
	Ⅲ	有白色"软性渗出"或并有出血斑	(＋)较少，易数；(＋＋)较多，不易数
增生型	Ⅳ	眼底有新生血管并有玻璃体积血	
	Ⅴ	眼底有新生血管和纤维增生	
	Ⅵ	眼底有新生血管和纤维增殖，并发牵拉性视网膜脱离	

注："较少，易数"和"较多，不易数"均包括出血斑点。

2. 国外分期　国外学者为了简便，将DR分为以下几期。

(1)非增生期：其特征为视网膜水肿，有微血管瘤、视网膜内出血、硬性渗出，毛细血管渗透性增强和局部毛细血管闭塞(FFA显示该区＜4DD)。

(2)增生前期：其特征为眼底有棉绒斑、出血、广泛微血管异常、静脉呈串珠状、广泛毛细血管闭塞。约50%患者进入增生期。

(3)增生期：视网膜广泛出血、渗出，产生新生血管和纤维增生，可并发玻璃体积血、RD等。

(4)糖尿病性黄斑病变：ETDRS将其分为6型：①无渗漏型黄斑病变；②局部水肿型黄斑病变；③弥漫水肿型黄斑病变；④囊样水肿型黄斑病变；⑤缺血性黄斑病变；⑥增生性缺血性黄斑病变。

3. 美国分期　根据选择治疗时机、决定治疗方案和判断病情严重程度的需要，美国"早期治疗糖尿病视网膜病变研究组(ETDRS)"和"糖尿病视网膜病变研究组

(DRS)”将 DR 分为：

(1)非增殖型病变(ETDRS)

1)轻度～中度 NPDR：包括微动脉瘤、视网膜内出血、硬性渗出、黄斑水肿等体征。

2)中度～严重 NPDR：包括棉絮状斑、视网膜内出血、静脉串珠状及视网膜内微血管异常等体征。

3)严重的 NPDR：采用 4-2-1 规则来做判断，即：严重的视网膜出血，出血斑波及 4 个象限；静脉串珠状波及 2 个象限；中度严重的视网膜内微血管异常达 1 个象限。上述 3 项中具备 1 项以上者为严重的 NPDR。

4)非常严重的 NPDR：上述 4-2-1 规则中具备 2 项以上者为非常严重的 NPDR。

据统计，严重的 NPDR 中 33%在 1 年内，27%在 3 年内出现新生血管形成。而非常严重的 NPDR 中 75%在 1 年内，83%在 3 年内发生新生血管形成。

(2)增殖型视网膜病变(DRS)：DRS 的临床合作研究总结鉴别了导致严重视力丧失的危险性增加的 4 个视网膜病变的因素：①任何新生血管的存在；②视盘或周围新生血管的存在；③中度或严重新生血管(大于 1/4DD)；④玻璃体积血。

严重视力丧失率随危险因素的增加而增高。有 2 种以下危险因素存在时，2 年内严重视力丧失的危险是 8.5%，3 种因素时上升至 26.7%，4 种因素时达 36.9%。符合下列情况者被认为是“高度危险性糖尿病视网膜病变”：①PDR 合并玻璃体积血，或②视盘新生血管超过 1/4DD 范围，即使不存在玻璃体积血。

【治疗原则】

1. 控制血糖、血压和血脂等。

2. 激光治疗黄斑水肿、增殖前期 DR 和 PDR。

3. 发生玻璃体积血和牵拉性 RD 者行玻璃体切割术联合视网膜光凝术。

4. 抗血管内皮生长因子药物玻璃体腔内注射，治疗 DME；或玻璃体切割术前使用，减少术中出血，方便术中剥膜。

【治疗方案】

1. *药物治疗*

(1)按内分泌医师的指导用药，积极、平稳地控制血糖。并协同内科医师，控制高血压与高血脂，治疗肾病，纠正贫血，戒除一些不良习惯如饮酒、吸烟等。

(2)导升明：化学名 2,5-二羟基苯磺酸钙，其作用为减轻糖尿病时视网膜血管的高渗漏反应，降低血液的高黏稠及减少血小板的高聚集性。500mg，每日 3 次，连续 3 个月以上。

2. *激光光凝术*　是当今国际公认的治疗 DR 的首选方法，不同时期采取不同的光凝治疗措施。

(1)非增殖期 DR：激光主要治疗黄斑水肿及环形渗出病变，适应证为：①黄斑中心或距中心凹 500μm 内视网膜增厚。②黄斑中心或距中心凹 500μm 内有硬性渗出，或合并视网膜增厚。③视网膜增厚区为 1DD 或更大，其中任何部分距中心凹已在 1DD

以内。即出现临床意义的黄斑水肿(CSME)时，为早期激光治疗指征。

(2)增殖前期DR：该期由于大面积毛细血管无灌注及视网膜广泛水肿，已不适宜局部光凝，需做大面积播散性光凝，即全视网膜光凝(PRP)。PRP并非光凝全眼底的视网膜，而是从视盘外1DD至赤道或略超过(越过涡静脉)，距黄斑中心上、下与颞侧各2DD，保留视盘黄斑束与颞侧上下血管弓之间的后极部，形成一椭圆形播散性光凝区。

(3)增殖期DR：一旦眼底出现新生血管，即需要做PRP，特别具有如下高危险指征者：①视盘上或距视盘1DD以内有中度或严重新生血管。②视盘上或距视盘1DD以内有轻度新生血管并有新出血。③距视盘1DD以外有中度或重度视网膜新生血管并有新出血。

然而，有下列情况之一者不宜做PRP：①后极部视网膜有严重的胶质样组织增生。②有严重的玻璃体视网膜牵拉存在。③FFA显示有广泛的毛细血管闭锁，或黄斑及黄斑周围60%以上面积发生微循环梗死。④后极部视网膜前布满鲜红色树枝样分布的新生血管。⑤视网膜普遍明显水肿，且后极部视网膜毛细血管显著渗漏。⑥视网膜发生较大面积的脱离，包括浅脱在内。⑦DR与严重的高血压或肾病并存者。

临床实践表明，对上述病例实施PRP治疗是无益的，常会产生严重的并发症，甚至造成视力迅速丧失。

传统长脉冲单点激光治疗DR行PRP常出现视力下降、视野缩小、黄斑水肿加重等副作用。多点扫描激光属于目前热议的低强度光凝，因具有短脉冲、可调预设模式等优势，是DR激光治疗的新手段，具有损伤范围小、疼痛感轻、黄斑水肿发生率低、耗时少、光斑布局美观等优点，但仍有不足，需要进一步改善。

3. *视网膜冷凝*　发生虹膜红变或新生血管性青光眼而因屈光间质混浊不能行PRP者，或周边部光凝无法进行时以及光凝治疗不到的周边区域，可用视网膜冷凝代替。根据患者情况决定是否联合睫状体冷凝或睫状体光凝。

4. *玻璃体切割术*

(1)手术目的：①使屈光间质清晰；②去除积血及分解物质并将机化膜切断，咬碎，然后吸出碎片，消除纤维组织赖以生长的支架，尽可能松解对视网膜的牵拉；③注入液体和(或)气体，恢复正常的视网膜解剖关系，保持眼球完整，以便做激光光凝或冷凝。

(2)手术适应证：①明显的玻璃体积血已妨碍眼底检查，时间达1～3个月，通常1型糖尿病患者观察1个月，2型糖尿病患者稍延长；视力较差、未曾完成PRP者减短观察期；②PDR牵拉视网膜血管导致反复出血；③累及黄斑的牵拉性RD；④合并裂孔的牵拉性RD，即CRD；⑤进行性纤维血管增殖；⑥纤维血管增殖膜侵犯黄斑者；⑦致密的黄斑前出血已1个月；⑧黄斑水肿合并黄斑前玻璃体牵拉、玻璃体后皮质增厚皱缩，黄斑异位；⑨有眼前节新生血管合并玻璃体出血性混浊者可考虑尽早手术；⑩白内障合并严重PDR者。

(3)手术原则：①尽可能切割全部的后部玻璃体，根除新生血管生长的支架。②尽可能分离、切割距黄斑4DD以内的纤维血管膜，以达到解除对黄斑区牵拉的目的。

③对于极有可能发生出血和裂孔者及远离黄斑4DD的纤维血管膜,可在解除周围的牵拉后残留孤岛状的膜。④牵拉性伴孔源性RD与牵拉性RD术中发生医源性视网膜裂孔的处理原则相似,要尽可能切除所有可能影响裂孔周围视网膜复位的纤维血管膜。⑤术中同时行PRP。

(4)手术方法

1)环扎:伴有玻璃体基底部增殖与牵拉的病例,在玻璃体切割术中因有较多的膜分离、剥除等操作而有发生玻璃体基底部裂孔危险者。

2)玻璃体切割:是最基本的手术方法。术中确认及准确地进入视网膜与玻璃体后界膜之间的界面是完全切割后部玻璃体的基本条件,并能降低剥离纤维血管膜时发生出血、视网膜裂孔等并发症的危险性。设备条件受限的地方可采用分割切割法进行玻璃体切除。条件成熟的地方可采用整体切割法,其关键是不仅要完整地切割玻璃体后界膜,而且要完整地切除纤维血管膜,以降低再出血、残存牵拉及遗留未处理的视网膜裂孔的概率。目前,23G、25G玻切已在临床普遍开展,相比20G玻切,与切口相关的周边视网膜裂孔和增殖明显减少。

3)眼内填充:视病情和手术情况决定是否应用以及使用哪种眼内填充物,如无裂孔的牵拉性RD,解除玻璃体对视网膜的牵拉后,视网膜可逐步自然复位,无须用眼内填充物。气体的远期并发症少,常作为首选填充物,但不适于术后需较长时间支撑视网膜和及时补做光凝者。硅油虽然弥补了气体这方面的缺点,但其远期并发症较多,并须再次手术取硅油。因此,硅油一般用于有严重PDR和复发性RD者。无论使用何种填充物,充分解除玻璃体与视网膜之间的牵拉是前提,否则,填充物可使视网膜产生新的裂孔,并有进入视网膜下的危险。

4)眼内激光光凝:眼内激光光凝可用于处理视网膜裂孔,辅助止血,手术中进行PRP。这对严重PDR者更有意义。但由于手术视野的限制,常不能达到PRP的要求,一部分病例必须在手术后及时补足光凝。

5)手术前3～4d玻璃体腔注射抗血管内皮生长因子,减少术中出血,方便术中剥膜。

6)药物性玻璃体切割。目前,有研究应用一种重组蛋白水解酶Ocriplasmin来对抗玻璃体视网膜交界处的纤维连接蛋白和层黏连蛋白的活性,使支持玻璃体结构和玻璃体视网膜间粘连的胶原纤维溶解分离,诱导玻璃体后脱离形成,以方便玻璃体手术或代替玻璃体手术来防治增殖型视网膜疾病。该项研究已经进入了Ⅲ期临床阶段,相信不久的将来就会应用于临床。

7)其他:如抗VEGF药物治疗等,参见有关章节。

【术后处理】

1. 一般处理

(1)局部或全身应用抗生素、糖皮质激素和散瞳药。

(2)术中广泛刮除角膜上皮或其他情况如高眼压等导致角膜上皮修复欠佳者,可局部应用表皮生长因子、素高捷疗等。

(3)应用眼内填充物者,注意术后体位与头位,使裂孔处于最高位。

(4)其他:见有关章节。

2. 并发症处理

(1)光凝术后并发症

1)视野缺损:高能量大光斑比中等能量小光斑更易引起视野缺损。格栅样光凝比局部光凝更易产生旁中央暗点。过密的光斑治疗,尤其重复治疗补充光凝斑时更易发生。但是,部分患者暗点能逐渐消失。

2)视网膜出血:这是超量光凝所致的并发症。小光斑(小于200μm)时易发生。一般认为光斑大于视网膜大血管管径时,或大于200μm的光斑时,视网膜出血机会少。一旦发生出血,接触镜压迫眼球常可止血;或在出血点周围追加光凝也可止血。

3)视网膜血管闭塞:一般情况下,视网膜光凝术是不会发生血管闭塞的。只有当血流淤滞、血管迂曲、光凝斑紧靠血管和反复光凝时,才有可能引起血管痉挛或闭塞。

4)视网膜裂孔形成:激光引起的玻璃体机化、牵引可以引起视网膜裂孔形成;如在浅脱离的视网膜部位使用过大的激光输出功率,一旦在视网膜尚未与RPE-脉络膜形成紧密粘连时,视网膜先发生坏死,就会形成圆形孔洞;光凝部位过于接近原有视网膜变性灶,由于玻璃体受热收缩牵引,变性区边缘即可形成裂孔;高能量小光斑短曝光时间可能击穿视网膜,这是十分少见的意外情况。

5)黄斑水肿:它可以发生在一次光凝后,也可发生于整个光凝完成时。这是由于周边视网膜分流血管的血液改向流往黄斑所致,特别是后极部光凝时这种情况更容易发生。如果光凝1周后视力较光凝前显著减退,则应推迟再次光凝的时间,直至黄斑水肿有所改善,视力提高为止。

6)玻璃体积血:光凝尚未完成中的玻璃体积血,一般均是视网膜新生血管自发破裂出血。这可能是因为光凝造成周围血管阻力增加所致,或光凝后患者做引起颈静脉压增高的动作引起。另外,洗热水澡、情绪激动引起的血压增高也可能是出血的原因。PRP完成后3～4个月玻璃体积血,有两种可能:a.光凝范围小或光凝范围内遗留无灌注区,残留的新生血管出血。b.患者术前常有玻璃体积血或混浊,光凝术后玻璃体光化效应损伤导致玻璃体变性、机化,牵拉与玻璃体局限粘连的视网膜血管所致。出血少的可通过三面镜寻找破裂血管区进行光凝,玻璃体积血较轻的患者可改用氪红激光或半导体激光继续治疗,而玻璃体积血较重者则应暂停光凝。发生出血后,可使用止血和促进出血吸收的药物治疗。

7)视网膜脱离:当激光波长选择不当,特别是原有玻璃体血性混浊者,光凝将会导致或加重玻璃体浓缩或机化条索形成,为日后发生视网膜脱离留下隐患。对于玻璃体有广泛牵引条索或已有部分视网膜脱离的病例,应以玻璃体切割术为主。此外,一次光凝能量过大可以迅速造成渗出性视网膜脱离。严重视网膜出血和水肿的PDR病例,常伴肾功能不良和(或)血糖控制极不满意,PRP亦应慎重,每次光斑数应少,光凝次数应多,防止发生渗出性视网膜脱离和(或)脉络膜脱离。

8)残余新生血管性青光眼:存在虹膜新生血管和(或)已有新生血管性青光眼者,

行超全PRP后，只要房角闭塞小于270°，一般于完成PRP后3个月内眼压恢复正常，新生血管青光眼病程短的病例常在光凝术后2～3周眼压恢复正常。残余新生血管性青光眼根据患者情况选择药物和引流阀植入术，或滤过性手术，或睫状体冷凝术，或透巩膜睫状体光凝术治疗。

9)晶状体混浊加重：老年人晶状体有核硬化者，激光散射和吸收增加，核内黄色素吸收蓝光多，使晶状体内温度升高，热效应和光化学效应使白内障形成或加速发展。晶状体明显核硬化或玻璃体混浊或出血较重的病例，以红激光和红外激光最好。相关治疗见有关章节。

10)其他并发症：如脉络膜渗出、角膜混浊等。但是，若两次光凝间隔时间足够长的话，这些并发症的发生可降到最低限度。前房和玻璃体的炎性反应，以及葡萄膜炎症反应可局部应用散瞳药和地塞米松眼液。

(2)冷凝术后并发症

1)局部反应：主要为充血、水肿、畏光、流泪、眼球疼痛伴头痛等。一般术后应常规给予镇静镇痛药。

2)葡萄膜炎性反应：几乎全部冷凝病例术后有虹膜睫状体的炎性刺激症状和体征，持续数周至数月。按虹膜睫状体炎原则处理。控制冷凝的温度和时间，有助于减轻炎症反应。

3)暂时性眼压升高：术后24h内，眼压常升高，可用0.5%噻吗洛尔、碳酸酐酶抑制剂和高渗剂治疗。术后36h眼压逐渐下降，至72h降到最低，并维持1～3周，然后再逐渐上升，约1个月后眼压逐渐稳定。

4)眼前段缺血综合征：因过度冷凝使睫状前血管或睫状后长动脉受损，使眼前段供血不足；年老体弱、动脉硬化、高血压、血管炎症或血管黏稠度改变等，均易发生眼前段缺血性改变。表现为：a.冷凝后患眼发生的虹膜睫状体炎迟迟不能消退。b.视力进行性下降甚至光感消失。c.检查：虹膜节段性萎缩，虹膜后粘连，瞳孔不规则散大，晶状体混浊，角膜混浊、低眼压等。此症无特殊有效治疗方法。皮质类固醇激素的应用可以减轻组织的破坏。注意冷凝时应尽量避开对睫状血管的损害；对高血压、动脉硬化等血管功能不良者谨慎从事。

5)晚期持续性低眼压：主要是冷凝强度和范围过大造成睫状体过分地被破坏所致。患眼曾施行过多次手术或曾有较重的眼部创伤者，较易发生。重在预防。

6)复发性玻璃体积血：主要为冷凝后未消退的新生血管和新生长的新生血管发生破裂所致，发生率约10%。可再次冷凝，或玻璃体切割加光凝治疗。

7)视网膜脱离：可能是过分冷凝促进或加重了PVR而导致RD，其发生率约为13%。可行玻璃体切割加视网膜复位手术。

8)其他：前房积血、黄斑部水肿、虹膜萎缩、并发性白内障等，也可见到。

(3)玻璃体手术后并发症

1)玻璃体积血：来源于破裂的视网膜、脉络膜血管，和(或)增生的新生血管。术中出血可采用笛针吸除、眼内电凝、光凝或用升高灌注压、提高眼内压的方法暂时止血，必要时行完全的气—液交换,用气体压迫止血。对术后长期不吸收的眼内积血可视情况选择简单的气—液交换术或再次行玻璃体切割手术。

2)医源性视网膜裂孔与脱离:术中各种眼内操作均可能在巩膜器械入口处或操作远端附近造成医源性视网膜裂孔,导致视网膜脱离。术中未完全解除的和手术后新增生的膜牵拉萎缩的视网膜,也是导致手术后视网膜脱离的重要原因之一。未能解除的严重的牵拉,若使用眼内填充物,更易发生新的视网膜裂孔。一旦发现医源性裂孔,在完全松解了周围玻璃体视网膜牵拉后,首选眼内光凝,后极部裂孔再酌情用气体或硅油填充。结束眼内操作后,仔细检查眼底(包括周边巩膜压迫法),以便及时发现裂孔并处理,是预防医源性视网膜脱离的关键。

3)新生血管性青光眼:术后新生血管性青光眼,常发生在有进展的PVR,同时行晶状体、玻璃体切割术和术后视网膜未复位的病例。因此,积极进行PRP,尽可能避免在未经过光凝或冷凝治疗的视网膜病变的眼内同时行晶状体、玻璃体切割,以及尽可能使视网膜完全复位可降低这种严重并发症的发生。在有可能发生此并发症的眼,使用硅油也有一定的预防作用。

4)其他:见有关章节。

【住院小结】

1. *疗效* 长期稳定控制血糖能延缓DR的发展;经过激光治疗的微血管瘤于2周内萎缩;新生血管由于部位、发展程度及治疗方法不同,约经6周至数月萎缩;硬性渗出吸收较慢,通常需2～3个月逐渐消退。光凝3～6周后出现视网膜病变退缩是预后良好的标志。PDR经PRP治疗后,至少有50%的病例免于失明。

单纯黄斑水肿的患者,经激光治疗后,半数可获视力好转,但黄斑病变严重者玻璃体切割术并不能明显改善视力。光凝预后不好的因素有:弥漫的荧光渗漏(弥漫型水肿),广泛的中心旁毛细血管无灌注(黄斑缺血),中心凹有硬性渗出和(或)囊样变性。

治愈标准:新生血管消退,玻璃体腔恢复透明,FFA无新生血管和微血管瘤荧光渗漏。

2. *后续治疗* 所有DR患者,均需定期随诊,观察眼底病变进展,必要时复查眼底血管造影。PRP术后,更需定期随诊,并做FFA、视野及眼电生理等检查。病情稳定亦需在3～6个月复查。随诊后如果FFA显示有新生血管和毛细血管无灌注,再考虑加强PRP,若需要还可做直接光凝。对NVD患者更需勤加复诊,如果术后1个月复查时,尚有50%的NVD未萎缩,或3个月后尚有25%的NVD可见,需在原有激光斑的间隙中补充光凝,或再向周边部伸展光凝范围。至6个月还未萎缩的NVD,可做荧光血管造影鉴定血管丛的走行,再用激光直接光凝供养血管;多数NVD仅做PRP即可退缩,少数NVD继续增长或NVD合并持续反复出血,在加强PRP后可获疗效。如果黄斑水肿在PRP术后2～3个月不消退,可做后极部局部光凝或格栅样光凝,有条件可行抗VEGF治疗及联合治疗[如玻璃体腔注射雷珠单抗联合即刻或推迟的局部/格栅激光、地塞米松缓释玻璃体腔植入物(DEX)联合视网膜激光光凝等]。个别患者病情顽固、发现虹膜上有新生血管可改用冷凝,在每一象限巩膜外表面冷凝周边视网膜,促使NVD或NVE退缩。

3. DR病变的筛查

(1)一旦诊断为DM立即散瞳仔细检查(尤其NIDDM型)。无DR者以后尽可能每年检查1次(IDDM型通常青春期后进行)。通常NIDDM诊断时有10%~15%已存在DR,2年内20%~30%出现DR。

轻度NPDR没有黄斑水肿,每6~12个月检查1次。中到重度NPDR,每3~6个月检查1次。PDR或黄斑水肿,立即转给有经验的眼科医师做激光治疗处理。持续高血糖或有蛋白尿者,最好缩短检查时间。

(2)决定怀孕,应分析发生DR或DR进展的危险性。怀孕后,前3个月应有1次详细全面的眼底检查,并密切随诊。一般怀孕前无或轻微NPDR,12%怀孕期间进展,多不影响视力,且产后可恢复。若怀孕初期有明显NPDR,则怀孕期间47%加重,5%发展为PDR,其中29%产后好转,50%需要光凝。若怀孕前即有PDR者,怀孕期间则46%病情加重。如果出现活动性新生血管性改变立即光凝。

4. 出院医嘱 长期随诊,定期复查血糖及眼底情况,注意高血压、高血脂等全身情况的改善。

(王 飞 朱承华)

六、眼缺血综合征

眼缺血综合征(ocular ischemia syndrome,OIS)是颈动脉阻塞或狭窄所致的脑和眼供血不足而引起的一系列脑和眼前后节缺血综合征,是一类涵盖眼科、神经内外科、血管外科等多学科的疾病,其5年病死率高达40%。本综合征曾称低灌注视网膜病变、缺血性眼部炎症、静脉淤滞性视网膜病变,多继发于颈动脉阻塞或狭窄,也可发生在距离视网膜中央动脉和睫状动脉从眼动脉的分支的近心段的任何位置,少数也可由主动脉弓发出的动脉管腔阻塞或狭窄所致。OIS好发于50岁以上男性,病程长,症状隐蔽,临床特点为一过性黑矇、低灌注视网膜病变及视神经缺血等。

【病史询问要点】

1. 发病年龄 典型的首诊年龄为50岁以上,平均年龄65岁。

2. 发病性别 男:女为2:1。

3. 眼别 常单眼发病,双眼累及者占20%。

4. 伴随症状 有无单眼的一过性黑矇(其发生率与颈动脉狭窄有着很高的相关率),可同时合并暂时性对侧偏瘫。有无在黑矇及反复发作数次后视力下降呈逐步缓慢过程。有无强光照射后从明处到暗处的暗适应困难。有无眉弓或眼部的钝性疼痛,是否放射至颞部。

5. 视力下降和"眼球绞痛"(40%) 疼痛的特点为眼球与眉弓处钝痛,常向颞侧放射,眼压正常。

6. 全身疾病 注意询问是否有动脉粥样硬化、高血压、冠心病、高胆固醇、高血脂、脑血管疾病(缺血性脑卒中、短暂性脑缺血发作等)、心肌梗死、糖尿病、甲状腺功能障碍等，眼部症状的出现可能暗示着患者存在全身系统性疾病，如颈动脉血管病患者常先就诊于眼科。

7. 其他　有无吸烟史等。

【体格检查要点】

1. 视力　90%病例视力减退，主要由于慢性的眼后段缺血、黄斑水肿和并发性白内障等。

2. 眼前段　往往有结膜血管扩张。1/5 患者可发生虹膜炎、虹膜萎缩等。2/3 患者有虹膜红变，其中 59%有房角新生血管，42%发生新生血管性青光眼，35%因睫状体灌注不良而眼压降低。进展性白内障和眼前段缺血或前房炎症相关。

3. 眼后段　80%病例出现视网膜病变。其急进型表现为视网膜水肿、棉绒斑；慢性型与高血压或糖尿病性视网膜病变相似。疾病早期视网膜血管可无异常表现；慢性缺血症状的典型三联症为视网膜中周部的点状出血、视网膜静脉扩张和虹膜新生血管；可出现一系列视网膜和视盘的改变如非对称性视网膜动脉狭窄；视网膜静脉扩张；视网膜出血和中周部微血管瘤；视盘/视网膜新生血管；后极部棉絮斑、自发性视网膜动脉搏动；偶见黄斑区樱桃红斑等。

4. 全身检查　可有对侧偏瘫、同向性的偏盲或完全性偏瘫，偏身感觉障碍，失语失认、同侧的 honor 征、颈动脉搏动减弱和听诊有杂音等。

【门诊资料分析】

1. 荧光血管造影

(1)虹膜荧光血管造影：显示虹膜血管严重灌注不良，有助于前节型 OIS 的诊断。

(2)眼底荧光血管造影：有助于后节型 OIS 的诊断。表现为：①循环时间延长；臂-视网膜时间延长(可长达 20s 以上，正常 15s)和视网膜循环时间延长，反映出颈动脉到中央动脉血流缓慢和视网膜灌注不良；臂-脉络膜时间也延长，由于颈动脉到后睫状动脉时间延长，完全的脉络膜充盈在静脉注射后 1min 仍缺乏。②视网膜血管着染：85%有血管着染，大小血管均受累，动脉更突出。③黄斑水肿：15%有视网膜内渗漏。④微血管瘤：常见于中周部视网膜，于静脉期渗漏。⑤视网膜毛细血管无灌注：由于无灌注区内的血管内皮细胞和周细胞的消亡。

2. 视野检查　视野改变是重要的诊断依据，由于后睫状动脉的分支是分区供应视盘的，因此视野缺损常呈象限性或半盲型缺损，并常与生理盲点相连，且不以水平正中线或垂直正中线为分界，可为绝对性或相对性缺损。视野检查可见：①象限性缺损；②半盲型缺损，以下方缺损多见；③神经纤维束型缺损，与生理盲点相连；④中心暗点较少见。由于视野缺损都绕过注视区，多数患者残留部分中心视力。颞动脉炎所致病例的病情严重，视力多重度障碍。

3. 光应激试验　特征性表现为暴露在强光后暗适应差。

4. 电生理　ERG 显示 a、b 波振幅下降或熄灭。

【继续检查项目】

1. CDI　用其扫描颈动脉能及时诊断血流动力学改变明显的颈动脉狭窄的存在。

可联合数字减影血管造影(DSA),检查颈内动脉起始段和颈动脉分叉处管腔有无狭窄以及狭窄程度、内壁硬化斑块、血管内径、血流速度和阻力指数。CDI还可观察眼眶和眼球(如视网膜)的血流速度及搏动指数等。经颅超声多普勒(TCD)检查简单易行,是颈动脉狭窄首选的无创检查手段。

2. 介入性颈动脉检查　颈动脉造影发现90%以上的患者有同侧颈内动脉或颈总动脉的阻塞,阻塞原因一般为动脉粥样硬化。DSA是确诊颈动脉狭窄的金标准,能准确计算血管狭窄程度,但是对于斑块性质的判断无能为力、有一定创伤性、价格昂贵,仅用于颈动脉外科手术前检查。

3. MRI、磁共振血管造影(MRA)检查　MRA是利用磁共振成像技术中由于流动血液与周围静止组织的MR信号差异而建立图像对比度,无须引入任何造影剂的非侵入性磁共振造影技术。MRA对严重颈动脉狭窄评估准确率达98%～100%,轻度狭窄准确率为60%～80%。MRI和MRA结合可同时发现脑实质梗死灶,并能同时了解颅内颈动脉系统的血管情况及侧支循环建立情况,是选择治疗方案的重要依据。

4. 他科检查　合并糖尿病、心脑血管病变者,协同相关科室进行检查与病情评估。

【诊断】

1. 诊断标准

(1)颈动脉狭窄≥50%。

(2)有一过性黑矇、视力下降、眼及眶周疼痛等典型症状。

(3)眼底特征性缺血改变:中周部点状出血,静脉扩张但不迂曲,动脉变细等。

(4)FFA显示循环时间延长、血管壁着染、微血管瘤、无灌注区等改变。

符合(1)、(2)者可作为筛查疑似诊断,至少应还有眼底及FFA特征改变才可确诊。

2. 颈动脉狭窄的分类及诊断　国际上对颈动脉狭窄分为:轻度狭窄(<30%)、中度狭窄(30%～69%)、重度狭窄(70%～99%)和完全闭塞(血管完全填塞,血流信号中断)。临床检查颈动脉狭窄的方法有:数字减影血管造影(DSA)和经颅超声多普勒(TCD)。磁共振血管造影检查(MRA)可确诊颈动脉狭窄,而颈部彩色多普勒超声检查简单易行、可重复,能及时诊断血流动力学改变明显的颈动脉狭窄,为颈动脉斑块诊断的首选影像学检查方法。

【鉴别诊断】

1. 葡萄膜炎　OIS多表现为轻度前葡萄膜炎,眼底呈缺血性改变,视力减退严重程度与临床表现不符。

2. 视网膜中央静脉阻塞　体征相似,但可有视网膜脉络膜侧支循环,视盘水肿和视网膜静脉迂曲扩张。没有特征性的光照后视力下降和眶周疼痛、脉络膜充盈正常,出血量多,可与本病相鉴别。

3. 糖尿病性视网膜病变　由于本病患者半数以上合并糖尿病,故与糖尿病性视网膜病变鉴别非常重要。糖尿病性视网膜病变多为双眼累及,出血常集中在后极部,包括硬性渗出。荧光血管造影两者的典型特征完全不同。

【治疗原则】

眼部对症治疗,全身对因治疗。

【治疗方案】

1. *多学科联合治疗* 急需与神经内外、心内科以及血管外科等多学科专业协作诊疗。

2. *眼科治疗*

(1)改善眼供血：①对视网膜大片无灌注区或虹膜新生血管形成，但是房角开放的患者，应行全视网膜光凝术。②降低眼压，服用乙酰唑胺可以改善视盘的灌注压，短期应用500mg每日2次或250mg每日4次。③皮质类固醇治疗可以减轻组织水肿，改善视盘及其附近血循环。国外由于颞动脉炎的较多，故主张用皮质类固醇治疗，我国患者合并高血压的较多，皮质类固醇应慎用。

(2)新生血管性青光眼的治疗：根据患者具体情况考虑行房水引流术、或睫状体冷冻、睫状体透热术、睫状体光凝。

(3)其他：维生素、血管扩张药和能量合剂等。

3. *全身治疗*

(1)早期可用抗凝药、纤溶剂和抗血小板聚集剂有一定效果。

(2)手术治疗

1)手术方式：针对颈动脉狭窄的术式有：颈动脉支架成形术(carotid artery stenting, CAS)、颈动脉内膜切除术(carotid endarterectomy, CEA)以及颈动脉内膜剥脱术等。

2)手术适应证：直径狭窄率＞50％的症状性狭窄患者，或直径狭窄率≥70％的狭窄患者。颈动脉完全阻塞者，试行颞浅动脉与中脑动脉吻合的搭桥术。

(3)内科治疗：伴有全身性疾病，应针对病因治疗，如控制高血压和糖尿病，降低血胆固醇等。

【术后处理】

按照眼科和血管外科的术后常规处理。有报道在行颈动脉内膜切除术后眼内压有迅速的升高，因此行颈动脉内膜切除术后应密切随访眼压。

【住院小结】

1. *疗效* 动脉内膜切除术后，约有25％患眼视力改进或稳定，但术后一年常有恶化。

2. *后续治疗* 针对OIS的病因进行治疗。

3. *出院医嘱*

(1)戒烟。

(2)长期随访。

（杨 晋 卢 奕 朱承华）

第二节 视网膜脉络膜炎性疾病

一、鸟枪弹样视网膜脉络膜病变

鸟枪弹样视网膜脉络膜病变(birdshot retina choroidopathy, BSRC)是1980年由

Ryan 和 Maumenee 首先正式报道的，是一种少见的慢性双侧性脉络膜视网膜炎，其特征为视网膜下多发性奶油状病灶和视网膜血管炎，常伴有黄斑囊样水肿、视盘水肿和玻璃体的炎症。BSRC 主要出现于赤道部以后的眼底，病变主要位于脉络膜和视网膜色素上皮水平，因此用“鸟枪弹样脉络膜视网膜病变”(birdshot choroidoretinopathy)这一名称更为合适，但由于此病的眼底外观，人们已习惯使用鸟枪弹样视网膜脉络膜病变这一名称。该病是一种慢性，复发性、双眼弥漫性后葡萄膜炎，占葡萄膜炎的 1.2%，具有独特的眼底表现和遗传易感性。

【病史询问要点】

1. 眼别和性别　双眼，慢性发病。

2. 症状　不同程度的视力逐渐下降，常伴有眼前黑影飘动，但无其他不适症状，少数病人有闪光感、夜盲症或色觉异常。

【体格检查要点】

1. 视力　鸟枪弹样视网膜脉络膜病变患者通常表现为不同程度的视力逐渐下降，常伴有眼前黑影飘动，但无其他不适症状。视力下降在发病初期，可为单眼，可随病程进展几乎均演变为双眼。但下降程度双眼多不对称，而且常出现患者自觉有明显的视力障碍但检查结果仅为轻度下降的情况。

2. 眼前段　无眼前节充血的表现。裂隙灯检查偶见前房有浮游细胞或细小的角膜后沉着(KP)以及虹膜后粘连。

3. 眼底表现　检眼镜检查可见双眼底多发性、奶油色的浅色斑点病灶，病灶为圆形或椭圆形，大小为 50～1500μm，边界多不清晰，偶见融合，放射状分布在后极部到赤道部眼底，多见于视盘附近及下方或鼻侧区域，常沿着脉络膜大血管分布，黄斑中心多不累及。裂隙灯加前置镜或三面镜检查见病灶位于视网膜的外层、RPE 和脉络膜内，病灶表面的视网膜多无明显改变，病灶内或其边缘亦无色素沉着，部分病灶可相互融合。黄斑囊样水肿和视盘水肿为常见表现，并可有视网膜血管的炎性改变如静脉鞘形成、小动脉缩窄、血管扭曲或视网膜出血。

4. 玻璃体　玻璃体有明显的炎性细胞浸润。在疾病的活动期，炎性细胞有时可聚集成羊脂状小团沉积在后极部玻璃体的表面。

【门诊资料分析】

1. 视野　1/3 患者可发现多种视野缺损，如周边视野缩窄、中心暗点或旁中心暗点；患者也可出现获得性色觉异常，多为蓝-黄型，一些患者也可为蓝-黄和红-绿 2 种类型。

2. 视觉电生理检查　视网膜电流图可见 a 波正常，b 波降低，潜伏期延长，此种改变显示内层的神经视网膜受累，而光感受器-视网膜色素上皮-脉络膜复合体无受累或受累轻微，也提示患者的功能损害主要由视网膜血管炎引起而不是脉络膜炎症引起。其他异常有从振荡电位消失到不能记录到视网膜电流图等改变。还可发现暗适应阈值提高、视觉诱发电位波幅降低和反应延迟。

【继续检查项目】

1. 荧光素眼底血管造影(FFA)　眼底的奶油状改变在 FFA 检查时可有以下表

现：①可无任何造影异常改变，此种情况有2种可能，一种是病变处于非常早期；第2种可能是病变位于脉络膜外层，脉络膜毛细血管未受累及。②造影早期显示一些奶油状病灶内小范围的弱荧光，此可能与病灶部位视网膜色素上皮改变和轻度的脉络膜毛细血管灌注异常有关。③荧光素眼底血管造影早期奶油状病变显示弱荧光，通过萎缩的或脱色素的视网膜色素上皮和无灌注的脉络膜毛细血管可看到脉络膜大血管，造影后期可看到与奶油状病灶相对应的强荧光病变。此种病变是奶油状病灶特别是中后期病变的常见改变。

2. 吲哚青绿血管造影检查（ICGA） ICGA中期可发现大量的弱荧光脉络膜病灶，弱荧光可能反映了脉络膜毛细血管低灌注。这些病灶与看到的鸟枪弹样病灶相一致，但造影显示的数量远超过临床上所发现的和荧光素眼底血管造影所发现的病灶数目。此表明它是弥漫性的炎症疾病，这些弱荧光脉络膜病灶往往在大、中血管附近，但脉络膜血管本身无受累。在造影的后期可看到一些强荧光斑。

3. 实验室检查 HLA-A29分型有助于诊断，但注意并非所有患者均为阳性；外周血T细胞对视网膜S抗原有反应也支持诊断；其他实验室检查无助于诊断，如补体C4升高等，但有助于鉴别诊断；肝肾功能检查有助于判断是否适用于环孢素A治疗。

【诊断】

主要依据临床表现，本病主要特点为：①好发于既往身体健康的中老年人；②双眼慢性进行性视力下降，伴眼前黑影、夜盲和色觉异常；③眼前部炎症较轻，有不同程度玻璃体炎症；④眼底特征性的视网膜深层的边界不清的奶白色鸟枪弹样病变，可伴有CME、视盘水肿或视网膜血管炎；⑤眼底血管造影、ERG、视野和色觉检查有助于诊断，FFA和ERG有助于观察病程和并发症；⑥实验室检查有助于诊断和鉴别诊断以及并发症的监控。

1. Ryan，Maomenee提出的诊断标准

(1)轻度或无眼前部炎症。

(2)无雪堤改变的弥漫性玻璃体炎症。

(3)视网膜血管渗漏。可继发CME或视盘水肿。

(4)眼底散在分布典型的、孤立的奶酪色病灶或脱色素斑。

(5)眼部无疼痛症状。

2. Preim，Oosterhuis提出的诊断标准

(1)双眼鸟枪弹样病灶。

(2)视网膜血管病变、视盘水肿和(或)视神经萎缩或玻璃体细胞。

3. Gasch等提出的诊断标准

(1)轻度或无眼前部炎症。

(2)无雪堤改变的玻璃体炎症或混浊。

(3)典型的单眼或双眼眼底改变。

(4)伴HLA-A29阳性，蓝-黄色觉异常和夜盲。

【鉴别诊断】

1. 中间葡萄膜炎 本病出现的玻璃体细胞浸润有时会与鸟枪弹样视网膜脉络膜

病变混淆，但前者缺乏眼底奶油色的病灶，而后者没有周边部雪堤样的渗出。

2. 原田病　双眼的炎症表现与本病类似，但其多有浆液性视网膜脱离而无奶油色斑点，视网膜下液吸收后可见明显的脉络膜视网膜萎缩改变。

3. 交感性眼炎　玻璃体炎症和眼底黄白色病灶与本病相似，但对侧眼多有外伤或手术史。

4. 急性后极部多灶性鳞状色素上皮病变和多灶性脉络膜炎伴全葡萄膜炎　可出现脉络膜病灶伴玻璃体炎症，但其眼底萎缩病灶常伴有色素改变。

5. 眼内淋巴瘤　可呈现葡萄膜炎的表现，但病灶多与本病不同。

【治疗原则】

目前尚不清楚治疗此病的理想药物和治疗方案。对于一些有明显的眼底病变但视力正常或无明显异常的患者，是否给予何种治疗仍不清楚，但对于有黄斑受累或病变在黄斑附近的患者则应给予积极治疗。

【治疗方案】

目前临床所用的治疗主要有以下几个方面。

1. 糖皮质激素　糖皮质激素往往是首选药物，一般应全身使用，眼周注射可作为全身治疗过程中单眼炎症加剧者的辅助治疗。口服泼尼松剂量为1mg/(kg·d)，视力稳定后渐减量，但是治疗时间一般较长，有报道最低剂量5mg/d维持4～7年者，效果安全有效。糖皮质激素治疗效果在不同患者可有很大差别，仅约15%患者的炎症得以控制。此外，一些患者因长期应用而出现严重的副作用，不得不改为其他免疫抑制药治疗。

2. 环孢素　环孢素治疗可以显著降低患者的玻璃体炎症，使55%的患者视力改善，26%的患者视力稳定。此药可单独应用，也可与其他免疫抑制药如硫唑嘌呤、苯丁酸氮芥等联合使用。治疗中应注意对患者定期进行肝、肾功能等方面的检查，以避免出现严重的副作用。

3. 激光光凝　对于出现视网膜下新生血管将要危及中心视力时，或有视网膜前或视盘新生血管时，应考虑使用激光光凝的方法进行治疗，但治疗前应尽可能用药控制脉络膜视网膜炎和玻璃体的炎症反应，激光治疗后也应根据需要给予免疫抑制药治疗。

4. 并发症治疗　此病的最常见并发症为慢性黄斑囊样水肿，发生率高达50%～62.6%，是中心视力降低的常见原因。此种并发症不仅对诊断有帮助，还是治疗的一个重要指征。视网膜前膜发生率约10%，可导致患者视力显著下降，黄斑皱褶可出现于炎症消退过程中，影响患者视力。此外还可引起视盘新生血管(7%)、视网膜下新生血管(6%)、玻璃体积血、视神经萎缩、并发性白内障、虹膜红变、孔源性视网膜脱离等。治疗参见相关章节。

【预后】

有关此病的自然病程目前尚不清楚，但已经明确它是一种慢性炎症性疾病，往往有多次复发和缓解，并延续多年。尽管有人认为此病倾向于3～4年后稳定并进入缓解期，但长期的视力预后并不乐观。约有20%的病人视力降低3行以上，其中1/3的病人至少有一眼的视力低于0.01。持续的囊样黄斑水肿和视神经萎缩是视力丧失的主要原因。

（王秀英）

二、节段状视网膜动脉周围炎

节段状视网膜动脉周围炎（segmental retinal periarteritis）是一种主要发生在视网膜中央动脉的周围组织及血管外层的炎症病变，在炎症的影响下动脉管壁可以造成不同程度的损害以致管壁增厚、纤维化、甚或管腔全部闭塞，在炎症直接侵犯或继发于血供障碍的基础上，视网膜发生一系列的变化，包括：水肿、出血、渗出、变性、萎缩等，使视功能遭受相应的损害。

【病史询问要点】

1. 发病年龄　本病多发生于青年，男女均可发病，多为单眼。

2. 发病诱因　其病因一般认为与结核有关，据文献资料统计，大多数患者结核菌素试验阳性，可伴有肺部结核病灶或结核病史。

3. 伴随症状　患者主诉视物模糊、变形、眼前有黑点、如合并视网膜动脉分支阻塞，则有相应的视野损害，又称分段状视网膜动脉周围炎。

【体格检查要点】

1. 视力　视力不同程度受损。

2. 眼底表现　只侵犯视网膜动脉，视网膜静脉无异常，炎症侵犯视网膜动脉周围组织，并伴有活动性葡萄膜炎的病变，可见视网膜动脉呈节段状排列的白色、黄白色渗出灶，呈指环或串珠状套在动脉壁上，动脉管壁变细，黄斑区皱缩。

3. 玻璃体　玻璃体大量细点状混浊。

【门诊资料分析】

1. 视野　病变相对应处视野缺损。

2. 视觉电生理　视网膜电图检测：受累眼b波振幅降低。图形视觉诱发电位检测：患眼P100波振幅降低，伴潜伏时间延长。

【继续检查项目】

荧光素血管造影（FFA）：FFA显示视网膜受累动脉支动脉充盈延迟，动脉管径不规则，有静脉向动脉逆向充盈，呈节段状，无血流中断及荧光渗漏现象。管壁有荧光素着染。

【诊断】

临床诊断依据：①视力下降，眼前有黑点、闪光感或有视物变形；②眼底视网膜动脉呈现节段状指环状白鞘，视网膜静脉无异常改变；③荧光眼底血管造影：视网膜动脉除管壁狭窄外，一般无明显异常，荧光素通过良好，造影早期附近脉络膜可见荧光渗漏，晚期动脉管壁着色或轻度荧光素渗漏；④合并葡萄膜炎时，可见睫状充血，角膜后KP，房水混浊，玻璃体混浊，眼底周边部视网膜、脉络膜炎症活动病灶；⑤合并新生血管性青光眼者，房角查到新生血管。

【鉴别诊断】

葡萄膜炎：节段状视网膜动脉周围炎合并葡萄膜炎时，可见睫状充血，角膜后KP，房水混浊，玻璃体混浊，眼底周边部视网膜、脉络膜炎症活动病灶，易诊断为葡萄膜炎，但该病眼底视网膜动脉呈现节段状指环状白鞘，视网膜静脉无异常改变，可与之鉴别。

【治疗计划】

对单纯节段状视网膜动脉周围炎者，全身给予吲哚美辛、肌苷、血管扩张药、维生素、能量类等药物治疗；合并葡萄膜炎者，除上述治疗外，全身给予泼尼松、局部1%阿托品、托吡卡胺、双氯酚酸钠、0.25%妥布霉素加地塞米松滴眼，球后注射泼尼松。

（王秀英）

三、眼组织胞浆菌病

眼组织胞浆菌病(ocular histoplasmosis syndrome，OHS)是一种传染性很强的真菌性肉芽肿性脉络膜病变。目前临床所称的眼组织胞浆菌病是指无玻璃体炎症表现的眼底出现边界清晰的萎缩灶、视盘周围的脉络膜视网膜瘢痕和黄斑区的脉络膜新生血管(choroidal neovascularization，CNV)膜等改变伴随组织胞浆菌皮肤试验呈现阳性等一系列临床表现。由于未能从这类患者的眼内分离出病原体，因此对此病有多种命名，如眼假组织胞浆菌病综合征(presumed ocular histoplasmosis syndrome，POHS)、眼组织胞浆菌病综合征(ocular histoplasmosis syndrome)、眼假组织胞浆菌病(presumed ocular histoplasmosis)和眼组织胞浆菌病(ocular histoplasmosis)。世界各地均有传播，美洲最多见，我国极少见。病原菌一般经肺入侵而发病。

【病史询问要点】

1. 发病年龄　20—45岁。

2. 眼别和性别　多为一眼发病，偶有双眼同时发病者。

3. 症状　开始症状为视物模糊，随后有视物变形和中心暗点，甚至失明。

4. 其他　有无与该病有关的内科和眼科病史以及用药史。既往有组织胞浆菌病病史，或阴道有钙化源。

【体格检查要点】

1. 眼底表现　OHS不出现前房和玻璃体的炎症表现，临床上也难以见到早期的播散性脉络膜炎病灶，因为这些黄灰色的小点状病灶通常是散布在眼底，炎症轻微且为自限性，多不引起症状。临床常见到的是炎症病变后所遗留的瘢痕，称之为组织胞浆菌斑(histoplasma spots)。典型的组织胞浆菌斑表现为边界清楚、略为凹陷的圆形或椭圆形的脱色素脉络膜视网膜萎缩斑，犹如凿孔器在活页纸上打出的圆孔(punched out)。由于受病变的程度及深度的影响，有些萎缩斑中还可见色素沉着或其外有色素环绕。也可表现为一黑色圆点，外有一脱色素的晕环。组织胞浆菌斑的大小多在1/4～3/4个视盘直径，数量从数个至数十个不等，多为4～8个，双眼常随机分布在后极部到赤道部的眼底。少数患者可在赤道部附近出现与锯齿缘平行的脱色素条纹，在条纹中可单行排列数量不等的色素性组织胞浆菌斑。视盘周围可出现萎缩斑及色素改变,70%的患者可双眼受累。黄斑区 CNV 可引起视网膜下出血、渗出和脂质沉着,常为视力下降的主要原因。CNV 在视网膜下多表现为灰绿色、磨玻璃样的外观。部分患者 CNV 或出血性视网膜脱离在后期可形成黄斑的纤维血管性盘状瘢痕。

2. 玻璃体　前房和玻璃体无炎症表现。

【继续检查项目】

1. FFA　早期呈低荧光,晚期呈高荧光,边界模糊是拟组织孢浆菌脉络膜炎典型的荧光造影特征。复发的病灶通常发生在原有已愈病灶的边缘。可见黄斑区视网膜下新生血管膜。

2. 实验室检查　组织胞浆菌皮肤试验阳性;补体结合试验阳性。

【诊断】

1. 眼部表现,尤其眼底出现黄斑区出血性盘状脱离。无玻璃体炎。

2. 既往有组织胞浆菌病病史,或阴道有钙化源。

3. 年龄 20—45 岁。

4. 组织胞浆菌皮肤试验阳性。

5. 补体结合试验阳性。

6. 眼底荧光血管造影可见黄斑区视网膜下新生血管膜。

【鉴别诊断】

1. 多灶性脉络膜炎伴全葡萄膜炎　其眼底表现与 OHS 极为相似,但有明显的前房和玻璃体的炎症表现,常有生理盲点扩大,多焦 ERG 检查表现为持续的弥漫性损害。

2. 鸟枪弹样视网膜脉络膜炎　多见于老年人,为眼底多发性奶油色样的病灶,病灶无色素沉着但常伴有玻璃体炎症细胞浸润。

3. 急性后极部多灶性鳞状色素上皮病变　该病多见于年轻患者,可形成眼底萎缩斑。但病灶较大且形态不规则,并主要位于后极部。急性期的病灶荧光素血管造影早期为遮蔽荧光,后期为强荧光。

【治疗原则】

1. 病因治疗:抗真菌治疗。

2. 皮质类固醇。

3. 激光光凝治疗。

【用药原则】

1. 组织胞浆菌病的治疗,可以用抗真菌药物治疗,同时给予皮质类固醇治疗,但一般疗效不佳。

2. 眼底荧光血管造影见有视网膜下新生血管时,可用激光或抗新生血管因子治疗。

（王秀英）

第三节　视网膜色素上皮病变

一、急性多灶性缺血性脉络膜病变

急性多灶性缺血性脉络膜病变(acute multifocal ischemic choroidopathy,AMIC)原发于脉络膜循环障碍,是由于脉络膜毛细血管前小动脉急性闭锁所致,色素上皮为继发性受累。当前小动脉阻塞时,只影响其所供应的终末单位——脉络膜毛细血管小叶,相当于眼底一个鳞片状病变,即临床上表现为1/3～1/4PD的黄白色病变,其大小与脉络膜毛细血管小叶相近。因而本病1968年由Gass报道时,就被称为急性后极部多灶性鳞状色素上皮病变(acute posterior multifocal placoid pigment epitheliopathy,APMPPE)。近年来基于对脉络膜循环及其阻塞性疾病的研究,认为脉络膜毛细血管前小动脉急性闭锁可能为炎性阻塞所致,因而有人将本病又称为脉络膜毛细血管前小动脉炎。

【病史询问要点】

1. 年龄和性别　多为30岁以上青年人,无性别、种族差异。

2. 眼别　双眼同时或先后发病(间隔数日或数周)。

3. 视力　发病急剧,视力突然减退,根据病变部位和程度而有所不同。多为轻度或中度视力减退,严重者仅辨眼前指数。部分患者伴有视物变形或旁中心暗点。

4. 伴随症状　可有眼球痛、眼眶痛和巩膜炎、虹膜炎等疾病的症状。

5. 诱因　发病前有无感冒发热、过度疲劳和过量饮酒等。

6. 全身症状　有头痛、头晕、乏力以及感冒症状,头痛者居多。

7. 全身病史　许多全身炎症性疾病可与之相关联,如胃肠或呼吸道病毒感染、大脑血管炎、迟发性脑膜大脑炎、结节性红斑、微血管性肾病、血小板聚集异常、迷路炎和听力失常、急性甲状腺炎、肉样瘤及分枝杆菌感染等。

【体格检查要点】

1. 视力　急性期有中心视力急剧下降,多为轻度或中度下降,严重者仅能辨别指数。

2. 眼底　急性期眼底后极部出现较多散在性灰白色扁平鳞状病灶,大小1/3～1PD,不规则圆形或多边形,边界模糊,病变多时可融合成片甚至如地图状。2～5周病灶开始自发消退,中央病灶变得较为清晰,随之有色素沉着或脱色素,病灶之间可见相对正常的眼底。在同一眼底可见不同时期的病灶。病变位于脉络膜毛细血管和视网膜色素上皮水平,玻璃体、视神经、视网膜血管多为正常。

3. 并发症　一般认为本病眼前节正常,屈光间质透明,但近年来报道本病不仅有玻璃体混浊,而且有各种并发症:①前葡萄膜炎:多较轻。②角膜炎和巩膜炎。③视网膜神经上皮扁平脱离。④视网膜血管炎。⑤视盘炎和视神经炎。⑥视网膜中央静脉阻塞。⑦并发全身疾病,除结节红斑外可发生脑血管炎。其中,眼部以视盘炎最多见,葡萄膜炎次之。全身以神经系统病变为多。

【门诊资料分析】

1. 视野　有不规则多个小片的视野缺损,绝对性或相对性,中心性或旁中心暗点。

2. 眼底血管造影

(1)FFA:急性期造影早期病变处荧光被遮蔽为弱荧光,晚期(静脉晚期)出现渗漏而呈强荧光,特征为“先黑后亮”。恢复期荧光造影呈斑驳状,脱色素区为透见荧光,色素增生处荧光被遮蔽。

(2)ICGA:除了脉络膜毛细血管无灌注区面积的扩大,还有脉络膜灌注的极度延迟,提示 APMPPE 的病理基础是脉络膜的低灌注。

3. 电生理　急性期 ERG 轻度下降,EOG 亮/暗比值低于正常,说明 RPE 广泛受累。

【诊断】

本病诊断依据为突然发病,眼底后极部有多发的散在的黄白色或灰白色略圆形不规则病灶,在视网膜 RPE 水平,伴有视力减退,最终视力恢复,眼底遗留显著的色素紊乱等临床表现和特异性荧光造影的特殊表现。

【临床分期】

1. 急性期　后极部视网膜血管下,散在多个黄白色或灰白色鳞形或不规则病灶,可孤立存在或融合成地图状。视野、荧光眼底血管造影与电生理有相应改变。

2. 恢复期　发病后 2～3 周急性病灶逐渐消退,形成色素沉着和色素脱失相间的不规则色素萎缩斑。在同一眼底新鲜病变和陈旧病变可同时存在。多数病例恢复较快,2～4 周视力恢复正常。少数累及黄斑者,则存在永久性视力障碍与视野缺损。

【鉴别诊断】

1. 播散性脉络膜炎　圆形病灶,侵犯视网膜全层,位置深,病程长,预后差。该病急性期无玻璃体混浊、视盘充血,恢复期萎缩灶呈椒盐状或颗粒状外观,造影无假荧光。而 AMIC 为不规则病灶,侵犯脉络膜毛细血管层,位置浅,病程短,预后好。

2. 急性视网膜色素上皮炎　主要病变位于色素上皮层,急性期眼底典型改变是在黄斑部有散在成簇的小斑点,每个小斑点的中心为黑色,其外周为灰白色与 APMPPE 不同。荧光眼底血管造影见病损正中弱荧光,周围强荧光,呈“中黑外亮”的小斑点构成的葡萄串样形态。

3. 匐行性脉络膜炎　也为散在的脉络膜缺血性病变。慢性,病灶不多。新病灶是由旧病变向外扩展,呈地图状或螺旋桨状萎缩。眼底荧光血管造影显示 RPE、脉络膜毛细血管萎缩,病灶的边缘部为强荧光。

【治疗原则】

寻找病因,抗炎治疗。

【治疗方案】

1. 病因治疗　如能查出致病原因可针对原因治疗。

2. 皮质类固醇激素　合并巩膜炎和葡萄膜炎者,对皮质激素治疗反应良好。

3. 抗生素　严重者试用广谱抗生素。

4. 其他　吲哚美辛、布洛芬、血管扩张药、阿司匹林、各种维生素和各种支持疗法如肌苷、ATP等以及中药活血化瘀等。

【疗效】

有自愈倾向,多数病例恢复较快,预后好。若黄斑中心凹受累,则视力预后不良。

（杨　晋　卢　奕）

二、急性视网膜色素上皮炎

急性视网膜色素上皮炎(acute retinal pigment epithelitis,ARPE)是一种以视网膜色素上皮的急性炎症为特征的疾病,典型表现为黄斑区暗灰色簇状的小点状病变,病变周围有黄白色晕环环绕,通常伴有视力下降,这些病变多在数周至数月自行消失,视力可恢复至正常水平。本病是由Kriu和Deutman于1972年首先发现并提出的,是一种损害视力的独立性眼底疾病,临床上并不少见,因其症状类似中心性浆液性视网膜脉络膜病变而常被误诊,故实际发病人数要比临床就诊者为多。

【病史询问要点】

1. 发病年龄　年轻人比较多见。

2. 眼别　单眼多见。

3. 症状　无红痛,常因渐进性视物模糊或视物变形而就诊。视力下降1～2个月就诊者居多,视力下降的程度有很大变异,发病时视力>1.0者约占42.9%,>0.7者占79%,<0.3者仅占13.1%. 轻者也可无明显视力变化,重可降至0.04。

4. 发病诱因　大多无明显诱因。部分患者发病前有上呼吸道感染和其他病毒感染史,可伴有发热、鼻塞流涕、咽痛头痛及转氨酶、胆红素增高。

【体格检查要点】

1. 视力　患者多有轻度的视力下降,低于0.6者仅占1/4。

2. 眼前段　通常无任何炎症的体征。

3. 眼底表现　黄斑区出现典型的暗灰色散在的成簇的点状病变,每簇有1～4个点状病变,病变周围出现黄白色晕环改变,均位于视网膜色素上皮水平。随着病变的消退,暗灰色点状病变的颜色进一步加深,或病变褪色,检眼镜检查下已难以看到,黄白色晕环状改变也随之消失。黄斑区以外很少出现上述病变。部分患者可并发黄斑部视网膜浆液性脱离。视网膜血管及非病变部位视网膜均正常。

4. 玻璃体　正常或有玻璃体轻度炎症。

【门诊资料分析】

1. Amsler方格表检查　可以发现中心暗点或视物变形。

2. 视野检查　可发现相应的视野缺损。

3. 电生理　疾病急性期通常出现眼电图异常,此提示有较为广泛的视网膜色素上皮损害;视网膜电流图和视觉诱发电位通常无改变。

4. 色觉　一些患者可出现色觉异常。

【继续检查项目】

1. 眼底荧光血管造影　病变区主要表现在后极部。在形态上由于色素上皮脱色素,表现为眼底及黄斑区窗样缺损的强荧光,多个窗样荧光汇集成“葡萄簇样”荧光斑,病变部位色素上皮的色素增生,则形成荧光遮蔽的弱荧光,表现为“中黑外亮”的荧光斑。有人对原先没有中黑外亮荧光斑而有葡萄簇样荧光表现的患者进行了随访,发现早期的葡萄簇样荧光斑最终变成了中黑外亮的荧光斑,因此认为葡萄簇样荧光斑也是急性视网膜色素上皮炎的特征之一。

在病变的不同时期 FFA 表现为:①发病初期表现为一个小的、中心性弱荧光区,周围有一个强荧光环。②急性期:动脉期表现为相对性低背景荧光;静脉期呈现斑状强荧光,强度随脉络膜荧光变化,但其大小、形态不变;后期可见斑状强荧光,且部分可融合成小片状;晚期荧光染色(为色素上皮炎症荧光着色所致)。③恢复期:动脉期表现为小点状强荧光和色素增殖的小点状弱荧光;后期点状强荧光随背景荧光减退而减弱(色素上皮损害色素脱失而透见脉络膜荧光)。

2. 其他　见相关章节。

【诊断】

典型者表现为黄斑区暗灰色簇状的小点状病变,病变周围有黄白色晕环环绕,通常伴有视力下降,这些病变多在数周至数月自行消失,视力可恢复至正常水平。本病临床误诊率极高,早期诊断更加困难,近 40%被误诊为中心性浆液性视网膜病变。故在做出本病诊断时,必须重视以下几点:①中青年患者,特别是最近有明显的病毒感染史者;②视物模糊、变形,后极部视网膜特别是黄斑部水肿等临床表现类似中心性浆液性脉络膜视网膜病变者;③在病情发展过程中若出现本病特征变化:黄斑区病灶细小,且互不相连,呈孤立的细小的暗灰色病灶,周围有黄白色光晕,即使合并浆液性视网膜脱离,以上情况出现时应高度怀疑为 ARPE,需做以下检查以便迅速确诊。

确诊依据:①眼底荧光血管造影。由于本病的眼底病变相对轻微,或容易被看作非特异病变,诊断的关键就是眼底血管荧光造影,其特点为:病变区因色素脱失,早期可透见鲜明的脉络膜荧光,这种窗样荧光斑的大小和形态在整个造影过程中,保持始终不变,其亮度(或强度)随背景脉络膜荧光增强而增强,随脉络膜荧光消退而减弱。或直接呈现急性视网膜色素上皮炎的两种特征性眼底荧光造影像:即典型的“中黑外亮”及“葡萄簇样”荧光斑,并能以此作为分型标准。②Luttrull 等认为只要在 1 个月内,眼底发现相当于视网膜色素上皮细胞层水平的黄色凹陷,周围绕以多个细小浓色素斑点等较特征性黄斑部色素变化,ARPE 诊断即可成立,而不必进行眼底造影摄片,即 ARPE 的诊断很典型地依靠特异性的亚急性黄斑部下色素紊乱的观察和判断。

【临床类型】

1. 根据眼底荧光造影像分

Ⅰ型(中黑外亮型):Krill 最初描述的“晕环状”强荧光就是此型,即病变中央因色素堆积、背景荧光被遮蔽而形成黑点,周围环形荧光显露,此被公认为 ARPE 的特征性荧光像。它是色素上皮修复过程中局灶色素增生的表现。Ⅰ型病变相对稳定,是本病中较为良性的一种类型。

Ⅱ型(葡萄簇型):由多个不规则脱色素病灶形成的葡萄簇样荧光斑(grape-like cluster)。部分可转化为中黑外亮型,即转化为"晕环状"强荧光,有人将此作为此病的又一特征。

Ⅲ型(混合型):两种荧光造影特征并存,若是视网膜色素上皮屏障功能受损,荧光渗漏,亦可出现中浆型喷出或墨汁样渗出,亮度增强,掩盖原来的黑点或使葡萄簇状连成片,从而失去原特征性荧光造影像。

Ⅰ、Ⅱ型的视力变化及初诊时荧光造影视网膜色素上皮渗漏率无明显差别,但Ⅰ型的复发率和随访时荧光造影视网膜色素上皮渗漏率明显低于Ⅱ型。

2. 按临床表现以及评估治疗效果、判断预后的需要分

(1)轻型:黄斑部非脱离型。

(2)重型:黄斑浆液性脱离型。

【鉴别诊断】

1. 急性后极部多灶性鳞状色素上皮病变　此病多为双侧受累,眼前段可出现巩膜外层炎、虹膜炎,眼底出现典型的后极部扁平状奶油色的斑状病灶,位于视网膜色素上皮和脉络膜毛细血管水平,病灶呈圆形或卵圆形,边界模糊,1/8～1/4视盘直径大小,病变可融合成片状,后期病变可累及周边视网膜,通常合并有轻度的玻璃体炎症反应。少数患者可出现视网膜水肿或出血、视网膜血管炎、视盘炎和浆液性视网膜脱离。后极部斑状病灶于发病数天至数周消退,可留下色素沉着或脱色素瘢痕。少数患者可伴有全身炎症性疾病。荧光眼底血管造影检查发现,其后极部可见多个扁平鳞病灶,淡黄色,边界不清,先呈圆形后可相互融合成不规则地图状。病灶之弱荧光区较大,造影后期转变为强荧光,有不同程度的色素上皮荧光素渗漏。而急性视网膜色素上皮炎"外亮中黑"的小黑点为色素增生所致,弱荧光区较小且始终为弱荧光。这些特点都易于将两者区别开来。

2. 中心性浆液性脉络膜视网膜病变　两者临床表现相似,常易混淆,误诊率达40%左右。此病常侵及脉络膜、Bruch膜和色素上皮层,血-视网膜屏障受破坏,出现特征性的色素上皮荧光素渗漏,既无普通检眼镜下孤立的细小的暗灰色病灶,又无外亮中黑的荧光斑或葡萄簇样荧光斑即典型的急性视网膜色素上皮炎眼底荧光造影像。但当急性视网膜色素上皮炎的病变破坏了色素上皮的屏障功能时,两种疾病的眼底荧光造影表现可以同时并存,鉴别十分困难。此病典型的眼底改变为神经视网膜脱离,也可出现浆液性视网膜色素上皮脱离、视网膜下渗出物沉积、多发性球形浆液性视网膜和视网膜色素上皮脱离及萎缩等多种病变;荧光素眼底血管造影检查显示,急性期因有局灶性视网膜色素上皮缺损,早期显示有斑块状或点状强荧光,中期逐渐扩大,可见墨迹状、蘑菇状或弥散性强荧光;晚期因神经上皮脱离呈大片强荧光。而急性视网膜色素上皮炎因有多灶性色素上皮病变,荧光素眼底血管造影显示多部位荧光素渗漏,暗灰色点呈弱荧光,黄白色环呈强荧光。

3. 病毒性视网膜炎　病毒性视网膜炎(如风疹病毒性视网膜炎)可引起类似

ARPE的眼底色素性改变，但它多见于儿童，眼底典型地表现为“椒盐”样改变。眼电图检查通常无异常改变。其他病毒性视网膜炎多出现较为严重的视网膜炎、视网膜血管炎，引起视网膜水肿、出血等病变。因此，一般而言，急性视网膜色素上皮炎不难与病毒性视网膜炎相鉴别。

4. *急性黄斑区神经视网膜病变*（acute macular neuroretinopathy，AMNR） 此病是一种少见的疾病，主要累及青年人，通常双侧受累，表现为中心或旁中心视力突然下降，黄斑区出现细小的浅层视网膜病变，呈棕红色花瓣状或楔状，持续数周或数月，视力多能恢复至正常水平。荧光眼底血管造影检查可发现中心小凹附近毛细血管扩张，也可发现黄斑病变早期强荧光，晚期染色。这些特点有助于两者的鉴别。

5. *原田综合征* 伴有全身性改变，如脑膜刺激症状。眼底荧光造影：早期为后极部散在小点状荧光，迅速扩大，彼此融合，染料可在数分钟内渗出并存积于视网膜下，形成多囊样、大小不一的镶嵌状荧光斑。根据上述特点易于和ARPE鉴别。

6. *原发性视网膜色素上皮脱离* 多单发。脱离处视网膜呈圆形隆起，边缘稍红。眼底荧光血管造影表现为动静脉期出现的较大荧光斑，大小及形态不变，亮度逐渐增强，但在脉络膜荧光减退时亮度仍不减，在15～60min后才逐渐消退。

7. *后极部多发性玻璃膜疣* 检眼镜下病变呈黄褐色，边界清楚，黄斑部无视网膜水肿、渗出等炎症表现。眼底荧光血管造影表现：早期病变区透见脉络膜荧光，晚期消退或有荧光着色，与急性视网膜色素上皮炎中黑外亮的荧光斑相反，而呈现外黑中亮型，因为玻璃膜疣周围色素沉着较多，荧光斑周围的环形背景脉络膜荧光被遮蔽。

【治疗计划】

由于本病病因和发病机制尚不明了，因此，目前尚无一种确切有效的治疗方法。一般认为此病是一种自限性疾病，大多数患者能在1～3个月自愈，通常无须治疗或无须特殊治疗，症状明显者可行药物支持疗法，以期起到控制发展的作用。疗效与有无视网膜色素上皮荧光渗漏、黄斑受累程度及病程长短等因素有关。具体治疗方法如下。

1. *原发病治疗* 由于部分患者于发病前曾有明确的上呼吸道感染病史或其他病毒感染史。因此，目前认为该病与病毒感染有关，发病机制可能是：①病毒直接侵犯视网膜色素上皮；②病毒感染脉络膜后造成脉络膜循环障碍所致。因此，对有明显病毒感染病史者，除了首先用抗病毒药物治疗原发病外 还需积极治疗因血循环障碍所导致的继发病变。有病毒感染史者可给抗病毒药物如利巴韦林、吗啉胍、干扰素等，或用左旋咪唑等免疫调节药以及选用清热解毒的中药。

2. *皮质类固醇激素治疗* 不少学者对此持怀疑甚至否定态度。有人报道激素治疗可引起复发或病情恶化，复发率和随访的荧光造影视网膜色素上皮渗漏率明显高于未用激素组，此外还可能加重视网膜色素上皮和视功能损害。目前多认同应该禁用激素。

3. *神经营养治疗* B族维生素，维生素E；能量合剂；胞磷胆碱钠等。

4. *一般治疗* 血管扩张药改善局部微循环：曲克芦丁、血栓通等静脉滴注或肌内注射;或口服曲克芦丁、地巴唑等。肠溶阿司匹林、吲哚美辛也能减缓发展。

5. *抗氧化治疗* 感光细胞的外段膜盘10～14d更新一次,为此每个视网膜色素上皮细胞要代谢消化脱落膜盘2000～4000个/天,其所负担代谢等负担持续而量大,视网膜色素上皮在发挥这些生理功能时易受氧化损伤。还原型谷胱甘肽(GSH)是一种由谷氨酸、半胱氨酸和甘氨酸组成的含巯基三肽,是一种重要的抗氧化物质。在日常饮食中摄入必需氨基酸,或临床输注氨基酸等,可保证视网膜色素上皮细胞内GSH的合成,控制和减轻视网膜色素上皮的氧化损伤,从而控制急性视网膜色素上皮炎的发展并缩短其病程。

6. *高压氧治疗* 高压氧治疗可明显提高局部组织的血氧含量,增加血氧弥散率和视网膜色素上皮的储氧量,恢复有氧代谢,改善视网膜色素上皮细胞功能。

7. *光凝治疗* 本病眼底病变主要位于黄斑及其附近,宜用氪或染料激光。中心凹光凝,术后视力极差,并且光凝只是治标而非治本。所以,除非多次反复或视网膜色素上皮屏障功能严重受损,渗漏重或并发了浆液性视网膜脱离或出现较多新生血管时可酌情使用,否则应列为禁用。

8. *视网膜色素上皮细胞移植* 若病情反复,视网膜病变严重,视功能极差,也可考虑行视网膜色素上皮细胞移植。这为临床治疗重度急性视网膜色素上皮炎等某些视网膜疾病提供了新的途径。

9. *一般处理* 食物宜清淡为主,多吃蔬果,合理搭配膳食,注意营养充足。忌烟酒忌辛辣。忌油腻和生冷食物。

【预后】

本病有自愈倾向;视力恢复较好,多在0.6以上。多数患者的视力可以恢复到发病前的水平,但若病变侵犯黄斑中心凹部位则视力恢复较差。病程可长可短,多在1～3个月痊愈,患者的黄斑病变一般于6～12周消退;少数可发展成慢性迁延性,病程在6个月以上甚至数年,复发率高达40%。

(王秀英)

三、点状内层脉络膜病变

点状内层脉络膜病变(punctate inner choroidopathy,PIC)是一种发生于内层脉络膜和视网膜色素上皮的炎症性疾病,以后极部多发的黄白色小点状病灶并进行性萎缩为特征,缺乏前葡萄膜炎和玻璃体炎体征。该病目前病因不明,可能与脉络膜毛细血管的阻塞、免疫遗传易感性和异常的免疫反应相关。于1984年首次被Watzke等描述,归类于白点综合征。PIC主要累及伴有中高度近视的青年女性,临床症状不具特征性,大多数视力预后较好,患者因无就医需要而被忽略;多数患者因并发CNV(发生率25%～40%)方才就诊,多被误诊为多灶性脉络膜炎、病理性近视眼底改变、特发性脉络膜新生血管等。

【病史询问要点】

1. *发病年龄* 本病典型地发生于青年女性近视患者。

2. 性别　青年近视女性多发,国外报道的女性发病率为 90%。

3. 眼别　国人 PIC 患者半数以上双眼受累。

4. 既往病史　80%~85%近视。少数患者报告有自身免疫性疾病史或一级亲属 PIC 病史。

5. 症状　无眼红、眼痛。最常见的症状为视物模糊及视野暗点,其他常见症状还包括视物变形、闪光感、畏光和眼内漂浮物。少数患者的首发症状还包括周边视野缺损或视物异色。约 30%的患者存在复发和缓解期。

【体格检查要点】

1. 视力　患者多有轻度的视力下降。

2. 眼底表现　典型的改变为双侧眼底出现多发性散在的黄白色圆形病变(12~25 个),50~300μm 大小,常发展为脉络膜视网膜萎缩性瘢痕。病灶位于视网膜色素上皮和内层脉络膜(可伴有浆液性视网膜脱离),主要集中于后极部,特别是黄斑区。通常于数月后这些病变消退,遗留下视网膜色素上皮紊乱,或遗留下萎缩性脉络膜视网膜瘢痕,后者以后逐渐变成为凿孔状边缘的瘢痕。2~3 年后,一些瘢痕可发生色素化,类似于 POHS 瘢痕。瘢痕通常累及 RPE 和脉络膜毛细血管,而非脉络膜全层。尚未形成瘢痕的其他损害则逐渐消退至不可见。

3. 玻璃体及其他眼部　通常无改变,与其他多种类型的累及视网膜色素上皮和脉络膜的炎症不同,裂隙灯检查示前房和玻璃体腔内均无炎症细胞,这是其标志性特征。

【门诊资料分析】

1. Amsler 方格表检查　可以发现中心暗点或视物变形。

2. 视野检查　可发现中心暗点。

3. 电生理　多焦 ERG 显示黄斑功能下降,三维功能图可见降低的波峰存在。

【继续检查项目】

1. 眼底血管造影　荧光眼底血管造影检查、吲哚青绿血管造影检查等方面的改变对鉴别诊断和早期诊断是非常必要的。

(1)荧光眼底血管造影:FFA 检查显示活动性病变早期呈强荧光,晚期荧光素渗漏;浆液性视网膜神经感觉层脱离者可见染料渗漏至视网膜下,在出现脉络膜视网膜萎缩时则可见荧光缺损,它还能显示脉络膜新生血管膜。CNV 是 PIC 最常见的并发症,也是患者主诉症状和视力差的主要原因。PIC 活动病灶和萎缩病灶均可继发 CNV,CNV 可以独立、桥样连接或出芽三种方式萌生。PIC 并发 CNV 时常伴有神经上皮脱离,其中约有一半不伴有视网膜出血,当 CNV 较小时,若不行 FFA 检查,有时不易与 PIC 活动病灶相鉴别。

(2)吲哚青绿血管造影检查:ICGA 可以发现全程后极部多发性弱荧光斑,且 ICGA 可以显示更多眼底检查及 FFA 不可见的 PIC 病灶。

2. OCT　部分患者脉络膜毛细血管层低回声腔隙增大,临床意义尚不明了。对病情的随访观察是否有重要意义有待研究。

【诊断】

诊断较困难,因为眼底出现散在的多发性视网膜下黄白色圆形病灶的是多种脉络膜炎、视网膜色素上皮炎症性疾病的共有特征，但是 PIC 不引起前房和玻璃体炎症反应，此可与其他类型所致者相鉴别。但是仅凭这一点是不够的，因为其他类型的脉络膜视网膜色素上皮的炎症性疾病并不一定在所有患者均出现玻璃体和前房的炎症反应。因此，掌握不同类型炎症的临床特征、荧光眼底血管造影检查、吲哚青绿血管造影检查等方面的改变对鉴别诊断是非常必要的。

由于 PIC 的临床症状无特征性，目前其诊断主要基于眼底检查和眼底血管造影等形态学指标，诊断标准为以下几点。

1. 主要位于眼底后极部视网膜下直径≤500μm 的多发黄白色奶油样点状活动病灶，和(或)后极部多发凿除状萎缩灶，伴或不伴 CNV。

2. 无眼前节及玻璃体炎症体征。

3. 活动病灶在 FFA 早期表现为强荧光，晚期染色或有轻微荧光素渗漏。排除其他白点综合征如急性黄斑部神经视网膜病变、多发性一过性白点综合征、多灶性脉络膜炎和全葡萄膜炎、眼拟组织胞浆菌病综合征、急性后极部多发性鳞状色素上皮病变、鸟枪弹样视网膜脉络膜病变和急性视网膜色素上皮炎。

【临床分期】

Ⅰ期：脉络膜血管炎期。

Ⅱ期：脉络膜毛细血管闭塞期。

Ⅲ期：炎性浸润期。

Ⅳ期：萎缩期。

Ⅴ期：进展性萎缩及色素沉着期。

【鉴别诊断】

1. 在鉴别诊断时尤其要注意与多灶性脉络膜炎和全葡萄膜炎、视网膜下纤维化和葡萄膜炎综合征相区别，3 种疾病在临床上有相当程度的重叠，如均易发生于青年女性，多有近视，多为双眼受累。眼底病变表现为视网膜下的点状或片状病变，均可引起视网膜下新生血管膜，但视网膜下纤维化和葡萄膜炎综合征在视网膜下点、片状病变的基础上一定进展为片状或带状的纤维化组织，往往有明显的玻璃体炎症反应。而多灶性脉络膜炎和全葡萄膜炎有典型的前葡萄膜炎和玻璃体炎症，也可引起视网膜下的纤维化，但此种纤维化没有视网膜下纤维化和葡萄膜炎综合征那么显著，这些特点有助于三者的鉴别。

2. 此病尚应与能够引起眼底白点状病灶的其他疾病如急性后极部多灶性鳞状色素上皮病变(APMPPE)、多灶性脉络膜炎和全葡萄膜炎(MCP)、多发性一过性白点综合征(MEWDS)、鸟枪弹样视网膜脉络膜病变(BSRC)、眼拟组织胞浆菌病(POHS)、类肉瘤病性葡萄膜炎、眼弓形虫病、急性视网膜色素上皮炎(ARPE)、Lyme 病所致的葡萄膜炎、Vogt-小柳原田病等相鉴别。主要鉴别要点有发病年龄、自觉症状、视力下降程度、病变发生部位、深度以及病变消退后的视网膜改变、有否伴发前房和玻璃体炎症、常见并发症和视力预后等。

(1)MCP：PIC 和 MCP 均为视网膜色素上皮层及内层脉络膜水平的炎症病变，都具有如凿除状萎缩灶的类似改变，临床上较难鉴别，其主要不同在于 PIC 病变较为深在，多有穿凿性病变，病灶小于 MCP；而 MCP 多出现视网膜下纤维化，散在于后极部和赤道部，很快形成纤维增生，并多伴有前葡萄膜炎及玻璃体炎，视力预后较差。

(2)APMPPE：好发于青壮年，无性别差异，多为双眼急性发病，视力突然减退，眼底后极部和黄斑区视网膜下有散在的奶油色或黄白色、灰白色不规则形病灶，边界模糊形如鳞片状，1/2～1/3 PD 大小，视力预后多较好，很少再次复发。FFA 示病灶早期无荧光或弱荧光，晚期强荧光。

(3)MEWDS：好发于青壮年女性，发病前多有感冒症状，多为单眼发病，视力突然减退，眼底可见多发散在小白点，位于 RPE 层，黄斑部多有白色或浅橘色特殊细小颗粒，比眼底其他部位的白点更小，均匀一致，视力很快恢复后，白点和黄斑部颗粒均消失。FFA 示病灶早期强荧光，晚期着染。

(4)BSRC：多见于白种人女性，中老年居多，双眼受累，伴玻璃体混浊，眼底后极部可见圆形多发奶油样脱色素斑，小于 1/4 PD，位于视网膜外层。FFA 示病灶早期无荧光或弱荧光。晚期轻度弥漫性强荧光。

(5)ARPE：多见于中青年女性，双眼急性发病，眼底黄斑部或后极部密布褐色与淡黄色相杂的弥漫性斑点。FFA 示葡萄串样典型改变。

(6)POHS：多见于青壮年，无性别差异，视网膜周边部及后极部可见圆形或椭圆形，边缘不规整的黄色视网膜脉络膜萎缩斑，其中心部有色素团。

【治疗原则】

不伴 CNV 的大多数 PIC 患者视力预后通常较好，不需治疗，但对于出现大量黄斑区点状病变，特别是伴有浆液性视网膜脱离、CNV 者，则应给予治疗。

【治疗方案】

目前尚无标准的 PIC 治疗方案，口服糖皮质激素类药物、眼内注射曲安奈德和(或)抗血管内皮生长因子药物、光动力疗法等可减少 PIC 相关 CNV 的渗出。

1. 糖皮质激素　一般选用泼尼松口服，剂量为 0.5～1mg/(kg·d)。

2. 视网膜下新生血管　对于视网膜下新生血管膜，目前有 3 种治疗方法：①用泼尼松口服治疗，可延缓视网膜下新生血管膜的生长，甚至在一些患者可使其消退，所以此种治疗对于黄斑区的视网膜下新生血管膜尤为适用；②激光光凝治疗，主要用于黄斑中心凹无血管区 200μm 以外的新生血管，临床发现此种治疗可以使新生血管膜消退；③黄斑下新生血管膜，可用抗-VEGF 药物进行玻璃体内注射治疗。

3. 后续治疗　最常见的并发症是脉络膜新生血管膜形成，是引起患者视力严重下降的主要原因。此种新生血管膜位于视网膜色素上皮之前的神经视网膜下(被称为Ⅱ型膜)，可用抗-VEGF 药物治疗。其他的并发症为浆液性视网膜脱离，发生于活动性病变处，可于数周内消退。

4. 其他　见黄斑下脉络膜新生血管及其有关章节。

【预后】

此病一般为自限性疾病，很少复发，大多数患者视力预后良好，达 0.5 以上。大约

20%的患者最终形成严重视功能损害，最终视力<0.1，主要原因是产生了中心凹下CNV和视网膜下纤维化。CNV发生在发病6个月内，也可以在数年后发生。

（王秀英）

第四节　黄斑部病变

一、中心性浆液性脉络膜视网膜病变

中心性浆液性脉络膜视网膜病变（central serous chorioretinopathy，CSC）简称“中浆”。是一种由于视网膜色素上皮（RPE）屏障功能异常，形成黄斑部视网膜神经上皮浆液性脱离为特征的眼底疾病。病程自限，复发率为10%～57%。

【病史询问要点】

1. 发病年龄　25－50岁，高峰在40岁左右（20－45岁）。

2. 发病特点　男性青壮年多见，男：女为（5～10）：1，90%以上单眼发病，左右眼无明显差别；病程3～6个月（自限病程），易复发，多次反复后致不可逆视力损害。

3. 发病程度　视力减退，注意询问视力下降程度，有无中心暗点，视物变小、变形等。

4. 发病诱因　有无感冒，精神紧张，过度疲劳，过敏，烟酒嗜好，性激素代谢异常等。

5. 伴随症状　景色变暗，视野中央盘状阴影，暂时性远视。

【体格检查要点】

1. 视力障碍　中心视力下降，一般不低于0.5，很少低于0.2。

2. Amsler表（围棋格式中心视野检查）　在距离20cm处可检测出20°范围的中心视网膜，可检查出变色暗影区，直线变弯，或方格变小。

3. 眼底

（1）早期：黄斑部及其附近有一个（偶有2～3个）圆形或类圆形境界清楚，1～3PD大小，神经上皮层浅脱离区，微隆起，周缘反射光凌乱，中心凹反光消失；晚期视网膜色素上皮广泛色素改变，可出现大小不等的视网膜色素上皮萎缩区，严重者可伴有周边部渗出性视网膜脱离；部分病例可在神经上皮层浅脱离区下方看到数个色素上皮层脱离，为1/4～1/3PD大小。

（2）中期：1个月左右，神经上皮层下浆液性渗出如未吸收，可见神经上皮层下多量黄点状沉着物。

（3）晚期：积液吸收，视功能恢复，黄斑部色素紊乱或遗留细小色素斑点。复发病例初期即可看到色素改变。

4. 屈光检查　可出现暂时性远视，0.5～2.5D。

【门诊资料分析】

1. 视功能　病变位于黄斑部，中心视力下降，色觉改变，对光刺激不能耐受。

2. 视野　中央相对性暗点，光度低的背景光暗点较大（比较性中心暗点）。

3. 眼底血管造影

(1)FFA：荧光渗漏，早期动脉期可见范围不大，境界较清楚，圆或类圆形色素上皮层下囊样荧光，静脉期荧光素进入神经上皮层下呈喷射状（早期）或墨渍状（晚期）；积液消失后，FFA不能见到渗漏，但透见荧光，提示色素上皮损害。

(2)ICGA：脉络膜毛细血管的异常灌注（高灌注和充盈迟缓），提示可能的原发部位在脉络膜毛细血管，视网膜色素上皮细胞和视网膜改变可能为继发。形态如下：①强荧光区域与血管充盈迟缓或局部静脉扩张病灶相关联。早期为脉络膜血管通透性和渗透性高，如黄斑区、视盘周围以及血管拱桥之后等处呈强荧光，中期增强，晚期则退去。②窗样缺损的ICGA早期大片RPE萎缩灶呈强荧光，到晚期减弱。③部分伴有RPE层脱离的脉络膜改变。④部分有脉络膜新生血管生成，并且强荧光从中期到晚期都有增强。

【继续检查项目】

1. 光学相干断层成像(OCT)　黄斑中心凹曲线消失，视网膜神经上皮层增厚，层间组织分离其下可见液性低反射信号区域，神经上皮层脱离伴色素上皮层脱离。由于OCT轴向分辨力高且视网膜组织与浆液的光学反射差异显著，对发现小的神经上皮脱离很敏感，并有效地进行定量分析，可随访观察视网膜下液的增减。如与FFA结合，既能清晰观察到RPE层渗漏情况，又能精确反映神经上皮的层间分离情况，达到更加准确而有效的指导该病治疗的目的。

2. 眼底自发荧光(FAF)　CSC者形态如下：①黄斑区盘状的弱FAF；②黄斑区弱FAF中包含弥漫性强FAF；③黄斑区弱FAF中包含较多点状强FAF；④黄斑盘状脱离区边缘强FAF环；⑤弱FAF和斑点状强FAF相连的复合病灶；⑥后极部局部性密集强FAF和低FAF；⑦黄斑区弱FAF中散在点片状低或强FAF。正常者FAF：中心凹周围荧光较弱，视盘和血管为暗区。靠近中心凹的FAF减弱，血管弓区域亮度增强，向周边逐渐减弱。

3. 水负荷试验　部分病例检眼镜下可见神经上皮层浆液性脱离，但眼底荧光血管造影未能发现渗漏，对这种病例在造影前给予大量饮水或静脉注射等渗溶液，以提高荧光素渗漏的阳性率。

【诊断】

青年男性，单眼发病，视力下降，视物变形、变小；中央相对性暗点；检眼镜下黄斑部视网膜神经上皮层浅脱离；荧光血管造影动脉期荧光渗漏，晚期扩大呈墨渍状或喷射状，即可诊断。

【鉴别诊断】

1. 中心性渗出性脉络膜视网膜炎　男女无明显差异，视力减退明显，常低于0.2，黄斑区黄色渗出斑伴出血，荧光血管造影见视网膜下新生血管，渗漏在动脉前期或动脉早期，而CSC的渗漏出现在静脉期后。

2. 视网膜脱离　尤其下方视网膜脱离合并黄斑部受累时，易误认为本病，须散瞳检查周边部眼底，除黄斑部有神经上皮层浅脱离，其下方有放射状皱褶，周边部可发现有视网膜脱离即可鉴别。

3. *中间葡萄膜炎*　炎症的病理产物的毒性反应向后侵及黄斑部，引起黄斑部水肿，产生视物变小、变形等与中浆类似的症状。但是不同点为有葡萄膜炎的表现：前玻璃体内有尘状混浊，可出现角膜后沉着物，晶状体后囊后可见炎症渗出物呈锅巴样，三面镜锯齿缘附近可以发现炎性渗出，并可见出血和视网膜白鞘等。

4. *脉络膜肿物*　散瞳检查可以发现；另外，间接检眼镜检查容易看出肿物；行荧光血管造影检查有助于鉴别。

5. *黄斑囊样水肿*　典型病变在黄斑部出现蜂窝状表现；黄斑弥漫水肿型需行荧光血管造影检查可鉴别。

【治疗原则】

CSC的治疗方法目前有多种，对于病灶在黄斑中心凹 250μm 范围外者可首选激光治疗，对于 250μm 范围内者，可以采用 IMP、PDT、TTT 等新型的治疗方法，以及药物治疗等。关于各种治疗方法时机及规范等问题，还需进一步的研究。理想的 CSC 治疗方案应是在保证治疗安全的前提下能尽快提高患者视力、缩短病程以及降低复发率。

【治疗方案】

1. *激光光凝术(LP)*　是目前治疗 CSC 患者渗漏点位于黄斑中心凹 250μm 以上的最有效、安全、并发症少的方法。视网膜下积液可于光凝后 2～6 周消退，视力也可短时间内恢复。然而 LP 仅利用激光热效应封闭 RPE 上的渗漏处，却无法降低异常脉络膜血管的血流。且会对病灶邻近组织造成非选择性凝固坏死从而形成一些诸如长期的中心暗点、对比敏感度下降、继发性脉络膜新生血管(choroidal neovascularization，CNV)等不良反应，另外中心凹下和旁中心凹区域的渗透点不能用此方法，因此就限制了此方法的应用。

2. *光动力疗法(PDT)*　减少脉络膜血流，不损伤视网膜神经上皮层，能极大限度地保存患者的视功能，目前用于不能行 LP 治疗的 CSC。PDT 改变治疗参数如减半光敏剂用量，短期治疗效果满意。但是其远期治疗效果和不良反应，还有待于进一步研究。

3. *经瞳孔温热疗法(TTT)*　TTT 治疗后脉络膜毛细血管的闭塞导致血流减慢，从而渗漏减少，其机制与 PDT 治疗相似。为了减少 TTT 可能带来的副作用，学者们致力寻找 TTT 灼伤的域下能量，通过缩短病程来提高患者视力。有学者认为目前 TTT 可以作为 PDT 治疗 CSC 的一个备选方法。因为 TTT 更低的成本-效益比导致其成为发展中国家中心凹下和旁中心凹渗漏的患者更愿意接受的方法。

4. *吲哚青绿介导的光栓疗法(indocyanine green—medicated photothrombosis，IMP)*　是一种新型的激光治疗形式，它结合了 PDT 与 TTT 两种治疗方法的优点。具体操作是静脉注射 ICG 作为光敏剂，然后用 810nm 的半导体激光，低能量连续照射病变区，进行 ICG 光活化。它可选择性的阻塞病变血管，而对邻近的组织不产生或产生轻微损害。常见的并发症通常是能量过大造成照射区域视网膜瘢痕形成，色素上皮灼伤以及毛细血管闭塞，也可产生严重的脉络膜缺血并发症。IMP治疗慢性CSC的短期疗效比较好，安全性高，而治疗费用远低于PDT。但目前尚缺乏多中心，随机对照的长期的临床研究证实其可靠性。

5. 药物治疗

(1)减少毛细血管通透性的药物：维生素C、维生素E、路丁等。

(2)支持疗法：能量及神经营养药物如ATP、辅酶A、B族维生素等。

(3)禁用肾上腺皮质激素，因为可以诱发本病或使神经上皮层下浆液渗出加剧。可能的机制为激素使色素上皮细胞间封闭小带松解所致。

(4)中医中药：早期黄斑水肿，可用五苓散或根据病情辨证施治。

6. 病因治疗　积极寻找病因并进行针对性治疗，治疗感染病灶用抗生素。

7. 注意休息　避免过度疲劳和一切可能引起脉络膜毛细血管病变的因素，有利于本病的治疗和防止复发。

【住院小结】

1. 疗效　本病为复发性、自限性疾病。一般在3～6个月多能自愈，恢复后视力可以完全正常。其中，60%～80%在3个月内自愈，不到20%超过6个月自愈。少数(约5%)CSC患者病程迁延或反复发作，造成黄斑区色素上皮失代偿，表现为色素上皮萎缩，黄斑囊样水肿及神经上皮浆液性脱离。

2. 出院医嘱

(1)定期随访。包括视力、眼底、眼底血管造影、OCT等。

(2)复发者根据病情选择治疗方法。

(3)避免过劳和精神紧张，吸烟、感冒等。

(石　英　朱承华)

二、中心性渗出性脉络膜视网膜病变

中心性渗出性脉络膜视网膜病变(central exudative chorioretinitis，CEC)是以黄斑部出现孤立脉络膜视网膜渗出灶，伴有视网膜下新生血管和出血，最终导致瘢痕形成为特征的一种疾病。该病简称“中渗”，本质上是一种肉芽肿性炎症。1939年首先由Riger报道，故也称Riger型中心性渗出性脉络膜视网膜炎。病理特点为，原发于脉络膜的新生血管通过被炎症损害的Bruch氏膜及视网膜色素上皮侵入神经上皮层下，引起渗出、出血、机化，发生浆液性和(或)出血性色素上皮和(或)神经上皮脱离，最终永久损害中心视力。

【病史询问要点】

1. 发病年龄　20—50岁青壮年，以32—38岁高发。

2. 发病特点　多单眼发病，性别无明显差别。

3. 发病程度　询问视力下降的程度；有无视物变形或小视；视野中有无中心暗点。

4. 诱因　感染性疾病如中耳炎、牙周炎、慢性支气管炎等，及弓形虫病、Lyme病、结核、梅毒、组织胞浆菌病，还有少数患者病因不明。

5. 伴随症状　有全身疾病者则伴有全身其他疾病相应症状。

【体格检查要点】

1. 视力　一般急剧下降，不同程度的视力损害以中央凹是否受累及受累程度而异，多为数指/眼前至0.2不等。

2. 眼前段　一般正常。

3. 眼底　病程分为三期。

(1)活动期：即急性期，黄斑部中央或其附近有孤立存在的灰白色或灰黄色圆形渗出性病灶，大小为1/4～1PD，微微隆起，境界不清。渗出病灶周围有锯齿形的环状出血。此期视力波动大，可持续数月至2年。

(2)恢复期：视网膜水肿减退，渗出病灶境界较活动期清晰，出血消失，出现色素脱失及增生。此期视力较稳定。

(3)瘢痕期：病灶处视网膜水肿消退，病灶呈境界清楚的灰白色斑。此期视力已有不可逆损害，多由于病情间歇性发作所致。

【门诊资料分析】

1. 眼底血管造影　对诊断具有重要意义，也是筛选适合光凝治疗患者的唯一办法，以便早期采取治疗措施，延缓中心视力的丧失。

(1)FFA：灰白色渗出性病灶内动脉期可见新生血管轮廓，与脉络膜同时充盈，系脉络膜新生血管，呈圆形、颗粒状、花边状、绒毛状等，相互融合，向周围渗漏，逐步形成与渗出灶相应的荧光灶，外围出血处有荧光遮蔽。FFA能清晰显示动态的脉络膜、视网膜循环及毛细血管的细微改变，有助于发现早期的CNV，可定位其位置和大小，反映疾病的范围和程度。

1)活动期：灰白色渗出性病灶内动脉期显荧光，并扩大呈强荧光斑，晚期不退，提示视网膜新生血管形成，出血处荧光遮蔽。

2)恢复期：动脉期出现与灰白色病灶及其周围脱色素区大小一致的荧光，渐增强扩大。

3)瘢痕期：动脉期可见与瘢痕一致的荧光斑，无渗漏，周围色素增生处有荧光遮蔽，色素脱失处可透见荧光。

(2)ICGA：ICGA结合FFA可提高对脉络膜新生血管的诊断率。对怀疑病变区有脉络膜新生血管，而FFA又辨别不清的情况下可通过ICGA来显现，以便及早发现病变(脉络膜新生血管)，明确诊断，指导治疗。

2. 视野　出现与病变部位相应的绝对或相对性中心暗点。

3. 实验室检查　外周血常规检查以及C反应蛋白、红细胞沉降率检查了解机体感染情况；高稀释度结核菌素纯蛋白衍生物(PPD)试验，X线摄片观察有无结核和其他病灶；弓形虫(T)、其他(O)、风疹病毒(R)、巨细胞病毒(C)、单纯疱疹病毒(H)检测(TORCH检测)；梅毒检测时首先应用快速血浆反应素试验进行初筛，对于结果阳性者采用梅毒螺旋体血球凝集试验确诊。

【继续检查项目】

1. OCT　可见中心凹下新生血管膜形成的团块样中高反射信号，如合并出血则出现低强度反射信号。OCT是一种非接触、非损伤性的视网膜断层扫描技术,可以定量分析CNV的形态、大小及具体位置。有助于CEC的诊断、随访和鉴别诊断。

2. 其他　请相关科室会诊协同寻找病因以及指导治疗。

【诊断】

1. 患者多为青壮年,单眼发病。

2. 特征性眼底改变:活动期黄斑部有灰白色渗出病灶,圆形,渗出病灶周围有出血;恢复期有境界较清灰白色病灶,出血吸收,出现色素紊乱;瘢痕期渗出病灶瘢痕化,成为境界清楚的灰白色斑块。

3. 眼底荧光血管造影:活动期:动脉期可见渗出病灶内显荧光,并扩大增强成强荧光斑,晚期持续不退,脉络膜新生血管存在;恢复期:动脉期病灶内显荧光,周围脱色素区透见荧光;瘢痕期:动脉期出现与瘢痕一致的荧光斑,不扩大。

4. OCT:通过眼底血管造影还不能直观地做出早期诊断和鉴别其他眼底疾病时,可以进一步做OCT检查。

【鉴别诊断】

1. 年龄相关性黄斑变性　年龄一般大于50岁,双眼发病,可一先一后。眼底检查所见黄斑部病灶较中渗大,常在2～3PD以上。双眼可见玻璃膜疣、黄斑色素紊乱等老年性眼底改变,眼底荧光血管造影可见窗样缺损,较大的视网膜下新生血管膜。

2. 中心性浆液性脉络膜视网膜病变　视力下降不显著;眼底为视网膜神经上皮脱离而无灰黄色渗出灶、出血和新生血管;荧光血管造影可见喷射状或墨渍样渗漏;预后好,自限可自愈。

【治疗原则】

1. 寻找病因,对因治疗。

2. 原因不明者,可用抗生素、止血药、皮质类固醇和支持疗法。

3. 玻璃体腔注射抗血管内皮生长因子(VEGF)药物或糖皮质激素。

4. 视网膜激光光凝治疗:中心凹200μm以外病变,可行视网膜激光光凝治疗;中心凹下或中心凹旁病变可行光动力学治疗(PDT)或经瞳孔温热激光治疗(TTT)。

【治疗方案】

1. 非手术治疗

(1)病因治疗

1)实验室检查发现有活动性结核病灶、TORCH检测IgM抗体呈阳性、梅毒初筛及确认试验均阳性者,确定为有活动性感染,归为感染性疾病给予相应治疗。其中,抗结核治疗方案为联合内科给予口服异烟肼0.30～0.40 g,每日1次、利福平0.45～0.60 g,每日1次,吡嗪酰胺1.50～2.00 g,每日分3次口服。2个月强化治疗后,再继续给予异烟肼,利福平4～10个月巩固治疗,总疗程半年至1年。治疗期间注意保肝、补充维生素及锌剂,每1个月定期复查血常规及肝功能。

2)对于PPD试验呈阳性或强阳性,但未发现活动结核病灶者、TORCH检测IgG抗体呈阳性者均视为有潜在和既往感染,分别给予抗结核试验性治疗和针对CNV非特异性治疗。

3)未查出危险因素的病例,亦可给予进行适当的非特异性抗炎。

4)合并葡萄膜炎者可试用肾上腺皮质激素。

(2)慎用激光,注意剂量,眼底血管造影脉络膜新生血管定位清楚,中心凹 200μm 以外的脉络膜新生血管膜,做中心视野有绝对性暗点者可行激光光凝。激光不宜过量,过量可使脉络膜新生血管增生,正确适时选择光凝可改善预后,减少并发症。

(3)光动力疗法(PDT)和经瞳孔温热疗法(TTT):中心凹下或中心凹旁病变可行 PDT 或 TTT,详见有关章节。

(4)玻璃体腔注射抗 VEGF 药物:详见有关章节。

2. *手术治疗* 玻璃体视网膜下新生血管膜取出术,适合于中心凹下或中心凹旁的视网膜下新生血管膜,详见有关章节。

【住院小结】

1. *疗效* 寻找到病因后,对抗炎治疗有效者视力预后好。
2. *后续治疗* 中药方剂辅助治疗。
3. *出院医嘱*

(1)继续口服药物维持治疗。

(2)定期随访,包括视力、眼底(眼底血管造影)、OCT 等。

(3)病因不明显者继续寻找病因。

(石 英 朱承华)

三、年龄相关性黄斑变性

年龄相关性黄斑变性(age-related macular degeneration,AMD)亦称老年性黄斑变性,其共同特点是黄斑部视网膜及其下的营养结构视网膜色素上皮(RPE)和脉络膜发生病变。临床上本病以玻璃膜疣形成、RPE 层异常、RPE 和脉络膜毛细血管地图样萎缩、新生血管性黄斑病变为特征,其发病与年龄、种族和家族史等有关。根据临床表现不同可分为干性(萎缩型、非新生血管型)和湿性(渗出型、新生血管型)两型,后者占 20%,前者 10%～20%可转变为后者。本病自然病程预后较差,2 年后 AMD 患者中 58%视力下降到 0.05 以下,23%下降到 0.025 以下。AMD 是一种随年龄增长而发病率上升并导致中心视力下降的疾病,现已成为 50 岁以上老年人致盲的主要原因。据 WHO 报道,全球约有 3000 万 AMD 患者,每年约有 50 万人因此失明。

(一)萎缩型(干性)

【病史询问要点】

1. *发病年龄* 多为 50 岁以上,70 岁以上发病率有明显增高趋势。
2. *发病程度* 视力下降缓慢,有时可无自觉症状,往往在体检时发现。
3. *眼别* 多双眼同时发病。

【体格检查要点】

1. *视力* 早期常无任何症状,少数病人有视物模糊、视物变形或阅读困难。

2. 眼底　主要为脉络膜毛细血管萎缩、玻璃膜增厚和视网膜色素上皮萎缩等所致的黄斑区萎缩变性。黄斑区散在视网膜下黄白色大小不等的干性玻璃膜疣，边界清楚，周围有色素环绕，或有边界清楚的微隆起的黄白色的色素上皮脱离，以后逐渐吸收，黄斑区呈现色素和脱色素地图状萎缩（geographic atrophy，GA）。

【辅助检查项目】

1. Amsler 表　是最简便的早期诊断方法，即使在视力和检眼镜检查正常时，Amsler 表也可显示异常如视野缺损，可辅助检查出中心或旁中心暗点。

2. 荧光血管造影　玻璃膜疣（drusen）及色素脱失时早期显示窗样缺损强荧光。少数造影后期仍可见到荧光斑点，为玻璃膜疣着染所致。脉络膜毛细血管萎缩，闭塞处呈弱荧光。

3. OCT　是检测 AMD 疾病发生发展的一种重要方法，有助于观察黄斑形态的变化。干性 AMD 图像特征表现为：①玻璃膜疣：RPE 层光带局限增强隆起（硬性玻璃膜疣）或 RPE 层光带高度隆起，下方呈中等密度反射光带，RPE/脉络膜毛细血管层光带可见。②萎缩性改变：脉络膜萎缩，视网膜变薄，RPE 层增厚或局部 RPE 层光带断裂、消失，中心凹形态不明显，脉络膜毛细血管层光带可见，瘢痕形成后呈红色反射光带为主的强反射。

4. 对比敏感度检查　比视力检查更能完善地反映视觉功能。视力正常的 AMD 患眼会发生中频区对比敏感度异常。视力轻度受损时则易出现中高频区对比敏感度异常，且以高频区更为明显。但要注意年龄与对比敏感度的关系。

5. 色觉检查　可提供比视力检查更为敏感的视功能监测指标，尤其视力变化不易觉察或疾病的早期阶段或视力下降缓慢难以正确估计时，色觉检查有助于早期诊断和观察病情进展。早期 AMD 主要表现为蓝色觉异常。

【诊断】

1. 早期双眼视力正常，眼底仅散在干性玻璃膜疣，后期呈现色素增殖和脱色素地图状萎缩。

2. Amsler 表定期检测发现异常。

3. 荧光血管造影鉴别是否为干性或湿性。

4. OCT 特征表现。

【临床分期】

1. 早期（萎缩期）　①中心视力轻度损害，中心视野可检出中心比较性暗点。Amsler 方格表检查常为阳性。②检眼镜下见黄斑区色素脱失及增殖，中心反射不清或消失。③荧光眼底造影可见黄斑区有透见荧光或弱荧光。无荧光素渗漏。

2. 晚期（萎缩期）　①中心视力严重减退，有绝对性中心暗点。多为散在玻璃膜疣。②眼底病变加重。可有金箔样外观、地图状色素上皮萎缩、囊样变性或板层样破孔。③荧光眼底造影可见 RPE 萎缩所致的窗样缺损。随着时间的推移，RPE 萎缩区内出现脉络膜毛细血管萎缩、闭塞，荧光造影可见此处呈现弱荧光区，其中有残余的粗大脉络膜血管。

【鉴别诊断】

1. 周围玻璃膜疣　玻璃膜疣位于黄斑外而不在黄斑内。

2. 病理性近视眼底　不仅黄斑区有萎缩性变性，视盘周围也有典型高度近视改变。

3. 中心性浆液性脉络膜视网膜病变　中心凹旁浆液性视网膜隆起、色素上皮脱离和斑点状色素上皮萎缩，无玻璃膜疣，患者年龄常小于50岁。

4. 遗传性黄斑变性　患者的年龄常小于50岁，无玻璃膜疣，有家族史。

5. 中毒性视网膜病变　如氯喹中毒，可见“牛眼样黄斑病变”即黄斑部斑点状脱色素，病变边缘则色素沉着。

【治疗计划】

1. 治疗原则　无特效药物治疗，可进行一些支持疗法。

2. 支持疗法　补充维生素和矿物质（如锌、铜）、叶黄素、胡萝卜素、玉米黄素、长链（多聚）不饱和脂肪酸等。但是缺乏长期应用安全性研究尤其矿物质补充方面。

3. 药物治疗　有关AMD的新的研究正在进行。

(1)通过抗氧化剂减少自由基：有研究证实应用抗氧化剂可使5年内晚期AMD进展的风险降低25%，中度AMD进展风险降低19%。AREDS（the Age-Related Eye Disease Study）研究显示，联合应用高剂量抗氧化剂、锌和维生素，即维生素C 500 mg，维生素E 400 U（商品单位），β胡萝卜素15 mg（相当于维生素A 25 000 U），氧化锌含锌80 mg，氧化铜含铜2 mg，可以减少并延缓早期AMD发展为进展期AMD。但该组合不能防止干性AMD的形成和发展。

(2)预防光感受器和RPE丢失：用于干性AMD的神经保护剂主要包括睫状神经营养因子、酒石酸溴莫尼丁以及坦度螺铜，研究表明这些药物可使光感受器和RPE避免严重的光氧化应激损伤。

(3)抑制炎症反应：大量研究表明补体途径在AMD的发病中起着重要作用，所以抗炎药物的应用可延缓干性AMD的进展。

4. 低视力矫正

5. 干细胞和基因治疗　尚处于实验阶段。

6. 预防　无有效预防措施。吸烟是AMD肯定的危险因素，应避免。

（二）渗出型（湿性）

【病史询问要点】

1. 发病年龄　多为50岁以上，70岁以上发病率有明显增高趋势。

2. 发病程度　多双眼先后发病，视力下降较急而显著，视物变形明显，中心或周边视野出现暗点。

3. 视力丧失的危险因素　是否高龄，有无远视，有无家族史，有无一眼已发生湿性AMD，有无高血压史，有无吸烟史、心血管病和糖尿病等。

【体格检查要点】

1. 视力　早期主诉为视物模糊、视物变形。部分患者自觉中心视力明显下降。当视网膜下或视网膜前有大量出血时，视力可急剧下降。

2. 眼底　主要为玻璃膜破坏、脉络膜血管侵入视网膜下构成的新生血管，发生在黄斑区 RPE 下和（或）神经上皮下和（或）出血性的盘状脱离，最终导致黄斑区机化瘢痕。

早期黄斑区见黄白色大小不等玻璃膜疣，或色素上皮浆液性或出血性脱离，随着病程发展玻璃膜疣数目增多、变大且融合，色素上皮脱离逐渐吸收，视网膜下或脉络膜新生血管形成，引起一系列渗出、出血及瘢痕形成。黄斑下脉络膜新生血管膜，典型表现为黄斑区中心凹或中心凹旁，有一不规则的类圆形病灶，呈灰白色或黄白色，位于神经上皮下。出血可位于视网膜色素上皮下、神经上皮下和神经上皮内，呈斑点状或片块状，位于灰白色病灶表面或围绕其周围。视网膜浅层出血较鲜红，深层者色暗紫；位于视网膜色素上皮下的出血更暗，可呈青灰色隆起。视网膜下出血多而急，可突破视网膜内界膜进入玻璃体内，使眼底不清。由于渗出和出血反复发作，病程长者黄斑病变瘢痕化，可呈不规则或类圆形黄色瘢痕。

【门诊资料分析】

1. Amsler 表　检查阳性。

2. 视野检查　5°～10°中心相对性暗点。

3. 眼底血管造影

(1)FFA：根据 FFA 表现，可将 CNV 分为经典型和隐匿型两大类，而其中隐匿性 CNV 是湿性 AMD 的最常见表现。典型视网膜下新生血管，呈颗粒状、车轮状或斑片状血管形态。造影中新生血管迅速渗漏荧光素，并相互融合，使边缘模糊不清。晚期背景荧光消退后，病变处仍呈现相对强荧光。新生血管膜，44%位于中心凹，29%位于旁中心凹，27%位于距拱环 200μm 以外。有的患眼视网膜下新生血管无明显边界，造影早期不显荧光，称为隐匿性新生血管。

(2)ICGA：确定隐匿性 CNV 的部位、边界、范围及其滋养血管；区别息肉状脉络膜血管病变（PCV）和渗出型 AMD。

4. 光学相关 OCT 检查　OCT 是诊断湿性 AMD 时对 FFA 和 ICGA 的很好补充，可显示 CNV 位置、分布和大小和由变性引起的其他变化。形态学如下：①RPE 局限性缺损或梭形增厚。若同时存在视网膜下液或视网膜水肿则有助于鉴别诊断。②隐匿性 CNV，RPE 局限隆起，其下方有一代表纤维血管增生的低反向散射区。③由于 RPE 的改变，光波穿透增强，因而脉络膜反射性增强，同时相应部位的视网膜多有囊样改变。

【诊断】

见表 8-3。

1. 年龄 45 岁以上。

2. 视力近期显著下降伴视物变形。

3. 黄斑区视网膜下新生血管膜。

4. 浆液性/出血性色素上皮或神经视网膜脱离。

5. 眼底见玻璃膜疣或萎缩性黄斑变性。

表 8-3 AMD 临床诊断标准

	萎缩型(干性)	渗出型(湿性)
年龄	多为45岁以上	多为45岁以上
眼别	双眼发生	双眼先后发生
视力	下降缓慢	下降较急
眼底表现	早期:黄斑区色素脱失和增殖,中心反射不清或消失,多为散在玻璃膜疣	早期:黄斑区色素脱失和增殖,中心反射不清或消失,玻璃膜疣常有融合
	晚期:病变加重,可有金箔样外观,地图状色素上皮萎缩,囊样变性或板层性裂孔	中期:黄斑出现浆液性和(或)出血性盘状脱离,重者视网膜下血肿,视网膜内出血,玻璃体积血 晚期:瘢痕形成
眼底荧光血管造影	黄斑区有透见荧光或弱荧光,无荧光素渗漏	黄斑区有视网膜下新生血管,荧光素渗漏,出血病例有遮蔽荧光

注:1. 有早期眼底改变但视力正常者,为可疑患者,应定期观察。

2. 注意病史,排除其他黄斑病变。

3. 视力下降者应排除屈光不正和屈光间质混浊。

【临床类型】

1. Gass依据荧光造影和组织学检查分期　圆盘前期:Drusen和视力下降;发展期:渗出、出血、新生血管膜和修复。

2. 依据激光治疗分期　非渗出期;浆液性脱离期;浆液性色素上皮和视网膜脱离期;渗出/出血视网膜色素上皮脱离并发或不并发视网膜下出血性脱离期;瘢痕期。

3. 临床分期

(1)早期(渗出前期):中心视力明显下降,Amsler方格表阳性,与病灶相应处中心暗点;检眼镜下黄斑区色素脱失和增殖,中心反射不清或消失,玻璃膜疣常有融合;荧光眼底血管造影表现为玻璃膜疣及色素脱失处早期显荧光,其增强、减弱、消退与背景荧光同步(窗样缺损)。造影后期玻璃膜疣可着色也呈现强荧光。与ICGV同时应用可使隐匿的CNV检出率从30%上升到37%。

(2)中期(渗出期):视力急剧下降;检眼底镜下见黄斑区出现浆液性和(或)出血性盘状脱离。重者视网膜下血肿、视网膜下出血及玻璃体积血;荧光眼底血管造影可见黄斑区有视网膜下新生血管,荧光素渗漏,视网膜出血病例有遮蔽荧光。与ICGV同时应用可使边界清楚和边界模糊的CNV检出率从50%和20%上升到60%和23%。

(3)晚期(结瘢期):渗出和出血逐渐吸收并为瘢痕组织所替代。视力进一步损害;检眼镜下可见瘢痕形成,在斑块表面及其边缘往往可见出血斑及色素斑;荧光血管造影表现为浅色的瘢痕呈现假荧光,色素增殖处荧光被遮蔽。如瘢痕边缘或瘢痕间有新生血管，则有逐渐扩大的大片强荧光。部分患眼(16%)在原来瘢痕的边缘上又出现新的新生血管，再经历渗出、出血、吸收、结瘢的过程，使原来的瘢痕进一步扩大。

【鉴别诊断】

1. 任何疾病所致的视网膜下新生血管膜及其盘状瘢痕　如中心性渗出性脉络膜视网膜病变、高度近视、眼底血管样条纹、外伤性脉络膜破裂、弓形虫病、拟组织胞浆菌病等。中渗好发于青壮年，常为单眼发病，病灶多小于1PD，对抗炎治疗反应好。高度近视常有视盘周围及黄斑萎缩病变。血管样条纹有特征性的双眼对称的、位于视网膜血管下，环绕视盘呈放射状走向的暗红色、深棕色或灰黑色粗细不等的不规则条纹；外伤性脉络膜破裂有向心性扇形或弧形脉络膜萎缩。

2. 脉络膜恶性黑色素瘤　在出血量大，范围广时，易误诊为脉络膜黑色素瘤。黑色素瘤早期因肿瘤遮挡亦为弱荧光，后期因瘤体血管的存在，迅速呈现斑驳状强荧光并有渗漏。

【治疗计划】

参见黄斑下脉络膜新生血管部分。

（杨　晋　卢　奕　朱承华）

四、视网膜血管瘤样增生

视网膜血管瘤样增生(retinal angiomatous proliferation，RAP)是湿性年龄相关性黄斑变性(wet age-related macular degeneration，wAMD)隐匿型新生血管的另一种病变形式，起源于黄斑旁视网膜深层毛细血管层，以多发性小灶状视网膜内出血、视网膜色素上皮脱离(pigment epithelial detachment，PED)、视网膜-脉络膜血管吻合(retinal-choroidal anastomosis，RCA)为特点，对视力损害严重。

【病史询问要点】

1. 发病年龄　平均年龄在80岁以上，RAP常发生于白种人，亚洲人中并不常见，男女患者比例小于1∶2。

2. 发病程度　常双眼先后发病。

3. 发病诱因　Bruch膜内的沉积物以及脉络膜毛细血管的减少可使组织缺氧，形成了一个向代谢活跃的黄斑无血管区外层视网膜提供营养的屏障，局部形成相对缺血缺氧的状态，可导致血管生成因子如血管内皮细胞生长因子等释放促进新生血管形成，这就是RAP的可能发生机制，因此，能引起视网膜缺氧和代谢紊乱的因素都可以是RAP的诱因。

4. 发病症状　视力下降、眼前黑影、中心暗点及视物变形等。

【体格检查要点】

1. 不同程度的视力障碍　患者多诉有视物模糊，视力轻度或中度下降、中心暗点及视物变形，严重者视力急剧下降。

2. 眼底改变　与经典型脉络膜新生血管(choroidal neovascularisation，CNV)、隐匿型CNV以及PCV的视网膜间隙、视网膜下以及脉络膜间隙大片出血不同，RAP早期出现小范围、多灶性视网膜内出血，出血的部位往往提示 RAP 的中心，周围可伴有视网膜水肿及黄斑囊样水肿；随着新生血管轴性向前后发展，可出现视网膜前出血、视网膜下新生血管以及 CNV 形成。

【继续检查项目】

1. 眼底荧光血管造影(FFA)　FFA 是经典型 CNV 的必须检查手段，但它并不能清楚显示隐匿型 CNV，尤其对 RAP，FFA 只能有助于发现视网膜内异常，而对其进行诊断、评估和分期价值有限。因为荧光素的激发光和发射光不能有效穿透不透明介质，如色素、渗出和出血等；而且荧光素分子在血液中处于非结合状态，随时有可能从脉络膜毛细血管中渗漏，造成视网膜下弥漫强荧光，从而不能清晰显示脉络膜循环。与 RAP 相关的新生血管表现为隐匿型 CNV，FFA 显示视网膜内和视网膜下边界不清的渗漏灶，或表现为血管性 PED，在 PED 边缘出现朦胧的视网膜下着染。

2. 吲哚青绿血管造影(ICGA)　ICG 分子吸收和发射光的波长为近红光，这使其容易穿透色素、渗出、出血，而且 ICG 分子大部分与血液中的蛋白完全结合，因而不易从脉络膜血管中渗出，能更好地显影脉络膜循环。另外 RAP 渗出物主要为纤维素，纤维素在 FFA 并不能染色，而在 ICGA 中呈强荧光，因此，ICGA 是确诊 RAP 的必要手段。ICGA 早期很难发现 RAP，而在中晚期则能很好显影，表现为视网膜内渗漏处出现逐渐增强的强荧光，即热点；伴有 PED 时则出现有强荧光背景的热点，热点通常接近于强荧光背景或 PED 中心，且接近黄斑中心凹。

3. 光学相干断层扫描仪(OCT)　RAP 视网膜毛细血管增生周围的黄斑水肿常表现为黄斑增厚，视网膜内反射减弱，视网膜神经感觉层内圆形、透亮的区域代表黄斑囊样水肿。RAP 的常见特征 PED 与视网膜神经感觉层位置脱离，可见反射强的 RPE 层位置抬高，其下是代表 RPE 下积液的无反射暗区。

【诊断】

符合该病的流行病学特征，眼底检查有多发性小灶性视网膜内出血、硬性渗出、PED、RCA(视网膜-脉络膜血管吻合)及 ICGA 中的“热点”出现即可诊断。FFA 可以诊断Ⅰ期病变，而 ICGA 是确诊 CNV 和其继发表现的有效方法。

【临床分期】

国外文献上对 RAP 广泛使用 Yannuzzi 等(2001)提出的分期。

Ⅰ期：视网膜内新生血管(IRN)期。RAP 最早表现为起源于黄斑区中心凹旁的深层毛细血管网的毛细血管增生。裂隙灯及 Goldmann 三面镜检查可见视网膜内层及中层存在簇状和结节状血管瘤样组织。随后病变向前后两方向纵向进展，可见星形病灶斜向扩张成海胆状。这种扩张不仅是单纯性毛细血管扩张，还包括由于新生血管生长造成的代偿性血管扩张，IRN 周围可见视网膜水肿、视网膜血管间吻合(RRA)，偶见视网膜内出血。临床通过检眼镜、FFA 即可诊断 IRN，ICGA 不是必须检查。FFA 表现为与血管瘤样病灶相连的早期局灶强荧光，晚期有边界清晰或不清晰的少量渗漏。ICGA 表现为与新生血管相对应处的热点(hotspots)或局灶强荧光。

Ⅱ期：视网膜下新生血管(SRN)期。当 IRN 扩展至视网膜光感受器层以下，进入视网膜下即形成SRN，此期新生血管可达RPE层，并与之紧密相连。眼底检查见病灶边缘清晰的扩张血管，有时呈倒置蘑菇状，滋养动脉和引流静脉以SRN为中心形成发卡样交通，RRA清晰可见，可伴有局限性视网膜脱离。随着渗出增加，视网膜内水肿加重，黄斑区视网膜脱离病灶内有环形、多发、小灶状视网膜内出血。程度不同的视网膜前、视网膜下、RPE层下出血也很常见。浆液性PED是此期重要特征。FFA诊断此期病变作用不大。因为存在IRN、SRN、浆液性PED，荧光素很容易早期即渗漏到视网膜内、视网膜下腔、RPE下，形成边界清晰或不清晰的强荧光区，很难与经典型CNV，或隐匿型CNV区别。ICGA可清晰显示新生血管，是诊断Ⅱ期RAP的重要方法。在ICGA中，该期新生血管表现为局部热点，渗出表现为强荧光。OCT可以判断浆液性PED的存在，具有重要诊断意义。

Ⅲ期：视网膜-脉络膜血管吻合（RCA）期。临床及造影检查证实有CNV形成即为Ⅲ期，此期RRA较Ⅱ期少见，RCA和血管性PED为此期重要特点。Ⅲ期RAP主要由脉络膜滋养，视网膜静脉引流，因此视网膜静脉明显扩张。IRN和SRN成分在Ⅲ期已显得微不足道，更富侵袭性的CNV及其相关的大面积PED则十分显著。但少数病例也可表现为大片鳞状CNV上的小面积IRN和SRN。FFA有时可发现血管性PED，ICGA能清楚显示血管成分（IRN、SRN、CNV），不会因为染料早期渗漏影响诊断，对诊断Ⅲ期RAP十分重要。同样OCT对于诊断、分期、发现PED也起很大作用。

【鉴别诊断】

1. *特发性黄斑中心凹旁毛细血管扩张症*　特发性黄斑中心凹旁毛细血管扩张症特征是视网膜毛细血管失代偿，毛细血管不规则扩张呈血管瘤样或囊样，病变位于黄斑附近及周边视网膜，两者早期表现相似，但RAP患者由于视网膜新生血管继续纵向发展，易发生视网膜内出血及RPE功能失调，而特发性黄斑中心凹旁毛细血管扩张症有相对健康的RPE细胞，很少发生浆液性PED、CNV、RCA。

2. *息肉状脉络膜血管病变*　息肉样脉络膜血管病变（PCV）病灶位于内层的脉络膜血管，小动脉及小静脉呈囊样扩张，尤以小静脉明显，眼底可见单个或多个橘红色球形病灶，黄斑区及视盘周围有一处或数处的出血性或浆液性PED。与RAP多见于年龄较大（80岁左右）的白种人不同，PCV好发于有色人种，且年纪相对较小（50～60岁）。眼底可见息肉病灶呈橘红色结节样隆起，较少出现软性玻璃膜疣及局部色素沉着，可与RAP鉴别，尤其在ICGA检查中有明显不同，PCV早期于RPE下可见2～3PD呈伞样异常分支的脉络膜血管网，逐渐显现出多个扩张膨隆的息肉状结构，活动期早期呈强荧光，晚期更强，静止期荧光减弱或出现“冲刷”现象。OCT检查中RAP表现为RPE层，脉络膜毛细血管层前对应于视网膜和视网膜下新生血管的部位反射增强，而PCV则出现RPE层，脉络膜毛细血管层结构不规则的反射增强。RAP的预后差，而PCV的总体预后较好。

3. *湿性年龄相关性黄斑变性（wAMD）*　湿性AMD多见于45岁以上患者，眼底多见硬性或软性玻璃膜疣，黄斑区有SRN、浆液性或血性视网膜神经上皮脱离或PED，其发病机制是CNV穿透RPE层、神经视网膜层，最终与视网膜内血管形成吻合，即

RCA，在湿性 AMD 晚期形成的盘状瘢痕中，多可发现 RCA。RAP 患者年龄大者为湿性 AMD 的10%～15%，目前黑种人中未发现相关报道。RAP 多发生于黄斑部中心凹旁，可能与中心凹附近无血管区的功能状态相关，目前尚未见到发生于视盘周围和周边部眼底的 RAP 病变。RAP 中视网膜内或视网膜前、玻璃体积血比湿性 AMD 中更常见。另外，RAP 的眼底改变中黄斑水肿及中心凹囊样变性更多见。

4. 视网膜血管瘤　视网膜血管瘤主要发生于青壮年，为常染色体显性遗传性疾病，无明显性别差异，与 RAP 患者的平均年龄大且女性多发不同。视网膜血管瘤的发展是从视网膜内层逐渐突出进入玻璃体腔，滋养血管随病情的进展也越来越接近视盘。在 FFA 中视网膜血管瘤的瘤体荧光以瘤体为核心逐渐渗漏，在造影晚期可出现血管瘤"排空"现象，即瘤体边缘和周围荧光着染，瘤体内荧光消退。FFA 在 RAP 晚期常形成弥漫融合的强荧光带。

【治疗原则】

由于 RAP 特殊的组织来源和血流动力学特点，这类新生血管的治疗难度远大于经典的 CNV。临床上由于Ⅰ期 RAP 患者不一定有症状而被忽略，Ⅲ期患者往往出现盘状瘢痕伴不可逆的光感受器功能障碍，所以Ⅱ期的 RAP 治疗尤为重要。

【治疗方案】

1. 非手术治疗

(1)激光光凝：激光直接光凝病变血管，适用于黄斑中心凹外的Ⅰ期 RAP 病灶，对Ⅱ、Ⅲ期患者疗效欠佳，且不能阻止视力下降。光凝 RAP 的视网膜供养血管，可使病灶萎缩。分次进行，观察供养血管是否萎缩或消退。黄斑区格栅样光凝有利于脉络膜毛细血管向缺血的视网膜内层供氧，同时光凝破坏了一些光感受器，降低视网膜外层代谢，减少耗氧，可以改善相对缺氧状态，减少 RAP 发生。激光光凝可封闭异常新生血管，但它并不能阻止新生血管的形成，能量过强的激光本身可能影响 RPE，导致 CNV 形成，另外，激光不具有选择性，可能破坏周围正常组织，影响视功能。

(2)光动力疗法(photodynamic therapy，PDT)：应用 PDT 治疗 RAP 尚有争议。PDT 可能对Ⅰ期 RAP 及小范围的 PED 治疗有效，对大的 PED 可能引起急性 RPE 上皮撕裂，病灶扩大，产生盘变，病情恶化；对Ⅱ期合并 PED 的患者以及Ⅲ期 RAP 疗效欠佳。而对于较大病灶，可根据 ICGA 的"热点"做小范围治疗，或联合其他方法，尽可能减少并发症。

(3)经瞳孔温热疗法(transpupillary thermotherapy，TTT)建议采用改良 TTT 治疗 RAP，先用大光斑治疗脉络膜新生血管，再用小光斑治疗 RAP，要求一定要采用阈值下照射，即"TTT 4 CNV"推荐能量的 40%～50%。治疗后大部分病例渗出减轻，RAP 闭塞，但也有患者很快形成了大的瘢痕，视力恶化。临床资料表明 TTT 治疗效果有限。

(4)联合治疗：①曲安奈德联(TA)联合光动力疗法：Ⅱ期 RAP 先行玻璃体腔内注射 TA(4mg)，5～10d 后行 PDT，治疗后 RAP 闭合，与 RAP 连接的血管消失。因此 TA 联合 PDT 是治疗Ⅱ期 RAP 的有效方法。② 曲安奈德联合吲哚青绿介导的光栓疗法：RAP 患者玻璃体腔内注射 0.1ml 的曲安奈德，注射后 7～14d，在 ICG 引导下行

PDT，此法在目前治疗 RAP 中获得了理想效果。

(5)抗 VEGF 治疗：玻璃体腔注射雷珠单抗可以减轻黄斑水肿，提高患者视力。用药后 4 周Ⅰ期、Ⅱ期患者视力明显改善，Ⅱ期较Ⅰ期疗效更为明显，治疗 3 个月后眼底病变有明显改善。玻璃体腔注射贝伐单抗也可以使Ⅰ、Ⅱ、Ⅲ期 RAP 患者视力稳定，Ⅱ期患者的远期预后要好于Ⅲ期患者。但对于 PED 范围较大的患者，单一使用玻璃体腔内注射抗-VEGF 治疗可能效果不佳。同时，部分患者出现眼压升高、白内障生成、RPE 撕裂等副作用。

2. 手术治疗

(1)手术切断 RAP 视网膜供养血管：由于 RAP 起源于视网膜血管并形成 RCA，所以，手术切断与异常增生组织相连的供养动脉和引流静脉可能达到治疗目的。这种手术常用于伴有或不伴有 PED 的Ⅱ期 RAP；Ⅲ期 RAP 与脉络膜循环已形成吻合，部位深且血液流经管腔的速度快，影响手术进行，所以不适宜此方法。手术成功的指征是视网膜积液和 PED 一周左右完全吸收。

(2)RAP 新生血管切除术：常规玻璃体切割术后，切开视网膜。安全分离新生血管与视网膜感觉层，然后移除视网膜下的新生血管膜。该手术能促使患眼出血、渗出吸收，但在剥膜时易发生视网膜下出血及术后玻璃体积血，伴有 PED 的 RAP 术后 PED 部位的 RPE 和脉络膜毛细血管易受到损伤。

该手术对手术者及手术器械的要求颇高，术中需仔细辨认吻合连接处及谨慎操作，否则易出现视网膜下缺损、出血或视网膜脱离。

(3)手术联合玻璃体腔类固醇激素注射：手术切除新生血管及供养血管，玻璃体腔类固醇激素注射抗炎、抗 VEGF，两者联合有利于视网膜水肿和 PED 消退，改善黄斑形态。

【住院小结】

1. 疗效　总体疗效不确定。未经治疗的 RAP 预后较差，大多于 3～12 个月出现显著的视力下降（下降大于 6 行），同时，纤维瘢痕的发生比例较高（62%）；与经典型 CNV 不同，RAP 对多种治疗反应较差，治疗后发生地图样萎缩的比例较高，预后多不理想。疗效与 RAP 的位置及视网膜水肿、出血的变化相关。Ⅰ期或Ⅱ期合并小范围 PED 者，PDT 治疗有较好的疗效；RAP 合并大范围的 PED 或Ⅲ期患者，PDT 联合抗 VEGF 治疗预后较好；视力提高者多为病灶不在中心凹下，治疗前视网膜水肿累及中心凹者视力预后较差。

治愈标准：视力稳定甚至提高，出血及渗漏吸收，PED 吸收，中心凹厚度明显下降，造影显示 RAP 的滋养血管消失，恢复正常血管弓解剖结构。

2. 后续治疗

(1)定期随访，检查视力，观察眼底，定期 OCT 及 ICGA 检查。

(2)激光治疗后 1～2 个月复查 ICGA，如滋养血管和引流血管再生，须补做激光治疗。

(3)手术治疗后还应观察 RCA 是否发生再灌注。

（徐新荣）

五、黄斑囊样水肿

黄斑囊样水肿(cystoid macular edema,CME)并非一种独立的疾病,是指液体积存在黄斑部视网膜神经层内的细胞间隙尤其是外丛状层 Henle 纤维的一种临床征候。当液体量多时,将纤维束推开形成一个个囊腔。检眼镜下呈蜂窝状,荧光血管造影时呈花瓣状外观,故临床上称为黄斑囊样水肿。CME 病程持续 6 个月及以上者称为慢性 CME。

【病史询问要点】

1. *原发疾病* 与血管性病变和炎症有关。

(1)有无血管性疾病如糖尿病视网膜病变,视网膜静脉阻塞、视网膜毛细血管扩张等。

(2)有无各种类型的葡萄膜炎和其他眼内炎症如视网膜血管炎等。

(3)有无各种眼内手术史。

(4)有无长期使用降眼压药如适利达病史,尤其对于无晶状体眼或既往葡萄膜炎病史。

(5)有无夜盲病史,CME 是视网膜色素变性的重要并发症,可能是由于自身免疫性反应导致视网膜色素上皮细胞功能损伤,液体缓慢渗出并积聚成囊样结构,从而形成 CME。通常认为 11% ~ 20% 的视网膜色素变性患者合并有 CME。

(6)有无放射性视网膜病史。

2. *伴随症状* 有无视力下降及其程度,有无视物变形、中心暗点等。

【体格检查要点】

1. *视力* 不同程度的视力下降和视物变形,与黄斑水肿增厚的程度有关。

2. *眼底检查* 黄斑区中心凹光反射消失,视网膜水肿区呈不同程度反光增强或绸缎样反光,视网膜增厚。晚期黄斑水肿呈蜂窝状或囊样外观,囊壁的视网膜厚薄不均匀。长期囊样水肿导致视网膜板层裂孔。

【门诊资料分析】

1. *荧光血管造影* 早期水肿区脉络膜背景荧光常有不同程度的遮蔽,后期毛细血管期中心凹周围毛细血管扩张,染料渗漏,10min 或 30min 后由于 Henle 纤维的放射状排列而呈典型花瓣状外观。

2. *光学相关断层扫描(OCT)* 客观评估视网膜的厚度和形态,有助于 CME 的诊断和判断有无板层或全层黄斑裂孔。

3. *视野检查* 3°～10°相对或绝对性中心暗点,Amsler 表中心暗点或变形。

【诊断】

目前主要采用 FFA 和 OCT 相结合的方法进行诊断。FFA 观察视网膜、脉络膜的血管和血液循环状态,对视网膜血管疾病和视网膜色素上皮病变的观察有着重要的临床价值;而 OCT 精确测量黄斑区视网膜厚度及形态改变。结合这两种检查方法,才能准确全面评估 CME 的发生与发展,更加全面地反映 CME 患者黄斑区视网膜的变化,为制订最佳治疗方案提供参考。

【鉴别诊断】

1. 中心性浆液性脉络膜视网膜病变　好发于青壮年男性，以黄斑区视网膜神经上皮浆液性脱离为特征，荧光渗漏与 CME 花瓣状强荧光不同。

2. 黄斑囊样变性　早期与 CME 难以鉴别区别，典型圆形红色病灶形成时可以鉴别。

3. 视网膜中央动脉阻塞　视力急剧下降，除黄斑樱桃红点外，后极部视网膜乳白色混浊水肿，荧光眼底血管造影显示中央动脉无灌注。

【治疗原则】

由于 CME 发病机制复杂，治疗方式多种多样，对不同的 CME 患者采用哪种治疗方式，是决定其治疗效果的关键所在。所以正确判断 CME 的病因、根据 CME 的情况选择适当的治疗方法有重要意义。

【治疗方案】

1. 药物治疗

(1)抗血管内皮生长因子(vascular endothelial growth factor，VEGF)：VEGF 拮抗药治疗是目前 CME 治疗的热点。它通过抑制眼部新生血管的形成，促使新生血管萎缩，还可通过降低血管的通透性、减少血管渗漏，减轻血管源性眼病引起的黄斑水肿和视网膜色素上皮脱离。临床上 VEGF 拮抗剂的药物包括贝伐单抗(Bevacizumab，商品名为 Avastin)和雷珠单抗(Ranibizumab，商品名为 Lucentis)，给药途径为玻璃体腔内注射给药，理论上疗效最好，且全身不良反应最小。对视网膜静脉阻塞和糖尿病视网膜病变所致的 CME 患者玻璃体内注射抗 VEGF 能显著提高视力和降低黄斑中心凹厚度，但其疗效维持时间有限，患者需进行反复多次注射治疗。

(2)糖皮质激素：糖皮质激素具有抑制细胞增生、减轻炎症反应及早期毛细血管扩张、维持毛细血管通透性、稳定血房水屏障的作用。曲安奈德(triamcinolone acetonide，TA)是一种长效糖皮质激素。眼内注射 4 mg TA 对糖尿病、视网膜静脉阻塞、葡萄膜炎及人工晶状体植入术所致的 CME 有良好疗效，提高患者视力，减轻炎症反应。与抗 VEGF 一样，TA 也具有时限性，需多次注射治疗。但 TA 的并发症多于抗 VEGF 药物，常见的并发症包括：①眼压升高。部分患者在注射 TA 后眼压均可超过 21mmHg，但经局部应用抗青光眼制剂，绝大多数眼压可恢复正常。②诱发白内障生成。

(3)非甾体类抗炎药：非甾体类抗炎药能抑制环氧合酶的活性，从而抑制前列腺素的生成，目前主要用于眼部手术后 CME 的防治。

(4)碳酸酐酶抑制剂：乙酰唑胺可有效减少由视网膜色素变性、糖尿病视网膜病变、视网膜前膜病变及白内障手术导致的 CME。该药是治疗非活动期葡萄膜炎并发持续性 CME 的首选。

2. 手术治疗

(1)玻璃体视网膜手术：一些玻璃体视网膜牵引引起的 CME，尤其是 Irvine-Gass

综合征有玻璃体嵌顿者，或视网膜前膜引起的CME等，均可通过玻璃体切割术和（或）膜剥离术治疗。

（2）激光治疗：不同情况所致CME可行不同的激光治疗。

1）白内障术后伤口玻璃体嵌塞引起的CME，可用YAG激光或手术切除和离断牵引的玻璃体条索，使CME治愈。

2）视网膜血管瘤、脉络膜血管瘤引起的CME，氩激光直接光凝瘤体，随血管瘤的治疗，CME亦可消退。

3）非增殖性糖尿病视网膜病变引起的CME，可采取下列光凝方法。a. 局部黄斑水肿：对于黄斑区渗漏的微血管瘤或扩张的毛细血管引起的局部视网膜水肿，可以用氩绿或氪红激光局部光凝相应的病变，目的是阻塞封闭渗漏的毛细血管病变。注意要点：对已经靠近黄斑中心凹500μm附近的病灶，需慎重处理；如视力下降低于0.5，且视网膜水肿与渗漏持续不断，须谨慎予以光凝；缺血区黄斑水肿有旁中心凹毛细血管闭锁，不适于光凝。b. 弥漫性CME：水肿或无灌注区距黄斑中心2DD内，可以行黄斑区环形或"C"形格栅光凝治疗。注意要点：格栅光凝能量与"中浆"一致，应严格限制于Ⅰ级光斑；激光波长尽量不用蓝光，选用红、黄、绿和半导体红外光均可；格栅光凝3～6个月，荧光造影显示还存在CME，可再重复一次。

【疗效】

1. *玻璃体腔给药* VEGF拮抗药和糖皮质激素的玻璃体腔注射治疗CRVO，BRVO和DM引起的CME效果良好，但其疗效维持时间有限，患者需进行多次注射治疗。目前提倡激光光凝联合眼内注射药物治疗CME，使药物在眼内起到抗感染及抗新生血管的作用，减轻光凝部分的炎症反应，以及激光光凝对视网膜色素上皮的损害，从而达到减轻激光光凝后短暂的黄斑水肿。

2. *格栅样光凝* 主要针对视网膜外屏障，激光破坏了失代偿的RPE细胞，使RPE细胞更新，重新建立视网膜外屏障，CME消退。

3. *黄斑区光凝* 使黄斑区两侧小动脉狭窄，减少了对黄斑部的毛细血管灌注压，从而减少黄斑区毛细血管的渗漏，改善或治愈CME，有助于调节视网膜内屏障。

4. *白内障术后所致CME视力预后最好* 80%病例视力恢复到0.5；视网膜静脉阻塞所致CME视力预后最差。

（杨　晋　卢　奕　朱承华）

六、卵黄状黄斑变性

卵黄状黄斑变性（vitelliform macular degeneration，VMD），又称Best病，是一种少见的常染色体显性遗传性原发性黄斑部变性，属黄斑部营养不良性疾病。卵黄状黄斑变性发病隐匿且进展缓慢，患者容易忽视，当病变发展到一定阶段，出现视力下降时多有典型的眼底表现，临床易于诊断。

【病史询问要点】

1. *发病年龄* 该病常见于5—15岁（平均6岁）的幼儿及少年，最年轻的患儿见于出生后一周的婴儿。但近年来成年人发病也不少见。

2. 家族史　该病是一种常染色体显性遗传性疾病，有明显家族史，也有常染色体隐性遗传或性连锁遗传的个别报道，但也有散发病例。

3. 主要症状　起初可无症状，后出现视力下降，视野中心暗点。

【体格检查要点】

1. 视力　视力下降可多年稳定于0.4～0.6，主要因为神经上皮萎缩或个别病例视网膜下新生血管形成而致。卵黄破裂期视力可剧降。

2. 眼底表现　黄斑圆形/卵圆形病灶，边界不清，呈黄白色，其中有散在点状卵黄色斑，视网膜血管跨越其上。

【继续检查项目】

1. 电生理检查

(1)ERG：ERG一般正常。

(2)EOG：所有卵黄状黄斑变性患者的EOG均异常，这是该疾病的特征性改变。表现为光峰与暗谷比值（light-peak-dark-trough-ratio，LP/DT，Arden比）降低，低于1.5，通常为1.0～1.3。这对本病诊断有特征性，即使正常眼底的该病患者的EOG也是降低的。而且EOG对鉴别诊断、遗传研究、发病机制及预后估计，均有重要作用。如患者家族成员中有眼底正常，而EOG不正常者则其本人及子孙有50%可发生卵黄状黄斑变性。

2. 荧光血管造影　在卵黄病变期表现为病灶区自始至终为低荧光(荧光遮蔽)，而病灶周围则因色素上皮有色素脱失而呈透见荧光：在假性前房积脓期，病灶下半仍为卵黄样物质的遮蔽荧光，但上半则因色素上皮萎缩而透见荧光。卵黄破碎期造影形态不规则。如已有视网膜下新生血管形成，则可见典型的视网膜下新生血管荧光图像。萎缩期后极部为透见荧光或因脉络膜毛细血管萎缩表现为低荧光。

3. OCT　卵黄样物质呈高反射，卵黄溶解物呈细小的中等反射，形成囊肿时神经上皮层呈扁平形低反射，即局限性神经上皮脱离。

4. 色觉　早期一般正常。Krill等报道患者可有红绿色弱或全色弱。

5. 视野检查　一般正常或有相对性中心暗点。有视力减退者均有对应于黄斑病变的中心暗点。用Amsler表检查患者有视物变形。

【诊断】

根据卵黄状黄斑变性的眼底表现，特别是2至4期的患者诊断并不困难。

1. 有明显家族史。

2. 黄斑病变具有四个时期的完整过程。

3. 黄斑部见典型病变但视功能良好。

4. 典型的眼底荧光血管造影改变。

5. EOG异常。

6. BEST1基因序列分析，BEST1基因是目前唯一已知的该病致病基因，编码800多个氨基酸的Bestropin蛋白，有4个异构体。在有家族史的患者中96%发现了该基因突变，而没有家族史的患者中有50%到70%发现了突变。

【临床分期】

1. 卵黄病变前期　黄斑区看不出明显病变，病人无任何症状，ERG检查正常，但EOG的Arden比下降，这是本病的重要特征。

2. 卵黄病变期　此期黄斑区呈现典型的卵黄样改变，双眼对称，为圆形或卵圆形黄色囊样隆起，边界清晰，视网膜血管跨越其上，大小为0.5～3PD。病变极为醒目，但患者视力多属正常或轻度异常，这种病变与视力损害不相称是本病的特征。其原因系因此时虽有大块卵黄样物质在黄斑区，但因病变尚位于视网膜色素上皮下，视觉细胞尚未受损，但EOG则明显异常。

3. 假性前房积脓期　卵黄物质脱水、凝聚、出现液面，下半为搅拌不均匀的卵黄样团块，称为假性前房积脓。

4. 卵黄破碎期　此期病人视力减退，卵黄样物质开始破碎形成炒鸡蛋形状(scrambled egg)，不少病人此时还伴有视网膜下新生血管形成，出现渗出、出血，最后机化，形成瘢痕。

5. 萎缩期　最终于后极部形成视网膜脉络膜萎缩斑，色素脱失和堆积，并透见白色巩膜，视力中度到重度减退。视野出现绝对性中心暗点。

【鉴别诊断】

1. 假性卵黄状黄斑变性　此病病变一般较小，大小约为1/3PD。EOG正常。荧光造影在中心凹周围见毛细血管渗漏。

2. 黄斑部炎症　如弓形虫病。当卵黄样物破碎后黄色物质分散在黄斑部呈大小不等的片块与炎症相似，但炎症在前房及玻璃体中有细胞，EOG正常，可以鉴别。

3. 玻璃膜疣　多发的小卵黄样病变与玻璃膜疣相似，但后者一般较小。荧光造影呈透见荧光，EOG正常。而卵黄样病变较大，荧光造影呈弱荧光(荧光遮挡)，EOG异常。

【治疗计划】

无特殊疗法，本病对糖皮质激素有一定作用，可能延缓视力的丧失。对视网膜下新生血管有人建议试用激光治疗，PDT和(或)玻璃体腔注射抗新生血管药物。

(袁松涛)

七、黄斑裂孔

黄斑裂孔(macular hole，MH)是指黄斑部视网膜内界膜至感光细胞层发生的组织缺失。可因眼球钝挫伤直接造成，亦可因各种眼病造成的黄斑囊样水肿和变性演变而成。如黄斑区视网膜组织完全缺损，称为全层黄斑裂孔；如黄斑区视网膜组织未完全缺损，称为板层黄斑裂孔。黄斑裂孔的发生率国外为0.5%～4%，国内为7%～9.85%。依据发病原因黄斑裂孔分特发性和非特发性(外伤性、近视性)。

【病史询问要点】

1. 年龄和性别　特发性(67%～91%)多见于＞50岁的老年妇女，外伤性黄斑裂孔多见于青壮年。

2. 地区　国外以特发性多见,视网膜脱离少见;国内以非特发性多见,主要为高度近视,其次为外伤性,常伴视网膜脱离。

3. 眼别　特发性双侧发生率为6%～30%,一眼已发生裂孔,另一眼无玻璃体后脱离时,裂孔发生率较大。非特发性多为单眼。

4. 发病诱因　有无用雌激素或行子宫切除术,有无眼球钝挫伤,有无高度近视,黄斑裂孔性视网膜脱离多与高度近视有关。有无老年性黄斑变性,有无中心性视网膜脉络膜病变和血管性疾病,有无激光治疗或强烈日照。

5. 伴随症状　视力下降,视物变形和中心暗点。询问病史时应注意其视力下降的速度。通常,眼外伤、高度近视等引起的急性黄斑裂孔形成者,视力下降明显;黄斑囊样水肿发展成黄斑裂孔者视力下降缓慢;特发性黄斑裂孔早期可无视力下降。

【体格检查要点】

1. 视力　随裂孔进展视力有不同程度下降。裂孔前期:视力稍减退(0.8～0.3)或视物变形;全层裂孔:视力显著减退(0.3～0.05),中央注视点为暗点,多数病例可保持旁中心视力。

2. 板层裂孔形态　多由于长期黄斑囊样水肿后囊样变性造成。视网膜内层缺损而外层保持完好。裂孔呈椭圆形或圆形,大小500μm以内,偶尔见周边残留小囊。Marsol将黄斑囊样变性归结成3种结果:①囊变样间隙;②板层裂孔;③全层裂孔。黄斑囊样变性50%～70%发展成为全层裂孔。

3. 特发性全层黄斑裂孔形态　典型特发性黄斑裂孔为一个圆形或椭圆形边缘锐利的孔洞,裂孔大小不一,小则针尖,大则1DD,多见1/2～1/4DD,裂孔基底呈暗红色,有一半透明的盖膜,与局部增厚的玻璃体后界面粘连,又称为"撕裂孔"。裂隙灯前置镜下光线中断或错位。裂孔边缘常见一圈视网膜下积液围绕,称液套。裂孔底部还可见散在黄色小点沉着。长期可能有裂孔周围的纤维增生。根据Gass分期,病程的四期阶段特点见临床类型。

4. 高度近视黄斑裂孔形态　高度近视多有大范围视盘周围脉络膜视网膜萎缩,黄斑区视网膜多为一片白区,难以辨认黄斑裂孔,又称为"白孔"或"萎缩孔"。

5. 孔源性视网膜脱离　黄斑裂孔所致的视网膜脱离,早期局限于后极部,随着病程的延长,脱离向下方和颞侧发展,以至全脱离。

6. 玻璃体后脱离　大多数黄斑裂孔患者伴有玻璃体后脱离。玻璃体存在前后或切线方向的牵引。

【门诊资料分析】

1. 光学相关断层扫描(OCT)　用不同的色彩显示不同密度组织,清楚显示黄斑裂孔组织缺损的量,有无盖膜及视网膜下积液。是目前诊断MH最有价值的工具,既可为手术方式的选择提供依据,更是术后评估疗效的实用方法。

2. 荧光血管造影　板层裂孔表现无异常,有时轻度透见荧光;全层裂孔的裂孔前期也无异常表现,典型者表现为透见荧光,不同程度的窗样缺损。

3. 视野检查　与黄斑裂孔相对应的中心或旁中心暗点,周边视野无损害。

4. 超声波检查　可了解裂孔周围的视网膜脱离程度。

【诊断】

1. 主要依据于详细的检眼镜下检查黄斑裂孔的形态,一般多能确诊。

2. 外伤史,是否有高度近视,发病年龄,性别等有助于分析黄斑裂孔的性质。

3. OCT 作为一种新的辅助检查手段,更清楚了解裂孔缺损的量,有无孔盖和视网膜下积液,进一步明确诊断。

【临床类型】

1. 特发性黄斑裂孔　临床一般根据 1988 年 Gass 提出的分期方法。

(1) Ⅰ期(黄斑裂孔前期):分为 IA 和 IB。无明确的玻璃体后脱离,但可见黄斑中心凹变浅或消失,表明有中心小凹的脱离。IA 中心凹可见 100～200μm 直径的黄白色小点。IB 扩大到 200～300μm 的黄色小环,小环中央逐渐变薄呈红色,中心凹更浅甚至消失。黄色小点和环是叶黄素浓集后重新分布的结果,是全层裂孔形成的高危因素。视力下降至 0.8～0.3。荧光血管造影可正常。OCT 图像特征为中心变浅或消失,中心凹下的低反射区。此期发展为全层裂孔占 50%以上,其余近 50%在发生玻璃体中心凹分离后自行缓解。

(2) Ⅱ期(早期裂孔):黄斑中央或其边缘有一个＜400μm 的小全层视网膜裂孔。视力下降至 0.6～0.1。荧光血管造影多为透见荧光,即窗样缺损。OCT 图像特征为神经上皮层部分断裂,伴有小范围的视网膜组织全层缺失。多数(71%)2～6 个月进展到Ⅲ期。

(3) Ⅲ期(全层裂孔):全层裂孔增大,＞400μm,部分玻璃体后脱离,有或无盖膜。视力下降至 0.3～0.05。荧光血管造影裂孔处为透见荧光。OCT 图像特征为黄斑裂孔完全形成,周围不同程度的视网膜脱离和视网膜下液积聚,有时可见与裂孔缘完全分离的盖膜。此期约 40%进展到Ⅳ期,80%视力相对稳定。

(4) Ⅳ期(玻璃体后脱离期):裂孔前玻璃体凝聚混浊,完全玻璃体后脱离,75%可发现裂孔盖片。此期的特征是环绕裂孔周围的神经上皮层脱离。OCT 图像特征为玻璃体与视网膜完全分离。

2. 继发性黄斑裂孔　往往伴有其他改变。如变性疾病引起者有原发的疾病改变;眼外伤引起者可见脉络膜破裂、视网膜出血机化、色素沉着等。

【鉴别诊断】

1. 黄斑假孔　多为围绕黄斑中心凹的视网膜前膜收缩、裂开后形成,其边缘锐利而不规则。与特发性黄斑前膜、增殖性糖尿病视网膜病变、孔源性视网膜脱离、眼内炎、外伤及静脉阻塞性疾病等有关。FFA 无明显异常。Watzke 征阴性,即光带在黄斑假孔处既不断裂也不扭曲。不存在黄色小点和孔盖。视力预后一般良好。

2. 黄斑囊样变性　视网膜组织完整,但视网膜层间有囊样积液。某些小的囊腔破裂,形成大的囊腔,检眼镜下可有类似黄斑裂孔的表现。但裂隙灯下光带无错位,中心凹处甚至少许隆起,视力下降不明显。

3. 日蚀性视网膜病变　因凝视太阳引发，中心凹中央有小、圆、红或黄色损害，周围有清晰的灰色色素包围。发病前多有无防护下观察日蚀或凝视水面和雪地等日光反射史。

4. 中心性浆液性脉络膜视网膜病变　当出现中心凹浅脱离时可误诊为特发性黄斑裂孔的Ⅰ期改变，两者均有黄色小点。荧光眼底血管造影和年龄有助于鉴别诊断。

【治疗原则】

多采用玻璃体手术治疗黄斑裂孔。对年龄大且不合并视网膜脱离的干性裂孔，可随访观察。对Ⅱ期黄斑裂孔，选择性手术。一旦发现为Ⅲ期和Ⅳ期，立即手术。

【治疗方案】

1. 手术方式选择

(1)单纯玻璃体腔注气术

1)适应证：发病时间较短；存在玻璃体后脱离；无明确玻璃体-黄斑牵拉；近视性黄斑裂孔伴视网膜脱离局限于后极部眼底，首次手术可选择玻璃体腔注气术。

2)气体选择：可选择空气，注气量要大。选择膨胀气体因不同病情而异。使用纯膨胀气体时，注气量为0.3～0.7ml。

(2)玻璃体切割联合玻璃体腔填充

1)适应证：近视性黄斑裂孔合并视网膜脱离和PVR者；预防性玻璃体手术概念：对Gass Ⅰ期、Ⅱ期患者也进行玻璃体手术，解除对黄斑处视网膜的牵引，防止黄斑裂孔的进一步扩大，或防止孔前期黄斑病变的发展；单纯注气后复发性视网膜脱离；黄斑裂孔周围出现前膜，会影响术后裂孔的封闭，须在玻璃体手术中剥除。

2)眼内填充物选择：绝大多数病例采用膨胀气体即可，以下情况考虑行硅油注入术：部分白孔患者，玻璃体切割联合膨胀气体失败；严重的aPVR。

(3)玻璃体切割联合内界膜剥离(inner limiting membrane peeling，ILMP)：主要应用于黄斑存在牵引因素的裂孔，详见特发性黄斑裂孔。

(4)近视性黄斑裂孔伴视网膜脱离，视网膜下液达赤道者，行环扎、放液、注气，有周边裂孔则环扎合并外加压，行玻切、剥膜、气/液交换。

(5)外伤性黄斑裂孔无近视和视网膜脱离者，观察随访。

(6)术中应用生物因子如$TGF\beta_2$和自体血清的方法封闭裂孔，长期疗效如何，有待于更多病例的积累与进一步观察。

2. 手术技巧　主要为人工玻璃体后脱离和剥离黄斑外界膜和内界膜，详见有关章节。

【术后处理】

1. 一般处理　见孔源性视网膜脱离。

2. 并发症处理　见孔源性视网膜脱离。

【住院小结】

1. 疗效　应包括视网膜解剖复位和视功能康复两方面。近年来玻璃体手术的开展，大大提高了黄斑裂孔的最终治愈率。有报道，玻璃体切割术后从裂孔前期发展到全层裂孔为2%～23%,多发生在术后2周至6个月。而在术后未发展成全层裂孔的病例中,92%眼视力保持不变或略有提高。继发性黄斑裂孔,尤其视网膜脱离患者,术后视力很少超过0.1。视力恢复的程度主要取决于术前中心凹视网膜感光细胞破坏的程度和范围。

2. 后续治疗

(1)继续保持俯卧位或头低位,经7～10d色素开始包绕裂孔后,逐渐改为正常姿势。睡眠时可侧卧,严禁平卧与乘飞机旅游,直至气体吸收。

(2)密切观察各种硅油并发症,如继发性青光眼、角膜变性、白内障等。硅油有无乳化。一旦出现上述情况,应考虑取出硅油。根据患者眼部情况,一般术后3～6个月取出硅油,因此时硅油无乳化,易取干净。

(3)密切随访裂孔情况。绝大多数的特发性和外伤性黄斑裂孔较少发生视网膜脱离,并可长期维持视力稳定。

(4)合并高度近视的病人每6个月检查1次,其他病人可以每年检查1次,注意视力和眼底的改变。

(5)患眼一旦出现视网膜脱离应尽快检查。特发性黄斑裂孔对侧眼也存在发生类似情况的危险性,应给病人Amsler表在家定期检测。

3. 出院医嘱 见孔源性视网膜脱离。

(杨 晋 卢 奕 朱承华)

八、黄斑旁中心凹毛细血管扩张

黄斑旁中心凹毛细血管扩张(parafoveal telangiectasis)是指找不到全身及眼底局部原因而发生的黄斑拱环毛细血管瘤状扩张、水肿、渗出的一组病例;同时因其部位邻近中心凹,因而产生视力症状。本病1968年由Gass首先报道,病因及发病机制尚不清楚,有人认为是Coats病的局部形式。

【病史询问要点】

1. 发病年龄和性别 该病多见于中老年人,男女均可受累,以男性更为多见。

2. 发病特点 根据疾病类型不同,可单眼或双眼发病。

3. 伴随症状 可无自觉症状,大多数患者主诉不同程度的或间歇性视物模糊、视物变形和中心暗点。

【体格检查要点】

1. 视力 中心视力轻度下降,或仅有朦胧感。当出现黄斑部视网膜萎缩、视网膜下出血等病变时,患者将出现严重的视力下降。

2. 眼底 黄斑中心凹颞侧有扩张的毛细血管。当渗出逐渐增多时,视网膜内层变厚,透明度降低,呈现浅灰色反光,黄斑囊样水肿,甚至出现黄斑裂孔和黄斑脱离。当渗出超过视网膜邻近血管的再吸收能力时,视网膜外丛状层开始出现类脂质和蛋白质沉积,水肿区周围形成硬性渗出环。Gass认为本病重症者可引起深层的色素上皮改变,甚至视网膜下新生血管形成。

【门诊资料分析】

1. 检眼镜检查　根据眼底所见，可判断疾病类型、病变范围、病变程度等。

2. 眼底荧光血管造影　早期显示各种程度的表面和深层黄斑旁毛细血管的充盈缺损，毛细血管丛的扩张，邻近处微动脉与微静脉亦有梭形或瘤样扩张。RPE的增殖斑块显示为小区域性的弱荧光。黄斑拱环全部或部分破坏，表现为环缘参差不整，拱环外毛细血管网眼间隙变大，静脉期起病灶区出现荧光渗漏并逐渐增强，直至造影晚期仍有强荧光持续存在。

3. OCT　表现为黄斑区局部神经上皮层隆起，层间可见多处高反射点，色素上皮层/脉络膜毛细血管层反射正常，亦有表现为黄斑区局部神经上皮层隆起，可见多个低反射，其间有高反射，为囊样水肿的表现。

【继续检查项目】

1. Amsler方格检查　可为阳性。

2. 中心视野检查　有时能检查出旁中心比较性暗点。

【诊断】

根据各项临床表现(包括FFA)，并排除了引起类似眼底改变的有关全身疾病(如糖尿病、颈动脉阻塞等)和其他眼底疾病(如视网膜中央静脉分支阻塞、视网膜发育异常等)后，即可做出诊断。

【临床类型】

Gass将黄斑旁中心凹毛细血管扩张分为两种类型：发育性和获得性；Chew在Gass分组的基础上将黄斑旁中心凹毛细血管扩张症分为以下几种类型。

1. Ⅰ组

(1) Ⅰa型：为单侧先天性黄斑旁毛细血管扩张症：Gass认为系先天性血管扩张，多为男性，平均年龄40岁，单眼发病，病变位于黄斑颞侧，占据水平缝处上下1～2PD范围，黄斑水肿渗出。

(2) Ⅰb型：为单侧特发性黄斑旁中心凹毛细血管扩张症：多发生在中年男性，病变局限在黄斑无血管区旁小范围，伴有或不伴有硬性渗出，毛细血管扩张但渗漏不多。

2. Ⅱ组　为双侧黄斑旁中心凹毛细血管扩张症：为最常见类型，多发生在50－60岁老人，男女均可受累，可有家族史。为双眼对称，病变位于黄斑中心凹颞侧约1PD范围，也可整个黄斑周围毛细血管网受累。视网膜轻度发灰和水肿，偶尔见表浅闪烁样小点。最常见的症状为直角小静脉伸入病变区，并有色素上皮增殖。某些病例有黄色病灶位于视网膜外层或视网膜下，类似于假卵黄状黄斑变性。早期视力下降较轻，晚期中心视力可下降较多，黄斑中心进行性闭塞，偶有产生CNV。

(1) Ⅱa型：根据病程发展分为5期。①Ⅰ期，眼底检查未见异常，FFA早期没有或仅见轻微的毛细血管扩张，晚期见旁中心凹颞侧轻度着染；②Ⅱ期，眼底检查见中心凹周围视网膜呈轻灰色，没有或仅见轻微的毛细血管扩张，FFA早期可见颞侧毛细血管网扩张；③Ⅲ期，眼底检查可见一支或数支轻度扩张的小静脉从颞侧呈钝直角进入旁中心凹深部，FFA显示直角小静脉附近外层视网膜毛细血管异常扩张，通透性增加；

④Ⅳ期，在直角小静脉的钝角顶部附近有视网膜色素上皮肥大形成的一个或多个黑色斑块；⑤Ⅴ期，检眼镜及FFA检查均可见视网膜下新生血管，常位于颞侧旁中心凹及视网膜内游走的色素上皮附近。此型的Ⅱ～Ⅴ期可同时伴有多个细小的金黄色结晶物沉着。

(2)Ⅱb型：又称为青年性隐匿型家族特发性旁中心凹毛细血管扩张症，患者双眼视网膜下新生血管及轻度的旁中心凹毛细血管扩张，不伴有直角小静脉、浅层结晶样沉着物或卫星灶样色素斑块。

3.Ⅲ组　为双侧特发性黄斑旁中心凹毛细血管扩张症和毛细血管阻塞：双侧继发毛细血管扩张和血管进行性闭塞，黄斑中心无血管区扩大。

(1)Ⅲa型：旁中心凹毛细血管广泛闭塞，无血管区扩大；

(2)Ⅲb型：旁中心凹毛细血管闭塞并伴有中枢神经系统血管病变。

【鉴别诊断】

1. *局限性Coats病(早期)*　本病与Coats病的发病基础同属视网膜毛细血管扩张。当病灶局限于黄斑或仅在拱环边缘一部分时，虽有上述本病的眼底检查和FFA所见，如患者是青年人，应考虑为局限性Coats病早期，并予以长期随访观察，不能贸然做出本病诊断。

2. *中心性浆液性脉络膜视网膜病变*　中浆病患者多为青壮年、单眼为主，眼底病变部位居黄斑，但中心视力障碍不严重，可出现视物变形等，与本病发育性者近似。但黄斑中心凹旁毛细血管扩张的眼底检查有微血管瘤、环形簇聚的黄白色硬性渗出斑、微动脉和微静脉梭样扩张，FFA见到无灌注区，可区别于中浆病。

3. *糖尿病性黄斑病变*　糖尿病性黄斑病变伴有黄斑水肿时类似本病，但糖尿病性黄斑病变眼底可见到范围更广的微血管瘤、出血、软性渗出。

4. *视网膜分支静脉阻塞(黄斑附近)*　虽然也有毛细血管扩张和微血管瘤形成，但这些改变均发生在受阻静脉引流远端的区域，且病变范围较大，出血较多，尚可有侧支血管形成，可资鉴别。最为重要的是，BRVO通常累及A-V交叉处，阻塞远端毛细血管网的局部，而黄斑中心凹旁毛细血管扩张症则累及黄斑中心凹旁的所有毛细血管网。

5. *放射性视网膜病变*　患者有眼部或头部放射治疗史，虽然也可产生局限毛细血管扩张和微血管瘤形成，但这种病变为多发性，常伴有棉絮斑和视网膜新生血管形成。

6. *年龄相关性黄斑变性*　虽然也有荧光素渗漏，但脉络膜新生血管位于视网膜深层或其下，并有玻璃膜疣及色素上皮异常可以鉴别。

【治疗原则】

轻症者不治疗可自行缓解；有明显荧光素渗漏，可考虑激光治疗。

【治疗方案】

1. *激光治疗*　对于中心凹以外的视网膜下新生血管膜可采用激光光凝治疗。光凝时应避开黄斑无毛细血管的边缘区。光斑和能量均应小一些，时间短一些。

2. *光动力疗法*　位于中心凹下的视网膜下新生血管膜可考虑光动力疗法治疗。

【疗效】

轻症者因视力良好，不治疗可自行缓解；有明显荧光素渗漏的患者，因威胁黄斑导致视力下降的，经激光治疗后，绝大部分患者视力有提高。

（刘肖艺）

第五节 视网膜脱离

一、孔源性视网膜脱离

孔源性视网膜脱离（rhegmatogenous retinal detachment，RRD）即原发性视网膜脱离，是指液化的玻璃体经一个或多个全层的视网膜裂孔进入视网膜神经上皮与色素上皮之间，造成两层上皮之间的脱离。30 岁以上多见，男女之比为 3∶2，左右眼发生率无差异，双眼发生者为 10％～15％。

【病史询问要点】

1. *发病年龄* 年轻人，尤其男性，有较陈旧的视网膜脱离，视网膜下有白色增殖性机化物的，裂孔多数在颞侧周边部，常为小圆孔，且多累及双眼。年长者视网膜脱离大多由上方的马蹄形裂孔引起。老年女性尤其高度近视眼患者，视网膜脱离以下方或颞侧为主的，黄斑裂孔居多。

2. *发病诱因* 危险因素包括有无高度近视史、眼科手术（白内障手术、Nd：YAG 后囊切开术或其他侵袭玻璃体的手术等）、外伤、炎症、对侧眼有无非创伤性的视网膜脱离史、马方综合征、有无家族性视网膜脱离史。

3. *伴随症状* 有无飞蚊、水波纹感或闪光、周边或中央视力下降、眼前出现帘幕或阴影遮挡、视物变形等，一般视野中最早出现暗影或某方向频繁出现闪光感的部位就是裂孔产生的地方。

4. *诊治情况* 发病以来曾经接受的治疗，如已经接受过手术者，应询问术式、次数和最后手术时间。

5. *相关病史* 有无青光眼、斜视手术、白内障手术或既往视网膜脱离史，都是本次进行视网膜脱离手术需要询问的内容。

【体格检查要点】

1. *视力障碍* 视力障碍由视网膜脱离的部位和范围而定，后极部脱离视力可明显下降，累及黄斑的视力影响更大，还可出现视物变形等症状。周边部早期可无症状，累及后极部时，可发现视力下降。

2. *眼前段* 一般正常。而合并脉络膜脱离的病例可有睫状充血、房水闪辉、前房深、虹膜或晶状体颤动等，眼压极低。病程长久或者手术治疗失败的病例可以继发葡萄膜炎，产生虹膜后粘连等。可以出现相对性瞳孔传导阻滞。对于无晶状体眼或人工晶状体眼应注意观察切口有无虹膜或玻璃体嵌塞与牵引，人工晶体有无移位，前、后囊混浊程度、玻璃体前界膜的完整性等。

3. *眼底表现* 需扩大瞳孔，可通过直接检眼镜、前置镜、三面镜及间接眼底镜观察。

(1)玻璃体:观察有无液化、色素、Weiss 环或积血等。约 10%的 RRD 可发生 PVR。有较大范围的 RPE 暴露(如巨大裂孔、马蹄形裂孔)和明显的血-视网膜屏障破坏,发生 PVR 的机会增加。

(2)视网膜:脱离的视网膜的形态根据脱离的范围、程度、部位及时间长短不同而异。典型的新鲜脱离视网膜成灰色,球状或波浪状隆起,随眼球运动而飘动,脱离区内可见裂孔。慢性的孔源性视网膜脱离可表现为透明度降低,视网膜活动度减弱,常呈叠峦状或皱褶样外观,可能遮盖视网膜裂孔,尤其较小的裂孔。

(3)视网膜退行性改变

1)囊样变性:有内囊样变性(网状囊样变性)和外囊样变性(典型小囊样变性)两类。发生于锯齿缘附近,颞侧多见,双眼对称,尤其常见于老年人和近视眼,是视网膜裂孔的好发部位。

2)格子样变性:是重要的视网膜退行性改变,是发生裂孔的重要部位。其特点是视网膜周边部有条带状变薄区,伴有细小白线(血管闭塞并纤维化)交错成树枝状或格子状,伴有色素沉着。多位于赤道前,双眼发病 30%~50%,并有对称性。

3)蜗牛足迹样变性:与格子样变性形状和位置相似,无白线和色素沉着,只表现为变薄的神经层视网膜组织,呈带状、块状的黄白色(神经纤维营养不足导致退变,脂肪细胞在视网膜组织积聚)亮点群,似蜗牛爬行的痕迹。亮点密集或范围较大,则被有些人称为霜样变性。

4)加压变白和不加压变白:多见于眼底周边部,可位于各个象限,双眼对称,为同一病变的不同程度。受累的视网膜呈灰白色混浊,看不到脉络膜的红色背景。有时病变区围绕一小片正常视网膜,被周围混浊的视网膜衬托后易误为视网膜裂孔。

5)铺路石样变性:是视网膜外层和脉络膜内层缓慢进展的变性萎缩,不易发生裂孔。多见于老年人,2/3 为双眼。位于锯齿缘和赤道部之间,多见于下方 5~7 点。散在的脱色素和变薄的圆形萎缩灶,呈凹陷状,界清,多 1PD 大小。病灶边缘有规则色素沉着,伴有隆起的边缘和不完整的色素隔,如同铺路石子样改变。

(4)视网膜裂孔:裂孔的产生与视网膜本身的变性和玻璃体后脱离时的牵引因素有关。理论上 RRD 应该 100%有裂孔存在。目前 RRD 裂孔的发现率已达 90%以上。更为重要的是不能满足于单个裂孔的发现,多发裂孔在临床上约占 40%。

1)裂孔形状:圆孔(萎缩孔),最多见,占 46.5%~58.4%,单个或多个成堆,或散在于视网膜变性区或者发生在脉络膜视网膜炎性病灶的基础上,包括有盖圆孔和无盖圆孔,裂孔边缘锐利,通过裂孔可看到脉络膜的红色背景,有的在裂孔的边缘可见脱开的视网膜碎片呈盖状位于玻璃体内;马蹄孔(牵拉孔),约占 1/3,常发生在玻璃体视网膜粘连处,裂孔凸面指向视盘,凹面指向周边,以颞上方最常见,鼻上方次之,鼻下方最少见,多在眼底上半部,当格子样变性的两端被玻璃体牵拉时,马蹄孔也可位于眼底的下半部;锯齿缘离断,占视网膜脱离的 3.3%~28.87%,外伤性锯齿缘离断多单眼发病,男性多见(90%),常位于鼻上方,而非外伤性锯齿缘离断多见于颞下方,多数双眼对称。

2)裂孔数目:半数为单个裂孔。圆形裂孔常多发,在变性区内可发现数个裂孔成链状排列,3/4 病例裂孔集中在一个象限。马蹄形裂孔也可在多处粘连处出现 2 个或 3 个裂孔。

3)裂孔大小:小如针孔,大者长至全周长。按裂孔大小可分:小裂孔,<1/2DD;中裂孔,1/2~1DD;大裂孔,>1DD;巨大裂孔,>90°圆周的裂孔。

4)裂孔部位:大多数裂孔位于视网膜周边(80%~85%)、赤道部、锯齿缘或赤道部与锯齿缘之间。颞侧多见(68.4%);颞上(42.3%~44.2%)又多于颞下(16%~30.2%),鼻上(8.8%~12.9%)次之,鼻下(5.4%~7.3%)最少。47.49%裂孔与上、下斜肌止端相应。

5)查找裂孔方法。a. 病史提供的线索:视野中最早出现暗影或某方向频繁出现闪光感,裂孔往往位于其对侧视网膜上;少数视物变形者可能颞上视网膜有裂孔;高龄或高度近视出现中心暗点和视力骤降者可能有黄斑裂孔;无任何原因突然玻璃体积血者,存在裂孔可能性大;眼球钝挫伤注意检查锯齿缘,存在房角后退处常是锯齿缘离断的部位;复发性 RRD 患者,应注意原裂孔是否封闭、有无遗漏的裂孔或新裂孔产生。b. 裂孔的好发部位。c. 视网膜脱离形态和部位:上方 1 个象限视网膜脱离者,裂孔多在该象限,常位于斜坡上;上方或下方 2 个象限脱离,脱离的程度相等时,裂孔常在 12 点或 6 点方位,若脱离程度不等,则裂孔常位于脱离较高的一侧;下方视网膜脱离,裂孔常位于脱离较高的一侧;下半部视网膜球形隆起伴上部 1 个象限扁平脱离,裂孔多在上方象限,下半部双球形隆起,裂孔也多在上方,而下方的扁平脱离,尤其出现分界线,裂孔常在下方,后极部脱离可由黄斑裂孔所致;视网膜全脱离,裂孔可位于视网膜任何部位,但是上方周边部可能性大;上方视网膜下出现增殖线条,下方视网膜脱离,则裂孔多在上方有线条的区域内;圆形裂孔一般位于锯齿缘后 1~3DD 处,玻璃体内的圆形片状混浊可能是萎缩孔的盖,裂孔就在它的附近;马蹄形裂孔多发生在上方两个象限玻璃体与视网膜粘连的部位;如脱离的边缘有弧形黄白色或色素沉着带,裂孔位于其周边部位,多在下方;一些玻璃体视网膜病变区(如格子样变性)往往是裂孔的部位所在。

6)找不到裂孔的原因和处理方法。a. 屈光间质混浊。合并葡萄膜炎如伴有脉络膜脱离者,须控制炎症反应并用强力散瞳剂。虹膜已有后粘连者,可用 YAG 激光打孔或行虹膜切除术。充分散瞳后,详查眼底。晶状体混浊影响眼底检查,B 超已证实有视网膜脱离者,可联合行白内障摘除手术,取出晶状体后查找裂孔并予以处理。玻璃体混浊或出血伴视网膜脱离时,应联合行玻璃体切割术。b. 视网膜隆起甚高或脱离范围较广,裂孔可能被掩盖,应包扎双眼,安静卧床 2~3d 后视网膜下液部分或大部吸收后,可能露出裂孔。c. 视网膜脱离时间长久,增殖病变明显者,裂孔可能隐藏在皱襞之间,难以被发现。d. 裂孔小又在远周边部或与小出血点难以区别者,应采用巩膜压迫法进行动态观察。e. 高度近视眼的黄斑裂孔和先天性脉络膜缺损区的裂孔,其后面脉络膜萎缩或缺损,裂孔背景为白色,难以确认裂孔。f. 视网膜脱离时间较长,PVR 严重者,裂孔可能隐藏在皱褶之间,难以发现。

如果用各种检查方法反复检查均未能查到裂孔又排除了非裂孔源性视网膜脱离时，可根据所能得到的线索在术中详细检查寻找裂孔，进行相应处理。

【门诊资料分析】

1. *眼压的检查*　一般视网膜脱离时眼压可降低，RRD合并脉络膜脱离时眼压可极低，甚至测不出。慢性视网膜脱离眼压可正常。视网膜脱离时也有眼压增高的，如Schwartz综合征，此时需鉴别原发性或继发性高眼压，以确定治疗顺序。

2. *超声波检查*　在屈光介质混浊时，超声波检查是视网膜脱离的重要诊断依据。①A超：可测量眼轴等(排除真性小眼球等)。②B超：能在二维图像上明确直观地反映出视网膜脱离的位置、范围、高度、新旧、甚至病因(牵拉性或渗出性视网膜脱离)；能够显示检眼镜下不易判断的低于1mm的扁平脱离和视网膜脱离同时伴有脉络膜脱离或实质性肿瘤等；了解玻璃体病变以及该病变与视网膜的关系，如玻璃体内有无与球壁粘连的机化条索或伴有视网膜前膜的收缩牵引等，对于确定手术方案和判断预后有着重要的意义(表8-4)。③UBM：可对眼前段包括房角、锯齿缘进行检查，可了解玻璃体前部的情况。

3. *电生理检查(ERG、VEP)*　视网膜脱离的典型ERG改变是a波、b波幅值降低。图像视觉诱发电位(P-VEP)可检查黄斑部视网膜到视皮质通路有无异常，是评价视功能的重要指标。

表8-4　B型超声眼内膜状回声鉴别

	形态	回声强度	与眼球壁的相连点	后运动	伴发改变
视网膜脱离	带状，规则，凹面向前	强	视盘	有，运动方向与眼球壁垂直	可有肿瘤
脉络膜脱离	多个，半球形，可伴“接吻”现象，凸面向玻璃体	强	眼赤道部之前与涡静脉位置有关	缺乏	多无
玻璃体积血	不规则	弱	无或位置不定	活跃	无
玻璃体机化膜	带状，不规则分叉	不等	无或不定	不等	无
玻璃体后脱离	细薄带状弯曲	弱	不定	活跃	无

4. *FFA检查*　一般的孔源性视网膜脱离此检查不太清晰，但对于黄斑裂孔所引起的视网膜脱离可以辅助诊断，另外，FFA有助于明确非孔源性视网膜脱离的病因(如肿瘤等)，从而正确诊断。

【继续检查项目】

1. *房角镜的检查*　特别适用于有钝挫伤的病人。拟行环扎术者，如患眼为窄角术后有高眼压趋势。

2. 视野检查　视网膜脱离往往伴有相对性视野缺损，此与视网膜劈裂引起的绝对性视野缺损相鉴别。用同样大小的红蓝视标检查时，病变部的蓝色视野较红色视野小，两色视野呈交叉状态，对诊断有参考价值。

3. CT 或 MRI 的检查　排除侵及眼眶的病变、眼内异物、脉络膜视网膜肿瘤等。

4. 潜视力计(PAM)　对于累及黄斑的病例，可对患者术后的视功能进行预测。

【诊断】

1. 眼前闪光、黑影飘动。

2. 视力下降或视野内出现帘幕或阴影遮挡。

3. 视网膜灰白色波浪状隆起，出现视网膜一个或多个裂孔。

4. 前玻璃体可出现色素、玻璃体积血、玻璃体后脱离或眼压偏低、视网膜变性区等可辅助诊断。

5. B超发现视网膜脱离。

【临床分型】

1. 根据病程的快慢分

(1)急性视网膜脱离：往往出现典型的临床表现和体征，起病急，发展迅速。

(2)慢性视网膜脱离：常常在脱离的后界可见色素分界线、视网膜内囊肿、固定性皱褶或视网膜下白点等，另外可出现白内障、前葡萄膜炎、虹膜红变等。

2. 根据视网膜脱离裂孔的形态和合并症分

(1)黄斑裂孔性视网膜脱离。

(2)锯齿缘离断性视网膜脱离。

(3)巨大裂孔性视网膜脱离。

(4)无晶状体眼或人工晶状体眼视网膜脱离。

(5)脉络膜脱离型视网膜脱离。

(6)先天性脉络膜缺损型视网膜脱离。

(7)Marfan 综合征并发视网膜脱离。

(8)Schwartz 综合征等。

3. 根据视网膜脱离的范围和程度，裂孔所在位置、大小和数目，增生性玻璃体病变的程度，视网膜下有无积液以及积液多少等分

(1)简单型病例：指视网膜裂孔在 1PD 以下，单个或成丛状小裂孔，其边缘翻转牵引不明显，视网膜脱离较局限，隆起不高，玻璃体无明显浓缩或条索形成。常见于脱离时间短和发展缓慢的患眼，手术方法简单，宜用巩膜外冷凝加硅胶垫压术。

(2)比较复杂型病例：指多发性裂孔，大小不超过 2PD，分布在多个象限，视网膜脱离广泛或全脱离有轻微的星形皱褶，排液后能大部分复位，玻璃体条索牵引较轻。此型宜用巩膜外冷凝、硅胶垫压和环扎术。也可考虑眼内注射气体或玻璃体手术。

(3)复杂型病例：巨大裂孔，多发性、散在性分布的大裂孔，经手术治疗后裂孔位于原手术区之后或呈“鱼嘴状”，视网膜呈漏斗状全脱离，排液后视网膜不平复，呈严重增生性视网膜病变。此型病例的治疗，除了上述方法外，还需施行玻璃体切割术，以解除

玻璃体对视网膜的牵引，或进行视网膜切开并进行惰性气体、硅油等玻璃体内填充。

【鉴别诊断】

1. 获得性视网膜劈裂　常是双侧的，可以出现视网膜血管鞘和在高起的劈裂腔内壁出现“雪片”或“结霜”样改变，劈裂位于外丛状层。劈裂腔呈圆顶状，表面光滑，位于颞侧，尤其是颞下方。在劈裂的外叶上做巩膜顶压检查会产生苍白效应，视网膜脱离不会见到。视野检查有绝对性暗点。玻璃体中无色素细胞或出血。

2. 先天性视网膜劈裂　在视网膜中周部，随着神经纤维层裂孔(内层孔)的形成，神经纤维层和外层视网膜分离，呈薄纱样，最常出现在视网膜颞下象限。双眼发病，累及黄斑时，黄斑呈中心凹中央向外辐射的视网膜皱褶(花瓣形)。一般为性连锁遗传。

3. 渗出性视网膜脱离　视网膜脱离时，合并有可移动的视网膜下积液，当患者改变体位时，视网膜脱离的位置发生改变，坐位时下方脱离，平卧时液体聚积于后极部，使黄斑区脱离。脱离的视网膜光滑，呈明显的球形。对反复检查未发现裂孔的视网膜脱离病例，应注意与各种原因(炎性疾病如桐泽型葡萄膜炎、先天性异常、葡萄膜渗漏综合征、血管性疾病、后巩膜炎、葡萄膜视网膜肿瘤等)引起的渗出性视网膜脱离相鉴别，眼底荧光造影检查发现渗漏病灶有助于诊断。

4. 牵拉性视网膜脱离　脱离的视网膜显得表面光滑而向下凹，出现牵拉视网膜的玻璃体膜，视网膜固定，脱离很少沿至锯齿缘。病因可为增生性糖尿病视网膜病变、早产儿视网膜病变、视网膜静脉周围炎、视网膜静脉阻塞等。

5. 脉络膜脱离　棕黄色，比视网膜脱离更有实质感，常常不用巩膜压迫就可见到锯齿缘，脱离范围可达眼球全周 360°，一般常伴有低眼压。

【并发症】

如未治或手术失败的视网膜脱离可产生下列并发症：继发性葡萄膜炎、青光眼和白内障，也有眼压很低直至眼球萎缩者。

【治疗原则】

原则是手术封闭裂孔，尽早施行视网膜复位术。详细查找所有的裂孔是关键。

【治疗方案】

主要是手术治疗。

1. 术前准备

(1)术前限制活动，双眼包扎，采取能保持裂孔处于低处的休息体位，有利于视网膜下液的吸收。对于有玻璃体积血、视网膜下液明显者和巨大裂孔，遵循上述原则，尽量完全卧床休息。但对于高龄、有腿深部静脉血栓形成的患者或卧床可能引起精神紊乱者，应避免完全卧床休息。

(2)清洁结膜囊，充分散瞳。

(3)葡萄膜炎反应严重者，可结膜下注射皮质类固醇及散瞳合剂，并可口服皮质类固醇，尽快控制炎症，及早手术。

(4)仔细全面地了解眼底病变情况。综合各种检查法包括双目间接检眼镜、裂隙灯 Goldman 三面镜或裂隙灯与 VOLK 及 Ocular Pan fundus lens 非球面镜等，了解视网膜脱离范围与形态,视网膜的全部裂孔及其部位、形状、大小、位于眼底子午线的位置或时钟方位、离锯齿缘或视盘的大致距离,玻璃体的退变情况包括部位、性质、形态及其与裂孔的关系,玻璃体与视网膜的粘连处等,针对这些情况制订手术方案,争取手术一次成功。

(5)术前应进行全面体格检查及实验室检验。拟行眼内注气者应注意检查患者的心、肺功能。根据患者能否保持要求之体位,选择适当术式,或经内科短期治疗,具备条件后再施行手术。

(6)让患者做好心理准备,说明术后可产生眼部肿胀及采取某种体位和姿势的意义。

2. 手术时机　确诊后应尽早手术。手术缓急主要取决于有无黄斑脱离,还应结合全身状态和眼部其他情况而定。出现以下情况须紧急手术。

(1)视网膜脱离接近黄斑部或黄斑新近发生视网膜脱离。

(2)上方视网膜脱离,尤其马蹄形孔所导致的视网膜脱离。

(3)明显的玻璃体牵拉,病情进展快的视网膜脱离。

(4)裂孔有视网膜血管桥,特别是裂孔边缘有牵拉者。

(5)玻璃体切割术后并发的视网膜脱离。

3. 手术方法

(1)封闭裂孔的方法

1)冷凝术:所有 RRD 的视网膜裂孔均可采用冷凝术,其优点是不必切开结膜;全层巩膜冷凝而无须剥离巩膜;可在间接检眼镜直视下冷凝,封孔准确,冷凝量适当,不易遗漏和重复冷凝视网膜;极少损伤结膜、巩膜和肌肉,可在涡静脉处进行冷凝。其缺点是容易导致色素播散,引起 PVR;破坏血-视网膜屏障,导致渗出性视网膜脱离。对于以下情况尤其适用:巩膜有后葡萄肿者;视网膜广泛格子样变性、囊样变性、巨大裂孔或多个裂孔同时存在;裂孔位于涡静脉附近;病变位于赤道部之前需预防性治疗时。理想的冷凝反应是视网膜出现中度损伤,即在间接检眼镜直视下观察,在视网膜出现白色冰斑后立即解冻。冷凝点数目取决于裂孔大小。巨大裂孔范围要大,可做两三排冷凝,冷凝斑互相连接,边缘重叠。治疗锯齿缘离断不仅需冷冻裂孔后缘,还需冷冻裂孔前缘,但由于睫状上皮多无脱离,故只需短时间冷冻,出现反应立即停止。格子样变性区和可疑裂孔等,一并冷凝。

2)激光光凝术:适用于裂孔周围无视网膜脱离者,或伴有浅脱离和局限性视网膜脱离经短期治疗后视网膜复位者,或作为手术封孔后的补充。多用氩激光、氪激光、染料激光或半导体激光。光凝斑直径为 100～500μm,曝光时间 0.1～0.2s,功率 200～500mW。光凝反应强度一般以Ⅱ～Ⅲ级为宜,黄斑裂孔Ⅰ级为宜。激光光凝安全可靠,损伤小,但要求屈光介质清晰,最大的局限性是视网膜下液多时无法进行。

(2)巩膜扣带术:它是通过巩膜壁的压陷使视网膜色素上皮与裂孔处神经上皮贴近,以封闭裂孔。目前常用的方法有巩膜外加压术、巩膜环扎术。

1)巩膜外加压术:加压块大小取决于裂孔大小、数量、分布范围和脱离程度。所形成的加压块要有一定的宽度和长度，裂孔距加压嵴边缘之间至少要有>1mm的间隙。缝线的宽度和松紧是术中调整加压嵴高度的主要办法。选择外加压的方向有两种：放射状外加压，适用于马蹄形裂孔、单个裂孔、术前有放射状视网膜皱褶可能出现鱼嘴现象、中大裂孔需巩膜加压嵴向后延伸者；环形外加压，适用于圆形裂孔、锯齿缘离断、单个宽度较大的裂孔、相互靠近的多发裂孔、巨大裂孔、条状变性区内的裂孔、不明确裂孔需外加压面积较大者。加压块的非吸收性材料有两种：硅胶；硅海绵。各有优缺点，硅海绵可形成较高的加压嵴，但易感染且局部刺激大，而硅胶则相反。

2)巩膜环扎术：其作用是使眼球周径减少，产生一个假的锯齿缘，防止环扎嵴前的裂孔形成和预防再次视网膜脱离，并对未查找到的细小视网膜裂孔起到封闭作用。适用于：不在同一象限的多发裂孔；无晶状体眼或人工晶状体眼；高度近视；周边有广泛玻璃体视网膜病变如格子样变性或玻璃体基底部牵引等；增殖性玻璃体视网膜病变(PVR)C_2级以上；视网膜裂孔不明确或怀疑有裂孔者；巨大裂孔；估计引流视网膜下液后眼压显著降低者；为支持局部外加压块作用等。

环扎位置原则上在赤道部，一般选用2～2.5mm宽硅胶带，缩短周长15%左右，环扎带保留长度以60～65mm较安全。术中注意：高度是否适中，一般高度最好不超过2mm，宽而高的环扎带会引起眼前节缺血、眼球内陷和术后疼痛等；裂孔是否在嵴上；眼底有无中央动脉搏动或新的放射状皱褶；防止出现鱼嘴现象，所谓鱼嘴现象指视网膜条嵴后方，出现一些子午线方向的视网膜皱襞，如皱襞与裂孔相连，使裂孔呈鱼嘴样张开而不能与其下的视网膜色素上皮相贴，如有此现象，环扎带可向前或向后移位或垂直方向加硅海绵，对于上方孔，可玻璃体注入空气或膨胀气体消除它。

(3)视网膜下液的处理：目前对于放液与不放液的选择仍无统一标准。

1)放液术：由于放液术降低了眼压，易得到所需的巩膜嵴高度，使裂孔易于封闭；有助于裂孔的定位；为玻璃体注气提供了空间；减少了不放液高眼压的危险。下列情况需放液：年长者；存在可见的玻璃体视网膜牵拉；估计视网膜下液较黏稠不易吸收的陈旧病例；巨大裂孔；视网膜脱离隆起高，裂孔不易准确定位及冷凝者；下方裂孔；裂孔位于赤道以后；无明确裂孔；术前眼压不低或高于正常，不易压陷巩膜形成具一定高度的扣带和(或)需眼内注气者；再次手术。

放液可在冷凝后也可在冷凝前。放液最好部位是内、外直肌下缘近赤道部视网膜下液最多处，应避开冷凝过的部位、大的脉络膜血管和涡静脉壶腹部、明显玻璃体牵引或视网膜皱褶处、大的视网膜裂孔下及其附近。如可能，尽量选择在巩膜扣带内，但是如果周边视网膜脱离浅，也可在扣带后放液。放液时用棉棒及时吸去积液，以防逆流造成眼内感染。最后检查放液点，仅见脉络膜呈黄色小点，应无出血、视网膜嵌顿和医源性裂孔。出现红点、可疑裂孔以及嵌顿处均按裂孔处理。

2)不放液术：可避免放液术的并发症，手术创伤小，缩短了手术时间。下列情况可不需放液：视网膜下液少、脱离浅、视网膜活动度好者；上方裂孔，且压迫巩膜相应处后裂孔缘可贴复者；赤道前裂孔伴浅视网膜脱离；术前遮盖双眼并卧床休息后视网膜下液明显吸收者；有明显外伤和血管不健康者，估计放液会产生并发症者。其缺点是加压嵴的最后高度难以精确预测，易造成过度冷凝并有可能导致视网膜下液延迟吸收，影响视力恢复。

(4)玻璃体内注射：这是视网膜脱离手术应用较多的辅助措施，可以补充眼内容，恢复眼球形状和眼压，帮助视网膜复位。

1)注射生理盐水：适用于手术期间发生的低眼压。眼压很低时，用棉棒压住眼球利于穿刺，注射要缓慢，眼压正常后再检查眼底。

2)气体：当视网膜下液多，视网膜皱褶存在时，注气较适用，适用于黄斑或后极部裂孔、巨大裂孔或不规则裂孔、鱼嘴现象、放液后的极度低眼压和出现新的视网膜皱褶等。可选择 SF_6、C_3F_8 或消毒空气。可重复进行或改行其他术式。注气后密切观察视盘颜色和视网膜中央动脉搏动，通过前房穿刺，反复放出房水来降低眼压，直至中央动脉波动消失。通常玻璃体内注入纯 SF_6 不应超过 2ml，纯 C_3F_8 不应超过 1.2ml。20% SF_6 和 12% C_3F_8 手术后体积不膨胀，可减少术后高眼压的发生。

(5)充气式视网膜固定术：利用气体向上浮及气泡具表面张力的性质来封闭裂孔，使视网膜复位的手术方法。适用于 4 点至 8 点水平以上的单个裂孔或一组小裂孔（不超过一个钟点）和黄斑裂孔造成的视网膜脱离。严重 PVR 和明显玻璃体牵拉、严重青光眼、下方视网膜脱离、视网膜有广泛格子样变性和不能保持体位者禁忌。

(6)玻璃体视网膜联合手术：适用于有明显屈光介质混浊患者（如晶状体混浊、玻璃体混浊、瞳孔粘连或膜闭者）、黄斑裂孔和后极部裂孔、巨大裂孔、视网膜脱离合并部分 C_2、C_3 或 D 级 PVR 时、视网膜前膜、CNV、不同位置的多发性裂孔和未查出裂孔的视网膜脱离，先天性脉络膜缺损、牵牛花综合征、玻璃体寄生虫、眼内异物等合并视网膜脱离者。

目前常采用闭合式玻璃体切割术。玻璃体替代物包括气体、硅油和全氟化碳液体。气体包括消毒空气、惰性气体（SF_6、C_3F_8）和混合气体，注气的目的是推压裂孔、展平视网膜和调整眼压。硅油仅适用于使用传统视网膜复位术或玻璃体腔气体填充术注定要失败或已经失败的病例。全氟化碳液体作为玻璃体视网膜手术的“液体操作工具”，在严重增生性玻璃体视网膜病变和巨大裂孔、晶状体或人工晶状体脱入玻璃体腔等复杂手术应用广泛。随着玻璃体切割手术越来越成熟，微创和高速玻璃体切割、宽视野或广角镜手术系统，使玻璃体的彻底清除成为可能，尤其是基底部玻璃体。

(7)晶状体切割或晶状体粉碎术或超声乳化白内障摘除术：有争议。目前比较认可的晶状体切割适应证有：晶状体混浊致眼底能见度低，不能行眼后段手术者；广泛虹膜后粘连，无法散大瞳孔者；存在明显的前部环形收缩或前移位，手术中需要处理 aPVR 者；晶状体损伤者。否则术后晶状体迅速混浊，影响术后观察和继续治疗。

糖尿病患者、年轻人、儿童应尽量保留晶状体。

【术后处理】

1. 一般处理

(1)对于巨大裂孔和玻璃体腔注气的患者，术后保持一定的体位和头位，使裂孔处于最高位，每日保持 12～16h，睡眠时可侧卧，避免平卧，直至剩下小气泡为止。

(2)术后常规全身和局部糖皮质激素、抗生素治疗，局部仍需阿托品、复方托吡卡胺散瞳治疗。术后炎症反应重者可给予球结膜下或球旁注射糖皮质激素。

(3)必要时镇痛、止吐。

(4)术后24h首次换药，详细检查眼部情况，每天检查视功能、眼压(尤其行环扎和注气者或注油者)、眼前段和眼底，注意眼内气泡大小。发现并发症及时处理。

(5)术后7d拆除结膜缝线。

2. 常见并发症处理

(1)眼内感染：应早期诊断、早期治疗。一旦怀疑眼内炎，应做前房穿刺和玻璃体腔穿刺，涂片做细菌学检查及细菌、真菌培养和药敏试验，并向玻璃体注药。若无好转，应及时行玻璃体切割术。预后与致病菌的毒力强弱、治疗时机及应用之药物是否敏感有关。

(2)眼前段缺血：多为手术引起的睫状前动脉或睫状长动脉灌注减少或涡静脉回流不畅所致。轻者，局部或全身使用糖皮质激素治疗，应用强睫状肌麻痹剂，静脉滴注低分子右旋糖酐或口服抗凝血药，如阿司匹林等。对于极严重的病例，如用药48h无效，应该去除涡静脉处的植入物、松解环扎带、放出过多气体。重在术中预防：避免损伤后睫长动脉；截断直肌不超过2条；防止环扎过紧。高危患者密切观察，及时发现和治疗。

(3)继发性青光眼。对手术后发生的各种类型青光眼，首先采用药物治疗，必要时采用高渗剂治疗。如系玻璃体注气过量，眼压不能控制，有发生视网膜中央动脉阻塞危险者，应放出部分气体。

(4)脉络膜脱离：经局部或全身使用糖皮质激素、高渗剂治疗，绝大多数可自然吸收，预后较好。若出血性脉络膜脱离出血范围广，药物治疗无效，可在术后1～2周做巩膜切开放血。

(5)渗出性视网膜脱离：多发生在术后2～3d，位于扣带后。出现与裂孔不相连的视网膜脱离，视网膜下积液(SRF)较裂孔性者显得混浊些。最重要鉴别在于无裂孔与之相连，亦无明显牵拉因素。多由过度冷凝引起。全身应用糖皮质激素有效。

(6)白内障：术中损伤晶状体，混浊呈进行性加重，后期常需做白内障手术。

(7)持续性眼痛：术后视网膜复位，无炎症或高眼压等异常，但术眼持续性钝痛。多在术后7d左右开始，可持续数周至数月，个别经各种对症治疗无效者，需拆除加压物。对这类患者，在可能的情况下尽量延迟至术后2个月拆除。发病原因不明，推测与外植入物压迫后睫状长神经在巩膜内潜行部分有关。一般镇痛药无效，部分患者应用血管扩张药症状可减轻或缓解；亦可重复球后注射2%利多卡因数次以缓解症状。若因拆除外加压物而视网膜再脱离，二次手术时避免扣带过高及环扎过紧，患者则可忍受。

(8)植入物脱出：与感染、缝线松脱、创口愈合不佳、纤维包裹不好有关。一旦植入物脱出，立即针对病因治疗，最好尽量维持其在位6个月后取出。

(9)黄斑皱褶：常见于多次手术和颞侧裂孔者。中心视力小于0.3者，可选择玻璃体切割术，剥去视网膜前膜。

(10)PVR：是视网膜脱离手术失败和复发的主要原因，需行玻璃体视网膜联合手术。预防在于争取手术一次成功，强调冷凝适量、手术操作轻柔。

(11)手术失败：常见原因有裂孔封闭不良；外加压或冷凝位置、范围不当；引流视网膜下液致视网膜穿孔；遗漏裂孔；出现新裂孔；PVR形成和术式不当等。

【住院小结】

1. *疗效* 视网膜手术成功是指视网膜解剖复位维持达手术后至少6个月，目前单纯性RRD手术成功率已达90%以上。视力的恢复取决于黄斑有无脱离以及脱离时间的长短。

2. *后续治疗*

(1)注意处理术后凝固反应不明显的裂孔和新裂孔等，尽早补做光凝治疗，完全封闭裂孔。

(2)术后3～6个月验光配镜。

(3)术中切除晶状体或IOL者，待病情稳定半年后，可考虑Ⅱ期IOL植入或者佩戴接触镜。

(4)术中注入硅油者，视网膜复位维持3～6个月取出。年轻患者且视网膜病变稳定者，术后3个月即可取出。年老患者和伴有严重PVR、多次手术、术中视网膜切开者可酌情延长取硅油时间。硅油取出的适应证为：①视网膜复位，PVR静止者；②视网膜未复位，需再次行玻璃体手术者；③出现各种硅油并发症如角膜带状变性、继发性青光眼、并发性白内障、硅油乳化者。手术时彻底剥膜，取硅油前酌情选择光凝治疗，部分病例在取油前2周做环扎嵴后至赤道的360°光凝，是预防取油后视网膜脱离复发的措施之一。

(5)常规散瞳检查健眼，如有干性裂孔或格子样变性，做预防性光凝。

(6)有并发症者密切观察处理。

3. *出院医嘱*

(1)局部滴用抗生素眼药水和糖皮质激素眼药水，全身也可服用糖皮质激素，可抑制PVR的发生。

(2)门诊定期随访，出院后1周复查，以后2周1次，1个月1次，其后3个月1次、6个月复查1次。

(3)对于玻璃体注气的患者仍要保持头低位，偏向裂孔对侧(由于气体总是浮在上方)，使裂孔处于高位。同时应注意气体的多少，有无相关并发症出现。一般来说，SF_6注入后24～36h气体体积膨胀1倍，约12d完全吸收。C_3F_8注后72h达膨胀高峰，体积增长4倍；注入纯0.3ml，4～6周完全吸收。术后根据气体吸收情况、裂孔位置和有效顶压面积决定是否需要补充气体。气体未吸收前不宜乘飞机旅行。

(季樱红　卢　奕　朱承华)

二、牵拉性视网膜脱离

牵拉性视网膜脱离(tractional retinal detachment，TRD)指的是由于玻璃体视网膜机化条索牵引而造成的视网膜脱离。TRD往往由于眼外伤和出血性眼底疾病所造成，如增殖性糖尿病性视网膜病变、缺血性视网膜静脉阻塞、视网膜静脉周围炎和眼球穿通伤等。

【病史询问要点】

1. 既往病史　有无穿通性眼外伤，糖尿病，玻璃体视网膜手术史等与此疾病可能相关的病史。

2. 伴随症状　有无视力下降或视野缺损，尤其注意询问出现症状的时间、程度。最初通常在脱离对侧的视野中出现固定的云雾状阴影。如果发生黄斑区脱离时，中心视力急剧下降。脱离之前往往有先兆症状，在眼球运动时出现闪光。由于玻璃体混浊，视野内常有黑影飘动。如果视网膜全脱离，视力减至光感或完全丧失。在视力减退前也常有视物变形，眼球运动时有物象震颤的感觉。

【体格检查要点】

1. 如有穿通性眼外伤病史　重点检查外伤部位，伤口清洁程度，组织损伤严重程度及是否残存有异物，按照眼外伤的检查标准进行。

2. 眼部检查　观察角膜、巩膜和晶状体，是否受损，是否人工晶体眼等。眼底观察是否存在糖尿病性视网膜病变，眼底增殖性病变的部位和程度，视网膜固定情况，视网膜脱离的最高部位(通常是增殖牵引最重的位置)等。

【门诊资料分析】

1. B超检查　可见视网膜脱离的强回声条索及与其相连的牵拉条索，其特点为脱离的视网膜显示“成角”状态。超声检查有助于准确了解TRD的形态、范围和严重程度。

2. 眼底照相　可直观地观察病变位置，形态，严重程度等。

3. 眼压　由于眼内液更多地通过色素上皮进入脉络膜致使眼压偏低。脱离范围广和时间越久，眼压越低。偶也有眼压偏高的病例。当视网膜复位，视网膜下液吸收，眼压可恢复。

【诊断】

1. 视力不变或减退。

2. 玻璃体和视网膜前增殖膜。

3. 超声显示玻璃体视网膜前有膜状物，且与视网膜粘连、视网膜脱离。

【鉴别诊断】

1. 其他原因引起的视网膜脱离　裂孔性视网膜脱离的特征是存在原发裂孔，没有PDR、眼外伤或视网膜脱离手术病史。而渗出性视网膜脱离通过荧光血管造影可以明确诊断。

2. 视网膜劈裂症　视网膜劈裂症劈裂的位置位于下方周边眼底，呈半球形隆起，由囊样变性融合发展而成。内壁菲薄透明，外壁缘附近可以色素沉着。视网膜劈裂症视网膜劈裂区为绝对暗点，不活动，无视网膜下液。如果其内、外壁均有破裂，成为真性裂孔而继发孔源性视网膜脱离。

3. 葡萄膜渗漏　即脉络膜渗漏，常伴有视网膜脱离，半球形隆起，易于随体位改变而移动，无裂孔。B超显示玻璃体腔球形隆起，其下液性暗区。可行OCT检查予以鉴别。

4. 中心性浆液性脉络膜视网膜病变（简称“中浆”）　“中浆”本身也是黄斑部或其附近的神经上皮层浅脱离，是可以自行消退的自限性疾病。当牵拉性视网膜脱离累及黄斑部时，与“中浆”症状相似，应散瞳检查周边部并结合OCT检查加以鉴别。

【治疗原则】

一旦明确诊断应尽早手术治疗。当患者眼以穿通伤就诊时，应及时处理好伤口，缝合伤口时须仔细清理，避免组织嵌塞，必要时予以冷凝或行巩膜扣带术以预防TRD；对于已发生TRD的患者，需行玻璃体视网膜手术，必要时联合激光或冷凝术。

【治疗方案】

参见增生性玻璃体视网膜病变。

【术后处理】

1. 一般处理

(1)术后24h换药，滴抗生素眼药水预防感染，控制炎症反应，监测眼内压，观察视网膜恢复情况。

(2)糖尿病病史者监测血糖。

(3)其他见增生性玻璃体视网膜病变。

2. 并发症处理　见增生性玻璃体视网膜病变。

【住院小结】

1. 疗效　尽早手术治疗，可以有效提高视力，改善视物变形，减少视网膜不可逆的损伤。

2. 后续治疗　见增生性玻璃体视网膜病变。

3. 出院医嘱

(1)继续局部应用抗生素眼液、糖皮质激素、散瞳药。

(2)按医嘱门诊定期随访。

(3)糖尿病等全身疾病者，相关科室继续治疗。

(4)应用气体者，气体未吸收前不宜乘坐飞机。

(5)其他见相关章节。

（袁松涛）

三、渗出性视网膜脱离

渗出性视网膜脱离(exudative retinal detachment，ERD)又称浆液性和出血性视网膜脱离，是一种继发性视网膜脱离，由于视网膜色素上皮或脉络膜的病变，引起液体积聚在视网膜神经上皮下造成。

【病史询问要点】

1. 发病诱因

(1)肿瘤：脉络膜黑色素瘤、转移瘤、脉络膜血管瘤、多发性骨髓瘤、视网膜毛细血管瘤、视网膜母细胞瘤(RB)等。

(2)炎性或感染性疾病:伏格特-小柳-原田综合征(VKH)、交感性眼炎、后巩膜炎和其他感染性疾病(如结核、梅毒等)。

(3)先天性异常:视盘小凹、牵牛花综合征、脉络膜缺损、Coats病和小眼球等。

(4)其他:特发性葡萄膜渗漏综合征、视网膜毛细血管扩张症、后极部多发性视网膜色素上皮病变等。

(5)全身血管性疾病:高血压、糖尿病、肾衰竭、妊高征和白血病引起的;狼疮、结节性多动脉炎等亦可引起。

2. 伴随症状 可伴轻微至严重的视觉损害或视野缺损,另外有各种原发疾病所引起的其他症状。

【体格检查要点】

1. 原发全身病或眼部的表现。

2. 视力障碍或视野缺损。

3. 视网膜脱离随体位改变,视网膜下液总是流向眼底最低处,如坐位时下方视网膜脱离最高且呈球形隆起,有时可达晶状体后面;平卧时下方视网膜脱离球形隆起脱离消失,积液流向后极部,使后极部网膜隆起脱离,而周边部视网膜脱离不明显。

4. 脱离的视网膜表面光滑,无牵拉皱褶。

5. 无视网膜裂孔。

【门诊资料分析】

1. 协助相关科室,排查原发病。

2. 其他见孔源性视网膜脱离。

【继续检查项目】

见孔源性视网膜脱离。

【诊断】

1. 有明显的发病原因,如肿瘤、炎性疾病、先天性异常或血管性疾病等。

2. 体检或B超发现可移动的视网膜脱离,随体位改变而改变,无视网膜裂孔。

【临床类型】

临床类型根据不同的发病诱因而不同。

【鉴别诊断】

1. 孔源性视网膜脱离 一般无全身或局部原因。可有眼前闪光、漂浮物等症状,视网膜波浪状隆起,出现视网膜一个或多个裂孔。前玻璃体可出现色素、玻璃体积血,玻璃体后脱离,可见视网膜变性区等。

2. 其他 见孔源性视网膜脱离。

【治疗原则】

主要是检查发现原发疾病,针对原发疾病进行治疗。

【治疗方案】

血管异常引起的如视网膜毛细血管扩张症、Coats病、视网膜毛细血管瘤等可采用冷凝或激光光凝，大的血管瘤可采用放射治疗。而脉络膜黑色素瘤和转移癌可使用局部放射性敷贴或其他放疗。由伏格特-小柳-原田综合征和后巩膜炎等引起的可首先使用糖皮质激素或免疫抑制剂等。近年抗 VEGF 类药物在控制渗出性视网膜脱离方面也取得一定的疗效，目前较多用于 Coats 病合并渗出性视网膜脱离的治疗。

（季樱红　卢　奕）

四、大泡性视网膜脱离

大泡性视网膜脱离（bullous retinal detachment，BRD）又称急性后极部多灶性色素上皮病变（multifocal posterior pigment epitheliopathy，MPPE），是渗出性视网膜脱离的一种。单眼或双眼发病，多数学者认为此病是中心性浆液性脉络膜视网膜病变的重型，即“严重的变异的中浆”。该病多发于中年男性，女性患者少见。因 MPPE 容易与 APMPPE 混淆，建议最好用 BRD 为宜。大泡性视网膜脱离常见于器官移植后的患者、使用皮质类固醇的患者以及亚裔。

【病史询问要点】

1. 发病年龄和性别　中年男性多见，男∶女比为5∶1～9∶1。

2. 眼别　单眼或双眼先后发病，一般相隔数日到数年。

3. 发病诱因　患病之前常有视力下降及视物变形，即有“中心性浆液性脉络膜视网膜病变”病史，多数病例长期或大量服用皮质类固醇激素。

4. 伴随症状　坐位时自觉视力稍好，卧位时自觉视力差。

【体格检查要点】

1. 视力：明显的视力下降伴视物变形，视力可随体位变化而波动。

2. 眼前节正常。

3. 眼底表现：早期后极部出现灰白色病灶，局部视网膜隆起，呈小水泡状，多发灶可相互融合成大水泡。视网膜下液随患者的体位变动而移动。病程较长者，视网膜下可出现增生性改变。

【门诊资料分析】

1. B 超检查　坐位时视网膜呈球形脱离，卧位时脱离变平，后极部视网膜脱离。

2. FFA 检查　后极部脉络膜病灶渗漏荧光素，潴留在视网膜下面，与中心性浆液性脉络膜视网膜病变的造影相同。通过 FFA 检查，可以发现脉络膜的病灶以及渗漏出的荧光素流动和蓄积的情况。在造影初期眼底渗出斑中央有小渗漏点，以后渗出急速扩大向视网膜下腔扩延，并向视网膜实质侵入，渗出斑有高度组织着染。当渗出斑病变消退以后，视网膜下液也吸收，这时可见多数窗形透见荧光无渗漏，晚期强荧光形态及大小范围不变。

3. OCT 检查　能够有效地定量检测视网膜和 RPE 的浆液性脱离，能够追踪视网膜下液消退过程。

4. 电生理检查　病变期间 EOG、ERG 多同时受累，但是随视网膜脱离的消失而恢复正常。

【诊断】

1. 多有反复发作的“中浆”病史和激素治疗史。

2. 眼前节无炎症。

3. 眼底有1至数个RPE浆液性脱离。

4. 无孔性视网膜脱离随体位改变而改变。

5. FFA检查示后极部脉络膜病灶渗漏荧光素，潴留在视网膜下面。

【临床类型】

根据眼病发展过程，分为三期(宇山，1977)。

1. 前驱期 大多数患者有数年反复发作的“中浆”病史。此期可看作是前驱期，常单眼发病，后极部发生视网膜扁平脱离。

2. 急性恶化期 前驱期后病情突然恶化，后极部出现0.5～1.0 PD的圆形黄白斑或灰白色数个至10个以上的RPE脱离，其中心部色淡略隆起。含有病灶的后极部视网膜扁平脱离；有时仅有浆液性RPE脱离；病变多发生于黄斑部附近和视盘周围。视网膜脱离明显时，脱离部位多随体位改变。当视网膜下液体清亮时可见脉络膜纹理，本病的视网膜脱离无破孔。此期双眼先后发病，可持续半年，视力高度减退，多在0.1以下。

3. 瘢痕期 病变可以自然治愈，一般为3～6个月，眼底渗出斑逐渐消退，视网膜下液体逐渐吸收，可完全复位，但后极部视网膜下遗留大小不等的皱褶，并可见放射状点状出血。瘢痕深部有色素增生，RPE变性萎缩，后极部污秽不清。自然治愈的病例视力预后不佳。在整个病变过程中眼前节和眼底无炎症表现，但可伴有玻璃体混浊和视盘充血，全身和脑脊液检查正常。

【鉴别诊断】

1. 中浆 黄斑部可发生RPE脱离、视网膜扁平脱离，但是其特点是病变局限在黄斑部，且不呈现大泡状视网膜脱离。

2. APMPPE 病变也多见于后极部，为多发的黄白色渗出斑，但无视网膜脱离。

3. 孔源性视网膜脱离 与此鉴别非常重要。主要鉴别依据为视网膜是否存在裂孔。

4. 葡萄膜渗漏 有特发性脉络膜脱离、无孔性视网膜脱离，脱离部位也随体位改变而改变，两者较难区别。但葡萄膜渗漏有以下特点：①无中浆病史；②眼压偏低；③后极部未见RPE脱离的渗出斑；④常伴有周边部脉络膜脱离和睫状体脱离；⑤有时有上巩膜血管扩张；⑥多有再发。

【治疗原则】

及时光凝，尽可能保存视功能。

【治疗方案】

1. 半卧位，防止黄斑部受累。

2. 糖皮质激素、抗生素、非激素性消炎剂以及放液手术都无效，甚至可使病情恶化。

3. 激光光凝 RPE 渗漏灶，封闭渗漏点，视网膜下液体可缓慢吸收，促进视网膜复位，缩短病程。光凝注意点如下。

(1)做荧光眼底血管造影详细观察全眼底，确定 RPE 脱离渗漏点的部位。

(2)治疗黄斑区外的 RPE 脱离可光凝脱离的全表面。

(3)大的 RPE 脱离延伸到中心凹者，光凝时离开中心窝 1/3 PD 以外，以防黄斑组织损伤，产生中心暗点。

(4)RPE 脱离光斑强度与中浆光凝一样即可。

4. 光动力疗法(PDT)治疗。

5. 玻璃体视网膜手术。

较为认可的手术适应证为：①视网膜高度脱离，范围较广，超越黄斑上方，甚至与晶状体后囊膜相贴，光凝难以实施者；②因全身疾病或屈光间质混浊无法行 FFA 检查及光凝治疗者；③停用糖皮质激素后，观察 1 个月以上视网膜脱离无好转迹象甚至进行性恶化者；④误诊为孔源性视网膜脱离，做了巩膜外加压手术并长时间应用糖皮质激素，病情恶化，视网膜下大量纤维增生产生而严重影响视网膜复位者。

对有手术指征的晚期患者进行玻璃体视网膜手术是促进视网膜复位，挽救部分视力的安全有效方法。但是术后的视网膜复位并不代表本病治疗的终结，随访过程中应根据眼底情况定期进行 FFA 检查，必要时需补充光凝治疗。

【疗效】

BRD 轻者可自愈。病程长者，视网膜下可出现增生性病变，黄斑部皱褶，视力预后不良。

（季樱红　卢　奕）

五、复发性视网膜脱离

视网膜复位经 6 个月以上或数年之后再次脱离称为复发性视网膜脱离(recurrent retinal detachment)，而 6 个月内视网膜未复位者称为手术失败。7%～25%视网膜脱离手术后可发生复发性视网膜脱离。

【病史询问要点】

1. 患者年龄和视力需要　年轻患者不要轻易放弃再次手术机会。

2. 原视网膜裂孔形态　巨大裂孔再手术率约 23%；黄斑裂孔 17.5%；马蹄形裂孔 14.5%。

3. 视网膜脱离手术时间和方式　了解患者上次手术是巩膜扣带术还是玻璃体手术，是否注入硅油等眼内填充物，术中和术后发生的问题及措施等。

【体格检查要点】

1. 视功能的检查　有无光感。

2. 眼前段的检查　观察虹膜有无新生血管，眼压是否正常。

3. 眼底表现　最好使用带巩膜压迫器的间接检眼镜检查，观察视网膜原裂孔有无很好地封闭；是否出现了鱼嘴现象；外加压位置是否适当；有无出现医源性裂孔或新的裂孔；有无脉络膜脱离；PVR的形成，并注意分级；有无视网膜前膜和下膜的形成；植入材料的并发症如感染与脱出和扣带综合征（包括眼前后节缺血、眼压升高和睫状神经痛等）。

【门诊资料分析】

1. B超检查　可了解PVR的情况。

2. 电生理检查（ERG、VEP）　ERG的a波起源于光感受器内段，b波起源于Müller细胞或双极细胞。典型ERG改变是a波、b波幅值降低。图像视觉诱发电位（P-VEP）可检查黄斑部视网膜到视皮质通路有无异常，是评价视功能的重要指标。

【诊断】

1. 患者有抗视网膜脱离手术史。

2. 视网膜脱离再次发生距上次手术6个月以上。

3. 眼底检查或B超发现视网膜脱离再次形成，PVR形成或仍有裂孔存在。

【临床类型】

1. 巩膜扣带术后的复发性视网膜脱离　常见原因有：裂孔封闭不良、环扎过紧使裂孔出现鱼嘴现象、外加压位置不当、引流视网膜下液致视网膜穿孔、遗漏裂孔、PVR的形成、术式不当等。

2. 玻璃体手术或硅油填充术后的复发性视网膜脱离　常见原因有：术中医源性裂孔；残留玻璃体的牵拉；PVR形成；视网膜内收缩；不合理的眼内填充；不适当的裂孔封闭；未行必要的环扎术；未彻底清除视网膜前膜或下膜及全氟化碳液体、气体或硅油进入视网膜下；手术时机不当等。

【治疗原则】

选择适当的术式是成功的关键。结合患者年龄、视力需要、病情复杂程度（尤其应该重新判断PVR程度）以及再次手术机会等，做出是否再次手术的判断。根据PVR程度结合裂孔性质确定再手术方法。一般认为再次手术周边视力多能得到改善，视野扩大，中央视力也可不同程度地提高。

【治疗方案】

1. 手术禁忌证　无光感眼、广泛虹膜红变或新生血管性青光眼、视力恢复无望或视神经萎缩者。

2. 手术时机　对大多数病例来说，再次手术时间越早越好。发生后部缺血者应立即手术。

3. 手术方案

（1）巩膜扣带术后复发性视网膜脱离：根据不同情况可选择环扎带、外加压位置调整术；外加压术或环扎术；环扎术和外加压术联合；玻璃体腔注气术；再放液、激光封孔和玻璃体切割术等。

（2）玻璃体手术或硅油填充术后复发性视网膜脱离：根据不同情况可选择环扎术、玻璃体腔灌洗术、玻璃体切割和膨胀气体填充术或硅油注入术等，必要时行晶状体摘除术。对于硅油填充术后复发患者，可选择环扎术和（或）外加压术；冷凝和（或）激光术；硅油取出、膜剥离、眼内再填充；硅油再补充术、硅油下视网膜复位术、硅油置换术；保留硅油、内排液、膜剥离、眼内光凝、硅油补充术等。

【术后处理】

见孔源性视网膜脱离。

【住院小结】

1. 疗效　与第一次手术成功率相比，前者可达 90% 以上，而再次手术复位率低，各种不同手术后的复发性视网膜脱离的复位率不尽相同。

2. 后续治疗　见孔源性视网膜脱离。

3. 出院医嘱　见孔源性视网膜脱离。

（季樱红　卢　奕）

六、巨大裂孔性视网膜脱离

巨大裂孔性(giant retinal tears,GRTs)视网膜脱离属于孔源性视网膜脱离中一种复杂的视网膜脱离，是指裂孔范围达到或超过 90°，甚至可达 360°。发病率低，每年人群发病率为 1/200 万，仅占孔源性视网膜脱离的 1/200。2/3 患者属于原发性巨大裂孔性视网膜脱离。

【病史询问要点】

1. 年龄和性别　发病年龄轻，以青壮年为主，男性多于女性。

2. 屈光状态　80% 为近视眼，大多双眼发病。

3. 发病诱因　外伤性巨大裂孔性视网膜脱离常有明显的眼球钝挫伤病史。

4. 发病特点　发病先兆同一般孔源性视网膜脱离，可有闪光、严重飞蚊、固定黑影、视力突然下降。早期眼底改变不明显。原发性的变化急剧，在先兆症状出现一周左右，巨大裂孔迅速形成；外伤性则发展缓慢。

【体格检查要点】

外伤性巨大裂孔常伴其他眼外伤合并症，如瞳孔扩大、晶状体脱位、房角后退、睫状体脱离及玻璃体积血等，少有玻璃体变性；而原发性巨大裂孔主要表现在玻璃体变性、巨大裂孔和 PVR 三方面的变化。

1. 玻璃体变性　基底部玻璃体明显浓缩的变化，日趋加重。玻璃体液化程度越高，孔越容易翻转。

2. 巨大裂孔　属于马蹄孔，而不是萎缩孔，好发于玻璃体基底部的后缘，以颞侧多见。常伴有裂孔后瓣翻转。检查时应注意观察其前缘、后缘、两端及裂孔和玻璃体的关系：①前缘：有视网膜和无视网膜两种。前者其前缘有一条长而细的格子样变性区和(或)囊样变性区，手术时需处理前缘。后者在巨大裂孔撕开处可见飘起的锯齿缘或脱离的睫状上皮。如果在锯齿缘或视网膜上的裂孔，受玻璃体牵拉而高高隆起时，应手术解除这种牵引。②后缘：主要观察翻转瓣的活动度和回复性。上方裂孔、大于 150°的裂孔以及两端合并放射状撕裂孔容易向后翻转。③两端：可表现为不撕裂和放射状撕裂。两端不撕裂者裂孔两端易封闭，后缘视网膜瓣易回复，预后较好。两端放射状撕裂者裂孔两端难封闭，后缘视网膜瓣不易于回复，预后较差。

3. PVR　细胞增生易发生在裂孔的下缘及翻转的后瓣，形成环状及纵形视网膜皱褶，进一步收缩致后缘卷曲折叠，形似卷席。视网膜下增生也较明显，可形成餐巾环样膜。

【门诊资料分析】

见孔源性视网膜脱离。

【继续检查项目】

见孔源性视网膜脱离。

【诊断】

1. 裂孔跨度达到或超过一个象限，后缘常伴有不同程度的翻转。

2. 视网膜波浪状或山峦状隆起，或B超发现视网膜脱离。

【临床类型】

1. 根据发病原因

(1)原发性巨大裂孔性视网膜脱离：此种类型最常见，占70%。发病突然，巨大裂孔发生在基底部的视网膜，颞侧多见，与基底部玻璃体的急剧收缩有关，此裂孔是视网膜神经上皮本身的撕裂。

(2)外伤性巨大裂孔性视网膜脱离：有钝挫伤史，主要引起玻璃体对视网膜的牵拉致锯齿缘离断，使锯齿缘神经上皮与睫状上皮断离，而非视网膜本身的裂孔。好发于颞侧和鼻上象限，病情发展缓慢，少有裂孔扩大倾向，预后好。

(3)继发于脉络膜视网膜变性的巨大裂孔性视网膜脱离：由于变性区边缘玻璃体纤维化、浓缩变性，玻璃体的牵拉导致变性后缘撕裂形成巨大裂孔。广泛过度的光凝和冷凝导致视网膜组织缺血，易形成裂孔。可发生在视网膜色素变性或急性视网膜坏死等疾病。

(4)合并综合征的巨大裂孔性视网膜脱离，如Marfan综合征、Ehlers-Danlos综合征、Wagner-Stickler综合征：此类综合征的胶原纤维发育不良，容易产生玻璃体液化、局部巩膜扩张变薄，呈高度近视等，从而形成巨大裂孔。

2. 根据巨大裂孔翻转瓣的活动性和回复性分

(1)单纯型(一般型)巨大裂孔：经特殊体位翻转瓣可回复者。此型做冷凝封孔、环扎加压术即可。

(2)复杂型巨大裂孔：经特殊体位翻转瓣不能回复者。只有通过玻璃体切除、剥膜等，才能恢复后缘视网膜瓣的活动度，使其复位。

【病情危重指标】

巨大裂孔手术的难易度主要取决于：①裂孔的部位和大小；②视网膜脱离的范围；③视网膜翻转的程度与活动度；④玻璃体凝胶的状况；⑤是否有视网膜前膜。

【鉴别诊断】

见孔源性视网膜脱离。

【并发症】

其并发症包括：裂孔增大超过180°；PVR；瓣的明显皱缩；裂孔向后极部撕裂等。

【治疗原则】

1. 尽可能将翻转的视网膜瓣展平复位。

2. 制作脉络膜视网膜粘连封闭裂孔。

【治疗方案】

1. *术前准备* 取使裂孔在最低位的体位，遮盖双眼，卧床休息。若后瓣已翻转，采取头部运动或体位展平翻转瓣后（先俯卧，让瓣飘起，裂孔中视网膜下液流出，然后向裂孔方向侧卧使瓣翻回）再取裂孔在最低位的体位。同时可使用糖皮质激素或非甾体类药物减轻 PVR 的发生。

2. *手术时机* 尽早手术。

3. *手术方法* 展平和固定翻卷瓣是手术成功的关键。具体治疗方法选择可依照下列情况：①巨大裂孔大小；②裂孔后瓣的位置和活动度；③有晶状体眼、无晶状体和人工晶状体；④玻璃体增殖情况和裂孔是否向后撕裂。

(1)小于 180°的巨大裂孔无后缘翻转的治疗

1)冷凝巨大裂孔其范围要超过裂孔长度，尤其裂孔两端可多冻几排；裂孔前缘有视网膜者必须冷凝；裂孔后缘如果离后极部太近者，先不必强求冷凝，可待翻转瓣复位后再冷凝或光凝。沿着裂孔长度做宽巩膜环扎。

2)冷凝裂孔，在裂孔瓣边缘后巩膜切开放液直到视网膜变平，眼球变软，玻璃体腔内注入膨胀气体，术后体位需裂孔向上，使气泡顶压视网膜裂孔瓣缘与色素上皮接触。

(2)小于 180°的巨大裂孔合并后缘翻转的治疗

1)无机械性牵拉的不能回位的翻转视网膜瓣，在接近裂孔的边缘做巩膜切开放液，巩膜环扎，玻璃体注入膨胀气体，术后转动头位，使气体推动视网膜瓣复位。

2)有玻璃体凝胶或其他机械性因素限制翻转的视网膜复位，予以玻璃体切割（尽量切除整个玻璃体皮质；在冷凝裂孔后进行，有利于将冷凝后脱落的色素吸除），联合玻璃体气液交换及做适当高而宽的巩膜环扎，术后保持气体顶压裂孔的体位。

(3)大于 180°的巨大裂孔的治疗

1)可采用玻璃体切割联合气液交换术；视网膜嵌顿术；玻璃体硅油填充等；眼内光凝、冷凝治疗等。

2)合并巩膜环扎尚有争议。在视网膜不缩短、玻璃体无牵引或玻璃体切除十分彻底的前提下，可以不做环扎。但是对于并发 PVR 者，目前一般认为应给予环扎，环扎的松紧以最低限度为佳（原周长基础上缩短$<$10mm），既达到支持脉络膜和视网膜相贴，又不至于造成视网膜皱褶和裂孔后瓣滑脱。结扎环扎带应在眼内填充和光凝后通过巩膜切口放出少量硅油以调整眼压，有利于防止裂孔后瓣滑脱。

3)重水（全氟化碳液体）的应用使许多以前困难的手术变得简单，避免了患者术中体位的变化，由于重水对眼组织有毒害作用，术中视网膜复位后用膨胀气体或硅油将重水替换出来。

(4)术中并发症

1)后瓣滑脱术：应谨慎操作，防止后瓣脱出或滑脱。一旦后瓣滑脱，可采用重水缓慢恢复。气液交换时容易滑脱后瓣，而硅油－重水交换时则可避免。

2)晶状体取舍：在具备完全成熟的玻璃体显微技术，尤其在使用广角镜观察系统，尽量保留透明晶状体。

3)其他：见孔源性视网膜脱离。

【术后处理】

1. 一般处理　眼内填充气体者，应保持裂孔位于上方。若裂孔后缘翻转，则转动眼球，使气泡移到裂孔相反方向，然后缓慢转为俯卧位，再转到使裂孔居最高位、气泡推压裂孔后缘至原位或达到扣带上的体位，并维持之。必要时进一步补充视网膜光凝，观察眼压变化，及时处理各种问题。余同孔源性视网膜脱离。

2. 并发症处理　见孔源性视网膜脱离。

【住院小结】

1. 疗效　由于采取了玻璃体切割、重水和宽视野或者广角观察系统的使用，巨大裂孔性视网膜脱离解剖复位率从过去的30%～50%提高到95%以上，合并严重增生的巨大裂孔的成功率为50%～95%。巨大裂孔迅速发展为视网膜周围广泛增生是这一类病例治疗效果差的原因之一。远期复发率为4%～53%。

2. 后续治疗

(1)对侧眼的处理：对侧眼巨大裂孔及非巨大裂孔性视网膜脱离的发生率可高达50%，应以重视。

1)定期检查眼底：观察玻璃体浓缩的变化，脉络膜视网膜瘢痕和视网膜变性情况。

2)预防性治疗：对视网膜裂孔可予以局部光凝；对于广泛融合的病变应采用巩膜环扎的方式，从而有效松解玻璃体的牵拉。

(2)硅油在眼内存留时间不应超过6个月，裂孔闭合、视网膜复位、填充时间已超过组织修复反应阶段，硅油应取出；一般在术后3～4个月取出。

(3)其他：见孔源性视网膜脱离。

3. 出院医嘱　见孔源性视网膜脱离。

（季樱红　卢　奕）

七、锯齿缘离断视网膜脱离

锯齿缘离断(dialyses)视网膜脱离是指视网膜自锯齿缘附着部撕脱，从而导致视网膜脱离，此种类型视网膜脱离占视网膜脱离的3.3%～28.9%。分为非外伤性和外伤性锯齿缘离断两种。发病隐匿，视网膜脱离经常在锯齿缘离断1个月后发生。

【病史询问要点】

1. 发病年龄和性别　年轻男性多见。

2. 发病诱因　有无眼外伤史和高度近视史等。

3. 家族史　非外伤性锯齿缘离断具有家族遗传倾向。

4. 发病眼别　外伤常为单眼发病，而非外伤性多为双眼发病。

5. 发病缓急　此种视网膜脱离多为慢性过程，早期无明显症状，累及后极部时才发现视力下降。

【体格检查要点】

外伤性锯齿缘离断视网膜脱离常伴有其他眼外伤合并症，如瞳孔扩大、晶状体脱位、房角后退、睫状体脱离及玻璃体积血等，而非外伤性则无。眼底表现为：颞下方锯齿缘离断多见于非外伤性，而外伤性常表现为鼻上方锯齿缘离断，可出现多发性离断；视网膜脱离以下方为主，成扁平状脱离；伴有视网膜下白线，表明此类视网膜脱离是缓慢间歇性进展的；常并发视网膜囊肿，多数位于断离后缘的中央，可多发；玻璃体视网膜很少增生；长期脱离可导致黄斑囊样变性。对外伤患者周边眼底进行三面镜和双目间接检眼镜结合巩膜压陷检查和叮嘱患者定期复诊十分重要。

【门诊资料分析】

见孔源性视网膜脱离。

【继续检查项目】

见孔源性视网膜脱离。

【诊断】

1. 有家族史、高度近视或外伤史等。

2. 病程进展缓慢，早期无明显症状，多在视力受损时才就医。

3. 眼底可见锯齿缘离断，视网膜脱离常位于下方，可伴视网膜下白线或视网膜囊肿。

【临床类型】

1. *非外伤性锯齿缘离断视网膜脱离*　年轻人多见，具有家族遗传倾向，常双眼对称发病，常位于颞下方。

2. *外伤性锯齿缘离断视网膜脱离*　男性多见，单眼发病，鼻上方常见，颞下方也可有，高度近视眼更易发生，占钝挫伤视网膜脱离的3/4左右。

【鉴别诊断】

见孔源性视网膜脱离。

【治疗原则】

封闭锯齿缘离断，使视网膜复位。

1. *术前处理*　同孔源性视网膜脱离。

2. *手术方法*　根据锯齿缘离断范围大小和玻璃体收缩牵拉的程度选择不同的手术方式。

(1)断离小于90°且无明显玻璃体牵拉，可行局部扣带术和冷凝术，外加压范围应超过断离两端各2PD宽。

(2)断离90°～150°，或伴有明显的玻璃体条索牵拉，可施行巩膜环扎术。直视下巩膜冷凝；巩膜嵴应做到玻璃体牵引点后2DD宽处，必要时再做放射状嵴避免鱼嘴现象；巩膜嵴方向应与裂孔弧度一致，以减少散光。必要时视网膜下放液。视网膜囊肿不需要特别处理，可自行吸收。

(3)断离大于150°伴有明显玻璃体收缩，考虑行玻璃体切割术。

(4)PVR较重的锯齿缘断离，同时伴有视网膜巨大裂孔、视网膜后瓣翻转，脉络膜脱离等，需要采取玻璃体切割联合外路视网膜脱离手术。

【术后处理】

见孔源性视网膜脱离。

【住院小结】

1. 疗效　尽管此病不易早期发现，就医时常已属陈旧性病例，但手术解剖复位率高，不足之处是视力恢复不太理想，主要与术前黄斑受累有关。

2. 后续治疗　见孔源性视网膜脱离。

3. 出院医嘱　见孔源性视网膜脱离。

（季樱红　卢　奕）

八、无晶体眼视网膜脱离

无晶体眼视网膜脱离(aphakic retinal detachment，ARD)由周边裂孔或玻璃体牵拉所致，占孔源性视网膜脱离的7%～40%，是白内障摘除术的严重并发症之一。双眼患者达25%～30%。

【病史询问要点】

1. 发病年龄和性别　常见于男性患者，老年人易发生。高峰年龄段是60—70岁。

2. 发病诱因　有无高度近视史和对侧眼视网膜脱离史。

3. 距白内障手术时间　老年性白内障术后多在一年左右发生视网膜脱离，前3个月是好发时期；而先天性白内障术后发生视网膜脱离时间较长，为20～30年。

4. 白内障手术方式　囊内手术、现代囊外手术还是超声乳化手术；术中后囊是否完整及玻璃体有无丢失；术后是否进行Nd:YAG后囊切开术等。

【体格检查要点】

1. 眼前段的检查　角膜多有混浊或水肿，虹膜前后粘连，瞳孔上移变形，瞳孔区可见残留的晶状体囊膜或皮质，有时见前部玻璃体与角膜、巩膜切口粘连，有明显的纤维增生，尤其是自切口至视网膜存在着条索收缩。

2. 眼底表现　裂孔好发于远周边部，上方裂孔发现率高，大部分为小裂孔，常表现为多发、缺乏水印(色素上皮对视网膜下液的反应性减弱)、可伴有玻璃体条索牵拉；此种类型视网膜脱离的范围较有晶状体眼广泛，全脱离的比例大；裂孔一旦形成，视网膜脱离易迅速扩展至整个眼底。PVR发生率约30%，表现为裂孔卷边、视网膜皱褶和玻璃体牵拉等。

【门诊资料分析】

1. 双目间接检眼镜加巩膜压迫的检查　由于存在瞳孔不易散大，晶状体囊膜残留，后囊膜增生等，眼底检查和手术较困难，但双目间接检眼镜加巩膜压迫的使用，可克服这些困难。

2. 超声波检查(包括A超、B超和UBM检查)　在屈光介质混浊时，超声波检查是视网膜脱离的重要诊断依据，可了解玻璃体视网膜情况；UBM可对眼前段包括房角、锯齿缘进行检查，可了解玻璃体前部的情况，有无前部 PVR 的发生。

【诊断】

1. 有老年性或先天性白内障手术史。

2. 虹膜前后粘连，瞳孔上移变形，瞳孔区可见残留的混浊晶状体囊膜或皮质，玻璃体与角膜、巩膜切口粘连，切口至视网膜存在着条索收缩，晶状体缺如等。

3. 眼底检查或 B 超发现周边裂孔和视网膜脱离。

4. 超声生物显微镜(UBM)：可了解房角和睫状体情况。

【临床类型】

1. 老年性白内障术后视网膜脱离　大部分在一年内发生，术中后囊破裂及玻璃体丢失或术后进行 Nd:YAG 后囊切开术者发生率高。

2. 先天性白内障术后视网膜脱离　先天性白内障目前常采用后囊切开联合前段玻璃体切割术，以保持视轴区的透明，但增加了视网膜脱离的发生。由于年轻人的玻璃体状态较好，故发生视网膜脱离多在 20 年以后。

【鉴别诊断】

见孔源性视网膜脱离。

【治疗原则】

尽可能检出并封闭全部裂孔，解除玻璃体牵拉，使视网膜复位。

【治疗方案】

主要是手术治疗。

1. 膜性白内障的处理。

2. 巩膜环扎术：由于裂孔发现率低，裂孔小，多位于周边部，易导致玻璃体牵拉，发生视网膜全脱离多，即使仅局限脱离，仍以采取巩膜环扎术为宜，其前缘达直肌附着点，应引流视网膜下液。术中使用双目间接检眼镜压迫巩膜寻找裂孔，避免盲目做广泛视网膜冷凝。

3. 玻璃体切割术：适用于屈光介质混浊、术前不能查见眼底，严重 PVR 和玻璃体与切口有牵拉条索形成者，极其严重 PVR 者尚需做气液交换或硅油填充。玻璃体前界膜不完整者，尽量不做前房穿刺。

【术后处理】

1. 一般处理　见孔源性视网膜脱离。

2. 特殊并发症处理

(1)角膜水肿：由于无晶状体眼易发生角膜失代偿，容易发生角膜水肿，应避免术后高眼压。

(2)填充物进入前房：引起继发性青光眼。术中可做预防性虹膜周切术，术后一旦眼压升高，先用药物控制，不能控制者行手术治疗。

(3)人工晶体脱位：查找裂孔做巩膜压陷和手术其他操作时，动作应轻缓。

(4)其他：见孔源性视网膜脱离。

【住院小结】

1. 疗效　术后 50%以上患者视力低于 0.5。解剖复位率在 85%左右，比有晶状体眼低。与预后相关的因素有：裂孔的发现率、视网膜脱离范围、手术方式如广泛冷凝等、前后部玻璃体视网膜病变情况以及是否累及黄斑等。玻璃体切除术后患者视力恢复更快。

2. 后续治疗　见孔源性视网膜脱离。

3. 出院医嘱　见孔源性视网膜脱离。

（季樱红　卢　奕）

九、脉络膜脱离型视网膜脱离

脉络膜脱离型视网膜脱离(retinal detachment and choroidal detachment)是指孔源性视网膜脱离伴有睫状体、脉络膜脱离，属复杂性视网膜脱离。起病急，发展迅速，常伴有严重的葡萄膜炎和低眼压。该病占孔源性视网膜脱离的2.0%～8.6%。

【病史询问要点】

1. 发病诱因。多见于老年人、高度近视和无晶状体眼者，无明显性别差异。国内50%以上发生在老年人、高度近视患者中。

2. 可有眼红、眼痛、充血和畏光等症状。

3. 一般先有视网膜脱离症状，如闪光感、黑影遮挡，而后才出现炎症表现。

【体格检查要点】

1. 眼前段　眼球可有触痛、睫状充血、角膜可出现皱褶和房水闪辉阳性。KP、瞳孔后粘连没有其他类型的葡萄膜炎容易发生。前房可加深，可出现虹膜震颤或晶状体晃动等，眼球很软，眼压极低。

2. 眼底表现　睫状体脱离一般在瞳孔充分扩大后可见到，脉络膜脱离可表现为周边的扁平脱离或占据多个象限的球形脱离。视网膜脱离范围一般较大，多在3个象限以上，有脉络膜脱离时，视网膜脱离为浅脱离，裂孔常隐藏其中，不易被发现，裂孔多位于后极部，以马蹄孔和黄斑孔多见。PVR的发生较迅速，表现为玻璃体混浊、浓缩、膜形成，视网膜可形成固定皱褶等。

【门诊资料分析】

1. 眼压的检查　孔源性视网膜脱离合并脉络膜脱离时眼压可极低，甚至测不出。

2. B超的检查　有利于发现脉络膜脱离和视网膜脱离，了解玻璃体情况，对于屈光介质混浊人群尤为适用；有利于和脉络膜黑色素瘤鉴别。

【诊断】

1. 一般先有视网膜脱离症状，而后才出现炎症症状如眼红、眼痛、充血和畏光等。

2. 有严重的葡萄膜炎和低眼压。

3. 眼底检查发现脉络膜脱离和视网膜脱离，可找到裂孔，PVR的形成。

【临床类型】

根据有无PVR的发生，将脉络膜脱离型视网膜脱离分为：非增生性脉络膜脱离型视网膜脱离和增生性脉络膜脱离型视网膜脱离。

【鉴别诊断】

1. 葡萄膜炎　典型葡萄膜炎除有眼痛、充血、房水闪辉阳性、瞳孔缩小和灰色KP

外，还有玻璃体混浊及眼底改变。而本病虽有葡萄膜炎改变，但少有灰色KP，且无脉络膜炎症和视网膜炎症等表现，一般先有视网膜脱离症状，而后才出现炎症表现，且眼底检查可发现脉络膜脱离和视网膜脱离。

2. 特发性葡萄膜渗漏综合征　常双眼发病，可伴有脉络膜脱离和视网膜脱离，但视网膜下液随体位变动，前葡萄膜炎极轻或无，无PVR的表现，眼压可正常，脑脊液压力和蛋白质含量可增高。

3. 脉络膜黑色素瘤　一般在后极部或其他象限出现局限性实质隆起，表面可有色素增生，可继发渗出性视网膜脱离，无葡萄膜炎和低眼压表现，对糖皮质激素治疗无效。

【并发症】

见孔源性视网膜脱离。

【治疗原则】

术前及时的诊断，术前药物治疗和掌握正确的手术时机对预后有重要的影响。

【治疗方案】

1. 术前处理

(1)糖皮质激素的治疗：一经诊断，及时应用激素治疗。用法是泼尼松30mg每早顿服，经7～d天脉络膜脱离明显好转，炎症减轻，眼压回升，眼底清晰度改善，视网膜脱离变得明显。此时视网膜尚未增生，是进行手术的最佳时机。

(2)散瞳治疗：可应用强效散瞳药物，如1%阿托品眼液，每日3次。

2. 手术时机　经早期大剂量糖皮质激素治疗，葡萄膜炎症明显控制，脉络膜睫状体脱离基本恢复，在PVR发生之前尽早手术。一般用药7～10d时为最佳手术时间，但有学者认为时间不是主要因素，只要眼底足够清晰，就可以进行手术。未发现视网膜裂孔仍作为手术指征。

3. 手术方法

(1)非增生性脉络膜脱离型视网膜脱离：手术方法同一般孔源性视网膜脱离，多采用巩膜外冷凝、巩膜外加压术和环扎术。

(2)增生性脉络膜脱离型视网膜脱离：需行玻璃体切割术外加环扎术，根据玻璃体视网膜增生情况，尤其是前部增生的程度决定是否行晶状体切割，由于术前葡萄膜炎严重，前部PVR明显，需切除晶状体和充分切除基底部的玻璃体。

【术后处理】

见孔源性视网膜脱离。

【住院小结】

1. 疗效　预后较差，手术复位率低，仅为35%～70%，与脉络膜脱离、低眼压所致的裂孔发现率低、封闭困难(影响透热和冷凝效果)有关，更与迅速发生的PVR有关。在PVR形成之前手术，可提高成功率。

2. 后续治疗　见孔源性视网膜脱离。

3. 出院医嘱　见孔源性视网膜脱离。

（季樱红　卢　奕）

十、马方综合征合并视网膜脱离

马方综合征(Marfan syndrome)为全身中胚叶组织广泛发育不良所造成的多系统病变。90%以上为常染色体显性遗传,定位在第15号染色体长臂的微纤维原-1基因上。眼外表现有骨骼和心血管异常等,眼内表现有高度近视、晶状体脱位和视网膜脱离,另外可有玻璃体变性、眼球内陷等。其中5%~10%的患者发生视网膜脱离,晶状体脱位时视网膜脱离发生率为8%~38%。

【病史询问要点】

1. 有无家族史。

2. 有无高度近视,有无白内障手术史等。

3. 症状:此综合征累及较多系统,可表现为多系统的异常。

【体格检查要点】

1. 全身主要特征

(1)骨骼异常:患者常有躯体纤细、四肢细长、两臂伸开的长度大于身高、脊柱后侧凸、韧带松弛和关节过度伸展等。

(2)心血管系统:常见有二尖瓣脱垂、主动脉瘤和主动脉根部扩大等。

2. 眼部表现

(1)晶状体脱位:多为双侧性,半脱位多见,最常见于鼻上方。嘱患者转动眼球以观察晶状体是否有轻微的震颤。

(2)虹膜异常:色素层缺如可产生后透照试验阳性,前房角可异常,虹膜病变与晶状体脱位有关,前房深浅不一,可表现为继发性青光眼。

(3)瞳孔异常:由于瞳孔开大肌发育不良或缺失,瞳孔不能充分散大。

(4)高度近视或严重的散光:部分病人表现为高度近视,眼底可呈高度近视眼底改变。

(5)部分患者可见大角膜、眼球内陷等。

(6)视网膜脱离:5%~10%的患者发生视网膜脱离,以周边裂孔及全脱离(75%)多见。裂孔多为多发性小圆形(69%),也可为程度不一的锯齿缘离断,而马蹄形裂孔少见。

【门诊资料分析】

1. X线检查　有助于发现脊柱侧弯,椎肋骨融合等骨骼异常。

2. 超声心动图检查　有助于发现二尖瓣脱垂、主动脉瘤和主动脉根部扩大等心血管系统异常。

3. 超声波检查(包括A超、B超和UBM检查)　由于晶状体混浊或瞳孔不能充分散大而无法进行周边视网膜检查的患者,超声检查可以发现视网膜脱离的部位、范围和程度等。UBM可以清楚地显示脱位的晶状体位置及其与悬韧带的生理或病理情况下的解剖关系。

【诊断】

1. 马方综合征的诊断标准:患者必须在眼、骨骼、心血管三个系统中具有2个或2

个以上系统的症状。

2. 体检或B超发现眼底有视网膜脱离。

【鉴别诊断】

1. 同型半胱氨酸尿征　为常染色体隐性遗传，有骨质疏松和全身血栓形成趋势，晶状体常向鼻下方脱位，可有视力障碍，实验室检查血、尿中含有同型胱氨酸。

2. Marchesani综合征　为常染色体隐性遗传，体矮，肢指粗短，心血管系统正常，晶状体呈球形，常向鼻下方脱位，可伴有小角膜、上睑下垂等。

【治疗原则】

见孔源性视网膜脱离。

【治疗方案】

手术方法

(1)巩膜冷凝环扎术：适用于局限性视网膜脱离或未并发PVR的病例。由于瞳孔不能充分散大，术中应使用间接检眼镜联合巩膜压迫彻底检查眼底尤其周边眼底。同时采取巩膜环扎术。

(2)玻璃体切割术：适应证同一般孔源性视网膜脱离，还包括瞳孔散大困难者和晶状体混浊脱位，影响检查治疗者。晶状体脱位者必须行晶状体切割，以免脱位晶状体影响玻璃体视网膜手术，妨碍基底部玻璃体的观察。瞳孔可采取虹膜拉钩(钛合金、高分子材料合成加阻尼)或者虹膜扩张环牵拉虹膜，从而开大瞳孔。具体操作同一般孔源性视网膜脱离。

(3)晶状体玻璃体切割术；适用于此类视网膜脱离伴有晶状体脱位或晶状体混浊明显者。

【术后处理】

见孔源性视网膜脱离。

【住院小结】

1. 疗效　手术治愈率与一般孔源性视网膜脱离基本一致。

2. 后续治疗　见孔源性视网膜脱离。

3. 出院医嘱　见孔源性视网膜脱离。

(季樱红　卢　奕)

十一、先天性脉络膜缺损伴视网膜脱离

先天性脉络膜缺损伴视网膜脱离(retinal detachment and choroidal coloboma)是一种特殊类型的视网膜脱离，其发病原因与视杯早期胚裂闭合不全有关，常发生在30岁以前，占整个孔源性视网膜脱离的0.12%～1.7%。非近亲结婚，无典型的家族遗传病史。

【病史询问要点】

1. 发病年龄：常小于30岁(青少年占80%以上)，性别差异不明显。

2. 多为双眼，也可为单眼，患者中心视力可不受影响，当合并视网膜脱离时，患者

可有视力下降，视物变形和黑影遮挡等症状。

3. 有一定的遗传性。

【体格检查要点】

1. 先天眼部异常 常见有虹膜缺损，其次为眼球震颤、小眼球、小角膜、先天性白内障、先天性小眼球、眼球震颤等。

2. 眼底表现

(1)玻璃体：合并脉络膜缺损的视网膜脱离常无玻璃体后脱离。

(2)脉络膜缺损：常见于下方，脉络膜和色素上皮的缺损呈一边界清晰的白色区域，此区的视网膜为未发育的透明薄膜，其上有少许血管分布，相应的巩膜也较薄，向外膨隆呈葡萄肿，眼底形成一凹面。脉络膜缺损的部位、范围和大小，取决于胚裂闭合不全的程度。轻者缺损只有1PD大小，重者可超过视盘达到视盘上方，脉络膜缺损是否累及视盘具有重要的临床意义。

(3)视网膜脱离：倾向于全脱离，由于色素上皮缺失，PVR的发生率低。裂孔的发现率低，裂孔可出现在缺损外、内及其边缘，大部分裂孔位于缺损内及其边缘，裂孔呈圆形，而缺损外裂孔可为各种类型。可伴有视网膜下新生血管。

【门诊资料分析】

见源性视网膜脱离。

【继续检查项目】

见源性视网膜脱离。

【诊断】

眼底可发现脉络膜缺损，多位于下方。余见孔源性视网膜脱离。

【鉴别诊断】

见孔源性视网膜脱离。

【治疗原则】

充分松解牵拉，封闭裂孔，隔离缺损区，使视网膜复位。

【治疗方案】

1. 对于缺损区以外的视网膜裂孔，未波及缺损区的视网膜脱离，可选择巩膜扣带术进行治疗。由于眼球发育不良，巩膜葡萄肿常见，手术时应谨慎操作，以防眼球穿孔。

2. 凡波及缺损区的视网膜脱离，无论是否发现裂孔，均选择玻璃体视网膜手术。玻璃体切割联合眼内光凝和硅油填充为目前治疗先天性脉络膜缺损合并视网膜脱离的有效治疗手段。术中注意：①由于本病常伴有小眼球、小角膜，巩膜切口应该比正常略偏前。②玻璃体后界膜的分离比较重要，注意彻底切除基底部玻璃体。③充分排除视网膜下液，必要时需要做缺损区的松解性视网膜切开术，使缺损区视网膜完全附着在巩膜上。④术中注意查找裂孔，不能明确辨认裂孔时，应始终保持笛形针在缺损区，随着较黏稠、油状视网膜下液的流出，隐匿的裂孔即可暴露出来。即使未见视网膜下液，视网膜同样逐渐平复，说明有与玻璃体相通的裂孔存在。⑤剥离前膜时，要注意辨别缺损区的视网膜和视网膜前膜；缺损区的视网膜存在牵拉状态时，应做视网膜放射状切口达缺损区的边缘。⑥缺损区前缘采用冷凝，其后的大部分缺损区边缘最好选用激光，而不是直接封孔（如生物胶，残留的视网膜下液影响其应用）；对于缺损区围绕视盘的病例，术后采用氪激光或生物胶治疗较好，以免损伤神经纤维层。⑦从缺损区顶点到两侧边缘各做一纵形加压，呈“∧”形，勿触及视神经。⑧环扎不宜过紧，以缩短10mm以内为宜。⑨可采用膨胀气体填充，下方裂孔和极复杂病例可采用硅油填充。

【术后处理】

见孔源性视网膜脱离。

【住院小结】

1. *疗效* 对于缺损区以外的视网膜裂孔，未波及缺损区的视网膜脱离，预后同一般孔源性视网膜脱离；凡波及缺损区的视网膜脱离，采用巩膜扣带术者治疗效果差，而选择玻璃体视网膜手术者，手术成功率达80%。术后70%达到0.05以上的视力，这与本病伴发其他先天性异常相关。

2. *后续治疗* 见孔源性视网膜脱离。

3. *出院医嘱* 见孔源性视网膜脱离。

（季樱红　卢　奕）

十二、先天性视盘小凹伴视网膜脱离

先天性视盘小凹(congenital pit of optic disc)系视盘实质内的先天性不典型缺损，其形成机制推测很多，可能与胚裂闭合不全有关，发病率为1/11 000。在遗传学上表现为常染色体显性遗传，已有报道系PAx-2基因发生突变所致。但文献报道多为散发。

【病史询问要点】

1. 多单眼发病，一般在18－35岁发病。

2. 多为散发性，无性别和种族的差异。

3. 一般不影响视力，多在伴有黄斑部浆液性脱离时出现视力下降、视物变形时方被发现。大约40%的患者伴有黄斑部视网膜脱离，其中25%左右可自愈。

【体格检查要点】

眼底表现：先天性视盘小凹70%发生在视盘颞侧，约20%发生在视盘中心，边界清楚，多为类圆形或椭圆形，部分表面有灰白色胶质组织覆盖，所以时常被忽略。患眼视盘较对侧眼视盘大，绝大多数只有1个小凹，偶有2个、3个，小凹大小不等（直径为1/5～3/4DD），深浅不一（2～7D）。在视盘颞侧小凹中，有40%～60%最后将发生黄斑水肿或浆液性视网膜脱离。视网膜脱离多局限于后极部弓形血管之间，与视盘相连，视网膜脱离无裂孔。病程长者，黄斑可出现囊样变性，甚至出现黄斑裂孔。可伴有其他眼部先天性异常，如视盘部分缺损，视盘下弧，视盘前膜，残存玻璃体动脉等。

【门诊资料分析】

1. *眼压和视野的检查* 眼压基本正常，视盘小凹常有视野改变：生理盲点扩大、神经束状弓形暗点等，当并发黄斑部浆液性视网膜脱离时，还可表现为绝对或相对性中心暗点、旁中心暗点或与盲点相连的片状缺损。

2. FFA 检查　提供了一个动态观察视盘小凹荧光形态的过程。动脉前期与动脉期，视盘小凹呈边缘清楚的无荧光区，静脉期以后，小凹渐现荧光并逐渐增强，晚期小凹内强炭光，视网膜脱离区有淡的染料积存，无明显渗漏，与视盘相连。

3. OCT 检查　可存在内层和外层视网膜的分离，小凹相应象限内视神经纤维层明显变薄；可见视盘边缘的视网膜内存在一与小凹相连通的光学空腔，且与劈裂相交通。OCT 对于横截面观察视盘小凹形态结构及进一步探明视网膜下液的来源提供了重要的信息。

【诊断】

有典型的临床症状和眼底表现，即可诊断，FFA 检查能确诊。

【临床类型】

Muntcanu 等提出先天性视盘小凹伴浆液性视网膜脱离有两种类型。

1. 内层视网膜脱离即视网膜劈裂，病变范围在视盘和黄斑之间。

2. 外层视网膜脱离，位于黄斑部，不累及视盘，并认为此病先发生视网膜劈裂，继而液体经过小凹水平，然后发生外层视网膜脱离。

【鉴别诊断】

1. 中心性浆液性脉络膜视网膜病变　两种疾病的自觉症状很相似，本病后极部的扁平视网膜脱离不累及视盘周围，FFA 有助于鉴别。

2. 获得性小凹(假性小凹)　有时见于正常眼压性青光眼或原发性开角型青光眼，可伴有视盘边缘火焰状出血，必要时做排除青光眼的检查。

【治疗计划】

单纯小凹不需治疗。合并视网膜脱离时，应早期诊断，及时治疗，大多数病例采用视盘颞侧激光光凝术，氪激光较好。顽固的病例可采用玻璃体切割术治疗。目前认为玻璃体的液体通过视盘小凹进入到视网膜下导致黄斑脱离，有学者认为玻璃体切割联合气体填充联合视盘光凝的效果优于单独玻璃体切割、气体填充或光凝治疗。

【住院小结】

1. 疗效　该病虽有自行复位者，但非永久牢固，激光光凝一般可使视网膜复位，但视力能否好转取决于黄斑是否已发生囊变。黄斑未发生囊变者，视力可恢复或提高，晚期病例黄斑部有大范围蜂窝样变性者，视力无提高甚至下降。20%患者视力在 0.1 以上。

2. 出院医嘱　治疗后应每隔数周复查 1 次，观察视网膜下液有无吸收，对儿童，应注意有无弱视。

（季樱红　卢　奕）

十三、视网膜劈裂合并视网膜脱离

视网膜劈裂症(retinoschisis)指的是视网膜神经上皮层本身的层间裂开分离。临床上分为变性、遗传性、和继发性劈裂三大类。如在视网膜劈裂的内、外层上均发生裂孔,则可发生视网膜脱离。

【病史询问要点】

1. 发病年龄　变性性视网膜劈裂即获得性视网膜劈裂,又称老年性视网膜劈裂,常发生于年长者,少数 20 岁以后青年中也偶有发生。遗传性视网膜劈裂即先天性视网膜劈裂,症状一般出现较早,或出生时已存在。

2. 家族史　遗传性视网膜劈裂大多为男性发病,多为双侧发病,常见有 X 性连锁隐性、常染色体隐性遗传。

3. 伴随症状　有无视野缺损、中心视力显著下降,有无斜视、眼球震颤。

【体格检查要点】

1. 视网膜劈裂的内外层上均出现裂孔。

2. 视网膜劈裂合并视网膜脱离后视网膜的透明度减低并形成皱褶,且有一定的活动度。

3. 视野有符合视网膜劈裂的绝对暗点,以及符合视网膜脱离的相对暗点。

4. 出现波动的视网膜下液。

5. 诊断性光凝试验阴性。

【门诊资料分析】

1. 光学相干断层扫描　OCT 检查对于黄斑处的局限性劈裂非常敏感,表现为黄斑区囊样改变,囊腔较大,被斜行或垂直的桥状组织分割,囊腔内为无反射的光学空腔。神经上皮层内有柱状组织相连。

2. B 型超声波　表现为自赤道部以前,球壁囊样隆起,多为半球形凸入玻璃体腔,光带回声纤细、光滑、后运动弱。

3. 活体超声显微镜(UBM)　适用于检查周边部视网膜劈裂,可见视网膜神经上皮层分为两层和带有分隔的多个视网膜内空腔。

4. 视野　劈裂区表现为绝对视野缺损。

【继续检查项目】

1. 荧光素眼底血管造影　变性性视网膜劈裂 FFA 表现为黄斑区斑点状、裂纹状强荧光,劈裂部位视网膜小血管迂曲、扩张,后期荧光渗漏,部分合并黄斑区脉络膜下新生血管,可见到黄斑区膜状强荧光,后期渗漏。遗传性视网膜劈裂 FFA 可以清晰显示劈裂的范围和大小,以及劈裂表面视网膜血管的走行,劈裂腔内无荧光染料积存。黄斑部劈裂 FFA 早期可见黄斑中心凹扩张的毛细血管,透见荧光斑点,晚期无渗漏。周边视网膜劈裂与正常视网膜交界处可见显著毛细血管扩张,末梢血管卷曲和异常的血管交通。这些扩张的和异常的血管有明显的荧光素渗漏,使局部形成强荧光区。

2. 电生理检查　遗传性视网膜劈裂的 ERG 具有特征性改变,表现为 a 波振幅正常或轻度降低,b 波振幅显著下降,使 b 波与 a 波比例下降。病变进展期表现为 b 波严重降低甚至熄灭,病程晚期 a 波也熄灭。

【诊断】

1. 变性视网膜劈裂所致视网膜脱离为成年人发病,劈裂的内外层均发生裂孔,视网膜透明度减低并形成皱褶，有一定的活动度，有符合视网膜劈裂的绝对暗点和符合视网膜脱离的相对暗点。

2. 遗传性视网膜劈裂致视网膜脱离根据发病年龄小，从小视力不好，双眼发病，眼底视网膜劈裂表现，以及阳性家族史，电生理检查 ERG 有特征性 b 波降低等可以诊断。

3. 继发性视网膜劈裂是由于玻璃体和视网膜疾病引起视网膜层间分离，是各种原发疾病的视网膜改变之一。分为牵拉性、渗出性和出血性三种类型。

【治疗目的】

防止劈裂进一步发展，封闭所有视网膜裂孔，包括劈裂的外层孔和劈裂区外的视网膜全层裂孔。因为发生劈裂的视网膜即使重新复位，视野缺损也无法恢复，因此，避免劈裂进一步发展和脱离视网膜复位是治疗的直接目的。

【治疗方案】

1. *巩膜加压术*

(1)适应证：①劈裂性视网膜脱离累及后极部和黄斑；②视网膜劈裂合并锯齿缘离断；③劈裂区的内外层孔导致广泛视网膜脱离；④非劈裂区的全层视网膜裂孔导致的裂孔性视网膜脱离；⑤劈裂眼合并早期白内障，发生全层裂孔或外层孔者；⑥一眼视网膜脱离，或进行性视网膜劈裂另一眼视网膜劈裂者。

(2)方法：术前检查将所有裂孔进行定位，冷凝和放置硅胶块于定位处，冷凝部分或全部视网膜劈裂腔。视网膜下液较多可术中放液。

2. *玻璃体手术*

(1)适应证：外层视网膜裂孔位置靠后，巩膜加压术会引起黄斑扭曲，影响视力，可行玻璃体手术。目的是封闭所有的视网膜外层裂孔使视网膜复位。

(2)方法：经睫状体平坦部三通道玻璃体切除，在外层视网膜裂孔相对应的内层视网膜表面电凝切开或通过原有对应的视网膜内层裂孔进行气液交换内排液，重水下激光封闭所有内外裂孔区和全部劈裂区域，置换重水后进行内填充。

【住院小结】

1. *疗效*　先天性视网膜劈裂病情进展缓慢，视力下降慢，目前没有任何治疗可以有效阻止劈裂的形成和发展。发生视网膜脱离或玻璃体积血时需要及时手术治疗挽救视力。及时的玻璃体手术是进展性先天性视网膜劈裂有效的治疗方法，可以挽救患者的有用视力。

2. *后续治疗*　局部使用碳酸酐酶抑制药可以改善先天性视网膜劈裂的中心凹病变，保护视力。

（梁　慷）

十四、陈旧性视网膜脱离

陈旧性视网膜脱离(long-standing retinal detachment)是指病程较长的孔源性视网膜脱离，目前对于陈旧性视网膜脱离的诊断尚无统一标准。我们选择两个标准定义陈旧性视网膜脱离，一是病程（主要为视物遮挡）超过 3 个月；二是可见与之相符的眼底表现如视网膜限局线、视网膜下膜等。该病多为单眼发病，双眼发病率为 10％～20％。

长时间不经治疗的孔源性视网膜脱离通常在眼后段会出现下列变化：视网膜脱离范围扩大，玻璃体混浊加重及色素颗粒增多，出现 PVR 并不断加重，最终视力丧失。视网膜脱离范围缓慢扩大，玻璃体内色素颗粒及增殖不明显，但有明显的视网膜下条索或膜样增殖；视网膜脱离范围不扩大或极缓慢，在脱离边缘形成明显的类似光凝以后的色素增殖，形成粘连，最后脱离范围固定在这一区域不再扩大，也不复位；或者视网膜脱离范围不扩大并逐渐缩小，视网膜自动复位，在原脱离区域形成大片的视网膜下色素沉着。第二种情况是本节重点叙述的内容。

【病史询问要点】

1. 年龄、性别　年轻人多见，男女发病率无差异，多为中低度近视，也有正视者。

2. 眼别　大多为单眼发病，双眼发病率为 10％～20％。有时甚至可能一眼就诊时另一眼已有视网膜脱离。

3. 症状　发病时症状多不明显，需仔细询问发病时的表现，如眼前黑影飘动、闪光感、视力下降、眼前固定黑影以及起始范围等。初发症状不明显，病程长，部分患者不能确切告知起病的时间。

4. 既往史　除全身病史外，还要询问有无头部和眼部外伤史，因为部分患者的视网膜脱离与头部及眼部外伤有关，由外伤诱发。

【体格检查要点】

1. 视力检查　大部分视力都较差，在 0.1 以下，也有少数视力只是轻度下降甚至完全正常者。

2. 眼前段检查　大多眼前段平静，部分患者可能出现眼前段的炎症表现，如角膜后 KP、前房细胞、房水混浊、瞳孔后粘连等，严重者可出现不同程度的白内障。

3. 眼后段检查　①玻璃体：玻璃体混浊、液化多见，可见玻璃体内条索形成。玻璃体后脱离少见。②视网膜脱离范围：可从局限性到全脱离不等，其中以 2～3 个象限者为多，大多为浅脱离，活动度差。③视网膜限局线：在脱离与未脱离视网膜之间见到沿脱离区后缘分布的带状色素沉着区，又称分界线，由视网膜脱离区与非脱离区间色素上皮细胞增生形成，常呈规则弧形或直线，沿裂孔外呈同心圆排列，起到防止视网膜下液扩散的作用，为陈旧性视网膜脱离较典型表现。④视网膜下膜：不同病程的视网膜透明度不同。早期的脱离视网膜是水肿不透明的。在 1 个月左右时视网膜渐渐变得有些半透明。3 个月左右时可在视网膜的外侧面出现数量不等的黄白色颗粒沉着，视网膜进一步变薄变透明。6 个月左右则视网膜菲薄，基本成透明状，黄白色颗粒多消失，代之以视网膜下增殖的出现，表现为索状或膜状，以后这些增殖可逐渐增多、增粗，直至形成晾衣绳或餐巾环样改变。此类视网膜脱离少见，类似于 PVR 的视网膜表面固定性皱褶。⑤视网膜裂孔：绝大多数视网膜裂孔小于 1PD，圆孔多见，周边部多见，下方多见，赤道后裂孔少见，大多裂孔位于视网膜周边部变性区内或两端，极少数病例无法查到裂孔。裂孔的查找规律同一般的孔源性视网膜脱离。

【门诊资料分析】

1. 眼压 陈旧性视网膜脱离的眼压通常是正常的，如眼压偏低要注意是否已有眼球萎缩的发生。

2. 超声检查 在屈光介质混浊，尤其是白内障时可发现视网膜脱离的存在，同时可查明视网膜脱离的大致范围、玻璃体混浊及视网膜下增殖的程度。

3. 视野 对于局限性的视网膜脱离，视野检查可发现与脱离范围一致的缺损。

4. 其他检查 电生理，尤其是多焦电生理可以客观地反映黄斑的功能，对视力预后有一定的预测功能。OCT检查可以直接显示黄斑区结构上的改变，观察黄斑区视网膜前后的增殖程度及增殖条索与视网膜光感受器层的关系，也可用以判断预后。

【诊断】

1. 高发人群 年轻人，有中、低度近视，可能有外伤史。

2. 症状 通常不明显，如有则与一般的孔源性视网膜脱离类似，有眼前黑影、视力下降等。

3. 眼后段改变 玻璃体有液化但很少发生完全后脱离。玻璃体无增殖或增殖少。视网膜脱离浅，视网膜菲薄透明，活动度差。视网膜下有白色增殖条索或膜，视网膜下液分散于条带间不活动。裂孔多位于下方及周边，多见于视网膜变性区内。

4. 辅助检查 屈光介质混浊时，B超发现有视网膜脱离。

因大部分患者无法确切告知视网膜脱离的时间，临床诊断主要根据眼底观察，常以视网膜下膜及色素性分界为特征，而不能完全信赖患者主诉的病程长短。

【鉴别诊断】

1. 渗出性视网膜脱离 多见于下方，视网膜呈球状隆起，活动度大。常伴有引起渗出性视网膜脱离的眼部和全身疾病。渗出性视网膜脱离不能排除时，可行FFA，渗出性视网膜脱离常有荧光渗漏点存在。

2. 中心性浆液性脉络膜视网膜病变 在陈旧性视网膜脱离逐渐累及黄斑时可出现类似中浆的症状，如视力轻度下降、视物变形等。详细的散瞳后眼底检查常能将两者鉴别。中浆的视网膜脱离多局限于黄斑区血管弓内，周边视网膜多正常。陈旧性视网膜脱离者黄斑区的脱离一直向下延伸至下方周边部，同时周边能发现裂孔。

【治疗原则】

诊断明确后根据病情选择手术或随访观察。手术目的为封闭裂孔，平复视网膜。以最小的手术量，最少的组织损伤，取得最好的疗效为原则。

【治疗方案】

1. 随访方案 ①密切随访：对诊断明确但视力降低不明显，视网膜脱离位于周边，范围小，脱离浅，局限不扩大，且脱离视网膜与正常视网膜交界处已形成带状色素沉着者；②视网膜光凝后随访：视网膜脱离位于周边，范围小，脱离浅，但在交界处无色素沉着，则可沿脱离边缘行2～3排连续的激光光凝，并嘱患者定期复查。

2. 手术方案 ①单纯环扎或加压：视网膜脱离浅，范围未超过半侧，裂孔小并位于周边，裂孔处无牵拉，其他部位无明显玻璃体增殖和明显的大范围的视网膜变性区，可选择单纯用巩膜环扎术或加压术；②环扎加压：视网膜脱离范围广，裂孔分布于多个象限或有大范围的视网膜变性区，视网膜下增殖条索明显且广泛，则选择采用巩膜外环扎联合加压术；③玻璃体视网膜手术：视网膜裂孔位于赤道后和（或）玻璃体增殖明显，视网膜下有明显的晾衣绳和餐巾环样改变者则选择玻璃体切割术，也可同时联合行巩膜环扎术。

3. 手术方法

（1）寻找并封闭所有的视网膜裂孔：强调术前术中反复查找裂孔或放液后再找孔；裂孔冷凝，一定要在直视下进行，避免过量和重复。

（2）眼内填充：由于陈旧性视网膜脱离者完全性玻璃体后脱离少，手术时须尽量切除后界膜，采用气体或硅油填充以维持较长的时间，使视网膜充分黏附，裂孔得以封闭而提高手术成功率。

（3）放与不放视网膜下液：是手术要考虑的重点。陈旧性视网膜脱离的视网膜下液色黄黏稠，常分散于视网膜下膜之间，流动性差，同时由于视网膜色素上皮功能较差，其下液不易吸收或吸收缓慢但又难以完全放出，为避免放液并发症如脉络膜和视网膜出血、玻璃体或视网膜嵌顿、视网膜穿破等，少数病例可做不放液处理；但当视网膜下液较多、波及黄斑、问题较多而不明确时则必须放液，这有助于术中寻找裂孔；有助于观察视网膜固定皱褶部位能否复位，以确定下一步治疗如是否需要眼内填充物；有助于加强外冷凝的效果，使裂孔更加牢固封闭；有助于避免视网膜下液刺激视网膜增殖。

（4）视网膜下膜的处理：一般视网膜下增殖或增殖膜不发生收缩者无须处理，但需将环扎加压放在松解视网膜下膜的重点上；玻璃体腔内注气或硅油填充也有利于压平视网膜下膜；如膜有收缩，把视网膜顶起来，呈晾衣杆、餐巾环形态，做环扎加压注气仍不能使视网膜贴紧和视网膜下膜松解，可做玻璃体手术并切开视网膜以取出或切断膜组织。取出困难者，切不可强行取出进而造成视网膜撕裂。可从视网膜下膜前或附近做视网膜切开，切口与视网膜的神经纤维平行，以减少视野损害；对切除可能因牵拉撕裂视网膜的病例，可间断剪断以松解条束，不必勉强强行去除，术毕对视网膜切开处激光凝固。

（5）其他：见孔源性视网膜脱离。

【术后处理】

1. 一般处理　见孔源性视网膜脱离。

2. 并发症处理　见孔源性视网膜脱离。

【住院小结】

1. 疗效　陈旧性视网膜脱离术后解剖复位的成功率远高于视力提高率。陈旧性视网膜脱离手术治疗常可取得较好的解剖复位率，报道中复位率高者可至95%以上，与原发性视网膜脱离比较无差异。由于病程长，视细胞的变性坏死及广泛网膜下膜形成，即使手术后能达到解剖复位，视力较术前提高的比例也低于原发性视网膜脱离，尤其是病程超过6个月者。所以，最大限度地缩短视网膜脱离与复位的间隔时间，对预后至关重要。如果视网膜脱离不治疗，最终将形成严重的增生性玻璃体视网膜病变、严重葡萄膜炎、从而导致虹膜后粘连、瞳孔闭锁、并发性白内障、继发性青光眼、眼球萎缩。

2. 后续治疗　见孔源性视网膜脱离。

3. 出院医嘱　见孔源性视网膜脱离。

（于　焱）

第六节　视网膜先天异常

一、早产儿视网膜病变

早产儿视网膜病变（retinopathy of prematurity，ROP）是发生在未成熟或低体重出生婴儿中的一种以视网膜缺血、视网膜新生血管形成及增生性视网膜病变为特征的疾病。本病于1942年由Terry首先报道。1951年Campbell发现与大量吸氧有关，并称其为晶状体后纤维增生症。因晶状体后纤维增生仅能说明该病的晚期改变，故1984年国际会议将其命名为早产儿视网膜病变。目前，ROP已成为儿童盲的主要致病原因，是中等收入国家一个重要的、可避免的致盲疾病。孕期34周以下、出生体重小于1500g、出生后孕妇有吸氧史，发生率约60%；孕期更短或更低出生体重者，发生率可达66%～82%。

【病史询问要点】

1. 生产史　多为早产儿，尤其孕期小于32周者。孕期越短、出生时体重越轻则发病率越高。

2. 出生体重　ROP多见于新生儿体重＜1500g，特别是＜1250g。

3. 出生情况　常有吸氧史及缺氧历史。出生时伴有其他疾病者发生率越高。如有宫内缺氧发绀、窒息、呼吸窘迫综合征、先天性动脉导管未闭及其他先天性心脏病等，可使视网膜缺氧，即使未曾吸氧也可发生本病。

4. 发病年龄　多于出生后1个月内发现，少数见于出生后10周内。

5. 伴随症状　有无白瞳孔、斜视、弱视、眼球震颤、小眼球、视力不良等。

6. 其他危险因素　重组人促红细胞生成素的使用、感染、高血糖及胰岛素的应用、输血、孕妇吸烟等。

【体格检查要点】

1. 视力　不同程度的视力障碍。

2. 眼前段检查　角膜有无混浊，房角、晶状体有无异常。是否存在小眼球、小角膜、虹膜新生血管、瞳孔强直等。

3. 眼底检查　详细检查增生视网膜的发生部位、范围、程度，注意有无新生血管、出血，是否合并视网膜脱离及晶状体后纤维增生的情况。

4. 其他　约34%发生弱视或斜视、眼球震颤、玻璃体混浊等。

【门诊资料分析】

1. 检眼镜检查　可见视网膜周边血管异常、分界线或视网膜内嵴等。

2. RetCam 广域视网膜成像系统　本系统是近年来新兴的 ROP 筛查方法，可用于收集眼底检查图像资料，提供眼底检查客观依据、激光治疗及手术后随诊，甚至可行 ROP 患儿的眼底荧光血管造影检查。RetCam 的最大成像角度可达 130°，覆盖了 ROP 可干预期的发病位置，可重复性好，是目前新生儿眼疾普筛的重要手段之一。

3. 眼底荧光血管造影　急性期时视网膜内嵴很快充满荧光素，有新生血管渗漏，嵴后毛细血管扩张呈微血管瘤样，还有毛细血管无灌注区；退行期可见动静脉短路的前沿有芽状毛细血管往前伸展。

4. 检影验光　原因不明的近视(＞6D)。

5. B 超　可提示有玻璃体混浊、视网膜增厚、脱离。

6. 眼压检查　眼压升高，前房浅，提示继发性青光眼。

【诊断】

1. 早产儿低体重，有吸氧史及缺氧历史。

2. 出生后早年即表现视力低下，检查可见晶状体后有机化膜(白瞳)或视网膜内有可疑病变，多双眼发病且病情大致相似。

3. 眼底改变主要表现为视网膜缺氧，在锯齿缘后形成新生血管、带状视网膜内嵴、增殖性视网膜病变，结合各期眼底病变特点，一般可做出临床诊断。

【临床类型】

1. 急性活动期　表现为视网膜新生血管形成伴有纤维组织增生，可引发渗出性或牵拉性黄斑脱离。常以视盘为中心将视网膜分成三个区，根据增殖视网膜的部位、范围及严重程度将其分级。

(1)部位

Ⅰ区：以视盘为中心，60°圆周范围内的后极视网膜。

Ⅱ区：Ⅰ区圆周外缘向前到鼻侧锯齿缘内的范围。

Ⅲ区：Ⅱ区以外的颞侧周边视网膜，此区为最常发病区域。

(2)范围：以病变的钟点数标记受累范围。

(3)病变程度

Ⅰ期：血管化与非血管化视网膜之间有一条清楚的分界线。

Ⅱ期：分界线变宽变高形成嵴。

Ⅲ期：嵴伴有视网膜外纤维血管增殖，按增殖量可分为轻、中、重三型。

Ⅳ期：不完全视网膜脱离，A－中心凹外累及；B－累及中心凹。

Ⅴ期：完全视网膜脱离。

(4)特殊病变

1)附加病变(plus)：视网膜后极部血管(尤其后极部大血管)扩张扭曲，玻璃体混浊，虹膜血管扩张和瞳孔强直称为“Plus”病变，以“＋”符号显示，预示急性进展和预后不良。

2)阈值病变:是指视网膜外新生血管超过5个连续钟点或累计达到8个钟点并伴有Plus病,并且病变位于Ⅰ区或Ⅱ区,此期是ROP早期治疗的关键期。

3)阈值前病变:当病变严重程度即将进入需要治疗的阶段则称为阈值前病变。包括1区的任何病变;2区3期无Plus病变;2区2期合并Plus病变;2区3期(比阈值病变的钟点少)合并Plus病变。此期应密切随诊。

4)急进型后极部ROP:发生在后极部,通常位于Ⅰ区,常累及4个象限,病变平坦,嵴可不明显;血管短路不仅发生于视网膜有血管和无血管交界处,亦可发生在视网膜内;病变可不按典型的1至3期的发展规律进展,严重的Plus病变,发展迅速,曾经称为"Rush病变",多发生在极低体重的早产儿。

2. *退行期*　急性期病变可在病程的不同阶段停止进行,约85%的患儿随年龄增长病变停止而进入退行期。分界线的颜色由灰白色变成粉红色,周边视网膜由混浊逐渐变透明,不留后遗症。有20%~25%的患儿病情继续发展而进入瘢痕期。

3. *瘢痕期*　是门诊常见到的视网膜病变。

Ⅰ度:约80%的患儿发生近视,通常大于6D。视网膜周边部和后极部有色素沉着,周边玻璃体有膜形成。

Ⅱ度:周边部视网膜纤维瘢痕化,后极部视网膜包括黄斑向颞侧移位,由于双眼黄斑对应点改变,导致"斜视"。

Ⅲ度:周边部视网膜纤维收缩,形成一个或数个视网膜皱褶,而视网膜血管并不进入此皱褶。

Ⅳ度:纤维增殖加重,形成晶状体后纤维血管膜,遮蔽部分瞳孔区,伴有部分视网膜脱离。

Ⅴ度:晶状体后部充满白色机化组织,视网膜全脱离。

【鉴别诊断】

1. *视网膜母细胞瘤*　常为足月婴儿,60%患儿可有家族史,虽可见双眼发病,但常一眼较重。超声检查有助于鉴别:如ROP有多个回声,多在晶状体后或周边视网膜;Rb则多有钙化点存在,CT、MRI则显示眼球内为实质性占位病变。

2. *Coats病*　多为单眼发病,且常为男性青少年,视网膜病变带有胆固醇结晶,超声波检查为无数点状回声波。

3. *家族性渗出性玻璃体视网膜病变*　该病表现为颞侧周边视网膜无血管并有新生血管形成,最后因机化瘢痕牵拉导致视网膜脱离。仅从发病过程与ROP不易区别,但此病为常染色体显性遗传,新生血管增殖一般多在出生数年后才出现,眼底病变多侵犯家族中大部分成员。据此与ROP相鉴别。

4. *永存原始玻璃体增生症*　该病是一种眼部先天异常,常单眼发病,多足月产。眼部表现:小眼球、小角膜,睫状体常扯向瞳孔中央,晶状体后膜呈灰白色其上无视网膜血管。可用超声波协助鉴别。

【治疗原则】

本病重在预防,一旦发生本病,只有对症治疗。根据病情可选择行视网膜光凝、冷凝、巩膜环扎和(或)玻璃体切割术。

【治疗方案】

1. 抗 VEGF 药物治疗　目前有报道,抗 VEGF 药物,包括贝伐单抗、雷珠单抗、哌加他尼钠已经被许多国家用于临床 ROP 的治疗。但是药物的使用时机、药物的剂量及药物安全性等问题,仍有待进一步的临床研究。

2. 手术治疗

(1)手术时机:Ⅱ～Ⅲ期可行较广泛的视网膜光凝或冷冻治疗,凝固无血管区,或嵴内新生血管;Ⅳ～Ⅴ期可行玻璃体切割术,联合视网膜光凝、惰性气体填充或巩膜环扎术进行视网膜复位。如伴有附加病变即"Plus"病变,更需立即手术。

(2)手术方法(参见视网膜脱离、糖尿病性视网膜病变的治疗)

1)视网膜光凝或冷凝可使部分患者病情稳定停止进行,减少并发症的发生。在病变部位行弥漫性视网膜光凝,从锯齿缘附近向后扩展到距新生血管 1～2PD 的视网膜,破坏周边无灌注区和嵴内新生血管。治疗后 2 周复诊,如有遗漏或病变无反应,须补充治疗。

2)已发生视网膜脱离者可做巩膜环扎术和(或)玻璃体切割术,联合视网膜光凝、惰性气体填充等,视网膜可能复位。因婴儿眼球小,环扎带应比成年人窄,可用 2mm 宽的硅胶环扎带。由于顾忌到环扎带对婴儿眼球发育的负面影响,有作者建议术后 6～12 个月拆除之。

【术后处理】

参见视网膜脱离相关手术的术后处理。

【预防】

1. 积极采取一切措施,减少未成熟或低体重儿的出生。

2. 严格控制早产儿用氧的时间和浓度,未成熟儿出现发绀或呼吸窘迫综合征,给予持续低流量吸氧,0.1～0.5L/min,应用 2～6 周并逐渐停止。

3. 给氧后应常规检查眼底,密切监控患儿眼底有无病变。

4. ROP 的筛查

(1)筛查标准:我国 ROP 筛查标准暂规定为:体重＜2000g,胎龄＜32 周,高危因素早产儿甚至可以到体重＜2200g,胎龄＜34 周。首次检查时间应在出生后 4～6 周,或矫正胎龄 31 周。

(2)随访时间:阈值前病变每周检查 1 次;血管仅发育到 1 区时,无 ROP,1～2 周检查 1 次;2 区不严重的病变每 2 周检查 1 次;2 区无 Plus 病变时,2～3 周检查 1 次。终止检查的条件为:视网膜血管化(鼻侧已达锯齿缘,颞侧距锯齿缘 1 个视盘直径);矫正胎龄 45 周,不曾有过阈值前病变;视网膜血管已发育到 3 区,以往不曾有 2 区的病变。

5. 药物治疗

(1)维生素 E:对低体重的早产儿,出生后 12h 内给予维生素 E 可能对 ROP 有预防作用。也有报道高剂量可引起坏死性肠炎、心室内出血等并发症。目前大部分学者认为,早产儿出生后常规应用多种维生素,并给予生理需要量的维生素 E 对视网膜病变的预防有一定的积极意义。

(2)肌醇:早产儿出生后补充肌醇 80mg/(kg·d),可防止视网膜结缔组织增生。

(3)肺表面活性剂:应用合成的肺表面活性剂或小牛肺表面活性提取物均可减轻早产儿呼吸窘迫综合征,减少 ROP 的患病率及减轻病变的严重程度。

【住院小结】

1. 疗效　ROP 一旦发生,进展很快,可有效治疗的时间窗口很窄,所做手术均为对症治疗。

2. 后续治疗

(1)按医嘱进行弱视的训练治疗。

(2)出现斜视、并发性白内障、继发性青光眼等并发症,可选择适应的时机进行手术治疗。

3. 出院医嘱

(1)局部应用抗生素眼液、眼膏 2～4 周。

(2)定期复诊:进入瘢痕期患者,最初 2 年内每 6 个月检查 1 次,以便及时发现并发症。

(刘肖艺　汪　勇　王　莹)

二、视网膜劈裂症

视网膜劈裂症(retinoschisis)是指视网膜神经上皮层劈裂为内外两层。根据劈裂部位和临床特点,分为两类。外丛状层发生劈裂者为变性性(老年性)视网膜劈裂。神经纤维层发生劈裂者为遗传性(原发性)视网膜劈裂,或称先天性玻璃体血管纱膜。

【病史询问要点】

1. 年龄　遗传性多见于儿童和年轻人,也可为 3 个月或更小的婴儿;变性性以 50－70 岁者多见。

2. 眼别与性别　双眼发病。遗传性者男性发病,多伴有远视眼。变性性者无性别差异,多为非近视和远视患者。

3. 家族史　遗传性视网膜劈裂为 X 性连锁隐性遗传性疾病。其遗传规律为:男性患者的儿子正常,女儿为基因携带者,当她和正常男性结婚后所生男孩 50％患病,50％的女孩为病理基因携带者。也有因近亲联姻而女孩发病者。

4. 伴随症状　遗传性者往往因斜视、弱视、眼球震颤或学龄期视力低下而就诊。变性性者早期无明显症状,除非病变进展到后极部或发生视网膜脱离、玻璃体积血。

【体格检查要点】

1. 视力　遗传性者因黄斑病变视力常受影响,一般为 0.1～0.5。变性性者病变进展到后极部,可视力下降伴闪光感、视野缺损。

2. 眼底表现

(1)变性性劈裂多见于颞下方(70.6％),起始于锯齿缘。周边视网膜可见内层隆起(表面光滑薄而半透明的囊状),无波动感。随后囊肿可缓慢增大并融合,一面沿锯齿缘发展,蔓延到视网膜全部周边部;另一面从周边部向后极部扩展,最终可发展成较大的半球状隆起。劈裂囊壁的内、外层均可单独发生裂孔，内层多见，常位于隆起明显处。如果内、外层同时存在裂孔时，则导致视网膜脱离。

(2)遗传性劈裂同样多见于颞下方，劈裂处内层薄如纱膜，可直至眼底周边部，越到周边隆起越高。纱膜上有血管与视网膜血管相连，并常见数目及大小不等的裂孔。透过较大裂孔可见襞裂时外层视网膜呈颗粒状或色素紊乱的外观。裂孔边缘常有浓缩的玻璃体附着，形成白色的弓形边缘。中周部和周边部视网膜上，可见银灰色闪光的斑状区域，还可见灰白色树枝状或网状结构，可能属于网格状变性。视盘正常或呈假性视盘炎表现。血管常有白鞘，甚至可见螺旋状血管，以致有时误诊为视网膜静脉周围炎。最具特征的是黄斑部视网膜劈裂，几乎100%见于遗传性劈裂。约50%的病例仅有黄斑部劈裂而无周边部的视网膜襞裂。黄斑部劈裂表现为典型的由内界膜形成的放射状皱襞，其周围绕着许多微小囊肿，外观如花瓣。后期皱襞消失，遗有色素紊乱。中心凹光反射消失。有的病例合并玻璃体液化和后脱离。

3. 其他异常　远视或远视散光、斜视、眼球震颤等。

【门诊资料分析】

1. 眼底荧光血管造影　大多数病例黄斑部无异常荧光。但是有些病例显示RPE萎缩而透见荧光，多数病例视网膜血管循环时间延长。周边部视网膜病变区域可见窗样缺损(RPE萎缩的异常荧光)，也可见毛细血管扩张或荧光素渗漏。

2. 视野检查　病变相应部位视野缺损或视敏度下降。

3. 色觉检查　正常或轻度障碍，以蓝黄色异常多见。

【继续检查项目】

1. 视网膜电流图　通常杆细胞受累重。a波早期正常、晚期异常，b波多异常。EOG晚期异常。

2. 光学相干断层扫描　可在活体情况下对视网膜各层组织进行非接触性观察，能清楚观察后极部视网膜(主要为黄斑区)，对于黄斑处的局限性劈裂非常敏感。

3. B超检查　对于屈光介质混浊的患者采取此检查观察有无视网膜脱离形成。

【诊断】

1. 遗传性视网膜劈裂　主要根据黄斑部花瓣样外观(黄斑部视网膜劈裂症)、伸向玻璃体内薄如纱膜的劈裂内层，常伴数目或大小不等的裂孔可以做出诊断。

2. 变性性视网膜劈裂　根据病变的形态特点和其他临床表现，常能做出明确诊断。劈裂可由囊肿发展而来，囊肿实质上也是劈裂。不过劈裂系指范围更广泛的病变。劈裂与囊肿性质相同仅程度不同而已。

【鉴别诊断】

1. 孔源性视网膜脱离

(1)与变性性视网膜劈裂鉴别：视网膜隆起呈灰白色，脱离早期可随体位变动而飘动，90%以上可发现裂孔。尤其球形视网膜脱离，有马蹄形裂孔时，为孔源性视网膜脱离，而非视网膜劈裂症。

(2)与遗传性视网膜劈裂鉴别：纱膜为劈裂内层，常见数目及大小不等的裂孔，由于位于极周边部位，往往仅见裂孔，特别是较大裂孔的内侧缘，易误诊为由锯齿缘离断引起的视网膜脱离。仔细检查眼底，透过裂孔可见襞裂外层视网膜呈颗粒状或色素紊乱的外观，而不是全层裂孔所见的均匀一致橘红色的脉络膜色调。且患者多无突然的视力障碍，无自觉的视野缺损，多为远视眼。根据上述情况，将其与孔源性视网膜脱离区别开来并不太困难。

2. 增生性玻璃体视网膜病变　增生膜厚而不均，其表面为不规则形态的新生血管，而非遗传性视网膜劈裂时的"血管罩"，即网眼状的、细嫩的、富有血管的薄纱膜样组织。有外伤史、孔源性视网膜脱离史和其他引起玻璃体积血的疾病史。

3. 晶状体后纤维增生　多见于体重轻有吸氧史的早产儿，伴有小眼球和近视，视网膜血管膜和视网膜脱离与眼底周边部的机化组织相连。

4. 先天性视网膜皱襞　有遗传倾向，无性别差异。皱襞与视盘相连，水平或斜向颞下周边部，呈索条状，表面有正常的视网膜血管。

5. 其他遗传性黄斑变性　如眼底黄色斑点症(Stargardt 病)，主要累及黄斑(黄斑病变常伴有黄色斑点)，周边部视网膜无异常。

【治疗计划】

1. 随访观察　仅有内层裂孔或后缘已有弧形色素分界线，位于赤道部以前，长期观察无明显发展者无须治疗。

2. 光凝治疗　劈裂范围达到或超过赤道部者，或内、外层均有裂孔而无视网膜脱离者，光凝或冷凝整个病变区或在病变区后边缘衔接的正常视网膜上进行光凝。玻璃体积血吸收后，激光封闭不正常的血管或供应劈裂隆起的视网膜血管。

3. 手术治疗

(1)合并视网膜脱离，详见相关章节。

(2)来自劈裂内层的玻璃体积血吸收不良、劈裂达黄斑区、明显的玻璃体牵拉伴视网膜脱离，行玻璃体切割、巩膜环扎、眼内放液、眼内光凝、气体填充等。

(朱承华　梁　慷)

三、先天性视网膜皱襞

先天性视网膜皱襞(congenital retinal fold)又称视网膜隔或镰状脱离，是在视网膜原基形成之后，所发生的分化发育不正常。本病系由于永存原始玻璃体向后增殖，粘着于视杯内层，妨碍了第二玻璃体的发育；或者晶状体后纤维增生、家族性渗出性玻璃体视网膜病变及线虫性周边炎症等对视网膜的牵引所致。该病可与小睑裂、小角膜、瞳孔残膜、斜视、眼球震颤等先天异常同时存在；有家族发病倾向，患者多为男性，因而可能为性连锁隐性遗传病。

【病史询问要点】

1. 眼别　双侧(常为对称性)或单侧。

2. 病史　有无早产和吸氧史，有无家族史等。

3. 症状　患眼视力自幼即低下。

【体格检查要点】

1. 视力 视网膜皱襞横跨黄斑部，视力仅为光感或手动；皱襞位于黄斑以外的位置，患者可残存部分视力；皱襞位于颞下方者，则黄斑部视网膜发生牵拉变形移位，视力下降。

2. 眼底表现 可见一个或多个皱襞，宽约1PD，边缘锐利，或为不明显的白色纱带状，可向玻璃体突出，检眼镜常需用10D才可看清。视网膜正常血管在皱襞表面走行；有时可见胚胎残存动脉，玻璃体动脉或其分支分布于皱襞表面。皱襞多位于颞侧或稍偏下方的水平位，有时为垂直或斜位。典型者常起始于视盘，向颞侧扩展直达锯齿缘部，皱襞累及视网膜内核层和(或)外核层，也可影响整个视网膜神经层，可表现为玫瑰花团出现，但不累及色素上皮层，有时伴有广泛的呈帐篷样隆起的视网膜脱离。黄斑和视盘可异位。

3. 眼部其他伴发异常 小眼球、小睑裂、小角膜、瞳孔残膜、瞳孔膜闭、白内障、青光眼、斜视、视盘倒置、高度屈光不正、眼球震颤等。也可无其他眼部异常。

4. 全身异常 可有小头畸形，发育迟缓等。

【门诊资料分析】

1. B超检查 对于屈光介质混浊的患者采取此检查观察有无视网膜脱离形成。

2. 眼压和视野 可发现并存的青光眼。

3. FFA 视网膜皱襞上血管渗透性增强，有荧光渗漏，推测与视网膜血管变性有关。

4. RetCam Ⅱ广域视网膜眼底成像系统 可用于婴幼儿的常规眼病筛查及临床随访，提高了婴幼儿眼病包括先天性视网膜皱襞、ROP等的诊断率，有利于其早期发现，早期治疗。早产儿及伴有高危因素的足月儿应该是眼底筛查的重点人群。

【诊断】

1. 常双眼呈对称性改变。
2. 视网膜皱襞从视盘出发，走向周边，明显高出视网膜平面。
3. 视网膜血管在皱襞表面走行，有时合并帐篷样视网膜脱离，以颞下象限多见。
4. 玻璃体血管的主干或分支永存胚胎血管囊黏附视网膜皱襞表面。

【鉴别诊断】

须与其他有视网膜皱襞的疾病相鉴别。

1. 早产儿视网膜病变(ROP) 有早产和吸氧史。视网膜皱褶多向颞侧周边部伸展，视网膜血管不沿此皱褶分布，是与先天性视网膜皱襞的不同处，而且每一个皱褶均与视网膜周边部的机化组织相连。

2. 家族性渗出性视网膜病变(FEVR) 常染色体显性遗传，大多不进行性发展，患儿为足月正常产。特征性眼底表现为颞侧周边部视网膜无血管区，赤道部异常血管向前突然截止，形成一扇形分界线，在颞侧水平位表现为“V”形。本病早期周边视网膜血管无灌注，后出现新生血管，最后可造成视网膜脱离。

3. 弓蛔虫感染 常侵犯单眼，多表现为白瞳症，有时伴有睫状膜和晶状体后纤维组织形成。眼底表现有慢性眼内炎型、后极部肉芽肿型、周边部炎性渗出性肉芽肿型和不典型型。

【治疗计划】

不引起继发性视网膜脱离者，无须处理。引起视网膜脱离者，或增生严重者可施行玻璃体切割术，但效果较差。

（季樱红　卢　奕）

第七节　全身病与视网膜

一、莱姆病视网膜病变

莱姆病（Lyme disease）是一种以蜱为媒介的伯氏螺旋体传播的全身疾病，侵及神经系统、关节、心脏和眼，1986年首次在我国林县发现此病。除晶状体外，眼部前后段多个组织均可受累而引发多种眼病，但最常见的为葡萄膜炎和视网膜血管炎。

【病史询问要点】

1. 一般夏季发病。

2. 有在农村、林区、草场的生活史，有蜱咬史，家禽或家畜接触史。

3. 全身病史：有无皮疹、面神经麻痹、关节肌肉疼痛史、病前流感病史等。全身表现分为三期。

(1)第一期：感染期。出现流感样症状及皮肤游走性红斑（60%～86%），一般持续3～4周。

(2)第二期：扩散期。多出现在发病后数周至数月，是多器官尤其皮肤、心脏、关节和神经系统播散的阶段。有急性心肌炎、心包炎、面神经麻痹（50%）、脑膜炎、周围神经根炎、动眼神经及展神经麻痹等。

(3)第三期：免疫期、关节损害期或称晚期。多出现在发病后数月至数年，可有关节炎（未经治疗者约60%可出现关节炎，其中10%发展成慢性关节炎）、神经精神异常、痴呆、癫痫大发作和脊髓炎等。

4. 眼部症状：视力下降、眼痛、畏光和复视等。

【体格检查要点】

1. 全身检查　注意神经系统的检查，3个期的临床体征，特别是慢性游走性红斑、反复发作性大关节炎和面神经麻痹等。

2. 眼部检查

(1)第一期：结膜炎最多见。

(2)第二期：出现眼内炎症、眼神经病变表现。可有第Ⅲ、Ⅳ、Ⅵ、Ⅶ对脑神经麻痹和复视，虹膜炎，玻璃体炎，视神经炎，视盘水肿，缺血性视神经病变，弥漫性脉络膜炎，渗出性视网膜脱离，视网膜血管炎等。

(3)第三期：可有基质性角膜炎，浅层巩膜炎，眶肌炎，睑球粘连，甚至全眼球炎、皮质盲。

莱姆病侵及视网膜血管所引起的一系列改变与一般视网膜血管炎表现极为相似，

酷似视网膜静脉周围炎，侵及动脉和静脉血管，后极部大的分支多见，周边部小血管亦可累及。视网膜脱离还可表现为牵拉性和局限性，多由颞上下血管处增生牵拉引起，视盘及其周围增生可引起盘周脱离。

【门诊资料分析】

1. 血清学检查：免疫荧光法（IFA）和酶联免疫吸附法（ELISA）测定伯氏螺旋体抗体 IgG、IgM 阳性（>1∶128），早期和治疗后可有假阴性。

2. 眼部 B 超、FFA 检查等。

【继续检查项目】

当怀疑脑膜炎或出现神经症状和体征时行腰椎穿刺。

【诊断】

1. 有在农村、林区、草场的生活史，有蜱咬史，家禽和家畜接触史。

2. 除外其他原因造成的葡萄膜炎。

3. 眼部异常合并皮肤、心脏、关节和神经系统异常，特别是慢性游走性红斑、反复发作性大关节炎和面神经麻痹等。

4. 血清学抗体检查阳性，但阴性并不排除，尤其是早期和治疗后。

5. 抗生素治疗有效。

6. 血液、眼内液、脑脊液、淋巴结可找到或培养出伯氏螺旋体。

【鉴别诊断】

1. *梅毒*　FTA-ABS 呈高阳性而对伯氏螺旋体产生低的假阳性，无蜱叮咬史，有下疳、手掌或脚底部斑丘疹、性传播疾病危险因素等，可有角膜基质炎、椒盐状视网膜脉络膜炎等。

2. *Eales 病*　青年男性多见，视网膜静脉受累，多自周边部开始。

【治疗原则】

早期应积极药物治疗莱姆病，采用光凝或手术治疗其眼底并发症。

【治疗方案】

1. *药物治疗*

(1)早期采用多西环素，100mg 口服，每日 2 次；或四环素 250mg，每日 4 次，治疗 10～21d。儿童、孕妇可用阿莫西林 500mg 口服，每日 3 次。

(2)严重者有神经眼科症状或感染复发或耐药感染，可用头孢曲松 1g 静脉滴注，每日 2 次，使用 2～3 周；或青霉素 800 万～2000 万 U 静脉滴注，每日 1 次，使用 2～3 周。一般需 2～3 个疗程。

(3)眼局部应用糖皮质激素，全身不宜使用。

2. *光凝治疗*　对于周边局限性牵拉性视网膜脱离者，首选激光治疗，以包绕脱离区。

3. *手术治疗*　适用于视网膜脱离范围大或靠近黄斑区而不宜做光凝或光凝治疗失败者；玻璃体视网膜牵拉明显者；有反复眼内出血者。有反复眼内出血者，在出血控制后 1 个月甚至更早可手术，一般采取玻璃体切割术。

【术后处理】

手术后患者术后处理见孔源性视网膜脱离。

【住院小结】

1. 疗效　早期发现，早期治疗者效果好。引起视网膜脱离，如视盘上严重增生引起盘周脱离者效果差，而其他效果尚可。

2. 出院医嘱　此病复发率约18%，应长期随访。在症状缓解以前，每1～3天随访1次，然后每周1次，直至症状消失。

（季樱红　卢　奕）

二、巨细胞病毒性视网膜炎

巨细胞病毒性视网膜炎（cytomegalovirus retinitis，CMVR）是一种进展缓慢的全层视网膜坏死性疾病，在新生儿和免疫低下者两种特定人群中是发生视力丧失的主要原因。典型的是在儿童期发生，而成人则发生在免疫抑制患者，如肾衰竭、获得性免疫缺陷综合征（AIDS）患者等，最常见的是眼部机会感染，对AIDS患者的视功能威胁最大。当CD4T淋巴细胞计数低于100个/ml时，约25%的患者1年内可发生CMVR；CD4T淋巴细胞低于50个/ml时，40%的患者将发生CMVR。眼底表现特点为进行性、坏死性视网膜炎伴出血，同时合并有视网膜血管炎。但玻璃体反应无或轻微。

【病史询问要点】

1. 感染途径：性生活感染，特别是同性恋，静脉吸毒（通过共有注射器），接触和输入污染的血液或血制品，与患者密切接触及通过宫内、产道或母乳引起母婴垂直感染。

2. 有无发热、消瘦、不适、肌痛、全身淋巴结肿大和皮疹等病史。

3. 全身其他各系统或各器官等有无机会感染或恶性肿瘤，如卡波西肉瘤等病史。

4. 有无免疫抑制药物应用史。

5. 眼部症状：眼前漂浮物伴单眼或双眼视力下降，一般无疼痛或畏光表现。

【体格检查要点】

1. 轻度葡萄膜炎症，很少或无房水闪光和玻璃体混浊。星状角膜后沉积物表明并发巨细胞病毒性葡萄膜炎。玻璃体透明或反应轻微，与眼底病变不相符。

2. 眼底表现：50%患者仅有视网膜炎，典型表现为多灶性呈奶油状、黄白色的全层视网膜混浊，伴有数量不等的视网膜出血，病变比较大，倾向于沿视网膜血液供应区域分布，常被描述为“软奶酪样”“番茄酱样”或“比萨饼样”眼底改变，像森林火灾样向周边发展；病变区视网膜血管可有不同程度的狭窄、阻塞和血管白鞘；部分病例主要累及周边部，病变进展缓慢，累及后极部时早期可累及视盘和黄斑；活动期进展停止后形成视网膜色素上皮萎缩和色素团块，约1/3的巨细胞病毒性视网膜炎患者发生孔源性视网膜脱离，当超过25%的视网膜受累时，发生孔源性视网膜脱离的危险升高。进展性视网膜萎缩可提示为活动性巨细胞病毒。

【门诊资料分析】

1. 末梢血淋巴细胞计数、Th（辅助性T细胞）、Ts（抑制性T细胞）及其比值和

CD4T 细胞计数。

2. 血清酶联免疫吸附试验(ELISA)测定 HIV 抗体。

3. 检测 HIV 病毒。

【继续检查项目】

1. FFA　早期病变区域低灌注,晚期出现大片、弥漫性荧光渗漏,出血处遮蔽荧光,血管闭锁处荧光缺损。

2. *CMV 培养分离*　从患者的尿、唾液或咽部、玻璃体、母乳、宫颈分泌物取材培养。

3. *眼内液或血清学试验*　多用补体结合试验,测定 CMV 抗体。免疫荧光和 ELISA 方法更为敏感。IgM 阳性高说明是活动性感染或是新近发生的感染。

4. *分子生物学方法*　原位杂交法可测定组织中 CMV 的 DNA 或 RNA 很敏感;PCR 方法对未治疗的 CMV 患者的检测敏感性为 95%,PCR 技术可用于测定房水、玻璃体、视网膜下液及眼组织切片中的特定 DNA,以明确诊断。

【诊断】

1. 当免疫低下患者具有相应的症状和典型的视网膜表现(视网膜炎和血管炎等改变)时,一般诊断不困难。

2. FFA、CMV 培养分离、眼内液及血清中特定抗体的测定、PCR 对眼内液或组织病毒 DNA 检测等有助于诊断。PCR 尤其适合于早期诊断。

3. 病理检查视网膜全层坏死,巨细胞核内可见包涵体,电镜下视网膜血管内皮细胞可见巨细胞病毒颗粒。

【临床类型】

根据 CMVR 发病部位不同,分为 3 类。

1. *暴发型(中心型)CMVR*　发病急,视力差,多位于眼底后极部。大片融合的灰黄色视网膜坏死灶,伴有出血、血管炎和血管鞘,并常见卫星灶。

2. *颗粒型(周边型)CMVR*　因病变早期无症状或症状不明显,病变不易发现,多位于周边部。视网膜坏死灶沿血管周围散在分布,其边缘呈黄白色颗粒状,视网膜有不同程度的水肿,很少有出血。

3. *混合型 CMVR*　为暴发型和颗粒型病灶混合存在。混合型病变多累及一个象限的中周部,以大片渗出坏死灶伴出血和卫星灶样渗出为特点。

【鉴别诊断】

1. *急性视网膜坏死综合征*　病变常位于周边部,进展迅速,伴有明显阻塞性视网膜动脉炎和其附近的玻璃体反应,先是单眼发病,后可累及双眼。

2. *弓形虫性视网膜炎*　在晚期 AIDS 患者也常见,玻璃体炎症常为中度和重度,血清 IgM 有助于鉴别。

3. *其他*　对于不符合常规的眼底病变,如伴有黄白色渗出和(或)伴有黄白色卫星灶样病变的血管炎或视网膜静脉阻塞,看不到异常血管的外层渗出性视网膜病变,合并眼底周边异常渗出的视网膜脱离等应考虑到 CMVR 可能。

【并发症】

主要是孔源性视网膜脱离，裂孔常发生在视网膜坏死萎缩区内或附近。

【治疗原则】

主要是应用抑制病毒药物治疗，对于合并视网膜脱离者，可采用光凝或手术治疗。

【治疗方案】

1. *药物治疗*

(1)更昔洛韦(Ganciclovir)：①静脉注射5mg/kg，每日2次，2～3周后改为维持量：5mg/kg，每日1次，持续1周。②玻璃体腔内注射200μg/0.1ml，每周2次；维持期200μg/0.1ml，每周1次。③使用更昔洛韦的缓释植埋剂(4.5mg)植入前部玻璃体，作用可持续6～10个月，延迟复发时间，但可能造成手术并发症，增加全身和对侧眼的危险。

(2)膦甲酸(Foscarnet)：单独或与更昔洛韦联合应用。①静脉注射60mg/kg(肾功能正常)，每8小时1次，每次输液时间>1h，共2～3周，维持量90～120mg/kg(按肾功能调整剂量)，每日1次，每次输液时间>2h。维持治疗期间，若病情加重，可重复诱导治疗及维持治疗过程。②玻璃体腔内注射2.4mg，有效浓度可维持1周。

(3)西多福韦(Cidofovir)：①静脉滴注5mg/kg，每周1次，2周后改为维持量，5mg/kg，隔周1次，溶液量不要少于500ml。该药主要用于病情进展迅速的重症患者和对上述两药产生抗药性者。②玻璃体腔内注射20μg，每周6/次，需使用7～12周，一次注射剂量低于10μg无效。

(4)福米韦生(Formivirsen)：抗CMV的效果比更昔洛韦强30倍，也可用于玻璃体腔注射。目前临床推荐的治疗方案为：新近确诊的CMVR患者采用165μg玻璃体腔注射；晚期病情顽固且已危及视力的患者则用330μg玻璃体腔注射。

(5)对于复发性巨细胞病毒性视网膜炎，常用联合疗法：①口服更昔洛韦，联合玻璃体腔内植入更昔洛韦缓释剂；②口服更昔洛韦，联合西多福韦玻璃体腔内注射；③静脉注射膦甲酸，联合玻璃体腔内植入更昔洛韦缓释剂；④静脉注射西多福韦，联合更昔洛韦缓释剂玻璃体腔内植入；⑤静脉注射西多福韦，联合玻璃体腔内注射西多福韦；⑥2种抗病毒药物同时玻璃体腔内注射。

2. *支持疗法*　维生素、能量合剂、促进神经细胞代谢和营养神经细胞的药物等。

3. *手术治疗*　主要适用于合并视网膜脱离者和PVR的处理。

(1)视网膜裂孔和视网膜脱离：未发生视网膜脱离的裂孔，选择光凝，方法见急性视网膜坏死的治疗。发生视网膜脱离者，采用玻璃体切割和硅油填充，常规巩膜扣带或环扎常不能奏效。

(2)PVR：常规选择玻璃体视网膜手术，彻底切除病变的玻璃体和视网膜表面增生的纤维组织，眼内激光封闭裂孔，玻璃体腔内硅油填充。

【术后处理】

1. 术后应加强控制视网膜炎症，防止复发。

2. 其他见孔源性视网膜脱离。

【住院小结】

1. *疗效* 视网膜脱离手术的复位率为70%～90%，由于黄斑受累和视盘炎所致，最后视功能都较差。有报道显示视网膜脱离后的平均生存时间为7个月。

2. *后续治疗* 对更昔洛韦可以发生耐药，经基本治疗6周后，持续性或进行性视网膜炎为临床耐药的证据，实验室检查，筛选UL97突变，可确诊更昔洛韦耐药。若确诊耐药，应更换治疗方案，更昔洛韦和西多福韦容易交叉耐药，而和膦甲酸之间的耐药较为少见，此时应考虑联合膦甲酸治疗。所有患者都可以出现复发，需多次诱导治疗。复发不表示药物耐受，再次使用相同的药物治疗是一线治疗方案。维持量用药的患者可出现眼内药物浓度低于治疗水平，导致复发。

更昔洛韦的不良反应有中性粒细胞减少、血小板减少、贫血和肾毒性等。膦甲酸的不良反应有肾毒性、骨髓抑制和电解质紊乱等，虽然毒性比更昔洛韦大，但是患者存活时间长于更昔洛韦。西多福韦可引起无症状的蛋白尿、血肌酐升高，眼部并发症包括葡萄膜炎、低眼压和睫状体坏死。治疗中应注意观察上述药物的不良反应。

对于CD4T细胞＞100个/ml和CMVR完全静止的患者停止抗CMV治疗，而采用蛋白酶抑制药和其他抗反转录病毒药物。

（季樱红　卢　奕）

三、镰状细胞血红蛋白病

镰状细胞血红蛋白病(sickle cell hemoglobinopathy)是血红蛋白肽链异常，使红细胞镰形化，阻塞毛细血管引起的。起病隐匿，但会侵犯眼部所有血管床，最终导致视力严重受损。本病以中非地区人群和黑种人多见，发病率可高达20%～40%。

【病史询问要点】

1. *全身症状* 镰状细胞病的全身症状较重。如肺栓塞、脑血管意外、肾小管梗死所致血尿，骨的梗死主要发生于颅骨、长骨、股骨头，反复缺血可发生严重的无菌性坏死致残。

2. *眼部症状* 视力下降、眼前黑影浮动等。

【体格检查要点】

1. *眼部改变*

(1)眼部前后段均可受累。

(2)结膜毛细血管呈逗点样扩张因其两端均为阻塞。

(3)虹膜萎缩，前后粘连因虹膜循环被阻。

(4)视盘表面毛细血管呈节段状暗红小点。

(5)黄斑因毛细血管阻塞视网膜变薄而显下凹。

(6)眼底可出现视网膜鲑斑出血、虹色斑和黑旭日斑。鲑斑出血的大小常为1/4～1DD，位于神经视网膜内界膜下，圆形或椭圆形，典型的为平或拱形，边界清楚，开始色亮红，数日或数周后变成红黄色(鲑鱼色)。有时鲑斑出血吸收，留一小的视网膜劈裂腔，其内有含铁血黄素的巨噬细胞，如黄色或铜色颗粒，称虹色斑。黑旭日斑是一环形黑色脉络膜视网膜瘢痕，圆形或椭圆形，大小为1/2～2DD，边界有时有反光颗粒，该病变代表了肥大的视网膜色素上皮层(RPE)对于局限于RPE和视网膜感觉神经层之间的出血的反应性移行。

(7)视网膜大血管常正常，偶尔迂曲度增大。

(8)周边眼底扇形视网膜新生血管是镰状细胞血红蛋白异常的重要特征，但在其他眼底病亦可出现。可为平的，或向玻璃体内突起，引起玻璃体积血、牵拉性视网膜脱离。

2. *全身改变*　视累及器官不同而有不同的病理表现。

【临床分期】

Goldberg分期标准。

第1期：背景性改变。包括黑旭日斑、视网膜鲑斑出血及阻塞的周边血管。

第2期：小动脉静脉吻合。位于赤道外周边，常在视网膜有灌注与无灌注区的边界处，有短路血管连接小动脉与中等大小的静脉。

第3期：新生血管改变。此期标志为扇贝形视网膜新生血管。有玻璃体积血、牵拉性玻璃体膜和视网膜脱离的危险。

第4期：玻璃体积血。

第5期：视网膜脱离。

【辅助检查】

眼底荧光血管造影，新生血管呈现典型的荧光素渗漏，并在玻璃体内聚集成无定形云彩状。

【鉴别诊断】

主要与有周边视网膜新生血管形成的疾病相鉴别。诊断性检查包括详细的病史和家族史，以及严密的临床检查。如果怀疑有镰状细胞血红蛋白病，应该进行快速的镰状细胞筛查。假如测试结果是阳性，则运用正规的血红蛋白电泳确诊。

【治疗原则】

治疗目标为在病变进展到玻璃体积血和(或)视网膜脱离前，早期治疗第3期病变。

【治疗方案】

1. *局部播散光凝*　沿扇贝形视网膜新生血管前后1DD围封，激光参数为500μm，0.2s，中等强度，灼烧成灰白色。

2. *冷凝术*　晶状体或玻璃体混浊影响光凝时，可实施经结膜冷凝术，以抑制新生血管形成。

3 *玻璃体切割术*　对于有玻璃体积血、视网膜脱离患者可考虑玻璃体手术，但手术风险明显增加，需严格把握指征。

（叶　辉）

四、抗磷脂综合征

抗磷脂综合征(anti-phospholipid syndrome，APS)是一组以反复动静脉血栓、习惯性流产和血小板减少为临床表现，伴持续性抗磷脂抗体或抗 β_2 糖蛋白 1 抗体阳性，为多系统受累的非炎症性自身免疫性疾病。

APS 是近 10 余年被命名并引起各学科重视的疾病，涉及风湿科、血液科、神经科、皮肤科、眼科、妇产科和血管外科在内的众多学科，临床表现多变复杂，累及多个系统，但血管栓塞是临床表现的根源。该病以中小血管好发，动、静脉均可形成血栓，尤以静脉血栓居多。静脉血栓发生率 70%，动脉血栓发生率 30%，动、静脉血栓发生率 5%。其血栓的发生机制目前尚不清楚。

眼部出现症状者占 APS 患者的 6%～8%，眼部损害是由视网膜、脉络膜、眼部运动神经及视觉通路血管系统的血栓形成所致。

【病史评估要点】

1. 年龄和性别　多见于年轻人，男女发病比率为 1∶9，女性中位年龄为 30 岁。

2. 全身病史　APS 可出现在多种疾病中，如系统性红斑狼疮和类风湿关节炎等。该病可以是原发性或继发性，多与遗传和感染因素有关，主要表现为多发性血栓症、神经系统疾病、习惯性流产、深静脉炎等。在同一患者仅有上述一种表现，也可同时有多种表现。此外，还有一种少见的恶性抗磷脂综合征（catastrophic APS），表现为短期内进行性广泛血栓形成，造成多器官功能衰竭，甚至死亡。

3. 眼部症状　眼前黑影、视力下降、视物变形等。

【体格检查要点】

1. 眼底表现：主要与血栓形成及血小板减少等因素有关。有眼底出血、视网膜动静脉栓塞、动脉呈白线改变、静脉迂曲，有棉絮斑、黄斑部樱桃红点，视网膜水肿等眼底表现。血管阻塞性视网膜病变可导致新生血管形成、玻璃体积血、牵拉性视网膜脱离和新生血管性青光眼。视网膜静脉阻塞并不像在动脉粥样硬化中见的那样局限于动、静脉交叉处，常见多部位阻塞。可同时出现视网膜动脉阻塞。

2. 由于有血栓形成倾向，同时又有血小板减少，APS 患者常有血管栓塞，又有出血倾向，眼底表现既有出血又有缺血。

3. 全身表现：APS 主要的临床表现是动、静脉血栓形成、习惯性流产和血小板减少等。APS 患者可出现某种表现，但并不一定出现 APS 的全部表现，如部分反复流产的妇女，临床上可无动、静脉血栓形成。

4. 相关检查：抗心磷脂抗体、狼疮抗凝物、抗 β_2 糖蛋白 1 抗体、抗凝血酶原（PT）抗体或抗 PS/PT 抗体检查。血常规可表现为中度贫血与白细胞减少、血小板减少、红细胞沉降率增快等改变。

【诊断】

APS 不是一个特定的疾病，只是一个临床的综合表现。目前，对 APS 的诊断主要依赖于临床表现和实验室检查，尤其对抗磷脂抗体（抗心磷脂抗体、狼疮抗凝物质、抗 β_2 糖蛋白 1 抗体等）的检出和梅毒血清学假阳性试验等对疾病的诊断、分型、治疗和预后判断都有重要的作用。

【鉴别诊断】

1. 视网膜静脉阻塞　好发于中老年人，与动脉硬化、高血压、高血脂、高血糖有关。

多单眼发病，眼底有一个或多个象限出血，呈火焰状、圆形或不规则形状。静脉有迂曲扩张，动脉变细，伴黄白色渗出改变。与APS鉴别主要靠病史，相关的实验室检查。

2. 糖尿病性视网膜病变　患者有明确的糖尿病史，眼底改变以静脉为主，如微血管瘤、出血斑、硬性渗出、棉絮斑、视网膜新生血管生成等。

【治疗计划】

主要为全身治疗。对合并有视网膜血管阻塞者，可参见视网膜中央静脉阻塞的治疗。

（叶　辉）

五、大动脉炎的眼底改变

大动脉炎（Takayasu arteritis）是一种累及主动脉及其主要分支的自身免疫性血管炎。病理组织学改变是以动脉中、外膜为主的全层动脉炎，其病因不清，是我国及亚洲地区较为多见的一种血管病。

本病为多学科交叉的全身性多系统疾病，临床表现为慢性非特异性炎性反应，导致受累管腔狭窄甚至闭塞，引起相应器官及组织产生一系列缺血性改变。目前，该病误诊率与病死率仍然较高，患者可因视力下降首诊于眼科，眼底主要表现为慢性缺血性和高血压性眼底改变，晚期可合并玻璃体积血、视网膜脱离及增生性视网膜病变。

【病史询问要点】

1. 年龄因素　大动脉炎好发于年轻女性，男女比例为1∶3或1∶9，高发年龄为14—74岁，平均30岁。

2. 视力情况　单侧或双侧不同程度的视力障碍（从轻度减退到完全失明），患者常因此首诊到眼科。可有闪光感、黑矇，常出现于体位变动时，尤其是从平卧位坐起或转为立位时，休息后可自行缓解。值得注意的是，当眼底病变未累及后极部并影响视力时，大动脉炎患者即可出现发作性视力下降和黑矇症状。故对于视力无明显异常的大动脉炎患者应常规散瞳检查眼底，尤其是周边部视网膜，必要时行FFA检查。

3. 伴随症状　眼痛、一侧或双侧上肢乏力、麻木、头痛、咀嚼无力、晕厥、偏瘫及失语等一系列缺血症状。

【体格检查要点】

1. 眼前段检查　结膜及上巩膜血管扩张；角膜混浊；瞳孔扩大或大小不等，调节麻痹；虹膜萎缩、新生血管形成；青光眼、白内障。

2. 眼底改变　主要由慢性眼部缺血所致。视盘上自发性动脉搏动，视网膜出血点、微血管瘤、棉絮斑。视网膜动脉变细，呈白线状，视网膜静脉扩张、迂曲、管径不匀。视网膜动静脉吻合、侧支血管。视盘周围新生血管形成。晚期视网膜周边血管消失，视盘萎缩。表现为慢性缺血性眼底改变者多是头臂动脉型，与颈动脉受累引起眼部缺血有关。表现为高血压性眼底改变者则多是广泛型病例，与肾动脉受累引起的高血压有关。

3. 全身表现　一侧或双侧上肢麻木或下肢间歇性跛行；受累血管及分支，如桡动脉、肱动脉或足背动脉搏动减弱或消失;双上肢血压的收缩压差>10mmHg,乃至血压测不出;受累血管收缩期杂音;动脉造影异常等。

【门诊资料分析】

1. 荧光血管造影检查　显示臂-视网膜循环时间和视网膜循环时间延长,视网膜微动脉瘤,毛细血管迂曲、扩张,黄斑区拱环结构不完整,视盘周围动静脉吻合,毛细血管无灌注区及新生血管形成,分支动脉阻塞等。

2. 视网膜电生理　视网膜内外层缺血改变。

3. 视野　可有相应视野缺损表现。

4. 大血管超声和血管造影(DSA、MRA)　可发现不同部位的血管狭窄或闭塞。

5. 全身检查　血红细胞沉降率和C反应蛋白增高提示大动脉炎处于活动期;若两者同时增高可能与眼部病变的严重程度相关。

【诊断】

由(风湿)免疫内科医师确诊。诊断依据为1990年美国风湿病学会大动脉炎的分类标准:①发病年龄≤40岁。②肢体间歇性跛行。③一侧或双侧肱动脉搏动减弱。④双上肢血压差>10 mmHg。⑤一侧或双侧锁骨下或主动脉血管杂音。⑥动脉造影异常。符合上述6条中的3条者可诊断为大动脉炎,同时排除先天性主动脉狭窄、肾动脉纤维化性结构不良、粥样硬化、肌纤维发育不良等。

【临床类型】

1. 大动脉炎临床分型　根据血管病变部位分为:①头臂动脉型,累及主动脉弓及其分支。②胸腹主动脉型,累及降主动脉和腹腔动脉。③广泛型,具有以上2种类型的临床特征。④肺动脉型。

2. 眼部病变类型及分期

(1)缺血性眼底改变:Uyama分期。

第一期(血管扩张期):视网膜静脉扩张,管径不均,色调发暗,毛细血管扩张,视网膜动脉压低;第二期(视网膜小血管瘤期):视网膜出血及棉絮状渗出斑,视网膜毛细血管扩张并有念珠状、葡萄状的小血管瘤,视网膜色稠显著变暗,血流缓慢呈颗粒状,其动脉压极度低下,眼压也随之降低;第三期(视网膜动静脉血管吻合期):主要见于视盘周围的血管发生吻合和新生,伴有球结膜血管扩张,眼球下陷;第四期(合并症期):瞳孔散大、虹膜萎缩、虹膜红变、继发性青光眼,并发性白内障、玻璃体积血、增生性视网膜病变、视网膜脱离、视神经萎缩等。

(2)高血压眼底改变:Keith-Wagener四级分类。

第一级:视网膜动脉功能性狭窄或伴有轻度硬化,此种改变主要发生于第二分支及以下的分支。第二级:视网膜动脉硬化程度比第一级明显,动脉管径狭窄不均,并有动静脉交叉压迹现象。第三级:除视网膜动脉狭窄与硬化外,尚有视网膜水肿、棉絮状斑、硬性渗出、出血等视网膜病变。第四级:除第三级改变外,加上视盘水肿。

【鉴别诊断】

1. 糖尿病性视网膜病变　有明确糖尿病史,眼底可出现微动脉瘤、棉絮斑、硬性渗出和新生血管等，病变从后极向周边发展，无视盘周围动、静脉血管花环状吻合。长期应用糖皮质激素治疗的大动脉炎患者可出现糖皮质激素性糖尿病，此时易被误诊为糖尿病性视网膜病变。

2. 眼缺血综合征　颈内动脉阻塞或狭窄所致的眼前后段缺血综合征，多见于老年人，而大动脉炎好发于青年女性。

3. 原发性高血压性视网膜病变　无继发高血压的因素，眼底病变大致与继发性高血压性眼底改变相同。

【治疗原则】

1. 早诊早治，有助于缓解眼部病变。对大动脉炎患者散瞳检查眼底，对因眼部症状首诊于眼科的患者给予正确诊断并及时转诊免疫内科或血管外科进行积极治疗。

2. 出现眼底病变时根据病情轻重程度选择治疗随诊观察、激光治疗或手术治疗。

【治疗方案】

1. 全身治疗　糖皮质激素是大动脉炎治疗的主要药物，及时用药可有效改善症状，缓解病情。免疫抑制药与糖皮质激素合用可增强疗效，尤其对单纯皮质激素治疗病情不能控制者。抗凝血药物能改善因血管狭窄明显造成的一些临床症状。颈动脉狭窄引起明显视力障碍或脑部严重缺血者，可行主动脉、颈动脉人工血管重建术等；肾动脉狭窄导致严重继发性高血压及肾功能明显损害者，可行肾血管重建术等。

2. 眼部治疗

(1)病情轻微者，随访观察。

(2)出现视网膜或虹膜新生血管，或广泛的血管无灌注区，可行全视网膜光凝。

(3)出现玻璃体积血、视网膜脱离、增生性视网膜病变，可行玻璃体切割硅油填充、视网膜复位手术。

(4)继发性青光眼时，药物或手术降眼压治疗。

【住院小结】

1. 疗效　随着免疫内科大动脉炎诊治率的提高和血管外科大血管重建术的发展，大动脉炎患者的预后明显改善，10 年生存率为 81.4%，20 年生存率为 73.5%。Ishikawa 和 Maetani 进行的一项研究显示，大动脉炎合并眼底病变、高血压等并发症者，15 年生存率为 67.9%，而无并发症者 15 年生存率则高达 96.4%。所以，眼科医师认识大动脉炎的眼底表现特点，给予及时和正确的诊断和治疗，可改善患者的视力与全身预后。

2. 后续治疗　参见玻璃体积血、视网膜脱离、青光眼等相关章节。

（叶　辉　朱承华）

六、视网膜梅毒

视网膜梅毒(retinal syphilis)是由苍白(梅毒)螺旋体引起的视网膜炎症。梅毒的基本病理改变是血管内膜炎和血管周围炎，一般分为先天性(胎传)和后天性(获得性)两大类。后天性梅毒的眼底原发损害主要在视网膜，故多称梅毒性视网膜炎。

【病史询问要点】

1. 有无不安全的性接触史、孕产妇梅毒感染史或不安全的输血史　先天性梅毒是胎儿在胚胎期或产程中由母体感染，后天性梅毒是通过性接触或其他密切接触感染。

2. 发病时间　梅毒性视网膜炎常见于梅毒病变的二期和三期。

二期：原发感染后6周至6个月，足底、手掌发生皮肤蔷薇疹，发热，关节痛。

三期：原发感染后1年以上。

3. 症状　有无眼红、眼痛、飞蚊症、视物模糊、视物变形等。

【体格检查要点】

1. 先天性梅毒　眼底改变周边部明显。弥漫性脉络膜视网膜炎多见，呈典型的"椒盐"样表现，散在细小的色素斑点和灰黄色脱色素斑点，亦可表现为散在片状脉络膜视网膜萎缩斑及骨细胞样色素，有时很难与原发性视网膜色素变性区分。严重者可有视神经萎缩。

2. 后天性梅毒　弥漫性斑片状视神经视网膜炎最常见。眼底周边和后极可见灰黄色渗出性炎性病灶。可有视神经炎、视神经萎缩、视网膜水肿、浅层出血、末梢血管骨细胞样色素沉着、动脉周围炎等。

3. 晚期梅毒　可有视网膜下新生血管形成。视网膜脉络膜萎缩、色素增生、萎缩斑外有色素环绕。其他表现有静脉扩张、动脉变细、黄斑囊样水肿等。

4. 伴有的临床体征　眼睑、眼眶或视盘出现梅毒瘤。可有角膜基质炎、巩膜炎、葡萄膜炎。先天性梅毒多合并全身其他器官的先天异常，如智力低下、鞍鼻、哈钦森牙、耳聋、脱发、皮疹等；后天性梅毒急性期有皮肤、生殖器官改变；晚期梅毒有明显的神经系统症状。

【门诊资料分析】

1. 视野检查　可见中心或旁中心暗点，弓形或楔形视野缺损、视野向心性缩小等。后天性梅毒视野可不规则缩小，仅留中心极小的视岛。

2. 实验室血清学检查　快速血浆反应素试验(RPR)或性病研究实验室检查(VDRL)，如RPR或VDRL阳性行荧光螺旋体抗体吸收试验(FTA-ABS)，这是目前最敏感的试验检查方法，即使成功治愈后多年也保持阳性。

【继续检查项目】

1. 梅毒患者应排除人类免疫缺陷病毒(HIV)感染、巨细胞病毒(CMV)感染、结核。

2. 脑脊液的梅毒血清学试验：患者如果有眼部症状，神经眼科发现病变，须进行腰椎穿刺排除神经梅毒。

3. 眼底血管造影和OCT有助于诊断和鉴别诊断、评估疗效。

【诊断】

目前尚无标准的梅毒螺旋体培养方法，因此，诊断主要基于临床表现、病史、血清学检查、体液中梅毒螺旋体的直接观察、PCR检测及临床辅助检查。

【临床分型】

1. 先天性梅毒

2. 后天性梅毒　后天性梅毒可分为4期，眼部表现多发生在二期以上的病程中。

一期梅毒：在梅毒螺旋体侵入处出现硬下疳，多发生于生殖器，也可发生于口腔、皮肤、结膜和眼睑，表现为无痛性丘疹，内含大量螺旋体，通常发生于感染后2～6周。丘疹可逐渐进展为溃疡，持续3～6周，可自行消退。

二期梅毒：螺旋体在血中播散，出现在疾病发生后4～10周，典型表现为弥漫性皮疹（常见于手掌和足底，可自行消退）和淋巴腺病。在眼部主要引起葡萄膜炎，发生率约为10%。

三期梅毒：又称潜伏期。此期患者无全身症状和体征，无传染性，但可引起葡萄膜炎。此期可持续终身，约1/3未经治疗的患者进展为四期梅毒。

四期梅毒：此期可出现多系统损害，包括皮肤黏膜的梅毒瘤、心血管梅毒和神经梅毒。可表现为主动脉瓣功能不全、无菌性脑膜炎、共济失调、记忆力减退、精神错乱等。

【鉴别诊断】

1. 巨细胞病毒性视网膜炎（cytomegalovirus retinitis，CMVR）　巨细胞病毒感染引起，较多见于免疫功能低下的患者，如淋巴瘤、白血病、AIDS、心肾移植的患者。主要表现为全层视网膜坏死，出现血管旁单个或多个黄白色病灶，血管旁白鞘，视网膜出血，棉絮斑，脱色素斑，也可呈“椒盐样”表现。晚期可有孔源性或渗出性视网膜脱离。巨细胞病毒检验阳性而RPR检查阴性。

2. 急性视网膜坏死综合征（acute retinal necrosis syndrome，ARN）　是单纯疱疹病毒及带状疱疹病毒感染引起，发生于健康人或免疫功能低下的患者。病情进展迅速，玻璃体混浊明显，视网膜坏死病灶从中周部逐渐向后极部推进。疱疹病毒血清检验阳性而RPR检查阴性。

3. 弓形体病（toxoplasmosis）　弓形体病是由弓形体原虫感染引起，患者常有食用未煮熟的肉类病史。病灶多为局限性的脉络膜视网膜炎症。血清学弓形体抗体测定有助于诊断。

【治疗原则】

治疗主要是使用青霉素，用药宜早、剂量宜足。对青霉素过敏者可使用红霉素或多西环素，有葡萄膜炎者可联合激素治疗。

【治疗方案】

1. 一期、二期梅毒　普鲁卡因青霉素G80万U，肌内注射，每日1次，连续10～15d；或者苄星青霉素G240万U肌内注射，每周1次，连续3周。

2. 四期梅毒　普鲁卡因青霉素G80万U，肌内注射，每日1次，连续3周；或者苄星青霉素G240万U肌内注射，每周1次，连续3周。

3. 梅毒性葡萄膜炎和神经梅毒　普鲁卡因青霉素G1800万～2400万U静脉滴注，连用10～14d，为了加强效果，可联合苄星青霉素G240万U肌内注射，每周1次，连续3周。

从胚胎发育角度，眼是中枢神经系统的一部分，特别是视网膜或视神经，所以按照美国疾病防治和控制中心的治疗标准，所有眼部梅毒患者都应按神经梅毒治疗。

4. 抗 Jarisch-herxheimei 反应　在梅毒治疗的过程中，常在开始治疗的24h内，可能出现 Jarisch-herxheimei 反应（即梅毒治疗后增剧反应，吉海反应），表现为发热、肌肉疼痛、头痛、抑郁，可伴有梅毒眼部表现的加重。这是由于梅毒螺旋体死亡后，大量抗原释放所造成的机体超敏反应。在使用抗生素的前几日使用激素治疗，青霉素剂量由小剂量逐渐增加到治疗剂量，可避免发生该现象。

【预后】

大多数患者及时治疗后，视力预后良好。四期梅毒预后较差。

（叶　辉）

第八节　其　他

一、特发性葡萄膜渗漏综合征

特发性葡萄膜渗漏综合征（idiopathic uveal effusion syndrome，IUES）是由于原因不明的眼内脉络膜毛细血管浆液性渗出异常增多，聚集于脉络膜及视网膜下腔，导致脉络膜和睫状体脱离及非孔源性视网膜脱离的一种疾病。多数患者为中年男性，常双眼发病，表现为球形渗出性视网膜脱离和环形脉络膜脱离。病因可能与巩膜增厚、巩膜成分异常、涡状静脉发育不良及视网膜外屏障破坏有关。

【病史询问要点】

1. 多为中年男性。全身系统性疾病与该病因果关系尚未明了。部分患者并存高血压、甲状腺功能异常、糖尿病等。

2. 常双眼发病，一眼先发病，另一眼在数月或数年发病。

3. 病变缓慢进展，早期自觉症状不明显，累及后极部时视力下降。

【体格检查要点】

1. 眼前段：无反应或仅有轻度炎症改变。

2. 葡萄膜：无葡萄膜炎的临床表现，即使有也甚轻微。

3. 玻璃体：玻璃体轻度混浊，即使病程很久的病例，也无明显的增生膜形成。

4. 眼底：双眼特发性浆液性视网膜脱离，伴环形睫状体脱离和周边脉络膜脱离，视网膜下液随体位迅速移动，无裂孔可见。早期周边部睫状体、脉络膜脱离，常规检查难发现，由于涡静脉穿通巩膜，广泛的脉络膜脱离可被分割为3个或4个棕色的球状，相应视网膜也呈多球状继发隆起，视网膜脱离一般自下方开始；脱离的视网膜极菲薄无裂孔、无固定皱褶、与玻璃体无明显粘连增生；视网膜下液清亮，有时可造成巨大的球形脱离，甚至遮盖视盘，可达到晶状体后方；玻璃体混浊相对较轻，与视网膜脱离范围不成正比；视网膜下液无细胞成分，白蛋白浓度增高，无透明质酸，所以不是液化的玻璃体，也不是炎性渗出物，提示由葡萄膜渗漏引起。

5. 视盘水肿:20%病例发生视盘水肿。

6. RPE:色素上皮过度增殖,多数病例可见豹纹状眼底,这是本病的眼底特征之一。

7. 眼压正常,可伴轻度上巩膜静脉扩张,巩膜静脉窦充血。

8. 脑脊液压力升高伴蛋白含量增高,但无淋巴细胞增多。此改变可能由同一病因所致的软脑膜血管渗漏引起。

【门诊资料分析】

1. B超检查　可发现脉络膜脱离、视网膜脱离和巩膜增厚。

2. A超检查　眼轴正常。

3. 眼底血管造影

(1)FFA检查:在视网膜脱离几个月后,可显示色素上皮萎缩和增生形成的豹皮样图案,还可见脉络膜充盈迟缓。

(2)ICGA检查:在极早期阶段可见随时间增强的广泛而明显脉络膜强荧光并一直延续至晚期阶段。

4. UBM　前房深度略浅或正常,房角稍狭窄或正常,睫状体全周脱离,睫状体渗漏或睫状体与巩膜间可见液性暗区。

5. 影像学检查　MRI及CT可见眼球体积较小及巩膜壁明显增厚和视网膜下液体聚集。

【继续检查项目】

巩膜组织病理示巩膜增厚,涡静脉发育不良,结构排列紊乱,染色显示有氨基多糖和黏蛋白的过多沉积。

【诊断】

1. 有周边部环形脉络膜脱离。

2. 非孔源性、可移动的视网膜脱离。

3. 眼前段无炎症。

4. 眼压正常。

5. A超眼轴正常。

【鉴别诊断】

1. 真性小眼球　特征是眼球小,远视可达18D,其他基本相同。

2. 大泡性视网膜脱离　与中心性浆液性脉络膜视网膜病变有关,眼底后极部可见多个灰白色病灶,不伴有睫状体、脉络膜脱离,FFA可见多灶性色素上皮渗漏点及色素上皮脱离。

3. 伴脉络膜脱离的孔源性视网膜脱离　病情发展迅速,眼后节炎症表现突出,如玻璃体混浊明显,眼压低。视网膜脱离高者可呈球状,但一般不呈中央有谷的双球状。视网膜下液随体位活动范围小,脱离时间久者视网膜可呈固定皱褶,90%以上病例可找到裂孔。

4. 脉络膜睫状体黑色素瘤　眼底周边部呈棕色实性隆起,可合并有浆液性视网膜脱离，眼压正常或偏高，巩膜透照示瞳孔区无红光反射，超声、FFA、UBM、CT等有助于鉴别。

5. *原田病* 常可见视网膜呈球形隆起，但是原田病的葡萄膜炎症反应明显，且常伴有头痛、耳鸣、听力障碍、皮肤白斑等，糖皮质激素治疗效果较好，渗出性视网膜脱离可自行复位。

【治疗原则】

治疗棘手，可采取巩膜切开或切除术，糖皮质激素治疗效果不理想。

【治疗方案】

1. 涡静脉减压术：在涡静脉上方做一7～8mm水平巩膜切口，切口两端向后做2～4mm子午线切口，板层剥除巩膜，深达涡静脉，剪除剥离的巩膜至涡静脉上方无巩膜组织。

2. 巩膜部分切除和切开法：以赤道为中心，每个象限均切除5mm×7mm至7mm×10mm长方形巩膜板层（深为1/2～2/3巩膜厚度），中央部可用咬切器造口；若无，则用线状刀切开。

3. 玻璃体切割眼内引流视网膜下积液或联合赤道部板层巩膜切除术：对于已行巩膜切除和（或）切开术后视网膜长期不能复位及病史较长的患者，应尽早行玻璃体切割手术和（或）联合巩膜切除术及时引流视网膜下液，促进视网膜复位，以改善患眼视功能，防止因长期视网膜脱离、黄斑水肿等导致黄斑裂孔的形成。

【术后处理】

见孔源性视网膜脱离。

【住院小结】

1. *疗效* 巩膜部分切除和切开法一次手术成功率为83%，二次手术成功率为96%。手术后视网膜下液吸收缓慢，短期内不必再次手术。

2. *后续治疗和出院医嘱* 见孔源性视网膜脱离。

（季樱红 卢 奕）

二、视网膜色素变性

视网膜色素变性（retinitis pigmentosa，RP）是一组以进行性感光细胞及视网膜色素上皮功能丧失为共同表现的遗传性视网膜变性疾病。其临床表现主要为夜盲、视网膜电流图异常、进行性视野缺损和眼底“三联征”改变。RP在世界范围的患病率为1/3000～1/5000，即目前全世界约有RP患者150万人。

【病史询问要点】

1. 有无家族史，本病有多种遗传方式，可为常染色体显性遗传、常染色体隐性遗传、性连锁隐性遗传，1/3～2/5为散发病例。

2. 有无近亲结婚史。

3. 发病年龄：该病常起于儿童或少年期（绝大多数在30岁以前发病），青春期症状加重。

4. 眼别和性别：通常为双眼发病，极少数病例为单眼发病。男性多见。

5. 症状：视力一般早期正常，可出现夜盲(最初症状，多在20岁左右，部分在10岁左右)，周边视野逐渐缩小(平均每年损失4.6%左右视野)，最后呈管状。病变累及黄斑时，视力可明显下降。晚期可出现辨色困难。

6. 有无与该病有关的内科和眼科病史及用药史。

【体格检查要点】

1. 视力　一般早期正常，除了出现黄斑囊样水肿、黄斑部视网膜前膜和黄斑区色素上皮损伤者。中心视力的下降程度与RP的遗传类型有关。60岁以后，保持良好中心视力的常染色体显性遗传RP患者比常染色体隐性遗传患者和X性连锁遗传患者多；X性连锁遗传患者通常在40岁以后会全盲。另外，一些非典型RP患者，如中心性RP患者会更早出现中心视力改变。

2. 眼底表现　典型的眼底改变为视盘颜色蜡黄、视网膜血管狭窄和骨细胞色素散布，称为RP三联征。最典型的是视网膜色素上皮脱色素、萎缩和迁移。色素沉着首先出现在赤道部，位于视网膜血管上，排列像“骨细胞”，多在血管周围聚集，尤其多见于血管分叉处，并逐渐向眼底周边扩展，极周边部和黄斑部可不出现色素，黄斑中心凹反光可不见。进展期RP约有60%病例有萎缩性黄斑病变。20%病例出现黄斑囊样变性或板层裂孔，伴有黄斑前膜及不同程度的视网膜前膜。23%～70%病例出现黄斑囊样水肿。2%病例可见视盘玻璃疣。事实上，在疾病早期，眼底并没呈现出相应改变，唯一有诊断价值的是ERG的异常。

3. 玻璃体　玻璃体细胞是最常见的体征，是视网膜色素上皮细胞变性所导致的尘状色素细胞。玻璃体异常有时会先于眼底的异常。玻璃体病变大致分为4期：①细小尘状颗粒遍布玻璃体；②玻璃体后脱离；③玻璃体浓缩，可伴雪球状不透明漂浮物；④玻璃体塌陷，体积明显缩小。四期均可见细小颗粒均匀分布在玻璃体腔内。

4. 其他眼部改变

(1)白内障：表现为后囊下后极部皮质混浊，一般发生在晚期，由于视野缩小且接近节点，视功能损害大。白内障在常染色体显性遗传RP患者发生率为50%，常染色体隐性遗传中占40%，X性连锁遗传中占70%。

(2)青光眼：1%～3%，多为开角型青光眼。

(3)高度近视及散光：约发生在75%的病例。

(4)其他：还有圆锥角膜等。

【门诊资料分析】

1. 视野　视野检查是诊断RP和评估病情进展的重要手段。早期为中心20°～50°的相对暗点，随着病情加重，逐渐扩大融合成环状暗点，发展到晚期为管状视野直至失明。在动态视野异常出现之前，自动静态定量视野检查可发现病变对应区域内视网膜对比敏感度降低，光域值增高。动态视野检查对于确定视野缺损部位和范围简便有效，优于静态视野；而静态视野对于确定视野损害的深度及特定视网膜区域的光敏感性比动态视野更准确。正常暗适应眼的锥体对红光比对蓝光敏感，而杆体对蓝光比对红光敏感,故可用红光及蓝光光斑沿垂直或水平子午线检查 RP 患者暗适应眼特定视网膜区域的阈值,即光谱敏感性,常用双色暗适应静态视野检查法,以评价患者视网膜杆体和锥体的功能。

2. ERG　ERG 异常改变比自觉症状和眼底可见的改变出现早,ERG 的波幅平均每年降低 16%～18%。其改变为潜伏期延长或振幅进行性降低,直至熄灭,b 波消失是本病典型征象。ERG 有助于原发性 RP 和继发性 RP 的鉴别:原发性者,无论病情轻重,绝大多数呈无波形;继发性者只是在病情严重时,才出现无波形。采用整个视网膜均匀光刺激记录所得的全视野 ERG,通过改变刺激光波长、频率及视网膜明、暗适应状态,可分离出 ERG 杆体和锥体反应在背景光适应下用高频率强闪烁光刺激下的锥体反应,评价 RP 中光感受器受损的类型及程度。同时,全视野 ERG 还能客观地监测 RP 的自然进程,为评估预后提供信息:绝大多数病例 ERG 振幅低于 0.05μV 时即可成盲目;扇形 RP 病例 ERG 表现为振幅低但峰时正常者,预后好。有研究表明,临床上多焦视网膜电图(multifocal ERG,mfERG)较 ERG 更直观,更能评估患者残余视功能的情况。

值得注意的是,ERG 代表整个视网膜外层及中层的总和生物电信息,多不与代表黄斑功能的中心视力成正相关。黄斑对锥体反应的贡献至多占 15%,故锥体反应异常不能完全代表黄斑中心凹的损害程度。

3. EOG　EOG 可反映视网膜色素上皮-光感受器复合体的生物电信息。EOG 先于 ERG 出现改变,病变早期即有异常。但是在 RP 的临床和科研工作中的价值不如 ERG,通常在因故不能做 ERG 检查时才进行该检查。

【继续检查项目】

1. FFA　主要是视网膜色素上皮的功能异常,表现为色素斑块遮挡荧光,色素脱失处出现窗样缺损,屏障失代偿处渗漏等。晚期显示脉络膜血管萎缩。15%～20%的患者有黄斑旁广泛的脱色素,而黄斑内特别是中心凹处的色素上皮保留正常,故 FFA 显示"牛眼样"外观,提示患者常有较好的视力。在单侧视网膜色素变性或双侧发病程度不等的病例,FFA 可鉴别对侧眼是否完全正常或发病轻微。FFA 对 RP 病情严重性的预示性及病理意义从轻到重依次为:弥漫性斑驳状透见荧光(弥漫性色素上皮萎缩);荧光遮蔽(色素上皮细胞破裂);充盈缺损、视网膜荧光素池样积存(视网膜色素上皮细胞脱离,周边视力损害);黄斑荧光积存(中心视力损害)。

2. 暗适应　暗适应检查是评价杆体功能的敏感指标之一。早期:视网膜锥体功能正常,杆体曲线终末域值升高。晚期:杆体功能丧失而锥体曲线域值也升高,形成高位单相曲线(仅代表锥体功能的曲线)。最终暗适应曲线变为平直。如用双色光(500nm 和 650nm)进行暗适应检查,可检测视网膜任何部位的视觉敏感性及杆体、锥体域值,对于评价 RP 患者视网膜功能是区域性还是弥漫性受损、估计视功能预后有临床实用价值。

3. 色觉　早期色觉正常,3/4 患者以后逐渐出现色觉缺陷,通常当视力下降到 0.5 及以下时出现。最常见为蓝色盲,红绿色觉异常较少见。在一些综合征型 RP 患者中色觉异常出现较早,主要是由于这些患者中心视锥细胞受损较早所致。RP 色觉异常用 Farnsworth-Munsell100 色彩检测比 Nagel 色觉镜检查更敏感,可发现视力尚正常的患者即有早期锥体功能受累，这种色彩分辨检查有助于评价RP黄斑功能，并可帮助RP与锥体营养不良或锥体杆体营养不良的临床鉴别。

4. OCT 能提供高分辨率的视网膜各个层次横断面的影像，特别为黄斑区微细病变的诊断提供了较为准确的依据，已成为诊断和评估RP患者黄斑病变程度和评判治疗效果的重要手段之一。

5. 全身检查 如血脂、梅毒血清反应及外周血涂片检查，心内科和神经内科检查等。

【诊断】

1. 进行性夜盲和视野缺损。

2. 眼底有典型的RP三联征，呈对称性、进行性改变。

3. 视网膜电图异常。

【临床类型】

1. 根据遗传形式分

(1)常染色体隐性遗传：最常见，占50%～60%。同胞兄弟姐妹中，多于一人患病。年轻时就出现视力下降和夜盲。

(2)常染色体显性遗传：约占30.40%。严重程度轻，至少2～3代的直接垂直遗传。发病较缓慢，成年后出现典型的表现，白内障发生晚，视力丧失较轻。

(3)X性连锁隐性遗传：最少见，最严重，占5%～15%。独有的男性受累。男性患者通过其女儿遗传，约50%男性后代受累。10岁以内幼年时发病，病变明显，进展快，至40岁左右，视力已降至0.1以下，甚至失明。女性携带者常有椒盐状眼底。

(4)散发性：其余不能确定遗传方式。

(5)与遗传性视网膜色素变性有关的全身病：如植烷酸贮积症(Refsum disease)、Bassen－Kornzweig综合征和卡恩斯-塞尔(Kearns-Sayre)综合征等。

2. 非典型性视网膜色素变性

(1)中心性和旁中央性视网膜色素变性：又称逆转性RP。色素沉着开始于黄斑区或其周围，而周边视网膜无色素沉着。此型中心视力严重受害伴有色觉障碍，但是夜盲症状不明显。

(2)扇形视网膜色素变性：病变限于眼底的某一个(鼻下象限较常见)或两个象限(常位于下方两个象限)，视野缺损和病变区对应，多无夜盲主诉，为常染色体显性遗传。此种RP有静止型和缓慢进行型两类。尽管扇形RP其余象限的视网膜看似正常，但FFA证实其RPE的变性是发生于整个视网膜上的。扇形RP多进展十分缓慢，视力在50－60岁时还能保持相对正常，部分患者视功能可终身稳定，无进展性恶化。鉴于上述特性，扇形RP患者通常无症状，只有通过一些常规检查才被诊断。

(3)单侧视网膜色素变性：极罕见。应符合如下4个条件：①患眼具备RP全部表现包括眼底改变、视野缺损、夜盲和典型ERG改变。②观察时间达5年以上，对侧眼无本病任何表现，视野和ERG正常。③患眼无炎症病灶、眼外伤史和与本病有关的眼和全身疾病史(如视网膜中央动脉阻塞、梅毒等)。

(4)无色素型视网膜色素变性:除眼底看不到色素外,其他表现同原发性视网膜色素变性。

(5)白点状视网膜色素变性:罕见。眼底特征为广泛散布、大小相等的白色斑点,通常于出生时即已存在,多不侵犯黄斑区。

(6)Bietti 结晶样视网膜病变:其特征表现是闪亮的黄白色结晶沉积于视网膜后极部和角膜缘浅层,伴有色素沉着的毯层视网膜变性和脉络膜硬化。

(7)Leber 先天性黑矇:患病年龄早,一般为 20 个月至 5 岁,均有眼球震颤,眼底可有色素性改变,多位于后极部,预后极差,严重夜盲,视野高度缩小,是视网膜色素变性的先天型。

3. 眼底血管造影分型　根据 FFA 所见在病变区脉络膜毛细血管萎缩的有无及其部位将 RP 分为 3 型(Ijiima)。

Ⅰ型:指脉络膜毛细血管萎缩区呈环形或弓形环绕黄斑部上下的血管弓,而中心部位变化很少。

Ⅱ型:脉络膜毛细血管萎缩区位于黄斑部中心部位,呈圆形或不规则形。

Ⅲ型:病变区内无脉络膜毛细血管萎缩,仅见 RPE 萎缩。

4. 根据视网膜色素的发展将 RP 分为 5 期(Michaelson)

(1)视功能障碍而无眼底变化。

(2)色素斑点。

(3)赤道部骨细胞样色素。

(4)中周部视网膜血管鞘。

(5)血管鞘延伸至视盘。

【鉴别诊断】

1. 梅毒　眼底色素分布和形态不规则,位于视网膜血管下,无骨细胞样色素沉着,脉络膜视网膜出现萎缩斑。血清梅毒反应阳性,视野不对称,可有复发性葡萄膜炎,ERG 仅轻微改变。无 RP 家族史、夜盲不明显。

2. 先天性风疹　椒盐样眼底可以合并小眼球、白内障、先天性心脏异常或其他全身异常,ERG 多正常。

3. 酚噻嗪中毒　如甲硫哒嗪或氯丙嗪,尤其是每日摄取 1000mg 以上的患者。

4. 视网膜脱离复位后　有妊娠高血压综合征或原田病病史有诊断意义。

5. 色素性静脉旁视网膜脉络膜萎缩　视网膜色素上皮变性,色素沉着位于静脉旁,没有明确的遗传形式。视野和 ERG 不稳定,可以是非进行性的,无须随访。

6. 严重的钝挫伤后　常由于 RD 的自发性复位所致。

【治疗原则】

尚无疗效确切的治疗办法,尽可能帮助患者提高视力,处理并发眼病。

【治疗方案】

1. 一般处理

(1)遗传咨询对患者有益,是目前预防 RP 唯一可行的手段。

(2)镜片矫正屈光不正。

(3)戴遮光眼镜(最好加有红外线滤光屏),使光刺激杆细胞的量至最低限度。

(4)晚期病例(视力下降至 0.2 或有管状视野)可佩戴助视镜。

(5)避免精神和体力的过度紧张。

(6)每年定期随诊,复查眼底、视野、电生理等,了解病情进展情况。

2. 非手术治疗　至今尚无特效治疗方案。

(1)15 000U 维生素 A 可能对延缓 ERG 的功能障碍有效,仅适用于 21 岁以上、非妊娠患者,用药过程中注意肝功能和维生素 A 水平。

(2)血管扩张药、维生素 B、维生素 C 等。

(3)对黄斑囊样水肿,可谨慎地应用低能量的网格状光凝;口服乙酰唑胺对黄斑囊样水肿者可有效提高视力。据情见黄斑囊样水肿的治疗。

(4)中医中药和针灸治疗。一些临床病例分析表明,采用活血化瘀为主的药物,辅以针灸、推拿和穴位注射可改善患者的视力和视野。经颅多普勒超声也证实针刺攒竹等穴位可以增加眼动脉的血流速度,从而改善视网膜的微循环。

(5)对合并 RP 的全身病的治疗,具体根据各疾病原因而实施。

3. 手术治疗

(1)组织疗法:将外直肌移植于脉络膜上腔或埋入巩膜瓣深层,或部分外直肌束脉络膜上腔移植和上直肌搭桥,以改善眼底血循环。可试用,但是效果不定,直肌搭桥比直肌脉络膜上腔移植安全。

(2)并发症手术治疗:主要为并发性白内障,术后有助于中心视力的提高,术前需重复视功能检查,以预测手术效果。

(3)视网膜移植:有细胞移植、干细胞移植(自体骨髓干细胞移植和胚胎干细胞移植)、视网膜色素上皮移植和完整的视网膜片移植等方法,但迄今为止视网膜移植手术的技术不够成熟,容易产生严重并发症,疗效亦不确切。眼科界从而将研究重点转向如何延缓光感受器细胞变性及延长患者有用视力时间。

(4)基因治疗:理论上应该是最为理想的治疗方法,但是由于 RP 具有遗传异质性和多效性,因而基因改变与 RP 临床表现之间的关系复杂,目前还难以阐明。基因治疗途径有体内和体外两种。主要治疗包括视紫红质基因(RHO)、RPl 基因、视网膜色素变性 GTP 酶调节因子基因(RPGR)、RPE65 基因等。但是在解决基因治疗的切入点及安全性问题以前,目前临床上对 RP 的基因治疗还不现实。

(季樱红　卢　奕　朱承华)

第9章

视神经和视路疾病

第一节 视神经炎

一、急性视神经乳头炎

急性视神经乳头炎(acute neuropapillitis)是指发生在视神经球内段的急性炎症。多见于儿童或青壮年,国内40岁以下者约占80%。

【病史询问要点】

1. 病因及诱因　常由于全身急性或慢性传染病,也可继发于邻近器官、眼眶和鼻旁窦炎症或葡萄膜炎蔓延引起,营养和代谢障碍、脱髓鞘疾病、血管性疾病等也是该病发生原因,约50%原因不明。常见原因有脑膜炎、流行性感冒、结核、梅毒、高血压、糖尿病、鼻窦炎、牙齿炎症、药物中毒和各种自身免疫性疾病等。

2. 发病年龄　儿童或青壮年。年龄越小,起病越急,来势越猛,视力损害越重。若发生在10—23岁的青少年原因不明者,则须考虑莱伯(Leber)病的可能。

3. 发病程度　视力急剧下降,突然发病,数日间恶化,重至黑矇,多数为单眼也可累及双眼。

4. 伴随症状　早期(1～2d)可有前额部疼痛,眼球及眼球深部痛,尤以转动时明显;部分患者可有不同程度的色觉障碍。

5. 家族史　家族中有无类似病史、儿童出生史等。

【体格检查要点】

1. 视力　远、近视力均高度下降,且不能矫正。多在0.1以下,重者可降至光感或无光感。

2. 瞳孔　不同程度散大,直接对光反射迟钝,间接对光反射存在,相对传入性瞳孔障碍(RAPD阳性),瞳孔颤动(对光反应不持久)。

3. 眼底　视盘潮红充血,轻度隆起不超过2～3D,边界不清,筛板模糊及生理凹陷消失,其表面及边缘可有小出血灶。后极部玻璃体可见散在炎症细胞。视盘周围的视网膜若出现水肿、静脉怒张或白鞘,或出现黄斑水肿、出血和渗出则称为视神经视网膜炎。炎症消退后可有继发性视神经萎缩。

4. 其他　全身检查除了常规检查外,必要时请耳鼻喉科、口腔科、风湿免疫科、感染科和神经内科等会诊，查找病灶及有无神经系统异常。

【门诊资料分析】

1. 视野 依据病变累及的部位可出现中心暗点、旁中心暗点、周边视野缩小（红绿视野改变明显）、生理盲点轻度扩大。

2. 电生理 VEP表现为P100波潜伏期延长，振幅下降。P-VEP检查对于急性视神经炎的诊断有一定的临床意义，但对于视力较差的患者不能引出波形，需进一步行F-VEP等检查。

3. B超 B超主要有以下几种图像形态：①视神经实质增粗，鞘膜积液明显，可疑为横断性视神经炎；②单纯视神经实质增粗，鞘膜积液不明显，可疑为轴性视神经炎；③视神经鞘膜积液明显，视神经增粗不明显，可疑为视神经束膜炎。

【继续检查项目】

1. FFA 显示视盘毛细血管扩张和渗漏。FFA对诊断没有直接意义，但可对假性视神经乳头炎及视神经乳头埋藏性玻璃疣有重要鉴别价值；对于排除缺血性视神经病变的鉴别诊断有较大的作用。

2. 影像学检查

(1)CT检查：有助于寻找病因和鉴别诊断。如增强CT结合MRI，可排除鼻窦炎和鞍区肿瘤引起的急性单侧性压迫性视神经病变。

(2)MRI检查：对急性视力下降的患者有两方面重要意义。①排除占位性病变或其他原因导致的急性视力下降。②有无具有支持该诊断的脱髓鞘病灶，如多发性硬化者可见大脑白质脱髓鞘样改变。

3. 实验室检查 相关科室会诊，据情选择下列实验室检查。

(1)血常规、尿常规、肝功能、肾功能、血糖、红细胞沉降率。

(2)人类免疫缺陷病毒抗体、梅毒螺旋体抗体。

(3)激素水平：雌二醇、黄体酮、脱氢异雄酮、睾酮、泌乳素。

(4)血液炎性反应指标：C反应蛋白、类风湿因子、抗“O”。

(5)自身抗体指标：ANA、ENA、抗dsDNA抗体、抗中性粒细胞抗体。

(6)腰椎穿刺检查：脑脊液生化、常规、IgG指数等。

(7)其他：如对于治疗效果欠佳的双眼视神经炎或视神经萎缩的男性患者应检测mtDNA11778基因位点，排除莱伯病。

【诊断】

主要根据临床表现和两项客观指标。

1. 视力下降，突然且显著。

2. 眼球转动时球后部牵引性疼痛，眼眶深压痛。

3. 眼底视盘水肿、充血、出血及渗出。单眼者RAPD阳性。

4. 视野出现中心暗点或旁中心暗点，可同时出现周边视野向心性缩小。

5. 视觉诱发电位出现P100波潜伏期延长，振幅下降。

【鉴别诊断】

1. 视盘水肿 视力早期正常，多为双眼发作，往往继发于颅内压增高，并伴有恶心、呕吐、头痛等脑膜刺激症状，CT可协助诊断。眼底表现为视盘水肿，隆起常＞3D，且持续时间长，出血渗出、静脉扩张较重。视野表现为生理盲点扩大。

2. 前部缺血性视神经病变　多发生于老年人，视力突然减退但较轻。早期视盘表现为程度不同的水肿，多局限于视盘某一象限，同时可伴有小出血点。视野缺损常与生理盲点相连，缺损约占一个象限或一半范围，多见于下方。但是不以水平或正中垂直线为界，由于视野缺损绕过注视区，故无中心暗点。多伴有高血压、动脉硬化、糖尿病或颞动脉炎等。

3. 视盘血管炎　突然发生的轻度视力下降，累及双眼但一般不同时发生。可有全身性心血管病、糖尿病病史。视盘水肿＜3D，边缘可有小灶出血，视盘及视网膜色淡。视野可有生理盲点扩大及相对应的视网膜病变部位的视野缺损，如扇形缺损或水平半盲等。

4. 假性视盘炎　为先天性发育异常，单双眼均可发生，矫正视力正常。视乳头不隆起或微隆起，FFA正常。患者多有远视常合并散光。

5. 有鞘视神经纤维　属先天发育异常，体征稳定。沿视神经纤维方向排列，白色羽毛状，始于视盘边缘，视网膜及血管正常，一般不影响视力。

6. 伏格特-小柳-原田综合征（VKH综合征）　早期可表现为视神经炎，但视力减退不显著，同时存在葡萄膜炎的体征，如角膜后沉着物、房水闪光、玻璃体混浊及眼部以外的全身表现等。

【治疗原则】

积极寻找病因（三要素：血管性病变、感染、肿瘤首先考虑），治疗全身疾病及可疑病灶。尽早使用糖皮质激素、抗生素、扩血管药和神经营养药物。

【治疗方案】

1. 病因治疗　进行全身检查，寻因而治。特别要注意排除感染性因素以决定是否加用有效的抗生素控制感染。

2. 糖皮质激素治疗

(1)全身用药：有研究表明，静脉内大量激素冲击疗法对视神经炎患者减轻视神经水肿、早期好转及缩短病程是有益的，但对其最终结果影响不大。①全身使用大剂量地塞米松静脉滴注后改口服泼尼松治疗方案。常规参考剂量及用法如下：地塞米松10～20mg，加入5%葡萄糖液500ml静脉滴注，首程5～7d，视病情而减为5mg地塞米松静脉滴注5～7d，静脉滴注应维持2周。改口服泼尼松为每日40～60mg，清晨8时左右顿服，视病情每周减量20%～30%，最后维持剂量为5～10mg。②全身使用甲泼尼龙治疗方案：甲泼尼龙500～1000mg加入10%葡萄糖液500ml静脉滴注，3～4h滴完，每日1次，连续3～5d。然后改口服50mg/d，逐渐减药至停药。③注意点：用药期间辅助奥美拉唑保护胃黏膜，监控糖皮质激素不良反应。

(2)局部用药：目前不推荐球后或球周注射糖皮质激素治疗。

3. 神经营养药物　维生素B_1 100mg，维生素B_{12} 100μg，口服或肌内注射，每日1次。能量合剂、肌苷等应用。

4. 其他　见相关章节。

【住院小结】

1. 疗效　经药物治疗后，一般预后较好，视力可得到提高。待病情稳定，激素改口服后可予出院。

2. 后续治疗　激素治疗疗程不宜太短，维持量应2个月左右。

3. 出院医嘱　注意休息，一般每1～3个月随访1次。使用激素期间密切观察眼压情况，继续监控激素副作用。

（米雪松　卢　奕）

二、球后视神经炎

球后视神经炎(retrobulbar neuritis)是指发生于视神经眶内段、管内段或颅内段的炎症。病变最常累及轴心部分，称轴性球后视神经炎；累及鞘膜及其周围神经纤维束时，称球后视神经周围炎；累及整个视神经横断面则称横断性视神经炎。该病临床上以视盘形态正常，但患者有典型视神经炎临床表现为特点。一般分为急性和慢性两类，后者较多见。

【病史询问要点】

1. 发病诱因　与视神经乳头炎相同，其中以鼻窦炎多见。

2. 主要症状　可逐渐发病亦可突然性视力下降，甚至失明。多为单眼发病，也可累及双眼。

3. 伴随症状　眼球运动时有牵引痛或眶后部痛。

4. 其他　极少数患者有物体移动的感觉(Pulfrich 现象)，或在锻炼时或体温升高时症状加重(Uhthoff 征)。

【体格检查要点】

1. 视力　近远视力均显著下降不能矫正，严重者可无光感。

2. 瞳孔　中度或极度散大，直接对光反射迟钝或消失，间接对光反射存在，相对传入性瞳孔障碍(RAPD 阳性)，瞳孔颤动。双侧黑矇者，瞳孔散大，直接及间接对光反射均消失。

3. 眼底　基本正常，仅炎症接近视盘者可出现轻度充血。晚期可继发视神经萎缩，则出现视盘苍白或蜡黄。

4. 眼部其他疾病　体格检查时注意有无眼部其他异常，排除如角膜薄翳、晶状体后囊混浊等，并认真仔细地进行屈光检查，尤其散光、混合散光。

【门诊资料分析】

1. 视野　轴性球后视神经炎多表现为中心暗点，其次为旁中心暗点，与生理盲点相连的哑铃形暗点；球后视神经周围炎多为周边视野的缩窄；横断性视神经炎由于患者突然完全失明，视野检查无法进行。

2. 电生理检查　VEP 出现各波潜伏期延长及振幅降低。其中，P100 的潜伏期主要反映黄斑中心凹神经节细胞纤维至视中枢对视觉冲动的传导速度，其结果的敏感性、稳定性均较好，是一项比较可靠的无创性客观检查方法。在该病的早期临床诊断、病情判定和预后评估等方面具有重要价值。

【继续检查项目】

1. 测量血压

2. 眼眶及颅脑影像学检查　CT甚至MRI以排除颅脑及眼眶周围病变(如视神经脊髓炎、多发性硬化等)，并观察视神经孔有无压迫或狭窄及视神经有无明显增粗，除外占位性病变所致的视力及视野的改变，避免误诊。MRI还能显示病变部位的炎症水肿和脱髓鞘等，而且能根据病灶部位和特征及其与周围组织的关系确定病变性质，具有定位、一定的定性和鉴别诊断作用。建议临床怀疑视神经炎而行MRI的患者，扫描序列应包括常规颅脑扫描序列以观察颅内病变外，还应包括薄层平扫冠状面STIR序列和增强后脂肪抑制横断面、冠状面T_1WI以重点观察视神经至视束各段的信号、形态变化及强化情况。MRI还可作为长期随访观察，判断是否向多发性硬化转归的重要指标。有报道，MRI和VEP相结合能提高视神经炎诊断的准确率。

3. 实验室检查　见急性视神经乳头炎。

【诊断】

1. 视力突然显著下降。
2. 伴有眼球转动痛。
3. 瞳孔中度散大，直接对光反射迟钝或消失，RAPD(+)。
4. 眼底基本正常。
5. 视野出现中心暗点或周边视野缩小。

【临床类型】

1. 急性球后视神经炎　常与鼻旁窦炎、龋齿、脱髓鞘病变(多发性硬化、视神经脊髓炎等)、传染病(感冒、腮腺炎、结核等)、糖尿病等有关。发病时表现为突然视力下降，甚至短期内可失明。

2. 慢性球后视神经炎　临床较为多见，可逐渐发病。主要病因有B族维生素缺乏所致，烟酒中毒及药物中毒、不明原因者也为数不少。多双眼发病，发展慢，视力减退虽然明显，但是失明者少。

【鉴别诊断】

1. 屈光不正　诊断性验光可以矫正。

2. 颅内肿瘤　多为蝶鞍部肿瘤，常有累及双眼的进行性视力下降、视盘水肿、持续性隐痛，主要在额颞部位。不同程度和类型的偏盲性视野缺损及颅脑CT或MRI可以协助诊断。必要时可请神经内科会诊。

3. 癔症与伪盲　视力"差"，视野缩小，但无瞳孔改变及其他眼部和全身体格检查异常。患者行动能力与视力障碍不成正比。通常由精神刺激事件诱发。必要时可行VEP、颅脑CT检查以协助诊断。暗示疗法有效，应密切随访。

伪盲指的是假装视力减退或失明，多为单眼。此类患者必须谨慎鉴别，以免贻误治疗。

(1)伪装单眼失明的检查方法

1)将笔垂直置于患者的鼻子与书本(横排本)之间,如能正常阅读必为伪盲。

2)将健眼严密遮盖后,用笔尖或小刀等利器对准“盲”眼做猛刺姿势,出现瞬目反射者为伪盲。

3)将两轴重叠的－5.00D. Cyl 及＋5.00D. Cyl 的圆柱镜片放在健眼前,在嘱患者读远视力表的同时,转动一镜片的轴向,以造成健眼的视物模糊,而仍然能阅读者为伪盲。

4)嘱患者双眼注视眼前一点,将 6 度的三棱镜片放于“盲”眼前产生人为复视,若该眼为了避免复视而向外(三棱镜底向内)或向内(三棱镜底向外)转动者为伪盲。

5)视觉诱发电位加以证实或排除。

(2)伪装单眼视力减退的检查方法

1)改变远视力的检查距离,如果是伪装,则其视力固定不变。

2)分别记录两眼的单独视力,然后将平面镜片或不影响视力的低度球镜片(如－0.25D 或＋0.25D)放在“病”眼前,同时,同时将大于＋4.00D 球镜片放于健眼前,使该眼产生视物模糊,再确定两眼同时注视时的视力(此时要防止患者偷偷闭上“病”眼,而只用好眼注视),如这样得出的“双眼”视力比“病”眼的单独视力好,则证明为伪装。

4. *后部缺血性视神经病变*　无球后转动痛,眼动脉前后血流动力学检查可证明后部视神经供血不足。

5. *弱视*　多为单眼,瞳孔反应和眼底正常,常存在双眼屈光参差,可伴失用性斜视。

【治疗原则】

积极查找病因,以药物治疗为主,原则同“视神经乳头炎”,个别病例可考虑行视神经减压术治疗。

【治疗方案】

1. 基本同“急性视神经乳头炎”。

2. 对于重症球后视神经炎及外伤性视神经炎,可采用大剂量激素治疗。

(1)甲泼尼龙冲击疗法:甲泼尼龙 0.5～1g 加入 5%葡萄糖液静脉滴注,每日 1 次,3～5d 为 1 个疗程,后改口服泼尼松常规治疗,辅以血管扩张药、能量合剂和 B 族维生素。

(2)大剂量泼尼松口服:100～200mg,疗程为 3 个月。

3. 视神经管减压术。经药物治疗 2～3 周效果不好,并已排除颅内及其他神经系统病变者,应拍眼眶 X 线视神经孔位片或 CT,若视神经孔＜4mm 时,可考虑行视神经管减压术,以解除压迫,改善血流。

4. 其他。体外反搏、高压氧及其他中西医结合疗法。

【住院小结】

1. *疗效*　经治疗,多能取得较好的疗效,视力可逐步得到提高,即使部分患者发病时已无光感,其视功能亦有恢复的可能,但难达到正常。本病可复发,多发性硬化引起者尤然。恢复程度还与病损部位及诊治时间有关。观察瞳孔直接对光反射在评估预后时较视力恢复情况更为敏感。

2. 后续治疗　激素治疗疗程不宜太短，维持量应2个月左右。

3. 出院医嘱　注意休息，一般每1～3个月随访1次。使用激素期间密切观察眼压情况。若MRI诊断为中枢神经系统脱髓鞘或存在其他神经检查异常，须转入神经内科诊治。

（米雪松　卢　奕）

第二节　缺血性视神经病变

一、前部缺血性视神经病变

前部缺血性视神经病变（anterior ischemic optic neuropathy，AION）又称缺血性视盘病变，指由于供养视盘的睫状后短动脉阻塞而引起视盘的急性缺氧性病变。本病多发生于老年人。

【病史询问要点】

1. 发病情况　多发于老年人，平均49岁。

2. 症状　视力突然下降，一般多可说明发病时间。发病较快：多在晨起发生，初为上方、下方或区域性暗影，数小时或数日暗影扩大至眼前弥漫性模糊，中心视力下降。

3. 眼别　双眼发病者占40%。多为一眼先发作，相隔数日、数月或数年后另一眼发作。国外学者报道，另一眼5年内发病率为14%。

4. 病因及诱因　高血压、夜间低血压、慢心率、动脉硬化、心血管疾病、颞动脉炎、严重贫血、手术创伤或大出血、精神紧张、情绪波动、眼压异常等。尤其注意有无后睫状动脉灌注压和眼内压失衡的因素存在，对全身血压偏低，眼压在（22.05±2.85）mmHg时应警惕AION的发生，若伴有高血黏度，更易发病。小视杯、视杯缺如或狭窄者应作为AION的监测对象。

5. 伴随症状　可出现偏头痛、眼眶痛，部分患者发病前或发病时伴患侧头额或眉弓部闷胀不适。有全身心血管疾病或颞动脉炎时可出现其相应症状，无眼球转动痛或眼眶深部压痛。可有一过性黑矇或一过性偏瘫病史。

【体格检查要点】

1. 视力　多为无痛性视力下降。发病初期，50%以上患者视力超过4.8，23%患者视力在4.0以下。文献报道51%～61%前部缺血性视神经病变患者中心视力在4.3以上，部分视力低下甚至指数或光感。

2. 瞳孔　可散大，对光反射迟钝。

3. 眼底　早期表现为部分或全部视盘轻度水肿，<3D，色暗淡，边缘模糊，可有放射性出血。晚期视盘水肿消退，出现象限性变浅或半侧苍白。若已双眼发病，常见一眼视盘水肿，另一眼视神经萎缩。

4. 全身表现　如颞动脉区变粗及压痛等。

【门诊资料分析】

1. 视野　水平视野缺损最常见，其次为与生理盲点相连的弓形视野缺损和鼻侧视野缺损，其他类型如中心暗点、周边视野缺损及象限性视野缺损均可见。视野缺损往往绕过注视区，而无中心暗点。

2. 眼底荧光血管造影　造影早期视盘区域性弱荧光或充盈延缓或缺损，即同一视盘上梗死区和非梗死区荧光强弱的不对称性，与视野缺损部分相对应。后期可见病变区荧光渗漏，视神经萎缩则视盘呈弱荧光。晚期形态可各异，表现强荧光者多见于病程早期；仍为弱荧光者见于病程较长者。

3. OCT　目前，OCT在非动脉炎性AION的研究中主要有3个方面的应用：①测量视盘周围视网膜神经纤维层（retinal nerve fiber layer，RNFL）厚度，并分析其与视野缺损的对应关系。②测量视盘、视杯的直径和面积。③鉴别晚期NAION（非动脉炎型AION）和青光眼，对NAION与视盘水肿进行鉴别。

【继续检查项目】

1. 彩色多普勒超声检查（CDI）　测量睫状后动脉可表现为彩色血流暗淡，脉冲多普勒波峰形态异常。

2. 眼血流图　波幅值，血流灌注指数，血流排放指数等指标明显降低。

3. 其他检查项目　如眼压、血压、血糖、血脂、血流动力学检查等。对怀疑巨细胞性动脉炎（GCA）应查红细胞沉降率、C反应蛋白等，必要时可行颞动脉活检。腔隙性脑梗死与前部缺血性视神经病变密切相关；对于前部缺血性视神经病变患者应常规行脑CT或MRI检查。颅脑CT及MRI还有助于排除占位及脱髓鞘病变。

【诊断】

1. 多见于中老年人。

2. 突然发生的无痛性视力下降和（或）视野缺损。

3. 检眼镜、FFA、OCT检查发现明显的视盘水肿。

4. 视野出现与生理盲点相连的弓形、半侧或多象限缺损。

5. FFA早期视盘区域性荧光充盈延缓或缺损，中期视盘表面荧光素渗漏，晚期表现为视盘的不均匀或弥漫性强荧光。

6. 全身有与病因相应的症状和体征，如颞动脉炎颞动脉区变粗压痛、红细胞血沉降率增高等。

7. 能排除炎症病灶、脱髓鞘病变、遗传性及颅内占位性病变等。

【临床类型】

1. 根据病因分

（1）动脉炎型：常见原因是颞动脉炎，少数由其他血管炎（结节性多动脉炎、红斑性狼疮）引起。

（2）非动脉炎型（nonarteritic ischemic optic neuropathy，NAION）：血压显著下降（休克、睡眠）、眼内压增高或两者联合可致前部视神经的血管灌注压下降至危险水平，高血压、动脉硬化等。此型临床上较为常见，占AION的95％以上。

2. 按眼底病变程度不同分为4期

(1)视网膜血管扩张期：视网膜静脉色泽暗紫，视网膜动脉压降低，视盘表面可见动脉搏动。

(2)视网膜微血管瘤期：在扩张的细小血管末梢可见到串珠样微血管瘤。静脉扩张进一步加重，血流缓慢，视网膜可见小出血斑，视网膜动脉压极度下降。

(3)视网膜血管吻合期：视网膜动、静脉吻合，视盘周围出现新生血管。

(4)合并症期：视盘出现花环状血管吻合，周边部血管极细或消失或呈白线样，视盘发生缺血性萎缩，视力极度下降，视野呈向心性缩小。FFA显示臂-视网膜时间延长，视盘充盈迟缓，视盘新生血管，动、静脉吻合处荧光渗漏。

【鉴别诊断】

1. 福-肯(Foster-Kennedy)综合征和视盘炎　见表9-1。

表9-1　AION与福-肯综合征、视盘炎的鉴别

	前部缺血性视神经病变	福-肯综合征	视盘炎
视力	突然下降以后另一眼也减退	逐渐下降	突然明显下降
视野	半盲或象限音，或与生理盲点相连的弧形缺损	萎缩侧有中心暗点，水肿侧生理盲点扩大	中心暗点
眼底	视盘中度水肿，色淡，视神经局限性或弥漫性萎缩	视盘高度水肿，出血，视神经弥漫性萎缩	视盘充血水肿，渗出，出血灶，视神经萎缩，色灰白或污秽
神经系统	一般阴性	嗅觉可丧失，偏瘫，痴呆	阴性
其他	常有全身疾病	常有前颅凹肿瘤	眼球转动痛

2. 正常眼压性青光眼　见表9-2。

表9-2　AION与正常眼压性青光眼的鉴别

	前部缺血性视神经病变	正常眼压性青光眼
发病	突然	缓慢
眼压	正常	正常，昼夜曲线可不正常
视盘	早期轻度或弥漫性视盘水肿，色淡，晚期视盘苍白，生理凹陷不扩大	视盘色淡，生理凹陷扩大
视野	半盲或象限盲，或与生理盲点相连的弧形缺损	旁中心暗点，弓形缺损，鼻侧阶梯，或进行性周边视野缺损

【治疗原则】

病因治疗，给予血管扩张药，降低眼内压。

【治疗方案】

1. 常规治疗方案

(1)对颞动脉炎性患者：应用大剂量激素治疗，方法和剂量详见“球后视神经炎”。维持到红细胞沉降率恢复正常及眼部症状消失后，逐渐减量。

(2)对非颞动脉炎患者：国内宋琛主张“复方樟柳碱”效果优于糖皮质激素，有效率达90%。具体用法如下：①复方樟柳碱Ⅰ号(0.05%樟柳碱0.5～1.0ml加入2%普鲁卡因1.5ml)双肾俞穴位注射。②复方樟柳碱Ⅱ号(含0.05%樟柳碱0.5ml加维生素B_{12} 100μg加2%普鲁卡因0.3ml)患侧颞浅动脉旁皮下注射，球旁或球后注射，依病情每日1次或每周3次，10次为1个疗程，可持续数个疗程，逐渐停药。但临床疗效的评价尚需更多循证医学证据的支持和前瞻性研究的证实。

2. 降眼压　改善眼内压与睫状动脉灌注压之间的不平衡。①乙酰唑胺250mg口服，每日2～3次，注意补充氯化钾。②0.5%噻吗洛尔，滴眼，每日2次。

3. 扩血管药　烟酸、地巴唑等。

4. 神经营养药物　维生素B_1、维生素B_{12}等。

5. 降低血液黏稠度　低分子右旋糖酐静脉滴注等。

6. 高压氧治疗　每日1次，每次90min，10d为1个疗程，常需2～4个疗程。渗出需治疗15～20次方可吸收。高压氧治疗禁忌证：①青光眼眼压未控制者、视网膜脱离、角膜软化症。②咽鼓管阻塞、鼓膜内陷、急慢性鼻窦炎、中耳炎等。③血压高于21.38/13.3kPa。④活动性肺结核、急性上呼吸道感染、阻塞性肺气肿等肺部疾病。⑤怀孕及月经期女性。⑥出血性疾病。⑦恶性肿瘤及恶病质者。

7. 体外反搏　缺血性视神经病变是体外反搏的最好适应证，其有效率达74%～87%。该治疗通过提高主动脉舒张压从而增加颈总动脉血流量，改善眼动脉的供血。

8. 光量子血疗法　自体血经紫外线照射和充氧后回输疗法。

9. 中医中药　活血化瘀，改善视神经血液循环。

【住院小结】

1. 疗效　部分患者经治疗，视力有轻度改善。

2. 后续治疗　对颞动脉炎患者，每月或每次激素改量时检查红细胞沉降率1次，以保证激素使用足量。

3. 出院医嘱　本病应长期随访，使用激素者应密切观察眼压。

(米雪松　卢　奕)

二、后部缺血性视神经病变

后部缺血性视神经病变(posterior ischemic optic neuropathy，PION)指巩膜筛板后部至视交叉的视神经血液循环障碍所引起的视功能损害。病理表现为视神经轴心部位、周边部位或横贯整个视神经的缺血或梗死。应该指出的是，临床上诊断后段缺血性视神经病变常不易，多数系推测，与球后视神经炎难以鉴别，有学者认为眼血流图异常或头颅CT证实有脑梗死区等可做参考。

【病史询问要点】

1. 症状　视力突然下降，多能说出发病的具体时间，较前部缺血性视神经病变轻微。发病前有一过性视物模糊或黑矇，但多无眼球隐痛或转动痛。

2. 病因及诱因　除眼压因素外其余病因与前部缺血性视神经病变相同。了解既往有无血管性疾病、血液性疾病及血流动力学改变。

3. 年龄与性别　多见于50岁以上的中老年人。单眼多见。

4. 伴随症状　常有头痛、偏头痛，无眼球转动痛。发病前可有一过性黑矇或一过性脑缺血的病史。

【体格检查要点】

1. 视力　程度由1.0降至光感不等。

2. 瞳孔　单眼发病者相对性传入性瞳孔障碍(RAPD)阳性。缺乏该体征提示双眼受累或另一眼曾有过视神经疾病。

3. 眼底　早期无视盘水肿及视网膜出血，4～6周后逐渐出现视神经不同部位和不同程度的萎缩。除此之外，多伴有高血压或动脉硬化的眼底改变。

【门诊资料分析】

1. 视野　视野改变形式多样性，可出现中心暗点、中心生理盲点联合暗点、水平或垂直偏盲、象限性缺损、广泛向心性缩小或周边不规则缺损等。

2. FFA　正常或臂-视网膜循环时间延长。

3. 视觉电生理检查　VEPP100潜时延长或振幅下降，ERG正常。

4. 颈动脉造影　可出现颈总动脉、颈内动脉及眼动脉狭窄，管壁不规则或动脉闭塞。

【继续检查项目】

1. MRA(磁共振血管成像)　有可能显示眼动脉及其分支，这将有利于进一步完善缺血性视神经病变的诊治。

2. 其他　见前部缺血性视神经病变，必要时可请神经内科或内科医师会诊，排除眼部以外的全身性疾病。

【诊断】

PION病因复杂，病变位于球后，缺乏临床特征。日本学者谏山义正提出，将其分为疑诊型和确诊型，诊断标准如下。

1. 疑诊型

(1)青年及老年人单眼突然视功能障碍。

(2)早期视盘正常，后期发展为单纯性视神经萎缩。

(3)不同程度的视力减退和各种类型的视野缺损，且无改善倾向，是诊断本病的主要依据。

(4)伴有高血压、动脉硬化、糖尿病、高脂血症等全身性心血管疾病。

(5)出现头痛、头皮触痛、疲劳、消瘦等症状，红细胞沉降率明显增快，C反应蛋白增高及颞动脉区压痛时，应高度怀疑是动脉炎性 PION，争取早做颞动脉活检以明确诊断。

2. 确诊型

(1)排除压迫性、炎性、青光眼性、中毒性及其他视神经病变；排除造成视力下降的其他眼病及功能性或心因性视力障碍。

(2)通过颈动脉造影、超声多普勒检查、视网膜中央动脉压、眼动脉压测定及眼底荧光血管造影证实有后部视神经供血减少。

【临床类型】

1. 巨细胞动脉炎性 PION　国内少见。

2. 非动脉炎性 PION　与高血压病、糖尿病、高脂血症或全身其他血管疾病等因素有关，吸烟和饮酒是其主要危险因素；颅外段颈动脉狭窄也是非动脉炎性 PION 的常见病因之一。

3. 手术相关性 PION　主要与手术中、手术后大量失血、血液稀释或长时间低血压有关，常见于颈部或脊椎手术或增加眼压的眼部手术，如视网膜脱离环扎术、玻璃体切割术、白内障手术等。

【鉴别诊断】

见表 9-3。

表 9-3　PION 与球后视神经炎、开角型青光眼、癔症性弱视、中毒性视神经病变的鉴别

	后部缺血性视神经病变	球后视神经炎	开角型青光眼	癔症性弱视	中毒性视神经病变
年龄	中、老年	中、青年	中、青年	中、青年女性	任何年龄
眼别	多单眼或双眼先后发作	单眼或双眼	双眼先后发病	双眼	多双眼
视力	障碍或正常	明显障碍	逐渐下降	不稳定，易受暗示影响	多缓慢下降
发病	突然	突然急剧	缓慢	突然，与行动不符	缓慢或突然
视野	中心暗点，中心生理盲点联合暗点，水平或垂直半盲，象限性缺损，不规则周边缺损	中心暗点，旁中心暗点，向心性缩小	鼻侧阶梯、向心性缩小	高度向心性缩小，螺旋形缩小	向心性缩小，中心暗点，旁中心暗点
眼底	早期视盘正常，晚期萎缩，可伴动脉硬化性眼底改变	早期视盘正常，晚期萎缩	青光眼凹陷	正常	视盘水肿、充血或正常
眼压	正常	正常	基础眼压高或双眼压差大	正常	正常

【治疗原则】

尽可能找到病因，综合性治疗，改善视神经的血液循环。

尽管国内巨细胞动脉炎罕见，但对于年龄大于50岁的患者，应考虑到巨细胞动脉炎性PION的可能性，必要时做颞动脉活检确诊；对非动脉炎性PION患者，建议使用糖皮质激素治疗；而对手术相关性PION，如及时纠正术中、术后的低血压、贫血及面部、眼眶肿胀可能会减少其发病率。

【治疗方案】

除无须降眼压处理外，其余均与AION治疗相同，详见“前部缺血性视神经病变”。

1. 病因治疗。

2. 糖皮质激素。

3. 扩张血管，降低血液黏稠度，改善视神经血液循环。低分子右旋糖酐500ml加入烟酸100～200mg静脉滴注；烟酸5～10mg或山莨菪碱10mg或妥拉唑林10mg球后注射；曲克芦丁、复方丹参等全身应用。

4. 神经营养药物。

5. 体外反搏和高压氧治疗。

6. 视神经鞘减压术：用于经1～4周观察治疗，有进行性视力下降时。手术方法详见视神经盘水肿。

【住院小结】

1. *疗效*　目前，对本病尚无特效治疗方法。

2. *后续治疗*　见前部缺血性视神经病变。

3. *出院医嘱*　见前部缺血性视神经病变。

（米雪松　卢　奕）

第三节　视神经血管病变

视盘血管炎

视盘血管炎(optic disc vasculitis)指的是原发于视盘血管的非特异性炎症，为一种免疫反应性疾病。若炎症发生于筛板前视神经乳头睫状血管，则为视盘水肿型（Ⅰ型）；炎症如发生于视神经乳头表层辐射状毛细血管和筛板后视网膜中央静脉，则为视网膜静脉阻塞型（Ⅱ型）。由于病变受累的血管不同，其临床表现也各有差异。

【病史询问要点】

1. *发病年龄*　患者多为青壮年。

2. *发病眼别*　多单眼发病。

3. *主观症状*　有无视力障碍及疼痛、眼前黑点、闪光感。

4. *诱发因素*　发病前有无疲劳、情绪激动等。

5. *伴发疾病*　有无颞动脉炎、脑膜炎等。

【体格检查要点】

1. 视力　有无视力下降及下降程度。

2. 瞳孔　瞳孔正常，对光反应存在。

3. 眼底　特别注意视盘及视网膜静脉情况。

(1) Ⅰ型：主要表现为视盘轻度水肿，1～3D，边缘不清，视盘充血，视盘及其周围可见大小不等的渗出和出血，视网膜动脉正常或稍细，静脉扩张，可继发视神经萎缩。

(2) Ⅱ型：主要表现为静脉炎，可致局部完全或不完全阻塞，而表现为视网膜静脉显著扩张迂曲，视网膜出血较多，但是局限于视盘附近。视盘水肿，隆起不如Ⅰ型显著，可有灰白色渗出，尤以视盘上方、下方和颞侧更明显。黄斑轻度水肿，中心反光消失。

4. 有无神经系统体征　颞动脉有无条索样改变和触痛。

【门诊资料分析】

1. 视野检查　两型均有生理盲点扩大，Ⅱ型不如Ⅰ型明显。可出现中心暗点或小片样视野缺损。

2. 眼底荧光血管造影　Ⅰ型视网膜循环时间动脉血管充盈正常，静脉延缓。晚期微血管瘤处有渗漏，主干静脉旁无渗漏，黄斑无异常。Ⅱ型视网膜静脉循环时间明显延长。视网膜主干静脉沿途明显荧光着染。有的可有黄斑水肿。

【诊断】

1. 多见于健康青壮年，男女均可发病，男性易患。

2. 多单眼发病。

3. 眼前黑影或视物模糊。有时出现眼前闪光、小视症、眼球后钝痛等，疼痛可为间歇性。

4. 视力正常或轻度下降，但病变波及视神经纤维或视神经的软脑膜血管时，可致球后视神经水肿、增粗，视力明显下降。

5. 眼底：视盘充血、边缘模糊不清。视盘水肿型，隆起不超过3D，视盘上及其周围视网膜上可有少量出血，一般为火焰状，在静脉阻塞型更为严重，也可伴有少数渗出，视网膜静脉迂曲扩张。

6. 视野检查：生理盲点扩大。

7. 眼底荧光血管造影：视盘及视网膜静脉荧光渗漏，静脉充盈延迟。

【临床类型】

1. 视盘水肿型（Ⅰ型）　当炎症主要侵及筛板前区，引起睫状动脉炎，由于血管渗透性增加和组织缺氧而水肿，视盘中、重度水肿，充血，在视盘及其周围可见棉絮斑，常沿着小动脉，有小的浅层火焰状出血，视盘及其邻近有大量微血管瘤，视网膜静脉扩张、迂曲，常可见视盘上静脉搏动。

2. 静脉阻塞型（Ⅱ型）　当炎症主要侵及筛板后区视网膜中央血管，则主要表现为静脉炎导致局部完全或不完全阻塞，主要以出血为主。视网膜静脉显著扩张、充血和迂曲，视盘充血、水肿，隆起不如Ⅰ型显著，视网膜可见大片火焰状出血、灰白色渗出，尤以视盘上方、下方和颞侧更明显，黄斑偶有出血和渗出。

【鉴别诊断】

1. 视盘水肿型(Ⅰ型)的鉴别诊断

(1)视盘水肿:多为双侧,颅内压增高,视盘显著水肿充血,一般在3D以上,可达6～9D。与生理盲点相连的半盲或象限性盲,多不易恢复。

(2)缺血性视神经病变:多发生于老年人,多为单侧,视盘轻隆起,无充血,水肿不明显。有视盘象限性缺损的典型视野改变,发病前曾有一过性视物模糊,多伴有全身动脉硬化、颞动脉炎等。

2. 静脉阻塞型(Ⅱ型)的鉴别诊断

(1)视网膜中央静脉阻塞:多发生于老年人,视力明显下降,眼底视盘及视网膜静脉改变较广泛,出血多,范围广,水肿重,且黄斑较易被波及。常有动脉硬化、糖尿病等全身病变,对激素治疗反应不明显。

(2)视网膜静脉周围炎:病变为双侧,程度可不同,视盘正常。出血渗出沿静脉分支,静脉小分支充盈、扭曲,并有白鞘。

【并发症】

常见后遗症为静脉鞘膜形成,黄斑部色素紊乱,小视症,继发视神经萎缩等。

【治疗原则】

早期大剂量糖皮质激素治疗,效果显著,可缩短病程,减少并发症。

【治疗方案】

1. 糖皮质激素:用泼尼松或相当于泼尼松80mg/d的剂量,一周后视力与眼底明显好转以后减少用量,3～6周后,激素可用小量维持至6个月。对于Ⅱ型患者,激素效果不如Ⅰ型。

2. 非甾体消炎药:水杨酸类,如水杨酸钠、阿司匹林;吲哚类如吲哚美辛;丙酸类如氟比洛芬等。

3. 小剂量乙酰唑胺有利于减轻视盘水肿。

4. Ⅱ型患者联合活血化瘀中药,促进出血吸收。

5. 应用维生素、血管扩张药和神经营养药,如甲钴胺、复方樟柳碱等。

6. 缺血性改变明显者,行光凝疗法。

(生　晖　卢　奕)

第四节　脱髓鞘性视神经病变

一、多发性硬化

多发性硬化(multiple sclerosis,MS)是一种以中枢神经系统白质炎性脱髓鞘为主要病理特点的自身免疫病。多在成年早期发病,女性多于男性,临床表现为反复发作的神经功能障碍,多次缓解复发,病情逐渐加重。最常累及的部位为脑室周围白质、视神经、脊髓、脑干和小脑。MS以症状体征的空间多发性和病程的时间多发性(即多发病灶和复发)为特点,呈全球性分布,我国属于低发病区,北欧、美国北部、加拿大南部、新西兰等为高发病区。发病机制尚不明确,可能与病毒感染、自身免疫或遗传有关。

【病史询问要点】

1. 发病情况　多发于20—40岁人群,男女比例为1∶2,男性比女性发病高峰年龄晚。以急性或亚急性起病。

2. 诱因　41.8%～48.2%的患者发病前有明确的诱因,最常见的为上呼吸道感染,其次为过度劳累和应激,如外伤、手术等,或其他感染性因素。

3. 症状

(1)视力下降:为最常见,且最常为MS的首发症状。多为急性单眼视力突然下降,双眼发病较少。

(2)复视:30%的病例伴有眼肌麻痹和复视。

(3)眼球转动痛。

(4)肢体无力:50%患者的首发症状为一个或多个肢体的无力,下肢比上肢明显,不对称瘫痪最常见。

(5)疲劳:也是常见的症状,有时也是首发症状,表现轻重不一,有稍微活动就感觉极度疲劳。

(6)感觉异常:常见的表现为肢体、躯干或面部针刺麻木感,异常的肢体发冷、蚁走感、瘙痒感或尖锐、烧灼样疼痛或定位不明确的感觉异常。

(7)共济失调:在我国发生率为50%,在西方国家更高。可为首发症状,共济失调以四肢为主,伴有轻度的意向性震颤。部分晚期MS患者可见到典型的查科(Charcot)三联征,即眼球震颤、意向性震颤和吟诗样语言。

(8)自主神经功能障碍:常见有尿频、尿失禁、便秘或便秘与腹泻交替出现、性欲减退,还可出现半身多汗或流涎等。这些症状一般不单独出现,常与肢体感觉和运动异常伴随出现,尤其多见于下肢,提示脊髓受累。

(9)精神症状和认知功能障碍:表现为抑郁、脾气暴躁,部分患者表现出欣快、兴奋,也有表现为淡漠、嗜睡或猜疑、被害妄想等。约50%MS患者出现认知功能障碍,表现出记忆减退、反应迟钝等。

(10)发作性症状:指持续时间短暂、可被特殊因素诱发的感觉或运动异常。发作性的神经功能障碍每次持续数秒至数分钟,频繁或过度换气、维持肢体某种姿势可诱发。多见于复发缓解期,极少以首发症状出现。也是MS的特征性症状之一。

4. 空间多发性　病变部位呈多发性,临床症状和体征多样,少数病例在整个病程中仅发现单个病灶。

5. 时间多发性　病程呈现缓解复发特征,可复发数次甚至10余次,缓解期可长可短,最长可20年,病情在反复缓解复发过程中逐渐加重。

【体格检查要点】

1. 瞳孔　传入性瞳孔反射异常,也称Marcus Gunn现象,交替照射双眼,从正常眼移到受累眼时,受累眼出现反常的瞳孔散大。

2. 眼底　表现为急性视神经炎或球后视神经炎的眼底改变，早期可见视盘水肿或正常，后出现视神经萎缩。

3. 眼球运动　核间性眼肌麻痹是MS的重要体征之一，提示内侧纵束受累，表现为双眼向病变对侧注视时，患侧眼球不能内收，对侧眼球外展时伴有眼球震颤。双眼内聚正常。旋转性眼球震颤常高度提示本病。

4. 生理反射和病理反射　腱反射早期正常，随后可发展为亢进。腹壁反射减弱或消失，常常为最早出现的体征之一。病理反射阳性。

5. 莱尔米特(Lhermitte)征　被动屈颈时可诱导出刺痛感或闪电样感觉，从颈部放射至背部。因为屈颈时脊髓局部的牵拉力和压力升高，脱髓鞘的脊髓颈段后索受激惹所致，是多发性硬化特征性的体征之一。

【辅助检查项目】

1. 影像学检查　磁共振成像(MRI)是MS的最有效的辅助检查手段，阳性率可达62%～94%，能发现CT难以显示的视神经、脑干和脊髓的脱髓鞘病灶。MS的头颅MRI特征性表现是脑白质内多发长T_1、长T_2的异常信号，范围常<1.0cm，多见为0.3～1.0cm，散在分布在脑室周围、胼胝体、脑干或小脑。脑室旁的病灶呈椭圆形或线条形，病灶长轴与脑室长轴垂直，这种现象称为Dawson手指征，是MS的特征性表现之一。

脊髓MRI的表现形态多样，多为小点状、斑片状、圆形或类圆形，部分可融合。位置多分布在脊髓外周白质部分，病灶通常>0.3cm，但很少超过两个椎体。

2. 脑脊液检查　脑脊液压力多正常，外观无色透明。脑脊液单核细胞数正常或轻度增加，一般不超过15×10^6/L。糖和氯化物正常。免疫球蛋白增加，主要为IgG升高。以IgG指数[即(脑脊液IgG/血清IgG)/(脑脊液白蛋白/血清白蛋白)]来反映IgG鞘内合成的定量指标，IgG指数超过0.7提示IgG鞘内合成增加。脑脊液电泳形成的IgG寡克隆带，是IgG鞘内合成的重要定性指标。85%～95%的MS患者可检出。

3. 电生理检查　MS的电生理检查无特异性，在发现亚临床病灶方面有一定的敏感性，可协助早期诊断，也可观察MS的病情变化。

(1)视觉诱发电位(VEP)：75%～90%的临床确诊且伴眼部症状的MS患者存在VEP异常，出现潜伏期延长。53%～75%的MS患者没有眼部症状，但伴有VEP异常，提示VEP对早期发现亚临床病灶有帮助，尤其是对临床缺乏典型的多个病灶特征的病例。

(2)脑干听觉诱发电位(BAEP)：MS的BAEP异常改变表现为Ⅲ-Ⅴ峰潜伏期延长，Ⅴ波振幅降低，阳性率为21%～26%。BAEP可提供亚临床病变的依据，利于早期诊断。

(3)体感诱发电位(SEP)：MS的SEP异常表现为潜伏期延长或波形变化。

4. 视野　视束、视交叉或视辐射的脱髓鞘可引起相应的视野缺损，如同向偏盲、颞侧偏盲或象限盲。

【诊断】

国际多发性硬化诊断专家小组推荐的McDonald诊断标准从2000年提出后，经2005年和2010年两次修订，增加了可用性，并增加了儿童和亚洲、拉丁美洲人群的研究数据，最终形成了 MS(2010)McDonald 诊断标准（表 9-4）。

表 9-4　多发性硬化(2010)McDonald 诊断标准

已有临床表现	诊断 MS 必需的进一步证据
≥2 次临床发作[a]； ≥2 个病灶的客观临床证据[b] 或一个病灶的临床证据并有异常先前发作的合理证据	无[c]
≥2 次临床发作[a]；1 个病灶的客观临床证据	空间的多发性需具备下列 2 项中的任何一项 ①MS 4 个 CNS 典型病灶区域（脑室旁、近皮质、幕下和脊髓）[d]中至少 2 个区域有≥1 个 T_2病灶 ②等待累及 CNS 不同部位的再次临床发作[a]
1 次临床发作[a]；≥2 个病灶的客观临床证据	时间的多发性需具备下列 2 项中的任何一项 ①任何时间 MRI 检查同时存在无症状的钆增强和非增强病灶 ②等待再次临床发作[a]
1 次临床发作[a]；1 个病灶的客观临床证据 （临床孤立综合征）	空间的多发性需具备下列 2 项中的任何一项 ①MS 4 个 CNS 典型病灶区域（脑室旁、近皮质、幕下和脊髓）[d]中至少 2 个区域有≥1 个 T_2病灶 ②等待累及 CNS 不同部位的再次临床发作[a] 时间的多发性需符合以下 3 项中的任何一项 ①任何时间 MRI 检查同时存在无症状的钆增强和非增强病灶 ②随访 MRI 检查有新发 T_2病灶和（或）钆增强病灶，无论与基线 MRI 扫描的间隔时间长短 ③等待再次临床发作[a]
提示 MS 的隐袭进展性神经功能障碍 （PPMS）	回顾性或前瞻性调查表明疾病进展持续 1 年并具备下列 3 项中的 2 项[d] ①MS 特征病灶区域（脑室旁、近皮质或幕下）有≥1 个 T_2病灶以证明脑内病灶的空间多发性 ②脊髓内有≥2 个 T_2 病灶以证明脊髓病灶的空间多发性 ③SF 阳性结果［等电聚焦电泳证据表明有寡克隆区带和（或）IgG 指数增高］

注：临床表现符合诊断标准且无其他更合理的解释时，可明确诊断为 MS；疑似 MS，但不完全符合诊断标准时，诊断为“可能的 MS”；用其他诊断能更合理地解释临床表现时，诊断为“非 MS”。

a. 一次发作(复发、恶化)被定义为:①具有 CNS 急性炎性脱髓鞘病变特征的当前或既往事件;②由患者主观叙述或客观检查发现;③持续至少 24 h;④无发热或感染征象。临床发作需由同期的客观检查证实;即使在缺乏 CNS 客观证据时,某些具有 MS 典型症状和进展的既往事件亦可为先前的脱髓鞘病变提供合理支持。患者主观叙述的发作性症状(既往或当前)应是持续至少 24 h 的多次发作。确诊 MS 前需确定:①至少有 1 次发作必须由客观检查证实;②既往有视觉障碍的患者视觉诱发电位阳性;③MRI 检查发现与既往神经系统症状相符的 CNS 区域有脱髓鞘改变;

b. 根据 2 次发作的客观证据所做出的临床诊断最为可靠。在缺乏神经系统受累的客观证据时,对 1 次先前发作的合理证据包括:①具有炎性脱髓鞘病变典型症状和进展的既往事件;②至少有 1 次被客观证据支持的临床发作;

c. 不需要进一步证据。但仍需借助影像学资料并依据诊断标准做出 MS 相关诊断。当影像学或其他检查(如 CSF)结果为阴性时,应慎重诊断 MS 或考虑其他可能的诊断。诊断 MS 前必须满足:①所有临床表现无其他更合理的解释;②有支持 MS 的客观证据;

d. 不需要钆增强病灶。对有脑干或脊髓综合征的患者,其责任病灶不在 MS 病灶数统计之列。

【临床类型】

1. 美国多发性硬化学会根据 MS 的临床特点,将 MS 分为以下 4 种类型。

(1)复发-缓解型(relapsing-remitting,RR):最常见,多次复发,可有完全缓解或改善后留有轻微的后遗症,两次复发间期病情稳定,对治疗反应佳,约 50% 患者转为继发进展型。

(2)原发进展型(primary-progressive,PP):从发病开始病情就缓慢进展加重,无缓解,呈连续渐进性恶化,无急性发作,对治疗反应差。

(3)继发进展型(secondary-progressive,SP):复发-缓解性患者出现渐进性症状恶化,伴或不伴有急性复发。

(4)进展复发型(progressive-relapsing,PR):少见,发病后病情逐渐进展,并间有复发。

2. 根据病情转归和预后,分为良性型和恶性型。

(1)良性型:患者在发病 10~15 年复发次数少,神经系统功能仍基本保持良好。

(2)恶性型:起病急骤,且进展迅速,患者在起病不久神经系统功能迅速恶化从而致残,甚至致死。

【鉴别诊断】

1. *多发性腔隙性脑梗死*　与 MS 的病灶部位有重叠,但多发性腔隙性脑梗死的病灶偏外,多分布于侧脑室体部侧方,形状多为三角形。

2. *皮层下动脉硬化性脑病*　表现为多发散在的脑缺血病灶与脑萎缩同时存在,同时伴有侧脑室体部周围的脑白质变性。而 MS 只有在反复发作多年后才会有脑萎缩表现,很少伴有白质变性。

3. *急性播散性脑脊髓炎*　常发生于感染或接种疫苗后,好发于儿童,起病比 MS 急并凶险,病程短,多无复发缓解特征。

4. 脑白质营养不良　脑白质营养不良是遗传因素导致的中枢神经系统髓鞘发育异常的疾病，多发生在儿童或青少年，起病隐匿，进行性加重，无复发缓解特征。MRI显示对称的病灶，确诊需要病理支持。

5. 热带痉挛性截瘫　热带痉挛性截瘫是一种由人类嗜T淋巴细胞病毒-1(human T cell leukemia virus type 1，HTLV-1)感染引起的自身免疫病，多在35—45岁发病，起病隐匿，典型的临床特征为痉挛性截瘫。

6. 以眼部表现为首发症状者　协同神经内科做出正确诊断。MS常以眼部表现作为首发症状而就诊于眼科，对主诉视物模糊、视野缺损或复视的患者要予以足够重视，应常规询问是否伴有感觉异常、肢体乏力、共济失调等运动和感觉障碍。当出现复发性视神经炎或视神经炎伴有复视、眼球震颤等不能用其他眼病解释时就应想到MS或NMO等脱髓鞘性视神经炎的可能。必要时辅助MRI、脑脊液、视野、VEP等检查，协助神经内科做出正确诊断。

【治疗原则】

抑制炎性脱髓鞘病变进展，避免可能导致复发的诱因，减少复发。晚期对症和支持治疗。

【治疗方案】

1. 神经内科会诊

2. 免疫干预治疗

(1)糖皮质激素：是MS急性发作和复发的主要治疗药物。糖皮质激素可以抑制免疫激活和T细胞浸润，改善神经传导、促进血-脑屏障恢复，从而缩短急性期和复发期病程，但不能阻止复发，且对进展型MS疗效差甚至无效。治疗方案为大剂量短程使用。如甲泼尼松，可以从1g/d开始，共3d，随后每3天剂量减少1/2，一般使用28d。

(2)干扰素：干扰素的作用为免疫调节，主要用于MS缓解期的治疗。

(3)免疫抑制药：用于对糖皮质激素治疗无效的患者。临床应用的有硫唑嘌呤、甲氨蝶呤、环磷酰胺或米托蒽醌。

(4)其他：包括单克隆抗体、静脉注入丙种球蛋白和血浆置换，目的均为减轻免疫反应。

3. 对症治疗　对MS患者出现的痛性痉挛、膀胱直肠功能障碍、疲劳和震颤等给予对症治疗，减轻患者痛苦，改善生活质量。

4. 眼部治疗　参见相关章节。

（杭　荟）

二、视神经脊髓炎

视神经脊髓炎(neuromyelitis optica，NMO)是一种主要累及视神经和脊髓的炎性脱髓鞘疾病，以视神经和脊髓同时或相继受累为主要特征，其临床表现为急性或亚急性起病的单眼或双眼失明，在其前或其后数日或数周伴发横贯性或上升性脊髓炎，呈进行性或缓解-复发病程。因为是由Devic首次描述，又称为Devic病。

【病史询问要点】

1. 发病情况　我国多见。青壮年占大部分，平均年龄为40岁，女性多见，且更容易复发。一般呈急性或亚急性起病，分别在数日内或1～2个月达到高峰。单相病程表现为迅速相继出现的视神经及脊髓损害，5d左右达到高峰，但仅占10%～20%。多数为复发病程患者，视神经炎和脊髓炎的间隔期为5个月左右。

2. 诱因　50%患者起病前数日或数周有上呼吸道或消化道感染，少数有低热、咽痛、头痛等前驱症状。患者多伴有其他自身免疫性疾病，如甲状腺炎、干燥综合征或系统性红斑狼疮等。

3. 视神经损害表现　表现为视神经炎或球后视神经炎。

(1)视力下降：双眼同时或先后出现，急性者数小时或数日内部分或完全视力丧失。但急性期患者视力多在数日或数周后显著恢复，复发型病例视力逐渐损害，难以恢复。

(2)眼球胀痛，活动时明显。

(3)眼底：早期视盘水肿或正常，晚期出现视神经萎缩。

(4)视野：主要表现为中心暗点或向心性缩小，也可出现偏盲或象限盲。

4. 脊髓损害表现　典型表现为脊髓完全横贯性损害。数小时到数日内双侧脊髓运动、感觉和自主神经功能严重受损，运动障碍可迅速进展为截瘫或四肢瘫。若病变在颈段，可出现莱尔米特征(见多发性硬化)。重症者有痛性痉挛发作、阵发性抽搐。

5. 视神经和脊髓外症状　较少。偶尔出现，症状也较轻微，发生较晚，包括眩晕、面部麻木、眼震、头痛及体位性震颤等。

【辅助检查项目】

1. 影像学检查　MRI可发现视神经或视交叉水肿，伴或不伴强化，随病情发展，晚期可见视神经萎缩。

脊髓MRI的表现主要为受累脊髓节段的水肿，多见于颈段或胸段，或同时受累。病灶表现为长T_1、长T_2的异常信号，呈条状，常同时累及3个或以上的椎体节段，增强有不规则斑片状强化或均匀强化。晚期可表现为脊髓空洞形成及脊髓萎缩。

2. 脑脊液检查　脑脊液压力与外观多正常，细胞数轻度增多，以淋巴细胞为主。30%患者白细胞升高，以中性粒细胞为主。蛋白含量正常或轻度升高，多在1g/L以下。免疫球蛋白轻度升高，以IgA和IgG为主。脑脊液蛋白电泳也可见IgG寡克隆带，但阳性率为20%～40%，明显低于MS。

3. 血清学检查　血清NMO-IgG是NMO的特异性自身抗体，91%～100%患者呈阳性。血清中还常可检测出一个或多个自身抗体，如抗核抗体、抗双链DNA抗体，可提取性核抗原抗体(ENA)和抗甲状腺抗体，50%患者至少存在上述一种抗体阳性。

4. 电生理检查　部分患者伴有视觉诱发电位异常，主要表现为P_{100}潜伏期延长和波幅降低。

【诊断】

2005年，美国神经病年会针对视神经脊髓炎1999年的Wingerchuk诊断标准进行了修订，形成了2006年Wingerchuk推荐视神经脊髓炎诊断标准(表9-5)。

表 9-5　2006 年 Wingerchuk 推荐视神经脊髓炎诊断标准

必要条件	支持条件
①视神经炎	①脊髓 MRI T_2加权像显示病灶超过 3 个脊椎节段
②急性脊髓炎	②头颅 MRI 不符合多发性硬化影像学诊断标准
	③NMO-IgG 血清阳性

诊断:所有必要条件+至少两条支持条件。

【鉴别诊断】

1. 多发性硬化　以前认为 NMO 为 MS 的一种亚型,近年来认为两者是独立的疾病。NMO 发病年龄较 MS 晚,一般只累及视神经和脊髓,极少累及其他中枢神经系统。NMO 的视神经和脊髓损伤表现出的临床症状重,进展快,预后较差。NMO 患者的脑脊液中检测出 IgG 寡克隆带的概率较 MS 小。NMO 的脊髓病灶常超过 3 个脊椎节段,而 MS 一般不超过 2 个脊椎节段(表 9-6)。

表 9-6　NMO 与 MS 的鉴别诊断要点

鉴别点	NMO	MS
定义	视神经炎及急性脊髓炎;并至少满足以下 2 点:①脊髓受累大于 3 个椎体节节段;②头颅 MRI 不符合 MS 诊断标准;③NMO-IgG 血清阳性	CNS 白质受累,满足时间和空间多发性,且不能用其他疾病解释
种族	非白种人为主	白种人为主
发病机制	体液免疫为主	细胞免疫为主
发病特点	80%～90%为复发病程	85%为复发-缓解病程
严重程度	中-重度	轻-中度
首次发病年龄	任何年龄,中位数 39 岁	中位数 29 岁,儿童和大于 50 岁少见
继发进展病程	少见	常见
遗留残疾	中-重度,可致盲及轻截瘫	无或轻度残疾,不致盲
头颅 MRI	多正常	CNS 4 个主要区域病变,病变可强化
脊髓 MRI	大于 3 个椎体节段,完全或不完全横贯性,多位于脊髓中央,病灶多连续	不超过两个椎体节段,多位于偏侧,不连续

续表

鉴别点	NMO	MS
NMO-IgG	多为阳性	阴性
CSF-MNC 及分类	MNC 可大于 50×10^6/L，以中性粒细胞为主	MNC 不超过 15×10^6/L，以淋巴细胞、单核细胞为主
CSF 寡克隆带	20%～40%	85%～95%

2. *其他自身免疫病* 系统性红斑狼疮和干燥综合征都可以累及视神经和脊髓，但一般伴有其他系统受损，血清中抗中性粒细胞抗体和抗核抗体可帮助鉴别。

3. *急性脊髓炎* 急性起病，瘫痪重，病变双侧对称。病程中无缓解复发特征，也无视神经受损表现。

4. *视神经炎* 不出现脊髓病变。但如果 NMO 以视神经损害为首发症状，其后出现脊髓损害表现与之间隔时间长，则较难鉴别。

5. *以眼部表现而首诊者* 以眼部表现而首诊者，应协同神经内科做出诊断。

【治疗计划】

1. 神经内科会诊。

2. 眼部急性病变，见急性视神经炎的治疗。

3. 全身治疗：包括急性期的治疗、防治并发症和康复锻炼。

(1)急性期的治疗：大剂量糖皮质激素冲击治疗用于视神经炎和脊髓炎的急性期，常用甲泼尼松 1g/d，连用 5d，随后改口服，并缓慢减量；血浆置换：激素难以控制的严重病例，可考虑行血浆置换；大剂量丙种球蛋白冲击治疗，可能控制症状，减少复发。但目前尚无大样本临床资料研究。

(2)缓解期的治疗：主要目的为预防再次发作。一线治疗方案推荐口服硫唑嘌呤[2.5～3.0mg/(kg·d)]和泼尼松[1.0mg/(kg·d)]联合，直到硫唑嘌呤充分起效，2～3 个月后可逐渐减少泼尼松剂量。如果一线方案失败，可考虑其他免疫抑制药治疗，如吗替麦考酚酯、米托蒽醌、利妥昔单抗均可降低复发。

(3)对症治疗和预防并发症，以及康复锻炼。

（杭　荟）

三、遗传性视神经萎缩

遗传性视神经萎缩常见的有常染色体显性视神经萎缩和 Leber 遗传性视神经萎缩。

(一)常染色体显性视神经萎缩

常染色体显性视神经萎缩(autosomal dominant optic atrophy，ADOA)是一种多发于儿童期的、发病隐匿的、慢性进展的视神经疾病，是常染色体遗传性视神经病变中较常见的一种。一般在10岁前发病,表现为中等程度的视力损害。90%的ADOA由位于3q28-q29的OPA1突变所致,另有部分是由位于18q12.2-q12.3的OPA4突变。OPA1编码GTP酶,是一种与线粒体形态、功能相关的线粒体蛋白。目前发现的该基因的突变已近百个,主要突变类型为缺失/插入突变、错义突变、剪接突变及无义突变等。

【入院评估】

1. 发病情况 多数在10岁前发病,呈慢性隐匿性。

2. 症状 双眼大致对称的、缓慢进展的视力下降,呈中-重度。色觉损害多为蓝、黄色盲,也可表现为红绿色盲或全色盲。可伴有不同程度的听力下降、上睑下垂和眼肌麻痹。

3. 眼底 眼底可见视盘颞侧苍白,经常伴有三角形的颞侧凹陷区域。若萎缩较严重,可向视盘上方及下方发展,最终累及鼻侧象限。部分患者还可见视盘周围,尤其是颞侧脉络膜萎缩弧或杯盘比增大。但也有部分ADOA患者视盘萎缩程度轻微,以致早期视盘形态色泽大致正常。

4. 视野 呈中心、旁中心暗点。

5. 视觉电生理检查 可发现潜伏期延长。

6. 头颅CT或MRI检查 无异常发现。

【病情分析】

1. 诊断 ADOA临床表型变异大,在不同家族,甚至同一家族不同个体间表现差异大。基因检测为该病重要确诊依据。

2. 鉴别诊断 ADOA与LHON在临床表现有相似之处,均表现为家族遗传性渐进性视力减退、视野中心暗点、色觉异常和视神经萎缩。LHON为mtDNA突变,遗传方式为母系遗传,有时可有急性发作,早期视盘充血,周围血管扩张,晚期视盘变淡苍白。ADOA为常染色体显性遗传,视盘颞侧苍白和凹陷。临床表型变异大,视力下降程度不一,缺乏母系遗传特点。

【治疗计划】

治疗 目前尚无确切有效的预防和治疗措施,一般予以改善循环、营养神经等支持治疗。大部分ADOA患者视力预后良好。

(二)Leber遗传性视神经萎缩

Leber遗传性视神经病变(Leber hereditary optic neuropathy,LHON)是遗传性视神经病变的常见类型,是由线粒体基因突变所致的一种急性或亚急性发作的母系遗传病。目前公认的引起Leber病的3个线粒体DNA(mtDNA)突变点为G11778A,即第11778核苷酸G(鸟嘌呤)变为A(腺嘌呤),以及G3460A、T14484C。我国以G11778A突变最常见,占90%左右。Leber病临床特征为双眼同时或先后急性或亚急性的中心视力丧失伴中心视野缺损。

【入院评估】

1. 发病情况 男性多发,我国男女比例约为6:4。发病年龄多在18—23岁。

2. 症状　双眼同时或先后出现视力下降，多呈急性、亚急性过程，伴中心视野缺失。一般为无痛性视力下降，少数伴有眼球转动痛。可伴有色觉异常，以红绿色盲多见。急性期视力可急剧下降至眼前指数，大多数患者在0.1或以下，很少到无光感。部分患者6个月左右出现自发视力恢复，与不同原发突变位点相关。不到5%的G11778A和G3460A突变患者会发生自发恢复，而T14484C突变的患者视力自发恢复率可达37%～65%。

3. 眼底　早期类似视盘炎表现，如视盘充血、盘周微血管迂曲扩张、视盘周围神经纤维层水肿，也称作假性水肿，在荧光眼底血管造影中没有视盘或盘周渗漏，可与真性视盘水肿相鉴别。也有早期眼底正常者晚期出现视神经萎缩。OCT检查发现未发病的LHON患者视网膜神经纤维层厚度早期可有不同程度的增厚，晚期明显变薄，在神经纤维层受损中，以颞侧神经纤维(乳头黄斑束)最早受累，也最严重。

4. 视野　视野可表现为中心、旁中心暗点。

5. 视觉电生理　图形或闪光视觉诱发电位，P_{100}波形异常，潜伏期延迟比振幅下降更敏感。

6. 影像学检查　头颅CT或MRI检查无异常发现。

7. 伴随症状　临床上可见有些LHON患者合并严重的神经系统异常，称为Leber叠加综合征，如震颤、肌张力障碍、头痛、智力障碍、癫痫、膀胱无力等。

【病情分析】

1. 诊断　尚无明确的诊断标准，对有家族史者，根据病史和体征可以诊断。无家族史者，且临床疑诊者，应首选mtDNA基因检测，检测有无突变位点。

2. 鉴别诊断　需与急性视神经炎、球后视神经炎或其他中枢神经系统疾病所致的视力下降相鉴别。主要依靠家族史、中枢神经系统影像学检查和mtDNA基因检测。

3. 临床分型

(1)临床前期：无临床症状，体检发现色觉异常或荧光血管造影可发现轻微血管改变。

(2)急性期：视力急剧下降，视盘充血，周围毛细血管扩张，神经纤维水肿。

(3)进展期：慢性渐进性发展，视力继续下降或无明显恢复，视盘颜色变淡。

(4)萎缩期：视盘色淡或苍白。

【治疗计划】

1. 治疗　目前尚未找到有效的预防和治疗方法。一些药物是线粒体代谢中自然存在的一些辅助因子，具有抗氧化功能，包括艾地苯醌(Idebenone)、辅酶Q_{10}、琥珀酸盐、维生素K_1、维生素K_3、维生素C、维生素B_2及维生素B_1，对视力自行恢复起辅助作用。由于部分LHON患者有自发视力恢复的可能性，评估药物疗效时应注意不同突变位点的预后问题。

2. 遗传咨询　遗传咨询是重要的预防手段，如果患者为男性，一般其后代不会发病。如果为女性，其子女均有可能发病，其子约50%发病，其女发病率约20%，但未发病的女儿多数为携带者。女性患者或携带者应常规行血液mtDNA检测，以明确诊断，有益于优生优育。

（杭　荟）

第五节　其他视神经病变

一、视盘水肿

视盘水肿(papilloedema)一般专指由颅内压增高(或与颅内高压相关)所致的非炎症性被动性视盘水肿，偶见于眶压过高或眼压过低等。约3/4的视盘水肿见于颅内占位性病变。60%～80%颅内肿瘤患者可见视盘水肿。

【病史询问要点】

1. 颅内高压症状　头痛、恶心、呕吐等。特别注意询问有无轻微或不典型的颅内高压症状，如可自行缓解的一过性视物模糊、轻微头痛或头晕等。

2. 眶内　有无突眼、眶内占位性病变等。

3. 眼内　有无外伤或手术史。

4. 眼肌麻痹及复视　如病灶位于第Ⅲ、Ⅳ、Ⅵ对脑神经附近时，出现相应的眼肌麻痹及复视。

5. 全身病　有无恶性高血压、肺气肿、特发性颅内高压、静脉窦血栓形成、新型隐球菌性脑膜炎、糖尿病、白血病、贫血、妊娠毒血症、慢性肾炎等。

【体格检查要点】

1. 视力　早期视力可正常，或一过性视物模糊，突然站起时尤易发生，持续10～20s；若伴有黄斑功能紊乱，急性视盘水肿可出现轻度视力下降。水肿较久者，可有视力减退。

2. 眼底　视盘边界模糊，色泽较灰，隆起明显(一般>3D)，视盘表面血管怒张并呈爬坡状。后极视网膜可有水肿和火焰状出血。后期出现继发性视神经萎缩。

3. 眼压测量　有无低眼压。

4. 其他　注意玻璃体有无白细胞等，有无颅内疾病相关的神经体征。

【门诊资料分析】

1. 视野改变　①生理盲点扩大是典型改变；②视野逐渐呈向心性缩小，鼻侧显著，最后仅留颞侧小岛；③黄斑受累时出现中心暗点；④盲点中心暗点(生理盲点扩大与中心暗点联合形成)见于重症病例；⑤可伴有颅内病变所致的视野改变。

2. 眼底荧光血管造影　①早期：动脉期视盘的过度荧光，视盘边缘染色，边界不清；②中期：毛细血管扩张，渗漏显著，造影晚期整个视盘呈现强荧光；③晚期：毛细血管扩张迂曲，无明显渗漏。应该注意：荧光渗漏是继发于视神经纤维肿胀后，不是视盘水肿的最早改变，因而FFA阴性并不能排除最早期的视盘水肿。

3. 眼部B超检查　有无视神经束增宽、占位性病变等。

【继续检查项目】

1. 影像学检查　增强的头部或眶部CT或MRI、CTA、MRA或MRV(低场强磁共振脑静脉窦血管成像),必要时脑血管的DSA检查有助于发现病因。

2. 腰椎穿刺　脑脊液压力及成分变化。

3. 血液检查　做血压、甲状腺、糖尿病或贫血方面的检查。

【诊断】

1. 眼底改变　眼底改变是主要诊断依据。视盘水肿混浊、高度隆起。隆起可在3D以上,甚至达6～9D。

2. 视力　视力降低与眼底改变之间不平行,当眼底改变已很明显时,视力可保持良好。

3. 视野　生理盲点扩大,与视盘水肿的程度相一致。

4. 颅内压增高　主觉头痛、恶心、呕吐。头颅CT、MRI及脑脊液压力的检查也是重要依据。

【临床类型】

1. 根据病因分　①高颅内压性视盘水肿;②炎症性视盘水肿;③缺氧性视盘水肿;④淤血性视盘水肿;⑤低眼压性视盘水肿;⑥压迫性视盘水肿。

2. 临床分期

(1)早期:①视盘充血;②视盘周围神经纤维层轻微混浊;③视盘肿胀;④视盘边缘模糊;⑤视盘周围神经纤维层出血,出血稀薄,呈放射状条纹样;⑥自发性静脉搏动消失;⑦视网膜静脉扩张。

(2)发展期:视盘表面明显隆起于视网膜表面,静脉扩张发暗,视盘边缘或周围大量片状出血,视盘边缘明显模糊,神经纤维层明显混浊。

(3)慢性期:视盘灰白色,视盘表面硬性渗出明显,神经纤维层萎缩,外观从裂隙状缺失至弥漫性丢失。

(4)萎缩期:视盘萎缩苍白,视网膜血管变细、鞘形成。神经纤维层不能通过直接检眼镜或裂隙灯观察到。有些患者黄斑区永存色素改变或脉络膜皱褶。

【鉴别诊断】

1. 视盘炎　视盘水肿轻微(一般不超过2～3D),通常持续3个月左右后视神经即萎缩。最早的症状是视力突然显著减退,伴眼球转动时疼痛,视野出现中心暗点,多见于单眼。

2. 假性视盘炎　先天发育异常。血管正常,无视网膜出血及渗出。多见于高度远视眼。视野正常,荧光血管造影为正常荧光。

3. 视盘玻璃疣　荧光血管造影早期可见小结节状荧光,一般位于视盘边缘,有时可在中心,随时间延长,荧光增强,无渗漏,背景荧光消退后,还呈小结节状强荧光。

4. 视盘血管炎　年轻患者中单侧视盘肿胀,在周围可能有火焰状出血。乳头水肿型为视盘内睫状动脉分支发生炎症引起视盘水肿。

5. 缺血性视神经病变　视盘局限性肿胀苍白,开始为单侧,突然发生,有时有严重的视力减退。有与生理盲点相连的视野缺损。

6. 其他　视盘水肿由颅内压增高引起者需要与高眶压所致者、低眼压所致者、高血压所致者相鉴别。

【治疗原则】

消除病因，降低颅内压。

【治疗方案】

1. 非手术治疗

(1)内科和神经内、外科会诊，及早诊治原发病，颅内占位尽快手术。

(2)降低颅内压：高渗剂(甘露醇或甘油果糖、山梨醇等)、利尿药及皮质类固醇等降低颅内压和减轻水肿。

(3)对症治疗：视神经营养药物等。

2. 手术治疗

(1)反复腰椎穿刺：因效果持续时间太短，仅适用于临时短期应用，为患者等待手术争取时间。

(2)脑脊液分流术：仅对部分患者有效，可能发生管道堵塞、感染等缺点，并且有一定的致残和致死率，故某些学者并不推荐将其作为挽救颅内高压性视盘水肿患者视功能的一线手术方案。

(3)视神经鞘开窗术(optic nerve sheath fenestration，ONSF)：也叫视神经鞘切开减压术(optic nerve sheath decompression，ONSD)，能够有效缓解头痛、挽救或逆转视功能、手术安全性高而被某些学者推荐作为此类患者，特别是挽救视功能的首选手术方案。

1)手术时机：对病因不明或病因不能解除，内科非手术治疗无效而视功能又有进行性损害倾向的颅内压增高所致视盘水肿，可行 ONSF。如已出现视神经萎缩，术后效果不佳。但是临床证实 ONSF 对于防止和阻滞残存光感、手动视力的进一步完全丧失有重要意义。判断有无早期视神经萎缩较困难，当患者视力进行性下降和视野向心性缩小时，应引起注意。患者若有频繁发作的一过性黑矇，提示视功能损害正在加重。晚期如行减压术，可能导致视力突然丧失。

2)术前准备：眼部检查，包括视力、视野、瞳孔反应、视盘照相、视觉诱发反应、眼压和 CT 扫描等；全身检查，要特别注意血压、神经反射、腰椎穿刺等；密切观察药物治疗后的病情变化。

3)手术方法评价：视神经鞘减压术是治疗顽固性颅内压增高性视盘水肿的一种有效治疗手段，其目的是通过降低视神经鞘压力，减轻视盘水肿，缓解对局部血管的压迫，有利于改善局部血流灌注和防止视神经进一步损害。该手术不能去除引起视盘水肿的根本原因，是一种对症治疗方法。

4)手术方法：视神经鞘减压术目前较为常用的术式有两种，即经眶外侧壁进路和经结膜进路。以开放视神经管和硬脑膜鞘的中段和前段为佳。管内视神经鞘切开部位在鞘的外上壁或内壁较安全，眶内鞘切开部位选在鞘的外侧面较好，且切口不宜太靠后，以鞘的前中分为宜。鼻侧结膜进路因组织损伤较少，因而应用较广泛。多数学者认为，切开视神经鞘膜后，见到清亮的脑脊液从切口处呈搏动性流出，即可作为术中成功的指征。手术指征如下:进行性视力或视野损害伴有头痛,用药物治疗无效者;双侧视盘水肿,高分辨 CT 显示视神经增粗;瞳孔直接对光反应障碍;腰椎穿刺显示颅内压升高,脑脊液分析正常或低浓度蛋白,但未发现多形白细胞。

【术后处理】

1. 一般处理

(1)术后抗感染,以减轻术后反应。

(2)密切观察患者视力、视野、瞳孔反应及视盘等变化,以确定手术治疗效果。

2. 并发症处理

(1)视神经损伤:视功能受影响。术中用尖刀划开视神经鞘膜时,应注意划开深度适中,剪除切口鞘膜范围不宜过大,并避免过长时间过分牵引视神经。

(2)眼眶出血:术中注意充分止血,术后绷带加压包扎。

(3)眼球运动障碍:为眼外肌受手术损伤所致。术中注意做内直肌、下直肌牵引缝线,可减少或避免肌肉损伤。

(4)手术无效:可能因神经鞘切开范围或深度不够,或切开处被脂肪或出血所阻塞等。有报道,硅酮管植入可以预防 ONSF 术后窗口的阻塞。

【住院小结】

1. 疗效　若手术成功,患者多能改善视功能。如果患者的颅内压增高症状缓解,视盘水肿多于术后 2 周至 2 个月内消退。

2. 后续治疗

(1)继续病因治疗。

(2)少数病例在术后 6 个月至 2 年内视盘水肿复发,必要时可再手术。

3. 出院医嘱

(1)局部应用抗生素眼液、眼膏。

(2)定期随访患者视力、视野、瞳孔反应及视盘等变化。

(3)继续治疗原发疾病。

（生　晖　卢　奕）

二、视盘发育异常

视盘发育异常(optic disk dysplasia)是一组视神经发育不全疾病的总称,这组疾病包括视神经发育不良、视盘小凹、视盘玻璃疣、视神经缺损,以及牵牛花综合征。从文献资料分析,视盘发育异常与多种因素有关,其中少数为显性遗传,多数则可能与母体怀孕早期受到药物影响或罹患感染性疾病有关。前者如使用了苯妥英钠、奎宁、麦角酸、可卡因、乙醇等;后者如巨细胞病毒、梅毒、风疹病毒感染等。

(一)牵牛花综合征

牵牛花综合征(morning glory syndrome,MGS)又称牵牛花视盘发育异常(morning glory disc anomaly,MGDA),Kindler 于 1970 年根据其典型眼底特征正式命名该病。

MGDA是一种罕见的视盘先天发育异常，确切病因尚不清楚，可能由于胚裂上端闭合不全导致视盘和周围区域的组织向后脱出，视神经入口处缺损合并特有的视盘血管异常，多为单眼患病，且多数患者视力明显减弱。

【体格检查要点】

1. 视力　患者的视力明显减退，多在0.2以下。

2. 眼底　视盘增大，中部明显凹陷并呈胶质组织样外观，边缘为隆起且带有脉络膜视网膜色素改变的环围绕，从这种变异视盘中部四周发出呈放射状的血管20～30支，延伸到视网膜周边部，这些血管的大小和形态相似，在检眼镜下不易区分动、静脉。畸形的视盘形状似牵牛花。

3. 其他　可同时伴有小眼球、脉络膜缺损、巩膜缺损、斜视、先天性白内障、晶状体缺如等，并常伴有中枢神经系统及正中颅面骨发育异常，如腭裂及唇裂、脑膨出、神经垂体异位等。

【门诊资料分析】

1. 超声检查　①B超主要表现为玻璃体腔后部呈烧瓶颈回声，轮廓显示分明，凹陷内可见不规则弱回声。②A超表现为玻璃体腔呈与后极凹陷部一致的平直基线，在凹陷部也可出现低平的不规则小波峰群。

2. 视野　常发现有中央暗点。

3. CT　视盘向眼环外突出，眼环呈倒置的带蒂葫芦形，视神经末端膨大。球形突出部分CT值与眼球中心玻璃体CT值相似。

4. FFA　注药后早期，将照相机焦点调整至凹陷区底部，可见视盘弱荧光，凹陷区内血管荧光充盈；当焦点调整至凹陷区边缘，凹陷区边缘畸形血管荧光清晰可见；晚期可见视盘荧光着染，强荧光环增宽，荧光增强。FFA不仅可以清晰显示凹陷区及其周围的畸形血管及视盘荧光渗漏等特征，对MGDA有一定的辅助诊断意义，而且有助于MGDA与其他病变如视盘缺损等的鉴别诊断。但是由于患儿的合作程度和屈光间质的影响，使其临床应用受限。

5. 视觉电生理检查　可表现为EOG基础电压下降，Arden比值下降，ERG显示b波轻度下降，VEP显示P_{100}潜伏期延长，振幅降低。

6. 影像学及其他检查　部分视盘发育异常患者伴有垂体发育异常，可行MRI检查，MRI同时测量视盘的大小和颅内视路的粗细，有助于视神经发育不全的诊断。双眼视盘发育异常的患者需要做神经放射影像学检查。特别是MRI及内分泌学检查。对于生长发育正常的、单眼视盘发育不全或视盘阶段性发育不全的患儿，则应该做常规眼科和儿科检查。

【鉴别诊断】

1. 先天性视盘缺损　视盘先天凹陷大而深，视盘面积及血管形态无明显异常。

2. 外伤性视神经撕脱　患者有明确的眼外伤史，早期盘周出血水肿，晚期机化形成瘢痕。

3. Bergmeister视盘　视盘表面存在厚薄不一的胶质残留，无明显凹陷。

4. 永存原始玻璃体增生症　患者可表现为白瞳症。视盘与晶状体间存在胶质组织，散大瞳孔后可见睫状突受牵拉形成放射状条索状物。

【治疗计划】

该病目前尚无特殊治疗方法，若不合并其他病变无须治疗。但如出现并发症应对症治疗，以改善黄斑的功能状况，防止视力的急剧下降。并发视网膜脱离，可行玻璃体视网膜手术及漏斗状凹陷周围视网膜光凝术。合并 CNV，可激光光凝、PDT 或抗 VEGF 治疗。

(二)视盘小凹

视盘小凹(optic disc pit)是一种少见的先天性视盘发育异常，患病率约为万分之一，一般认为是由于原始视盘细胞异常分化导致胚裂闭合不良所致，1882 年 Wiethe 曾首次描述本病。约 85%单侧发病，病损眼视盘较对侧眼大。在遗传学上表现为常染色体显性遗传，但文献报道多为散发。约 40%的先天性视盘小凹伴有黄斑部视网膜脱离。视网膜下液的来源主要有液化的玻璃体、小凹基底部血管的渗漏和脑脊液 3 种组织。病理学检查证实，视盘小凹由发育不全的原始视网膜组成，小凹并非真正的洞，其中有纤维组织充填。

【体格检查要点】

1. 视力　一般不影响视力，多在伴有黄斑部浆液性脱离时出现视力下降才被发现。

2. 眼底检查　视盘小凹大多位于视盘颞侧，边界清楚，多为类圆形或椭圆形，其凹陷深浅不一，大小不等，部分表面有灰白色胶质组织覆盖，所以时常被忽略。

【门诊资料分析】

1. 视野　表现为相应于小凹部位的生理盲点扩大、旁中心暗点，但也可不典型，而与小凹完全无关或根本不产生视野缺损。

2. 眼底血管造影(FFA)　表现为早期视盘凹陷呈弱荧光，视盘颞侧缘可见荧光渗漏，中期视盘凹陷呈强荧光，晚期盘状脱离区可见荧光积存。

3. 相干光断层扫描(OCT)　病变区神经上皮层间劈裂，层间可见液性暗腔和组织间桥，神经上皮外层光带与色素上皮光带贴附紧密；神经上皮浆液性脱离；神经上皮层间劈裂与神经上皮浆液性脱离同时存在。以上 3 种情况病变区靠近视盘边缘处神经上皮与小凹之间均有连通的光学空腔。OCT 能在活体上观察视盘小凹患者的视盘、黄斑束区、黄斑区视网膜各层次的改变，在视盘小凹的发病机制、诊断、随访中有重要临床意义。对于无法确认后极部视网膜浅脱离病因的患者，不妨行视盘 OCT 检查，以免误漏诊的发生。

4. 眼科 B 超　显示视盘部分凹陷。

【治疗计划】

先天性视盘小凹合并黄斑部视网膜浆液性脱离目前尚未有确切的治疗方法，部分原因是发病机制尚不清楚。治疗原则如下。

1. *保守治疗*　临床观察发现25%的浆液性脱离自行吸收消失，故起初曾建议对其采用保守治疗。

2. *激光光凝治疗*　如果脱离在3个月后尚未消失，即应采用激光光凝治疗。光凝的目的是使离小凹最近处视盘外缘的视网膜产生瘢痕性粘连，用以封闭小凹通向视网膜的通道，使黄斑区脱离复位。具体方法为：用氩离子激光沿小凹最邻近处的视盘外缘光凝视网膜2～3排，光斑可交错融合，但大量的临床研究表明，单独应用激光治疗的结果仍难以预料，因为该疗法仅液体吸收即需耗费长达数月的时间，往往直至3～5个月也收效甚微，最终造成黄斑部的不可逆伤害。

3. *玻璃体手术*　如果光凝后3个月视网膜下液未吸收，则应该考虑玻璃体手术治疗，目前比较公认的是玻璃体切割术、激光光凝、C_3F_8惰性气体填充，可联合黄斑部巩膜外垫压。

(三)视盘玻璃疣

视盘玻璃疣(optic disc drusen，ODD)又称视盘透明体(hyaline bodies of the optic disc)，可能是由视盘未成熟的视神经胶质增生变性所致，或视神经纤维轴浆崩解钙化而成，多为双眼发病。ODD根据病变位置的深浅，分为埋藏性玻璃疣和表面性玻璃疣。如果眼底检查可以直接看到，称为可见性玻璃疣；如果不能直接看见，称为隐藏性玻璃疣。

【体格检查要点】

1. *视力*　一般无自觉症状，严重的视力损伤通常发生在严重的视野损害之后。

2. *眼底表现*　视盘上粗糙的、边缘凹凸不平的、发亮的不规则结晶样体，桑葚样外观。埋藏性玻璃疣由于玻璃疣位于视盘深部，检眼镜下较难看到，仅表现为视盘水肿，边界不清，部分病例可有视盘或其边缘出血，少数患者也可出现视网膜静脉迂曲，随年龄增长，玻璃疣体积增大，可见性增加，埋藏性玻璃疣可以变为可见性玻璃疣。

【门诊资料分析】

1. FFA　早期局部荧光增强，后期背景荧光消退后玻璃疣荧光素染色，其形态、大小无变化，无荧光素渗漏，血管壁无着色。

2. *B型超声*　表现为视盘处结节状强回声。

3. OCT　可以见到在视盘玻璃疣处显示出特异的宽大的条带样的光反射增强区的钙质沉积区，这些沉积区能投下阴影，并且之间显示出空隙样的结构。可见性ODD患者表现为视盘周围RNFL变薄或萎缩，埋藏性ODD通常显示RNFL正常。

4. *视野*　视野损伤进展缓慢，大部分患者没有视野损伤的主观感觉。可表现为生理盲点扩大，向心性视野缩小和神经束性视野缺损。

【治疗计划】

虽然ODD没有有效的治疗办法，但患者需要定期的眼科检查。其目的是跟踪观察ODD本身的病理变化，一旦出现病情变化和视功能损害，如眼压增高和视网膜血管并发症，可以尽早对症处理。

(四)视神经发育不全

视神经发育不全(optic nerve hypoplasia,ONH)是一种常见的先天视神经畸形。它被定义为视神经轴突数目较少,由于胚胎发育 13～17mm 时因某种尚不清楚的原因,使视神经节细胞发育障碍所致。若胚裂已经闭合,轴旁中胚叶组织不能进入胚裂,则导致视神经不发育。视盘小,呈灰色,可有混色外晕包绕,形成双环征,有视力和视野的异常,可伴有小眼球、眼球震颤、虹膜脉络膜缺损等。全身可有内分泌和中枢神经系统异常。其特征是患眼视盘表现为小视盘、颜色灰白、可有混色外晕包绕,病理性视网膜神经层菲薄同时伴有视网膜血管扭曲。视神经上方发育不良(superior segmental optic nerve hypoplasia,SSOH)是视神经发育不全的一个亚型,其表现为良好的视力,局限性视野缺损,通常为下方视野缺损,在 1977 年由 Petersen 和 Walton 提出,母亲孕期 1 型糖尿病患者被认为是其重要病因,视野检查中视野缺损常跨越垂直中线是鉴别的关键,这部分患者预后良好,视功能正常或可长期稳定。

(五)视神经缺损

视神经缺损(coloboma of optic nerve)为胚胎时眼泡胚胎闭合不全所致,常伴有脉络膜缺损,而仅有视盘缺损则少见,常单眼发病。患者视力明显减退,视野检查生理盲点可能。患者多因视觉发育期出现视力不良、斜视、眼球震颤等症状时才得以发现。视盘大,可为正常的数倍,缺损区为淡青色,边缘清,凹陷大而深,多位于鼻侧,血管仅在缺损边缘处穿出,呈钩状弯曲,可伴有虹膜脉络膜缺损及其他先天性眼部异常。目前无特殊治疗方法。

(袁松涛)

三、神经元蜡样质脂褐质沉积病

神经元蜡样质脂褐质沉积病(neuronal ceroid lipofuscinoses,NCL)主要病变为神经元细胞质内蜡样质和脂褐质两种色素脂质沉积,是婴儿和儿童期最常见的遗传性神经变性疾病。大部分为常染色体隐性遗传。绝大多数在儿童发病,偶见成人。典型的临床表现为进行性加重的智力和运动障碍、肌阵挛癫痫和视力减退。全球患病率为(1～8):10 000。

NCL 主要病理变化为神经元细胞内脂质沉积,导致其靶器官,如大脑皮质、视网膜神经细胞等变性,电子显微镜下沉积物形状多样,包括颗粒状(GROD)、曲线状(CV)、指纹状(FP)、直线状(RL),在某些非典型病例中可出现混合性(Mixed)沉积。目前认为,NCL 由于溶酶体蛋白酶的基因缺陷及结构蛋白的功能失调所致,所以 NCL 被认为是一种新的溶酶体沉积病。

【病史询问要点】

目前研究认为,NCL 由 10 种不同基因突变引起(CLN1-10),根据突变基因的不同,相应有 10 种临床表型。同时,NCL 存在遗传异质性,一种临床表型可由不同基因突变引起，同一个基因突变也可呈现不同的临床表型。根据临床表现和发病年龄不同，可归纳为 4 种临床类型，不同类型有各自的临床特征。

1. Santavuori-Haltia 婴儿型 常在 3～18 个月发病，患儿出生后经过一段时间的正常发育后出现进行性加重的发育迟缓、肌力下降、运动功能障碍、共济失调和视力下降。眼底可见视神经萎缩，视网膜褐色变。30 个月左右出现肌阵挛癫痫，多在 3 岁左右不能行走，6－15 岁死亡。

2. Jansky-Bielschowsky 儿童早期型或称为婴儿晚期型 2－4 岁发病，主要表现为难治性肌阵挛癫痫和智力发育倒退，随后出现肌强直、共济失调、视力下降，甚至丧失。

3. Vogt-Spielmeyer 青少年型 4－7 岁发病，首发症状为视力减退，体检发现视网膜变性，视神经萎缩。继而发生进行性痴呆、失语、癫痫发作，12－18 岁不能进食和行走，20－30 岁死亡。

4. Kufs 成人型 10－50 岁发病，慢性、进行性加重。主要表现为进行性痴呆、肌阵挛癫痫或运动障碍。

【辅助检查项目】

1. 影像学检查 磁共振成像（MRI）对 NCL 诊断无特异性。可见弥漫性全脑萎缩，皮层变薄；MRIT_2加权像大脑白质信号轻度增高，丘脑信号降低；小脑萎缩不伴有大脑萎缩，可能是 NCL 的早期征象。

2. 电生理检查 视网膜电图可显示异常。

3. 基因检测 基因检测是确诊 NCL 的重要手段。NCL 至少由 10 种不同基因发生突变引起（CLN1-10），目前明确且已克隆出的有 7 个。

【病情分析】

诊断主要依靠发病年龄、临床表现、酶学分析和基因检测结果。

【治疗计划】

尚无有效治疗手段，主要是对症治疗。目前在基因治疗、酶置换和骨髓干细胞治疗方面已经有一定的研究，但治疗的有效性仍需进一步证实。携带者筛查和产前诊断是预防 NCL 发病的有效途径。

（杭 荟）

第六节 视路和视中枢病变

一、视交叉病变

视交叉（optic chiasma）是两眼视网膜鼻侧视神经纤维相互交叉的部位。视交叉本身所发生的病变极为少见，病变主要来自其周围组织发生病变时所产生的影响。其中以肿瘤压迫最为多见，尤其是脑垂体肿瘤。

【病史询问要点】

1. 有无视力障碍、头痛等。

2. 有无视野缺损。

3. 全身情况：炎症、血管病、肿瘤、内分泌系统疾病等。

【体格检查要点】

1. 视力下降　视力下降是脑垂体病变患者最早期的自觉症状之一，常与头痛同时出现。

2. 眼底改变　视盘水肿和下行性视神经萎缩。

3. 瞳孔改变　注意瞳孔大小及对光反应情况。

4. 眼肌麻痹　有无眼球运动障碍。

5. 颅内压增高　头痛、恶心、呕吐等。

6. 内分泌改变　脑垂体功能亢进或不足等。

【门诊资料分析】

视野改变主要表现为双颞侧视野缺损。不同部位受损的视野变化如下（表 9-7）。

1. 视交叉中间部受损　典型的视野变化为双颞侧偏盲，分界清楚，黄斑分裂，如果压迫不在正中间部，可出现不对称的视野。

2. 视交叉外侧受损　首先出现同侧眼鼻侧偏盲及颞下象限偏盲，对侧眼颞上象限偏盲，病变继续进行造成同侧眼失明，对侧眼颞侧偏盲。

3. 视交叉前角外侧受损　首先出现同侧眼鼻侧偏盲及对侧眼颞上象限偏盲，病变继续进行造成同侧眼全盲及对侧眼颞侧偏盲。

4. 视交叉前角内侧受损　首先出现同侧眼颞侧偏盲及对侧眼颞上象限偏盲，病变继续进行造成同侧眼失明及对侧颞侧偏盲。

5. 视交叉后角外侧受损　首先出现同侧眼鼻侧偏盲，而后造成对侧眼颞侧偏盲。

6. 视交叉后角内侧受损　首先出现对侧眼颞侧偏盲，而后造成同侧眼鼻侧偏盲。

表 9-7　视交叉某些部位病变的视野损害特点

病变部位	视野改变特点
视交叉正中部	由双颞上象限视野缺失开始，进而发展成颞下象限受损，最后出现完全双颞侧偏盲，一般以正中垂直线为界，分界清楚，但有时视野受损也不完全一致
视交叉后上部	双颞侧偏盲性中心暗点，以后为双颞下象限周边视野缺损，最后发展成典型的双颞侧偏盲
视交叉后部	双颞侧偏盲性中心暗点，双颞下象限性缺损，有时周边视野可正常
视交叉前部	因压迫部位不同而出现偏盲性中心暗点、双颞侧偏盲、双颞上象限偏盲等表现
视交叉前下部	病变侧偏盲性视野缺失或全盲，对侧眼颞侧偏盲

【继续检查项目】

1. 头颅 X 线片　了解蝶鞍有无扩大，鞍底、鞍背等有无骨质破坏。

2. 头颅 CT 检查　对骨质和钙化显示较明显，对鞍底脑瘤和颅咽管瘤诊断较有价值。

3. 头颅 MRI 检查　了解视神经、视交叉优于 CT，对鞍区病变最有诊断价值。

4. 半视野 VEP 检查　对视路受累较敏感，对鞍区占位病变诊断有参考价值。

5. 内分泌功能检查　了解垂体功能。

【诊断】

1. 视力减退　视力减退是脑垂体病变患者最早期的自觉症状之一，常与头痛同时出现，视力一般逐渐降低。偶见瘤内出血造成迅速失明。

2. 视野改变　双颞侧视野缺损为视交叉病变最重要的特征。

3. 眼底改变　一般视交叉的病变均可引起下行性视神经萎缩，但多出现在视力障碍出现之后的一段时间。视盘水肿多见于视交叉上方的肿瘤，蝶鞍内肿瘤则很少出现。

4. 瞳孔改变　瞳孔改变较视力障碍发生迟。视交叉中间部位发生病变时，光刺激双眼视网膜鼻侧，瞳孔反应消失，而刺激颞侧反应存在，称为偏盲性瞳孔强直。如一眼失明而另一眼尚有视力，则失明眼瞳孔较有视力眼瞳孔大，而未失明眼的瞳孔对来自颞侧的光线反应迟钝。

5. 眼肌麻痹　视交叉部肿瘤向两侧扩展时，可压迫第Ⅲ、Ⅳ、Ⅵ对脑神经，造成眼肌麻痹。

【鉴别诊断】

1. 视路损害的定位鉴别见表 9-8。

表 9-8　视路损害的定位鉴别

鉴别项目	视神经	视交叉	视交叉后
病变范围	多单眼	双眼	双眼
视力	减退	减退或正常	正常
瞳孔对光反应	迟钝	迟钝或正常	正常
视野	中心暗点	双颞侧偏盲	同侧偏盲
视盘	有改变	有或无改变	无改变

2. 视交叉常见疾病有垂体腺瘤、颅咽管瘤、鞍结节脑膜瘤、视交叉蛛网膜炎、垂体卒中、垂体微腺瘤和血管性病变。儿童多为颅咽管瘤、视交叉胶质瘤。20－40 岁者多为脑垂体腺瘤。40 岁以上多为脑膜瘤、动脉瘤和动脉硬化。

【治疗原则】

主要针对病因进行治疗。

【治疗方案】

如病因为占位性病变，给予手术治疗，联合放疗或化疗，术后随访视野。若系炎症引起，给予激素和抗生素。

【住院小结】

当患者视力下降原因不明时，应该进行以下检查。

1. 检查视野。

2. 如果视野显示损害可能累及视交叉，行 MRI 检查。

3. 如果 MRI 检查显示损害累及视交叉（肿瘤或非肿瘤），应将患者转诊至神经内科或神经外科。

4. 视交叉疾病（尤其是肿瘤）治疗后，眼科医师连续随访视野检查以记录任何可能复发的占位性损害。

（生 晖 卢 奕）

二、视交叉以上病变

视交叉以上部位包括视束（optic tract）、外侧膝状体（lateral geniculate body）、视放射（optic radiation）及视觉皮质中枢。视交叉以上很少发生原发性病变或单独发病，主要是附近病变继发性损害。

【病史询问要点】

1. 发病情况：突然发生或缓慢发生。

2. 全身疾病：炎症、血管病、肿瘤等。

3. 外伤史。

【体格检查要点】

1. 视力下降　突然下降或缓慢下降。

2. 视野改变　特征性的视野缺损：不对称重叠的同侧偏盲性视野缺损。

3. 眼底改变　有无视神经萎缩。视束受损可有视神经萎缩，双视盘一半苍白是视束受损的特征。视放射及纹状区受损无视神经萎缩。

4. 瞳孔变化　注意瞳孔对光反应情况。视束受损直接光反应迟钝或消失，间接光反应和调节反应正常，前 2/3 段受损表现为偏盲性瞳孔强直（裂隙灯照射鼻半侧视网膜，不引起瞳孔收缩）。视放射及纹状区受损则瞳孔反应正常。

5. 全身情况　意识改变、语言障碍、肢体感觉与运动情况，对病变的定位也具有一定的参考价值，如同侧偏盲伴垂体功能失调是视束受损的临床表现；同侧偏盲伴相应肢体感觉与运动障碍则主要是内囊区病变的特点。

【门诊资料分析】

视野检查表现，见表 9-9。

1. 同侧偏盲伴黄斑分裂　视束受损的典型特征。黄斑分裂即视野缺损的分界线垂直穿过注视点。

2. 同侧象限盲　视放射扇形部受损的特征，腹侧受损为上象限盲，背侧受损为下象限盲。

3. 黄斑回避　在同侧偏盲缺损中，保留黄斑区视野，即注视点周围2°～6°。视放射后部损害和距状裂中部病变除有同侧偏盲外，均有黄斑回避。

4. 单侧颞侧新月形视野缺损　新月形缺损位于病变对侧眼视野的颞侧，其损害在距状裂前部。

5. 同侧偏盲型暗点　两眼视野的同侧出现相似的中心暗点，其损害在距状裂后部。

表 9-9　视交叉以上部位病变的视野损害特点

病变部位	视野改变特点
视束	一般先从一个象限开始，出现同侧偏盲，病变侧为鼻侧视野缺损，但两侧视野缺损的范围可大小不等，且伴有黄斑分裂
外侧膝状体	病变对侧的双眼同侧偏盲或象限性偏盲，可表现为黄斑回避
视放射	病变部位不同视野表现不同，一般为病灶对侧的同侧偏盲
内囊病变	病灶对侧的双眼完全一致的同侧偏盲
颞叶病变	病灶对侧视野的双眼上象限同侧偏盲，病灶同侧眼的视野缺损相对较大
顶叶	病灶对侧的视野双眼下象限同侧偏盲
前端	对称性同侧偏盲，黄斑分裂
视觉皮质中枢	病变对侧的对称性双眼同侧偏盲伴黄斑回避，但损害部位不同视野改变有所不同
枕叶后极损害	病变区对侧的同侧偏盲性中心暗点，且双眼对称
距状裂前端病变	对侧眼颞侧新月形视野缺损
距状裂中部损害	对称性同侧偏盲，黄斑回避，对侧的颞侧新月形回避
双眼皮质完全受损	双眼全盲

【继续检查项目】

1. 头颅CT、MRI检查、脑血管造影等。

2. 其他见视交叉病变。

【诊断】

1. 视力下降　出血所致者，视力突然下降，伴昏迷及脑出血的一般症状；肿瘤所致者，下降缓慢；炎症所致者，多合并全身其他症状。

2. 不同类型的视野缺损

3. 眼底改变　视束病变3～4个月后发生下行性视神经萎缩。外侧膝状体病变累及周围神经元时，可出现视盘苍白。

4. 瞳孔变化　视束的前2/3段病变，引起同侧偏盲性瞳孔强直，视束后1/3段及以上视路病变不出现偏盲性瞳孔强直。

5."三偏"现象　病变对侧两眼同侧偏盲、对侧肢体偏瘫与感觉障碍。见于内囊部病变。

6.皮质盲　黑矇、瞳孔对光反应正常及眼底正常。见于距状裂皮质病变。

【临床类型】

1.视束病变　视束病变的典型表现为不重叠的同侧性偏盲，晚期可出现下行性视神经萎缩。①同侧偏盲伴黄斑分裂；②下行性视神经萎缩，双眼视盘病侧半颜色苍白；③同侧偏盲性瞳孔强直；④可合并垂体功能障碍、病变对侧偏瘫及第Ⅲ、Ⅳ、Ⅴ、Ⅵ对脑神经麻痹等。

2.外侧膝状体病变　①一侧全部损害，出现同侧偏盲；②内侧损害，出现双眼下象限视野缺损；③外侧损害，出现双眼上象限视野缺损；④可伴有对侧半身疼痛、肌肉软弱。

3.视放射病变　①"三偏"现象；②黄斑回避；③颞侧新月形视野缺损；④无视神经萎缩、无偏盲性瞳孔强直；⑤伴有相应的脑部损害症状。

4.视觉皮质中枢病变　①颞侧新月形回避或缺损；②黄斑回避；③旁中心同侧暗点；④双侧枕叶疾病表现为双眼同侧暗点、环状暗点、棋盘样视野缺损、双眼同侧象限性视野缺损；⑤皮质盲、色觉障碍、幻视。

【鉴别诊断】

见表9-10。

表9-10　视路病变的鉴别诊断

	视交叉病变	视束病变	外侧膝状体及其以上病变
病因	邻近组织肿瘤，其中垂体肿瘤最常见，此外，还有炎症性损害、血管性损害等	炎症，如脑炎；血管病，如供应视束的血管闭塞；肿瘤常见的有脑瘤、动脉瘤；外伤	肿瘤、血管瘤、脓肿等，但以血管病最为常见
视力	不同程度视力下降，为逐渐减退，常伴头痛	视力逐渐下降	出血所致者，视力突然下降
眼底	视盘颞侧变淡，下行性视神经萎缩，视交叉上方的肿瘤易引起视盘水肿	早期无明显改变，3～4个月后下行性视神经萎缩，双视盘病变侧半苍白	一般不出现视神经萎缩
瞳孔	偏盲性瞳孔强直	前2/3段病变引起同侧偏盲性瞳孔强直，后1/3段则无	一般无偏盲性瞳孔反射；内囊部病变者形成"三偏"现象，锯状裂皮质者引起"皮质盲"

续表

	视交叉病变	视束病变	外侧膝状体及其以上病变
其他	视交叉部肿瘤向两侧扩展时，可压迫脑神经，引起眼肌麻痹	视束中段病变，常伴对侧肢体瘫痪，和同侧第Ⅲ、Ⅳ对脑神经病变，有对侧偏瘫和不全麻痹	外侧膝状体部病变常伴对侧半身疼痛和肌肉软弱，视放射病变多伴有附近脑组织受损症状，左脑颞叶肿瘤可有语言障碍
治疗	三者治疗原则相同，均为针对病因治疗		

【治疗计划】

见视交叉病变。

（生　晖　卢　奕）

第10章

屈光不正和眼外肌疾病

第一节　屈光不正

高度近视

高度近视(high myopia)以高度负性球体当量(≥－6.0D)或眼轴长度在26mm以上为特征,因常引发玻璃体、视网膜、脉络膜进行性变性等一系列病理改变,又称变性近视、恶性近视和病理性近视(pathological myopia,PM)。近视的程度和变性密切相关,但并不一定完全平行。低度近视也可能有变性发生,而高度近视患者中却有8.7%眼底正常,因而高度近视不能全部划为病理性近视。

高度近视在整个近视中占27%～33%,病理性近视的流行情况介于群体的2%～9%。高度近视作为一种遗传因素基础上与后天生活习性密切相关的眼病,患病率在不同人种间有明显的差异。在日本,高度近视是视觉障碍病因的首位;在美国,高度近视是致盲原因的第7位。高度近视业已成为发达国家导致法定盲的主要原因之一,而以近视眼中心凹劈裂、黄斑裂孔及黄斑裂孔性视网膜脱离、近视性脉络膜新生血管为代表的高度近视黄斑病变是影响患者视功能的主要原因之一。

【病史询问要点】

1. 有无高度近视家族史,父母近视度数及有无眼部并发症。

2. 验光配镜时间、近视进展和视力矫正情况。

3. 有无视疲劳、夜盲、飞蚊症、视物变形等。

【体格检查要点】

1. 视力　视力减退,矫正视力较差(轴长＞29mm,矫正视力多＜0.8)。部分患者可存在弱视。

2. 外眼检查

(1)睑裂:为减少球面像差,增加焦点深度,高度近视常采用皱眉、收缩眼轮匝肌使睑裂缩小(眯眼),以提高视力。

(2)眼球:由于眼球前、后轴拉长,常表现为眼球饱满、前突,当眼球极度内转时,赤道部可露出于睑裂区,单眼者更为明显。

(3)眼位:由于调节与集合的失调,通常表现为外隐斜和外斜视。部分患者因长时间视近可引发过强辐辏，可出现内斜视，甚至形成固定性内斜视。

3. 眼前段检查

(1)角膜、巩膜及房角：多伴有角膜曲率较大、角膜厚度减少、巩膜变薄、前房较深及房角异常。中央角膜厚度随着近视度数的增高而变薄，呈线性相关关系，每增高1.00D，平均厚度约减少1.31μm。

(2)瞳孔：多较大，反应迟钝。瞳距较远视者宽。

(3)晶状体：高度近视常并发白内障，表现为晶状体核性混浊或后囊下混浊，发展极为缓慢。

4. 玻璃体改变　常有不同程度的液化、变性、混浊及后脱离。这些变化可以发生在老年人和慢性葡萄膜炎患者等，但是病理性近视的玻璃体变性发生较早。

5. 眼底表现

(1)脉络膜弥漫性萎缩：球壁向后延伸，脉络膜变薄，进而发生色素上皮细胞游走、破坏，最终发生脉络膜萎缩，显现脉络膜血管，呈豹纹状眼底，后极部尤为明显。

(2)漆纹样裂纹(lacquer crack，LC)：又称lacquer裂隙，是由玻璃膜破裂和RPE萎缩所造成，可导致CNV和黄斑出血。LC是高度近视眼后极部常见改变，据报道其发生率约占高度近视的40%，与眼轴变长、近视度数加深、年龄增长、病程延长成正相关。LC是患者中心视力将进一步受损的先兆体征。

荧光眼底血管造影早期裂纹呈透见荧光，提示裂纹处玻璃膜缺损，RPE萎缩和部分脉络膜毛细血管萎缩；动静脉期荧光增强；晚期减弱，但因组织着色仍可见残余荧光，类似血管样条纹的荧光造影所见。

根据LC所在部位分为3型。①黄斑型：占45.2%，裂纹以黄斑中心凹为圆心放射状排列；②视盘颞侧型：占16.44%，多由视盘颞侧脉络膜萎缩区边缘开始，向黄斑区呈水平线状或扇形排列；③盘斑复合型：占38.36%，兼有以上两型特点，可共同存在，也可彼此相连，这些患者均有不同类型后巩膜葡萄肿，LC往往发生在葡萄肿的最凹陷处。

(3)视盘改变：近视性弧形斑和视盘周围视网膜脉络膜萎缩。此近视性弧形斑多为半月形，位于颞侧，较先天性弧形斑(宽度为1/6～1/2PD)大(宽度大于1PD)。10%的近视性弧形斑延伸呈环状，包绕视盘。

(4)后巩膜葡萄肿(posterior staphyloma，PS)：后巩膜葡萄肿前面的眼底水平与其后巩膜葡萄肿内眼底水平的屈光度相差很大，这是诊断的重要标志。后巩膜葡萄肿分为3型：黄斑型、视盘周围型和盘-斑型。后葡萄肿与LC有关：黄斑型后葡萄肿多见放射状裂纹；视盘周围型后葡萄肿裂纹多呈扇形，盘-斑型兼具以上两者表现。

(5)脉络膜-视网膜退行性改变：由于视网膜血管结构异常及眼部新陈代谢障碍，脉络膜、视网膜发生一系列退行性改变。表现为：色素样变性、铺路石样变性、网格样变性以及赤道周边部发生的囊样变性等，易引发视网膜裂孔与视网膜脱离。视网膜脱离患者中，－6D以上的近视患者占50%～60%。

(6)黄斑部改变

1)富克斯(Fuchs)斑：是由于玻璃膜破裂而发生CNV导致的黄斑盘状变性。患者往往突然主诉视物变形，视力下降及中心暗点等。数周或数月后，眼底可见黄斑区及其附近出现微隆起的圆形、椭圆形或环形不规则的暗斑，附近常有出血和高度近视眼的其他改变。据报道，有 54.5%～93.75% 的 Fuchs 斑伴有 LC。因此认为 CNV 是 Fuchs 斑形成的基础，而黄斑区 LC 则提供了发生 CNV 的条件而引起黄斑盘状脱离，最后瘢痕形成伴色素增殖等形成 Fuchs 斑。根据临床所见，Fuchs 斑可分为两期：Ⅰ期为出血水肿期，可伴有 RPE 下和(或)视网膜下浆液性或出血性盘状脱离；Ⅱ期为出血吸收期，吸收后常出现瘢痕机化和色素堆积，在黄斑区形成黑斑。

2)黄斑部 CNV：高度近视是 50 岁以下人群中 CMV 产生的最常见原因，眼轴≥26.5mm 的患者中 5%～10% 可形成 CNV。大多数病理性近视患者表现为典型性 CNV。80%病理性近视继发 CNV 患者可以见到 LC。黄斑区毛细血管拱环不完整眼中 CNV 的发生率(19.3%)明显高于拱环完整的高度近视眼中的发生率(0.62%)。Hotchkiss 按新生血管的位置分为 3 类：a.黄斑中心凹无血管区内的新生血管：约占脉络膜新生血管初诊患者的 58%，是高度近视眼的主要特征之一，大多数引起视力丧失。b.中心凹无血管区边缘的新生血管。c.中心凹无血管区外的新生血管。眼底血管造影对确定 CNV 的位置、估计视力预后及激光治疗有重要作用。

3)黄斑部视网膜劈裂(retinoschisis，RS)或近视眼中心凹劈裂(myopic foveochisis，MF)：是光学相干断层成像技术(optical coherence tomography，OCT)新近描述的一种视网膜病变。在 OCT 扫描图像中，近视眼中心凹劈裂可见劈裂腔内呈中低反射光带的桥柱状连接。劈裂可表现为多种形态，但大致可以归纳为 3 种类型：神经纤维层和内界膜(ILM)的内层劈裂、内颗粒层和内丛状层的中层劈裂、外颗粒层和外丛状层的外层劈裂。3 种形态在近视眼中心凹劈裂中可以并存，但以外层劈裂多见。中心凹脱离(foveal detachment，FD)和黄斑裂孔(macular hole，MH)常与 RS 相伴，但三者之间的因果关系尚未明确。运用 OCT 则发现从 RS 逐渐演变为 FD 经历 4 个阶段，即先出现外层视网膜局限性不规则的增厚；随后外板层孔出现在视网膜增厚处并发生小的 RD；随着外板层孔上方的柱样结构的水平向分离，外板层孔在垂直方向逐渐扩大；最后外层视网膜的上界不断升高，并与视网膜劈裂层相接，使得 RD 范围扩大。IS/OS 层受损是近视眼中心凹劈裂中较特征性表现，可能是影响患者预后的重要原因。

4)黄斑前膜或黄斑裂孔：OCT 可显示黄斑前膜位置、状态，黄斑裂孔横截面的各层组织结构，可直观地观察裂孔形态，测量裂孔直径。

6. 青光眼　由于高度近视与青光眼同属胶原组织疾病，有学者认为高度近视是一种特殊类型的先天性青光眼。高度近视眼中青光眼的患病率高(14%～17%)，常无明显症状，青光眼病理凹陷不明显，C 值(房水流畅系数)和房水流量较低，P_0/C(压畅比)较高，眼内压仅轻度升高。但是 C/D 高于正常；盲点出现早，生理盲点较正常眼大；皮质类固醇诱发试验阳性率较高。

7. 斜视与弱视　高度近视常引发眼位异常及屈光不正性弱视。

【门诊资料分析】

1. 裂隙灯、眼底镜检查　常规检查眼前节、玻璃体及视网膜，可发现高度近视的特征性眼底变化。

2. 超声波检查 观察眼轴长度及有无玻璃体混浊、视网膜脱离和后巩膜葡萄肿等。眼轴异常延长是高度近视眼导致 RPE、视网膜和脉络膜变性萎缩而出现视力障碍的首要原因。

【继续检查项目】

1. 三面镜、视网膜镜检查 与检眼镜结合进一步检查玻璃体与视网膜，对于可疑眼底改变的患者尤应仔细检查。

2. 眼底血管造影 FFA 结合 ICGA 有助于判断高度近视是否伴有玻璃膜破裂、色素上皮损害、脉络膜视网膜血管的结构异常和 CNV 的诊断与定位等。

3. OCT 检查 OCT 是高度近视眼的良好检测手段，可以观察到随屈光度的增高，眼轴的增长，视网膜神经上皮层厚度逐渐变薄，以及高度近视易发生的后巩膜葡萄肿、视网膜劈裂、黄斑裂孔。所以，高度近视患者应定期复查 OCT，检查黄斑情况，及早发现并处理黄斑病变。

4. 房角镜检查 检查房角结构有无异常。高度近视常可以有房角的发育不全，导致房水流出易度的下降。

5. UBM 检查 着重观察前房、后房及虹膜、晶状体有无异常。

【诊断】

根据屈光度和其特征性眼底表现，本病一般不难诊断，诊断标准见表 10-1。

表 10-1 病理性近视诊断标准(日本)

年龄	屈光度	矫正视力
＜5 岁	＞－4.0D	＜0.4
6－8 岁	＞－6.0D	＜0.6
＞9 岁	＞－8.0D	＜0.6

【临床类型】

1. 临床分类

(1)按发病年龄分类

1)先天性：生后第一年内表现出近视。

2)早期获得性近视：出生一年以后表现出近视。

3)学龄期获得性近视：分低年级，高年级(≥12 岁)。

(2)按时期状态分类

1)稳定期：近视稳定≥2 年。

2)慢进展期：屈光度每年增长＜－1D。

3)快进展期：屈光度每年增加≥－1D。

(3)按临床表现分类

1)无并发症。

2)有并发症。视网膜脉络膜病变:乳头周围型、中心型、周边型;玻璃体型;出血型;混合型。

(4)按进展时期分类

1)初期:近视弧<1/2PD;眼球直径正常或大于同年龄正常值2mm以内。

2)进展期:近视弧1PD;黄斑区色素斑,眼底色素脱失;眼球直径超过正常值3～4mm。

3)极期:近视弧1.5PD或>2PD;后部葡萄肿,视盘色变白,眼底色素紊乱,萎缩灶;眼球径大于同年龄正常值4mm。

(5)按矫正视力降低程度分类

1)Ⅰ期:矫正视力>0.5。

2)Ⅱ期:矫正视力>0.3。

3)Ⅲ期:矫正视力>0.1。

4)Ⅳ期:矫正视力<0.1。

2. 临床分级 Avila将高度近视眼底按轻重分为5级。

(1)M1:眼底正常或呈豹纹状。

(2)M2:豹纹状眼底,后巩膜葡萄肿。

(3)M3:豹纹状眼底,后巩膜葡萄肿,漆纹样裂纹。

(4)M4:出现局限性视网膜脉络膜萎缩斑和(或)Fuchs斑。

(5)M5:后极部眼底呈现广泛的地图样视网膜脉络膜萎缩斑。

【鉴别诊断】

1. 光感受器营养不良或夜盲性疾病 如果高度近视出现ERG或暗适应严重减退应考虑其他原因,可能不是由于近视所致。因为光感受器营养不良或夜盲性疾病往往也伴有近视。

2. 单纯性近视 近视力、矫正视力和其他视觉功能正常;近视屈光度逐渐加深,但非进行性增长,多为低度,止于中度;眼结构仅有眼轴延长或弧形斑等适应性改变,无明显眼底变性表现和并发症。

【治疗原则】

1. 提高远视力、降低屈光度。

2. 控制近视发展、积极预防和治疗并发症,维持或争取改善视功能。

3. 通过改变屈光状态(降低角膜屈光力、消除晶状体的异常作用及缩短眼轴长度等),阻止高度近视病变的发展,恢复眼的正常结构与功能。

【治疗方案】

1. 非手术治疗

(1)药物治疗:通过改善调节功能、增加巩膜力量及降低眼压等治疗,预防高度近视的病理损害。效果尚不肯定。

(2)光学矫正:配戴框架眼镜、角膜接触镜及渐进多焦点眼镜矫正高度近视。

1)眼镜:验光后配镜;出现戴镜不适应者,可采取间歇戴镜或减低度数法,或调整瞳距及镜片光学中心,减少三棱镜效应,以使戴镜者逐步适应。

2)角膜接触镜:存在眼前段(睑缘、结膜、角膜和泪器)急性或亚急性炎症、过敏体质和不良环境(如工作场所粉尘较多)下,不宜戴用;初次戴镜者,由于角膜新陈代谢突然发生改变或自身心理变化,出现异物感、流泪、畏光、眼球运动受限等,这是角膜接触镜适应过程中的反应。经检查眼部无器质性改变,多在数日至一周后症状缓解或消失。

角膜接触镜的主要并发症:a. 巨乳头性结膜炎,由于镜片及沉积物对结膜的机械刺激,结膜可发生类似春季卡他性结膜炎样症状,睑结膜充血、增殖肥厚、穹隆部乳头增生等。处理:局部点用色甘酸钠眼液。b. 角膜上皮点状剥脱。c. 角膜新生血管,其发生和严重程度与戴镜时间有关。停戴后新生血管可迅速消退,而进入角膜中央基质的新生血管的管壁则永远存在,严重会致角膜基质深层混浊。d. 角膜敏感度降低,镜片致三叉神经终末器官受损,兴奋性降低。暂停戴镜,敏感性可迅速恢复。e. 角膜内皮变化,与过紧压迫角膜,镜片透氧性差及长时间戴镜致乳酸蓄积、角膜 pH 改变有关。表现为内皮细胞空泡形成、水肿、大小与形态不规则改变等。预防与处理:定期检查,如发现异常应停止戴镜或更换新镜片。f. 感染性角膜炎,是接触镜最严重的并发症。常见致病菌有铜绿假单胞菌(75%)、葡萄球菌、肺炎球菌及溶血性链球菌等,真菌所致者较为少见。近来报道棘阿米巴、病毒亦可致角膜溃疡。处理:一旦发现角膜感染,应立即停止戴镜,从角膜病灶取材涂片和培养,同时以广谱抗生素治疗。g. 急性镜片过紧综合征、急性角膜缺氧综合征、急性延长戴镜综合征,三种综合征均因急性或亚急性缺氧、进行性局部缺血所致。临床表现为骤然眼痛、视力下降、角膜缘血管贫血环及角膜水肿,中央区角膜上皮剥离,严重者有虹膜炎或前房积脓。处理:立即停止戴镜,应用抗生素点眼。h. 光学改变,如长期戴镜可出现残余散光、近点远移、眩光等。i. 过敏反应等。

3)望远镜式助视眼镜:极高度近视伴有黄斑病变者,可借助此类助视镜阅读或从事近距离工作。

(3)其他疗法:如眼功能训练法、物理疗法(激光、磁疗、超声波等)、中医中药疗法、生物行为疗法、微量元素(锌、硒、铬)疗法、饮食疗法和支持康复疗法等,均用于治疗近视,但是效果说法不一,难做结论。

2. 术前准备

(1)角膜屈光手术

1)向患者详细说明手术目的、简单的手术原理、手术过程、术后可能出现的情况等,患者在手术同意书上签字。

2)完成下列术前检查:远、近视力;散瞳验光和矫正视力(注意镜片到角膜顶点的距离,验光所用镜片应经过校对,保证误差在允许范围内);角膜地形图、角膜曲率;眼压;泪液分泌试验和泪膜破裂时间,尤其长期戴隐形眼镜或主诉眼干者;超声角膜厚度;散瞳检查眼底,排除进展性视网膜疾病,如糖尿病视网膜病变、近视性视网膜变性、视网膜裂孔等。

3)有条件者还应做下列检查:对比敏感度;角膜内皮照相;角膜知觉;高度近视考虑做荧光眼底血管造影。

4)停戴角膜接触镜2周以上,硬性角膜接触镜停戴4周以上。

(2)有晶状体眼人工晶体植入术(ICL)

1)裸眼视力(uncorrected distance visual acuities,UDVA)、显然验光和矫正视力(corrected distance visual acuities,CDVA)。

2)裂隙灯显微镜检查。

3)三面镜和前房角镜检查、测眼压、眼轴长度、角膜厚度检查、ACD、ECD、角膜曲率、水平白-白距离、明暗环境下瞳孔直径。

4)术前行周边虹膜YAG激光造孔;视网膜变性区也应行激光光凝处理。

3. *手术治疗*

(1)角膜屈光性手术

1)年龄>20周岁(特殊情况下可适当放宽到18周岁)。

2)屈光度稳定2年以上(每年变化±0.5D以内)。

3)矫正视力0.5以上。

4)准分子激光屈光性角膜切削术(PRK):中、低度近视;准分子激光原位角膜磨镶术(LASIK):−12D~+3D;机械法准分子激光上皮瓣下角膜磨镶术(EPI-LASIK)、准分子激光前弹力层下角膜磨镶术(SBK)和准分子激光上皮下角膜磨镶术(LASEK):中、低度和高度近视,尤其SBK和EPI-LASIK为高度近视角膜相对较薄的患者赢得了手术矫正机会。

5)排除下列疾病:a. 全身结缔组织病及严重自身免疫性疾病,如系统性红斑狼疮、类风湿关节炎、多发性硬化和糖尿病等。曾患过单纯疱疹性角膜炎者原则上不予手术,如果对本病可疑,应做单纯疱疹病毒实验室诊断。b. 严重的眼附属器病变,如眼睑缺损、变形、睑缘炎、兔眼、慢性泪囊炎等。c. 眼干燥症、圆锥角膜、角膜内皮变性。d. 青光眼、虹膜炎、严重的视网膜病变(如PDR)。e. 屈光间质明显混浊,如白内障、玻璃体积血等。f. 突眼症。g. 瘢痕体质。

6)角膜中心厚度在500μm以上。

7)同一眼的PRK再次手术必须距上次手术6个月以上;同一眼的LASIK再次手术必须距上次手术3个月以上。

8)角膜屈光性手术2年以上欠矫者。

9)心理状况不稳定,要求极高者,据情缓停手术。

(2)巩膜屈光性手术:巩膜加固术是在近视眼患者的后段巩膜植入生物(同种异体巩膜、自体阔筋膜等)或非生物材料,用以增加变性近视和巩膜后葡萄肿患者的巩膜抗力,以期阻止或缓解近视发展的手术。临床上,适用于近视度数在−8.00D~−10.00D以上,且每年进展至少0.50~2.00D以上的进展性近视患者。对于−8.00D以下的中、低度近视且无严重后巩膜葡萄肿和青光眼者,既往有视网膜脱离和眼部慢性炎症病史者,一般不宜选择该手术。

(3)晶状体屈光性手术:包括透明晶状体摘除(单纯摘除或摘除+IOL植入)和有晶状体人工晶体(ICL)植入术。ICL主要应用于:不愿或不适合佩戴眼镜或角膜接触镜,或矫正视力不满意;年龄18-45岁;屈光度数>-6.00D,且近视度数增加≤0.50D/年,术前最佳矫正视力较裸眼视力提高3行以上,角膜无异常、内皮细胞计数>2500/mm²;房角结构、眼压正常;前房深度≥2.8mm;散瞳三面镜检查眼底无周边视网膜变性、裂孔、视网膜脱离及青光眼性视盘改变等;无严重全身性疾病,尤其是消化性溃疡和糖尿病。具备合理的摘镜愿望、理解手术风险,积极配合手术。

4. 高度近视并发症的治疗

(1)近视眼中心凹劈裂:治疗关键在于手术时机的选择。对于静止性、无主观症状者,大多主张以密切随访观察为主;对存在牵引因素、进行性发展、有主观症状的患者,手术治疗应及时,否则病程越长手术效果越差。以往针对此病的手术是将玻璃体切除联合后皮质剥除再行长效气体填充,但发现玻璃体切割术后3年病情仍可再次复发,原因在于存留的ILM仍然对后极部产生牵引,因此主张手术中应同时将ILM剥除。但手术后可能会继发黄斑裂孔,其原因可能为后巩膜葡萄肿的存在导致回贴的视网膜面积相对不足,横向牵拉导致裂孔的形成。有学者认为,仅有视网膜劈裂患者手术可能并无益处,以观察为主,待出现中心凹脱离后应立即手术,避免发展成为黄斑裂孔。

(2)其他并发症:青光眼、白内障、玻璃体混浊、视网膜病变,如视网膜脱离、CNV等治疗见相关章节。

5. 其他矫正方法　角膜内镜片术、基质内角膜环植入术、凝胶注射可调式角膜成形术及激光角膜热成形术等,有试用于矫正近视的报道。

【术后处理】

1. 一般处理与随访

(1)告之患者勿用力挤眼或揉眼,以免角膜瓣移位。

(2)局部应用皮质类固醇眼液(建议使用fluorometholone)。LASIK术后持续2~4周;PRK术后持续3~4个月,且逐渐减少用药次数,即第1个月每日4次,第2个月每日3次,第3个月每日2次,第4个月每日1次。

(3)局部应用抗生素1周,每日4次。

(4)术后第1~3日,主要观察术后角膜恢复的情况,包括角膜上皮修复情况、角膜瓣的位置、层间情况、基质有无水肿、后弹力层有无皱褶和初期视力恢复情况。

(5)术后1周、2周、1个月、2个月、3个月、6个月和1年应进行复查,每次检查必须包括下列项目,并做完整记录:①症状,包括眩光、虹视等;②裸眼视力;③屈光度及矫正视力;④裂隙灯检查,角膜上皮情况(荧光素染色)、角膜上皮下雾状混浊(haze)分级等;⑤眼压;⑥角膜地形图;⑦超声角膜厚度;⑧眼底检查等。

2. 并发症处理

(1)PRK手术并发症与处理

1)术后疼痛:手术切削了角膜中央区前弹力层与部分浅层基质,使上皮下神经末梢裸露，加上术后发生的损伤愈合反应使疼痛加剧。疼痛分为4级：0级，无疼痛；0.5级，轻度疼痛；1级，中等度疼痛；2级，严重疼痛。处理：口服镇静、镇痛药物，局部点用0.1%双氯芬酸眼液及其他非甾体消炎药(NSAIDs)。

2)异常上皮愈合：一般术后3～5d上皮完全愈合，但一些患者因年龄偏大或患有消耗性疾病发生上皮延缓愈合，易引发角膜感染和角膜崩解等并发症。处理：术后常规配戴角膜接触镜及角膜盾有助于上皮修复。复发性角膜上皮糜烂者，可用PTK治疗。

3)角膜上皮下雾状混浊(haze)：PRK最常见并发症，是指角膜切削区上皮和基质交界面下的混浊。可因切削后的角膜基质排列不均匀造成光线散射而使角膜透明度下降。临床发现，角膜上皮下雾状混浊与切削过深、切削区直径过小以及切缘不整齐有关。美国FDA将Haze分为6个等级。0级：角膜完全透明；0.5级：裂隙灯下用斜照法才能发现轻微点状混浊；1级：裂隙灯下容易发现的少许混浊，不影响观察虹膜纹理；2级：角膜混浊，轻度影响观察虹膜纹理；3级：角膜明显混浊，中度影响观察虹膜纹理；4级：角膜白斑，不能窥见虹膜纹理。处理：常规使用皮质类固醇激素。严重的haze可行准分子激光角膜病变切削术(PTK)，效果良好。

4)角膜敏感性下降：因角膜基质层组织破坏，影响睫状神经的生长与代谢，导致角膜知觉减退、泪液分泌减少，角膜伤口延迟愈合并可引发角膜感染。常为一过性，90%患者术后3个月内角膜知觉恢复正常。处理：术后常规使用广谱抗生素预防感染。

5)角膜感染：主要是铜绿假单胞菌、葡萄球菌感染；此外，单纯疱疹病毒、棘阿米巴亦可造成角膜感染。预防与处理：严格无菌操作、术后常规使用抗生素。

6)不规则散光：由于切削区偏中心或切削不均匀所致。

7)眩光：光线从切削区以外的角膜组织进入眼底，使近视模糊的散焦光环与通过中央角膜在黄斑区形成的清晰物像重叠产生眩光。预防与处理：避免切削直径过小(一般控制角膜切削直径在6mm)，同时缩小切削区边界的陡度。

8)激素性高眼压：术后使用的皮层类固醇激素使眼压升高，若眼压高于30mmHg，则应减少激素用量，加用0.25%噻吗洛尔眼液每日2次。

9)屈光过矫、回退：切削后发生的损伤愈合反应以及切削前近视度数过高可影响术后屈光状态的稳定。预防：严格手术适应证、术后合理使用皮质类固醇激素。

10)残余中央岛：指激光屈光角膜手术后，角膜地形图中央区出现＞1mm、角膜屈光力大于邻近组织1D以上的岛屿状区域。部分患者主诉视物模糊、重影、眩光、最佳矫正视力下降等。根据岛的高度和直径分为：A级，高度＜3.0D；B级，高度＞3.0D，直径＜3mm；C级，高度＞3.0D，直径＞3mm。处理：无须特殊处理，约在术后6个月症状减轻或消失。对于严重影响视力者，经患者同意后可再次手术切除中央圆形陡区。

11)其他：异物感、干涩及视疲劳等。

(2)LASIK手术并发症与处理

1)术中并发症及其处理：研究表明，LASIK术中并发症多与角膜瓣的制作有关。理想的角膜瓣应为：厚度130～160μm，直径7.0～10.0mm，蒂宽约30弧度，切削面光滑整洁。常见的角膜瓣异常有以下类型。

角膜瓣形成不全:与术者操作不当、患者眼球随意转动有关。处理:根据角膜瓣下暴露区与切削直径的大小做相应处理。若暴露区超过切削区,手术继续进行;若小于切削区,则视情况而定,可选择将切削区直径缩小或将角膜瓣复位,1~3 个月后再行手术。

游离角膜瓣:因角膜 K 值较小、未安装止刀器或错误选择负压吸引环导致角膜瓣游离。处理:术前应仔细测量角膜有关数据,正确选用恰当的负压环,若角膜瓣小于切削区直径,应立即停止手术。

角膜瓣位置偏移:往往因患者眼球移动所致。处理:若发现负压环位置改变,应重新吸引。

角膜瓣过薄:过薄角膜瓣(厚度<100μm)极不利于手术。如:术中掀开角膜瓣困难、术后难以复位、即便复位后易出现皱褶、重者出现混浊等。处理:将角膜瓣复位,3 个月后再行手术。若角膜瓣小、薄且不规则,可行经上皮切削的 PRK 效果可能会更好。

角膜穿通:最严重的并发症,多因控制切削厚度的刀头脚板调整或安装有误。处理:立即停止手术,缝合角膜,若伴有其他眼球损伤一并做出相应处理。

角膜瓣层间异物:空气、结膜囊、术中使用耗品和器械中的异物滞留角膜层间。处理:彻底冲洗。

角膜瓣复位不良:由于角膜瓣蒂窄,复位时发生瓣扭转或角膜瓣下液体未完全排除所致。处理:术毕应将角膜瓣下液体吸干、再行复位。

其他:如角膜上皮脱落、角膜血管翳出血等。

2)术后并发症与处理

角膜瓣丢失:术者操作不当所致。预防与处理:术中应认真复位角膜瓣,特别是游离角膜瓣更应妥善处理。若发生角膜瓣丢失,找到后将角膜瓣在抗生素眼液浸泡后,以 10-0 尼龙线缝合,若未能找及则应仔细观察,若发生明显雾状混浊,可行 PRK 手术,严重者可行板层角膜移植术。

角膜瓣混浊:若角膜瓣过薄应停止手术,术中尤不应切削角膜蒂部。

角膜瓣溶解:进行性角膜上皮内生并伴有薄角膜瓣时易发生角膜瓣溶解。预防与处理:彻底清除内生角膜上皮、术后使用接触镜、严重者可去除角膜瓣或行板层角膜移植术。

继发性角膜膨隆:多见于圆锥角膜体质、角膜薄、屈光度数深者。预防与处理:保留角膜厚度不应少于 400μm,切削深度+瓣厚>1/2 原角膜厚度、角膜床最好应>250μm。若发生角膜膨隆,应仔细观察。严重者可按圆锥角膜处理,如配戴硬性角膜接触镜、角膜移植等。

医源性眼干燥症:眼表破坏,导致眼干燥症。处理:点用人工泪液。

其他:与 PRK 手术相似,如角膜感染、角膜上皮生长不良、角膜上皮内生及光学改变等。

(3)屈光性巩膜手术(巩膜加固术)并发症与处理

1)损伤涡状静脉:重在预防,尽量在显微镜下直视完成手术;分离寻找斜肌和放置加固材料时,应避开涡状静脉。

2)巩膜穿破:破口较小者,可直接缝合后局部做冷凝或电凝处理,继续手术。破口较大伴有玻璃体溢出,除上述处理外,应行外加压术,停止巩膜加固手术,密切观察有无视网膜脱离发生。

3)复视或眼球运动障碍:多于术后2～3d自行消失。若术后2～3周仍不消失,应打开结膜切口探查松解牵拉、粘连或压迫。

4)玻璃体积血:加固材料切忌过紧,以免造成睫状后血管血行受阻;缝合固定材料,注意缝针进入巩膜的深度;治疗见玻璃体积血。

5)视网膜脱离:术中避免对眼外肌的过度牵拉;治疗见视网膜脱离。

6)加固材料脱出:打开结膜和筋膜,重新放置。

7)细菌感染:严格无菌操作;加固材料妥善处理与保存。全身足量应用广谱抗生素;必要时开放引流。

8)其他:睑球粘连、球筋膜炎等。

(4)屈光性晶状体手术并发症与处理

1)白内障:术后白内障的发生是主要关注问题。术前精确测量选择合适的ICL长度,保证ICL与自身晶状体之间距离为1～1.5角膜厚度(corneal thickness,CT)对避免白内障的发生非常关键。

2)青光眼:ICL术后发生早期急性青光眼大多数是由瞳孔阻滞引起的。由于后房的空间非常小,瞳孔阻滞较易发生,所以患者术前行周边虹膜YAG激光造孔,可以保证前后房的有效沟通,预防房水的循环障碍,有效地防止发生急性瞳孔阻滞性青光眼。另外一些是由于术中黏弹剂的残留,有的则由于术后应用了含激素眼药水。

3)视网膜脱离:发生率(5%～7%)高于白内障摘除术后(2%)。透明晶状体摘除术后视网膜脱离较一般无晶状体眼更容易发生PVR。处理:见视网膜脱离。

4)其他:如角膜内皮受损、葡萄膜炎、ICL位置异常等处理参见年龄相关性白内障。

【住院小结】

1. *疗效*　对大多数患者来说,后巩膜缩短术包括屈光性角膜手术、屈光性晶状体手术等近视眼治疗均非病因治疗(不能缓解和阻止近视的病理过程),仅属对症治疗(降低近视度数),而且多为不可逆创伤(如角膜一经手术即进入永久的病理状态),术后视功能恢复并不完善,甚至有可能影响原有的视功能,如夜视力、暗适应、正常对比觉、调节与集合等。疗效完全取决于患者有无近视性病理改变或并发症。

2. 出院医嘱

(1)因激光角膜屈光性手术后并发症住院治疗者,按角膜屈光性手术后处理要求继续用药和门诊随访。

(2)屈光性晶状体手术后,按白内障人工晶体术后处理原则用药和门诊随访。

(3)后巩膜加固术后继续局部应用抗生素和皮质类固醇激素,定期门诊随访。

(4)注意用眼卫生,减少视力负荷;改善视觉环境,避免重体力劳动和剧烈运动;注意营养、适当锻炼、加强全身健康。

（刘　虎　朱承华）

第二节　斜　视

一、概　述

在正常双眼注视状态下,被注视的物体会同时在双眼的视网膜黄斑中心凹成像。如果大脑皮质中枢管制失调,眼外肌(extraocular muscles,EOMs)力量不平衡,双眼注视同一目标时,其中一眼的视轴表现不同程度的偏斜现象,称为斜视(strabismus)。

【病史询问要点】

1. 家族史　家族中有无斜视和弱视患者。

2. 发病诱因　有无头面部和眼部外伤、手术史;有无高热、炎症、高血压、血液病和糖尿病等病史。有无窒息、难产史。

3. 发病年龄　斜视发病越早,恢复双眼视觉的预后越差。双眼视觉发育的敏感期在6岁之前,因此,了解斜视起病时的年龄对诊疗及预后的判断均有重要参考意义。

4. 发病情况　是逐渐发生、忽然发生,还是间歇性的;偏斜是交替性还是稳定性的。

5. 斜视位置　在什么注视眼位偏斜量最大,及其发展和变化情况。

6. 斜视的变化　如看远看近或看上看下时斜视程度有无不同,注意力集中与涣散时斜视度有无变化;何时由间歇性斜视转为恒定性斜视,是双眼交替斜视还是一眼恒定斜视;裸眼时的斜视度与戴镜斜视度是否一样等。

7. 治疗情况　是否配戴过眼镜。配镜前是否经过散瞳验光,是否为全矫眼镜,能否坚持戴镜;做过哪些弱视治疗,特别注意询问治疗能否坚持;治疗前后眼位及视力有何变化。

8. 伴随症状　有无复视、恶心、呕吐,有无畏光、视力下降,急性共同性内斜视及麻痹性斜视患者因有复视,单眼视力可好于双眼视力。

【体格检查要点】

1. 颜面是否对称。

2. 睑裂大小及是否对称。要注意单、双眼注视时,向各方向注视时睑裂宽度有无变化及变化的程度和一致性,Bell现象是否存在等。

3. 有无内眦赘皮造成的假性斜视。

4. 眼位偏斜的方向和程度。

5. 眼球运动是否正常,有无代偿头位等。

6. 屈光间质包括角膜、晶状体和玻璃体是否透明,是否存在造成遮盖性弱视或知觉(废用)性外斜的原因。

7. 眼底：注意有无器质性病变；黄斑中心凹注视性质；视盘与中心凹的相对位置：若中央凹下移，提示眼球可能有外旋改变；若中央凹上移，提示眼球可能有内旋改变。

8. 视力：①包括单（双）眼视力、远（近）视力、裸眼（矫正）视力、正位（其他诊断位、代偿头位）视力等。②代偿头位或有眼球震颤者要检查双眼视力时，先测正位视力，再测代偿头位时的视力。有多个代偿头位，其视力应分别测量。③婴幼儿视力：观察有无追光反应或头部有无追随眼前移动目标时的跟随运动。做厌恶遮盖试验，即用遮眼板分别遮盖小儿一眼，当遮盖其视力好的眼时，幼儿会表现用手推开遮盖物、烦躁或哭闹；若双眼视力接近则厌恶不明显。有条件用视动性眼震仪（OKN）、优先注视法（PL）或选择性观看法（FCPL）判定视力。18 个月至 3 岁以下儿童可用点视力表判断视力。④对婴幼儿来说，了解双眼视力有无差别比了解单眼视力更重要。对于婴幼儿斜视者，最简单的方法是观察患儿能否用斜视眼注视，能否交替注视。能交替注视者，提示双眼视力相等或相近。⑤对学龄前儿童和学龄儿童，可以检测形象视力表、E 视力表，必要时检查对比敏感度和视觉诱发电位（VEP）。⑥尽量使用成排的字母来检查。因为弱视患者有“拥挤现象”或“分开困难”，对单个字母识别能力高于排列成行的字母。

【门诊资料分析】

1. *屈光状态* 对视力达不到正常水平或有斜视的患儿，必须在睫状肌充分麻痹后进行屈光检查：①7 岁以下儿童及初次就诊的 8－14 岁的斜视患儿因调节储备力量最强，须用 1%阿托品眼膏，国外多用环戊通（盐酸环喷托酯）作为儿童检影验光的一线睫状肌麻痹药；②8－14 岁的儿童或有斜视的复诊患儿可用 2%后马托品眼膏或滴眼液；③15 岁以上青少年可用快速散瞳药，如复方托吡卡胺；④成年斜视患者最好也能小瞳孔状态下常规进行屈光检查。但要具体根据患眼情况正确选择方法，如对复诊的有调节因素的内斜视患者，有条件者最好仍用 1%阿托品眼膏散瞳验光。

2. *黄斑中心凹注视性质* 嘱患者注视检眼镜上同心圆观测镜中央的黑星，根据黑星落在眼底的位置判断其注视性质。①中心注视：黑星落在黄斑中心凹稳定不变。②相对中心注视：黑星落在黄斑中心凹，在 3°范围内有轻微游动。③中心凹旁注视：黑星落在黄斑中心凹旁 3°～5°视网膜上。④黄斑旁注视：黑星落在黄斑中心凹 5°以外的视网膜上。⑤周边注视：黑星落在黄斑中心凹 10°之外的视网膜上。⑥游走注视：黑星在视网膜上游动不定。

3. *斜视定性检查*

(1)角膜映光法（Hirschberg test）：嘱患者注视正前方 33cm 或 5m 处的点光源，观察角膜上反光点的位置，判断有无斜视。如果双眼角膜反光点位于瞳孔中央则为正位。若一眼角膜反光点偏鼻侧则为外斜，反光点偏颞侧为内斜，反光点偏上方为下斜，偏下方为上斜。本法缺点：①不能查出旋转性斜视。②不精确，低于 7°的斜视可能被忽略。③有较大 Kappa 角（瞳孔中心线与视轴之间的夹角）时易产生错误判断。通常 Kappa 角很小，临床上可以忽略。当正 Kappa 角（角膜反光点偏于鼻侧者）＞10°时，外观可给人以外斜的感觉；负 Kappa 角（角膜反光点偏于颞侧者）外观上给人以内斜的感觉。④大瞳孔时不容易准确判断斜视度。

(2)交替遮盖试验:用于判定斜视的性质。嘱受检者注视试标,交替遮盖双眼,观察去遮盖眼的运动方向。若未遮盖眼从内向正运动则为内斜,从外向正运动则为外斜,从上向正运动为上斜,从下向正运动为下斜。健眼注视目标,斜视眼的偏斜度称为第一斜视角;而斜视眼注视目标,健眼的偏斜度称为第二斜视角。

(3)遮盖去遮盖试验:必须在患者戴镜和不戴镜的情况下分别测定注视 33cm 和 6m 试标时的眼位,一般在交替遮盖试验后接着做此项检查。嘱受检者一眼注视试标,遮盖另一眼片刻后去除遮盖,观察去遮盖眼的情况。若去遮盖眼表现为偏斜且停在偏斜位上则为显斜视;若偏斜一段时间后又可回到正位则为间歇性斜视(此时称控制正位);若偏斜眼在去遮盖后立即回到正位为隐斜视。

(4)马氏杆(Maddox rod)试验:检查在暗室中进行,分别设置 33cm 和 6m 的小灯为注视目标,一眼前置马氏杆,所见物像为一亮线,另一眼注视小灯,若亮线恰好通过所见光点,则为正位眼,否则有隐斜或斜视。将马氏杆水平放于右眼时,如光亮线在灯光右侧表示存在内斜或内隐斜,若亮线在灯光左侧则表示存在外斜或外隐斜。根据亮线和灯光的上下关系还可判别是上隐斜、正位或下隐斜。本试验的前提条件是受检者需具备双眼同时注视的能力(双眼单视的第一级功能),且为正常视网膜对应。

(5)眼外肌麻痹的判定

1)复视检查(红玻璃片法):右眼前置红玻璃片,双眼注视眼前 0.5m 或 1m 光源,按下列步骤判断麻痹眼外肌:a. 是否有复像,是水平复像还是垂直复像,是同侧复像还是交叉复像,并记录复像的距离。b. 将光源分别置于正中、左中、右中、上、左上、右上、下、左下、右下)9 个眼位(最好在各注视方向 15°～20°检查),找出复像距离最大的角度,记住这一角度所代表的一组配偶肌,即右侧为右外直肌和左内直肌,左侧为左外直肌和右内直肌,右上角为右上直肌和左下斜肌,右下角为右下直肌和左上斜肌,左上角为左上直肌和右下斜肌,左下角为左下直肌和右上斜肌。c. 周边像属于何眼。d. 进行分析:两像距离最大的方向为麻痹肌的方向;周边像是属于麻痹肌的;眼外转时复像距离最大为直肌麻痹,眼内转时复像距离最大为斜肌麻痹。例如,一位主诉有复视的患者向上方注视时出现复视,表示上转肌(上直肌、下斜肌)麻痹。右眼所见影像在周边,表示右眼上转肌麻痹。眼内转时复像距离最大,表示斜肌麻痹。结论:右眼下斜肌麻痹。

2)Hess 屏检查:其原理是利用红绿互补及两眼黄斑具有共同的视觉方向来检查麻痹肌肉。检查时,患者距 Hess 屏 0.5m,双眼分别戴红、绿眼镜,手持绿色投射灯,当屏上的红色亮时,用绿灯去追踪,使两者重叠,将患者指认的位置描绘在纸上。然后调换红绿眼镜的位置,再以同法检查另一眼,最后分析结果。比正常图形内缩的部分,表示肌肉功能不足;比正常图形扩大的部分,表示肌肉功能亢进。

3)同视机检查:对有双眼视觉的患者最好用十字画片检查,无双眼视觉的患者利用同时知觉画片检查,检查方法同前(同视机检查斜视度)。结果分析:各方向斜视度相同,为共同性斜视,斜视度不同为麻痹性斜视。分析麻痹肌时,应先找出斜视度最大的方位,麻痹肌就是此方位代表的两条眼外肌中的一条。倘若只有水平斜视,则右转位时内斜由右外直肌麻痹所致,外斜由左内直肌麻痹所致;同理,左转位时内斜由左外直肌麻痹引起,外斜则由右内直肌麻痹所致。倘若有垂直斜视,则向上转时,麻痹肌为代表低位的眼外肌,向下转时,麻痹肌是代表高位的眼外肌。例如,斜视度最大的方位在右下,表现为$^{L}/_{R}8°$(左眼比右眼高 8°)。此方位代表的一组眼外肌是右下直肌、左上斜肌,因而可知代表高位眼的左上斜肌为麻痹肌。另外,要注意的是倘若外旋斜视度>10°,提示有双侧上斜肌麻痹的可能性。

4)歪头试验:一般用来鉴别上斜肌或对侧上直肌麻痹。方法是先以角膜映光法、三棱镜加遮盖法或三棱镜加马氏杆法检查记录患者头向低位眼倾斜时的垂直斜度,再以同样方法测定头向高位眼倾斜时的垂直斜度,比较两次的斜度。若后者高于前者 $4^{\triangle}\sim5^{\triangle}$,歪头试验(Bielschowsky 征)即为阳性,提示患者很可能存在上斜肌麻痹。棱镜度是测量偏斜量的单位,一棱镜度($^{\triangle}$)代表光线在 1m 距离偏斜 1cm。1 弧度约等于 $1.7^{\triangle}$。

5)牵拉试验:对麻痹性斜视患者,尤其有眼部外伤史的患者应做牵拉试验,了解斜视是由眼外肌麻痹引起的(主动牵拉试验),还是由限制性因素(如眼外肌挛缩、眼外肌嵌顿在眶壁的骨折处)影响眼外肌活动所致(被动牵拉试验)。检查目的在于:牵拉至正位时有无复视存在,若有复视,患者能否耐受;判断是肌肉麻痹还是机械性牵制因素或两者共存。麻痹肌是否完全无功能还是存在部分功能。检查注意点:局部麻醉下须取得患者的高度配合,以免出现假阳性结果,如检查鼻侧有无牵制因素,在被动牵拉眼球向颞侧时,必须令患者外转眼球;检查垂直肌时,必须让眼球处于"功能位",如上、下直肌必须是在眼球外转情况下检查,而上、下斜肌必须是在眼球内转状态下进行;仔细比较两侧,尤其是在牵制因素不明显时,须将眼球被动牵拉到最终位置,才有可能暴露矛盾。

4. 斜视定量检查

(1)角膜映光法:适用于有注视能力的人,检查方法同上。斜视量的估测:一般每毫米移位相当于 7°角。反射点位于瞳孔缘者约为 15°;位于角膜缘与瞳孔缘之间约为 30°;位于角膜缘者约为 45°。但是小于 5°~ 8°的偏斜不易察觉。由于点状光源位于 33cm,检查者又在此位置观察被检者,常使正位被检者呈现 10°左右外斜视的假象,应注意鉴别。

(2)三棱镜(Kirmsky's test)加遮盖试验:此法可去除双眼融合功能,又不必考虑 Kappa 角,因而结果较为精确可靠。检查方法:让患者分别注视 33cm 和 6m 处目标,三棱镜的尖端总是指向眼位的偏斜方向,边加三棱镜,边交替遮盖,直至消除眼球运动,此时所放置的三棱镜度数即为该眼的斜视度。裸眼与戴镜、眼球上下各转 25°时斜视度数的检查和判定与以上过程相同。检查意义在于:①比较远近斜视度数,可区分斜视的类型(如间歇性外斜视者,看近斜视度小于看远斜视度 $15^{\triangle}$ 者为外展过强型;看近斜视度大于看远斜视度 $15^{\triangle}$ 者为辐辏不足型);②比较裸眼和戴镜时的斜视度可判断斜视与调节之间的关系;③比较交替遮盖双眼后双眼的斜视度数的变化(第 1 斜视角和第 2 斜视角),可发现有无麻痹性斜视;④比较上下转 25°斜视度数可确定有无 A-V 综合征存在。检查注意点:①遮盖片交替放在每眼前数次,以便打破双眼联系引出最大的偏斜。②为了完全打破双眼视，必须迅速转换盖片，不让双眼有同时暴露的机会。③必须遮盖每眼足够长的时间(至少2s)，以达到完全阻断双眼反射。间歇性外斜有融合力，须遮盖患眼1h后，再用同样方法测量一次斜视角，而且须先查视近斜视角(避免集合)再查视远斜视角。

(3)视野弧法：被检者下颌固定在下颌托上，查视远的偏斜度时，使注视眼通过视野弧上的注视孔注视5m处的视标，检查者手持点光源在视野弧上移动，至角膜反光点位于被检眼瞳孔中央时，光源对应的视野弧刻度即为斜视度，然后交换注视眼，检查另一眼偏斜度。查视近偏斜度时，将下颌托置于视野弧中心，患者注视视野弧中心(相距眼33cm)视标，移动点光源至被检眼瞳孔中央，光源对应的刻度即为视近的偏斜度。

(4)三棱镜加马氏杆法：检查在暗室中进行，方法同马氏杆法。如将马氏杆横放在右眼前，线在灯的右侧(同侧)时表示有内斜，在左侧(交叉)时表示有外斜。置三棱镜于左眼，放置方向如前所述，逐渐加大三棱镜度数至灯线重叠，此时的三棱镜度即为斜视的度数。但是对于有异常视网膜对应的斜视，所测的结果只代表异常投射角，而不是真正的偏斜角。

(5)同视机检查法

1)主觉斜视角：将同时知觉画片(Ⅰ级画片)分别放入同视机的画片盒内，健眼镜筒置于“0”位置，然后让患者转动斜视眼镜筒，使两画片重合，如狮子进入笼子中央。若两张画片有高低，则调整镜筒上的高低旋钮，使两个画片重合；若十字画片有倾斜，则调节旋转旋钮，直至受检者看到两个十字完全重合。此时从同视机上读出的度数即为患者的主觉斜视角，可用三棱镜度或弧度表示。若一眼存在抑制，狮子进不了笼子，则观察狮子消失或交叉至笼子对侧的时刻，此时从同视机上读出的刻度即为交叉点或交叉范围，代表患者的主觉斜视角。若患者始终不能将狮子装进笼子，也不能交叉至笼子对侧，表示患者有较大抑制区，临床上习惯记录为“到处同侧复视”。

2)他觉斜视角：交替开闭每侧画片后的灯，移动镜筒，使其反光点位于角膜中央，直至两眼不动时，同视机上的读数为他觉斜视角。一眼检查完毕后，应以另一眼为注视眼重复上述检查(第1斜视角、第2斜视角)。疑有麻痹性斜视的患者，除记录正前方偏斜度外，应将注视眼镜筒分别推向左侧、右侧、左上方、左下方、右上方及右下方6个诊断眼位，镜筒向以上方向均推动15°刻度，嘱患者推动另一镜筒使画面重合，记录各方向的偏斜度。再调换注视眼检查。各方向偏斜度在3°以上者有阳性意义，斜视度大的注视眼为麻痹肌所在眼。此外，还应检查上下各转25°时的斜视角，以了解是否存在A-V综合征。

如果主观斜视角＝客观斜视角，异常角＝0则为正常网膜对应；若主观斜视角＝0，异常角＝客观斜视角，为和谐异常网膜对应；若主观斜视角＜客观斜视角，但＞0，则为不和谐异常视网膜对应。

【继续检查项目】

1. 眼球运动状态检查

(1)单眼运动检查：单眼运动检查的目的是了解某一条眼外肌最基本的功能状态

及代偿情况。检查时，遮盖一眼，观察另一眼的运动情况。正常眼球内转时，鼻侧瞳孔缘应达到上下泪点连线；外转时，颞侧角巩缘达外眦部；上转时，下方角巩缘平内外眦连线；下转时，上方角巩缘平内外眦连线。检查时，嘱受检者尽量追随视标向各个诊断眼位做最大限度的运动，注意眼外肌作用是否过强或不足。运动范围超过标志者为运动亢进，不能达到标志者为运动不足。

(2)双眼运动检查

1)双眼同向运动：是指双眼向同一方向运动。双眼同向运动检查比单眼运动检查更具临床意义。当某一条眼外肌力量减弱时，机体可通过增加发出神经冲动的方式以克服其肌力的不足，使得单眼运动时，眼球的运动仍有可能达到正常标志，从而造成漏诊。双眼同向运动检查观察的是一组配偶肌在各方向运动时的协调情况，即比较某一诊断眼位上两条配偶肌的运动强弱是否有差异，从而发现某一条眼外肌的相对肌力不足。检查时，可在各个诊断眼位上用角膜映光法比较双眼的光点位置，以判断配偶肌的强弱；也常在某诊断眼位上用交替遮盖法发现轻微斜视表现，进而判断眼外肌的肌力不足。例如，右眼外直肌轻微麻痹时，单眼运动时右眼外展运动仍能到位，当双眼右转位时，用交替遮盖法即可发现眼球运动的方向是从内向外(从鼻侧向颞侧)运动的，即有轻度内斜表现。眼球右转时的一组配偶肌是右外直肌、左内直肌，从而判断右转时的内斜视是右外直肌肌力不足所造成的。

2)双眼异向运动：是指双眼向相反方向的运动，包括辐辏、开散、上下分离和异向旋转运动，它代表双眼的融合能力，表示克服眼位偏斜的能力。融合范围小的患者易发生视疲劳、斜视等。临床上遇见最多的是水平融合的问题，常用检查方法有以下几种。a.近点测定：嘱被检者集中注意力注视眼前逐渐移近的视标，随着视标的移近，双眼做会聚运动，当观察到被检者一眼突然偏离视标时，视标距鼻根部的距离即为辐辏近点，正常值为6～10cm。＜6cm表示辐辏过强，＞10cm表示辐辏不足。b.三棱镜法：在两眼前分别加一对度数相同的三棱镜。测辐辏功能时，三棱镜摆放底向外；测开散功能时，三棱镜摆放底向内；测垂直融合功能时，三棱镜摆放一个底向上，一个底向下。嘱患者注视视标，逐渐增加三棱镜度数直至出现复像，即将一个视标看成两个视标为止。此时的三棱镜度数之和就是其融合范围。其中，辐辏范围称正向融合范围，开散范围称负向融合范围。c.同视机法：先在同视机两镜筒中放置一对Ⅰ级画片(如笼子和狮子)，移动一侧镜筒找到重合点(狮子进笼子)，在重合点位置换Ⅱ级画片(如卡车画片)。此时受检者看见的是一辆卡车。锁住镜筒臂、转动旋钮，使镜筒臂行等量的集合或分开运动，直至画片不再重合，受检者将原先的一辆卡车看成两辆卡车为止，此时同视机上的刻度即为融合范围。融合的正常值是：辐辏为25°～30°，开散为4°～6°，垂直分开为$2^{\triangle}$～$4^{\triangle}$。

2. *双眼视觉功能检查*　双眼视觉功能又称双眼单视或双眼视觉，是指大脑视觉中枢将来自两眼的视觉信息整理、综合，分析成为一个完整的有立体感知觉的过程。双眼单视是个完整的生理功能，为诊断和治疗的方便，临床上将其分为三级，即同时视、融合及立体视觉。

(1)同时视:同时视指两眼能同时看一个物体,即两眼对物像有同时接受的能力,但两物像不必完全重合。同时视是形成双眼视觉最基本的条件,常用以下方法检查。

1)同视机法:用Ⅰ级画片,方法与检查斜视角相同。结果可能出现以下几种情形,分别代表不同的视网膜对应情况。a.正常视网膜对应:有融合点,主觉斜角等于他觉斜角。b.试图正常视网膜对应:无融合点,但有交叉点(交叉范围),主觉斜角等于他觉斜角。c.和谐异常视网膜对应:有融合点,且融合点为0°,主觉斜角不等于他觉斜角。d.试图和谐异常视网膜对应:无融合点,交叉点在0°左右,主觉斜角等于他觉斜角。e.不和谐异常视网膜对应:有融合点,融合点在他觉斜角与0°之间,主觉斜角不等于他觉斜角。f.试图不和谐异常视网膜对应:无融合点,交叉点在他觉斜角与0°之间,主觉斜角不等于他觉斜角,异常角等于他觉斜角与主觉斜角之差。

2)障碍阅读试验:用压舌板或手指竖在双眼与书之间,正常者使用双眼阅读应该没有文字被遮住而顺利阅读,若有文字被遮挡,说明一眼有抑制,存在双眼同时视功能障碍。可通过被遮挡的文字来判定何为注视眼,何为抑制眼。

3)Worth四点试验:这是利用红绿互补原理粗略判断双眼视功能的一种检查方法。令患者戴红绿眼镜,右红左绿,同时注视前方四点,上方为红色,下方为白色,左右为绿色,33cm和6m距离分别检查。结果判断:同时见四点,有双眼单视;看见两红两绿,则右眼为主视眼;看见三绿一红,则左眼为主视眼;仅见两个红点,为左眼抑制;仅见三个绿点,为右眼抑制;看见5个点,三绿两红,说明患者有复视:若红点在右侧,则为内斜视,若红点在左侧,则为外斜视。必须注意:在检查幼儿时,由于其主视眼左右交替,常常会告诉你看见5个点,这时若让患儿画出来,则下方一点为半红半绿,事实上还是4个点。

本方法简单,易操作,很快就能判断出是否有双眼单视,何眼抑制,复视存在与否,以及复视是同侧性还是交叉性。缺点是方法比较粗糙,无法查出＜1.25°的抑制性暗点,所以即使有小的抑制性暗点存在,也可能显示"融合"。

4)Bagolini线状镜:由两片刻有细密条纹的镜片组成。条纹分别位于135°径线和45°径线上。由于细条纹的柱镜效应,患者通过镜片注视点光源,可见与细条纹径线相垂直的条状光带。将Bagolini镜片置于双眼前,右眼位于135°径线,左眼位于45°径线,令患者分别注视33cm和6m处的点光源,同时用遮盖法查眼位,让患者描述所见光线情况。若两条光带交叉于点光源上,遮盖眼球不动,说明有双眼同时视的功能,正常视网膜对应;如遮盖眼球时有眼球转动,即为调和的异常视网膜对应,有斜视。若只见135°和45°方向上的光带,说明一眼有抑制。多见于一眼偏斜伴有深度抑制者。若两光带垂直交叉,但某一光带有中断现象,说明该光带所对应的眼有抑制性暗点;从中央部中断者,说明仍有周边融合。若两光带分开,说明有复视存在,可能为内斜(不交叉复视)或外斜(交叉复视)。

5)红玻片法:假如患者有斜视而没有复视主诉,有可能有深度抑制,或者复视存在但患者忽略了在视野周边部分的可见的第2个物像。后一种情况,若在主视眼前加一片红玻璃,可引起患者注意到第2个物像的存在;若有深度抑制或异常网膜对应存在,只能见到红像。为区分深度抑制或异常网膜对应，可放一底向上的三棱镜在斜眼前将物像移出抑制区，异常网膜对应的白灯与红灯会上下分开，但无水平偏离，而深度抑制者，其两个像可左右分开。复像法也适用于测定6个注视方位的斜视角，以判定麻痹肌肉。

(2)融合：融合是指在具有双眼同时知觉基础上，能将落于两个视网膜对应点上的物像综合为一个完整印象的功能。融合包括知觉性融合反射和矫正性融合反射。

1)同视机法：可以检查矫正性融合反射范围。用两张相似又互补的画片插入同视机臂的画片夹中，如一张无尾巴的猫，但有蝴蝶，另一张为有尾巴的猫但无蝴蝶，蝴蝶及猫尾巴为控制点。调整同视机双臂向外至两像分开或丢失控制点，记录此时的度数，为外展范围，再向内转动同视机双臂，得出辐辏范围。从外展到辐辏的整个范围为融合范围。

2)三棱镜法：也能检查矫正性融合反射范围。嘱受检者注视33cm和5m处的目标，然后在眼前逐渐增加三棱镜度数，所能对抗的最大底向内及底向外三棱镜而不产生复视的度数，即为该距离的融合范围。底向外部分为正向融合，底向内部分为负向融合。

3)$4^{\triangle}$底向外三棱镜试验：检查1°～2°的抑制性暗点，用来判断是中心融合还是周边融合。小角度内斜，微小斜视的患者，可能有一个中央抑制性暗点(1°～2°)，很难查出，应用此方法可以查出。方法：令患者注视33cm处的点状光源，将一个底向外的三棱镜迅速放置于一眼前，观察两眼的反应，正常情况下，双眼应有二个动作，第一个动作是由于三棱镜的折射作用，使光点的物像偏离了中心凹，故被检查眼有一个轻微的内转动作，调整物像到中心凹。根据Hering氏法则，对侧眼做相同方向运动(轻度外转)，接着对侧眼可由外缓慢向内做一个融合运动，以便能维持双眼单视。若双眼有第一个同时运动而无第二个融合运动，说明对侧眼有黄斑抑制性暗点存在，因为在第一个运动后，光点的物像落在对侧眼的暗点内，故不引起融合运动。若放置三棱镜后，双眼均不动，则说明被检查眼本身有抑制性暗点，可接着查对侧眼，这时会有第一个运动而缺乏第二个融合运动。此方法简单，但对融合性集合不良的患者即使双眼融合功能正常，未用棱镜的眼也可能不出现特征性的双相运动。

4)融合储备力的测定：令患者注视试标，将一旋转三棱镜或一三棱镜条底向外置于一眼前，逐渐增加三棱镜度数直至患者出现双像，这时的度数为辐辏储备力。再将三棱镜底向内检查直至出现复视，这时的度数为外展储备力。再将三棱镜底向上或向下测得垂直储备力。正常融合储备力33cm时，集合$25^{\triangle}$～$35^{\triangle}$，分开为$16^{\triangle}$～$18^{\triangle}$。6m时，集合$25^{\triangle}$，分开为$4^{\triangle}$～$8^{\triangle}$，垂直融合储备力为$3^{\triangle}$～$4^{\triangle}$。在计算融合储备力时，还需注意患者有无内斜、内隐斜、外斜及外隐斜等，以便加减得出确切的结论。

(3)立体视觉：立体视觉是指具有深度感觉的高级视觉功能，对三维空间的各种物体有远近、高低、深浅和凹凸的感知能力。常用的检查方法有以下几种：

1)同视机法：先用同时知觉画片测出重合点，然后在同视机镜筒中换上一对立体视觉画片，即两张画面相同的画片，如果其中某些图案有水平偏移，根据水平偏移的大小产生不同的深度感。应用这种图片可检查患者有无立体视。用随机点立体图画片可以做定量检查。

2)颜氏随机点立体视觉检查图：在自然光线下，患者戴红绿眼镜看眼前的图案，根据病人的识别情况判定结果。每幅图均有既定的立体视觉锐度。

3)Titmus 偏振光立体图：在自然光线下，患者戴偏振光眼镜看距眼前 30～40cm 处的图案，有立体视觉者可见浮起来的小动物图形，根据患者的识别情况判定结果。每幅图均有既定的立体视觉锐度。

4)双铅笔试验：检查者将一支铅笔垂直置于患者面前，嘱患者手持另一支铅笔从上方用笔尖去碰检查者手中的铅笔尖，反复数次。此法可用于判定患者有 1000～3000s 粗略的立体视觉。

3. AC/A 值　AC/A 值指的是引起调节性辐辏的调节力与其所诱发的调节性辐辏的三棱镜度数的比值。正常平均值为 3～5，即一个屈光度的调节可以引起 $3^{\triangle}$～$5^{\triangle}$ 的辐辏。有屈光不正者应戴矫正眼镜检查。

(1)三棱镜法：嘱患者注视 5m(或 33cm)处视标(注意此视标不宜用灯光，而宜用精细视标以诱发调节)，有双眼视觉者用三棱镜加马氏杆法，无双眼视觉者用三棱镜加交替遮盖法查出斜视度后，在双眼前各加－3D 镜片刺激诱导调节，然后再用同法检测其斜视度。最后以 2 次斜视度之差除以 3，即得出每增加 1D 调节所引起的若干三棱镜度的辐辏。

(2)同视机法：在同视机两镜筒中放置一对 3°的同时知觉画片(如小旗子和小星星)后查斜视角。有双眼视觉者查主觉斜视角，无双眼视觉者查他觉斜视角。然后在双眼前各加－3D 镜片，再查一次斜视度，最后以 2 次斜视度之差除以 3，即得出每增加 1D 调节所引起的辐辏的三棱镜度数。

AC/A 值的测定，对水平斜视的诊断、治疗和手术设计具有重要意义。如对看近斜度大于看远斜度又无明显远视屈光异常的内斜视患者进行 AC/A 值检查，可以帮助诊断是否为非屈光性调节性内斜视；再如，内斜视患者若 AC/A 值高，内直肌后徙所矫正的斜视度可能较大；而 AC/A 值低的患者，内直肌的后徙应谨慎行之。

4. 代偿头位　又称眼科斜颈，是机体利用代偿固视反射，以头位的改变来代偿某一眼外肌的功能不足，尽可能地在一定的视野范围内保持双眼单视的一种异常姿势。对代偿头位的分析常常有助于对斜视性质或类型的判断。例如：成人右眼展神经麻痹时，右眼外转运动受限，双眼向右侧转动时，复像距离加大，而往左侧转动时则复像距离变小，甚至消失。因此，患者喜将面部向右转，视线向左；把左侧视野移向前方，以获得生活和工作视野内的双眼单视。代偿头位常有以下规律：①面部转向麻痹肌作用的方向。②上转肌麻痹时下颌上抬，下转肌麻痹时下颌内收。③头大多数时间向低位眼倾斜。④眼球震颤患者，视线转向休止眼位，而面部转向其相反的方向。⑤V 形外斜的患者常采用下颌上抬的代偿头位，目的是为了使用向下注视时外斜较轻的眼位视物。

5. 其他　头颅 CT 或磁共振检查，以明确是否存在颅内血管性病变、肿瘤等。

【诊断】

1. 双眼注视同一目标时，其中一眼的视轴表现不同程度的偏斜。

2. 根据斜视角在不同注视方向和更换注视眼后的变化、眼球运动状态检查、AC/A值、代偿头位、立体视觉和融合储备力等，可确定斜视的性质和量，了解视觉功能状态。

3. 超声波和影像学检查等有助于了解斜视尤其非共同性斜视的病因。

【临床类型】

1. 全国儿童弱视斜视防治学组第二次工作会议

(1)隐性斜视：潜隐性眼位偏斜。当融合功能被打断后，眼位才出现偏斜。隐性斜视根据眼位偏斜方向分为外隐斜、内隐斜、上隐斜和旋转隐斜。

(2)假性斜视：包括婴幼儿间歇性内斜视、内眦赘皮、瞳孔距离异常和大 Kappa 角。

(3)共同性斜视：为不能被融合反射控制的眼位偏斜。各注视方位，眼位偏斜方向和程度基本相同，第一斜视角等于第二斜视角，眼球运动正常。分为共同性内斜、共同性外斜和其他(周期性内斜视、间歇性外斜视合并调节性内斜视、微小度数斜视即单眼固视综合征)3 类。

(4)A-V 综合征：分为外斜 A 征、内斜 A 征、外斜 V 征和内斜 V 征。

(5)非共同性斜视：为支配眼外肌的神经核、神经或眼外肌本身病变所引起，其偏斜程度随眼位变化而变异，第一斜视角小于第二斜视角，眼球运动障碍。分为先天性和后天性麻痹性斜视两类。

(6)特殊类型斜视：包括垂直性分离性斜视(DVD)、Duane 眼球后退综合征、固定性斜视、Brown 上斜肌鞘综合征、眼外肌纤维化。

2. 斜视的分期　Arruga 按手术施行时机分成 6 个时期。

(1)很早期(6～18 个月)。

(2)早期(18 个月至诊断年龄)。

(3)即时的(在斜视发生后数日或数周内)。

(4)诊断年龄(3－4 岁)。

(5)视能矫正年龄(5－6 岁)。

(6)晚期(7 岁以上)。

【治疗原则】

矫正眼位偏斜，减轻症状，提高视力，建立或恢复双眼视功能和改善外观。

【治疗方案】

1. 非手术治疗

(1)矫正屈光不正：①对屈光性调节性内斜视的远视患儿应给予全矫配镜，即以散瞳检影验光的度数减去检影距离和生理性调节度数后剩下的全部屈光度数。若戴镜后斜视消失，为完全调节性内斜视，无须再手术治疗；若戴镜半年后仍有一定的斜视角，则此度数是非调节性的，需要手术矫正。②对非屈光性调节性内斜视患者(高AC/A值)，可试用双光眼镜治疗。③斜视度数达不到手术指征(水平斜视＜$15^{\triangle}$，垂直斜视＜$10^{\triangle}$)的患者和 6 岁以下的特发性眼球震颤患儿可配戴三棱镜。

(2)药物治疗:对后天性麻痹性斜视的患者,应先针对病因进行6个月至1年的非手术治疗,如控制血压、血糖等,同时给予神经营养药,能量合剂等,还需给予运动康复训练指导。对有拮抗肌痉挛倾向的患者,可试用肉毒杆菌毒素局部注射治疗。

(3)功能训练:①对有弱视的斜视患儿,尤其是双眼视力不平衡者(经视力表检查,显示双眼视力相差两行以上)必须先做弱视治疗。②对无明显碎骨片嵌顿的早期爆裂性眶壁骨折的患者,可试行手法被动牵拉治疗。

2. *术前准备* 在决定最适合的手术方案前,应再次进行全面的眼球知觉和运动状况的检查,根据患者具体情况,考虑手术种类和肌肉的缩短、截除量,而不是用一种常规方法对待各种类型斜视。术前须做三棱镜耐受试验或角膜缘牵引缝线试验,以估计术后是否会发生复视。术后可能发生融合无力性复视者,应视为手术禁忌。

3. *手术治疗*

(1)手术目的:恢复双眼单视与改善外观。手术前应充分、仔细检查两眼知觉与运动功能,正确判断,精确设计,减少并发症的发生。

(2)手术时机:斜视经非手术治疗后双眼视力平衡或弱视眼经充分治疗后视力提高无望下方可手术。

(3)手术起点:水平斜视$\geqslant 15^{\triangle}$,垂直斜视$\geqslant 10^{\triangle}$。若下斜肌亢进明显,有代偿头位,即便垂直斜视小于$10^{\triangle}$,亦可做下斜肌减弱术。

(4)手术指征

1)凡具备下列条件,可以考虑早期手术:斜视角恒定;非调节性斜视;先天性斜视;双眼视力良好;异常视网膜对应;斜视角大;无全身麻醉禁忌证和药物过敏史。

2)有以下几种情况者,最好待相应时机成熟后再施行手术:间歇性斜视;调节性斜视;后天性斜视;单眼或双眼弱视;正常视网膜对应;小度数斜视等。

(5)手术注意点

1)手术应使患者术后在最大范围内达到双眼运动协调,以利恢复或建立正常双眼视。对于术前双眼运动协调者,不应破坏原有的平衡条件,应考虑对称手术。如交替性斜视、外展过强引起的外斜视或集合过强引起的内斜视及A-V综合征等最好做对称性手术。术前双眼运动不对称者(有眼球运动亢进或不足)时应做非对称手术(选做运动异常眼)以达到术后双眼运动协调。如果做异常眼手术有困难,则再选做另一只眼。

2)矫正儿童斜视应考虑其发育的特点,一般情况下,内斜手术的即刻效果应保留小于$10^{\triangle}$的内隐斜,有利于远期的正位,如果内斜视的即刻效果为正位。则远期多为过矫,呈外斜。外斜视的即刻正位,多为远期的欠矫。

3)手术量与眼位偏斜度数之间并无固定公式,相同手术对不同年龄、不同双眼视功能、不同屈光状态的患者结果不同,不同术者的手术熟练程度及不同原因引起的斜视对手术结果影响很大。

理论上,眼球的圆周长为72mm,共360°。因此,眼球在圆周上每1mm的变位(360°/72)相当于5°,即当眼外肌缩短1mm及退后1mm时,约可矫正5°的斜视度。但实际上,这种理论的推算与临床实践有较大的出入,尤其对斜视度偏高、偏低或外斜视则误差较大。水平斜视也可采用外直肌 1mm 矫正 2°，内直肌 1mm 矫正 3°的数值计算。

一般情况下，眼外肌对加强或减弱术所能承受的负荷量是有限度的。原则上内直肌后徙量为 5mm，截除量不超过 8mm；外直肌后徙量不超过 7～8mm，截除量为 10mm。一条肌肉过多的切除可以引起眼球运动障碍、眼球内陷和睑裂变窄，而过多的后徙可影响眼球运动，使眼球突出和睑裂加宽。

虽然斜视矫正术的结果是难以预知的，但是根据临床经验和目前所掌握的手术技巧，下列规律可以作为手术时参考：a. 一眼的最小量后徙与截除术可矫正 $20^{\triangle}$～$25^{\triangle}$；一眼的极量后徙与截除术可矫正 $40^{\triangle}$～$50^{\triangle}$ 内斜或外斜。b. 双侧内直肌或外直肌最小量后徙可矫正 $15^{\triangle}$～$20^{\triangle}$；双侧内直肌或外直肌极量后徙（内直肌不超过 5～6mm）可矫正 $40^{\triangle}$～$50^{\triangle}$；内直肌后徙时一般做等量后退，但如果一眼的内转明显大于另一眼。则后徙该眼 5mm，而另一眼后徙 3～4mm。c. 外直肌的后徙量必须大，小于 5～6mm 的后徙效果甚微，一般需后徙 7～8mm，$70^{\triangle}$ 的外斜则需后徙 10～12mm，因为外直肌与眼球的接触弧度大，即使退到解剖赤道部后，收缩仍能牵拉眼球外转，术后外转仅轻度或中度受限。斜视已日久的病例，尤其斜视角度大且固定者，结膜及眼球筋膜已发生挛缩，后退这些组织可以加大后徙肌肉的作用。d. 为了维持眼外肌之间的平衡，设计手术时不可将全部手术量放在一只眼或一条肌肉上，应合理地分配于双眼和各眼外肌上。为美容手术目的，眼外肌的后徙与截除量可稍大。

4)直肌缩短术可使睑裂缩小，而后徙术可使睑裂加大。手术设计时应注意：睑裂小的眼应少选择加强术，睑裂大的眼应少行减弱术。

5)垂直斜视伴有水平斜视时，应针对其主要矛盾进行手术设计，即首先解决偏斜度大的，再根据小度数的偏斜情况决定是否需行矫正。因在矫正大度数偏斜后原有小度数的偏斜也常随之变化。若垂直斜视伴有水平斜视的度数均较大，在把握不会过矫的前提下，也可做水平与垂直斜视联合手术。

6)由于斜视病因复杂，影响眼位的因素很多，斜视矫正可能不能一次到位。欠矫可在术后 2～6 个月、过矫可在术后 6 个月后再次手术。

(6)手术方案

1)内斜视手术：a. 1 条肌肉手术：仅在斜度小而且具有潜在融合能力者可以选用。单侧内直肌后徙 4mm，可矫正内斜 $13^{\triangle}$。单侧外直肌截除不及单侧内直肌后徙有效，故很少选用。b. 2 条肌肉手术：双侧内直肌后徙适用于内斜 $<40^{\triangle}$，双眼视力相等，斜视角看近>看远，内转过强者；也适合于 $\geqslant 40^{\triangle}$ 的 A 或 V 形内斜。双侧外直肌截除很少采用，对于大多数先天性内斜视患者，双侧内直肌后徙矫正不足时可考虑本术式。分开不足或分开麻痹是本术式的适应证。双侧外直肌截除 9～10mm 可矫正 $35^{\triangle}$～$40^{\triangle}$。内直肌后徙加外直肌截除，内直肌最小量后徙 5mm，外直肌截除 5mm，矫正内斜 $20^{\triangle}$～$25^{\triangle}$；最大量的内直肌后徙与外直肌截除因年龄而异：1 岁以下患者内直肌后徙 4.5mm，外直肌截除 9mm；3 岁以上患者内直肌后徙 5mm，外直肌截除 10mm，可矫正内斜 $50^{\triangle}$。c. 3 条肌肉手术：双侧内直肌后徙及一侧外直肌截除，适合于内斜视

>50△～75△的内斜，内直肌后徙与外直肌截除的最大量同上。内斜介于50△～75△者可按最大手术量每条肌肉减少0.5～1mm。如果仍矫正不足，可考虑外直肌截除及在已后徙的内直肌上行边缘切开。d.4条肌肉手术：应十分慎重。双侧内直肌后徙加双侧外直肌截除，仅适用于内斜视>75△者。对于儿童特别是幼儿不宜做4条肌肉的手术。但对于少数特殊的成人及较大的儿童，内斜为75△～100△，特别是强制性外展受限者可以考虑本术式，通常双内直肌后徙5mm，双外直肌截除10mm。

2)外斜视手术：a.1条肌肉手术：除了个别具有融合力的斜视度很小的非共同性外斜外，治疗外斜视很少单独加强1条内直肌或减弱1条外直肌。多见于前次手术欠矫者，单独1条肌肉手术一般情况下最多只能矫正15△。b.2条肌肉手术：双侧外直肌后徙5mm可矫正外斜20△～30△，后徙8mm则可矫正40△，适用于外展过强型外斜。双侧内直肌截除6～8mm可矫正外斜25△左右，截除10mm可矫正40△左右，适合于集合功能不足型外斜。外直肌后徙5mm，内直肌截除5mm可矫正20△～25△；外直肌后徙8mm(有后徙10mm的)，内直肌截除10mm可矫正50△，适用于基本型外斜。c.3条肌肉手术：双侧外直肌后徙8mm，一侧内直肌截除10mm可以矫正75△，如双眼视力相近，远近斜视度不同时可做3条肌肉(斜度较大者)。d.4条肌肉手术：适用于大斜度(直角外斜)，双侧外直肌后徙8mm，双侧内直肌截除10mm，一般可矫正90△～100△斜视。

3)垂直斜视：a.下斜肌手术(主要是减弱术)是上斜肌麻痹、双下转肌麻痹及V型外斜等常选用的术式。后徙术可以根据下斜肌亢进的程度定量，一般下斜肌最大后徙量为10～12mm，而儿童下斜肌最大后徙量为10mm，因此接近下直肌外侧缘，最大量的后徙约矫正15△的斜度。b.也可做下斜肌部分切除术，下斜肌断腱术，可以达到与后徙的相似效果，后者较前者易于操作，但是不及前者效果好，有可能产生粘连综合征。因而后徙术和切除术是目前较常用的术式。

(7)Pulley结构及临床意义：眼外肌近眼球端有一致密结缔组织纤维包绕，并相互连结形成一个完整结缔组织鞘，鞘的后缘位于眼球后极与赤道平面之间。此结构限制眼外肌在眼眶内的滑动，直肌穿过它就像上斜肌穿过滑车一样，故被称为Pulley结构，已被MRI动态扫描的解剖学证实。国外学者根据解剖学和影像学研究发现，提出了动态Pulley结构机制，其主要内容包括：①直肌Pulley是各自直肌的功能起点；②直肌Pulley决定着直肌的运动路径；③直肌肌层与悬带状结构共同决定着直肌Pulley的运动路径。国内钱学翰、赵堪兴等认为Pulley表面眼外肌眶层的白色止点线可作为临床定位Pulley的解剖标志。根据Pulley理论，临床上有可能通过调整Pulley平面与附着点的关系、调整Pulley的位置等来设计手术，达到治疗斜视的目的。

【术后处理】

1. 一般处理

(1)术后每日换药，局部清洁后用抗生素。

(2)双眼包扎，使手术眼在术后得到休息，防止缝线(肌肉)因眼球转动而被撕脱。嘱患者勿自行去掉健眼敷料，或自行看矫正情况。

(3)不足或过矫者可用注视绷带。

(4)如术后出现结膜炎症，分泌物增多，则应去除敷料，戴针孔镜，让患者自行控制眼球运动，以防撕开缝线。

2. 并发症处理

(1)结膜切口：对合欠佳，有时因误将半月皱襞当成球结膜缝合，使泪阜前移。可重新缝合。

(2)结膜囊肿：结膜游离缘上皮植入所致，发生后可用针挑破囊肿，放出液体，必要时手术切除。

(3)眼心反射：最严重并发症，由于术中过度牵拉、压迫眼球致迷走神经兴奋所致。表现为心率减慢、心律失常，严重者甚至心搏骤停。多见于儿童，全身麻醉多于局部麻醉，有色人种多于白种人。如发现心搏徐缓，则可静脉注射阿托品(儿童0.01mg/kg)；心搏仍然徐缓者，则可球后注射1%或2%利多卡因；心搏停止时可给氧，同时做心脏体外按摩，如果几分钟后仍无心脏搏动，可静脉注射肾上腺素。预防措施：①术前应仔细询问患者有无心血管系统疾病，并请儿科或内科会诊；②术前做好解释工作，减少患者的恐惧心理，使其情况稳定；③必要时注射安定、加用球后阻滞麻醉，减少或预防眼心反射；④术中尽量少牵拉肌肉，动作轻巧，特别是牵拉内直肌及下斜肌时，尤应小心；⑤手术全过程中麻醉师应密切注意心率及呼吸变化，以便及时发现，尽快采取急救措施。

(4)肌肉滑脱：术中缝合不牢，导致肌肉滑脱，表现为眼球向该肌肉的作用方向转动受限，甚至不能过中线。处理：重新缝合，尽量与原缝合方向垂直以免穿通眼球。无法找到滑脱肌肉者，可待术后10～15d，肌肉形成新的附着点后再行手术。再找不到肌肉者，也可将眼球筋膜缝合在该肌肉的附着点上(但是一般不起作用)，或以后做肌肉移位术。

(5)术后感染：严重者可发生眼内炎。主要由于眼球壁的穿孔，细菌侵入而造成的，后果严重。预防与处理：①对高度近视、固定内斜视及合作不佳的患者，尤应注意预防眼球壁的穿孔。②一旦发生穿孔，对进针区局部行冷凝处理，按手术设计要求将缝线固定于他处巩膜。术后应按预防眼内感染原则处理，静脉滴注足量的庆大霉素及其他辅助措施，如适当的体位，注意眼底及眼前节的变化，如有炎症除抗生素外可适当给予激素。有出血时可用止血药。必要时保持散瞳，密切观察病情并行远期追踪。

(6)眼前段缺血：由于多条直肌手术导致睫状血管破坏，出现眼前段缺血综合征。临床表现为：角膜上皮水肿，角膜混浊、增厚或内皮皱褶，房水闪光，虹膜脱色素甚至萎缩，眼压降低严重者发生晶状体混浊乃至失明。眼前节的血液供应80%靠前睫状动脉，共7条，伴随4条直肌穿过巩膜进入眼球，外直肌仅有1条睫状动脉伴随，其他直肌各有2条伴随。因此，一次手术仅限于2条直肌，如果一次手术不满意，最好等8周侧支循环建立后，方可进行第三条肌肉的手术。两条相邻的直肌应尽量避免一次手术中离断，以免眼前节缺血。

(7)睑裂异常：垂直肌手术后可能引起睑裂异常，上直肌过度截除可造成术后上睑下垂；下直肌过度后徙可引起上睑下垂。上直肌过度后徙将导致上睑退缩；下直肌过度截除可使上睑上升。因此，上、下直肌的过度截除使睑裂变窄，上、下直肌过度后徙将使睑裂变大，在 4 种可能性中，上直肌的后徙最不容易引起睑裂异常。预防与处理：①上直肌的后徙或截除术以 5mm 为限。②术中应该将上、下直肌与其周围组织完全分离。③由于上、下直肌手术而引起的睑裂异常，必须做成形矫正。将撕脱或滑脱的垂直肌肉复位可以改善所引起的眼睑位置异常。

(8)粘连综合征：多见于下斜肌部分切除或断腱术后，眼球逐渐处于下斜位，被动牵拉试验显示下方有牵制，其原因是手术损伤了前下方的 Tenon 膜，使下方的脂肪突入眼眶，导致脂肪纤维组织增生形成瘢痕，牵拉眼球向下。一旦发生则治疗极度困难，因此重要的是预防，手术时要轻巧操作，避免损伤 Tenon 膜。

(9)下斜肌持续性亢进：做下斜肌切开或部分切除术时，如有部分下斜肌纤维未被剪断，则术后下斜肌功能持续亢进。手术时应常规将下斜肌后缘仔细暴露并将剩余的下斜肌纤维全部剪断。发生下斜肌持续性亢进后则应探查下斜肌并将遗留的后部肌纤维剪断。

(10)医源性 Brown 综合征：常发生在上斜肌折叠术后，眼球内转时不能上转。处理：50％患者在 6 个月内自行缓解，观察数月后，若未能恢复，可将原折叠上斜肌重新打开。

(11)复视：术后常出现融合无力性复视与矛盾性复视。预防与处理：①术前应反复检查融合力与视网膜对应情况。对于无融合力及异常视网膜对应者应谨慎手术。②术前做牵拉试验或三棱镜试验，若正前方或前下方有不能耐受的复视的干扰时，更应慎重考虑手术与否，并应将情况向患者及其家属交代清楚。③手术设计时，应根据患者的融合功能，决定手术过矫或欠矫。如患者具有一定融合力，估计术后能获得功能性治愈者，则可过矫（$<10^{\triangle}$），以利于获得双眼单视；反之，如无融合功能，只为美容者，以略欠矫为宜（$<10^{\triangle}\sim15^{\triangle}$）。④轻度复视一般无须处理，多在数周后消失。因内斜过矫而发生的复视，如融合力差，可用底向内的三棱镜矫正，同时减少远视镜片度数。待 12～24 周无效时再考虑是否手术。

(12)术后眼表改变：如发生角膜上皮剥脱，角膜出现小凹等。

(13)术后屈光度改变：由于手术可能会导致不规则散光，使视力下降数行。

(14)过矫或欠矫：多因手术量设计保守或过量、合并其他斜视或患者视功能不健全所致。如内斜视单眼视力低下易过矫，和谐异常视网膜对应者易欠矫甚至退回原位。预防与处理措施如下。

1)判断手术过矫或欠矫起码应观察 6 周以上，对于间歇性外斜视过矫观察 6 个月以上，若再次手术，欠矫应在 6 周后，过矫应在 6 个月后。

2)再手术前，应做牵拉试验，检查过矫是由于截除过多还是后徙过多所致。后徙过多者牵拉试验为阴性，截除过多者势必牵制眼球向对侧转动，牵拉试验为阳性，再手术时应后徙那条截除过多的肌肉。如为分期手术者，第二次手术应在第一次手术后 6 周；如矫正不足欠矫者，应在第一次手术后 2 周内再手术，以免形成顽固粘连后带来手术困难。

3)轻度的过矫($15^{\triangle}\sim20^{\triangle}$)对成人和年长儿童较合适,这样能使获得的功能性结果更稳定。如视觉未成熟的婴幼儿,不宜轻度过矫以免引起微型斜视。侧视时的外斜视角大于原在位者术后容易发生过矫。

4)外斜过矫的处理:如果术后第1日发现眼位极度过矫并伴有运动障碍,应立即手术探查。机械因素,如内直肌截除过多或外直肌断腱术均可引起过矫。术后少量过矫多为共同性,可以观察;$10^{\triangle}\sim15^{\triangle}$的连续性内斜可以自发地消失,必须观察6个月后再据情决定是否需要手术。在等待期间可采用非手术治疗,以减少术后偏斜度或维持融合,术后前2周,如轻度过矫可不采用任何措施,两周后如出现复视,可滴强缩瞳药或戴远视眼镜以减少偏斜度到患者能融合为止;AC/A比值高的患者,可适当戴稍过矫的远视镜片,如果视近内斜度大于视远者,可考虑戴双光镜;上述治疗不奏效者,则交替遮盖一眼以消除复视和减少偏斜度。再手术的指征:患者不能接受非手术治疗,戴三棱镜后斜视角无改善或继续进展,以及由于非共同性或运动障碍引起的持续性复视,如由内直肌截除过多或外直肌过度后徙引起的连续性内斜,不会随时间的消失而改善者,则无须等待6个月后再手术。

5)外斜欠矫的处理:多数外斜欠矫者需再次手术。有主张用过矫的或底向内三棱镜矫正,以便促进集合而减少外斜;也可戴用与外斜度数相等的底向内三棱镜矫正,以改善融合范围。

6)内斜过矫的处理:多数内斜过矫是由于诊断不充分,术前没有考虑到调节因素、高度远视或A-V综合征。部分调节性内斜视经"标准手术"即针对全部屈光矫正后残存的斜视度施行手术,常欠矫。手术设计时可采取2种方法,即将不戴镜看远和戴镜看远偏斜角的平均值进行手术矫正,或将不戴镜看近和戴镜看近偏斜角总和的50%作为手术目标角。上述方法均可能过矫,但是可以用减低远视镜片度数的方法来处理,使患者获得正位视。内斜过矫者除了怀疑有肌肉滑脱病例必须立即探查外,连续性外斜需等待观察。非手术治疗包括远视者戴欠矫的远视镜片,如为近视戴过矫近视镜片。Jampolsky建议从−2.00D增加到−5.00D,这样可以减少连续性外斜的度数,但会引起调节性的视疲劳。5岁以下儿童可考虑戴底向内三棱镜,以防止形成异常视网膜对应,在成人可消除复视,随着时间的消失,连续性外斜有自发减退趋势,必须等待6个月再考虑是否需再手术。

7)内斜欠矫的处理:内斜欠矫比过矫多见。低度欠矫对幼年儿童可能有利,已建立融合的先天性内斜患者,其偏斜度常不稳定,所以$<10^{\triangle}$的交替内斜,双眼视力良好,具有粗浅或周边融合者可能为良好的手术结果,不必处理。但是$>20^{\triangle}$的剩余内斜则有碍外观美容,需等待再次手术。

【住院小结】

1. 疗效

(1)患者年龄越小,斜视角越大,则手术效果愈好。眼球后退综合征及有麻痹因素的斜视患者手术效果差。

(2)眼外肌的大小,强弱和节制韧带的状态与手术效果有密切关系。

(3)减弱与加强手术相比较,减弱手术优于加强术。

(4)减弱术合并加强术是最有效的手术,在同一眼上同时行减弱术和加强术能产生相辅相成的作用,有利于手术效果的加强和巩固,比分次手术效果更好。

(5)具有一定融合功能者,术后效果容易稳定,远期手术效果好,融合范围越大,手术的安全度也越大。一般情况下,在融合范围内的欠矫或过矫可自行调整及控制(儿童)。

(6)重度弱视患者的手术效果不易预测。

(7)目前国际上比较一致地认为:残余斜视角(欠矫/过矫)在$10^{\triangle}$以内为眼位矫正的标准。为美容目的手术时,在第一眼位(原在位)时水平斜角$<15^{\triangle}$,垂直$<10^{\triangle}$为矫正标准。关于双眼视的标准,要求使用同样的仪器,采用统一的标准对术前、术后和整个随防期间进行检测比较,最终结果判定在手术3年后。

斜视的治愈标准可分为5种。

1)功能性治愈:达到美容目的与功能的完全治愈,眼位正,在九个方位的斜角均$<15^{\triangle}$(远近),斜视自觉症状消失,立体视<60",视网膜对应正常。

2)基本治愈:眼位与功能性治愈基本相似,但术后自觉症状明显,有视疲劳,立体视>60",正常视网膜对应。

3)部分治愈:有微小斜视,立体视>60",可为异常视网膜对应。

4)美容治愈:第一眼位时水平斜视角$<15^{\triangle}$,垂直斜视角$<10^{\triangle}$,代偿头位减轻或消失。

5)无效。

2. 后续治疗

(1)术后有明显复视且有一定融合力者可进行矫正训练。

(2)术后2周进行视功能训练,尤其儿童,才能巩固和提高视功能。

3. 出院医嘱

(1)点用含氟美松的抗生素眼液2～4周。

(2)复查:一般术后1个月、3个月、6个月门诊复查。

(3)追踪随访:术后应追踪随访3年,3年内6～12个月复查1次。

(朱承华　刘　虎)

二、共同性斜视

共同性斜视(concomitant strabismus)是指双眼视轴分离,向各方向注视或更换注视眼时,偏斜度相等,眼外肌及其神经支配均无器质性病变的一类斜视。根据视轴偏斜的方向,共同性斜视可分为内斜视、外斜视和上斜视。临床以内斜视与外斜视多见。

【病史询问要点】

1. 发病年龄　先天性内斜视(婴儿型内斜视)多发生在生后6个月内,后天性共同性斜视多发生在2—7岁。出生后2～3个月,双眼球运动不协调,可有偏斜。但是到生后 5～7 个月调节反射逐渐形成，视力也发育到一定水平，此时的双眼运动才是双侧性和共济协调的，所以，此时出现偏斜应当怀疑而做进一步检查。初次出现斜视的时间与预后相关。斜视出现越早，预后越差。

2. 发病过程　注意询问斜视眼是恒定性还是交替性，有无间歇性（有间歇性阶段者预后较好）或呈周期性发生，斜视度在视近、视远和眼球运动时有无变化，有无斜视家族史，是否经过治疗等。

3. 发病诱因　有无发热、感冒及手术外伤史，有无受惊吓，情绪紧张或过分精神压力。

4. 伴随症状　屈光不正，视疲劳，单侧或双侧下斜肌亢进，未经治疗可伴有不同程度弱视。

【体格检查要点】

1. 一般检查　首先检查面部、颅骨及眼眶的发育情况以排除假性斜视。如面部不对称、内眦赘皮、眼距过宽及 Kappa 角等。绝不能因存在假性斜视忽略真正斜视！

2. 眼部检查　检查包括裸眼（矫正）、远（近）的单眼及双眼视力。常规检查眼睑尤其睑裂大小、真性或假性上睑下垂（双上转肌麻痹），眼前段及眼底，记录两眼注视性质。对视力不理解的婴幼儿可采用视动性眼球震颤（optokinetic nystagmus，OKN）、选择观看（preferential looking，PL）或视觉诱发电位检查。注意瞳孔距离，＜60mm 可造成"内斜"错觉，＞70mm 易误认为"外斜"。

3. 眼位　判断斜视性质是隐斜、显斜或间歇性斜视。

4. 眼球运动　观察单眼、双眼（同向与异向）眼球运动是否正常。何为注视眼？先天性内斜视因发生交叉注视会表现轻度外展受限，但遮盖注视眼，外展运动可恢复正常。此外，先天性内斜视应排除是否合并单侧或双侧下斜肌亢进、交替性上斜（DVD）及眼球震颤。

5. 代偿头位　共同性斜视一般不伴有代偿头位，但当合并有垂直方向非共同性及眼球震颤时可出现代偿头位。

【门诊资料分析】

1. Hirschberg 试验　根据两眼角膜映光点位置粗略判断眼位。该方法易受 Kappa 角、瞳孔大小及注视性质的影响。

2. Krimsky 三棱镜反射试验　定量检查一眼注视不良患者的斜视度数，结果往往不够精确。

3. 遮盖试验　应用遮盖-去遮盖、交替遮盖及遮盖协同试验判断有无显斜或隐斜。

4. 同视机检查　测定主观、客观斜视角，AC/A 比值，融合范围，判断视网膜对应情况。提供治疗依据、预测疗效、判断预后。

5. 散瞳验光　药物散瞳后，首先应复查眼位，注意睫状肌麻痹后对斜视度的影响，从而根据验光结果及眼位变化情况，初步判断斜视有无屈光调节因素。对复诊的有调节因素的内斜视患者，最好采用 1％阿托品眼膏散瞳验光。

【继续检查项目】

1. 三棱镜结合交替遮盖试验　定量检查视近（33cm）、视远（6m）客观斜视度。

2. 三棱镜结合 Maddox 检查　定量检查视近(33cm)、视远(6m)主观斜视度。

3. 外展储备力(BI)　正常的外展储备力看远＞$3^{\triangle}$，看近＞$8^{\triangle}$，外展储备力可通过训练加强。测量方法：戴合适的矫正眼镜，注视 E 字表 0.6 行查看远及看近的指标。测外展储备力，三棱镜底向内，看什么时间两眼的物像分开。同视机检查，到用双眼看画片呈模糊/双成像/恢复的 3 个数字。其中，画片的模糊表示相对外展，分开成双像表示外展储备力，恢复表示恢复力的大小。外展储备力用底向内的三棱镜，用典型的正常值计算公式，计算 BI 值，如看远的分开成双像的点＜$4^{\triangle}$和看近的＜$9^{\triangle}$都是不正常。看近的储备力比看远的储备力要大，因看远时不需要调节性集合。

4. 集合近点　集合近点一般为 8～10mm(由眼眶外缘起计算)，＜5cm 为集合过强，＞10cm 为集合不足。

5. 红绿镜片或 Worth 四点试验　检查两眼视网膜知觉功能。判断视网膜对应是否正常及有无正常双眼视功能。

6. Bagolini 光条镜片试验　判断两眼视网膜对应情况。

7. $4^{\triangle}$基底向外三棱镜试验　微小斜视多表现为 $4^{\triangle}$基底向外三棱镜试验阳性，提示黄斑区存在抑制区。

8. Hess 屏　根据两眼黄斑投射的对应关系检查眼外肌功能，确定有无麻痹因素。

9. 立体视觉测定　采用同视机与随机点立体图测定立体视功能。

【诊断】

1. 视轴不平行，一眼偏斜。

2. 眼球向各方向运动时斜视角无变化。

3. 更换注视眼斜视角相等或水平注视相差≤5°(8.$5^{\triangle}$)，垂直注视相差＜$10^{\triangle}$。

4. 无单眼或双眼运动障碍。

【临床类型】

根据眼位偏斜的方向分为以下类型。

1. 共同性内斜视　最常见的斜视，其病因尚不十分清楚，一般认为受神经支配、机械因素、屈光调节及遗传因素影响。

(1)根据眼位偏斜原因分为婴儿型内斜视、后天性内斜视、继发性内斜视及其他类型内斜视 4 种。

1)婴儿型内斜视：指生后 6 个月内出现的恒定性内斜视。斜视角一般大于 $40^{\triangle}$，视近与视远斜视角相等且稳定，原在位常有交替注视，向两侧看时呈交叉注视，表现为假性展神经麻痹。与屈光不正关系不大，不受调节影响。90％先天性内斜视有低度或中度远视，但戴镜后斜视角无变化。40％患儿有弱视，并发单侧或双侧下斜肌亢进，非注视眼常有外旋及 DVD。有家族史者，手术矫正易出现欠矫。

2)后天性内斜视：包括调节性内斜视、部分调节性内斜视与非调节性内斜视。与先天性内斜视相比，后天性内斜视尚有一定程度的双眼视功能，经过间歇性内斜视阶段，渐发展成恒定性内斜视。就此而言，后天性内斜视预后较先天性内斜视好，容易获得双眼单视。

3)继发性内斜视：包括 a. 知觉性内斜视，出生或生后早期一眼或双眼的器质性病变致视力低下，妨碍双眼知觉融合的正常发育而产生的内斜视。如先天性白内障、角膜混浊、严重影响视功能的视网膜病变或屈光参差未矫正等。b.连续性内斜视，由于外斜视术后过矫所致。一般可自然改善，通过配戴三棱镜、缩瞳、交替遮盖及手术可获得较为满意的结果。c. 肌肉或神经轻度麻痹，日久肌肉发生代偿变化，使双眼基本上能协调地同向运动，具有了共同性斜视的特征。

4)其他类型内斜视：a. 周期性内斜视，亦称隔日内斜视，眼位呈周期性变化，一般周期为 48h，表现为患眼一日呈内斜视，一日呈正位，少数表现为 72h 或 96h 为 1 个周期。内斜视往往呈大角度，多为 $40^{\triangle}\sim50^{\triangle}$，斜视时无双眼视与立体视，正位时双眼视与立体视功能正常。b. 微小斜视(单眼注视症候群，Parks 征候群)，介于内斜视与正常眼位之间的一种眼位状态。其特点是内斜视度数小于 $10^{\triangle}$，和谐异常视网膜对应，没有黄斑中心凹的融合，主要靠周边融合，并有不完善的立体视和(或)轻度弱视。$4^{\triangle}$ 底向外三棱镜置于健眼前，患眼内转；但是置于患眼前不引起健眼内转。斜视眼中心凹的抑制性暗点可用 Worth 四点灯进行检查。c. 盲点综合征，内斜视患者为了避免复视，以斜视眼的生理盲点即视盘与另一眼黄斑对应，表现为盲点内斜，斜视度为 15°左右，两眼视力相等，视网膜对应正常。d. 急性共同性内斜视，是一种临床少见的特殊类型共同性内斜视。偶见于年长儿童、成人，甚至老人，表现为突然出现复视，内斜，但无眼外肌麻痹症状、神经系统检查无器质性病变。e. 震颤阻滞综合征，是指当眼球内转或辐辏时，眼球震颤减轻或消失，呈现内斜位；反之，眼球外转时震颤加剧。主要表现为内斜视、水平震颤、头位代偿及假性展神经麻痹。f. 特发性内斜，即原因不明性内斜。

(2)根据视远与视近的斜度及 AC/A 的大小，将内斜视分为 4 种类型。

1)调节性内斜视：看近的斜视角大于看远的斜视角。a. 完全调节性内斜视：由于过度使用调节所致。好发于 2－5 岁儿童，多伴有中、高度远视。斜视度较小，一般 $20^{\triangle}\sim30^{\triangle}$，视近与视远斜视角相等，AC/A 正常，屈光矫正后斜视消失，可伴单眼或双眼弱视。完全调节性内斜视若不及时戴镜治疗，多演变成部分调节性内斜视。b. 部分调节性内斜视：好发于 1－3 岁儿童，多伴有中度远视。AC/A 高，戴镜矫正后，内斜视度数减少 $10^{\triangle}$ 以上或剩余斜视度仍大于 $10^{\triangle}$ 为部分调节性内斜视；不能矫正部分需手术矫正。c. 非调节性内斜视：在生后 6 个月后发生，发病缓慢，有间歇性，无明显屈光不正，与调节因素无关，AC/A 值不正常，需手术矫正。

2)外展不足型内斜视：看远的斜视角比看近大，或看远时内斜，看近时正位；偏斜角不大；常为间歇性，可进展，宜早期手术治疗。

3)基本型内斜视：看远与看近斜视角基本相等；AC/A 值正常；与调节因素无关；无集合过强或外展不足现象。

4)间歇性内斜视：为内隐斜到显斜的移行阶段。时为内隐斜，时为内斜；或时为看近内斜，时为看远内斜。

2. 共同性外斜视　常在生后 6 个月至 6 岁发病，表现为双眼视轴散开，又称为儿童外斜视。

(1)根据眼位偏斜原因分为原发性外斜视与继发性外斜视。

1)原发性外斜视:根据融合功能差异分为外隐斜视、间歇性外斜视与外显斜视。a. 外隐斜视:是指能够为融合机制所控制,在正常状态下两眼保持正位。b. 间歇性外斜视:仅能间歇性被融合机制控制正位,其中,一部分人可终身保持间歇性,一部分人则逐渐发展,首先表现为视远出现外斜视,以后视近亦出现外斜视。值得注意的是,有一种特殊类型间歇性外斜视,即间歇性外斜视合并调节性内斜视:常表现为反向斜视,当视近时出现内斜视,视远时出现外斜视,当调节性内斜纠正后多表现为外斜视。c. 外显斜视:不能为融合机制控制正位,眼球总处于偏斜状态。

2)继发性外斜视:包括知觉性外斜视与连续性外斜视。a. 知觉性外斜视:由于一眼视力不佳或融合不良导致眼球处于外斜位。b. 连续性外斜视:常发生在内斜视矫正术后或无双眼视功能的内斜视随年龄增长渐转变为外斜视。c. 继发于各种麻痹性斜视,眼球运动无障碍。

(2)根据视远与视近的斜度及AC/A的大小,将外斜视分为4种类型,有利于指导临床和手术方法的选择。

1)外展过强型外斜视:多见于儿童。看远时斜视度大于看近时斜视度($\geqslant 15^{\triangle}$),AC/A比值高。此型一般斜视角稳定,可随访观察。手术时首选双眼外直肌后徙术。

2)类似外展过强型外斜视:初步检查时,看远时外斜角大于看近,但是遮盖一眼45～60min使融合消除,或在双眼前加+3.00D球镜消除调节后,则发现看远时斜视角小于看近时斜视角(AC/A比值大),或视近斜视角等于视远斜视角(AC/A比值正常),因此不是真性外展过强型外斜视。手术时首选双眼外直肌后徙术或单眼退截手术。

3)集合不足型外斜视:多见于成年人。看近时外斜角比看远大($\geqslant 15^{\triangle}$),AC/A低,内转肌肉力量正常。此型发展快,应严密观察,及时手术,以加强双眼内直肌为主。术后进行集合训练。

4)基本外斜型外斜视:看远和看近斜视角基本相等,差别在$10^{\triangle}$以内。AC/A比值正常。此型外斜有发展趋势,宜及早手术。手术时首选双眼外直肌后徙术或单眼退截手术。

3. 共同性垂直斜视　极少见。

【鉴别诊断】

1. 假性斜视　家长常因患儿内眦赘皮、鼻梁较宽或瞳孔间距异常误认为斜视就诊。应用角膜映光、交替遮盖行鉴别。值得注意的是:部分假性内斜视可合并有小角度内斜视,对于确诊假性内斜视患儿应定期复查,以免贻误治疗。

2. 展神经麻痹　先天性内斜视因发生交叉注视常呈假性展神经麻痹,但真正的展神经麻痹表现为同侧复视,外转受限,常有代偿头位。此外,洋娃娃头试验有助于鉴别诊断。

3. 集合不足　集合不足是由于视近集合幅度不足,集合近点退到正常距离以外出现的视疲劳、阅读困难,甚至发生调节痉挛等症状。集合不足并非外斜视,交替遮盖可鉴别。

4. 眼球震颤阻滞综合征　眼球震颤阻滞综合征是指通过加强集合减轻震颤，表现为内斜视、水平冲动型眼球震颤、代偿头位及假性展神经麻痹等症状。可用底向外的＋5D三棱镜置于一眼前，发现眼球震颤阻滞综合征内斜度数继续加大。

5. Duane眼球后退综合征　主要与Ⅰ型Duane眼球后退综合征相鉴别，其特征是受累眼外转时明显受限，内转正常或轻度受限，眼球内转时，集合不足，眼球后退，外转时伴有睑裂增宽。Duane眼球后退综合征多有代偿头位，面转向受累眼一侧，以维持双眼单视。

6. 第Ⅲ对脑神经麻痹　儿童常因炎症、外伤；成人多因肿瘤、动脉瘤及糖尿病等导致第Ⅲ对脑神经麻痹，根据动眼神经不同分支的受损程度可表现为眼球外斜、内旋、上睑下垂及瞳孔散大等。根据病史及伴随症状做出诊断并不困难。

7. Mobius综合征　又称先天性眼-面麻痹。病因不明，可能与脑干脑神经核发育不全有关，主要表现为第Ⅵ、Ⅶ、Ⅷ、Ⅻ对脑神经不全麻痹，同时伴有骨骼、肌肉的异常。临床可见：双侧面神经麻痹出现假面具样面容，嘴闭不拢，不能做吹口哨动作。精神迟钝，智力低下，由于舌咽神经麻痹常有耳聋及语言障碍。胸廓畸形，指(趾)畸形。眼部检查可见：上睑下垂，双眼闭合不全，小眼球，眼球震颤，外直肌麻痹。眼球运动检查：水平运动受限、垂直运动正常，常产生交叉注视，被动牵拉试验提示外展受限，眼球常呈内斜位。

【治疗原则】

通过光学、药物及手术等方法早期矫正眼位，改善外观，消除心理压力，力争建立或恢复双眼单视。

【治疗方案】

1. 非手术治疗

(1)弱视治疗：如果共同性斜视合并弱视，应首先治疗弱视，待双眼视力接近(相差不超过两行)、出现交替注视时再行手术矫正眼位。

(2)光学矫正：30%左右内斜视与调节因素有关，调节性内斜视应通过矫正屈光、配戴双光眼镜或渐进多焦点眼镜矫正眼位。①内斜合并远视者全矫(＜5个月如屈光＞＋2.00D者另加＋1.50D，使其看清2/3m的物体。AC/A强的调节性内斜5个月至5岁患儿看近要加＋3.00D；＞5岁者逐渐减小双光眼镜度数，每次减＋0.75D～＋1.00D，要求戴镜后维持在内隐斜状态，以发展其外展融合力；9岁患儿可取消双光眼镜，做眼外肌训练，脱抑制扩大外展融合范围)；内斜合并近视则以获得最好矫正视力的最低度数的负镜片矫正；内斜合并散光则不论正或负镜片都应全部矫正。②外斜合并近视可全部矫正。若合并远视者＜＋3.00D，可暂时不予配镜，有利于刺激辐辏，减轻外斜；＞＋4.00D可酌情减少度数，使患儿尽量使用调节从而加强集合减少外斜度；散光则不论正或负镜片都应全矫。③屈光参差者应尽量将双眼屈光参差减少到患者能耐受的程度，而不使视力下降。④对于因调节不能接受远视镜片者，可在加用阿托品眼膏基础上戴镜，以后逐渐减少用药次数。⑤调节性内斜患者戴全矫镜片，眼正位后3～6个月，应逐渐减少正镜度数，以防止调节麻痹，引起外斜视。⑥调节性斜视经全矫戴镜3个月后斜视消失者，继续戴镜，并治疗弱视或进行正位视训练，每6个月（1岁以内每3个月）复查1次屈光状态，观察戴镜期间斜视矫正情况，根据屈光不正的变化调整眼镜度数。⑦斜视未消失者，经过必要的弱视或正位视训练使双眼视力平衡，可通过手术矫正残余斜视度。⑧部分共同性斜视可配戴三棱镜，通过刺激黄斑与中心凹产生融合性集合与分开纠正斜视。⑨调节性斜视有弱视者，先行遮盖治疗，视力提高后，做脱抑制及外展融合总训练，加之全矫的远视镜片，患儿可能获得双眼视觉。

（3）麻痹睫状肌，减弱辐辏作用：适应于婴幼儿的共同性内斜视。双眼交替应用0.5%阿托品散瞳，一眼持续15～30d，间隔15d，改为另一眼。如双眼辐辏过强，屈光参差不明显者，应双眼同时散瞳。

（4）缩瞳药：应用胆碱酯酶抑制药收缩睫状肌，减少中枢调节，相应减少调节集合矫正内斜视。

（5）正位视训练：应用交替遮盖、同视机等进行训练，消除抑制、矫正异常网膜对应、加强融合恢复双眼单视。手术前训练达Ⅱ级功能，有时Ⅲ级功能会自然产生。

2．手术治疗

（1）手术起点：水平斜视≥$15^{\triangle}$，垂直斜视≥$10^{\triangle}$。

（2）手术时机：先天性内斜视，一般多无调节因素，主张在生后18～24个月手术。间歇性外斜视则应根据斜视角大小，显性外斜出现的时间、频次，患者年龄，融合控制状态及双眼视功能的好坏决定是否手术治疗，一旦出现抑制性暗点应尽早手术。有部分间歇性外斜视患者眼位外观控制较好，但线状镜检查看远时经常出现一线一灯，表明患者的双眼视觉已有损害，经常处在单眼注视状态，应采取手术治疗。总体而言，共同性斜视应在视觉发育可塑性期内尽早治疗，以免影响儿童正常双眼视的发育。

（3）手术设计：根据知觉与运动两方面检查，确定手术做在哪些肌肉上、手术量如何分配、是否需要分期手术等。如共同性外斜视看远斜视角大时，可考虑双外直肌后徙术；当看近斜视角大时，可选择内直肌截除并外直肌后徙术。

（4）手术方法：采用水平直肌的后徙或截除术，若合并有A-V综合征、DVD、斜肌亢进等应视具体情况做相应处理。其中，水平直肌后徙术是指将内、外直肌的肌腱从止端处切断再缝合到设计所需后退距离的巩膜上。每条肌肉后退的基本方法是相同的，所不同的是处理肌间隔、节制韧带及与周围组织分离程度不同，后退的最大量和最小量不同。如内直肌最小后徙量为2.5mm，若后徙量＜2.5mm，其作用将被手术过程中肌肉截除因素及愈合过程中的纤维化倾向所抵消。内直肌最大后徙量为5.5～6mm，过量后徙影响眼球内转。同样，外直肌最小后徙量是4mm，外直肌最大后徙量成人是7～9mm，儿童是6mm。内、外直肌截除术的效果远不如后徙术。

具体斜视手术设计见本章第二节概述。

【术后处理】

1．一般处理

（1）术后次日换药，观察第一眼位是否正位及眼球运动是否协调，若发生轻度过矫与欠矫可继续观察，明显眼位偏斜者应检查有无缝线脱落。

(2)开放点眼：术后次日可不再遮盖术眼，滴用含氟美松的抗生素眼液，以预防感染及减少术后反应。

(3)一般在术后5～7d拆除结膜缝线，若采用可吸收缝线则待其自然脱落。

2. 并发症处理　见本章第二节概述。

【住院小结】

1. 疗效　眼位正位，外观满意，三棱镜检查≤10△视为治愈；眼位改善，但仍残留一定斜视度，三棱镜检查≤15△以内视为好转；眼位无明显变化者为未愈。具有和谐异常视网膜对应的15°左右的内斜视患者，手术后再出现内斜视的可能性非常大，手术成功率很低。术前有视网膜异常对应的外斜视，术后可能复发。患者和手术者应有充分的思想准备。

2. 后续治疗

(1)原有弱视者应注意弱视情况，一般在术后2周即可行弱视训练，以防止弱视复发。

(2)术后残留的小角度斜视可用药物、眼镜或三棱镜矫正。

3. 出院医嘱

(1)局部应用含激素的抗生素眼液2～4周。

(2)其他：见本章第二节概述。

（刘　虎　王　霞　朱承华）

三、非共同性斜视

非共同性斜视(inconcomitant strabismus)是由于支配眼球运动的神经核、神经或眼外肌本身器质性病变所引起的眼位偏斜，其偏斜角在不同注视方向或更换注视眼时均不相同，多伴有不同程度的眼球运动障碍。非共同性斜视可分为痉挛性、麻痹性和限制性等，但临床所遇到的痉挛性斜视绝大多数继发于某些眼外肌功能不足，因此，非共同性斜视一般多指麻痹性斜视。

【病史询问要点】

1. 发病年龄　生后或生后早期发现者多因先天异常、产伤或生后不久罹患疾病所致；成人多与炎症、肿瘤、高血压及内分泌代谢疾病等有关。

2. 发病过程　注意询问是否突然出现复视，病变呈渐进性抑或恒定性，有无代偿头位等。

3. 发病诱因　手术、外伤、炎症、高血压、动脉硬化、退行性变、占位病变及内分泌代谢疾病等。

4. 伴随症状　视力障碍、混淆视、眼性眩晕及异常投射等。先天性麻痹性斜视以代偿头位为主，后天性麻痹性斜视以复视和眩晕为主，常伴有恶心、呕吐等症状。

【体格检查要点】

1. 眼部检查　检查单眼(双眼)视力判断有无弱视，常规检查眼前段、眼底，记录注视性质、观察有无动脉硬化、糖尿病视网膜病变等。可出现假性上睑下垂，一旦矫正垂直性偏斜，这种上睑下垂随之消失。

2. 眼位　观察两眼分别注视及眼球向各方向注视时的眼位变化。比较第一斜视角与第二斜视角大小，确定两眼分离最大的方位。

3. 眼外肌和眼球运动　①若以健眼为注视眼，首先引起麻痹肌的直接拮抗肌功能亢进；②若以麻痹眼为注视眼，则首先引起麻痹肌的配偶肌功能亢进；③最后有原发麻痹扩散为麻痹肌和其协同肌功能不足，其直接拮抗肌和其配偶肌功能亢进。部分轻度麻痹的患者仍能维持正常单眼运动幅度，仅在双眼运动时，才能发现两眼配偶肌不平衡。因此，必须仔细检查各诊断眼位一对配偶肌的功能。

4. 代偿头位　因眼外肌功能异常所采取的代偿性姿势，目的是使眼位转向能行使双眼单视的方向。检查时注意患者头、面、下颌的位置。①脸面的转向：常表示水平肌麻痹，脸面转向麻痹肌的作用方向；②头向肩部倾斜：表示旋转垂直肌麻痹；③下颌的内收或上抬：表示垂直肌麻痹。

5. 双眼视知觉　麻痹性斜视发生知觉异常者并不多见，先天性麻痹性斜视在生后早年多采用代偿头位在一定视野范围内形成双眼单视，但当先天性或后天性麻痹性斜视续发共同性后常可发生知觉异常。

6. 屈光检查　麻痹性斜视多与屈光不正无关。

7. 投射异常　由于本体感觉发生改变，当遮盖健眼，用麻痹眼注视眼前目标，往往向麻痹肌作用方向过指。这种投射失误仅发生在麻痹早期。

【门诊资料分析】

1. 歪头试验（Bielschowsky 征）　主要是利用垂直肌肉有旋转与垂直两方面作用鉴别斜肌与直肌麻痹。如：左眼上斜肌麻痹引起的左上斜视，将头向麻痹眼倾斜，会发现麻痹眼必向上移位。反之，向健眼倾斜，则麻痹眼无上移。若为右上直肌麻痹引起的左上斜视，无论患者将头向左侧（健眼）或右侧（麻痹眼）倾斜，麻痹眼均不上移。

2. 复像检查　常采用红绿镜片检查复像。检查时首先确定复像性质，其次确定复像分离的最大方向，最后根据周边物像确定麻痹眼。

3. 牵拉试验　通过使眼球被动转动，鉴别眼球运动障碍是源自于单纯眼外肌麻痹抑或麻痹肌的拮抗肌挛缩或纤维化所致。此外，牵拉试验可用于斜视手术前预测术后眼位正位后是否发生复视及患者能否耐受。

4. 三棱镜结合交替遮盖试验或 Maddox 检查　定量检查视近（33cm）、视远（6m）主观斜视度。

【继续检查项目】

1. 全身检查　着重检查耳鼻咽喉、神经系统及内分泌代谢系统有无异常，排除其他系统疾病，以免贻误病情。

2. 同视机检查　检查原在位及 9 个诊断眼位主观、客观斜视角，判断视网膜对应和融合功能。

3. Hess 屏或 Lancaster 屏检查　两种检查方法原理相同，通过检查两眼黄斑投射的对应关系对眼外肌功能进行定性和定量检查。

4. 医学眼底摄影　根据黄斑与视盘的解剖关系，判断有无旋转性斜视。正常中心凹位置位于视盘颞侧3.5mm，在视盘中心水平线稍下到视盘下端的范围，如果中心凹向下移位，应是眼球外旋之故，上移位则为内旋。

5. 肌电图检查　根据眼外肌的放电特征判定有无麻痹因素或异常神经支配。

6. 其他　见本章第二节概述。

【诊断】

1. 眼位偏斜，视轴向麻痹肌肉正常作用的相反方向偏斜。

2. 眼球向麻痹肌作用方向受限，斜视角随眼球转向麻痹肌作用方向而逐渐增大。

3. 第二斜视角大于第一斜视角。

4. 常伴有复视与代偿头位。

5. 牵拉试验证实存在麻痹或限制因素。

【临床类型】

1. 根据病因分

(1)先天性麻痹性斜视：出生和生后1年内因先天性发育异常、患病或产伤等所致的眼外肌麻痹。由于麻痹性斜视发生在双眼视反射尚未完全建立时，自觉症状往往不明显。临床表现为：①双眼视力相等，很少发生弱视；②垂直肌多受累；③不发生继发性痉挛；④多伴有代偿头位，两侧面颊不对称；⑤病情较稳定；⑥早年发生抑制，多无干扰性复视；⑦一段时间后可续发共同性。

(2)后天性麻痹性斜视：是在双眼视觉建立后，因神经系统疾病、内分泌代谢疾病、外伤、炎症、血管性疾病、肿瘤或眼外肌本身疾病等引发的一条或多条眼外肌麻痹。因双眼视觉突然遭受破坏，常出现复视、混淆和眩晕等症状。

2. 根据病变部位分

(1)神经源性眼外肌麻痹

1)外直肌麻痹：单眼外直肌麻痹是水平性眼外肌麻痹中最为常见的。主要表现为代偿头位，脸面转向患眼侧。

2)内直肌麻痹：单眼内直肌麻痹不论先天还是后天都极少见，特征是代偿头位，脸面转向健眼侧。

3)上斜肌麻痹：单条垂直肌麻痹中最为常见，代偿头位为头向健眼侧倾斜，脸面转向健眼侧，收下颌。

4)上直肌麻痹：多为先天性，眼球向外上方转动受限，代偿头位为头向健侧倾斜，脸面转向患眼侧，下颌上举，Bell现象可能有所减弱；当健眼为注视眼时，健眼可伴有假性上睑下垂。

5)下直肌麻痹：下直肌单独麻痹者少见，多为先天性，眼球向外下转动受限，代偿头位为头向患眼侧倾斜，脸面转向患眼侧，下颌内收；当麻痹眼为注视眼时，健眼可伴有假性上睑下垂。

6)下斜肌麻痹：最少见，多为先天性，眼球向外下转动受限，代偿头位为头向患眼侧肩部倾斜，脸面转向健眼侧，下颌上举。

7)单眼双上转肌麻痹：一眼的上直肌和下斜肌同时麻痹，多为先天性，麻痹眼向外上转动和鼻上方转动均受限；当健眼为注视眼时，麻痹眼可伴有假性上睑下垂。

8)单眼双下转肌麻痹：指一眼的下直肌和上斜肌都有麻痹，较为少见。多为先天性，麻痹眼向外下和鼻下方转动都受限；当麻痹眼为注视眼时，健眼可伴有假性上睑下垂。

(2)特殊类型斜视

1)眼球后退综合征：分为 3 型，均具有以下特点，眼球内转时睑裂变窄；外转时睑裂变宽、眼球后退，内转眼常伴有上转或下转。

2)上斜肌鞘综合征：由于上斜肌有一段短而靠前的肌鞘或肌鞘纤维化，当下斜肌收缩时，此肌鞘限制眼球向内上转动。

3)固定性斜视：为先天性双侧内真肌或外直肌纤维化所引起，两眼完全固定在内斜或外斜位，不能转动。可用牵拉实验加以证实。唯一的治疗方法是将双内直肌或双外直肌超常量后徙，同时将球结膜和球筋膜后徙。

4)眼外肌纤维化：是一种累及单眼或双眼的先天性肌肉筋膜发育异常，眼位偏斜，眼球运动高度受限，牵拉试验阳性。

5)慢性进行性眼外肌麻痹：多在 3 岁之前发病。累及双眼上睑提肌和眼外肌的一种慢性、进行性疾病，严重者可引起上睑下垂，眼球完全固定，不能转动。

【鉴别诊断】

1. 先天性胸锁乳突肌纤维化与眼性斜颈　眼性斜颈时胸锁乳突肌多不强硬，遮盖一眼代偿头位消失，眼部检查多伴有眼球运动异常。此外，强迫将头转向对侧并无困难。

2. 限制性斜视与麻痹性斜视　限制性斜视是由于眶内肌肉或筋膜异常，产生牵制力限制眼球向其相反方向转动。可通过被动牵拉试验鉴别。

3. 共同性斜视与麻痹性斜视　①发病年龄：麻痹性斜视可见于任何年龄，共同性斜视多在 5 岁前；②病因：共同性斜视病因不明，麻痹性斜视多与神经系统、内分泌代谢系统疾病、外伤及眼外肌本身疾病有关；③自觉症状：麻痹性斜视有复视、眩晕、代偿头位等；④眼球运动：麻痹性斜视多有眼球运动障碍；⑤斜视度：麻痹性斜视第二斜视角大于第一斜视角，当向受累肌方向运动时，斜视度加大。共同性斜视向各方向运动斜视度不变。

【治疗原则】

1. 先天性麻痹性斜视除病情轻微者，多需手术处理；后天性麻痹性斜视主要是针对病因治疗，在努力寻查病因同时对症处理，如单眼遮盖解除复视、使用肉毒杆菌素 A 防止拮抗肌挛缩等。

2. 拟订手术方案时，必须鉴别原发偏斜(麻痹肌的直接拮抗肌功能亢进所引起)和继发性偏斜(麻痹肌的配偶肌发生挛缩所致)，并针对那条肌肉来做手术。减弱麻痹肌的直接拮抗肌或配偶肌所起的作用要比加强该麻痹肌大得多。

3. 单眼注视者无论麻痹肌所在眼别，手术一般做在非注视眼。除非麻痹轻微者仅用加强麻痹肌即能矫正眼位，可不考虑注视眼别。

4. 对交替注视者，应首先减弱配偶肌。

5. 手术应重点保证原在位及正下方阅读眼位的双眼单视功能，尽量把高的眼位降下来。根据各诊断眼位的斜视角，常选择减弱麻痹肌的拮抗肌、配偶肌，加强间接拮抗肌。但在手术设计时应尽量避免减弱下转肌，矫正垂直斜视时应避免产生旋转性斜视。

6. 对于痉挛或粘连等限制因素所致的非共同性斜视，手术中应首先分离粘连、去除牵引、减弱挛缩肌。若合并垂直与水平斜视，应先做垂直肌，再做水平肌。

【治疗方案】

1. 非手术治疗

(1)病因治疗：后天性麻痹性斜视应努力寻找病因，一旦病因明确，针对病因治疗。如重症肌无力、神经炎或肌肉挫伤可用神经营养剂、针灸、理疗等方法促进功能恢复。

(2)三棱镜：病情轻微（$<10^{\triangle}$）或不适宜手术者可配戴三棱镜消除复视与代偿头位，矫正重点为正前方和正下方的复视。若用任何方法都不能消除复视，可遮盖健眼，以解除复视的干扰和预防拮抗肌挛缩。严密观察，在发生挛缩前施行手术。

(3)物理疗法：可用平流电及超短波疗法。为防止麻痹肌的拮抗肌发生挛缩，可进行被动转动训练。从结膜面对麻痹肌进行直接按摩，促进血液循环，提高新陈代谢的能力，使肌力逐渐恢复。

(4)近年国内外学者在麻痹性斜视早期，拮抗肌内注射少量肉毒杆菌毒素A(BTA)，可预防拮抗肌挛缩。

2. 手术治疗

(1)手术适应证

1)先天性麻痹性斜视病因确定、麻痹肌及斜视度数确定者，应在发育前尽早手术。

2)后天性麻痹性斜视待病因解除、病情稳定或药物治疗6个月以上，眼外肌功能确无恢复可能者可考虑手术治疗。若拮抗肌已有明显挛缩或有异常视网膜对应出现时，应提前手术。

(2)手术原则

1)水平直肌麻痹：先减弱直接拮抗肌，再加强麻痹肌。

2)垂直直肌麻痹：如继发性改变明显，以减弱直接拮抗肌或配偶肌为主。

3)上斜肌麻痹：先减弱同侧下斜肌，仍有上斜视，可行上斜肌折叠术或后徙健眼下直肌。

4)下斜肌麻痹：可减弱健眼配偶肌（上直肌）或缩短健眼下直肌。

5)双上转或双下转肌麻痹：后徙直接拮抗肌及利用直肌联结法加强麻痹肌的效果较好。

6)完全性直肌麻痹：单纯减弱直接拮抗肌无效者，可考虑同时做相邻两条直肌的部分移植或联结术。

(3)手术方案

1)展神经麻痹:由于展神经在颅底的径路长,患病机会远较其他眼球运动神经为多。先天性展神经麻痹的治疗以手术治疗为主;后天性展神经麻痹则以病因治疗和药物治疗为主。至于手术方式的选择应根据外直肌功能及内直肌的挛缩情况而定。常用手术方式有:内直肌后徙(合并挛缩时可超常量后徙)、Jensen术(上、下直肌与外直肌联结术)等。

2)滑车神经麻痹(上斜肌麻痹):滑车神经麻痹可以是先天或后天性、单侧或双侧性,以单侧滑车神经麻痹最为多见。滑车神经麻痹的治疗以手术为主,手术指征:a.异常头位;b.垂直斜视≥15△。手术选择应从以下几方面考虑:a.麻痹是单侧或双侧;b.先天性或后天性;c.继发肌肉的改变,特别是有无下斜肌肌力过强、有无旋转性斜视、外旋转斜视的程度及术后克服旋转的可能性。如患眼的下斜肌功能亢进明显,且伴有明显旋转性斜视,可做患眼的下斜肌部分切除或下斜肌前徙术。如只表现为上斜肌功能不足,可做上斜肌折叠术。

3)动眼神经麻痹:先天性动眼神经麻痹较为少见,临床常见的动眼神经麻痹多为后天性外伤所致。先天性动眼神经麻痹唯一的治疗手段是手术治疗,术中可将外直肌超常量后徙(后徙附着点后12～13mm),同时做内直肌最大量缩短(10～12mm),以使眼球处于原在眼位。术后3个月后,如仍有外斜视,可将上斜肌离断转位至内直肌上端处。如内、外直肌术后,水平斜视已充分矫正,但留有垂直斜视,可做适当的垂直位直肌或斜肌手术。眼位矫正后,如患者无须采取明显的代偿头位而有足够的双眼单视,则可考虑行上睑下垂矫正术。值得注意的是,术前应仔细检查有无Bell现象,如无Bell现象,应采取保守的治疗方案,防止术后发生暴露性角膜溃疡。

4)核上性眼外肌麻痹:主要针对病因治疗。对于同向偏斜伴代偿头位者,可行偏斜方向一组肌肉的减弱术,以改善头位。持续性强直性辐辏痉挛者,可行双眼内直肌后徙术;日久无改善的辐辏麻痹可试行双眼内直肌前徙,但是不宜过矫;开散麻痹者可试行双眼外直肌前徙,术后有过矫应立即复位。

【术后处理】

见本章第二节概述。

【住院小结】

1. 疗效

(1)治愈:①第一眼位眼位正,三棱镜检查第一斜视角垂直斜度≤10△、水平斜度≤15△;②代偿头位消除;③双眼视功能恢复,正常视网膜对应,有一定融合力,立体视≥100秒弧;④主要视野复视消除,眼球运动协调。

美容治愈:分期治疗按计划达到治疗目的者,眼位外观满意者。

(2)好转:功能好转。①斜视度:三棱镜检查,第一斜视角垂直斜度≥10△、水平斜度≥15△;②残留头位:头位改善,但仍有歪头视物症状。

功能部分恢复:正常视网膜对应,自然状态时单眼抑制。美容好转:眼位明显改善,在受累肌作用方向存在不同程度的障碍。

(3)未愈:眼位与眼球运动与术前相比无显著变化,功能无改善。

2. 后续治疗

(1)后天性麻痹性斜视继续治疗原发病。

(2)原有弱视者应继续治疗,防止弱视复发。

(3)若术后仍残留小角度斜视可用眼镜或三棱镜矫正。

3. 出院医嘱　见本章第二节概述。

(刘　虎　王　霞　朱承华)

四、旋转性垂直性斜视

旋转性垂直性斜视在诸多方面有别于水平斜视,据统计,近50%运动功能异常的患者有旋转垂直斜视成分。其主要特点是:①知觉损害相对较轻,异常视网膜对应及弱视少见;②多为麻痹或限制因素所致的非共同性斜视;③斜视度数与症状没有直接关系,若患者融合能力较强则能够克服大角度垂直斜视,反之,仅$1^{\triangle}$～$2^{\triangle}$垂直斜视即可引发复视、眼性眩晕等症状。Bielschowsky将旋转垂直斜视分为5类:①共同性垂直斜视;②麻痹性垂直斜视;③单侧下斜肌功能过强性斜视;④分离垂直斜视;⑤伴有以上各组特点的垂直斜视。

【病史询问要点】

1. 有无颅内损伤、眼眶肿瘤、甲状腺相关眼病和多发性硬化等病史。

2. 其他见本章第二节概述。

【体格检查要点】

见本章第二节概述。

【门诊资料分析】

旋转性垂直性斜视检查与非共同性斜视相似。

【继续检查项目】

1. 双Maddox检查　定量测定旋转性斜视度数。采用红、白两个Maddox柱镜平行分别放在两眼前,让患者自行调整柱镜方向,直至两眼看到的两条光线平行为止。这时,两眼前柱境所成的夹角即为旋转斜视的度数。

2. 扫描运动速度检查　通过特殊仪器记录扫描运动速度。在图纸上可以看到眼球运动的方向、速度及加速度。这种检查能够鉴别眼球运动受限的原因是麻痹因素还是限制因素,抑或麻痹肌肉的力量。

【诊断】

了解病史十分重要。不同注视位和头位偏斜时的棱镜检测和遮盖试验的结果,可以基本判断出旋转性垂直性斜视与否;观察眼球是否受限,对诊断也很有价值。

【临床类型】

临床常见的旋转性垂直性斜视。①共同性垂直斜视:指更换注视眼或不同注视方向,垂直偏斜度均相等。目前认为,真正的共同性垂直斜视非常少见,临床所见的共同性垂直斜视多因麻痹性斜视续发共同性所致。②分离性垂直斜视(DVD):是指双眼交替遮盖时,遮盖眼常呈上斜状态。这与一般斜视的神经支配法则相矛盾,常伴有隐性眼球震颤及下斜肌过强。③下斜肌功能过强性垂直斜视：斜视中常见的一种现象，多为双侧性，有原发性与继发性两种，常合并水平斜视与V征。临床表现为眼球内转时产生上斜视。④双上转肌麻痹：病因不明，多数学者认为与核上性眼球运动中枢的损害有关。表现为单眼或双眼向上方运动受限，原在位受累眼处于下斜位，双眼上转时下斜视更明显，常合并上睑下垂或假性上睑下垂，以下颌上抬，视线向下获得下方视野融合。⑤眶下壁骨折：各种原因钝挫伤，眶内压升高、引发眶下壁骨折、下直肌和（或）下斜肌嵌顿在上颌窦或破裂的骨折缝中，表现为受累眼呈下斜位，眼球向上方、下方运动受限，牵拉试验证实下方存在限制因素。

【鉴别诊断】

1. 下斜肌过强与DVD　DVD在侧向注视时，由于鼻梁遮挡，内转眼不能注视目标发生眼球“上飘”。可以交替遮盖与下斜肌过强相鉴别。此外，DVD在交替遮盖时始终无低位眼。但需注意，DVD与下斜肌过强有时会合并存在。

2. 下斜肌过强与Duane眼球后退综合征　Duanc眼球后退综合征在眼球内转时常有“射征”，主要与水平肌共同收缩有关。

【治疗计划】

1. 水平肌附着点移位　采用上斜眼水平肌附着点下移，下斜眼水平肌附着点上移矫正垂直斜视。

2. 斜肌手术　采用下斜肌断腱、后徙及切除术，以及上斜肌折叠、断腱、矢状移位术。

3. 垂直直肌手术　上、下直肌后徙、截除术。应注意睑裂的变化。

4. 肌肉联结、移植术　对于完全麻痹的眼外肌可采用相邻直肌的联结与移植术。但应避免发生眼前段缺血。

（刘　虎　王　霞）

第三节　特殊类型斜视

一、分离性垂直偏斜

分离性垂直偏斜（dissociated vertical deviations，DVD）又称双上隐斜、双上斜视，这是一种不受Hering法则支配的特殊类型斜视。临床表现为向任何方向注视非注视眼都呈上斜视，而且斜视角变化较大。该病多为双眼发病，但可先后发病，且两眼程度多不相等。近年来，学者们逐渐发现DVD并非一种十分少见的疾病，它可以单独发病，也可能与一些先天性斜视相伴随。国内外文献报道，约20％的斜视患者合并有DVD，40％～60％的先天性内斜视合并DVD。

【病史询问要点】

1. 发病年龄　发病多在婴幼儿期，但多在2－5岁方可发现。

2. 发病过程　注意询问上转眼是否经常发生在某一眼，是恒定还是交替性，上转斜视度数在视近或视远时有无变化，有无屈光不正等。国外报道，部分DVD患者症状可随年龄增长渐改善。

3. 发病诱因 手术外伤、情绪紧张、精神不集中及疲劳时易发生。

4. 伴随症状 多伴有水平斜视、隐性眼球震颤，部分患者有弱视与代偿头位。

【体格检查要点】

1. 眼部检查 检查视力及双眼视功能。DVD双眼视力往往较好，但可因隐性眼球震颤、弱视、高度屈光不正致视力下降。

2. 眼位 非注视眼始终处于高位，水平斜视度多不稳定。

3. 眼外肌和眼球运动 遮盖眼上转、外旋。去遮盖后，上转眼缓慢下转、内旋。向侧方注视时，内转眼总处于上斜位。可伴有双眼下斜肌功能亢进或眼球震颤。当DVD合并A-外斜(或V-内斜)，以及上斜肌(或下斜肌)功能亢进时，称为Helveston综合征。

4. 头位异常 国外报道，25% DVD合并有眼性斜颈与头位异常。

【继续检查项目】

1. Bileschwsky试验 遮盖一眼，被盖眼上转，另一眼前放置梯度滤光板，不断使该眼透光率降低，发现对侧被盖眼从上斜位渐向下移动直至水平。

2. 红玻璃片试验 将红玻璃片置于一眼前诱发复视，发现红玻璃片眼总处于下方。

3. DVD定量 采用底向下的三棱镜交替遮盖，直至遮盖眼无上转，若为双眼DVD应分别测量。根据原在位时最大上斜度数决定手术量。

【诊断】

1. 上斜视，可能为单眼。也可能为双眼交替性，斜视角不稳定。

2. 双眼运动与单眼运动基本正常，非注视眼上转可出现在任何方向，这种垂直分离的加大与眼外肌功能没有明确关系。

3. Bileschwsky试验阳性，即交替遮盖(或破坏双眼融合功能)时，被遮盖眼在各个诊断眼位均上斜，有隐性或显性眼球震颤。

4. 同视机点灭试验：当DVD程度较轻，难以检查时，可试用同视机做交替点灭，灭灯前的眼会一边上转一边外旋，双眼震颤，当交替点灭时，这种眼会下转并内旋。

【鉴别诊断】

1. 下斜肌亢进 DVD的眼球上转可发生在内收、外转等所有眼位，斜视角不稳定而难以用三棱镜中和；下斜肌亢进仅发生在内转时上转，斜视角易于用三棱镜中和。下斜肌亢进时多伴有对侧眼上直肌抑制性麻痹，一般不会发生上转。下斜肌亢进上转速度较快，而DVD上转往往多伴有外旋，速度较慢。此外，DVD在原在位伴有内旋，间接检眼镜下不能发现下斜肌亢进时所特有的外旋表现。

2. 上斜肌麻痹 侧方注视时，内转眼上升，外转眼则下转呈现下斜位。而DVD总是非注视眼上斜。

3. 上隐斜 多为单眼发病，交替遮盖时，上隐斜眼眼位上斜。上隐斜眼注视时，另一眼下降。此外，上隐斜多不伴有隐性眼球震颤。

【治疗原则】

1. 对于隐匿性DVD，仅通过遮盖才能诱发或上斜度较小不妨碍外观者，无须特殊处理；若为间歇性发生者，应注意发作频度与持续时间，即便为显斜视时，手术也仅为美容目的。

2. DVD多为双侧、不对称发生，应根据两眼"上飘"程度决定是否行对称手术。

3. DVD合并有水平斜视或下斜肌过强时应分别予以解决。如DVD合并内斜视往往表现为内斜视度数不稳定，矫正内斜度数应适当减小，若DVD合并间歇性外斜视与调节性内斜视时，首先做外斜视矫正术，调节性内斜视为手术的绝对禁忌。若DVD合并垂直斜视，应首先解决垂直斜视。

【治疗方案】

1. 非手术治疗

Vor Noorder认为DVD可随年龄增长有自愈倾向，早期DVD可行双眼视功能训练与光学矫正。常用方法有以下几个。

(1)融合功能训练：适用于程度较轻且不合并斜视、具有一定双眼视功能者。

(2)转变注视眼：对于单眼或两眼不对称DVD，上转度数在$10^{\triangle}$以下者，可将经常上转眼转为注视眼纠正该眼的上转。如采用凸镜片压抑戴镜治疗，使非注视眼视力好于原注视眼，进而转换注视眼，控制上斜。

(3)合并屈光不正与弱视者应充分矫正治疗。

2. 手术方法

(1)手术原则

1)双眼上斜程度无差异，可行双眼上直肌等量减弱或下直肌等量增强。

2)双眼上斜程度有差异但视力良好者，可先行上斜程度较重眼手术，观察一段时间，再据情决定是否做另一眼手术、手术方式和手术量。

3)双眼上斜程度有差异合并一眼上斜肌或下斜肌功能亢进者，可先矫正斜肌，观察一段时间后，再根据上斜程度决定做上、下直肌手术。

4)DVD合并其他斜视者，先矫正偏斜度数大的斜视，后做定量容易的肌肉。合并内、外斜者，内斜应欠矫，外斜应过矫。如果上斜和水平斜程度相同，先矫正上斜，再矫正定量容易的水平斜视。

5)Helveston综合征者，应根据DVD、A型斜视和斜肌亢进的明显程度按顺序进行手术。

(2)手术方法

1)上直肌后徙：根据"上飘"的程度决定上直肌后徙量。如双眼上斜10°～15°，双眼上直肌可后徙4～5mm。不同患者可根据具体情况，两眼上直肌做等量或不等量后徙，残余量通过上直肌的后固定予以消除。

2)上直肌后徙联合后固定：后固定缝线术(Faden术)是一种眼外肌减弱术。上直肌常规后退5mm，于原肌止点后12～15mm处做后固定缝线。该术式的最大优点是第二个肌肉附着点位于解剖附着点后，而未改变肌肉与眼球接触弧。眼球转动时可以减少该肌的收缩效应而不干扰主动肌与拮抗肌的平衡。

3)下直肌缩短：偏斜度小的DVD，可以缩短下直肌4mm；偏斜度数大的则可缩短8mm。术中必须仔细分离，以免引起上睑内翻。

4)下斜肌末端后部纤维前移：将下斜肌从附着点离断，再将肌肉末端固定于下直肌止端颞侧缘稍前处，减弱上转力量，同时加强眼球下转。手术量为：Ⅰ级上斜0～6$^{\triangle}$，将下斜肌末端后部纤维前移至下直肌止端水平后1mm；Ⅱ级上斜7$^{\triangle}$～11$^{\triangle}$，前移至下直肌止端水平；Ⅲ级上斜＞12$^{\triangle}$，前移至下直肌止端前1mm。

【术后处理】

见本章第二节概述。

【住院小结】

1. *疗效* DVD不能根治，若眼球"上飘"明显好转，外观改善即为有效。有学者将DVD术后效果分为3级：①满意，双眼注视时，原在位不出现明显垂直分离；②改善，垂直分离仍存在，但频率及幅度均降低，不影响外观；③无效，仍有影响外观的垂直分离或频率和幅度无明显减小。

2. *后续治疗* 见本章第二节概述。

3. *出院医嘱* 见本章第二节概述。

（刘 虎 王 霞）

二、布朗综合征

布朗综合征(Brown syndrome)又称上斜肌腱鞘综合征(superior oblique tendon sheath syndrome)，是指由于先天性解剖异常或继发外伤、手术以后，上斜肌肌腱和鞘膜过分增厚、粘连，限制下斜肌的上转运动。

【病史询问要点】

1. *发病年龄* 多幼年发病，有些于生后数月即可发病。

2. *发病过程* 注意询问上转眼是否经常发生在某一眼，是恒定性还是交替性，上转时斜视度数在视近或视远时有无变化，有无屈光不正等。部分后天性布朗综合征可自行缓解，症状消失。

3. *发病诱因* 眼部手术(如上斜肌过度折叠)、外伤、炎症等。

【体格检查要点】

1. *眼部检查* 仔细检查两眼视力及双眼视功能，排除弱视。

2. *眼位* 原在位可为正位或患眼处于下斜位。

3. *眼球运动* 原在位与外转位眼球上转正常或近正常；内转位眼球向上转动明显受限，甚至不能过水平线，向上注视有V形外斜，无同侧上斜肌功能亢进。

4. *代偿头位* 先天性布朗综合征多有代偿头位，表现为下颌上抬，头后仰，视线向下。

【继续检查项目】

1. *牵拉试验* 被动牵拉试验向内上转时有抗力感。

2. 复像检查　后天性布朗综合征以复视为主，红绿镜片检查表现为向内上方注视时，两眼物像分离距离最大。

3. 肌电图检查　眼外肌肌电图(EMG)正常，下斜肌有正常放电活动。

【诊断】

1. 内转位不能上转，原在位与外转位上转正常或接近正常。

2. 内转位患眼呈下斜位。

3. 内转位向上牵拉时，眼球抗力感明显。

4. 肌电图检查下斜肌功能正常。

【临床类型】

1. 先天性上斜肌腱鞘综合征　由于先天性解剖异常，如上斜肌腱鞘缩短、肌腱肥厚或下斜肌附着点及节制韧带异常所致，主要表现为眼球内转时上转受限。

2. 后天性上斜肌腱鞘综合征　是指由于炎症、外伤或手术所致上斜肌肌鞘发生炎症、水肿、肥厚及腱鞘收缩引起的类似狭窄性腱鞘炎，表现为内转时上转受限。部分后天性上斜肌腱鞘综合征可自行缓解而症状消失。因此，有学者将后天性上斜肌腱鞘综合征称为假性布朗综合征。

【鉴别诊断】

1. 下斜肌麻痹　主要通过被动牵拉试验鉴别，布朗综合征向内上方转动明显受限，不伴有上斜肌亢进，EMG检查提示下斜肌功能正常。

2. 眶底骨折　眶底骨折不仅表现为内转时上转受限，在外转位、原在位同样受限。

【治疗原则】

1. 原在位为正位眼，无明显代偿头位且双眼视功能正常的先天性布朗综合征无须特殊处理。后天性布朗综合征首先应针对病因治疗。

2. 原在位有大角度下斜视、代偿头位明显或上转时复视影响双眼视功能者可手术治疗。

【手术方法】

多采用上斜肌减弱术(包括上斜肌肌鞘切除、上斜肌完全断腱与部分切除术)。手术时应尽可能少损伤腱鞘及周围筋膜，手术效果与切除或切断的部位有关，通常靠近滑车效果大，靠近上直肌效果小，但完全贴近滑车的断腱易继发上斜肌完全麻痹。国内有学者主张手术时不仅应去除异常的上斜肌腱鞘，同时应将眼球固定在内上位置一周以防止复发。也可在术后短期内经常做向上的牵拉训练避免产生新的瘢痕粘连。Parks主张做上斜肌后徙术，即使要做上斜肌断腱也以颞侧切口为宜。

【术后处理】

见本章第二节概述。

【住院小结】

1. 疗效　原在位正位，代偿头位消除者视为有效；原在位偏斜未解除，仍存在明显代偿头位者视为未愈。

2. 后续治疗　见本章第二节概述。

3. 出院医嘱　见本章第二节概述。

（刘　虎　王　霞）

三、A-V综合征

1948年，Urrets-Zavalia首先提出A-V现象（A and V patterns）。A-V现象不是一种特定的临床疾病，而是指同时伴有垂直非共同性斜视的亚型水平性斜视。即向上方注视与下方注视的水平斜度可发生明显变化。由于上、下方斜视形状与A、V字母相似，所以称之为A-V现象。该病病因尚不清楚，可能与解剖异常、眼外肌与筋膜改变及肌肉附着点移位有关。据统计，A-V现象在眼球运动异常的患者中占6.56%～50%，以V征多见，A∶V为1∶2～1∶4。

【病史询问要点】

1. 发病年龄　发病较早，多为先天性，多数患者发病年龄小于1岁。

2. 发病诱因　多与面容构造异常及肌肉、筋膜的异常有关。因外眦部上移易形成V形外斜与A形内斜。其次，异常神经支配及融合功能的缺陷都可导致A-V综合征的发生。

3. 伴随症状　视疲劳、复视及代偿头位。

【体格检查要点】

1. 眼部常规检查　单（双）眼视力、注视性质及眼前段、眼底有无异常。

2. 眼位　检查视近（远）时，原在位、正上方及正下方水平斜视的度数，确定在垂直方向水平斜视有无非共同性。检查是否伴有旋转斜视。

3. 单眼、双眼运动　有无水平或垂直肌肉亢进与减弱。A形一般为上斜肌过强，V形一般为下斜肌过强。

4. 代偿头位　水平斜视出现代偿头位应注意有无A-V现象。在内斜“A”“V”，下颌向集合尖端移位；在外斜“A”“V”，下颌向尖端对侧移位。

【门诊资料分析】

1. 同视机、三棱镜　定量检查眼球上转25°、下转25°时水平斜度，有无斜肌功能亢进或减弱。

2. 视网膜对应　A-V综合征可发生异常视网膜对应，但由于异常角随斜视角发生动态变化，因此，患者能很好适应这种短暂的异常视网膜对应。

3. 医学眼底摄影　根据视盘与黄斑的关系确定是否伴有旋转斜视。

【诊断】

1. A征　向上与向下注视时水平斜视角相差≥10△。

2. V征　向上与向下注视水平斜视角相差≥15△。

【临床类型】

1. 外斜V征　向上注视时的斜度较向下注视大15△。

2. 内斜A征　向上注视时的斜度较向下注视大10△。

3. 内斜V征　向下注视时的斜度较向上注视大15△。

4. 外斜A征 向下注视时的斜度较向上注视大10△。

【治疗原则】

1. 矫正原在位和阅读眼位上的视轴偏移，消除代偿头位，改善和恢复双眼单视功能。

2. 仔细检查斜视角，分析寻找力量亢进与不足的肌肉，若存在斜肌功能的异常，首先选择斜肌手术，如下斜肌减弱术或上斜肌折叠术可矫正15△～25△的V形斜视，双眼上斜肌断腱术可矫正35△～45△的A形斜视。若无明显的斜肌过强，可以采用水平直肌垂直移位或水平直肌肌腱垂直分离手术。

【治疗方案】

1. 非手术治疗

(1)弱视治疗：多数A-V综合征患者的视力正常，若合并有弱视，应首先行弱视治疗。

(2)光学矫正：充分矫正屈光不正，对于症状轻微的A-V综合征可配戴三棱镜消除代偿头位。

2. 手术治疗

(1)单纯水平肌加强与减弱术：对于无垂直肌异常，眼球向上与向下注视时斜视度不明显或仅为临界状态，可做单纯水平肌加强或减弱术，临床研究表明，内、外直肌加强与减弱同时，一部分A-V征可同时消失。原则是A征行水平肌肉加强术(内斜视加强双眼外直肌；外斜视加强双眼内直肌)，V征行水平肌肉减弱手术(内斜视减弱双眼内直肌；外斜视减弱双眼外直肌)。

(2)水平肌垂直移位：A-V征明显者，在后徙或截除水平肌同时可将两眼同名水平肌附着点向上或向下移位，即外直肌移向A-V的开口端(基底)、内直肌移向闭口端(尖端)，移位量一般为5～10mm(1/2～1肌肉宽度)。据统计，水平肌附着点上下移1/2～1肌肉宽度可减少20△～25△，双上斜肌肌腱切断对A征可减少向正上方32△，双下斜肌部分切除术对V征可减少向正上方20△，减弱下斜肌或上斜肌折叠术可矫正V征15△～25△。

(3)垂直肌手术：伴有垂直肌功能明显异常者应选择垂直肌手术。如内斜视不论A、V征都应加强斜肌、减弱直肌；反之，外斜视都应减弱斜肌，加强直肌。

【术后处理】

见本章第二节概述。

【住院小结】

1. 疗效 原在位或阅读眼位正位，代偿头位消除，双眼单视功能得以恢复或改善视为满意；以上目的未能达到，但头位消除，外观明显改善视为有效；原在位偏斜未能解除，外观改善不明显者视为无效。

2. 后续治疗 见共同性斜视。

3. 出院医嘱 见本章第二节概述。

(刘 虎 王 霞)

四、Duane 眼球后退征

Duane 眼球后退征又称 Stilling-Turk-Duane 综合征，是以眼球内转时眼球后退、睑裂变小为特征的眼肌疾病。它是一种先天性眼球运动异常，伴有不同程度的眼球与眼睑位置的异常。确切病因不明，可能与眼外肌纤维化、节制韧带与附着点的异常及异常神经支配有关。该病女性多见，多侵犯水平运动。国外文献报道，Duane 眼球后退征占斜视患者的 1%，左右眼患病率之比约为 1:3。

【病史询问要点】

1. 发病年龄　可见于任何年龄。

2. 发病诱因　眼部手术外伤史、异常神经支配及家族遗传性可诱发本病。

3. 伴随症状　多合并水平斜视，除眼部异常外，还可伴有眼部和全身其他系统的先天畸形。如小眼球、视神经发育不全、眶距过宽、鳄鱼泪、唇裂、腭裂及四肢脊椎畸形等。

【体格检查要点】

1. 视力　本征绝大多数患者视力良好，不论在原在位或采取异常头位时都具有良好的双眼单视功能。

2. 眼位　原在位为正位、内斜或外斜位。一般认为内斜多见(50%)。

3. 眼球运动　眼球内、外转受限。内转时，睑裂缩小、眼球后退，同时伴有眼球急骤上转与下转；眼球外转时，睑裂变大。

4. 代偿头位　几乎全部伴有水平斜视的 Duane 眼球后退征患者均有代偿头位。

【门诊资料分析】

1. 牵拉试验　采用被动牵拉试验判断是否有肌肉的挛缩纤维化。

2. 复像检查　大多数患者采取代偿头位克服复视，少数患者因有弱视或视觉抑制无复视存在。

3. 眼电图(EOG)、肌电图(EMG)检查　发现异常神经支配(上、下斜肌和上直肌间)及眼球运动中枢的异常。

4. 眼球扫视频率　低于正常。外转扫视频率降低仅见于Ⅰ型和Ⅲ型患者。

【诊断】

1. 先天发病。

2. 眼球运动异常，内转、外转或内、外转均受限。

3. 眼球后退，内转与外转眼球突出度相差>2mm 应怀疑本征。

4. 睑裂变化：内转时睑裂缩小，外转时睑裂开大，与另一眼相比睑裂>2mm 有临床意义。

5. 牵拉试验证实肌肉纤维化。

6. EMG、EOG、ENG 等证实异常神经支配及眼球运动中枢异常。

【临床类型】

1. 根据眼外肌在水平方向运动受限的程度，Huber 将 Duane 眼球后退征分为 3 型。

Ⅰ型：眼球外转运动明显受限或完全不能外转，内转正常或轻度受限。原在位时，呈正位视或内斜视，眼球内转时，眼球后退，睑裂缩小，试图外转时，睑裂扩大。

Ⅱ型：眼球内转运动明显受限或完全不能内转，外转正常或轻度受限。眼球内转时，眼球后退，睑裂缩小，眼球外转时，睑裂扩大。该型多呈外斜视。

Ⅲ型：眼球内、外转均明显受限，眼球内转时，眼球后退，睑裂缩小，眼球外转时，睑裂扩大。

2. 按病因不同分为先天性和获得性两种，后者是由于手术后结膜和 Tenon 囊瘢痕所致，较少见。

【鉴别诊断】

1. *展神经麻痹*　展神经麻痹主要表现为外展受限，但无睑裂变化，无眼球后退。牵拉试验及 EMG 检查有助于鉴别诊断。

2. *霍纳(Horner)综合征*　霍纳综合征多由外伤、肿瘤等损伤颈交感神经所致。眼部表现为上睑下垂、睑裂缩小、瞳孔缩小及眼球下陷，同时还会出现同侧面部无汗，泪液分泌减少等。

3. *假性眼球后退综合征*　是指由于眶内壁骨折或各种原因所致的骨质破坏引起的内直肌嵌顿，出现与 Duane 眼球后退征相似的症状。但这种患者多有典型病史，伴有复视及外转时有睑裂缩窄。

4. *动眼神经麻痹后异常再生*　与 Duane 眼球后退征症状相似。但 Duane 眼球后退征无垂直运动受限及向下注视时的异常眼睑上提(假性 Graefe 征)。

5. *垂直后退综合征*　与 Duane 眼球后退征相似。垂直后退综合征是由于上、下直肌异常，使眼球向上或向下转动时明显受限并伴有睑裂缩小和眼球内陷的先天性疾病。此综合征病因尚未明了，目前多认为与异常神经支配及上、下直肌的异常有关。临床检查可见：原在位可无明显偏斜，患眼外上转障碍明显，外下转同样受限，当两眼向患侧外上方看时，患眼眼位低，当向外下方看时，患眼眼位高，同时伴有眼球后退，对侧配偶肌有功能过强的表现。治疗：原在位正位者可不手术，外上、下转受限明显、牵拉试验阳性可做上直肌后徙或下直肌加强术，合并内、外斜视及上睑下垂者可一并手术。

【治疗原则】

1. 先天性 Duane 眼球后退征伴有弱视者，首先应积极治疗弱视。

2. 由于手术治疗不能改善眼球运动，以下情况可不予处理：原在位有双眼单视；患者可借助轻微头位保持双眼单视；试图通过手术改善眼球运动者。

3. 手术治疗原则：矫正原在位的眼位偏斜，改善代偿头位，同时尽可能减轻内转时的眼球后退、睑裂缩小与垂直偏斜。当存在外直肌纤维化时，其条索样作用致使眼球内转时上转或下转，可考虑外直肌的后固定缝线，在原在位外斜并有头位时(Ⅱ型)，可行受累眼的外直肌后徙，斜视角度大的，可同时行健眼的内直肌截除。

【治疗方案】

1. *手术指征*

(1)原在位明显斜视。

(2)代偿头位明显,患者有强烈美容需要。

(3)患眼在内转位伴有异常垂直运动,严重影响美容。

2. 手术方法

(1)内斜视:内直肌后徙的最大量为 6mm,若术后仍欠矫,再辅以肌肉边缘切开。内斜视手术有一个原则,除非明确内、外直肌不存在异常的神经支配,没有同时收缩,否则,任何情况下不主张做外直肌前徙,以免加重眼球后退。眼球后退显著者,甚至可行外直肌后徙。近来,有学者主张将上下直肌移植到外直肌附着点处或行 Jensen 术,但需要提醒的是,该术式不应与内直肌后徙同时进行。在原在位有内斜及头位,可考虑行受累眼的内直肌后徙。

(2)外斜视:外直肌后徙 10～12mm,如欠矫再辅以肌肉边缘切开术。必要时,可行对侧眼外直肌后徙术。当存在外直肌纤维化时,其条索样作用致使眼球内转时上转或下转,可考虑外直肌的后固定缝线。在原在位外斜并有头位时(Ⅱ型),可行受累眼的外直肌后徙,斜视角度大的,可同时行健眼的内直肌截除。

(3)内转合并上、下射者:内直肌后徙或将其附着点上(下)移 5mm。近年来研究相继证实,异常上、下射是由于内、外直肌之间的异常神经支配所致。据此,有学者设计①后退两条水平肌到赤道部;②眼球赤道后固定外直肌;③外直肌 Y 形劈开合并后退移位术治疗上、下射征。1986 年由 Jampolsdy 首先报道,将外直肌劈开的两个断端分别上、下固定于巩膜表面以稳定眼球。同时,此肌肉分叉移位还可以防止眼球的上下旋转,并可增加肌肉张力。

总之,眼球后退综合征的手术方式没有一个固定的术式,特别是伴有垂直斜视时,应根据具体情况,设计恰当的手术方式,以便术后能够矫正原在位的视轴偏斜,消除代偿头位,必要时,适当地减轻眼球后退。

【术后处理】

见本章第二节概述。

【住院小结】

1. 疗效　原在位正位,代偿头位消除,眼球后退减轻者为满意;原在位基本正位,头位好转,眼球后退减轻者视为好转;原在位仍处于斜位,代偿头位未见明显改善视为无效。

2. 后续治疗　见本章第二节概述。

3. 出院医嘱　见本章第二节概述。

(刘　虎　王　霞)

五、眼外肌纤维化综合征

眼外肌纤维化综合征(congenital fibrosis syndrome)又称先天性眼外肌纤维化综合征,是一种临床少见的先天性肌肉筋膜分化异常,表现为双眼或单眼所有或几乎所有眼外肌纤维化。为家族性常染色体显性遗传病,也可为隐性遗传,亦有少数为散发病例。

【病史询问要点】

1. 发病年龄 生后早期即可发病，亦有成年发病。

2. 发病程度 多呈渐进性加重，严重者呈固定性斜视状态。

3. 伴随症状 合并上睑下垂、斜视与弱视等。

4. 家族史 常有家族发病史，为常染色体显性遗传，但也有散发病例，先天性发病。

【体格检查要点】

1. 眼部常规检查 注意有无斜视、弱视与其他先天性眼部异常，如圆锥角膜、上睑下垂等，常伴有高度远视散光。

2. 眼位 眼球多固定在内下或外下位。

3. 单眼、双眼运动 眼球向各方向运动均受限，上转完全不能，但有部分内、外转动功能。试图向上方和侧方注视时有反常集合运动。

4. 代偿头位 多呈下颌上抬、头后仰。

【门诊资料分析】

1. 牵拉试验 被动牵拉试验判断眼外肌纤维化程度。本病在做牵拉试验时，向各方向牵拉眼球均不能转动。

2. 肌电图与眼电图 眼外肌肌电图与眼电图正常。

【诊断】

1. 先天发病，多有家族史。

2. 多条或全部眼外肌纤维化，双眼处于固定位置，各方向转动均有障碍。

3. 双眼上睑下垂。

4. 被动牵拉试验证实存在限制因素。

5. 眼外肌病理检查发现眼外肌纤维或眼球筋膜均为纤维组织取代，并有少量散在慢性炎性细胞浸润。

【临床类型】

1. 广泛眼外肌纤维化综合征 最为严重，累及所有眼外肌包括上睑提肌，为常染色体显性或隐性遗传，表现为上睑下垂、眼球固定在内下方或外下方，眼球向各方向运动障碍，被动牵拉试验阳性。

2. 先天性下直肌纤维化 眼球呈下转位，被动牵拉试验证实下方存在限制因素。

3. 固定内斜视

4. 垂直后退综合征 极为罕见，多由垂直肌纤维化所致。临床表现类似Duane眼球后退综合征，检查发现眼球在外转位时向上、下均受限，并伴有眼球后退，水平运动无明显障碍。

5. 单眼先天性眼外肌纤维化

【鉴别诊断】

1. 先天性眼外肌麻痹 为双眼的4条垂直肌及2条水平肌完全麻痹，同时伴有上睑提肌麻痹。表现为眼球固定在中央，向各方向运动受限，但被动牵拉试验无明显限制因素。

2. 布朗综合征　表现为内转位眼球向上转动明显受限，有时不能过中线，向上注视有V征，多伴有代偿头位，表现为下颌上抬，头后仰。

3. 双上转肌麻痹　麻痹眼上转受限，被动牵拉无限制因素。健眼注视时，麻痹眼呈下斜位伴同侧上睑下垂；麻痹眼注视时，若上睑提肌功能正常，睑裂开大，健眼上斜，睑裂较前更大。

【治疗原则】

1. 治疗目的仅为改善头位，方便注视。

2. 合并上睑下垂者，首先矫正眼位，因为下直肌断腱的效果常不能预测，然后再做眼睑成形，仅将眼睑提起到暴露瞳孔即可。

【手术方法】

1. 矫正斜视　首先应做下直肌后徙或断腱术，上直肌可做缩短或前徙，必要时同时做球结膜和眼球筋膜的后徙术。

2. 矫正上睑下垂　多采用额肌或阔筋膜悬吊术。由于患者无Bell现象，应防止术后患者发生暴露性角膜炎，应以低矫为宜。若不手术，可戴支架眼镜，同样可取得美容效果。

【术后处理】

见本章第二节概述。

【住院小结】

1. 疗效　原在位为正位，代偿头位消失者视为有效。

2. 后续治疗　见本章第二节概述。

3. 出院医嘱　见本章第二节概述。

（刘　虎　王　霞）

六、慢性进行性眼外肌麻痹

慢性进行性眼外肌麻痹（progressive external ophthalmoplegia）又称von Graefe眼肌病，是一种罕见的慢性、进行性、双侧眼外肌疾病。病因不明，推测可能与肌肉、神经系统的病变有关。临床表现为自上睑下垂开始，侵犯包括上睑提肌在内的所有眼外肌，使眼球运动受限，最终使眼球固定在某一处。

【病史询问要点】

1. 发病年龄　30岁前发病，约50%的患者有家族史。

2. 发病程度　迁徙、进行性反复，呈慢性过程。

3. 发病诱因　外伤、毒素、退行性变、肿瘤或其他遗传性疾病。

4. 伴随症状　进行性上睑下垂伴眼球运动受限，同时可累及面肌、四肢肌及吞咽肌肉。

【体格检查要点】

1. 眼位　全部眼外肌完全麻痹时眼球固定在轻度外转位或正位，双眼呈“僵化”

状态。

2. 眼球运动　慢性、进行性眼球运动受限。首先出现上睑下垂，继而侵犯内直肌与上转肌，下转肌受累相对较晚。

3. 代偿头位　因上睑下垂，多呈下颌上抬、头后仰。

【继续检查项目】

1. 强迫转动试验　用医用镊夹于角膜缘固定眼球，将眼球向左、右及上、下牵拉，眼外肌伸展性丧失，有明显抵抗，转动较差。

2. 新斯的明试验　使用抗胆碱酯酶药物后，上睑下垂及眼球运动受限无明显好转。

3. 肌电图检查　肌电图检查结果与眼球运动受限不相对应，即患者向受累肌方向运动时有与眼球运动受限不成比例的强放电现象，眼球运动受限越明显，放电越强。

4. 组织学病理检查　未发现肌肉纤维化，显微镜下表现为肌纤维大小不等，间质增大，肌肉内有残存神经纤维。电子显微镜检查肌纤维内有异常线粒体集合。

【诊断】

1. 上睑下垂为初发症状，继而发生眼球运动障碍。

2. 进行性发病，慢性过程。

3. 眼外肌麻痹及伴有咽部与四肢肌的麻痹。

4. Tensilon(依酚氯铵)试验阴性。

【鉴别诊断】

重症肌无力：可做依酚氯铵试验，静脉注射依酚氯铵后，重症肌无力患者睑裂开大，眼球运动改善。

【治疗原则】

1. 该病呈慢性、进行性过程，一般不予处理。

2. 对症治疗：若发生复视，可采用三棱镜矫正；严重上睑下垂、斜视可用支架眼镜或手术矫正。

【住院小结】

1. 疗效　本病预后一般良好，如有变性、遗传性疾病或代谢异常则预后不良。

2. 出院医嘱

(1)支持治疗：该病患者应注意维护及增进营养状况，饮食中应有较多动物蛋白，少食用糖类和脂肪。

(2)药物治疗：部分患者可服用加兰他敏、ATP、UTP等，亦有学者主张使用钙拮抗药治疗。

(3)定期复诊，尤其是伴有变性、遗传性疾病和代谢异常者应随诊。

(刘　虎　王　霞)

七、固定性斜视

固定性斜视(fixation strabismus)是指由于先天或后天因素，眼外肌由纤维组织取代,使单眼或双眼固定在某一特定位置上、不能向其他方向转动的一种特殊斜视。临床以固定性内斜视多见。

【病史询问要点】

1. 发病年龄　先天或后天发病,后天固定性内斜视多为40岁以后的中老年人。

2. 发病程度　后天固定性斜视多呈渐进性加重,直至眼球固定于极度内转或下转位置。

3. 发病诱因　高度近视、头颅外伤引发展神经麻痹或其他遗传性疾病。

【体格检查要点】

1. 眼部常规检查　应着重检查双眼的视力、视野、眼压及眼底。

2. 眼位　常呈内下斜位,严重时整个角膜全部转入内眦角,仅能看到白色巩膜。

3. 眼球运动　眼球向各方向运动都有障碍,牵拉眼球向相反方向转动时的抗力最大。

4. 代偿头位　双侧者,常有明显的头位,即将面转向一侧,用一只眼注视。

5. 弱视　斜视眼常有弱视。

【门诊资料分析】

1. 牵拉试验　牵拉试验发现眼球向各方向运动有限制因素。

2. 超声波检查　应用A超测量眼轴长度,B超检查排除玻璃体混浊、视网膜脱离及后巩膜葡萄肿。

【诊断】

1. 眼球固定,运动受限,被动牵拉试验阳性。

2. 大角度斜视。

3. 后天性者有高度近视或头颅外伤病史。

【临床类型】

1. 先天性固定内斜视　幼年发病,表现为双眼呈大角度内斜视,眼球运动检查:眼球不能外转,向外牵拉眼球不过中线,EMG检查可见眼球内转时内直肌几乎无放电或微弱放电。术后病理证实,受累内直肌挛缩呈纤维条索样。

2. 后天性固定内斜视　年龄较大的成年人,多有高度近视或外伤史,内斜视多见,牵拉试验阳性,EMG检查可见眼球内转有不同程度放电现象。

【鉴别诊断】

1. 痉挛性斜视　原发性神经肌肉痉挛引起的斜视少见,只有在破伤风、神经官能症才偶见到。临床所见的痉挛性斜视多继发于眼外肌功能不足。可通过向受累肌注射利多卡因使肌肉松弛,牵拉眼球发现向对侧转动无明显抵抗。

2. Duane眼球后退征　眼球内、外转受限,但内转时伴有眼球后退、睑裂缩小;眼球外转时,睑裂扩大。EMG、牵拉试验有助于鉴别诊断。

3. 眼外肌广泛纤维化综合征　固定性斜视本属眼外肌纤维化,仅是发展程度和累及肌肉的数量不同而已。通常固定性水平斜视无垂直运动受限,固定性垂直斜视则无水平运动受限。眼外肌广泛纤维化为多条眼外肌同时受累,并伴有上睑下垂、眼球固定在下方位置,双眼均不能转动,可有明显代偿头位。术后病理证实多条眼外肌纤维化。

【治疗原则】

手术解除挛缩和纤维化的肌肉牵引,改善头位,方便视物。

【手术治疗】

1. 挛缩肌肉断腱并球结膜后徙术　充分断离挛缩肌肉、肌间膜、筋膜及节制韧带,将眼球返回至第一眼位。此外,由于长期斜视可能造成结膜及前部球筋膜失去弹性而挛缩,或为了防止术后新形成的瘢痕收缩影响手术效果,可行结膜后徙术。

2. Jensen术　由于内直肌挛缩纤维化,为了加强外转力量,可将上、下直肌部分功能转移至外直肌,加强外转力量。即将上、下直肌肌腱的颞侧一半移位到外直肌附着点的下面,并与外直肌相联结。原则上应先行内直肌后徙,再行Jensen术。

3. 阔筋膜移植　根据应用阔筋膜矫正上睑下垂的原理矫正固定性斜视。将眼外肌通过阔筋膜与眶骨膜固定矫正斜视。

4. 眶缘固定术　对于大角度内斜视,若常规处理仍不能矫正眼位,外直肌截短后,用1-0或3-0丝线穿过外直肌止端及球结膜固定在眶缘骨膜上直至眼球基本正位为止。

5. Yokoyama手术　高度近视眼限制性下斜视也称"重眼综合征"或"固定性内斜视",是发生在病理性近视中的一种后天获得性的限制性斜视。采用传统的眼外肌退缩术治疗其效果一直不甚理想。Yokoyama在前人研究的基础上,采用影像学技术证实了这类斜视的发生与外直肌走行下移位和上直肌鼻侧移位有关,并由此提出矫正这类斜视不仅需要改变肌肉的作用力和方向,还需要恢复眼球在肌锥内的正常位置,重建外直肌和上直肌之间的pulley连接带。具体术式将外直肌上端1/2和上直肌颞侧1/2联结,封闭眼球颞上方的"疝",将增长的眼球推回至肌锥内。

【术后处理】

1. 一般处理　见本章第二节概述。

2. 并发症处理

(1)视网膜脱离:因固定性斜视多有高度近视,加上术中牵拉肌肉易发生视网膜脱离。对于非孔源性网膜脱离可保守治疗,若发生裂孔应尽快手术治疗。

(2)眼压升高:行Jensen术或上下直肌移植患者,术后数日会有轻度眼压升高,可全身或局部使用降眼压药物,若眼压持续不降,应考虑松解移植的上、下直肌,重新缝合。

(3)其他:见本章第二节概述。

【住院小结】

1. 疗效　固定性斜视术后易复发,手术效果多不理想。若原在位眼球处于正位,头位消除或有所改善视为有效。

2. 后续治疗　见本章第二节概述。

3. 出院医嘱　见本章第二节概述。

(刘　虎　王　霞)

第四节 其 他

一、弱 视

弱视(amblyopia)是视觉发育敏感期异常视觉经验所导致的以空间视力损害为特征的一组视力不良综合征。据国内外报道，弱视的患病率为2%～5%，我国有3亿多儿童，估计近1000万儿童患有弱视。目前国际上尚无弱视的统一标准，1996年全国斜视与小儿眼科学组制定我国的弱视标准，即眼球无明显器质性病变，矫正视力低于0.9或两眼视力相差大于两行者为弱视。

【病史询问要点】

1. 发病年龄　弱视仅发生在视觉尚未发育成熟的幼儿期。尤其多发生于2—3岁前的儿童。

2. 发病诱因　注意询问有无斜视、单眼剥夺(如先天性白内障、上睑下垂、角膜斑翳、长时间遮盖一眼)、屈光不正及屈光参差等。

3. 发病经过　视力低下何时开始，患儿在母亲分娩时有无窒息、缺氧史，有无外伤、高热、惊吓史等。

4. 治疗经过　是否配戴过眼镜，有否接受过治疗或手术，开始治疗的年龄及治疗效果。

5. 家族史　如属先天性遗传性疾病，家族史应询问3代以上。

【体格检查要点】

1. 视力　针对不同年龄儿童的特点，可参阅斜视部分选用不同的视力检测方法，检查单眼(双眼)、裸眼(矫正)视力、成排视标和单个视标的视力。

2. 眼部检查　常规检查眼前段、眼底，排除眼部先天性器质性病变(如先天性白内障、先天性上睑下垂、晶状体后纤维增生症、原始玻璃体增殖症等)、角膜病变、视网膜母细胞瘤等。特别注意注视性质有无异常，检查和判断方法参见本章第二节概述。

3. 眼位及眼球运动　有无斜视包括斜视性质和斜视度，有无眼球运动异常及眼球震颤等。

4. 屈光检查　对视力达不到正常的患者，都应散瞳验光观察有无屈光不正、屈光参差、矫正视力。如果屈光不正较浅的一眼具有+2.00～+2.75D球镜，则有可能发生弱视和内斜。屈光参差越大，则发生弱视的可能性越大，弱视的程度也越深。无内斜者双眼的球镜差别在1.00～1.75或柱镜差别≥1.00，则弱视的发生率明显增多。内斜合并屈光参差者，则很可能发生弱视。近视性屈光参差在5.00D以上者，屈光度高的眼也可形成弱视。

5. 全身检查　排除影响视功能正常发育的其他全身疾病。如先天性颅脑发育不良、出血以及脑部肿瘤等。

【门诊资料分析】

1. 注视选择　对于不能配合视功能检查的婴幼儿，除了在实验室采用视动性眼球震颤、选择性观看判断视功能以外，尚可通过观察有无明显的注视选择判断有无单眼视力的极度降低。

2. 对比敏感度　通过测量视器辨别不同空间频率的正弦条栅所需的黑白反差评定视功能。该检查不但反映对细小目标的分辨能力，也反映对粗大目标的分辨力，远较视力表检查敏感。弱视患者的视力与对比敏感度间呈直线关系，即视力低下时，对比敏感度也低下。斜视性弱视或屈光参差性弱视即便弱视眼视力已达 1.0，但弱视眼的对比敏感度往往仍很低下。

3. 中性密度滤过片　与正常眼或伴有黄斑疾病和青光眼病例不同，在弱视眼前放置中性密度滤过片不能使视力下降，甚至视力有时还能稍有提高。

4. 拥挤现象　弱视眼对单个字体的识别能力比对同样大小但排列很近成行的字体识别力要高得多，故也称“分开困难”。在随访或检查病例时，只有用排列成行的字体检查才能加强临床资料的可靠性，有利于预后的判断。经过治疗，如果单个视标的识别能力变为正常，而成行视标的视力仍不正常，则预后不佳，多不能维持所获得的视力。两者间的差别越大，预后越差。

【继续检查项目】

1. $4^{\triangle}$基底向外三棱镜试验　微小斜视多表现为$4^{\triangle}$基底向外三棱镜试验阳性，提示黄斑区存在抑制区。对于不能满意解释视力不良原因时，尤应注意是否合并微小斜视。

2. 视觉电生理检查　PVEP 潜伏期延长，波幅降低。通过视网膜电图、视觉诱发电位检查判断视网膜、视神经功能。由于视觉电生理检查具有客观性，多可用于临床观察及疗效评估。治疗期间，弱视眼 VEP 的改善先于视力的提高。

3. 立体视检查　采用 Titmus 立体图检查，弱视眼多无正常立体视。

【诊断】

视觉发育期由于单眼斜视、未矫正的屈光参差和高度屈光不正及形觉剥夺引起的单眼或双眼最佳矫正视力低于相应的年龄视力，或双眼视力相差两行或以上。

不同年龄参考值下限：3－5 岁：0.5；≥6 岁：0.7。视力检查方法建议：①不同年龄使用不同视力表，3－5 岁建议使用图形视力表；②＜3 岁可以选用 PL、OKN、VEP、单个字母视力表检查，应重视两眼视力差别的定性检查。

【临床类型】

1. 斜视性弱视　单眼性斜视引起的弱视。

2. 屈光参差性弱视　两眼远视球镜相差 1.5DS，柱镜相差 1.0DC，可以使屈光度较高一眼形成弱视。

3. 屈光不正性弱视　多发生于未戴过屈光矫正眼镜的高度屈光不正患者。主要见于双眼高度远视或散光，两眼最佳矫正视力相等或相近。一般认为，远视≥5.00DS，散光≥1.0DC 会增加弱视的危险。

4. 形觉剥夺性弱视　屈光间质混浊、上睑下垂等剥夺因素造成，弱视可为单侧或双侧，单侧较双侧更为严重。

【鉴别诊断】

1. *屈光不正*　诊断弱视前，应常规散瞳验光，排除屈光不正导致的视力不良。

2. *眼底病变*　部分患儿因合并有先天性视网膜、视神经发育异常表现为视力低下，应仔细检查眼底，排除眼部的器质性疾病。

3. *合并全身异常的先天性眼病*　如先天性青光眼、先天性小眼球及其他先天性眼病。

【治疗原则】

1. 早期发现，早期治疗。弱视治疗的预后与治疗年龄密切相关，年龄越小，疗效越高，成人后治愈基本无望。

2. 提高视力，尽快建立正常双眼视功能。

3. 定期复查，防止复发。

【治疗方案】

1. *去除诱因*　充分矫正屈光不正、解除引发两眼异常相互作用的剥夺因素。如早期行先天性白内障摘除术、上睑下垂矫正术等。

2. *弱视治疗*　根据弱视眼的注视性质选择恰当的治疗方法。

(1)遮盖疗法：通过遮盖主眼(又称注视眼、优势眼)，消除主眼对弱视眼的抑制，是一种方法简便、疗效肯定的治疗方法，适用于中心注视与旁中心注视。常用的遮盖疗法有完全遮盖与部分遮盖，完全遮盖是指全日遮盖，后者是指每日遮盖数小时或采用半透明纸或塑料薄膜遮挡优势眼镜片，使主眼视力比弱视眼低两行以维持弱视眼所获得的视力。目前临床多主张根据弱视的程度及遮盖依从性确定遮盖剂量。

遮盖治疗注意点(表10-2)：遮盖治疗必须严格、彻底，同时避免形成遮盖性弱视。von Noorden主张1岁儿童采取3∶1规律，即遮盖主眼3d，盖弱视眼1d；2岁儿童采取4∶1规律；3－4岁儿童遮盖主眼时间可适当延长；更小的婴幼儿，可将主眼每天遮盖2h，强迫斜视眼注视，促进交替性斜视的形成，以防弱视发生。若弱视眼经遮盖后视力改善不明显时可适当延长遮盖时间，但需同时加强复诊，以免发生遮盖性弱视。

表10-2　单眼弱视的全遮盖法时间安排参考

年龄	遮盖方案
0－1岁	注视眼遮盖3d，弱视眼遮盖1d，每10天检查1次
1－3岁	注视眼遮盖4d，弱视眼遮盖1d，每1～4周检查1次
4－6岁	注视眼遮盖6d，弱视眼遮盖1d，每6周检查1次
6岁以上	注视眼全遮盖，每3～4个月检查1次

遮盖治疗时，应当坚持直至双眼视力相等。持续遮盖3个月而弱视眼视力不再继续进步时可终止遮盖疗法。一旦弱视眼已经获得最好视力后，可将全日遮盖改为部分遮盖，每天打开主眼2h，1个月后若弱视眼视力不变，则打开主眼4h，1个月后若视力仍不变则可增加打开主眼至6h，以后8h直至全日打开。此外，为了加强疗效，可在遮盖

治疗同时辅以精细作业，以刺激视觉，提高视力。

遮盖治疗过程中应注意：①优势眼产生遮盖性弱视。遮盖治疗期间，应加强复诊，包括主眼视力和注视性质。②遮盖后出现恒定性斜视，一般打开遮盖后可自行恢复。③遮盖后弱视眼产生复视或去遮盖时出现双眼复视。只要视力不下降，可继续遮盖，以后可矫正斜视、加强双眼视训练，复视可消失。④长期戴全矫远视球镜引起调节麻痹产生外斜视。此类情况，可通过酌情减低正球镜片而加以防治。

(2)红色滤光片疗法：适用于游走性和旁中心注视，尤其远离黄斑中心凹的旁中心注视。治疗时首先遮盖主眼，在弱视眼矫正镜片上加用一定规格的红色滤光片(能通过 600～640nm 波长的光线为宜)，促进旁中心注视自发转成中心注视。本方法多用于年龄过小或因其他原因不能做后像疗法的旁中心注视患者。由于加用红色滤光片后，可见光线减少，深度弱视及视力极差者不适合此疗法。

(3)压抑疗法：压抑疗法是指应用药物、光学等方法使弱视眼与注视眼分别视近与视远形成交替注视。适用于遮盖治疗顺应性较差者、耽误了治疗时机的年龄较大的儿童、伴有远视眼的共同性内斜视患者及隐性眼球震颤患者。压抑疗法最大的缺点是仅适用于中、低度弱视，而且疗程长、费用高，疗效尚有待于进一步观察。压抑疗法有以下几种。

1)压抑注视眼看近：适用于弱视眼视力＜0.3，有或无旁中心注视。注视眼戴全矫正眼镜，每日滴 1%阿托品液散瞳，使之只能看清远距离物体。弱视眼过矫＋3.00D，使之无须调节即能看清近距离。

2)压抑注视眼看远：适用于弱视眼视力＞0.4，还可用于防止弱视复发及治疗异常视网膜对应。注视眼过矫＋3.00D，使之只能看清近距离。弱视眼戴上最佳矫正眼镜，促进其看远。

3)完全压抑：注视眼每日滴 1%阿托品，戴欠矫 4.00～5.00D 球镜片，使之看远看近视力均不佳。弱视眼戴全矫正眼镜，这样就造成看远看近均使用弱视眼，作用与遮盖优势眼的方法相同。

4)选择性压抑：对调节集合过强者，注视眼滴 1%阿托品，戴矫正眼镜。弱视眼戴双焦点镜片，促进看近或消除看近时的内斜。

5)交替压抑：维持疗效，防止弱视复发。适用于弱视眼视力接近正常，或者双眼视力相等或接近时。方法是配两副眼镜，一副注视眼过矫＋3.00D，一副弱视眼过矫＋3.00D，每日交替换戴眼镜。

6)微量压抑：注视眼戴过矫＋1.50D 的镜片，弱视眼戴全矫眼镜。适用于弱视眼经过治疗后，视力已经接近注视眼时。

(4)视刺激疗法(光栅疗法)：应用对比度强、空间频率不同的转动光栅全方位刺激弱视眼视细胞提高视力。适用于中心注视以及屈光不正性弱视(眼球震颤者不宜使用)。其确切机制仍需深入研究。

(5)后像疗法：又称增视疗法，是治疗旁中心注视弱视的方法。原理：遮盖优势眼，以强光炫耀弱视眼黄斑周围视网膜使其抑制，同时用闪光刺激黄斑中心凹提高视力。

平时遮盖弱视眼，以防止旁中心注视巩固。待弱视眼转变为中心注视后，改用常规遮盖法继续治疗。该疗法的主要特点是能够改变注视性质，适用于年龄较大、用其他方法治疗无效、原始视力极差(旁中心抑制而且抑制较深)的病例。该疗法的不足为费人费力，耗时，设备购置较贵，年幼儿童不能配合，多数病例视力提高不明显，且不能持久。

(6)海丁格(Haidinger)刷训练：依据内视现象刺激弱视眼黄斑中心凹提高视力。如正常眼通过旋转的偏光镜片注视时，在蓝光的背景上可看到两个三角形尖端相对的毛刷样影像，围绕着中心注视点转动(极化光作用于黄斑部放射状纤维所致)。由于弱视眼黄斑区存在抑制性暗点，治疗初多不能看到此现象，但经过训练后随着黄斑中心凹抑制的解除可逐步看到此现象。适用于旁中心注视点在中心注视点以外3°范围内，如微小斜度性弱视。

(7)三棱镜疗法：适用于微小斜视造成的中心凹抑制或旁中心注视者。

(8)药物治疗：应用药物降低神经细胞的功能阈值，延长或恢复视觉可塑性。常用药物有左旋多巴、卡比多巴和胞磷胆碱等，其疗效、剂量和毒性尚有待临床的进一步验证。

(9)综合治疗：见表10-3。

表10-3 弱视综合治疗方法

注视性质	治疗方法	备注
中心注视	①散瞳验光、配镜 ②遮盖优势眼 ③家庭作业(精细训练) ④视刺激疗法 ⑤压抑疗法	轻、中度弱视，抗拒遮盖疗法者，试用③⑤
旁中心注视	①②③同上，无效时改用： ⑥加用红色滤光片(中度弱视患者)，待注视性质转变后，改用②；如进步缓慢，则可考虑⑤和后像疗法；视力恢复后，采用⑦⑧⑨ ⑦采用部分遮盖逐渐打开优势眼 ⑧双眼单视训练 ⑨采用药物、光学以及手术等矫正斜视	

【住院小结】

1. 疗效评定标准

(1)治愈：视力恢复正常，建立正常双眼视，经过3年随访未复发者。

(2)基本治愈：视力恢复至0.9或0.9以上，但未能建立正常双眼视者。

(3)好转：视力增进两行及两行以上者。

(4)未愈：视力退步、不变或视力仅提高一行者。

2. 影响疗效的因素

(1)弱视程度：弱视的深度与疗效密切相关，轻度弱视与重度弱视的疗效有显著差异。

(2)注视性质：注视性质对弱视疗效有显著影响，中心注视的预后明显好于旁中心注视。

(3)弱视类型：由于屈光不正性弱视双眼视力相等或相似，无双眼异常作用，不存在黄斑抑制，通常认为该型弱视的预后最好。

(4)治疗年龄：治疗预后与初诊年龄相关，年龄越小，预后越好。

(5)治疗的依从性：关键是家长的关心和积极配合。

3. 后续治疗

(1)斜视治疗：经弱视治疗后，两眼视力相差不足两行者，可行斜视手术治疗。

(2)双眼视训练：视力增进后，应尽快着手双眼单视训练，尽可能建立正常双眼视功能，巩固疗效。

4. 出院医嘱　定期随访，防止弱视复发。由于在视觉发育成熟前，每个弱视治愈者都可能复发，因此，每个治愈者都应随访观察直至视觉发育成熟。通常治愈后前6个月每月复查一次，以后每6个月一次，持续3～5年。Flynn认为，在弱视治愈后6个月内，最好1～2个月复诊1次，以后每隔3～6个月复诊1次，2年后每学期复诊1次，直至青春发育期后。若弱视确实复发，可再次遮盖主眼，同时加强双眼视训练巩固疗效。

（刘　虎　朱承华）

二、眼球震颤

眼球震颤(nystagmus)是由于中枢神经系统、视觉系统、眼本身及内耳迷路疾病所致的一种有节律、不自主的眼球摆动。根据发病时期的不同可分为先天性与后天性两种，Cogan将先天性眼球震颤分为两型，即运动缺陷型与知觉缺陷型。von Noorder将隐性眼球震颤也归入先天性眼球震颤范围内。本部分主要讨论先天性眼球震颤。

【病史询问要点】

1. 发病年龄　先天性眼球震颤在生后就可发生，但常在生后数月发现，少数儿童直到入学后因视力普查才被发现。

2. 发病程度　部分眼球震颤可随年龄增长渐好转。

3. 发病诱因　视物疲劳或单眼遮盖时易发生，视近集合可抑制眼球震颤。部分患者有遗传因素。

4. 伴随症状　多伴有视力低下、斜视、弱视或其他眼部异常，如视网膜色素变性、黄斑疾病、先天性青光眼等。

【体格检查要点】

1. 视力　检查裸眼(矫正)、远(近)、单眼(双眼)、正位(静止眼位)和代偿头位的视力。多数眼球震颤患者有不同程度的视力减退,冲动型眼球震颤在静止眼位时视力最好。检查视力时,注意遮眼板应放在受检眼前15cm处,以避免遮眼而导致眼球震颤加重,造成所测视力差于实际视力。单、双眼视力的比较有助于制订治疗方案,如代偿头位视力好于正位视力两行以上,可行中间带移位术。

2. 眼球运动　呈不自主、节律性来回运动,可为冲动形、钟摆形。注视时眼球震颤强度增加,集合时眼球震颤控制,视力增加。检查时注意①眼球震颤的类型与方向:水平、垂直、旋转、斜向和混合型眼球震颤。②眼球震颤的强度:仅向眼球震颤快相方向注视时出现眼球震颤为Ⅰ度;向眼球震颤快相方向和向前注视时均出现为Ⅱ度,各方向注视均出现为Ⅲ度。③眼球震颤的频率:每分钟10～40次为慢速,每分钟41～100次为中速,每分钟100次以上为快速。④眼球震颤的振幅:指眼球偏离注视点的幅度。眼球偏移小于5°(眼球移动1mm内)为细小眼球震颤,偏移5°～15°(眼球移动1～3cm)为中等眼球震颤;在15°以上(眼球移动3mm以上)为粗大眼球震颤。⑤观察有无眼球运动障碍及是否存在静止眼位。

3. 代偿头位　冲动型眼球震颤多有代偿头位,可将头扭向眼球震颤最轻的视野方向以获得双眼单视。多数在静止眼位。

4. 头部运动　常伴有点头样痉挛,以增进视力。多数在静止眼位。

5. 摆动幻视　后天性眼球震颤往往自觉物体向某一个方向转动。先天性眼球震颤多无此症状。

【门诊资料分析】

1. 屈光检查　不论何种原因所致的眼球震颤应常规检影验光并完全矫正屈光。

2. 中间带　当眼球向某一方向注视时眼球震颤减轻或消失、视力增加。临床将眼球震颤最轻或消失的位置称为中间带或休息眼位。

【继续检查项目】

1. 眼球震颤检查

(1)肉眼观察法:最常用,适用于粗大的自发性眼球震颤。但是因肉服很难看出慢相角速度＜每秒7°～8°的眼球震颤,结果欠准确。检查时被检者端坐,头部固定,两眼注视眼前50cm处,检查者移动手指,使其随之向正前、上、下、左、右5个方向注视,观察在各个不同方向的眼球震颤情况。水平凝视时距中线的角度不应超过50°,若超过此限,正常人也会出现短暂的终末眼球震颤,影响结果的判断。

(2)眼球震颤电图:通过描记眼球震颤电流观察眼球震颤种类及眼位变化与振幅之间的关系。

(3)电视录像眼球震颤描记观察法:是将Frenzel眼镜法和电视录像描记分析相结合的方法。受检者在电视摄像机凸镜前戴上Frenzel眼镜,(＋15D～＋20D使受检者无法看清的外界物体,以消除集合运动和注视对眼球震颤的影响),通过放大镜摄取眼球震颤影像,输入电视荧光屏被记录备用。若采用观察慢动作的录像技术,可更精确地分析眼球震颤。观察过程应在暗室内进行，室内不可有运动着的物体（如电扇等），以免受检者因企图看清快速运动的物体而影响检查结果。

2. 眼球震颤值　患者将视线从正前方注视转向静止眼位时眼球所移动的距离。先嘱患者注视眼前33cm处视标，用1m尺置于眼前，0刻度对准其颞侧瞳孔缘或角膜缘，嘱受检者随视标转向静止眼位，记录瞳孔缘或角膜缘移动的距离读数。眼球震颤值可反映代偿头位的程度。

3. 头位扭转角　采用弧形视野计检查，嘱受检者取代偿头位注视5m外的视标，此时患者为了看清目标，会选择将休止眼位或静息眼位（眼球震颤最轻的眼位，此眼位上的视力相对较好）对向正前方视标，从而导致面部向某一方向偏转。测量此时面部偏离正前方的角度，即鼻根部引矢状线与视野计相交的夹角度数，即为头位扭转角。头位扭转角的大小可以指导制订治疗方案，如三棱镜的佩戴度数，手术时眼外肌的位移量等。

4. 三棱镜耐受试验　根据检查结果，试戴适当度数的三棱镜，观察代偿头位有无改善。

【诊断】

根据病史及临床表现做出诊断并不困难。常见眼球震颤的比较见表10-4。

表10-4 常见的眼球震颤

分类	先天性	视力障碍性	眼外肌性	内耳性	中枢性
病因	原因不明，可遗传	视力高度减退始于婴幼儿	眼外肌轻度麻痹	内耳迷路疾病	多为小脑病变，少数前庭核和大脑病变
眼球震颤特点	细而快的钟摆式运动	粗而快的钟摆式运动	眼球转向麻痹肌方向出现眼球震颤，具快慢期，有节律性	注视时出现眼球震颤，具快慢期，有节律性	注视时出现眼球震颤，具快慢期，有节律性

【临床类型】

1. 临床常见的眼球震颤可分为以下类型。

(1)知觉性眼球震颤：是一种视觉传入的缺陷。多由于眼本身疾病使黄斑成像不清致正常固视反射发育障碍，正常维持目标于中心凹的精细运动系统功能丧失形成眼球震颤。表现为眼球震颤呈钟摆形，可通过辐辏抑制眼球震颤，在某个方向注视时视力改善。

(2)运动性眼球震颤：眼本身没有病变，主要是传出机制的缺陷，可能累及神经中枢或同向运动控制径路。表现为生后不久出现,终身存在。眼球震颤呈冲动型,有快、慢相,眼球震颤的振幅与频率随注视眼位变化而不同,常存有中间带。

(3)隐性眼球震颤:双眼注视时无眼球震颤,当遮盖一眼时,可诱发双眼震颤,表现为冲动型、快相指向非遮盖眼。

2. 根据病因不同,眼球震颤可分为生理性眼球震颤和病理性眼球震颤两类。

(1)生理性眼球震颤　见于正常人。①神经肌肉性眼球震颤:又称终末性眼球震颤,见于双眼极度侧方注视时。②视动性眼球震颤:由视野中移动着的景象所引起的眼跳动。如乘车注视窗外不断移动的电线杆,或注视黑白条纹转动鼓时出现的眼球震颤。其特点是水平性,振幅细小,频率快速而有节律,因情况不同而方向各异。③诱发性眼球震颤:为诊断目的而采用旋转、冷热、视动或其他刺激所诱发出的眼球震颤。④精神性眼球震颤:由精神受刺激诱发,如突然惊吓、兴奋、剧烈悲伤等。眼球震颤呈摆动性。⑤意志性眼球震颤:系突然发作的快速、同向、水平摆动性眼球震颤。眼球震颤的频率快,振幅为5～25s,每次发作的持续时间短,大多不超过10s,最长30s,一次发作过后,往往需闭眼准备下一次发作。一般散发,但可有家族倾向。

(2)病理性眼球震颤

1)先天性眼球震颤。其特点为:a.眼球无固视能力,多呈水平形摆动;b.频率较快,每分钟90～240次;c.注视时眼球震颤明显,会聚、闭眼或在暗室中减弱或消失,睡眠时停止,但有例外;d.常采取代偿头位和面部回转方式,眼位转向慢相侧;e.多有家族史,常终身存在;f.常伴斜视,脑电图及神经系统的其他异常;g.可伴有点头动作,需注意与点头痉挛(见于婴幼儿,预后良好,一般持续1～2年后自行消失,且不遗留任何缺陷)鉴别。

先天性眼球震颤一般发生在有先天性眼疾的儿童,如先天性眼球畸形、白化病、白内障或因黄斑部损害所致的视觉疾病,故又称为感觉缺陷性眼球震颤或弱视性眼球震颤。也有双眼无结构性异常和视力障碍,其摆性眼球震颤系由眼球运动稳定系统的缺陷所引起者,属于运动缺陷性眼球震颤。其特点为向前方凝视时的摆动幅度细小,侧向凝视时则粗大,每分钟约120次,视动眼球震颤波形可有改变(如强度减弱,反向等),可能为性染色体隐性遗传或常染色体显性遗传所致。

2)眼源性眼球震颤:由视觉系统疾病或眼外肌无力引起。大多为水平摆动性,亦可为跳动性,持续时间长,多为永久性,极少数为垂直或旋转性。一般伴眩晕,亦可有外界环境摆动感,闭眼后消失,无听力障碍和肢体偏斜。a.后天性感觉缺陷性眼球震颤:偶见于有黄斑部视觉障碍的成年人,故又称黄斑性眼球震颤。若为单侧眼球震颤,系单眼视神经萎缩或视野缺损所致。眼球震颤一般见于视力较好的那只眼,偶见于视力差的眼。b.职业性眼球震颤:由于在光线不足的环境下长期工作引起,过去最多见于井下工作的矿工,故也称"矿工眼球震颤",亦见于容易引起眼外肌和视网膜疲劳的工作(如排字、文书)。c.轻瘫性眼球震颤:指眼外肌无力时所引起的节律性眼球震颤。快相朝向眼外肌收缩障碍侧,其机制是眼外肌无力时,不能保持向肌无力侧的注视眼位,势必发生向相反向的飘回(慢相),而皮质眼区不断使眼球恢复原注视位而产生眼急动

(快相),但终因肌力不足而再次飘回,如此往返不已,即形成快慢相分明的轻瘫性眼球震颤。多见于重症肌无力。

3)前庭性眼球震颤。a.周围前庭性眼球震颤:系由前庭周围部的刺激性或破坏性病变引起。显著眩感和一致性偏斜(即肢体偏斜和躯干倾斜的方向与眼球震颤慢相方向一致)为最突出的特点,闭目后眩晕也不减轻。此类眼球震颤多见于 Meniere 病等。b.中枢前庭性眼球震颤:系前庭系统中枢部(包括前庭神经核、小脑、大脑皮质的前庭中枢,内侧纵束及前庭与小脑、大脑的联系纤维)的病损所致。中枢性眼球震颤类型复杂,除常见的水平、垂直和放置性外,尚有一些较为少见的特殊类型,如摆动性眼球震颤[脑干和(或)小脑病损引起]、会聚诱发性眼球震颤(系管理融合性会聚的眼球运动系统功能障碍所致,见于脱髓鞘病变)、会聚-退缩性眼球震颤(有意志性上视或下视,偶亦发生于看其他方向时,眼球退缩和会聚呈不规则跳动性,上视持续,眼球震颤不止)、上跳性眼球震颤(眼球原位时,出现快相向上的垂直性眼球震颤)、下跳性眼球震颤、分离性眼球震颤(两眼眼球震颤方向、振幅和频率不一致)、单眼眼球震颤、周期性交替性眼球震颤(为一种持续的自发性水平性眼球震颤、病变多位于下脑干或小脑,单侧脑桥-延髓前庭神经核病损引起)和药物性(或中毒性)眼球震颤(巴比妥类中毒最常见,其次是乙醇、苯妥英钠及其他镇静催眠药)等。

(3)某些原因不明的眼球震颤,如潜在性眼球震颤、点头痉挛和癔症性眼球震颤等。

3. 根据先天性眼球震颤的振幅和振速不同,分为先天性钟摆形眼球震颤及先天性冲动型眼球震颤。其中,后者有快相、慢相的差别,即一个方向为慢相或称生理相,另一方向(相反方向)为快相,是慢相的回复运动。同时后者有一种独特的表现,即在一个或多个注视位置上震颤减弱,这个位置称为“中间带”。可以设想,“中间带”是一个非常有利于双眼交互、经支配的同向注视位置(亦即能够较好地完成和维持双眼视觉的位置)。此类患者经常企图利用此点,在他注视正前方目标时,采取一种代偿头位,以将“中间带” 转移到正前方。

【治疗原则】

1. 减轻或停止眼球震颤,纠正代偿头位,改善视功能。

2. 先天性特发性眼球震颤正前方注视眼球震颤明显,有中间带、代偿头位,头位扭转角≥15°者可考虑通过手术将“中间带”由侧方移向中央,改善头位。值得注意的是,手术并不能根治眼球震颤。

【治疗方案】

1. 非手术治疗

(1)病因治疗:知觉性眼球震颤应治疗原发病。

(2)弱视治疗:先天性眼球震颤多伴有不同程度弱视,可采用视觉刺激疗法(光栅)、红光闪烁疗法治疗弱视。

(3)光学矫正

1)在静止眼位散瞳验光,充分矫正屈光不正。

2)三棱镜矫正法:可以不同方式使眼球震颤在某个侧方注视位置明显减弱(有时甚至消失),在此位置中心视力明显增进,特别是当患者用代偿头位积极使用此位置时,可用两个相同度数的适度三棱镜置于双眼眼前(底向内置于一眼,底向外置于另一眼),以维持一个对双眼同向固视的有利位置。例如,当眼球水平左转震颤最不明显时,异常头位表现为同样程度地向右转,这时检查将一适度的三棱镜底向外置于右眼前,另一度数相同的三棱镜底向内置于左眼前,使双眼保持在水平左转的位置,无须使用代偿头位即能使双眼固视正前方的目标。此外,也可根据患者情况采用底向外的三棱镜刺激融合辐辏或两块底向快相侧三棱镜减轻眼球震颤,提高视力。对于不愿手术或有手术禁忌的特发性眼球震颤患儿也可配戴三棱镜。

但是当"中间带"距第一眼位相当远,而使用的又是常规三棱镜片,则既笨重又不美观;如果镜片不能始终保持正确位置,则无助于视力提高。三棱镜矫正法治疗眼球震颤的这些不足可用 Fresnel 三棱镜克服。这种三棱镜由一系列小的膜状塑料三棱镜组成(每个三棱镜的底仅厚 0.5mm),彼此相连地置于一个厚 0.5mm 的塑料板上,总厚度仅有 1mm。

(4)生物反馈疗法:利用听觉反馈技术使眼球震颤运动声音化,由患者自我训练控制眼球震颤。

2. 手术方法及其评价　手术治疗的根本目的是移动"中间带"。即通过移动双眼视轴,使其在原在位获得最佳视力,消除代偿头位。常见手术方法有以下几种。

(1)Anderson 法:1953 年,Anderson 首先介绍该术式,即根据眼球震颤值、头位扭转角的大小,后徙慢相侧一组配偶肌。手术结果使双眼自"中间带"同向移位,手术肌的紧张度由此降低,使之与眼球震颤相关的肌肉达到平衡状态。由于"中间带"从它原来的偏中心注视位置转移到第一眼位,因此就不再需要维持任何异常头位,至少明显改善了为获得正前方良好视力所采取异常头位的幅度。

(2)后藤法:采用加强快相侧的一组肌肉,将"中间带"移向正前方,改善头位。

(3)Kestenbaum:1955 年,Kestenbaum 提出。采取后徙慢相侧一组配偶肌,同时加强快相侧一组肌肉改善头位。

(4)Parks 5-6-7-8 法:适用于头位扭转角约 30°者。即 2 条内直肌手术量为 5mm、6mm,2 条外直肌手术量为 7mm、8mm。如患者面向左转,双眼静止眼位在右侧,则可采用即右眼外直肌后退 7mm、左眼外直肌截短 8mm;同时右眼内直肌截短 6mm、左眼内直肌后退 5mm。术中根据头位扭转角的大小适当调整手术量。

(5)Faden 法:即后固定缝线术。对于无静止眼位的钟摆样眼球震颤,可将两眼内、外直肌附着点后 12～14mm 处的肌腹缝合在巩膜上,以减弱眼球的转动作用,从而增进视力。

(6)直肌断腱再缝合术:将 4 条直肌断腱再缝合,通过改变眼外肌本体感受器改善眼球震颤。

(7)眼球震颤合并斜视处理:伴有斜视的眼球震颤在移动中间带时,应将斜视矫正计算到手术量内综合考虑。通常方法是将注视眼按照中间带移位的度数设计,斜视矫正的手术量加到斜视眼上，根据斜视度大小及中间带位置确定手术量在各肌肉间分配。

(8)关于垂直方向和旋转方向的中间带移位，手术相当复杂。近来，部分临床报道对以上的经典术式进行修改，但基本原理相同。

【术后处理】

见本章第二节概述。

【住院小结】

1. *疗效*　先天性眼球震颤中间带移位术后，部分患者有复发趋势，应观察1年以上对其疗效进行评价。若原在位眼球震颤好转，视力提高，头位改善为满意；仅头位改善，视力无明显提高者视为有效；头位无明显改善者视为无效。

2. *后续治疗*

(1)病因治疗：针对造成眼球震颤的原发病治疗。

(2)光学矫正：术后1个月重新验光配镜矫正屈光不正。$<10^{\triangle}$残余头位可配戴三棱镜矫正。

(3)其他：合并弱视者应继行弱视治疗。

3. *出院医嘱*

(1)局部应用抗生素眼液、眼膏2～4周。

(2)复查：一般术后2个月、3个月、6个月、1年门诊复查。

(3)弱视治疗者按医嘱定期随访。

（刘　虎　王　霞　朱承华）

第11章

眼眶疾病

第一节 眼眶炎症

一、眶蜂窝织炎

眶蜂窝织炎(orbital cellulitis,OC)是发生于眼眶软组织的急性化脓性炎症,可引起永久性视力丧失,并通过颅内蔓延或败血症而危及生命,治疗不及时可引起视神经炎、海绵窦血栓性静脉炎等并发症,甚至引起颅内感染危及生命。以眶隔为界,将眶蜂窝织炎分为眶隔前蜂窝织炎和眶深部蜂窝织炎,前者的患病率是后者的5倍。眼眶邻近组织炎症蔓延是引起本病的重要原因。流感嗜血杆菌、肺炎双球菌、金黄色葡萄球菌、化脓性链球菌是眶蜂窝织炎的常见致病菌。眶蜂窝织炎多见于10岁以下儿童,以单眼眼球突出为主要表现。

【病史询问要点】

1. *有无全身或局部感染病史* 鼻旁窦、泪囊、颜面部皮肤等邻近组织的感染,开放性眼眶损伤合并异物存留,或合并有全身性感染的脓性栓子可蔓延至眼部引起眶内感染。鼻旁窦化脓性感染占该病的60%~84%,常见为筛窦,其次为上颌窦和额窦。

2. *有无外伤及手术史* 眼眶外伤、眶内异物,尤其是植物性异物可能是导致眶内感染的原发性因素,眼部手术,如视网膜脱离术中使用的硅胶等易导致眶内感染。有无动物抓伤史等。

3. *发病程度* 有无视力下降、暴露性角膜炎,严重眶蜂窝织炎可引发海绵窦血栓致全身脓毒症状。

4. *伴随症状* 有无视力下降、视神经萎缩,全身脓毒症状明显者是否出现眼眶内疼痛、剧烈头痛、发热、谵语、恶心呕吐、意识障碍等。

【体格检查要点】

1. *视力检查* 眶隔前蜂窝织炎患者视力多不受影响,少数患者因并发暴露性角膜炎影响视力;眶深部蜂窝织炎可导致患眼视力下降(持续眶压升高、感染引起的视神经炎或血管炎导致眼球和前部视路缺血或炎症等原因),并有瞳孔传入神经障碍。

2. *眼部检查* 眶隔前蜂窝织炎表现为眼睑红肿、上睑下垂、睑裂变小甚至闭合,结膜高度充血水肿等;眶深部蜂窝织炎表现为患眼疼痛、视力减退、视网膜静脉充盈、视盘水肿。

3. 眼球突出　多因眶内软组织炎症水肿致眼球向正前方突出。

4. 眼球运动　由于炎症波及支配眼球运动的脑神经，出现眼外肌麻痹症状，当发生眶尖综合征时，表现为上睑下垂、眼球固定。

5. 海绵窦血栓　如感染经眼上静脉蔓延至海绵窦引起海绵窦血栓，出现谵妄、烦躁不安、昏迷、惊厥和脉搏缓慢及耳后乳突水肿（特有体征，因乳突静脉充盈扩张所致）。海绵窦血栓是本病全身严重并发症之一，可通过窦间隙向对侧发展。其他还可发生脑膜炎、脑脓肿或败血症，可危及生命。

6. 全身检查　查找感染的原发病灶，如挤压泪囊区有无脓性分泌物，有无鼻塞、流涕和鼻根部压痛等鼻窦炎表现，有无口腔溃疡、皮肤疖肿等。此外，注意有无局部淋巴结肿大。

7. 多科室协作　包括儿科、耳鼻喉科甚至神经外科的配合。除了视力、色觉、瞳孔反射、眼球运动及眼底检查等必要眼科检查外，准确评估患者尤其患儿的全身情况是十分重要的，尤其是体温、神经系统的检查。

【继续检查项目】

1. 血常规　细菌感染性疾病白细胞升高伴核左移。

2. 细菌培养及药敏试验　所有患者均应做细菌培养和药物敏感试验，包括血、结膜囊分泌物、鼻腔和鼻旁窦分泌物的培养。如有脑膜刺激症状及双侧眼睑肿胀，应培养脑脊液。眶隔前蜂窝织炎者治疗前的血培养阳性率为20%～30%。

3. 超声波检查　眼球筋膜囊水肿，球后脂肪垫扩大，脓肿形成后显示低回声性占位病变、中等透声性和可压缩性。骨膜下脓肿显示内侧（内直肌内侧）扁平型低回声区。

4. 影像学检查　眶脂肪密度增高，眼外肌肥厚，眼环增厚，脓肿不为造影剂强化的高密度影，还可发现周围组织的改变。CT对眶内炎症的显示优于X线或超声波检查，不仅可以帮助诊断，而且对明确病变范围和判断病情都具有重要意义。多层螺旋CT多平面重组可以显示眶上、下壁骨膜下脓肿向眶内突出的程度及受侵的大小范围，以及眼外肌、视神经、眼球的受压及眶壁受累情况，尤其对范围较小的眶上、下壁脓肿。MRI显示眶内软组织较CT好，但对于眶壁骨质改变的显示不如CT敏感和准确，缺乏特异性，而且费用高，检查时间长，不作为常规检查方法。

5. VEP、ERG检查　对于有视力下降的患者可以判断视神经有无受损。通常视力下降多与炎症蔓延至视神经引起视神经炎或炎症引起眶内组织水肿压迫视神经有关。

【诊断】

1. 有眼眶邻近组织感染、外伤等病史。

2. 白细胞升高、发热等全身中毒症状。

3. 眼球突出、球结膜高度充血水肿、眼球运动障碍、视力下降、眶压升高等。

4. 影像学检查证实眼眶病变为炎性改变。

5. 活组织病理检查与细菌培养可明确诊断。

【鉴别诊断】

1. 急性炎性假瘤　本病常累及中年人，一般在几小时到几天内突然发作，无眶周及全身感染病史，临床表现同眶蜂窝织炎，抗生素治疗无效，激素及放射治疗有效。

2. 结膜炎　有明显的结膜水肿、充血表现，但不累及眼外肌，无眼球运动受限及眼球转动时疼痛的表现，B超及CT检查无异常。

3. 横纹肌肉瘤　本病是一种儿童常见的眼眶恶性肿瘤。眶局部多无压痛及白细胞增多与核左移，眶缘无硬性肿块。

【临床类型】

1. 临床分类

(1)眶隔前蜂窝织炎：表现为眼睑肿胀，疼痛，对视力多无影响，一般无眼球运动障碍和眼球突出等。

(2)眶深部蜂窝织炎：眶内软组织弥漫性炎症，眼睑肿胀、结膜水肿，合并有眼球突出、视力减退和眼球运动障碍。

(3)若炎症未能控制则逐步形成骨膜下脓肿、眼眶脓肿，最终炎症向后蔓延至海绵窦，引起海绵窦栓塞。表现为病情突然加剧，全身症状明显加重，常伴有畏寒、高热、剧烈头痛与眼眶内疼痛。眼部检查可见眼睑充血水肿、上睑下垂、视网膜静脉怒张、水肿，支配眼球运动的第Ⅲ、Ⅳ、Ⅵ对脑神经麻痹，24h后双侧眼亦出现同样病变，严重者出现脑膜刺激症状。

2. 临床分期　Chandler将眶蜂窝织炎分为5期：Ⅰ期为炎性水肿期；Ⅱ期为骨膜下蜂窝织炎和脓肿期；Ⅲ期为眶内蜂窝织炎期；Ⅳ期为眶脓肿期；Ⅴ期为面静脉和海绵窦血栓形成期。

【治疗计划】

1. 取结膜囊分泌物、脓液、血液、鼻腔或鼻旁窦进行分泌物培养加药物敏感试验，不能忽略真菌感染。

2. 尽早给予足量、敏感的广谱抗生素治疗，应持续2周，以减少并发症。在充分抗感染基础上，可加用糖皮质激素治疗。对于蜂窝织炎早期治疗可以选择广谱抗生素，因为眶隔前蜂窝织炎是革兰阳性或阴性菌感染，而眶深部蜂窝织炎是厌氧菌感染。三代头孢，头孢曲松或头孢噻肟钠可以对抗革兰阳性和阴性菌，外加使用氟氯西林。对于引起眶深部蜂窝织炎的厌氧菌需用甲硝唑，个别患儿还可使用克林霉素。抗生素参考治疗方案：静脉给予氟氯西林，头孢曲松或甲硝唑1～2周直到症状改善不发热，随后改为口服氟氯西林和头孢噻肟1周，如果合并颅内的感染应该用抗生素6周。

3. 脓肿一旦形成，应及时切开排脓。眶内侧的脓肿可经鼻筛入路引流；多数情况下需前路开眶引流。脓性分泌物要送药敏试验和分泌物培养，根据结果调整抗生素的用药。撤出引流条之后继续静脉抗生素药物治疗。若出现海绵窦血栓，除选用抗生素治疗外，应加用适量的抗凝血药物。若抗生素疗效不好，眶压持续增高，严重影响视功能者可行眼眶减压术。

4. 积极治疗鼻旁窦及原发感染灶。经抗生素治疗效果不明显的鼻窦炎症，应做鼻腔引流；由异物引起炎症者，应尽量取出异物。

5. 眼球突出伴角膜暴露者，应用抗生素眼膏涂眼和湿房保护，必要时行颞侧睑缘缝合术。

6. 密切注意并发症的出现，及时予以处理。

【术后处理】

常规换药，全身抗生素治疗应持续2周。

【住院小结】

1. 疗效　炎症消失，症状完全消退视为治愈。

2. 后续治疗　治疗原发感染。

3. 出院医嘱

(1)增强抵抗力，防止眶蜂窝织炎复发。

(2)门诊定期复诊。

（汪　勇　孟　斌）

二、特发性眼眶炎性假瘤

特发性眼眶炎性假瘤(idiopathic orbital inflammatory syndrome，IOIP)是一类原因不明可能与免疫相关的非特异性眼眶炎性病变，主要累及眶内各种软组织，如眼外肌、泪腺、巩膜、视神经和眶内脂肪，可发生于眶内单一组织，也可多种组织同时受累。该病好发于青壮年，无性别差异，患病率居甲状腺相关眼病和淋巴增生性疾病之后，为眶内病变的第3位，占眼眶原发肿瘤性疾病的9%～11%，占眼眶病变的7.1%。

【病史询问要点】

1. 发病年龄　见于任何年龄，40－50岁多见，常为单眼。

2. 发病诱因　有无慢性泪囊炎、鼻旁窦炎与慢性骨髓炎，是否伴有自身免疫疾病。

3. 发病程度　有无视力下降、眼痛、眼睑红肿、眼睑下垂、眼球突出、复视，有无炎性假瘤向颅内蔓延或恶变。

4. 伴随症状　有无高血压、糖尿病、消化道溃疡及眼部的葡萄膜炎、视网膜炎或视网膜脱离等。

5. 治疗经过　既往治疗情况及疗效，有无反复发作史等。

【体格检查要点】

1. 视力检查　有无视力下降。炎性假瘤多因炎症直接侵犯视神经或眶压升高视神经遭受压迫致视力下降。

2. 眼部检查　有无眼睑和结膜充血水肿，有无暴露性角膜炎、葡萄膜炎、视盘炎、渗出性视网膜脱离等。

3. 眼球运动　仔细检查单眼或双眼眼球运动，观察有无眼球运动受限。本病可因炎症直接侵犯眼外肌致眼外肌功能受累，出现眼位偏斜与复视。眼外肌附着点处充血明显，透过结膜隐见紫红色肥大的眼外肌。临床上受累以外直肌多见，内直肌其次。

4. 眼球突出度　有无眼球突出。眼球突出度超过 22mm 或两眼差值>2mm 可认为病理性眼球突出。

5. 眼眶肿物检查　部分病例可在眶周触及肿物(1 个或数个),质硬,边界欠清,多有明显压痛。

6. 全身检查　观察有无全身炎症症状,如发热、外周血淋巴细胞增多等。

【门诊资料分析】

1. 复像检查　以红绿镜片或马氏杆定量分析眼外肌受累所致复视的性质,确定炎症侵及哪些眼外肌,作为治疗前后疗效对比的依据。

2. 牵拉试验　对于有斜视或眼球运动障碍的病例,应行牵拉试验明确眼外肌受累的程度并与麻痹性斜视做鉴别诊断。

3. 眼压与眶压　肥大眼外肌压迫和高眶压所致眼内静脉回流障碍会引起眼压升高。若高眶压持续不下,应考虑行眶减压术。

【继续检查项目】

1. 超声波检查　不同类型的眼眶炎性假瘤有不同的表现。根据病变部位和病理组织学将 B 超图像分为 5 类。①弥漫性淋巴细胞浸润型:眶内类圆形或不规则形占位性病变,边界清楚,内回声少而弱,衰减中等,肿物不可压缩。有的病例可伴有眼球筋膜囊积液,出现“T”形征,这是炎性假瘤的一个特点。②纤维增生型:眶内形状不规则,边界不整齐内回声少,衰减显著的占位性病变,病变后边界常不能显示。③肉芽肿型:眶内中等回声,分布不均,透声性中等的占位性病变,肿物不可压缩。④泪腺炎型:泪腺肿大,内回声较低,透声性强,与泪腺混合瘤区别在于后者内回声多而强。⑤肌炎型:单侧或双侧眼外肌肿大,缺乏内回声。正常眼外肌直径约为 4mm,肌炎时可达 8mm 以上。

2. X 线检查　眶密度增高,病程长者眶容积增大及眶壁吸收。

3. CT 检查　眼眶炎性假瘤 CT 表现多样,可分为 5 类。①炎性肿块:眶内局限性软组织密度块影,肿块边界不清,内密度均质或不均质。②肌炎型:眼外肌肿大,特点是肌腹和肌腱包括止点均肿大,借此可与甲状腺相关眼病的肌腹肿大相鉴别。③泪腺炎型:表现泪腺弥漫性肿大,呈椭圆形,可同时伴有眼眶其他组织类型,可与泪腺混合瘤、泪腺腺样囊性癌相鉴别。泪腺混合瘤 CT 表现为圆形或类圆形肿物,而泪腺炎为杏仁样肿大,也可借助于 B 超鉴别。中等或强回声肿物腺样囊性腺癌则呈扁平状沿眶外壁向眶后部生长,且常伴有骨破坏。④巩膜周围炎和视神经周围炎型:CT 扫描可见眼球壁增厚,视神经增粗。⑤弥漫性眼眶炎症:肿物与眼球关系密切,眶内正常结构不能分辨,此型多见于纤维增生型炎性假瘤。

4. MRI 检查　眼眶显示为边界不清的高密度影,形状不规则,正常眼眶结构破坏,眼环增厚,常伴有眼外肌不同程度的肥厚,包括其附着点,多无骨质破坏。若病变以泪腺为主,可见泪腺肿大,密度增高。若病变以视神经为主,则显示视神经扩大,弥漫性增粗,同时伴有视神经周围眶脂肪和结缔组织浸润。淋巴细胞浸润型肿物和混合型肿物的 T_1WI 为中信号,T_2WI 为高信号。纤维增生型肿物 T_1WI 和 T_2WI 均为低信号。常规MRI检查,炎性区域或增强的组织影像易被眶脂肪的高密度影所遮盖,而脂肪抑制技术及Gd-DTPA技术可以清晰地显示视神经鞘病变及眶内炎症,建议在IOIP诊断中采用。

5. VEP、ERG检查　客观评价视网膜、视神经受损的程度。

6. 活组织病理检查　组织病理检查是诊断的金标准,表现为淋巴细胞浸润、纤维增生。可与眼眶肿瘤等其他眼眶病进行鉴别。因而,对疑为IOIP者,最好行单纯组织学活检或切除活检以证实诊断。有学者认为,既往认为组织学活检会加重病情或只是在激素治疗无效时才进行活检的观点是不正确的。然而,以下情况可先采用激素治疗而暂不做活检:①视神经周围炎型IOIP。②年轻患者,表现为痛性眼肌麻痹、上睑下垂、轻度眼球突出的肌炎型IOIP。③表现为眶尖综合征或Tolosa-Hunt综合征者。

病理学家过去认为炎性假瘤不是真正意义上的肿瘤,随之发现IOIP有恶性变、浸润、复发和转移等特征,并被免疫组织化学、分子生物学、遗传学等所证实。WHO软组织肿瘤国际组织学分类专家建议将炎性假瘤定义为炎性肌纤维母细胞瘤,并描述为由分化的肌纤维母细胞性梭形细胞组成,常伴有大量浆细胞和(或)淋巴细胞的软组织肿瘤,但尚未被广泛采纳。

7. 激素诊断试验　IOIP对激素治疗的反应常可作为诊断试验之一,因其对激素的反应非常迅速并有较高的敏感性,被称为激素诊断试验;但糖皮质激素试验治疗的敏感性为78%,有相当高的诊断假阳性率,故不能仅依赖糖皮质激素试验治疗有效即诊断本病,而应结合临床表现、影像学检查和组织病理学来做出准确的诊断。

8. 实验室检查　全套的血液学检查和血细胞计数检查,包括电解质、红细胞沉降率、抗核抗体、中性粒细胞细胞质抗体、转换酶水平、血管紧张素、快速血浆反应素试验和血清蛋白电泳及某些特定的细胞因子等。EB病毒的感染与IOIP有相关性,可作为诊断指标之一。排除淋巴瘤时行脑脊液检查。

【诊断】

1. 反复发作史。
2. 眼球突出和移位,眼睑与结膜水肿充血,眼球运动障碍。
3. 眶缘触及肿块,大小和形状可不同,多有压痛。
4. 皮质类固醇与抗生素能够明显缓解症状。
5. 影像学与活体组织病理检查有助于明确诊断。

【临床类型】

1. 根据病程长短分为4期

(1)急性期:一般在几小时到几天内突然发作,眶区疼痛,眼球突出、运动受限,眼睑肿胀、下垂,结膜充血、水肿,复视和视力减退。

(2)亚急性期:常在几个月内缓慢出现症状和体征,眼睑、结膜肿胀不明显,眼球逐渐前突。

(3)慢性期:无急性发作史,几个月或几年内逐渐发生眼球突出、复视、眼球运动障碍、视力减退,眼睑和结膜几乎没有炎症。

(4)复发期:病变治愈后又重新发作,多次复发而转为慢性。

2. 按病损部位分为5型(Rootman)

(1)前部型:除疼痛、复视、眼睑肿胀、上睑下垂、眼球突出外,因本型病变紧邻眼球后,故常引起葡萄膜炎、视盘炎、视神经病变及渗出性视网膜脱离。CT表现为紧邻眼球后部的弥漫性浸润性改变,巩膜脉络膜环增宽,视神经与眼球连接处模糊。病变亦可沿视神经鞘向后扩展。超声图显示为紧邻眼球后部的不规则、密度一致的致密影像,巩膜增厚、球筋膜囊加宽,视神经影像呈双线边界等。

(2)后部型:眼球突出、疼痛,炎症均较前部型及弥漫型轻,而视神经受累则较早且严重。CT显示病变局限于眶尖,病变区眼外肌和视神经结构模糊不清。病变亦可沿眼外肌和视神经向前扩展,超声图呈现直肌和视神经后部增粗。

(3)弥漫型:症状、体征同前部型但更重。CT表现为全眼眶受累,从眶尖至眼球后极软组织均呈弥漫性浸润性病变,视神经及眼外肌呈不同程度变粗,边界不清。超声图显示视神经影像呈双线边界、巩膜增厚及眼眶浸润。

(4)泪腺型:疼痛、外侧眼睑及穹隆结膜充血,上睑缘呈"S"形畸形;可扪及肿大的泪腺,外上方穹隆结膜处可见泪腺导管突出。突眼轻,眼球可向内下方移位,且向肿大的泪腺方向转动受限,病变对视神经无影响。CT显示眼眶外上方浸润性病变,紧邻眼球侧壁,致眼球侧壁结构模糊不清。典型者可有眼球内下移位。超声显示眼眶外上部位具内部回声的肿块,伴有巩膜壁后方声学透明区及邻近眼外肌增粗。

(5)肌炎型:眼球后疼痛,眼球转动时加剧。眼球运动减弱并偏向受累眼外肌作用方向的对侧,于受累眼外肌附着处球结膜呈局限性充血。CT及超声均显示为受累眼外肌的弥漫性增粗。

此外,Bullen等报道的"特发性眼眶肌炎"(慢性眼眶肌炎),不少学者将其视为眼眶炎性假瘤的一个亚型。此病多为双眼先后发病,最早且最常见的症状是持续性疼痛和复视,眼球转动时疼痛加剧。病变以仅累及单条眼外肌者为多,对各眼外肌无选择性均同样易受累。突眼不常见,结膜充血轻,视力一般不受影响,视野正常,眶周扪不到肿块。CT和超声检查仅见眼外肌增粗。特发性眼眶肌炎的病变对激素甚敏感,但常有复发。复发时可影响另一眼和另一条眼外肌。

3. 按照炎症病理改变的不同可分为3型

(1)淋巴细胞浸润型:该型以淋巴细胞浸润为主,急性期炎症表现明显,对激素及放射治疗均较敏感,预后较好。

(2)纤维组织增生型:也称硬化性炎症假瘤。该型以纤维组织增生为主,眶内各种软组织广泛纤维化而引起视功能的不可逆性损害,对激素和放射治疗不敏感,预后也较差。

(3)混合型:同时伴有以上两型的病理学改变。

4. 根据CT表现分为5型

(1)浅层巩膜炎型:以巩膜脉络膜环增宽为特征。因为眼球筋膜向后覆盖视神经的前1/3,所以浅层巩膜炎也包括视神经前1/3周围炎。

(2)浸润型(50%):主要累及眼眶脂肪,以球后结构模糊和边界不清为特征。

(3)肿块型(33%):呈边界清楚的肿块影像。

(4)肌炎型:显示眼外肌肥大增厚,包括肌腹和肌腱及前止端,可累及任何眼外肌。

(5)泪腺炎型:以泪腺弥漫性肿大为特征。

【鉴别诊断】

1. 甲状腺相关眼病　可伴有甲状腺功能亢进症病史,有典型的眼睑征(眼睑回缩与上睑迟落),一般累及多条眼外肌,很少累及单一眼外肌,CT检查眼外肌呈梭形肥厚,边缘清楚,以肌腹肿大为主,不累及肌肉附着点。

2. 海绵窦-颈动脉瘘　眼外肌淤血肿胀,多条眼外肌同时受累,该病所致眼球突出具有搏动性,可闻及血管杂音、触及搏动感,结膜血管呈螺丝状高度扩张,压迫同侧颈动脉可使搏动减轻,B超显示球后管状或球形无回声区,CT显示眼上静脉扩张及海绵窦扩大、密度增高。

3. 恶性肿瘤的眼球突出　影像检查难以鉴别时,可用激素做诊断性治疗,难以鉴别者可做活体组织病理学检查或免疫组织化学检查。

4. 麻痹性斜视　鉴别麻痹性斜视与眼外肌炎所致限制性斜视主要依赖于牵拉试验。

5. 眶蜂窝织炎　常见的眼眶感染性疾病。多伴有慢性泪囊炎、鼻旁窦炎与慢性骨髓炎,多有全身不适、发热与白细胞增多。局部及血培养可发现阳性致病菌,当脓肿形成时有诊断价值。而眼眶炎性假瘤原因不明,不伴有全身感染症状。若难以鉴别时可用抗生素与激素进行试验性治疗。

【治疗原则】

确定炎症性质的前提下采用药物治疗、放射治疗或手术治疗,以缓解症状、挽救视功能。

对临床无法确诊者宜行活检证实诊断,诊断明确后首选全身应用糖皮质激素治疗,当糖皮质激素治疗无效或禁忌用糖皮质激素时可考虑用其他免疫抑制药和(或)眶内局部小剂量放疗。根据不同类型、发病部位、病程长短等情况进行个性化治疗是今后治疗的趋势。如对于病灶局限性者通过手术即可达到治愈目的;弥漫性者手术目的在于明确诊断,在此基础上予药物和(或)放疗;眶内局限性肿块及纤维硬化型炎性假瘤者手术治疗效果好。

【治疗方案】

1. 临床观察　有少数学者认为,IOIP具有自限性,所以对于无明显症状的局限性病变经手术或活检组织病理学确诊后在病情允许的情况下,可以不给予任何干预性治疗,仅进行临床随访观察即可。有学者甚至提出一旦经手术或活检证实为炎性假瘤后,若病情允许不给予任何治疗,只进行临床观察是最好的治疗方法。

2. 糖皮质激素　糖皮质激素是眼眶炎性假瘤急性期最有效的治疗方法。虽然大多数患者对糖皮质激素治疗有效,但治愈率37%,其中有50%的复发率。以下情况宜糖皮质激素治疗:①IOIP表现为弥漫性而不是局限性占位性病变。②视神经周围炎型和肌炎型IOIP。③病变邻近视神经、上睑提肌、眼外肌、滑车及位于眼眶后部而边界不清者不能做彻底手术切除，只能活检后用糖皮质激素治疗。④表现为眶尖综合征而临床与影像学检查支持 IOIP 的病例可首选糖皮质激素诊断性治疗。

(1)口服给药：一般推荐用量是口服泼尼松 60～100 mg/d，对糖皮质激素抵抗的患者，剂量可用至 120 mg/d 以上，以后逐渐减量，持续数月至数周。糖皮质激素对弥漫炎症型和急性肌炎型疗效较明显，而对局限性肿块型或纤维硬化型疗效较差。复发患者药物应增加到能控制炎症的治疗量，由于病情反复，用药常达数月，但应限制在 3 个月以内。长期大剂量口服糖皮质激素不良反应较多。因此，临床用药时应权衡利弊、谨慎选择，尽量减少糖皮质激素不良反应的发生。

(2) 静脉滴注：①甲基泼尼松龙静脉冲击治疗，剂量为 1g/d，连用 3 d，然后改为口服泼尼松龙。②地塞米松 10 mg，每日 1 次，3～5 d 后改为晨起顿服泼尼松40～60mg，2 周后逐渐减量，每 2 周减量 5～10 mg，直到维持量为 5 mg/d，2 周后停药。

(3)眶内注射：有学者认为，眶内注射糖皮质激素是治疗 IOIP 的有效方法，对于眼眶前部炎性假瘤和口服糖皮质激素反应良好但不能耐受全身不良反应的患者可作为一线治疗方法。眶内注射曲安奈德 20～40 g/L 至肿块内或肿块旁，每 4 周注射 1 次，直至症状消失；曲安奈德 40 mg 联合地塞米松 20 mg 眶内注射治疗，效果显著。但目前有关眶内注射糖皮质激素治疗 IOIP 的文献仍较少，只有经过大规模的循证医学研究才能最终确定其作用。

3. 免疫抑制药　目前，已有多项证据支持 IOIP 是一种免疫性疾病，其发病机制有免疫系统的参与；免疫抑制药治疗 IOIP 的病例报道越来越多，主要包括烷化剂类、抗代谢物、微生物代谢产物和单克隆抗体四类。免疫抑制药主要用于对糖皮质激素和放射治疗不敏感的患者，以减少糖皮质激素的用量并缓解症状。此外，免疫抑制药还可作为激素的补充用药。常用的免疫抑制药有环磷酰胺、甲氨蝶呤、环孢素和英夫利昔单抗等。给药途径包括静脉滴注、口服和眶内注射等。

4. 放射治疗　适应证：①糖皮质激素治疗无效或并发症严重者；②糖皮质激素治疗后复发病例；③糖皮质激素治疗有禁忌证者。文献报道有效率为 66.7%～87.5%。放疗剂量：10～25Gy，分 5～12 次，在 2 周内完成。照射时注意保护眼球，避免出现眼部的放疗并发症。淋巴细胞、成纤维细胞、血管内皮细胞等繁殖过快细胞对放射治疗敏感。故放射治疗对眶内软组织水肿、未纤维化的眼外肌肿胀有显著疗效。也可采取放疗和皮质类固醇综合治疗，经皮质类固醇治疗后提高了眼眶炎性假瘤对放射治疗的敏感性。

5. 手术治疗

(1)手术目的：①切除局部病变组织；②同时进行活组织病理学检查以明确病变性质。

(2)手术适应证：①需手术切除做组织病理学检查确诊者。②纤维硬化型炎性假瘤。③位于眼眶前部或泪腺窝边界清楚的炎性假瘤。④糖皮质激素和放射治疗不能控制或反复发作及严重威胁视力，通过手术可能增加治愈机会者。⑤视力已完全丧失，患者反复疼痛发作，糖皮质激素与放射治疗均无效者。⑥有全身使用糖皮质激素的禁忌证，如胃溃疡、高血压和糖尿病等。或因长期使用糖皮质激素出现严重不良反应者。根据肿瘤位置及其与眼眶组织结构的关系选择恰当的手术入路。随着手术技术的发展，现在的手术方式已不局限于单纯开眶手术，根据病变解剖部位的不同，可经颅、上颌窦等部位施行手术。⑦慢性期伴有复视的患者，可在复视稳定半年以后行眼外肌手术矫正复视，手术顺序为先做肿物摘除，再做眼外肌手术。⑧对于视功能丧失，眼球突出明显，导致暴露性角膜炎和顽固性疼痛的患者，可以行全眶内容摘除术或后部眶内容摘除术以解除痛苦。

(3)手术禁忌证

1)眼眶炎性假瘤急性期。

2)以下情况不宜手术，以活检为宜：a.术前CT和B型超声等影像学检查显示眼眶炎症为弥漫性，而不是局限性占位性病变；b.视神经受累或病变邻近眶内重要结构，如视神经、滑车神经、上睑提肌、眼外肌等不能强行做彻底切除或不宜手术治疗，因这些部位手术可能会导致视力明显下降甚至失明；c.眶尖部位的占位性病变由于手术难度大且术中、术后并发症多，因此，最好通过鼻窦内镜从鼻内入路在显微镜直视下进行活检。

6. 综合治疗　对于IOIP这种慢性增生性疾病，部分患者单用各种可能的方法都很难奏效，则应考虑综合治疗。

【术后处理】

1. 一般处理

(1)术后24～48h首次换药，常规抗生素预防感染，术后7d拆除皮肤缝线。

(2)术后继续糖皮质激素治疗，逐渐减量，以免造成“反弹”。

2. 并发症处理　见眶皮样囊肿。

【住院小结】

1. 疗效　眼眶炎性假瘤由于其病因和确切发病机制不明，任何治疗都只能是对症治疗。根据疾病所处的不同时期及眶内软组织纤维化程度不同选择药物、放射或手术治疗。急性发病者往往疗效较好，慢性发病或反复发作者则受累组织功能破坏严重，预后多不佳。治疗该病应考虑在急性期控制症状，减少组织损害，降低复发率。

2. 后续治疗　眼部炎症消失后及术后都必须继续应用糖皮质激素治疗，以防病变反复。

3. 出院医嘱

(1)局部应用抗生素眼液、眼膏2～4周，视神经功能损害者给予神经营养药物。

(2)该病复发率高，术后应定期门诊复查。

（汪　勇　孟　斌　朱承华）

三、甲状腺相关眼病

甲状腺相关眼病(thyroid associated ophthalmopathy，TAO)是一种以内分泌和眼眶病理表现为主的器官特异性自身免疫性疾病，是细胞免疫和体液免疫共同作用的结果。1835年,Graves首先系统报道了甲状腺功能亢进伴有眼球突出、眼睑回缩的典型体征。长期以来,人们把这类疾病称为Graves眼病。后来的研究相继表明本病与甲状腺内分泌轴功能相关,而并非单纯与甲状腺功能亢进并存,故提出命名为甲状腺相关免疫眼眶病变(thyroid related immune orbitopathy,TRIO)。据报道,在成人眼眶病中,TAO约占20%,国内外统计其患病率均为眼眶病的第一位。临床表现为三大特点:眼睑退缩、眼球突出和眼外肌肥大(以下直肌、内直肌多见)。

【病史询问要点】

1. 发病年龄　可见于任何年龄,其中,甲状腺功能亢进合并眼征者多为中青年女性,单纯有眼征者无明显性别差异。

2. 发病过程　多半患者有甲状腺功能亢进症病史,但发病时甲状腺功能可表现正常、亢进或低下。注意询问眼部病变是呈渐进性还是突发性,对糖皮质激素是否敏感,病情是否反复。

3. 伴随症状　畏光、流泪、异物感、突眼、复视和眼痛(眼压升高、暴露性角膜炎等所致)。严重者可因恶性突眼致视力下降,眼压、眶压升高等。

【体格检查要点】

1. 视力与视野　仔细检查有无视物模糊、视力下降与视野缺损。眶尖部肌肉肥厚、水肿压迫视神经时,可引起视力下降。

2. 眼睑　注意检查有无上睑退缩、角膜上缘和上部巩膜暴露(Dalrymple征)、下睑退缩、上睑下落迟缓(von Graefe征)、睑裂增大、瞬目减少(Stellweg征)、眼睑闭合不全、上睑不易翻转和眼球向上注视前额部皮肤无皱纹(Gifford征)等。其中,von Graefe征是早期TAO最常见的特异性临床体征。

3. 结膜　有无充血水肿等。

4. 角膜　有无角膜上皮脱落、炎症浸润及角膜水肿,有无角膜知觉减退。

5. 视神经　有无视盘水肿、渗出及视神经萎缩。

6. 眼球突出度　TAO的眼球突出最为常见。据统计,双眼突出占TAO的80%～90%,单眼突出占10%～20%。

7. 眼位与眼球运动　TAO常累及眼外肌,眼外肌肥大导致眼球突出、眼球运动障碍及眼压升高。不同眼外肌受损所致眼位偏斜的表现不一。上转受限最多见(垂直肌肉麻痹,Ballet征),其次是水平运动和下转受限。注意有无集合功能不全(Mobius征)、眼球侧方注视能力差(Suker征)等。

8. 代偿头位　因眼外肌肥大、挛缩纤维化,致眼位偏斜。为克服复视可出现代偿头位。如下直肌挛缩纤维化时可出现下颌上抬,头后仰。

9. 泪器　注意排除慢性泪囊炎。

【继续检查项目】

1. 牵拉试验　被动牵拉试验多为阳性,牵拉眼球向运动障碍方向转动常有抵抗,提示对侧有牵制力,如下直肌发生纤维化、向上运动明显受限。

2. 超声波和影像学检查　超声、CT及MRI可从不同角度反映眼外肌有不同程度的肥大、水肿与挛缩，但是其附着点的肌腱很少累及，球后脂肪多透明。临床上最常见的是上直肌，其次是内直肌、外直肌和下直肌。X线片主要了解鼻旁窦情况。CT及MRI还可以了解视神经是否受压迫，并可排除其他眼眶占位性病变。

3. 眼压检查　由于眼外肌肌肉挛缩纤维化，眼压升高。如下直肌纤维化、收缩，眼球转向下方，当眼球在原位或企图向上运动时，上直肌强力收缩，下直肌压迫眼球，使眼压升高。

4. VEP检查　判断视神经功能有无受损。

5. 穿刺活检　因鉴别诊断需要，如与淋巴瘤或转移癌难以区别时，可行细针穿刺活检，依靠病理做出正确诊断。

6. 实验室检查　主要为甲状腺功能检查和相关的受体、细胞因子检测，如FT_3、FT_4、FT_4I、TT_3、TT_4、T_3抑制或Werner抑制试验、放射性碘吸收试验、TRH兴奋试验、TSH、TSH-R等。无甲状腺功能亢进症病史者，首先做血浆TSH测定，然后，测定FT_3和FT_4、TSH受体抗体和标准抗甲状腺抗体。手术前应控制甲状腺功能亢进，以免引起甲状腺功能亢进危象。免疫学检查如相关抗体检测对TAO的诊断、治疗和预后判断有重要意义。

7. 全身检查　尤其拟手术患者，应常规做肝、肾、心、肺功能检查及血糖、血压、心电图和血常规、尿常规、出凝血时间等。

【诊断】

参照Bartley的TAO诊断标准。

1. 眼睑退缩，只要合并以下体征或检查证据之一者可做出TAO诊断。

①甲状腺功能异常：患者血清中TT_3、TT_4、FT_3、FT_4水平升高，TSH水平下降；②眼球突出：其眼球突出度≥20 mm，双眼球突度相差＞2 mm；③眼外肌受累：眼球活动受限，CT发现眼外肌增大；④视神经功能障碍：包括视力下降，瞳孔反射、色觉、视野异常，无法用其他病变解释。

2. 无眼睑退缩，诊断TAO除了须具备甲状腺功能异常外，还应有以下体征之一：眼球突出、眼外肌受累或视神经功能障碍，并排除其他眼病引起的类似的体征。

【临床类型】

1. 为了区别只有眼征与同时伴有甲状腺功能亢进者，临床上分为两种类型。

(1)将具有眼部症状，同时伴有甲状腺功能亢进者，称为Graves眼眶病变。

(2)甲状腺功能正常或低下者，称为眼型Graves病，占前者的10%～25%。

2. 根据临床病变程度不同分为两型。

(1)Ⅰ型：多见于女性，为对称的眼球突出和眼睑退缩，眼眶和眼外肌的炎症轻微，肌肉中度肥大。

(2)Ⅱ型：眼眶和眼外肌的炎症明显，常有球结膜水肿，肌肉肥大明显且不对称，常伴有压迫性视神经病变和复视。

3. 根据病因和治疗预后将TAO分为两型。

(1)单纯性突眼：系交感神经兴奋上眼睑肌和眼外肌群引起，纠正甲状腺功能紊乱后,大部分突眼可恢复,预后良好。

(2)浸润性突眼:与自身免疫密切相关,影响视力,治疗困难,预后差。

4. TAO临床分级:1969年Werner提出甲状腺相关眼病改变的分级,1981年Van Dyke将每一级的第一个英文字母缩写成NOSPECS(表11-1),便于记忆。0和Ⅰ级为非浸润性改变,Ⅱ～Ⅵ级为浸润性改变。

(1)0级:无眼部症状和体征。

(2)Ⅰ级:仅有体征(上睑退缩、凝视、有或无上睑迟落和眼球突出),无症状。

(3)Ⅱ级:软组织受累(症状、体征均有),结膜水肿、眶脂肪堆积、泪腺可触及。

(4)Ⅲ级:眼球突出(Ⅱ～Ⅵ级均适用),眼球突出度21～23mm者为轻度眼球突出;24～27mm为中度眼球突出;≥28mm为重度眼球突出。

(5)Ⅳ级:眼外肌受累(常有复视),仅在极度注视时产生凝视为轻度;眼球运动时明显受限为中度;眼球固定为重度。

(6)Ⅴ级:角膜受累,点状受损为轻度;角膜溃疡为中度;角膜坏死、穿孔为重度。

(7)Ⅵ级:视神经受累,视盘水肿、视野缺损、视力1.0～0.3者为轻度;视力0.3～0.1为中度;视力<0.1为重度。

表11-1 甲状腺相关眼病眼部病变分级(NOSPECS)

分级	定义	缩写第一英文字母
0	无体征	N(No signs or symptoms)
Ⅰ	仅有体征	O(Only signs)
Ⅱ	软组织受累	S(Soft-tissue involvement)
Ⅲ	眼球前突	P(Proptosis)
Ⅳ	眼外肌受累	E(Extraocular muscle involvement)
Ⅴ	角膜受累	C(Corneal involvement)
Ⅵ	视力丧失	S(Sight loss)

【鉴别诊断】

1. 上睑下垂 上睑下垂有时与TAO的眼睑退缩不易鉴别。可依据病史及伴随体征相鉴别。如上睑下垂的上睑提肌功能较差,用力向上看时,对侧眼睑裂增大,但无下落迟缓。

2. 眼眶肿瘤 眼眶肿瘤的眼球突出常为单眼且突眼度随肿瘤发展加大,可出现两眼突出度极不对称。此外,TAO所致的眼球前突多为轴性伴有限制性活动受限,而眼眶肿瘤的眼球前突与肿瘤在眼眶中的位置有关。

3. 眼眶炎性假瘤 眼眶炎性假瘤可导致眼外肌肥大。但该病多为急性发作,表现为眼眶深部疼痛,眼球前突伴眼睑红肿或红斑,上睑下垂。TAO的眼球前突通常伴眼睑肿胀,上睑退缩,砂样异物感。CT扫描有助于与Graves眼病鉴别诊断,TAO的眼外肌肌腹肥大,肌腱不肥大,眼眶炎性假瘤的眼外肌不规则肿大,肌腱肌腹同时受累,肥厚肌肉的边界欠光滑,眼环增厚。

4. 海绵窦-颈动脉瘘 除了眼球突出和眼外肌轻度肥大外,可出现眼球搏动、眼眶可闻及杂音,并有结膜静脉高度扩张色较鲜红、房角巩膜静脉窦充血等特殊的外眼体征。

【治疗原则】

1. TAO一经确诊,首先应行内科治疗。如针对甲状腺功能异常行药物治疗,在受累眼外肌周围或肌肉内注射糖皮质激素和透明质酸酶等。

2. 复视症状轻微,斜度不大的患者可试戴三棱镜消除复视,改善头位。

3. 病因控制、病情稳定6个月以上,眼位明显偏斜、眼球突出不明显、眶压不高者可手术治疗。值得注意的是:Graves眼病的手术治疗仅能解决原在位复视及代偿头位,不能恢复眼球正常运动。

4. 对较严重的视神经病变、暴露性角膜炎及眼球突出患者行眼眶减压术。

【治疗方案】

1. 非手术治疗

(1)药物治疗:主要适用于早期、非稳定期,炎症反应明显的病例,即眼球迅速前突、眶周水肿、眼外肌麻痹,出现压迫性视神经病变及作为其他治疗方法(眼眶减压手术前和部分眼眶放射治疗后患者)的辅助疗法。常用药物有:抗甲状腺药物(ATD,恢复和维持甲状腺功能的平衡与稳定)、皮质类固醇激素、免疫抑制药、肉毒杆菌素A等。

(2)局部对症及支持治疗:角膜暴露者,给予人工泪液、眼膏等;眼睑退缩可使用交感神经阻滞药,如胍乙啶等滴眼或肉毒杆菌毒素行上睑提肌内注射;突眼者夜间应使用眼罩;轻度复视患者可使用三棱镜或肉毒杆菌毒素治疗眼外肌麻痹等。

(3)放射治疗:有研究表明,眶周的放射治疗较长期皮质类固醇治疗有较少的并发症,但糖尿病者除外(会增加发生视网膜病变的风险)。主要适用于急性病变、激素治疗无效或有禁忌证的患者。现在多采用的方法为使用线性加速器释放出4～6MV的能量单侧照射。照射野包括整个眼眶、眶尖,前面避开晶状体,后面避开垂体区。剂量为每眼20Gy,每周照射5次,每次2Gy。有学者主张对伴有进行性眼球运动障碍患者应在眼球发生纤维化之前使用皮质类固醇与放疗联合治疗,不仅可以提高对TAO的疗效,还可减少球后放疗短期内出现的局部放射性炎症损伤。

2. 手术治疗

(1)手术原则:减轻眼球突出度,保护或改善视功能及美容目的。

选择手术次序:眶减压、眼外肌手术、眼睑手术。眼外肌手术和眼睑手术应选择在疾病的稳定期进行。眶减压手术可以减少眼外肌和眼睑手术的需要,所以在有适应证时首先考虑行眶减压手术。

(2)手术方案

1)眼睑缝合术:因眼部或全身病变,不能做其他治疗,只能选择简单的眼睑缝合术或做部分眼眶减压、眼睑退缩矫正的辅助手术。据病情可分为部分缝合和完全缝合,暂时缝合和永久缝合。

2)眼睑退缩矫正术：总体而言，约 50%的 TAO 患者上睑退缩无须手术治疗，病程在 1 年以内者，可局部用交感神经阻滞药治疗。病程在 1 年以上须待甲状腺功能和上睑退缩稳定 6 个月以上方可手术。

手术指征：a.眼睑退缩影响外观；b.睑裂大，眼睑闭合不全，可能引发暴露性角膜炎；c.眼球严重突出。

手术方法：a. Müller 肌切除术。有学者认为，上睑退缩是因交感神经兴奋，Müller 肌收缩增加或发生挛缩而导致。一般认为，切除部分或全部 Müller 肌能矫正 2～3mm 的眼睑退缩。b.上睑提肌延长术。适用于上睑提肌粘连，上睑明显退缩者。该手术不仅可以解除周围组织的粘连，而且可以延长上睑提肌和 Müller 肌。c.下睑缩肌切除术。下睑退缩的机制与上睑相同，通过切除下睑缩肌将下睑提高，但该术式的矫正量多不超过 3mm。d.睑裂缝合术。适用于严重眼睑退缩或肿胀产生暴露性角膜炎、角膜溃疡者，甲状腺功能亢进未控制尚不能行眼眶减压、放射和糖皮质激素治疗者。根据病情不同，可做完全或部分睑缝合术，以达到美容和治疗目的。e.其他。下睑缩肌延长术、睑裂缩短术等。

3)眼外肌手术：一般甲状腺功能基本正常和眼外肌病变稳定 6 个月以后才能手术。

手术指征：主要适用于持续性正前视及阅读位的复视。

手术注意点：a.应在眼眶减压术后进行。b.多采取受累肌后徙，而不宜采取拮抗肌的切除缩短，这样可以避免缩短术后用力牵拉眼球至手术矫正位置所产生的眼压升高。c.手术量较其他斜视要大，具体应根据患者斜视程度和术中的情况不断调整。d.保留足够的下直肌功能，保证阅读眼位(向内下看)以轻度欠矫为宜。e.下直肌后徙 1mm，约矫正 2.5°。术中应尽可能分离肌肉与巩膜间的粘连，后徙必须达足够数量，最大可到 7mm，为保险起见，可运用调整缝线。若下直肌后徙量较大，必须充分分离下直肌与斜肌、悬韧带及眼睑组织之间的联系，否则可引起下眼退缩，睑裂开大，外观不满意，若此后果不可避免，外眦成形术可改善外观。若下斜视＞30°，须考虑对侧上直肌后徙。f.眼长期处于下斜位，下方结膜及 Tenons 囊可能发生纤维化和挛缩，所以在手术时必须将它们后徙，而不是缝至原位。

4)眼眶手术：眼眶减压是治疗 TAO 视神经病变的有效方法，根据病情程度，可采用眼眶一壁、二壁、三壁和四壁减压术，增加眶腔容积，减少眼球突出度，以挽救视功能。

手术时机：一般在 TAO 患者甲状腺功能稳定半年或 1 年后进行。国内外对眶减压术时机的选择仍存在争议，目前达成的共识是急性炎症阶段可行全身免疫抑制治疗和(或)眼眶局部放射治疗，当保守治疗失败或有禁忌时，可考虑行眶减压术治疗。

手术指征：a.眼球前突致暴露性角膜炎、角膜溃疡；b.因眶压升高致视神经病变、视野缺损、视力下降；c.眼球突出严重影响外观。

手术禁忌证：a.活动性鼻旁窦炎；b.慢性泪囊炎；c.甲状腺功能亢进者暂时不宜手术，以免引起甲状腺功能亢进危象的发生。

手术方法：a.手术入路有经下穹隆结膜切口、皮肤切口、上颌窦切口和鼻腔入路等。b.一壁减压手术效果较差，且不易达到眶尖，现很少使用。目前，临床多采用二壁减压术治疗一般眼球突出；对于较为严重眼球突出可采用三壁与四壁减压术。但是三壁减压术尽管效果好，术后却留下瘢痕影响美观；四壁减压术减压效果最好，但需多科合作手术，且有伤害颅脑的可能性，应谨慎使用。随着内镜鼻窦外科的发展，可通过内镜在鼻内入路完成眶底一纸样板联合减压术，其最大优点是对视神经经常受压处的眶尖减压非常有效，因其创伤小、疗效好、并发症少等优点而被临床广泛采用。

手术量估计：a.一壁减压。眶外壁切除可使眼球后退 2～3mm；眶顶壁切除后退 1～7mm。b.二壁减压。内、下壁切除可使眼球后退 0～13mm，平均 5.5mm；外、下壁切除可使眼球后退 5mm。c.三壁减压。内、下、外壁切除可使眼球后退 7～10mm。d.四壁减压，可使眼球后退 10～17mm。术后视力恢复不理想者，可用皮质类固醇激素或放射治疗。

急救措施：两种情况下相对来说需要急诊手术，而且减压术需结合积极的抗炎药物治疗以减轻手术创伤。需要紧急行减压手术的情况包括：a.由于明显的突眼和眼睑退缩已导致暴露性角膜炎；b.眶尖挤压失控且已明显危及到视力。

5)眼眶脂肪切除术：正常人球后脂肪容积 8ml，而 TAO 患者可达 10 ml。脂肪切除术对眶内压力平衡破坏较少，术后不易出现复视，尤其适用于眶脂肪体积增加为主的 TAO，也可作为骨性减压的补充。

手术指征：疾病的非活动期，病情稳定半年以上。而且眶压低于(＋＋)，影像检查(B 超、CT)显示眶内脂肪垫增厚，脂肪密度区较大者可以实行眶脂肪脱出术。此外，如果 4 条眼外肌高度肥大成为眶压升高的唯一原因或出现视神经病变，或患者对药物治疗不敏感及行眶脂肪脱出术后眼球突出仍有残留者，则需做眶壁减压术。

手术方法：浅层眶脂肪切除是为了解除眶前部的眼睑水肿，深部眶脂肪切除主要是缓解眼球突出。脂肪的切除不可过多，尤其是在同一个位置，以防引起眼球移位，而且变性脂肪切除易造成出血。突出度变化的最终预测方程是：0.72×脂肪切除量－0.001×年龄(年)－0.22×性别(男，1；女，0)－0.19×术前复视(有，1；无，0)＋1.02(mm)。

【术后处理】

1. 一般处理　参阅眼睑、眼肌及眼眶手术后一般处理。眼眶减压术后，大剂量广谱抗生素加地塞米松 30～40mg/d。5～7d 后，改口服泼尼松 30mg/d，10d 后逐渐减量，维持 1～2 个月。

2. 并发症处理

(1)眼睑手术并发症：主要是过(欠)矫，其原因可能与 TAO 病情不稳定、Müller 肌未完全切除及术者的手术方法与技巧有关。其他尚有一些并发症，包括睑缘弧度异常、双眼不对称等。

(2)眼外肌手术并发症　见第 10 章第二节概述。

(3)眼眶手术并发症

1)视力减退或丧失:与术中操作伤及视神经、术后眶内软组织水肿致眶压升高或减压手术效果不好病情继续恶化有关。处理:术后立即给予神经营养药及血管扩张药;高压氧治疗。光感消失者,视力恢复很困难。重在预防:如眶压很高,应先做眶外侧壁切除,降低眶压后再行眶内、下壁手术,减少对视神经的损伤。做眶尖减压时看清楚再操作,避免损伤。

2)眶下神经损伤:做眶下壁减压时,损伤了眶下神经。处理:神经营养药治疗;局部理疗。轻度损伤可于术后2～3个月或6个月内恢复正常。

3)眼球运动障碍和复视:大剂量广谱抗生素和皮质类固醇治疗,减轻术后反应,有利于眼外肌功能的恢复;术后6～12个月不恢复者,行斜视矫正手术。

4)眼球后退不理想:可能与眼眶软组织纤维化、眶骨膜切开不完全、眶脂肪不易突入减压的腔隙致眼球后退差有关。术中注意处理上述情况,利于眼球的复位。眼球突出>30mm者,应做四壁切除。骨膜切开在直肌两旁,由前向后,必须达到眶尖。细心分离眶内脂肪和纤维组织,避免损伤。

5)眼球下落或内陷:与眶下壁完全切除、内下壁广泛切除、眶脂肪切除过多或术后溶解吸收及伤及眼球下方的筋膜悬韧带或眶骨膜有关。处理:轻度者无须处理;明显不对称者可手术整复。术中一般先不做大范围的眶壁切除,根据眼球复位情况,逐渐扩大切除范围。

6)脑脊液漏:临床少见,可能与手术切除筛窦时穿过筛板或撕破前颅凹的硬脑膜有关。处理:应用大剂量广谱抗生素;降低颅内压,利于瘘管闭合;不愈者手术修补。

7)其他:眶内血肿、眶下神经痛、眶蜂窝织炎和死亡等。

【住院小结】

1. *疗效* 眼球突出明显好转,无视力下降,眼球运动无明显受限,代偿头位消除者视为满意;眼球突出好转,视功能轻度受损,原在位为正位,眼球运动轻度受限,头位消除视为有效;视力明显下降,眼球运动受限,复视,代偿头位明显者视为无效。

2. *后续治疗*

(1)合并甲状腺功能亢进者继续治疗原发病。

(2)术后早期可做眼球运动训练和牵拉治疗,防止形成新的限制因素。

(3)残留的小角度斜视可配戴三棱镜矫正。

3. *出院医嘱* 见眼睑、眼外肌及眼眶部分。

(刘 虎 王 霞 朱承华)

四、眼球筋膜炎

眼球筋膜炎(tenonitis)是指发生于眼球周围Tenons囊的感染或非感染性炎症,临床比较少见,可分为浆液性和化脓性眼球筋膜炎。

【病史询问要点】

1. *病程* 有急性、亚急性、慢性或复发性炎症。

2. *发病诱因* 有无眼眶手术外伤史、眶内异物史及全身或局部感染史等。

3. 发病程度 了解眼部疼痛与眼睑肿胀程度;有无视力下降、眼球运动障碍和复视。

4. 伴随症状 有无全身脓毒血症的表现,有无慢性泪囊炎、鼻旁窦炎或颜面部的感染。

【体格检查要点】

1. 视力 眼球筋膜炎对视力多无影响。

2. 眼部检查 注意有无眼睑、结膜的充血水肿,有无暴露性角膜炎、虹膜及前房有无炎症反应,眼底检查观察视网膜及脉络膜有无相应的炎症反应。

3. 眼球运动 有无眼外肌运动受限。炎症波及至眼外肌时可致眼球运动障碍。

4. 眼球突出度 因眶内软组织水肿可致眶腔容积变小,眼球向外突出。

5. 全身检查 注意有无糖尿病及其他全身疾病,有无邻近组织,如鼻旁窦、泪腺等处的感染。

【继续检查项目】

1. 影像学检查 采用超声波、CT检查可发现炎症累及的部位与范围,同时可查找原发病灶。通常B超显示病灶区筋膜增厚,见弧形低回声暗区,在视神经部位显示为"T"形征,眼外肌有轻度肿大。CT显示局部眼环增宽。

2. VEP、ERG检查 客观评价视网膜与视神经的功能。

【诊断】

1. 球结膜充血水肿,眼部疼痛,累及眼外肌者有眼球运动障碍,且运动时疼痛加重,内眼多未累及。

2. 影像学检查有助于明确诊断。

【临床类型】

1. 浆液性眼球筋膜炎 属于免疫性炎症,多累及双眼,突然发病,进展较快,易复发。眼部表现:球结膜充血水肿,累及眼外肌者有眼球运动障碍,且运动时疼痛加重,内眼多不受累及,视力不受影响。

2. 化脓性眼球筋膜炎 多因邻近病灶的细菌蔓延或外伤所致,眼部表现:眼部剧痛,眼睑及结膜水肿明显,眼球运动障碍,球结膜下常见黄白色脓肿,此型炎症易向周围蔓延引起化脓性眼内感染、眶内脓肿等严重后果。

【鉴别诊断】

1. 结膜炎 有明显的结膜水肿充血表现,但不累及眼外肌,无眼球运动受限及眼球转动时疼痛的表现,B超及CT检查无异常。

2. 巩膜外层炎 多发生于年轻人,女性多见,部分患者伴有全身免疫性疾病。急性发作时有眼部疼痛,浅层巩膜有节段或弥漫充血、水肿,结膜可以推动,或者巩膜表面有局限性结节样隆起,一般不化脓也不形成溃疡,B超及CT多无异常,该病有自限性。

【治疗原则】

早期治疗,减少并发症,积极治疗原发感染。

【治疗方案】

急性期给予有效药物治疗是治疗该疾病的关键。

1. 浆液性眼球筋膜炎　全身给予激素及大剂量水杨酸钠是有效的治疗手段，局部热敷能够缓解症状。

2. 化脓性眼球筋膜炎　早期足量、联合应用抗生素治疗。

【住院小结】

浆液性眼球筋膜炎，患者炎症反应较轻，一般不向周围蔓延。对激素疗效好，但该型易复发，迁延不愈。化脓性眼球筋膜炎患者，眼部炎症反应重，如治疗不及时，极易向周围扩散，侵入眼内会导致化脓性眼内感染、视力下降甚至丧失。因此，强调早期、足量、联合应用有效抗生素。

（汪　勇　孟　斌）

五、眼眶寄生虫性炎症

眼眶寄生虫病(Parasites in eye region)比较少见。但一旦在眶部形成寄生虫肉芽肿或形成包含虫体的包囊与眼部肿瘤不易鉴别。好发于眼眶部的寄生虫有曼氏裂头蚴、棘球绦虫与囊虫等。

【病史询问要点】

1. 发病诱因　注意询问有无食用生的或未熟的青蛙、鸡或猪肉等。有无常与犬、羊等动物或动物皮毛的接触史。

2. 发病程度　有无眼睑反复红肿、视力下降、眼球突出、复视等。

3. 伴随症状　有无玻璃体混浊、视盘水肿、视神经萎缩及全眼内炎等。

【体格检查要点】

1. 视力检查　病变影响视神经时多有视力下降。

2. 眼部检查　有无眼睑红肿、结膜充血水肿、畏光流泪；有无玻璃体混浊、视网膜静脉充盈、视盘水肿及视神经萎缩。曼氏裂头蚴常出现眶部的急性炎症症状，若突破眼球时尚可致白内障、眼内炎等；囊虫不仅寄生于眼眶，而且可寄生在眼球的任何部位，引发玻璃体混浊、眼内炎及视网膜炎；棘球绦虫的囊肿破裂可发生类似于眶蜂窝织炎或急性眼眶感染的症状。

3. 眼球突出　多因眶内软组织水肿致眼球向正前方突出。

4. 眼球运动障碍　由于炎症波及眼外肌出现眼外肌麻痹。

5. 眼眶肿物检查　不同寄生虫感染在眶内的表现不同。如棘球绦虫形成囊肿，裂头蚴则在眼部形成游动性硬度不等的肿块或条索样物。

6. 全身检查　查找有无身体其他部位的感染。

【继续检查项目】

1. 超声波检查　较有特征性。猪囊尾蚴在眶内以直肌内多见，B超显示直肌肥厚，内为低回声区，其低回声区内有强回声光斑(头节)。实时扫描见到头节蠕动即可证实诊断，或在球后软组织内发现低回声性占位病变，内有强回声光斑。

2. 影像学检查 显示肥厚的肌肉内有低密度区,低密度内有高密度点。CT 可发现炎症累及的部位、范围,初步判断感染的性质。MRI 显示病变肌肉在 T_1WI 呈中信号,内有低信号区,T_2WI 为高信号,内部信号明显增强。

3. VEP、ERG 检查 客观评价视网膜与视神经功能有无受损。

4. 实验室检查 囊虫补体结合试验仅供参考,阳性有意义,阴性不能除外诊断。部分患者周围血中嗜酸粒细胞增多。粪便检查出绦虫卵或妊娠节片为囊虫病的诊断依据之一。此外,囊虫病患者血液或脑脊液的补体结合试验、被动血凝试验或酶标免疫吸附试验阳性率高,有助于诊断。

5. 活组织检查 如囊虫病的皮下结节切除后病理检查。

【诊断】

1. 多有与寄生虫宿主的接触史。

2. 眶部有时可触及肿块,严重时伴有眼球突出、视力下降。

3. 直接发现寄生虫或活组织病理检查可明确诊断。

【鉴别诊断】

见眶蜂窝织炎。

【治疗原则】

1. 本病一经诊断,应尽早取出寄生虫。

2. 若伴有全身寄生虫感染,尚不能手术者给予药物治疗。

【治疗方案】

1. 药物治疗 药物治疗只有对无法手术切除或手术切除不完全者。

(1)吡喹酮:主要用于囊虫病。20mg/(kg·d),分 2～3 次口服,9d 为 1 个疗程,间隔 2～3 周,重复另一疗程。一般需 2～3 个疗程。

(2)阿苯达唑:10～20mg/(kg·d),20d(囊虫病)或 30d(包虫病)为 1 个疗程,间隔 15d,重复另一疗程。2～3 个疗程(囊虫病)或 3～4 个疗程(包虫病)为宜。

2. 手术治疗 根据寄生虫在眶内的位置,采取不同的手术进路,位于肌肉后段的多需要外侧开眶术。

3. 其他疗法 如位置过深或患者拒绝手术,可在超声引导下吸出囊内液,注入等量 95%乙醇,数分钟后吸出。也可在囊内注射 10%的甲醛溶液,5～10min 后吸出甲醛和杀死的包虫。

【术后处理】

见眶蜂窝织炎。

【住院小结】

1. 疗效 寄生虫完整取出,视功能未受影响者视为治愈。

2. 后续治疗 全身使用药物驱虫,同时以抗生素预防感染。

3. 出院医嘱 门诊定期复诊。

(汪 勇 孟 斌)

第二节　眼眶血管异常

一、眼眶静脉曲张

静脉曲张(varix,varicocele)是发生于眼眶内的静脉畸形扩张,以体位性眼球突出为特征。一条静脉规则地囊样扩张名为 varix,若不规则条形扩张则名为 varicocele。该病占眼眶病的5%～6.3%,可分为原发性与继发性两种类型。原发性眼眶静脉曲张是指原发于眼眶先天性、发育性静脉血管异常;继发性眼眶静脉曲张是指继发于眼眶内或颅内的动、静脉沟通,多伴有动、静脉畸形。

【病史询问要点】

1. 发病年龄　多数在青少年期发病。

2. 发病诱因　原发性眼眶静脉曲张与先天血管异常有关,继发性静脉曲张与外伤性动静脉瘘有关。

3. 发病程度　是否发生眼球突出,有无视力下降及视神经萎缩。眼球突出与体位变化(低头、弯腰)、擤鼻、憋气、便秘、哭喊、咳嗽等有无关系。重者可因头偏向患侧时眼球突出而痛醒。

4. 伴随症状　注意询问眼球突出后有无眶压增高症状,如眶区疼痛、恶心呕吐、视物模糊、复视等;有无眼眶其他疾病,如淋巴管瘤、神经纤维瘤病,有无筛窦炎、中耳炎等。

【体格检查要点】

1. 视力检查　轻度静脉曲张对视力多无影响,若出现反复眶内出血或高眶静脉压持续不降,可致视神经萎缩。

2. 眼部检查　有无眼睑肿胀、结膜下出血或血管扩张(额颞部、结膜、眼睑或其他部位),有无瞳孔异常、视网膜静脉曲张,严重静脉曲张可致视神经萎缩。

3. 眼球突出与眼球内陷　呈体位性眼球突出,患者在弯腰、咳嗽或压迫颈静脉时眼球突出可发生变化,直立后眼球复位。部分病例因静脉曲张充血致眶内脂肪吸收,眶腔增大,直立时可出现眼球内陷。

4. 眼球搏动　眼球突出和内陷时均可发现,以眼球内陷时更为明显,但无杂音。

5. 眼眶肿物检查　部分眶前部的静脉曲张可触及质软、表面光滑的肿块。小儿静脉曲张因能使眶上裂扩大,脑膜搏动通过眶上裂传入眶内使眼球突出具有搏动性。

6. 全身检查　注意有无口腔、颊黏膜及颜面部的静脉曲张。

【继续检查项目】

1. X线　多无特异性。部分病例表现眶腔与眶上裂增大,25%病例可发现静脉石。

2. 超声检查　初步确定异常血管位置、范围、形状、分布及扩张静脉与视神经、眼外肌关系。超声检查显示颈静脉加压眼球突出时眶脂肪垫内出现无回声区,去除压力眼球复位时，眶脂肪垫内出现无回声区消失。

3. CDI　CDI显示眼球在正常位时，眼眶血管正常，当加压颈静脉时，可见血流频谱呈非搏动性、连续的静脉血流波形，可以显示异常血管和其导血管所在。在颈部加压或加压放松后，畸形血管内血流出现和消失的一瞬间，这就是导血管的位置所在。

4. CT检查　准确显示畸形血管的范围与位置。正常时CT多无异常或仅显示眶尖部、眶上裂位置有小片状高密度影。这种未加压的CT扫描所发现的高密度影是病变最初的位置或导血管的位置。当加压颈静脉时（颈部绕血压表臂带，加压至5kPa即40mmHg），可见眼眶内高密度、不规则的影像，注入造影剂显示明显加强效应。部分病例出现静脉石，可作为手术时的标志。

5. MRI检查　同CT一样能准确显示畸形血管的位置与范围。扩张的静脉在T_1-WI显示为中信号，在T_2WI显示为高信号。病变向颞、颅蔓延时，T_2WI图像特别有意义，因为滞留在血管内的血液呈静止状态，信号强度高于周围组织。

6. 眶静脉造影　显示为静脉湖改变，但由于静脉造影正常者不能排除眶内静脉曲张，操作复杂且痛苦大，目前临床已较少使用。

【诊断】

1. 反复发作、间歇性突眼，眼睑肿胀。

2. 突眼呈搏动性，随体位及颈静脉的压力而变化。

3. 影像学检查有助于明确诊断，尤其眶静脉血管造影结果可以确定诊断。

【临床类型】

Rootman将静脉曲张归为可扩张性静脉血管畸形，并分为浅层、深层、联合或复合性病变。

【鉴别诊断】

1. 静脉性血管瘤　为实体占位性病变，体位变化不明显，低头时眼突度可略高于直立时，超声检查无动态变化。

2. 海绵窦-颈动脉瘘　该病所致眼球突出具有搏动性，可闻及血管杂音及触及搏动感，结膜血管呈螺丝状高度扩张，压迫同侧颈动脉可使搏动减轻，B超显示球后管状或球形无回声区，CT显示眼上静脉扩张及海绵窦扩大、密度增高。

【治疗原则】

1. 病情较轻，进展缓慢者，多采取保守治疗。

2. 病情进展较快，有眶内出血史，体位性眼球突出长时间不能复位或视力已经丧失病例应给予处理。

【治疗方案】

1. 非手术治疗

(1)定期观察：病变范围小、临床症状不明显或病变位于眶尖者，以观察为主。

(2)保守治疗：避免低头、过度用力及各种引起颈静脉压力升高和眼球突出的诱因。睡眠时高枕，打喷嚏、咳嗽时患者用手压迫患眼，必须低头劳动时，改用蹲位操作。

(3)药物治疗：适用于眶静脉曲张在浅表者。向扩张的静脉注射硬化剂促使畸形静脉纤维化。一般用5%鱼肝油酸钠0.2～0.3ml注入患部。

2. 手术治疗

(1)适应证：①静脉曲张的排出静脉有血栓形成，血管团膨大引起剧烈疼痛；②继发性眶内出血引起视力丧失；③眼球突出或内陷严重影响外观，眼球突出引起眶压增高影响生活质量者；④突然发生眼球突出，不能复位伴视力明显下降或丧失；⑤病变限于眶前2/3部位；⑥眶尖部或视神经内侧的病变可选择性地进行手术治疗。

(2)手术方法：采用前路或外侧开眶，切除、破坏、填塞或压迫异常血管的综合处理。根据病变所处的部位不同，选用不同的手术进路，必要时采取控制性低血压麻醉。手术方法是分离结扎或切除畸形血管。合并有眶上裂扩大者，可填入自体肌肉组织块，以免过多异物影响海绵窦内结构；合并眼球内陷者可在静脉切除后向眶内填入Medpor以改善外观。

3. 伽马刀　对体位性突眼长时间不能复位或视力减退甚至丧失，或有眶内出血史，以及手术后复发者，均可选择伽马刀治疗；对患者有迫切治疗要求可适当放宽指征。有少数患者在治疗后出现视力下降、球结膜水肿等并发症，需要在今后的基础和临床研究中进一步寻求解决方法。

4. 直视下经眼眶畸形血管内介入栓塞术　这是近年开展的有望治愈该病的新方法。手术暴露畸形血管后，将栓塞剂(如GLUBRAN2)缓慢推入。栓塞剂与血液接触后可迅速凝固，达到闭塞血管并填充眶容积的目的。

【术后处理】

见皮样囊肿和表皮样囊肿。

【住院小结】

1. 疗效　畸形血管完全切除，未见复发，对视功能几乎无影响者视为治愈。

2. 出院医嘱

(1)局部应用抗生素眼药、眼膏2～4周，视神经功能损害者给予神经营养药物。

(2)门诊复查。

（汪　勇　孟　斌）

二、颈动脉-海绵窦瘘

颈动脉-海绵窦瘘(carotid cavernous fistula，CCF)是由于颈动脉与海绵窦之间发生异常交通，动脉血进入海绵窦内而引起海绵窦压力增高，继而引起眼内静脉血回流受阻的一组临床综合征。按照临床症状的严重程度可分为高流量颈动脉-海绵窦瘘与低流量颈动脉-海绵窦瘘。80%以上的患者因先发生眼部症状和体征，如眼球突出、充血、眼球运动障碍等而就诊于眼科。

【病史询问要点】

1. 发病年龄　可见于任何年龄。婴幼儿颈动脉-海绵窦瘘多由于先天性发育异常所导致，成人颈动脉-海绵窦瘘多由于外伤所致。

2. 发病诱因　有无手术外伤史，特别是头部外伤史或颅底骨折史，有无高血压、动脉硬化及其他血管系统异常改变。

3. 发病程度 有无眼红、眼肿、视力下降等。

4. 伴随症状 有无眼球突出，夜间睡眠时是否听及与脉搏同步搏动的杂音，有无复视、眼球运动障碍及继发性青光眼症状等。25%～50%的患者主诉头痛。

【体格检查要点】

1. 视力检查 早期病变对视力多无影响。视力下降多见于外伤直接损害视神经或合并有视网膜出血、眼压升高、视神经萎缩、白内障和角膜变性等。

2. 眼部检查 高流量CCF一旦形成，即出现明显的结膜水肿和静脉扩张，低流量CCF则缓慢发生。眼球表面血管高度迂曲扩张，呈深红色螺旋状外观，由角膜缘向四周放射，直至穹隆部消失。仔细检查有无眼睑肿胀、结膜下血管怒张、出血，有无巩膜静脉窦充血、角膜变性、白内障或继发性青光眼。眼底检查有无视盘充血、视网膜静脉扩张迂曲、视网膜中央动脉搏动、视网膜出血及视网膜脉络膜脱离等。

3. 眼球突出 几乎所有高流量CCF均有搏动性眼球突出。用手指压迫眼球有眼球搏动的感觉，眶前区和颞侧闻及吹风样血管杂音，与心跳同步。压迫同侧颈动脉后搏动、震颤和杂音消失，压迫健侧颈动脉后则搏动、震颤和杂音更明显。低流量CCF时搏动性眼球突出和血管杂音均不明显，轻度眼球搏动可在裂隙灯下将光带直接照射在角膜前观察。CCF的眼球突出多与眶内静脉扩张淤血、眶内脂肪和眼外肌水肿有关。

4. 眼球运动 检查有无眼球运动的异常。由于支配眼球运动的神经自海绵窦进入眶内，因此，颈动脉-海绵窦瘘多有不同程度的眼外肌麻痹，以展神经麻痹最多见。

5. 对侧眼检查 由于双侧海绵窦通过间窦相互沟通因而对侧眼有时也会被累及。应仔细检查对侧眼有无相应症状。

6. 全身检查 注意有无高血压、动脉硬化及其他血管系统异常。

【门诊资料分析】

1. 眼压测定 眼内静脉回流受阻，葡萄膜肿胀，玻璃体前移，前房变浅；眼静脉压增高，眼动脉压降低，房角新生血管形成等引起眼内压力增高，发生继发性青光眼。长期高眼压会导致不可逆性视神经损害。

2. 巩膜静脉压 由于动静脉交通，静脉血倒流致巩膜静脉压升高。巩膜静脉压升高必然导致眼内压升高。

3. 前房角镜 CCF时血液倒流，经房水静脉流入巩膜静脉窦。前房角镜下发现巩膜静脉窦增宽，并呈淡红色。

【继续检查项目】

1. 超声波检查 超声波尤其是彩色多普勒超声检测对明确诊断有着重要意义。颈动脉-海绵窦瘘的超声波显示：①眼上静脉扩张、与心脏同步的伸缩搏动，用手指压迫颈内动脉，或用探头压迫眼球时扩张的静脉腔可减小、搏动消失；②静脉血逆流和动脉化血流；③脉络膜脱离；④眶内软组织结构肿胀。若发生眶内软组织水肿，B超显示眼外肌轻度或中度肥大，球后脂肪垫扩大。CDI检查显示颈内动脉有明显血流动力学改变,表现为血流量增加和阻力指数降低;脉冲 CDI 显示眼上静脉呈反向动脉化血流频谱,且流速较高;根据血流动力学测定,尚能分辨高流瘘和低流瘘,对治疗提供有价值的资料。

2. 数字减影血管造影术(DSA) DSA 是显示颈动脉-海绵窦瘘及其他血管畸形疾病的最好的检查方法,对该病具有确诊价值。DSA 可详细了解病变部位、供血动脉、静脉回流、盗血情况、瘘口部位和大小及有无对侧海绵窦显影等,并可通过对侧颈内动脉和椎动脉造影了解颅内侧支循环状况,有利于指导治疗。

3. CT 检查 清晰显示眶内软组织的结构,表现为:①眼上静脉及眼下静脉扩张、弯曲,严重者可呈囊状扩张;②与眼上、眼下静脉相关的静脉均扩张,如内眦静脉、翼静脉丛等;③同侧海绵窦扩大,密度增高;④眼外肌肥厚,视神经增粗,眶内脂肪垫扩大;⑤脑外伤的其他改变。

4. MRI 检查 可显示粗大的海绵窦和眼上静脉,T_1WI 及 T_2WI 均为无信号区,表示这些血管内血流速度很快,梯度线圈捕捉不到血流信号。

【诊断】

1. 有明确的头部外伤史,外伤后出现眼球突出。
2. 搏动性眼球突出伴血管杂音,眼球表面静脉扩张和视网膜中央静脉压增高。
3. 影像学检查、DSA 和 CDI 等检查有助于明确诊断。

【临床类型】

1. 根据发病原因将 CCF 分为 3 类

(1)外伤性颈动脉-海绵窦瘘(traumatic carotid cavernous fistula,TCCF):因车祸、坠落、撞击等间接外伤及弹片、锥剪刺入直接外伤均可发生颈动脉-海绵窦瘘。

(2)自发性颈动脉-海绵窦瘘(pontaneous carotid cavernous fistula,PCCF):颈内、外动脉及其分支的硬化、动脉瘤和其他血管性疾病可形成动脉壁裂隙或破裂,动脉血经裂隙流入海绵窦而引起眼征。

(3)先天性颈动脉-海绵窦瘘(congenital carotid cavernous fistula,CCCF):先天性发育不良所致。

2. 根据供血动脉将 CCF 分为 4 种类型(1985 年,Barrow)

(1)A 型为颈内动脉(internal carotid artery,ICA)和海绵窦之间的异常交通。

(2)B 型为颈内动脉的脑膜支与海绵窦之间的异常交通。

(3)C 型为颈外动脉(external carotid artery,ECA)的脑膜支与海绵窦之间的异常交通。

(4)D 型为颈内、外动脉的脑膜支与海绵窦之间的异常交通。

A 型为直接型 CCF,多由头部外伤引起,属于高流量瘘,患者的临床表现常较典型。自发性直接型 CCF 较少见,可因海绵窦段颈内动脉瘤破裂形成,或与 Ehlers-Danlos 综合征等其他病因有关。B、C、D 型为间接型 CCF,瘘口位于邻近海绵窦的硬脑膜内,统称硬脑膜海绵窦瘘(dural CCF,DCCF),多为低流量瘘,其瘘口小、供血动脉较多,较少引起颅内血流动力学明显改变,故病情进展缓慢、症状较轻。

【鉴别诊断】

1. 结膜炎　除疼痛、分泌物增多的表现外，不伴有眼球突出及眼球运动障碍，充血形态不同于颈动脉-海绵窦瘘典型放射状形态，影像学检查眶内无异常表现，抗菌或抗病毒治疗有效。

2. 甲状腺相关眼病及眼眶炎性假瘤　眼球突出但无搏动性表现及血管杂音，影像学特征可作为鉴别诊断的主要依据，激素治疗有效。

3. 眶动静脉畸形　本病有搏动性眼球突出、血管杂音、眼球表面血管扩张等。但眶动静脉畸形的病变多位于表浅部位，影像学检查均可发现眼眶内有不规则的团块状影和眼上静脉的扩张。CDI显示团块影内有红蓝混杂的血流，频谱显示为动脉或动脉化的血流。

4. 眶骨壁缺损、脑膜膨出　因脑组织脱入眼眶内致搏动性突眼，但多无眼循环障碍症状及杂音较轻。影像学检查可见眶顶部缺损，眼上静脉为正向血流。

5. 海绵窦血栓栓塞　由于海绵窦血栓形成，眼静脉回流障碍出现搏动性眼球突出。但本病多有颜面部的感染史，伴有全身症状，血液中白细胞增多，抗生素治疗明显有效。此外，CDI检查多无眼上静脉反向血流存在。

【治疗原则】

CCF的治疗原则是将病变与血流隔离并保持主干血管通畅，达到以下目的。

1. 保护视功能，防止脑缺血。

2. 使突眼回缩，消除血管杂音。

【治疗方案】

1. 低流量型CCF　约1/2可以自愈，因而对于发病早期、症状较轻、瘘口流量小、没有较大皮质的引流静脉、病情发展缓慢和没有急剧视力下降的患者可先观察一段时间，以期自愈。或采用颈动脉压迫法治疗，促进血栓形成。

2. 高流量型CCF　很少有机会自愈，宜尽早治疗。血管内介入治疗已成为治疗CCF的首选方法，其治疗取决于供瘘动脉、载瘘的血流速度和静脉引流方式，其最佳治疗效果为既堵塞瘘口，又能保持载瘘动脉的通畅。为使CCF得到有效最佳的治疗效果，应根据CCF瘘口位置、大小、数目，载瘘动脉和引流静脉状况、侧支循环代偿功能情况及海绵窦类型，制订有效的手术计划及栓塞方法，选择合理的手术入路及栓塞材料至关重要。可脱性球囊操作简单、安全性高、效果确实可靠，成为治疗CCF的首选方法，而对于较复杂的难治性的CCF，则根据具体情况使用弹簧圈或n-BCA胶（或Onyx胶）栓塞以弥补可脱性球囊不足而达到彻底治愈的目的，而对于经动脉途径无法栓塞治疗的CCF，采用眼上静脉途径治疗也是一种行之有效的手段。

【治疗计划】

1. 单纯观察　低流量瘘预后较好，不经任何治疗约1/2的病例自然痊愈，另1/2的患者也无明显痛苦，可维持正常生活。除因青光眼致使视功能丧失需积极治疗外，如无条件行眼上静脉逆行插管栓塞术治疗，对眼部充血水肿或出血可药物治疗，其他病例均可观察。

值得一提的是动脉造影，选择性造影可显示瘘孔位置，确定诊断。其中约1/3的患者，经造影后不久瘘孔即闭合，眼球突出度减少，眼球表面静脉迂曲扩张好转，眼压恢复正常。动脉造影使瘘孔闭合的机制尚不明确。

2. *颈动脉压迫* 对于流量低的患者，压迫颈动脉可使血流变缓，血压降低，为自发血栓形成创造条件。

方法是用手指或Mata's架将颈总动脉压向颈椎横突，直到颞浅动脉搏动消失为止，最初每次压迫10min，每日数次，以后压迫持续时间逐步延长，直至每次压迫20min；如果压迫部位准确，患者会自觉杂音减轻或消失。一般治疗4～6周后可治愈。压迫时需要注意观察有无脑缺血症状出现，如无力、麻木、失明等，一旦出现须立即终止。建议用健侧手指压迫，若出现脑缺血则健侧手指会因无力而自然终止压迫。在压迫颈总动脉的同时，压迫颈内静脉，减少动脉血供和增加静脉压，降低海绵窦瘘口处的动静脉压力梯度，促进海绵窦内血栓形成。还可以压迫内眦外上方眼上静脉和头皮静脉交界处，以提高眼上静脉压力，降低瘘口动静脉压差，可促进血栓形成，这也是一种静脉压迫法，但有皮质引流静脉的患者不适合进行压迫治疗，因为同时压迫颈动脉和颈静脉会导致颅内静脉压升高而引起脑梗死或出血。

3. *手术治疗* 通过手术封闭瘘口，保留颈动脉的正常血流。

(1)介入性可脱球囊栓塞术：目前常用术式，从股动脉插管，在X线监视下将球囊推进至海绵窦瘘口处，球囊内注入造影剂，使之脱离，堵塞瘘口。但是球囊栓塞眼动脉及其分支可引起视力丧失或脑功能缺失等并发症，应充分注意。介入栓塞治疗技术要点：①栓塞治疗前必须做全脑血管造影，判断瘘口大小和前后交通动脉侧支循环状态。②在送入球囊导管时应缓慢推进，让球囊随血流漂入海绵窦内。③根据瘘口大小选择球囊型号，调整球囊位置争取闭塞瘘口，一枚球囊不能闭塞，可以采用多枚球囊治疗。④球囊进入海绵窦内后要轻轻回拉球囊导管，以使球囊充盈后能正好堵紧瘘口，保留颈内动脉。但切忌回拉导管时用力过猛，易引起球囊早脱或破裂。⑤若瘘口较大难以闭塞不得已需闭塞颈内动脉时，需行球囊闭塞试验(BOT试验)，严密观察30min并造影确认侧支循环良好方可闭塞颈内动脉或孤立瘘口。⑥栓塞时肝素全身抗凝，术毕可以中和。

(2)眼上静脉进路逆行瘘口栓塞术：将球囊经扩张的眼上静脉逆行插管进入颈内动脉-海绵窦瘘处，特别适合于硬脑膜海绵窦瘘患者的治疗。使用本法需要等待该静脉管壁增厚，能承受插管刺激，目前主要用于动脉途径无法栓塞治疗，或CCF瘘口在后方并向岩下窦引流者，以及眼上静脉极度扩张的病例。

(3)经颈部的颈动脉结扎：适用于硬脑膜海绵窦瘘，但对大瘘口病例该术式容易复发，临床渐已少用。

(4)经颅内、外联合颈动脉结扎术：术中先在颈部结扎颈内动脉，然后开颅在后交通动脉起点的前方夹闭颈内动脉，切除眶顶后部及视神经管上壁，在视神经外侧将眼动脉夹闭，断绝血液来源以达到治疗目的，所以该术式又称为海绵窦孤立术。本手术必须在颅内建立侧支循环，否则易引发脑缺血。目前临床少用。

4. *继发性青光眼的治疗* 根本治疗是封闭动静脉间的瘘孔，经瘘口栓塞治疗成功的病例，眼压随之下降，青光眼得到控制。对低流量瘘，主要是处理高眼压。这类青光眼对药物治疗多无反应，滤过性手术可降低眼压。

【术后处理】

见皮样囊肿。

【住院小结】

1. *疗效* 颈动脉-海绵窦瘘是由于外伤或先天因素所导致的动静脉血管异常交通，引起血流方向及阻力的变化导致出现一系列临床体征。治疗关键在于封闭瘘口，建立正常血液流通渠道。低流量颈动脉-海绵窦瘘由于血流速度较慢，血栓形成可自行封闭，高流量颈动脉-海绵瘘一般需要手术治疗，现代治疗方法通过介入治疗，达到了创伤小、疗效好的目标。

2. *后续治疗* 合并青光眼者应采用药物或激光小梁成形术或滤过性手术控制眼压。

3. *出院医嘱* 见皮样囊肿。

（汪 勇 孟 斌 朱承华）

第三节 其 他

一、眼球突出

眼球突出(proptosis)是指任何原因导致眼球相对眼眶的位置前移。在临床实践中发现眼球突出度超过22mm，两眼差值大于2mm，或在观察过程中，眼球突出度不断增大均视为病理性眼球突出。多种眼眶疾病均可导致眼球突出，它是眼眶病最为常见的临床体征之一。

【病史询问要点】

1. *发病年龄* 能导致眼球突出的病种很多，各种疾病在不同年龄的患病率也有所不同，如绿色瘤多发于儿童，而眼眶恶性肿瘤则多发于老年人。

2. *发病诱因* 手术、外伤因眶内出血、眼眶气肿、颈动脉-海绵窦瘘等引发眼球突出，眼眶邻近组织的感染引发眶蜂窝织炎同样可导致眼球突出。

3. *发病程度* 发病时间，初起眼部有无红痛，红痛发生的部位，与眼球突出的关系；眼球突出发展迅速抑或缓慢进行，单侧还是双侧；有无外伤史，特别是头部外伤史；有无视力下降、复视及其他视功能受损的症状。

4. *伴随症状* 有无全身肿瘤病史、内分泌代谢系统疾病、血液系统疾、鼻旁窦有无炎症和分泌物，以及中枢神经系统受损的症状。

【体格检查要点】

1. *视力检查* 眼球突出常因暴露性角膜炎及肿物压迫视神经致视力下降。

2. *眼部检查* 测量睑裂宽度；有无眼睑肿胀、上睑下垂、眼睑闭合不全；有无睑、球结膜充血水肿与出血，有无角膜炎性浸润，有无虹膜新生血管、并发性白内障及视网膜充血水肿、视盘水肿与视神经萎缩。

3. 眼球运动　仔细观察眼球位置，眼球突出方向，有无搏动，与体位的关系，有无杂音，眼球运动情况。眼球突出常因支配眼球运动神经受累或直接侵犯眼外肌致眼球运动受限。部分病例出现复视等症状。

4. 眼球突出度　指角膜顶点与两侧眶外缘连线间的垂直距离。使用 Hertel 眼突计测量，注意每次测量应采用相同的眶距，以使各次测量值之间具有可比性。

5. 眼眶触诊　对于占位性病变的诊断尤为重要，要注意探查眼眶间隙有无包块，以及包块的部位、性质、大小、活动度，眶缘是否光滑。此外，还应测量眶压，初步估计眼球回纳入眶内的阻力。

6. 全身检查　注意有无心血管系统、内分泌代谢系统疾病，有无眼眶邻近组织炎症及有无全身肿瘤等。

【门诊资料分析】

1. 甲状腺功能检查　怀疑甲状腺相关眼病应详细了解患者甲状腺功能情况，注意有无全身症状。

2. 血液学检查　儿童不明原因的眼球突出应考虑到血液系统肿瘤眶内蔓延的可能，应全面检查，争取治疗时机。

3. 牵拉试验　眼球突出往往伴有眼位的改变及眼球运动障碍，应做牵拉试验明确眼球运动受限是源自于麻痹因素抑或痉挛因素。这一点对于甲状腺相关眼病或眼眶爆裂性骨折患者尤为重要。

4. 眼压与眶压　肿瘤占位效应和高眶压所致眼内静脉回流障碍会引起眼压升高。高眶压持续不退多可致视神经缺血，必要时应考虑行减压术挽救视功能。

【继续检查项目】

1. 影像学检查　包括超声波、CT、MRI 等。该检查对眼球突出患者的病因学诊断具有重要意义，能够清晰显示病变位置、形态、范围及其他相关信息，初步判断病变性质，可以此作为诊断和鉴别诊断的依据。

2. VEP、ERG 检查　对于有视力下降的患者可以明确视神经受损伤的程度，判断治疗后视力恢复的可能性。

3. 肿瘤穿刺活检　穿刺活检易造成创伤，以及可能导致肿瘤转移，临床应用并不广泛，但对于部分肿瘤性质难以确定又不具有手术指征的患者仍有实用价值。

【诊断】

诊断眼球突出并不困难，但得出明确的病因诊断则需要丰富的临床经验，根据患者病史、临床表现结合影像学检查综合分析才能得到较正确的结论。临床工作可依据以下 4 点判断异常的眼球突出。

1. 患者主诉一眼较前突出，此时即便两眼突出度仅差 1～2 mm 也应考虑一侧可能为异常。

2. 两眼突出度差别 2 mm 以上。

3. 两侧眼球突出度在18～20mm以上者结合病史也可认为双侧眼球突出。

4. 不同时期，同一医生用同一仪器测得的突出度有显著增高。

【病因分析】

眼球突出的病因诊断较为困难，根据以下发病因素可做出初步估计。

1. 发病年龄　发病年龄对于肿瘤诊断有很重要的关系。5岁以内小儿的眼球突出以眼眶肿瘤为多。小儿恶性肿瘤以横纹肌肉瘤、淋巴肉瘤、绿色瘤、神经细胞瘤等为多见，良性肿瘤以血管瘤为最多，其次为皮样囊肿；青少年时期以血管瘤为多，其次是肉瘤、皮样囊肿；青壮年则良性多于恶性，如炎性假瘤、神经纤维瘤、脑膜瘤、血管瘤等；40—50岁以上的病例则恶性肿瘤明显多于良性肿瘤，如泪腺腺样囊性癌、淋巴肉瘤、眶内转移癌等。

2. 发病急缓　眼球突出迅速者在一天至数天内就很显著，常见者为眼眶蜂窝织炎或海绵窦栓塞、眼眶气肿、眼眶出血、颈动脉-海绵窦瘘等。恶性肿瘤及炎性假瘤发展较快，数周或数月之内即有明显变化。眼球突出起病缓慢者多为良性肿瘤、低度恶性肿瘤、内分泌性突眼等。

3. 眼球突出方向　眼球移位方向与眶内占位性病灶部位向背。向正前方突出，提示病变在肌锥内，如海绵状血管瘤、视神经鞘瘤、脑膜瘤等；向外侧移位，常是眼球内侧的占位性病变或是来源于筛窦或蝶窦的黏液囊肿或肿瘤；向内侧移位，多是来源于泪腺的肿瘤，如泪腺混合瘤、腺样囊性癌等；向上方移位，提示病变在眼球的下方或上颌窦；向下方移位，则可能由额窦病变或下直肌挛缩引起。

4. 影像学分析　对于病因不明的眼球突出，影像学方法能提供丰富的分析资料。甲状腺相关眼病具有较特殊的影像改变，B超及CT可作为临床诊断的依据，怀疑眼眶肿瘤的患者，影像学检查可以初步鉴别其良恶性，为临床诊断和治疗提供参考。

【临床类型】

1. 根据病因分　炎症性眼球突出，占位性眼球突出，内分泌性眼球突出，外伤性眼球突出，寄生虫性眼球突出，血管性眼球突出，特发性眼球突出。

2. 根据眼球突出方向分　轴性眼球突出（主要由肌锥内疾病引起）和非轴性眼球突出（主要由肌锥外疾病引起）。

【鉴别诊断】

1. 假性眼球突出　由于眼球增大、眼睑退缩或颜面部发育畸形而导致眼球突出样外观，但并无眼球相对于眼眶位置的前移。可通过上、下睑缘位置判断是否为真性眼球突出。正常情况下，上睑缘位于角膜上缘下2 mm，下睑缘与角膜下缘相切，如上、下睑位置几乎相等的离开其正常位置，表示眼球突出；如上睑位置上抬，而下睑位置正常，这表示单纯的上睑退缩；如上睑离开正常位置多而下睑离开正常位置少，提示既有眼球突出又有上睑回缩。

2. 眼球内陷　眼眶爆裂性骨折引起的眼球内陷如不伴有患眼其他症状，可能误诊为对侧眼的眼球突出，详细的病史及细致的体格检查容易做出鉴别。

【治疗原则】

对于眼球突出，在积极治疗并发症的同时，进行病因诊断并针对病因治疗。

【治疗方案】

1. 寻找病因 针对病因选择治疗方式。如炎症性突眼以抗炎、抗感染为主；占位性突眼以手术治疗为主，恶性肿瘤辅以放疗和化疗等。

2. 并发症处理

(1)暴露性角膜炎：应用眼膏或湿房保护角膜，严重者可行睑缘缝合术。

(2)视力丧失：给予大剂量激素、脱水药、血管扩张药及能量合剂，严重者考虑行眼眶减压术。①扩大眼眶的容量：将眼眶四周的骨片破坏，让眼球周围的脂肪组织向破孔处溢出，因而造成眼球后缩的效果。这种手术方法适合于眼球突出较为严重的案例。②减少眼眶内容物法：主要适合眼球突出情况不很严重的患者，手术方法是，在进行上眼皮或下眼袋整形的同时，将眼眶深部的脂肪，尽量减少，因此增大了眼眶内部，让眼球有自由活动的空间，眼球就自然向内缩回去了。

3. 其他 见有关章节。

【住院小结】

1. 疗效 眼球突出回缩，视功能几无影响视为治愈。

2. 后续治疗 搜寻病因，针对病因治疗。

3. 出院医嘱 见皮样囊肿和表皮样囊肿。

（汪 勇 孟 斌）

二、疼痛性眼外肌麻痹

疼痛性眼外肌麻痹(painful external ophthalmoplegia)又称海绵窦眶上裂特发性炎性假瘤或Tolasa-Hunt综合征(THS)，是由于海绵窦与眶上裂部位特发性肉芽肿侵犯了经眶上裂的第Ⅲ、Ⅳ、Ⅴ、Ⅵ对脑神经，从而引起眼眶周围疼痛、眼外肌麻痹、眼球活动受限等症状。若病变累及眶尖，亦可致视力下降。

【病史询问要点】

1. 发病年龄 多见于40—60岁中老年人。

2. 发病诱因 过去认为与梅毒、结核感染有关。目前多认为是一种自身免疫性疾病。

3. 发病程度 有无视力下降、复视、疼痛及其疼痛的性质，多以眼眶周围和球后急性钝痛、咬痛为特征。尤其应该询问疼痛和复视的持续时间，有无用激素后迅速消失史或自行缓解史。

4. 伴随症状 有无上睑下垂、眼球运动受限及瞳孔异常等。

5. 治疗经过 所用药物及其疗效，有无复发史等。

【体格检查要点】

1. 视力检查 病变尚未侵及眶尖时多无视力下降，视神经受损时可引起视力明显下降。

2. 眼部检查 仔细检查有无眼睑肿胀、上睑下垂、结膜充血水肿，有无眼眶周围及角膜知觉变化，有无瞳孔对光反射的异常和瞳孔缩小，有无视网膜静脉扩张淤血等。

3. 眼球运动　由于炎症波及支配眼球运动的脑神经，出现眼外肌麻痹，眼球运动障碍。注意有无眼球转动时疼痛，复视等。

4. 全身检查　查找有无感染的原发病灶。

【继续检查项目】

1. 血常规　周围血嗜酸性粒细胞增高；若为细菌感染性疾病则中性白细胞升高。

2. 免疫功能检查　全面检查与免疫功能相关的指标，如红细胞沉降率、类风湿因子、抗链球菌溶血素“O”及免疫球蛋白等。

3. 血管造影　①静脉造影：因眶上裂和海绵窦被肉芽所占据，经过面额部浅静脉或颈内静脉逆行造影，不能显示该静脉窦。有时可发现静脉侧支循环建立。②颈内动脉造影：颈内动脉海绵窦段呈袖套样改变，即动脉壁增厚，造影剂所显示的管径较两侧细，边缘呈波浪状。

4. X线检查　显示眶上裂硬化和狭窄，颈动脉造影可显示颈动脉壁受累而管腔狭窄。

5. CT检查　CT多正常，强化后显示蝶鞍旁海绵窦区密度增大加宽，且通往眶上裂，眼上静脉扩张。

6. MRI检查　当CT尚未发现海绵窦病变时，MRI可显示海绵窦内不正常软组织影，T_1WI和T_2WI均为中等信号强度，海绵窦病变与眼眶异常信号相延续。颅内病变信号与脑组织信号强度相同，眶内病变信号强度与眼外肌相同，因此，采用脂肪抑制和强化，显示病变更清晰，显示率更高。

7. VEP、ERG检查　对于有视力下降的患者可以判断视神经有无受损。通常视力下降多与炎症蔓延至视神经有关。

8. DSA检查　可发现颈内动脉异常。伴有瞳孔散大者需行DSA排除颈内动脉瘤。

9. 实验室检查　如血糖，可排除糖尿病性眼外肌麻痹。

【诊断】

THS是累及眶上裂或海绵窦前部的急性非特异性炎症反应综合征。其临床依据为：①急性或亚急性起病，一侧眼眶或眶后持续性疼痛。②以第Ⅲ、Ⅳ、Ⅵ对脑神经损害为主，可合并第Ⅴ对脑神经第1支眼神经，第2支上颌神经及第Ⅱ对脑神经损害，有或无瞳孔改变。③症状可持续数天、数周，可自然缓解。但可遗留神经功能损害。亦可间隔数月、数年复发。④皮质类固醇激素治疗有效。⑤排除海绵窦附近病变。

【诊断标准】

1988年国际头痛学会（HIS）提出了THS诊断标准：一侧发作性眶周疼痛未经治疗平均持续8周；与此同时或头痛发生后2周内出现同侧动眼神经、滑车神经、展神经的单组或多组麻痹；皮质类固醇激素开始治疗72h内疼痛缓解；由神经影像学（非强制性）和动脉造影除外其他原因的病变。

修订意见：发作性的眶后疼痛未经治疗平均持续时间8周；与此同时或头痛发生后2周内出现同侧眼球运动神经麻痹，单组或多组脑神经麻痹；皮质类固醇激素治疗后 72h 疼痛缓解；由神经影像学（重点在海绵窦和眶区）、血液、脑脊液检查除外其他病因（血管炎、糖尿病、脑膜瘤等）；对 MRI 或 CT 结果异常者，必须经活检或随访检查以除外其他病因；临床和神经影像学随访检查应至少 2 年。

不难看出，新标准对减少误诊无疑更加有益。

【鉴别诊断】

1. 眶蜂窝织炎　常见的眼眶感染性疾病。多伴有眼眶邻近组织的感染，有发热与白细胞增多的全身症状。疼痛性眼外肌麻痹原因不明，无发热与白细胞增多，多亚急性起病，病变有明显自限性，常于数日或数周后自行缓解或自愈。

2. 颅内动脉瘤　可发生于任何年龄，颅底动脉环或海绵窦及后交通动脉的动脉瘤，常引起第Ⅲ、Ⅳ、Ⅴ、Ⅵ对脑神经的损害。脑脊液检查可见脑脊液血性；影像学检查可明确诊断，激素治疗不敏感。

3. 鼻咽癌所致的痛性眼肌麻痹　起病较为隐匿，常逐渐加重。有眼外肌麻痹，但常有鼻咽癌的其他临床表现。晚期影像学检查可显示骨质破坏，鼻咽部活检可以确诊。

4. 眼肌麻痹型偏头痛　常有家族史，青年发病多见。累及脑神经以第Ⅲ、Ⅵ对多见，而第Ⅳ对脑神经少见，一般不累及三叉神经。脑神经麻痹通常在头痛缓解期发生，皮质类固醇激素治疗无效。

5. 眶尖及蝶鞍和鞍旁肿瘤　这些肿瘤所引起的疼痛和眼外肌麻痹逐渐发生，影像学检查有助于鉴别诊断。

【治疗原则】

本病一经诊断，应给予皮质类固醇治疗。通常使用大剂量糖皮质激素 24～48h 后，症状明显好转。若出现病情反复，可继用糖皮质激素治疗。

【治疗方案】

1. 泼尼松 40～60mg/d，口服 2 周，以后减量维持 3 周。一旦复发，重复治疗。疗效不显著者，应考虑排除其他病变。

2. 或地塞米松静脉滴注，10～15mg/d，连续 2 周，以后减量改为口服，再维持 3 周。

（汪　勇　孟　斌）

第12章

眼外伤

第一节 机械性眼外伤

一、外伤性前房积血

眼外伤致虹膜、睫状体撕裂出血，血液积存前房者称外伤性前房积血(traumatic hyphema)。伤者男性多于女性(3∶1)，50%外伤性前房出血病例都是由运动伤引起。

【病史询问要点】

1. 发病时间　根据出血时间确定原发性、继发性或进行性前房积血。

2. 发病程度　详细询问出血量的多少，以及出血是否呈进行性改变。有无引发并发症，如继发性青光眼、角膜血染等。

3. 发病诱因　询问伤者的既往眼病史(如有无青光眼、虹膜睫状体炎、视网膜血管阻塞等)，手术外伤史，是否在妊娠期，有无全身性疾病(血液病、糖尿病、高血压等)。

4. 伴随症状　有无视力障碍、眼球后段损伤或眼球破裂伤。

【体格检查要点】

1. 视力　少量前房积血不影响视力，当出血量较大或伤及眼球后段时可致视力下降。

2. 眼部检查　注意眼睑皮肤有无青紫、淤血，结膜有无充血水肿，角膜是否透明，房角有无后退，前房积血的量及是否凝血，虹膜有无撕裂或根部离断，瞳孔形状及晶状体有无异常。散瞳检查眼底注意观察玻璃体有无积血，有无视网膜挫裂伤或视网膜脱离。

3. 眼压　血块充满前房或堵塞房角时眼压增高，如伴有巩膜破裂者，眼压可降低。

【门诊资料分析】

1. 眼压　密切观察眼压及视神经改变，及时调整治疗措施，尽量减小视功能损害。

2. 超声波检查　了解有无晶状体、眼球后段损伤。

【继续检查项目】

1. 血生化检查　了解有无肝肾功能及糖代谢系统的异常。

2. 凝血功能检查　检查出凝血时间、凝血酶原、毛细血管脆性及血小板计数，排除血液系统的疾病。

3. ERG、VEP　了解有无视网膜及视神经损伤。

4. UBM　能观察到眼前段的损伤，有无房角后退、虹膜根部离断、睫状体脱离或睫状体分离等，可从形态学与功能两方面全面评价前房积血状况，即使在前房积血存在的情况下。

5. 前房角镜　出血吸收后行房角镜检查了解有无房角异常。

【诊断】

1. 有明确的外伤史。

2. 视力下降，下降程度与出血量及血液在前房中的状态有关。

3. 裂隙灯检查：红细胞浮游在前房中，出血量少者很快吸收；出血量大者往往形成血液平面或血凝块。瞳孔区形成血性机化膜，严重者可出现角膜血染、继发性青光眼、虹膜异色、虹膜粘连、血眼症等。

【临床类型】

1. 根据外伤性前房积血的血液来源分

(1)虹膜括约肌或虹膜基质损伤。

(2)虹膜根部断离。

(3)睫状体表面损伤或睫状体分离。

(4)血管异常或新生血管破裂。

(5)玻璃体积血流入前房。

2. 根据外伤性前房积血发生的时间分

(1)原发性前房积血：即受伤当时发生的出血，最为多见。

(2)继发性前房积血：伤后2～7d或在原发性出血基础上再次或多次出血。发生率为3.5%～38%。

3. 根据外伤性前房积血量分　见表12-1。

表12-1　Oksala分类法

类型	前房出血量
Ⅰ级	前房积血量约为前房容积的1/3，到达瞳孔下缘之下
Ⅱ级	前房积血量占据前房容积的1/2，超过瞳孔下缘之下
Ⅲ级	前房积血量占据前房容积的1/2以上，甚至充满整个前房

4. 按外伤性前房积血持续时间分

(1)急性新鲜出血：伤后7d内。

(2)亚急性陈旧出血：7～14d。

(3)慢性迁延性出血：>14d。

【鉴别诊断】

1. 全身疾病引起的前房积血　外伤常为诱因，通过询问病史及相应的全身和实验室检查即可鉴别。

2. 虹膜新生血管引起前房积血　常伴有明显的眼底改变，如视网膜中央静脉阻塞，糖尿病视网膜病变等，根据病史及眼底检查可鉴别。

【并发症】

1. 继发性前房积血　由于睫状体撕裂伤导致房角后退引发虹膜大环的损伤最终导致继发性前房积血。处理原则同原发性前房积血。

2. 继发性青光眼　血凝块堵塞房角，虹膜前后粘连及血细胞阻塞小梁网可致眼压升高。处理：尽快冲洗出血凝块，局部点用降低眼压药物，必要时行小梁切除术重新建立新的房水流出通道。

3. 角膜血染　持续性高眼压、角膜内皮细胞受损、房水循环停滞3种因素相互作用，含铁血黄素经损伤的内皮细胞进入角膜基质层，角膜呈现铁锈色或棕褐色改变。处理：部分角膜血染可自行消退，长时间未能消退、影响视力的角膜血染可考虑行角膜移植术。

4. 血眼症　前房积血发生时间过久，红细胞色素破裂，眼球组织将出现退行性改变。表现为肉芽组织增生，虹膜睫状体及房角可见大量的胆固醇结晶及巨噬细胞。

【治疗原则】

促进积血吸收，防止继发性出血和各种并发症的发生。

【治疗方案】

1. 非手术治疗

(1)一般治疗：尽管仍存争议，但笔者主张患者应双眼包扎、半卧位和适当活动。

(2)药物治疗

1)镇静药：口服镇静药有助于减少患者的烦躁，防止继发性出血。

2)止血药及促进积血吸收药：如氨基已酸(50～100mg/kg，每4小时1次，共5d)、三七片、云南白药等。氨基已酸预防继发性前房积血的疗效已得到充分的肯定。

3)睫状肌麻痹药：前房积血采用散瞳或缩瞳至今尚存争议，笔者主张中度散瞳，减少炎症，促进积血吸收，预防因长期血块刺激而产生虹膜后粘连。

4)皮质类固醇：疗效不确切，机制尚需进一步研究。

5)降眼压药物：前房积血较多，若24h无吸收征象，为预防视神经损害及角膜血染，可采用降眼压药物，如甘露醇、乙酰唑胺等。

2. 手术治疗　根据眼压、角膜血染和血凝块存在时间决定是否手术。

(1)手术适应证：当药物治疗无效并出现下列情况时应采用手术治疗：①眼压≥60mmHg，持续3d不降；眼压≥50mmHg，持续5d不降；眼压≥35mmHg，持续7d不降；原合并有青光眼或缺血性视神经病变者尤应尽早手术治疗。②一旦发生角膜血染早期体征，或角膜内皮细胞功能障碍者，立即手术治疗。③Ⅳ级前房积血眼压>25mmHg持续5d以上。④前房内较大凝血块持续存在超过10d，房角周边粘连或全前房积血持续5d没有吸收，应手术清除积血。⑤发生血影细胞性青光眼。

(2)术前准备：术前应用药物充分控制患眼眼压及炎症，无开放伤口的患眼还应常规进行超声波检查，了解晶状体和眼后段的病理改变。此外，还应做ERG和VEP检查，确定视网膜及视神经受损的程度。

(3)手术方案

1)前房穿刺、冲洗：前房积血的首选术式，适用于前房内无大量血凝块的前房积血。

2)前房注吸术：适用于前房内血液凝缩，眼压升高的患者，可用双腔管注吸或超声乳化注吸，注意勿损伤晶状体。

3)亚大切口清除前房积血：适用于凝血块已牢固凝缩在前房，单纯冲洗不易除去，此时可按白内障手术方式做亚大切口清除前房积血。

4)睫状体透热凝固：适用于有出血点的前房反复积血。

【术后处理】

1. 术毕，涂抗生素眼膏，包扎双眼。

2. 术后局部或全身应用抗生素、皮质类固醇，酌情使用止血药，每日换药时滴短效散瞳药，活动瞳孔，防止后粘连。

【住院小结】

1. *疗效*　积血吸收，视力恢复正常且无并发症者可视为治愈。

2. *后续治疗*　角膜血染2～3年后，波及基质层的后1/3无任何吸收征象且严重影响视力者，可行穿透角膜移植术。

3. 出院医嘱

(1)伤后2周内应戴金属眼罩，勿从事剧烈运动。

(2)出院后2～3d复查1次，以后定期复查。

(3)伤后2～4周应行房角、眼底检查。若存在发生房角后退性青光眼的因素，需每年复查一次。

（江洋玲　汪　勇　王　霞　宿蕾艳）

二、虹膜根部离断

眼挫伤使薄弱的虹膜根部自睫状体离断称虹膜根部离断(iridodialysis)。

【病史询问要点】

1. *发病时间*　先天性虹膜离断生后不久即可发现，伴有前房积血者待出血吸收后方能发现。

2. *发病程度*　轻度虹膜根部离断可无症状，大范围虹膜根部离断可产生严重畏光、复视。

3. *发病诱因*　多伴有外伤或手术史。

4. *伴随症状*　有无视力障碍、单眼复视、畏光、前房积血等。

【体格检查要点】

1. *视力*　部分患者可出现视力下降，虹膜根部断离范围较大者，可产生严重畏光及单眼复视。

2. *眼部检查*　注意观察前房有无积血，瞳孔是否呈异形，有时断离虹膜局部颜色变淡或呈白色，周边呈现一个新月形黑色裂缝，通过裂缝可观察到晶状体赤道部或睫状突。偶有虹膜根部完全离断，虹膜蜷缩到房角处，呈现无虹膜状。此外，应常规行眼底检查了解有无眼球后段损伤。

【门诊资料分析】

1. 超声波扫描　了解是否伴有眼球其他部位的损伤，如外伤性白内障、玻璃体积血及视网膜脱离等。

2. 眼压测定　了解有无继发性眼压升高。

【继续检查项目】

1. 前房角镜检查　范围甚小的离断只有在前房角镜下才能看出。多表现为虹膜周边呈现一个新月形的黑色裂隙，透过该裂隙，可看到眼底。

2. UBM检查　检查前房、房角及后房有无解剖结构的异常。

【诊断】

1. 外伤史。

2. 自觉有畏光及单眼复视。

3. 眼部检查可见虹膜根部有一月牙形黑色裂隙，瞳孔异形，裂隙灯或检眼镜检查通过离断处可见到晶状体赤道部、睫状突或眼底反光。此外，常伴有前房积血。

4. 前房角镜、UBM检查有助于明确诊断。

【临床分型】

根据离断范围大小分为虹膜根部部分离断与虹膜根部完全离断（无虹膜症）。

【鉴别诊断】

1. 先天性虹膜离断　先天性虹膜离断瞳孔形状正常，瞳孔缘不变直，生后即存在。而虹膜根部离断多为外伤引起，瞳孔形状不规则或呈"D"形，离断侧瞳孔缘呈直线状。

2. 先天性无虹膜症　生后即发现，多呈双侧性，常有调节困难，多伴有其他先天异常。

3. 与瞳孔不相连的虹膜缺损　多见于手术后，瞳孔形状圆，结合病史多不难鉴别。

【治疗原则】

1. 离断范围小，无自觉症状者无须处理。

2. 外伤性无虹膜，严重畏光者，可配戴有小孔的有色眼镜或安装人工虹膜。

3. 较大范围的虹膜根部离断，引起复视或畏光者应行复位术。

【治疗方案】

1. 非手术治疗　早期使用阿托品或强力散瞳药将瞳孔充分散大，有时可使脱离的虹膜根部恢复。

2. 手术治疗

(1)手术指征：虹膜根部离断范围较大，自觉有明显畏光、复视或视力障碍者应手术治疗。

(2)术前准备：首先应通过药物治疗促进前房积血吸收，结膜囊常规滴抗生素及皮质类固醇眼液，预防感染，控制炎症，滴散瞳药，使虹膜移向前房角；术前1h，静脉滴注

20%甘露醇，降低眼压。

(3)手术方法：采用结节缝合或褥式缝合将离断的虹膜根部复位。

【术后处理】

术后每日换药，辅以短效散瞳药活动瞳孔、抗生素和皮质类固醇眼液，酌情全身应用抗生素及皮质类固醇 3～5d。术后第 5 天拆除球结膜缝线，3 个月后拆除角膜穿刺口缝线。

【住院小结】

1. 疗效　解剖复位离断的虹膜组织，消除异常的光学作用视为治愈。

2. 出院医嘱

(1)局部应用抗生素眼液、眼膏 2 周。

(2)伴有其他并发症的患者应继续治疗且定期复诊。

（江洋玲　汪　勇　王　霞　宿蕾艳）

三、前房角后退

眼球挫伤时，由前方来的外力将房水挤向前房角，使睫状体撕裂，致使虹膜和内侧睫状体向后移位而房角加宽变形称为前房角后退(angle recession)。有学者统计，眼球挫伤、前房积血中 2/3 的伤眼有不同程度和不同范围的房角后退，长期随诊发现，约 10%的患者因房角后退发生青光眼，多数患者在出现继发性青光眼时才就诊。

【病史询问要点】

1. 发病时间　出现症状的时间不定，可在受伤后数天或数月，甚至数十年。

2. 发病程度　小范围房角后退对眼部可无明显影响，当房角后退超过 180°圆周时，有可能发展成外伤性开角型青光眼。

3. 发病诱因　手术外伤史、前房积血或其他眼病史。

4. 伴随症状　有无视力障碍，视物疲劳及视野缺损等。

【体格检查要点】

1. 视力　密切注意视力有无改变，房角后退性青光眼者早期无明显变化，晚期可出现不可逆的视力下降。

2. 眼部检查　着重检查前房角有无异常，房角后退可表现为：周边前房加深，虹膜末卷后移且向后凹，在原虹膜附着处可见虹膜组织残留。当发展成青光眼时，可出现典型的青光眼视神经改变，如视盘色淡、血管屈膝、生理视杯扩大、盘沿变窄等。

3. 房角　房角镜检查可见睫状体带变宽达 1.5 小梁宽度，明显者可达 3～4 个小梁宽度，部分色泽变淡、模糊。

4. 眼压　注意眼压变化，房角后退性青光眼者眼压缓慢升高。

5. 视野　随着病程进展，可表现为旁中心暗点、弓形暗点、环形暗点、鼻侧阶梯状暗点、鼻侧视野缺损、管状视野、颞侧视岛。

【门诊资料分析】

1. 前房角镜检查　前房角镜可直观显示房角改变的程度与范围。轻度改变者常需与同一眼的正常部分比较或与另一眼比较才能确定。前房角的改变有:①睫状体带加宽,睫状体带加宽达1.5小梁宽度,明显者可达3～4小梁宽度。分离之处有稀疏的黑色色素,在色素之间依稀透露出白色巩膜。②巩膜突消失。③睫状体表面早期多有血凝块,出血吸收后有时可见睫状体撕裂处凹凸不平或有内陷。晚期睫状体表面有白色瘢痕成条状或网状。

2. UBM检查 UBM是利用超高频率(50～100MHz)超声对眼前段组织结构进行类似显微镜检查的一种新的影像学方法。该技术的主要特点是成像清晰、分辨率高,可以显示角膜、前房、晶状体、房角、睫状体及后房结构。利用该技术可以显示前房、后房及房角结构,对房角后退的诊断及预后评估起着重要作用。

【诊断】

1. 外伤史。

2. 眼部检查:前房加深加宽,虹膜末卷后移,并发青光眼者还有典型青光眼的症状和体征。

3. 前房角镜、UBM检查可以明确诊断。

【临床类型】

1. 临床将前房角后退分为3度 一度后退:为轻度撕裂,虹膜末卷及睫状体带撕裂;二度后退:为中度撕裂,睫状肌撕裂,睫状体带变宽;三度后退:为重度撕裂,睫状肌撕裂加深,前房角明显加宽。

2. 按挫伤后出现继发性青光眼的时间不同可分为3型 早期型:挫伤后几天或几周内眼压升高;中间型:挫伤后几个月或数年后眼压升高;晚期型:挫伤后10年以后眼压升高。

【鉴别诊断】

1. 无晶状体眼、晶状体后脱位及玻璃体机化收缩引起的前房加深 根据病史、前房角镜及UBM检查可做鉴别。

2. 继发性青光眼与原发性开角型青光眼 前者多为单眼发病且有外伤史或前房积血史。前房角镜、UBM检查有助于鉴别诊断。

【治疗原则】

眼压正常者定期观察眼压、眼底和视野。并发青光眼者的治疗原则与原发性开角型青光眼相似。

【治疗方案】

主要针对继发青光眼者。可采用药物治疗或手术治疗的方法控制眼压。

【住院小结】

1. 疗效 即使存在房角后退,但眼压正常,未对视功能造成影响者视为治愈。

2. 后续治疗 合并有玻璃体积血或视网膜脱离者应继续治疗。

3. 出院医嘱

(1)局部应用抗生素眼液、眼膏2周。每1～3个月复查1次眼压与UBM,注意房角结构、眼压有无变化。

(2)伴有其他并发症的患者应定期复诊。

（江洋玲　汪　勇　王　霞　宿蕾艳）

四、外伤性睫状体脱离

外伤性睫状体脱离(traumatic cyclodialysis)是指眼球钝挫伤导致的睫状体与巩膜之间的分离，睫状体纵行肌与巩膜突未分离，脱离区睫状体上腔不与前房相通。该病是外伤性低眼压(无葡萄膜炎或虹膜睫状体炎而眼压显著降低者，一般低于 8mmHg)的主要原因之一。

当眼球遭受钝挫性外力的瞬间，角膜和前部巩膜突然向后移位，赤道部代偿性和强制性扩张回弹，对睫状体的牵拉导致睫状体的脱离，眼压下降。同时迅速发生的房水向后冲击，可造成睫状体与巩膜的正常附着发生分离，形成一间隙，房水经过此裂隙进入睫状体上腔而排出，进一步导致眼压降低。另外，睫状体脱离时，睫状体水肿导致上皮细胞功能减退，房水生成减少，使眼压进一步下降。而持续性低眼压可引起视网膜和视神经形态学和功能上的不可逆损伤，导致视功能永久性损害。

【病史询问要点】

1. *发病原因*　明确的眼外伤，尤其是眼钝挫伤史，如木棒击伤、酒瓶击伤、弹弓击伤、跌倒或车祸的撞击伤等。

2. *发病程度*　与睫状体脱离的范围密切相关。

3. *伴随症状*　多数患者可引起视力障碍，亦可伴有眼内其他病变。

【体格检查要点】

1. *视力*　不同程度的视力障碍。

2. *近视状态*　眼压下降造成晶状体悬韧带松弛，晶状体屈光力增加而形成近视，调节力下降。

3. *眼前段*　角膜受眼睑和眼外肌的压迫，出现散光；睫状体脱离继发的睫状突前移、前旋导致虹膜根部膨隆，引起前房变浅甚至消失或者深浅不一；瞳孔变形。

4. *虹膜睫状体反应性炎症*　大多数睫状体脉络膜脱离的患眼存在房水闪光，血-房水屏障破坏可能与观察到的低分泌状态有关，是合并虹膜睫状体炎所致，而不是睫状体脱离所导致；眼压降低可使葡萄膜血管通透性增加，房水内蛋白含量增高，形成“血浆样房水”。

5. *眼底检查*　眼底改变以水肿为主，视盘充血水肿、视网膜静脉充盈扩张，后极部视网膜明显水肿，黄斑部呈放射状皱褶，赤道部视网膜正常。

6. *其他*　可伴有虹膜根部离断、瞳孔扩大、晶状体脱位或半脱位，或有白内障形成。

【门诊资料分析】

1. *眼压测量*　低眼压，通常低于 8mmHg。

2. *B超检查*　后节 B 超、水囊 B 超。

3. *前房角镜检查*　可观察到睫状体自巩膜突处发生分离，向后退缩形成一间隙，露出白色的巩膜内面附有色素沉着，局部呈典型的“松花蛋皮”样。但由于眼压低，眼球软，角膜在房角镜压迫下可形成皱褶，影响观察，房角检查时手要轻柔，不可加压太重，亦不要满足于一个象限的发现，要检查 360°，才不致遗漏，并最终确定脱离的范围及程度。

4. 超声生物显微镜(UBM)检查　分辨率极高，可清楚地显示房角、房周深、虹膜根部、睫状突、晶状体悬韧带、晶状体赤道部等结构位置，能对眼球一周各个钟点位详细地连续检查，并能清晰地显示出自巩膜突起始的脱离情况、脱离区与前房的沟通情况，并可探及显示脱离的范围大小、脱离间隙的“深度”，即使有极微小的睫状体脱离也能够发现。UBM 观察下，睫状体脱离部位呈无回声暗区。比起常规房角检查，灵敏度更高且无创，可根据检查结果设计手术方案并指导手术。缩瞳配合 UBM 检查有助于发现由于前房浅看不到房角的患者窄裂隙的所在范围。

【诊断】

1. 外伤性睫状体脱离的主要临床特点有外伤史、视力下降及低眼压。

2. 有时，外伤性睫状体脱离所致的低眼压，不是当即发生，视力下降也不是立即出现，而是以后渐进显现的，易被忽略，一定要详细询问病史。

(1)视力检查：钝挫伤后，远视力不好，近视力良好，既往无近视史，应高度怀疑本病。

(2)仔细观察前房情况：外伤性睫状体脱离致低眼压，致前房浅或深浅不一，应仔细检查，进行双侧对比观察，有可能发现前房变浅或深浅不一。

(3)注意眼压：遇有典型钝挫伤病史患者，要密切注意眼压，有时用指测即可发现低眼压。

3. 绝大多数情况下，结合前房角镜检查和 UBM 检查可直接确诊睫状体脱离，并通过直接观察视网膜了解眼底情况。

【鉴别诊断】

1. 房角后退　房角后退是挫伤波及睫状体的前面造成睫状肌的环行纤维与纵行纤维分离，使虹膜根部向后位移的结果。UBM 图像与睫状体脱离之间有明显的区别。

2. 睫状体分离　睫状体分离指睫状肌纵行纤维附着在巩膜突上的肌腱断裂，睫状体纵行肌与巩膜之间分离，睫状体上腔与前房贯通，形成房水引流旁路，导致低眼压。UBM 检查有助于与睫状体脱离相鉴别。

【治疗原则】

1. 目的是恢复正常解剖。

2. 打破低眼压→脉络膜上腔液体渗出→睫状体炎症→房水低分泌→低眼压的恶性循环。

【治疗计划】

1. 对于轻度的低眼压，最好是先仔细观察，不必急于手术治疗。部分睫状体脱离的患者能自发地吸收脉络膜上腔的液体，可能是通过脉络膜血管吸收或通过导水管流出。儿童则常有自愈倾向，自愈时间一般为 3～9 个月。

2. 小于2个钟点的睫状体脱离可用药物保守治疗，大于2个钟点的睫状体脱离保守治疗效果不佳，故一般经药物治疗4～6周无效者均应行手术治疗。

【治疗方案】

1. 非手术治疗

(1)睫状肌麻痹药：尽管睫状肌麻痹药会增加葡萄膜巩膜引流和轻度降低眼压，但它可以维持组织的正常解剖结构，对于加深前房和防止角膜虹膜接触非常有用。

(2)皮质类固醇：局部应用可以减轻睫状体的炎症和恢复正常的房水产生。炎症持续时需要全身应用皮质类固醇。适当增加液体的摄入也可以提高房水的产生。

(3)碳酸酐酶抑制药：可以加速脉络膜上腔液体的吸收，但机制不很清楚。

2. 手术治疗

(1)手术目的：消除睫状体上腔的缝隙，排除或吸收睫状体上腔积液，使睫状体和巩膜复贴，从而达到升高眼压、改善视力的目的。

(2)手术适应证

1)持续性低眼压及视力下降者，经保守治疗无效。

2)大于2个钟点的睫状体脱离，尤其是伴睫状体上腔与前房贯通者应及早进行手术，对分离区域的睫状体进行固定缝合。

3)前房浅合并角膜失代偿。

4)虹膜周边前粘连形成。

(3)手术方法评价

1)睫状体分离使前房和脉络膜上腔间形成了一个通道，这个裂口是有可能自发性关闭的，采取手术前应观察一段时间。探查手术：将荧光素染色的BSS注入前房，液体将很快从睫状体上方的巩膜造孔处流出。

2)手术缝合：一次性缝合范围不可超过180°，对于360°脱离者最好先缝合脱离较宽的180°范围，若术后眼压恢复不理想，可于3个月后再缝合另外的180°范围。

3)术后部分患眼的眼压是由低逐渐恢复正常，这可能是因为睫状体在严重外伤后，会处于功能“休克”期，待睫状体上皮逐渐恢复功能后，眼压会逐渐恢复正常。但若1个月左右眼压仍不回升，可再采用氩离子激光行睫状体脱离区光凝等辅助措施。

(4)手术方法

1)激光光凝：使用氩激光光凝睫状体的分离裂隙，使裂口周围引起炎症反应，促进裂口的关闭。标准的氩激光设置是光斑直径100μm，时间0.1～0.2s，能量0.5～1W，连续击射裂孔周围，光斑反应以房角镜下可见光凝处出现灰白色反应或小气泡为适度，裂孔成功封闭后2周内有可能出现一时性高眼压。若激光治疗7d后眼压仍低(眼压低于16mmHg或与健眼眼压相差5mmHg)，则采取第二次光凝，最多光凝3次，眼压恢复正常者必须复查UBM确定脱离区已经复位，如光凝3次后眼压仍低或UBM提示仍有局限脱离区存在则应当考虑采取睫状体缝合术。

2)睫状体电凝术：前房注入BSS提高眼压；术前用前房角镜和(或)UBM定位睫状体分离的裂隙，在巩膜表面标记好裂口的准确位置；做以角膜缘为基底的结膜瓣，距角膜缘 3mm 处平行角膜缘做 2mm 全层巩膜切口，放出脉络膜上腔积液；用 1.5mm 的针形电极，在巩膜上围绕裂隙做一排弧形的穿刺电凝点；前段的电凝点距角膜缘 1mm，后方的距角膜缘 5mm；缝合巩膜和结膜切口。

3)睫状体缝合复位术：效果最确切，其手术目的是将脱离的睫状体重新复位于原解剖位置，使之相互粘连，消除空隙，封闭与前房相通的断离口，堵住房水向后渗漏或房水眼内引流的通道。手术步骤：用前房角镜和(或)UBM 定位睫状体分离的裂隙，在巩膜表面标记好裂口的准确位置；做以穹隆为基底的结膜瓣，在分离处做距角膜缘 3mm 处的弧形巩膜板层切口并向角膜方向剖切，形成一条宽约 1.5mm 的巩膜床；在距角膜缘 1.5～2mm 处切穿巩膜床(避开 3 点和 9 点方位，以免损伤睫状后长动脉和神经)，放出积液；用 9-0 或 10-0 尼龙线穿过巩膜床将睫状体缝合在巩膜上(范围超过睫状体脱离区)；最后分别缝合巩膜瓣及球结膜切口。

4)冷冻及外加压术：见视网膜脱离。

【术后处理】

1. 一般处理

(1)术后每日更换敷料，局部应用阿托品、抗生素及皮质类固醇眼膏。

(2)酌情全身应用抗生素和皮质类固醇 3～5d，以预防感染。

(3)适当用些活血祛瘀药物，如复方血栓通胶囊或复方丹参滴丸，以及 B 族维生素和肌苷等促进眼底代谢，改善视力。

(4)术后 6d 可拆除结膜缝线，巩膜缝线可永久保留。

2. 并发症处理

(1)高眼压：术后早期部分患眼的眼压会过高，一般 1～2 周恢复正常。通常对症处理即可降低眼压，如 0.5％噻吗洛尔滴眼液、高渗剂等。

(2)葡萄膜炎：由于外伤致血-房水屏障破坏，表现为前部虹睫炎或后部脉络膜、视网膜炎。处理：术后早期局部使用激素眼液、散瞳药抑制炎症反应。

(3)继发性青光眼：晚期可能因外伤致房角后退、房角劈裂或虹膜前粘连。处理：对症处理，必要时行抗青光眼手术。

(4)玻璃体积血：少量玻璃体积血术后 2～4 周可自行吸收。

【住院小结】

1. *疗效* 治愈标准：眼压均＞10 mmHg 或两眼眼压差＜5 mmHg，前房加深，眼底视神经视网膜水肿逐渐消退。

2. *后续治疗* 继续治疗其他眼部病变，如伴发晶状体脱位或半脱位、白内障等。因为低眼压常引起晶状体混浊，特别是在原有晶状体混浊的前提下，可加速白内障的发展。

3. 出院医嘱

(1)局部应用抗生素、糖皮质激素 2～4 周。

(2)定期复诊，每年测量眼压数次。

(刘肖艺)

五、外伤性脉络膜脱离

外伤性脉络膜脱离(traumatic chorioidal detachment)是因眼球挫伤致房水进入脉络膜上腔而产生脉络膜和巩膜之间的分离。常发生于眼球挫伤后,多发生于赤道部前方。

【病史询问要点】

1. 受伤经过　详细询问受伤时间、致伤物性质及作用力方向。

2. 发病诱因　有无手术外伤史,眼部炎症及其他全身疾病史。

3. 伴随症状　有无视力下降、视网膜脱离及眼球穿孔伤等。

【体格检查要点】

1. 视力　裸眼(矫正)视力,通常受伤后视力明显下降。

2. 眼部检查　仔细检查外眼有无外伤及手术痕迹,结膜有无瘢痕,角膜有无混浊、新生血管、内皮皱褶及角膜后沉着物,房水有无闪光、混浊、渗出,虹膜有无根部离断、后粘连、新生血管,注意瞳孔大小及瞳孔缘的缺裂,晶状体有无脱位、缺失、囊膜破裂、皮质及后囊混浊,常规眼底检查可见脱离的脉络膜在检眼镜下呈棕红色或褐色隆起,表面光滑无波纹,边界清楚,形态多样,隆起程度不一,可见正常视网膜血管行于其上,边缘清晰,色泽较暗。

3. 眼压　发生脉络膜脱离后眼压通常偏低。

4. 透光法检查　可用于鉴别脉络膜脱离与脉络膜肿瘤。脉络膜脱离透光正常,脉络膜肿瘤透照眼底无红光反射。

【门诊资料分析】

1. 三面镜检查　直观显示脉络膜脱离的范围与程度,并可与脉络膜其他实体性疾病相鉴别。

2. B超　显示脉络膜脱离范围,了解是否伴有眼球后段其他损伤。如视网膜脱离、玻璃体积血及脉络膜肿瘤等。

【继续检查项目】

1. 眼底荧光素血管造影　可与脉络膜肿瘤相鉴别,脉络膜肿瘤多呈湖状荧光渗漏,后期呈强荧光。

2. CT、MRI检查　主要与脉络膜肿瘤鉴别。如脉络膜恶性黑色素细胞瘤在CT和MRI上都能清晰的显示肿块,MRI检查时在T_1或相应的T_1加权像中,肿块呈中到高信号,在T_2加权像中肿块为低信号。

【诊断】

1. 外伤史。

2. 视力下降,低眼压。

3. 前房通常变浅,眼底检查见棕红色或褐色隆起,表面光滑,边界清楚,可累及一个或多个象限,常呈分叶状,可见正常脉络膜血管,在其上的视网膜色泽正常或同时脱离。

4. B超及其他影像学检查有助于明确诊断。

【鉴别诊断】

1. 脉络膜肿瘤　脉络膜肿瘤多占据一个或多个象限，呈单个局限隆起，不呈分叶状，眼压正常或增高。辅以荧光素眼底血管造影、B超及相关影像学检查可明确诊断。

2. 视网膜脱离　脱离的视网膜呈青灰色，波浪或球形隆起，可见裂孔，若合并脉络膜脱离眼压则极低。

【治疗原则】

一般脉络膜脱离数日内可自行吸收，无须手术处理，若合并炎症或长期不吸收者可采用药物、手术促其复位。

【治疗方案】

1. 药物治疗　局部或全身应用糖皮质激素，降低脉络膜血管的渗透性，促进脉络膜复位。

2. 手术治疗　长期不吸收者，可经巩膜放出脉络膜上腔液体，恢复其正常解剖结构。

【术后处理】

术后每日换药，术后第2日应复查B超，5～7d拆除结膜缝线。

【住院小结】

1. 疗效　视力正常，眼压回升、脉络膜复位良好者视为治愈。

2. 后续治疗　伴有其他眼外伤者应继续相应治疗。

3. 出院医嘱　定期复查眼压与B超。

（江洋玲　汪　勇　王　霞　宿蕾艳）

六、外伤性玻璃体积血

眼外伤一般分为开放性和闭合性眼外伤两种，其中，开放性眼外伤分为穿通伤、贯通伤、破裂伤和眼内异物。开放性眼外伤和闭合性眼外伤均可合并玻璃体积血。玻璃体积血的出现可加重外伤引起的视力损害。同时，玻璃体积血可引起或加重眼外伤的眼后段并发症，如视网膜脱离和PVR等。由于眼外伤是急诊，而且外伤的伤情是各不相同的，因此，外伤性玻璃体积血的处理与通常所见的玻璃体积血在临床处理上有所不同。

【病史询问要点】

1. 外伤史　着重询问受伤的时间，致伤物，有无异物存留可能及就诊前的处理。

2. 眼病史　既往的眼病，尤其是眼部手术史。

3. 全身病史　分两类，一是受伤前的全身病史，如高血压、糖尿病、心脏病和其他的全身性疾病；二是有无伴随的全身伤情，尤其是可能危及生命的伤情。

【体格检查要点】

1. 视力检查　视力大多较差，重点是有无光感。

2. 眼前段检查　有无角巩膜伤口及可能的伤道，伤口部位、大小，伤口有无眼内容嵌顿，前房有无积血，虹膜有无根部离断，瞳孔的大小及对光反射，晶状体的位置和有无破裂、混浊。

3. 眼后段检查　玻璃体内积血程度，如能看到视网膜，则要观察视网膜的改变，特别是有无视网膜裂孔、视网膜脱离和异物存留。

【继续检查项目】

1. 超声波检查

(1)B超检查目的：①玻璃体积血的程度及有无玻璃体后脱离；②视网膜的状态；③脉络膜的状态；④有无眼内异物存留；⑤有无眼内炎；⑥动态了解病情进展及协助监测治疗效果。

(2)B超声像图：外伤性玻璃体积血随着相伴伤情不同，眼部B超声像图多种多样。①玻璃体积血：B超可显示其大小范围及浓密程度以判断病情。积血较少时为散在的点线状高回声，随积血增加则回声增强，可表现为高回声的团块。新鲜积血时，呈扁平或团形，靠近视网膜出血部位；陈旧积血时，多呈不规则条索状、膜形，多位于玻璃体中前部。但当出血量小、血细胞分散时，若灵敏度过低则可不被发现，此时适当提高增益会有助于发现。②玻璃体后脱离：表现为玻璃体腔后部一连续的细线状回声，有活动性(后运动明显)，与视盘无粘连，有时可发现Weiss环的存在。③视网膜脱离：虽然也可表现为一连续的线状回声，但活动度较玻璃体后脱离差，且后运动为前后垂直方向，最关键的一点是它总是跟视盘粘连的，而且最严重的视网膜脱离，其前缘也不会越过锯齿缘。④视网膜下出血和视网膜嵌顿：B超还可发现视网膜下的出血和视网膜有无嵌顿于球壁的伤口。视网膜下出血表现为视网膜下的高回声。视网膜嵌顿则表现为球壁伤口周围被拉直的视网膜回声带，就像从伤口发出的光芒一样。⑤脉络膜脱离：外伤后脉络膜可出现出血性脱离，与视网膜脱离的回声带表现为凹面对着玻璃体不同，脉络膜脱离通常表现为凸面对着玻璃体的粗线状高回声，其后的积血则多为均匀的点状或团块状高回声影。⑥眼内异物：表现为极高的团块状回声，异物表现越光滑则回声越强，其后可见声影。B超对于眼内木质、塑料和玻璃等非金属异物的检查价值高于CT。⑦晶状体脱位：B超也可发现脱位于玻璃体腔内的晶状体和人工晶状体，晶状体的回声图像可表现为一短橄榄形的高回声带，中间为低回声区，声影不明显或无，人工晶状体则表现为一透镜样的回声，两者在眼内皆有相当的活动度。⑧眼内炎：表现为眼内弥散的点状回声，通常伴有因水肿而增厚的视网膜脉络膜回声带。

(3)彩色多普勒超声：其二维图像更易发现玻璃体内的异常回声并可动态观察其活动情况，借助彩色多普勒血流显像可鉴别B超难以区别的玻璃体积血膜与视网膜脱离、玻璃体积血与眼内肿瘤等，膜状物若伴有血流信号即确诊合并视网膜脱离。而对于玻璃体积血和(或)伴有视网膜脱离患者，彩色多普勒超声不仅可动态观察病情进展情况，进行治疗效果的监测，而且还有助于判断预后。因为脱离的视网膜血流显示率与病程长短有关，检测到血流者则病程短，血流连续性较差或未检测到血流者则病程较长，往往是陈旧性玻璃体积血伴视网膜脱离患者，其视网膜增厚、毛糙、僵硬、回声强、后运动差，此类患者手术效果也较差。此外，记录不到血流信号，可能与血管纤细、血流缓慢或声束与血流夹角过大等所致，此时改用能量多普勒会有助于血流显示，因其相对不受血流夹角的限制、并可显示低速血流，可使血流的连续性增加。外伤性视网膜脱离时间越早，脱离的视网膜厚度越薄、越光滑、有弹性，其血流信号越清晰。

2. CT检查　CT可发现眼内异物的存留及眼球后壁的改变。同时，CT也能判断球周和眼眶的伤情。眼内异物大多表现为高密度影，但木质、塑料、玻璃及石质异物可不显影。怀疑为此类异物时，B超检查的价值高于CT。

【诊断】

依据外伤史、症状、临床表现和B超及CT检查可明确诊断。除玻璃体积血的诊断外，还需要明确是否有合并症，如眼球壁的损伤、视网膜脱离和眼内异物等。

【临床类型】

可分为单纯型和复杂型外伤性玻璃体积血两大类。①单纯型是指仅有玻璃体积血或玻璃体积血仅合并外伤相关的眼前段病变。②复杂型是指玻璃体积血合并下列情况者：开放性眼外伤，伤口位于Ⅲ区，伴有其他的眼后段改变，如视网膜脱离、脉络膜脱离、视网膜下和脉络膜下出血；闭合性眼外伤，伴有上述的眼后段改变；眼内异物。

外伤眼存在3个病理阶段：①外伤炎症反应期（1～7d），此时脉络膜、视网膜充血，手术易出血，未发生玻璃体后脱离。②细胞增生期（7～14d），此时有增生，但无牵引发生；玻璃体后脱离已形成。③组织重建期（2周以后）：瘢痕形成，视网膜脱离发生，约在伤后6周形成典型的睫状膜。

【鉴别诊断】

在某些外伤性玻璃体积血，需要判断玻璃体积血是外伤直接引起的，还是伤者既往的基础病在外伤情况下加重所致，如常见的糖尿病、视网膜血管阻塞及其他的可引起玻璃体积血的眼底病。

【治疗原则】

对于单纯型，在处理其他外伤性病变的同时，对玻璃体积血可以采用药物或观察等非手术治疗。如果积血在1个月后不吸收或好转可考虑手术治疗。

对于复杂型，在处理其他外伤性病变的同时，通常需要积极手术治疗。

【治疗方案】

1. *非手术治疗*　同常见的玻璃体积血。

2. *手术治疗*

(1)手术时机：外伤性玻璃体积血后，由积血引起的玻璃体后脱离多于伤后1周左右出现，而由玻璃体积血引起的和（或）外伤导致的PVR、牵拉性视网膜脱离多于伤后6周出现，通常认为，手术在伤后10～14d进行效果较好。过早手术易发生术中出血、脉络膜水肿，且玻璃体后脱离尚未发生，手术中剥离玻璃体后皮质易发生医源性裂孔，残留的玻璃体皮质在术后易发生收缩而引起牵拉性视网膜脱离。伤后10～14d，伤眼相对稳定，炎症控制，玻璃体与后极部视网膜自发性脱离，减少了手术难度。外伤眼1个月后，玻璃体内增生机化明显，视网膜前膜和睫状膜形成，产生牵拉性视网膜脱离，甚至视网膜缩短，使视网膜不能复位。所以，在伤后10d后宜尽快手术，以最大程度提高视力、恢复视功能。如合并眼内异物或眼内炎则应该尽早进行，有条件者可在手术修补球壁伤口后即Ⅰ期行手术治疗。

(2)手术方案：采用标准的三通道玻璃体切割术，20G、23G或25G均可。手术目的：①尽可能地切除眼内积血和玻璃体以减少出现眼内增殖和视网膜脱离的概率。②探查视网膜和脉络膜的伤情。③处理已存在的视网膜脱离和脉络膜脱离。④取出眼内异物。术中如发现视网膜嵌顿于球壁伤口则予以松解，必要时可行视网膜切开。发现视网膜裂孔则予激光光凝。在完成玻璃体切割、视网膜复位和眼内异物取出后，视术中发现的伤情决定行何种眼内填充。

【术后处理】

1. 一般处理　术后常规给予抗生素及糖皮质激素，酌情使用止血药。此类玻璃体手术因为是在外伤眼上施行，所以术后炎症反应大多较重，全身和局部的糖皮质激素使用极为重要。同时要注意瞳孔管理。

有眼内填充的患者要告知其保持合适的体位。除眼前、后段的检查外，术后要观察视力、眼压变化，尤其是有眼内填充者。发现并发症及时处理。

2. 并发症处理

(1)眼压高：眼压低于30mmHg时可不处理。超过者可先予常规的药物处理，如全身应用甘露醇、乙酰唑胺，局部滴用降眼压药物。如持续高眼压药物不能控制，有眼内填充者可考虑放出部分填充物。

(2)二次积血：大多能自行吸收，不需要处理。如量大不吸收可再次手术或行玻璃体灌注。

(3)角膜上皮缺损：局部使用促上皮生长药物和抗生素。严重者可配戴绷带镜。

(4)葡萄膜反应：全身和局部使用糖皮质激素，关注瞳孔管理。

【住院小结】

1. 疗效　外伤性玻璃体积血的疗效受伤情的影响较大，手术治疗的目的首先是保持外形不受伤情影响，其次是在这一前提下尽可能提高伤者的视力。手术后的疗效判断即以此为标准。

2. 预后　外伤性玻璃体积血因其对视网膜功能的损害轻重不一，预后主要取决于受伤的性质、出血量的多少、有无其他并发症，以及视网膜黄斑的功能。

3. 出院医嘱

(1)出院带药：全身和局部的抗生素、糖皮质激素、散瞳药和其他药物。

(2)定期复诊：通常在出院后1周、1个月、2个月、3个月和6个月复诊。具体复诊时间根据病情变化而定。

（于　焱）

七、外伤性黄斑裂孔

眼球前段受到较大钝力打击后，其冲击力经眼间质传递至黄斑区，由于黄斑中央小凹较薄弱，易发生破裂形成外伤性黄斑裂孔(traumatic macular hole)。据统计，外伤性黄斑裂孔的发生率为5%～22%,常与脉络膜破裂和视网膜脉络膜出血同时存在。

【病史询问要点】

1. 发病时间 伤后马上出现,也可在数月或数年后出现。

2. 发病诱因 详细询问是否有眼内炎症、血管性病变及高度近视等可引起黄斑囊性水肿的病变。

3. 伴随症状 是否伴有玻璃体积血、牵拉性视网膜脱离及视网膜前膜等。

【体格检查要点】

1. 视力 检查裸眼(矫正)视力,黄斑裂孔者常有急剧视力下降或丧失。

2. 眼部检查 仔细检查有无玻璃体积血、混浊,有无牵拉性视网膜脱离及黄斑前膜。黄斑裂孔多表现为:黄斑中心凹处有一圆形或椭圆形红色区,常为1/4～1/3视盘直径、亦可如视盘大小,边缘锐利清晰,稍隆起;若为中心凹裂孔,则较大,呈半圆形,边缘不整齐。

3. 视野 多呈绝对性中心暗点。

【门诊资料分析】

1. 荧光素眼底血管造影 鉴别板层或全层裂孔。可清晰显示损伤层次,如全层裂孔显示透见荧光,有时透见荧光中亦可见点状遮蔽荧光;板层裂孔不显示荧光斑点。

2. 光学相干断层扫描(OCT) OCT是一种新的光学诊断技术,可对眼透光组织做断层扫描成像。黄斑病变可显示玻璃体界面粘连牵引、膜形成裂孔、囊样变性、水肿或渗出。

【继续检查项目】

应用检眼镜、巩膜压迫器、裂隙灯三面镜仔细检查眼底,寻找裂孔,观察是否并发其他病变,为进一步确诊及手术或激光治疗提供依据。

【诊断】

1. 外伤史。

2. 中心视力减退或丧失,视野中出现绝对中心暗点。

3. 眼底检查(检眼镜、裂隙灯加前置镜、OCT检查)结合荧光眼底血管造影检查可以明确诊断。

【临床类型】

1. 根据损伤层次不同可以分 板层裂孔和全层裂孔。

2. 根据发生机制不同可以分两类 ①外力作用使黄斑受到冲击产生玻璃体对黄斑部视网膜的牵拉而形成裂孔。这类裂孔发生在伤后不久,裂孔大,周围视网膜有水肿。②由于挫伤性组织坏死导致黄斑囊样水肿,随后水肿消失,发生囊样变性改变而导致裂孔形成,这类裂孔需数年或数月才形成。

【鉴别诊断】

1. 假性裂孔 黄斑部无组织缺失,而是由于黄斑周围内表面的病变造成视网膜内陷的一种状况。多数假性裂孔由胶质性视网膜前膜形成,边界清楚,但多不整齐,由于视网膜前膜收缩可造成全层黄斑裂孔的假象。通过荧光素眼底血管造影及OCT检查可做鉴别。

2. 黄斑囊样变性　黄斑囊样变性为红色圆形，但呈蜂窝状，裂隙灯加前置镜检查，经过囊样变性的光带连续不断，且轻度向前隆起，并随光束移动而光带变位。而黄斑裂孔则裂隙灯光带中断。

【治疗原则】

因继发视网膜脱离的可能性很小，故一般无须手术处理。

【治疗方案】

1. 手术时机　外伤性黄斑裂孔是否手术处理取决于有无视网膜脱离、玻璃体牵拉及其他部位的视网膜病变。

2. 手术方案

(1)全层裂孔：由于视力多不能恢复，若有旁中心注视形成，可不予处理。

(2)裂孔伴有视网膜脱离者应积极处理，防止产生更多并发症。对单纯黄斑裂孔源性的视网膜脱离，如无玻璃体牵拉，可行玻璃体内注气或玻璃体内注气联合黄斑部巩膜外垫压或兜带术。

(3)伴有周边部网膜裂孔者，应做巩膜环扎术，黄斑裂孔可不予特殊处理。

(4)伴有玻璃体机化条索牵引的视网膜脱离，应行黄斑裂孔冷凝或电透热封闭及巩膜外加压，若视网膜全脱时还应加巩膜环扎术联合玻璃体切除及玻璃体内注气。近来，随着玻璃体手术的不断进步，对于黄斑裂孔现多主张行玻璃体切割术，撕除或切除黄斑部视网膜的内界膜，气液交换后，注入转化生长因子或注射自体血小板使黄斑裂孔复位，提高视力。

【术后处理】

见外伤性视网膜脱离。

【住院小结】

1. 疗效　外伤性黄斑裂孔的视网膜脱离多合并外伤性眼底病变，故手术仅能解剖复位、扩大视野、维持残余视力，其恢复程度与裂孔大小、视网膜脱离的严重程度及玻璃体视网膜的机化条索密切相关。

2. 后续治疗　未经手术处理未愈者或合并视网膜脱离者应根据眼部情况进行手术治疗。

3. 出院医嘱

(1)术后1～2周复查眼底，若眼底正常，1～3个月复查1次，应复查1～3年以上。

(2)若眼前有闪光感或黑影应迅速就诊。

(江洋玲　汪　勇　王　霞　宿蕾艳)

八、外伤性视网膜脱离

外伤性视网膜脱离(traumatic retinal detachment)多因挫伤形成的视网膜裂孔或锯齿缘断离所致，常在伤后立即发生或数周乃至数月之后发生。其中由眼球穿孔伤引起的占27%，挫伤引起的占73%。多见于儿童及30岁以下的患者，男性多于女性。

【病史要点询问】

1. 发病经过 详细询问受伤时间、致伤物性质及作用力方向。

2. 发病诱因 有无手术外伤史,屈光不正及类似疾病的家族史。

3. 伴随症状 有无视力减退、视物变形或视野缺损等。

【体格检查要点】

1. 视力及屈光状态 检查前首先排除屈光不正,仔细检查裸眼(矫正)视力、视力低下者应行光定位检查。

2. 眼部检查 详细检查外眼有无外伤及手术痕迹,结膜有无瘢痕,有无角膜混浊、前房积血、房角后退及房水闪光,眼底检查注意观察视网膜脱离的范围、有无变性区及裂孔,有无玻璃体牵拉。

3. 眼压 视网膜脱离通常眼压较低,手术成功后眼压可恢复正常。

4. 对侧眼检查 应仔细检查对侧眼,以便发现有无视网膜变性、脱离、裂孔。必要时可为患眼提供诊断和鉴别诊断的依据。

【门诊资料分析】

1. 房角检查 挫伤性视网膜脱离常合并房角后退。房角镜检查可观察房角有无后退及粘连。

2. 医学眼底摄影 清晰显示视网膜脱离的部位、范围及裂孔形状与大小。作为治疗前、后评估疗效的一种手段。

3. 视野 术前(后)的视野检查,可以预测视网膜脱离的部位与范围,并可用于评估预后。

4. B超 了解视网膜脱离的范围与大小,排除玻璃体积血、机化与牵引。

5. ERG与VEP 客观判断视网膜、视神经功能有无异常。

【继续检查项目】

应用检眼镜、巩膜压迫器、裂隙灯三面镜由后极部向周边或由周边向后极部逐一寻找裂孔,观察视网膜脱离情况,为手术或激光治疗提供依据。

【诊断】

1. 外伤史。

2. 视力下降、闪光感、眼前黑影飘动。可见视野缺损,并与脱离范围相对应。

3. 眼底检查可以确诊。

【临床类型】

1. 锯齿缘离断引起视网膜脱离 进展缓慢,多于数月或数年后偶然发现。可伴有视物模糊、复视、飘浮感、闪光感。若视网膜脱离扩展至赤道后,可出现视野缺损;若波及黄斑部,则视力严重下降。其症状轻重与脱离的位置和范围密切相关。

2. 裂孔源性视网膜脱离 较锯齿缘离断更易发生视网膜脱离。视网膜脱离形状是由视网膜裂孔位置、后部玻璃体是否脱离及裂孔处视网膜玻璃体牵引所决定。

3. 巨大裂孔视网膜脱离 指视网膜裂孔范围达眼球圆周90°或90°以上者,多伴有玻璃体液化、视网膜变性。巨大裂孔视网膜脱离发展快、范围大、多累及黄斑;有时可伴有玻璃体后孔、后脱离；视网膜有时翻转，遮盖视盘及黄斑。

【鉴别诊断】

1. 脉络膜肿瘤　视网膜脱离部位及形态固定，无波动态。根据病史及其他症状、体征可鉴别。

2. 玻璃体机化　机化物无视网膜血管，范围多不规则。B超检查有助于鉴别诊断。

【治疗原则】

减少玻璃体对视网膜的牵引，早期封闭裂孔，避免脱离继续扩大。

【治疗方案】

1. 手术时机　一旦发现网膜脱离伴有裂孔，应尽早手术，以免产生新的并发症。

2. 手术方案

(1)锯齿缘离断后视网膜脱离：对于发病时间短、范围小的脱离，可以考虑冷凝或激光光凝治疗。如范围较大，需手术治疗者，采用巩膜外冷凝硅胶填压术。若视网膜脱离时间较长或锯齿缘离断范围较大、伴有玻璃体增生改变，则需联合玻璃体手术。

(2)巨大裂孔视网膜脱离：90°范围的裂孔，新鲜发病、玻璃体无明显改变，裂孔后唇无翻转或蜷缩仅为PVR-B级以内者可采用巩膜填压术（包括巩膜外和巩膜层间）联合冷凝（电凝）术，必要时行视网膜下液排出及眼内气体填充术。除上述情况外，必须进行玻璃体手术，严重者需行硅油或气体填充。

(3)其他：见视网膜脱离。

【术后处理】

1. 一般处理

(1)体位：术后一般采取平卧位，双眼包扎。对上方裂孔、玻璃体腔内注入气体者，应取坐位或半卧位。对后极部巨大裂孔或复杂性视网膜脱离患者，行玻璃体切割联合硅油或膨胀气体填充者，应取俯卧位。

(2)术后每日换药，术后第一次检查应粗略了解视功能及眼压，密切注意有无出血、感染及视网膜复位和裂孔封闭情况。

(3)术后局部应用抗生素和皮质类固醇眼液，1周拆除结膜缝线，然后予抗生素和皮质类固醇滴眼剂局部滴眼，一般术后7～10d出院。

2. 并发症处理　见孔源性视网膜脱离。

【住院小结】

1. 疗效　锯齿缘离断后视网膜脱离术后疗效较好，一次手术复位率为85%。巨大裂孔视网膜脱离手术后多数可达解剖复位。视功能的恢复取决于视网膜损伤部位、程度与范围。

2. 出院医嘱

(1)术后1个月可恢复力所能及的工作，尽可能避免眼外伤和头部震荡伤，以防再次脱离和玻璃体积血。

(2)如出现眼前闪光感，应立即到医院散瞳做眼底检查。

(3)出院后每1周到1个月复查1～2次，直至4～6次，以后每6～12个月复查1次。术后3～6个月可验光配镜。

（江洋玲 汪 勇 王 霞 宿蕾艳）

九、爆裂性眶壁骨折

致伤物直径稍大于眶径时，如发生正面打击，可使眶压突然升高，借液压传导至眶壁，致眶壁薄弱处发生凹陷性或粉碎性骨折称爆裂性眶壁骨折(blow-out fractures of orbital wall)。临床可见眶缘完整、眶壁骨折、软组织嵌顿，严重者可致眼球内陷及眼球运动障碍。该病在各眶壁的发生率依次为眶底、内侧壁、眶顶和外壁。1957年由Smith和Regan正式将此病命名为爆裂性眶壁骨折。

【病史询问要点】

1. 致伤经过 详细询问外伤过程及致伤物的性质与作用力方向。

2. 治疗经过 外伤后的诊治过程，有无手术治疗史。

3. 伴随症状 有无视力障碍、眼球运动障碍、复视，有无眼球内陷、眶缘疼痛及眶下神经支配区的感觉障碍。有无鼻出血等。

【体格检查要点】

1. 视力 检查裸眼(矫正)视力，注意有无视力障碍。

2. 眼部检查 观察眼睑有无红肿、上下睑及眶周围皮下有无淤血，有无假性上睑下垂及睑板上沟加深和睑裂横径缩短，有无眼球突出或内陷，裂隙灯、检眼镜检查眼前段、后段有无挫伤或破裂伤。

3. 眼位与眼球运动 因眶壁骨折致眶内软组织嵌顿，导致眼位异常及眼球运动障碍。以垂直性眼球运动障碍为主者，见于爆裂性眶底骨折，眶下部软组织和下斜肌、下直肌嵌顿于骨折处，甚至疝入上颌窦内。以眼球上转障碍为主者，见于从眶下沟向鼻侧前方走向的线状骨折，多半是较浅部位的骨折。以眼球下转障碍为主者，骨折是自眶下沟向鼻侧后方走行的线状骨折，几乎都是比较靠后的深部骨折。眼部上转和下转障碍共同存在时，见于以眶下沟为中心较大的骨折和缺损。眶内壁骨折，可发生少见的内直肌嵌顿和损伤，导致水平性复视。眼外肌周围的脂肪组织等陷入骨折部位同样可造成眼球运动功能障碍和复视，而且临床上以后者为主。

4. 眼球突出度 伤后早期由于眶内出血，眼外肌、眶脂肪水肿和炎性反应，眼球都有轻度突出。1周后部分患者可因骨性眶腔容积增大、眶内软组织嵌顿、脂肪坏死，致眼球内陷。依据骨折大小的不同，眼球内陷1～9mm，多为2～4mm，眼球内陷超过3mm即出现严重的美容问题。

5. 颜面部知觉 90%左右的眶底骨折发生部位见于眶下壁较薄弱的眶下沟处(2/3发生在眶下沟的内侧)，由于眶下神经受损，可致颊部、上唇、上齿龈等部位麻木及感觉减退或丧失。

6. 眶上裂综合征和眶尖综合征 骨折累及眶上裂，损伤了通过眶上裂的动眼神经、滑车神经、展神经等运动神经，以及三叉神经眼支和眼上静脉，引起眶上裂综合征。

表现为眼外肌麻痹、眼睑下垂、突眼、三叉神经眼支分布区域感觉异常等。副交感神经阻断，可引起固定性瞳孔散大。如再累及视神经管，损伤视神经，视力丧失，则导致眶尖综合征。

7. 相邻组织　注意有无鼻出血、脑脊液漏等。

【门诊资料分析】

1. X线片　根据可疑眶壁骨折的部位，采取相应体位X线片了解眶壁骨折及软组织的移位情况，观察各鼻旁窦内有无骨折和气血平面。X线平片为首选检查方法，不同的投射位可发现不同骨壁的骨折。①Caldwell位：即20°投射位，是眶部的标准投射体位。显示双眼眶腔的大小、形状、眶壁骨质、筛窦和眶上裂等，以显示眶底骨折为最佳，阳性率达55%～70%。②Waters位：即45°后前位，显示上颌窦、颧弓和眶底。与Caldwell位结合，眶底骨折阳性率达97%。③Wright位：即53°后前斜位，显示视神经孔和后组筛窦，也可观察眶内侧壁、眶顶和额窦。④侧位：显示眶顶、眶底和上颌窦，缺点是两侧像重叠。Caldwell位和Waters位均可显示出眶爆裂性骨折的典型表现，即：眶底下降，骨板断裂；软组织疝入上颌窦上部，呈典型的"泪滴"样表现；上颌窦液平面，表示骨折后窦内积血；筛骨纸板骨折，筛窦狭窄，密度增加。

2. 超声波检查　观察眼外肌走行有无异常，有无异常增厚及纤维化。眶壁骨折常造成限制性因素致眼球运动障碍。可疑穿通伤者不宜做此项检查，对距眶缘4cm以后的眶壁由于探测困难而难以做出恰当的诊断。

3. CT检查　CT是确定眼眶骨折程度、位置，以及软组织嵌入情况的可靠方法。CT检查适应证：①X线平片检查怀疑眶壁骨折和缺损；②持续性复视；③被动牵拉试验阳性；④外伤后早期眼球内陷；⑤眼球内陷已准备进行眶内充填复位手术的术前检查。分别行冠状面与水平扫描，观察眶壁有无骨折，有无软组织嵌顿及视神经走行有无异常。尽量用2mm薄层扫描，使得到的测量结果更加准确。该病的典型CT表现为：①眶底下陷，眶腔增大，可见骨折裂口和骨折片；②软组织疝入上颌窦内，下直肌嵌顿于骨壁裂口处；③上颌窦积血；④筛骨纸板内陷，筛窦变窄，软组织疝入，密度增高；⑤眶内软组织改变，如眼外肌肥厚，血肿形成，软组织嵌顿。

4. MRI检查　对眶内侧壁骨折，眶内软组织嵌顿、血肿、瘢痕组织形成的诊断敏感性优于CT，是本病诊断、鉴别诊断、疗效鉴定和预后评估的一项重要的辅助检查手段。

【继续检查项目】

1. 牵拉试验　合并有软组织嵌顿、眼球运动障碍者应常规行主动与被动牵拉试验。

2. 肌电图检查　鉴别眼球运动障碍的原因源自于麻痹因素抑或限制因素。

3. ERG、VEP检查　客观分析综合评价视功能改变情况。

4. 眼眶容积测量　采用三维影像学方法分别测量内外眶距、眶宽、眶高和眶腔容积，这是诊断和矫正各种眼眶外伤畸形的重要依据，为手术修复重建眼眶正常解剖结构提供重要数据，可以预测发生眼球内陷的危险性和最终度数。眼眶容积增加1ml，在Hertel突眼计上眼球内陷度数约为1mm。眼眶容积改变超过8%(2ml)，提示预后较差，需要进行早期手术治疗。

【诊断】

1. 眼面部钝挫伤史，致伤物较大而钝。

2. 视力下降或丧失，眼球内陷、移位，复视与眼球运动障碍，眼球转动牵拉痛，眶下神经感觉丧失，眶上裂综合征等。

3. 牵拉试验多呈阳性。

4. 影像学检查有助于明确诊断。

【鉴别诊断】

1. 无爆裂性骨折的眼眶水肿和出血　眼球运动受限、眶周肿胀及瘀斑一般在伤后7～10d消退，影像学检查有助于鉴别诊断。

2. 脑神经麻痹　常见的第Ⅲ、Ⅳ、Ⅵ对脑神经麻痹可引起复视与眼球运动受限，但被动牵拉试验多为阴性。肌电图检查有助于明确诊断。

【治疗原则】

小范围眶壁骨折，无眶内软组织嵌顿者一般无须特殊处理。若骨折窗较大并伴有复视、眼球内陷、运动障碍者应手术治疗。

【治疗方案】

1. 非手术治疗

(1)加压包扎伤眼，手术后短期保守治疗，暂不考虑手术。24h内注射抗破伤风毒素。

(2)伤后近期常规采用抗生素、激素(口服泼尼松30mg/d)、止血药、维生素及脱水药，减轻挫伤所致的组织水肿和炎症反应，减少粘连的形成。

(3)骨折轻度者，行被动运动的眼球牵拉术。牵拉术后做眼球运动训练，主动或被动向嵌顿眼肌作用方向的对侧运动，以促使复视消除，恢复双眼单视。一般在局部水肿消退后1周开始，方法有2种：①强迫眼球转动训练，隔日1次，每次10min；②主动眼球转动训练，每日10余次。

(4)伴有鼻黏膜损伤者，采用抗生素加麻黄素滴鼻，必要时鼻腔填塞压迫止血。

(5)伴有颅脑损伤者，请神经外科会诊。

2. 手术治疗

(1)手术适应证：①牵拉试验阳性；②复视、眼球运动障碍；③眼球内陷、眼位异常，影响外观；④X线平片和CT检查发现眶壁骨折合并软组织嵌顿。

(2)手术时机：以伤后7～10d为宜。此时，软组织水肿已经消退，并能较准确地决定眼球内陷和运动受限的程度。如合并眼球穿通伤，视网膜中央动脉栓塞和累及黄斑的外伤性视网膜脱离等，均不宜早期行眼眶手术，应在处理眼球外伤后4～6个月再行眼眶手术。

(3)手术原则：①分离和复位嵌顿于骨折处的眶内组织；②修复眶壁；③矫治眼位异常，恢复双眼单视功能。

(4)手术方法：常采用经前路、上颌窦或两者联合修复眶壁。

1)经前路修复的手术切口采用下穹隆结膜、下睑睫毛与下眶缘皮肤切口。通常而言,下穹隆结膜切口没有皮肤瘢痕,术后不引起下眼睑外翻,更加符合美容要求,必要时可行外眦切开延长手术切口;下睑睫毛下皮肤切口术后手术瘢痕不明显,但有时会导致下睑外翻;下眶缘切口沿下睑皱褶切开,暴露较好,但瘢痕明显。

2)上颌窦进路修复术是暴露上颌窦使疝入上颌窦的眶组织与眶底骨折复位。该术式的优点是操作简单,不留瘢痕。缺点是暴露差,眶底骨折瓣不易做长期固定,修复眶内壁困难。

3)联合术:Caldwell-lue 手术和经下睑皮肤切口手术同时进行修复眶壁骨折。适用于多发性眶壁骨折。

4)视神经管骨折,或骨片、水肿、血肿等压迫视神经者,应及时做视神经管开放手术。

【术后处理】

1. 一般处理

(1)术后 1～2d 应仔细检查术眼视力、眼压及眼底改变,以便了解视神经有无受压、视网膜中央动脉血液循环是否受眶内血肿的影响。

(2)酌情全身应用抗生素 5～7d 预防感染。

2. 并发症处理

(1)术后视力丧失:常因眶内急性出血、压迫包扎及眶底植入物太硬,以及视网膜中央动脉栓塞所致。处理:术中操作务必轻巧,植入物大小应适宜,且要固定在正确位置。若发现急性眶内出血并引起眶内压增高者,应及时减压。

(2)下睑外翻:常因瘢痕粘连所致。处理:手术松解粘连或植皮矫正。

(3)植入物排出:多因植入物固定不良所致。处理:植入物大小应适宜,植入后应良好固定。

(4)持续眼球内陷及下移:由于眶脂肪溶解、吸收所致。处理:在相应部位做骨膜下的自体骨或硅胶植入矫正。

(5)上睑沟凹陷:使用真皮-脂肪瓣植入矫正。

(6)持续上睑下垂:多与术中损伤上睑提肌或动眼神经分支有关。处理:通过上睑提肌前徙或缩短术恢复眼睑正常位置。

【住院小结】

1. 疗效　眼球内陷消失,复视消除,双眼突出度正常、眼球运动正常者视为治愈;眼球内陷减轻,复视减轻,眼球转动好转者视为好转;眼球内陷,复视仍存在者视为未愈。

2. 后续治疗

(1)术后早期应尽早行眼球运动训练。

(2)仍存复视者需进一步行眼肌手术矫正。

3. 出院医嘱

(1)伤后 3～4 周,可用房角镜检查房角,散瞳后加用巩膜压迫器检查眼底,排除眼内其他并发症。

(2)有视力丧失危险的患者,应定期门诊复诊直至病情稳定。

(江洋玲 汪 勇 王 霞 宿蕾艳)

十、眼眶挤压伤

由于地震、塌方或意外事故头部压迫致使眼球或眼眶内软组织长时间缺血,引起视神经和视网膜结构与功能的丧失称眼眶挤压伤(orbital crush injury)。严重眼眶挤压伤可使视力显著下降,甚至完全丧失。

【病史询问要点】

1. 致伤经过 详细询问受伤时间、挤压持续时间及出现症状时间。了解致伤物的性质与作用力方向。

2. 发病程度 有无视力下降(丧失)、视野缺损及眼球运动障碍。

3. 伴随症状 有无休克及危及生命的因素,有无昏迷史及其他严重的脑功能障碍。

【体格检查要点】

1. 全身情况 全面检查生命体征是否平稳,排除危及生命的因素。

2. 视力 视力多丧失或仅保留微弱视力,丧失的视力多不能恢复,即便恢复很少达正常视力。

3. 眼部检查 眼睑有无肿胀、上睑下垂、上举不能,球结膜有无充血、水肿,有无角膜水肿、瞳孔异常,注意瞳孔对光反射是否正常。早期眼底表现为中央动脉阻塞,晚期表现为视神经萎缩、视网膜脉络膜萎缩。

4. 眼球突出度 注意有无眼球突出(早期)与内陷(晚期)。

5. 眼位与眼球运动 由于眼眶挤压伤可导致眼球运动障碍,常表现为眼球固定不能运动,因此,应检查眼位与眼球运动功能。排除眼外肌麻痹或限制因素。

【门诊资料分析】

1. 视野 由于视网膜、视神经缺血,视野多呈高度向心性收缩。

2. ERG、VEP 客观评价视网膜、视神经功能。

3. B超 了解晶状体及眼球后段有无损伤,必要时给予相应处理。

4. 影像学检查 应用X线、CT或MRI检查观察有无眶壁骨折及异物存留。

【继续检查项目】

荧光素眼底血管造影:FFA显示为早期臂-视网膜血管循环时间延长,脉络膜背景荧光出现时间迟缓。早期视盘无荧光,后期转为强荧光,晚期弥漫性弱荧光。视网膜动脉分支和毛细血管充盈迟缓或缺损。视网膜还可见散在的透见荧光及遮蔽荧光。

【诊断】

1. 外伤史。

2. 眼部检查可见:视力丧失或仅留微弱视力,部分患者眼睑肿胀、上睑下垂、上举不能、眼球运动障碍;视网膜呈缺血缺氧改变,严重者可伴有眶骨骨折及其他部位不同程度挫伤。

3. 影像学检查及荧光素眼底血管造影有助于明确诊断。

【治疗原则】

改善循环，促进代谢，尽可能恢复眼部功能。

【治疗方案】

1. 血管扩张药　扩张颈内血管，改善眼内循环。如罂粟碱肌内注射、吸入6%二氧化碳和94%氧气的混合气体或4%$NaHCO_3$静脉滴注。

2. 降低眶压　采用脱水减轻组织水肿，降低眶内压。

3. 皮质类固醇　减少渗出，维持血管的通透性。

4. 增强细胞代谢功能　能量合剂、维生素B_1、维生素B_{12}等。

【住院小结】

1. 疗效　由于视神经和视网膜对缺血耐受性较差，视力丧失多不能恢复，疗效多不理想。

2. 后续治疗　合并眶壁骨折造成眼球内陷、软组织嵌顿及眼球运动障碍者应手术治疗。

3. 出院医嘱

(1)门诊定期复诊。

(2)非共同性斜视与上睑下垂者药物治疗半年后仍不能改善者可手术治疗。

（江洋玲　汪　勇　王　霞　宿蕾艳）

十一、泪小管断裂

外伤致眼睑内眦裂伤、眼眶内侧损伤或面中部骨损伤伤及泪小管，使上、下泪小管切断发生溢泪，称外伤性泪小管断裂(injuries of lacrimal passage)。多好发于泪点内侧的内眦韧带与睑板附着处。

【病史询问要点】

1. 致伤经过　详细询问受伤时间、致伤物性质及作用力方向。

2. 伴随症状　有无视力障碍、眼睑异常、溢泪、眼球运动障碍及眶壁骨折等。

【体格检查要点】

1. 视力　单纯泪小管断裂，视力多不受影响。

2. 眼部检查　注意有无眼睑撕裂、角巩膜穿孔及虹膜炎、视网膜震荡等。

3. 伤口情况　仔细检查伤口大小、深度，有无污染、异物存留。泪小管离断是否伴眼睑或颜面部损伤及严重程度。

【继续检查项目】

1. 泪道冲洗与泪道探通　检查泪道是否通畅，寻查泪小管断裂的两端。

2. 泪囊碘油X线造影　清晰显示泪道系统通畅度，指导下一步治疗措施。

【诊断】

1. 外伤史。

2. 溢泪。

3. 常伴有颜面部及眼睑损伤。

4. 泪道冲洗或泪道探通证实泪小管断裂。

【临床类型】

临床根据泪小管断裂时间将其分为新鲜泪小管断裂(7d内)与陈旧性泪小管断裂(>7d)两类。

【治疗原则】

修复泪小管的正常解剖,恢复泪道功能,避免长期溢泪。

【治疗方案】

1. 新鲜泪小管断裂:①关键是寻找泪小管鼻侧断端。常采用方法有:直视法、探通法、注液法或黏弹剂法,必要时可将泪囊前壁切开寻找其鼻侧断端。②缝合泪小管断端两侧后,必须同时在泪小管内置入硬膜外麻醉导管或硅胶管作为支撑物以免形成新的狭窄。近年来,采用双路泪道插管法或环形置管法替代单路泪道插管法实施泪小管断裂吻合术,以避免单路泪道插管法的弊端;同时,支撑物也由早期的硬管逐渐为软管代替,取得了良好的效果。其中,内镜辅助下硅胶管双路置入泪小管断裂吻合术治疗泪小管断裂,疗效更确切,且创伤少,操作微创、易行,将是治疗泪小管断裂伤较理想的方法。

2. 陈旧性泪小管断裂修复术:根据泪小管错位愈合后阻塞部位的不同,采用从泪点、泪囊进入探针,除去断端的瘢痕组织,再行缝合修复和置管。

3. 严重泪小管损伤可行泪小管转位移植、结膜泪囊造口或结膜鼻腔造口术。

4. 合并内眦韧带断裂和眼睑部皮肤裂伤者同时缝合伤口。

【术后处理】

1. *一般处理* 泪道插管应保留1~2个月,睑皮肤缝线在术后5~7d拆除,但睑缘缝线应在3周后拆除。

2. *并发症处理*

(1)泪道不通:早期常见并发症,由于手术技巧不良或组织严重损伤所致,此外,未使用泪小管插管,过早拔除插管,初次损伤引起过分瘢痕形成或泪小管周围眼睑组织变形也是重要原因。处理:针对不同原因做出相应处理。

(2)泪点糜烂:多由过粗硅胶管压迫所致。处理:尽量避免采用经泪点的泪管插管。

(3)硅胶管移位:因固定、护理不当造成。预防与处理:术中良好固定该管,必要时行手术复位。

(4)晚期泪道阻塞和瘢痕形成:重新检查并做结膜泪囊鼻腔吻合术。

【住院小结】

1. *疗效* 恢复泪液引流系统正常解剖结构和功能,同时使美容缺陷减少到最低限度视为治愈;泪小管吻合,泪管冲洗阻力较大者视为好转;泪小管未能吻合,仍溢泪者视为未愈。影响泪小管断裂吻合术效果的相关因素包括损伤类型、手术时机和手术方法等。

2. 出院医嘱

(1)应避免硅胶管从泪小管中脱出，术后1～2个月到医院拔管。

(2)拔管后应行泪道冲洗，同时泪道内注入抗生素眼液。每周2次，连续3周。

(3)合并有眼睑裂伤、瘢痕收缩致眼睑和泪点外翻者应行二次手术矫正。

（江洋玲　汪　勇　王　霞　宿蕾艳）

十二、泪道挤压畸形

外伤后因引发鼻骨与上颌骨骨折常可致泪囊及鼻泪管创伤出现泪道挤压畸形。伤后早期，由于被邻近组织损伤症状所隐盖，故患者没有流泪的主诉，常不被注意。若治疗不及时，通常可在伤后2～3个月发生慢性泪囊炎。

【病史询问要点】

1. 致伤经过　详细询问受伤时间、致伤物性质与作用力方向。

2. 伴随症状　有无视力下降、眼球运动障碍及眼部不适等。

【体格检查要点】

1. 全身情况　仔细检查生命体征是否平稳，排除颅脑损伤以免贻误生命。

2. 视力　一般视力多无明显影响。

3. 眼部检查　注意眼睑有无撕裂，有无结膜水肿、角膜混浊及视网膜、视神经改变。

4. 泪道系统检查　注意眼睑部内眦韧带有无断裂，有无泪点外翻、泪小管断裂、泪道异物、泪囊移位或瘢痕畸形及鼻泪管狭窄或阻塞。对于病程较长的患者注意有无泪囊炎与泪囊瘘。

5. 颜面部检查　注意有无面中部或颌鼻部骨折。

【门诊资料分析】

1. X线片　排除眶壁骨折。

2. 泪道冲洗　了解泪道是否通畅。

【继续检查项目】

泪道碘油X线造影：注入造影剂后，摄取正位及侧位两张照片可以很好地显示泪囊的形态、大小和位置，以及泪囊壁向周围骨裂隙内扩展的憩室和破坏的瘘管位置，以便合理选择手术方法。

【诊断】

1. 外伤史。

2. 溢泪或溢脓、眼部不适。

3. X线片及泪道碘油X线造影可以确诊。

【并发症】

1. 慢性泪囊炎　由于创伤致下部泪道阻塞，微生物潴留在泪囊所致。

2. 泪囊黏液囊肿　由于慢性泪囊炎未予积极治疗，囊壁弹性消失，分泌物潴留，囊壁压力增大所致。

3. 泪囊瘘　急性泪囊炎穿孔或泪囊外伤后伤道未愈合。

4. 急性泪囊炎及泪囊周围炎　未经控制的慢性泪囊炎急性发作或机体抵抗力较差所致。

【治疗原则】

预防感染、防治并发症，尽可能恢复泪道正常解剖与功能。

【治疗方案】

1. 非手术治疗

(1)受伤后24h内给予抗破伤风毒素1500U，局部或全身应用广谱抗生素。

(2)若为开放性创口应尽早清创缝合。

2. 手术治疗　针对泪道挤压畸形的不同表现形式可行以下治疗。

(1)泪点外翻：结膜面切除梭形组织进行矫正。

(2)泪小管断裂：缝合并放置支撑物，术后未能恢复者，行结膜泪囊吻合术。

(3)鼻泪管断裂(泪囊、泪小管正常)者可行泪囊鼻腔吻合术。若泪囊、泪小管都有损伤时，则应重建全泪道或做结膜鼻腔造口术或泪湖鼻腔间植管术。

(4)泪道修复手术失败：泪腺摘除术或闭塞其排出管(泪小点栓)。

【术后处理】

1. 一般处理　术后第1日换药，泪道冲洗。

2. 并发症处理　见慢性泪囊炎。

【住院小结】

1. 疗效　泪道系统解剖、功能大致正常，无明显溢泪、溢脓者视为治愈。

2. 后续治疗　并发慢性泪囊炎者，继续药物治疗，必要时手术治疗。

3. 出院医嘱　门诊定期复诊3个月。

(江洋玲　汪　勇　王　霞　宿蕾艳)

十三、视神经外伤

致伤物穿通眼眶直接冲击视神经，或继发于头部闭合性损伤和眼眶部挫伤，造成视神经损伤称视神经外伤(optic nerve contusion)，即外伤性视神经病变(traumatic optic neuropathy，TON)。视神经分4段，由于其解剖位置的特点，视神经管内段最易于损伤(90%以上)，颅内段、眶内段不易损伤，43%～56%患者视力损伤至光感或无光感。

【病史询问要点】

1. 致伤经过　详细询问受伤时间、致伤物性质及作用力方向。交通事故导致的头部外伤是视神经外伤的主要原因，特别是摩托车意外事故；其次是高处坠落，以及骑自行车跌倒头部先着地等。头部尤其眉弓或额部撞伤是间接性视神经损伤的直接原因。

2. 伴随症状　是否伴有颅脑损伤或眼部其他损伤，如昏迷(40%～81%的患者有意识丧失)、鼻出血(见于80%患者，因视神经管旁的筛窦及蝶窦骨折所致)等。

3. 眼部表现　视力突降或无光感、色觉障碍、瞳孔散大、视野改变、眼球运动受限等。

【体格检查要点】

1. 全身情况　仔细检查生命体征有无异常，排除危及生命的异常因素。95%眉弓颞上方见皮肤伤痕。

2. 视力　视神经受伤后，视力多立即下降或丧失，少数伤后数小时迅速下降，常见于视神经管内段损伤。0.1以上者不足20%，达0.5者非常少见。

3. 瞳孔　注意观察瞳孔有无散大，瞳孔直接、间接对光反射有无异常。因为多数患者常处于昏迷或神志不清状态，视力障碍难以早期发现，所以特别强调早期瞳孔检查的重要性以便间接了解视神经损伤。视神经损伤后患眼直接对光反射迟钝或消失，但是间接对光反射存在，且不受视力障碍程度的影响，即使无光感时间接对光反应仍然存在，即相对性传入性瞳孔阻滞(RAPD)。这有别于动眼神经麻痹时直接、间接对光反应均消失。

4. 眼底　眼底检查观察视盘边界、色调及视网膜血管有无异常，一般伤后眼底正常，10～14d后视盘颜色开始变浅，最终苍白萎缩；部分视盘水肿、视网膜静脉怒张、视网膜出血等；视盘完全撕脱者，可见视盘为又深又圆的坑。此外，尚有部分患者因眼底有大量出血而无法看清眼底。

5. 眼位与眼球运动　注意有无眼位偏斜及眼球运动的异常。排除可能发生的眶上裂综合征与眶尖综合征。

【门诊资料分析】

1. 视野　有无盲点及视野缺损。注意视野缺损的部位(多在下半象限)以及范围。由于视神经排列极为规则，视野检查有助于判断视神经的损伤部位。

2. ERG与VEP　客观分析综合评价视功能改变情况，对判断病情评估预后有重要意义。

3. 超声波　注意视神经走行，有无水肿、撕裂及其他异常改变。

4. 影像学检查　普通X线视神经孔摄片诊断价值低，现基本放弃采用此法。螺旋CT扫描对诊断外伤性视神经管骨折检出率高达80%，而视神经管三维CT重建提高了CT诊断精确度，对视神经管骨折有确诊作用。CT对骨组织的分辨明显优于MRI，而MRI对软组织病变的识别能力则优于CT。两者相互配合可提高视神经管骨折的确诊率。

【诊断】

1. 外伤史。

2. 眼部检查：视力损伤严重，多为光感或无光感。瞳孔直接对光反射迟钝或消失，间接对光反射存在。眼底检查提示视神经损害。

3. 中心暗点或视野缺损、VEP、眼眶CT检查有助于明确诊断。影像学阴性不能排除本病。

【临床类型】

1. 根据损伤原因分

(1)直接视神经损伤：由于骨折碎片、锐器或手术直接损伤视神经所致。这种损伤并不常见，且多局限在眶内段。

(2)间接视神经损伤：继发于头部闭合性外伤。由于外力的间接作用，使视神经血液循环障碍，继而发生视神经缺血、坏死导致视神经损伤。

2. 根据损伤临床表现分

(1)视神经挫伤：早期眼底无改变。一般损伤2周后开始出现视神经萎缩改变。

(2)视神经鞘内出血：原因为①颅脑外伤或颅底骨折使硬膜下或蛛网膜下腔血管破裂，常为双侧；②眶内出血沿眼动脉间隙进入视神经硬膜下或蛛网膜下隙内，多为单侧。眼底出现视盘水肿、视网膜静脉怒张、视网膜出血等。晚期出现视神经萎缩。

(3)视神经撕脱：自巩膜筛板处撕脱，视盘下陷、后部出血、挫伤样坏死。如为边缘撕脱，则围绕视盘边缘见弓形出血，可放射状扩张至视网膜。视野缺损与撕脱范围相对应。按损伤轻重不同，分部分性和完全性撕脱。

3. 根据视神经损伤的机制分

(1)原发性损伤。①视神经撕脱：致伤物钻入眶壁与眼球之间，将眼球尽力向前挤压，而巩膜筛板为眼球后极的最薄弱部分，以致视神经盘自此撕脱退回鞘内。②视神经内、硬脑膜神经鞘膜间隙的出血：颅脑外伤或颅底骨折，使硬膜下或蛛网膜下腔血管破裂形成。③视神经挫伤性坏死：交通事故或由高处摔下所致猛烈的额部外伤，可使外力传导到视神经造成严重挫伤和轴索坏死，眼眶内残留的异物和颅底骨折的骨碎片也可以直接损伤视神经。

(2)继发性损伤。①视神经水肿：可以加重缺血，并能使恢复潜能的神经元进一步丧失。②视神经鞘的出血和外伤性蛛网膜囊肿压迫视神经。

【鉴别诊断】

1. 严重视网膜损伤　眼底检查可见明显视网膜病变，ERG、VEP检查有助于鉴别诊断。

2. 创伤性玻璃体积血　散瞳检查眼底时，视网膜朦胧，相对传入性瞳孔障碍较轻，超声波、ERG与VEP检查有助于鉴别诊断。

3. 颅内损伤造成不对称的视交叉损伤　根据典型视野改变及影像学检查可资鉴别。

4. 功能性非生理性视觉丧失　根据病史及ERG与VEP检查结果可做鉴别。

【治疗原则】

在生命体征平稳前提下，改善循环，营养神经，尽可能恢复视功能。

【治疗方案】

1. 非手术治疗

(1)改善循环：早期可球后注射妥拉唑林12.5～25mg，扩张血管，改善循环。此外，适量使用脱水药脱水消肿。

(2)激素：减轻视神经周围水肿，避免出现视神经萎缩。多主张早期、大剂量冲击(决定剂量较复杂，至少达到应答剂量)、静脉给药。注意避免激素的不良反应。

(3)营养神经：早期给予维生素 B_1、维生素 B_{12}、能量合剂等促进代谢，尽可能多地恢复眼部功能。

(4)高压氧、光量子疗法:提高血氧分压,促进视神经损伤的修复。

2. 手术治疗

(1)手术适应证:①影像学检查证实视神经管骨折或碎骨片、管内出血压迫视神经者。②大剂量皮质类固醇使用12～24h或48h无效或最初有进步,但随即视力又恶化者,应争取手术。③视神经撕脱或断裂者、意识不清者、瞳孔对光反应消失且视力丧失发生在受伤当时者,不宜手术治疗。

(2)手术时机:目前国内外大多数学者认为,对于伤后视力逐渐减退并明确存在视神经管骨折或者球后血肿者,尽量早期手术干预。一般认为,对于7 d内实行手术者疗效较肯定,多数认为最好在48h内进行,1周以上甚至伤后几个月,亦有少量病案报道手术可恢复部分视力。若超过3个月因已发生视神经萎缩,一般不主张手术。

(3)手术原则:手术方式主要采用视神经管减压术。其成功与否关键在于:①打开视神经管壁全层;②除去管壁1/2周径,有学者认为,只要打开顶壁全宽即可;③全层纵行切开,包括肌腱环与肌鞘膜。但是有学者认为,视神经鞘膜是否切开并不是视神经减压彻底的标志,只要去除内侧骨壁和骨折片后,即能达到满意减压效果,无须鞘膜切开,有严重水肿和鞘膜下积血者除外。因此,视神经鞘切开应该个体化。出台权威的减压原则仍待深入的研究。

(4)手术方法:①开颅减压术。适用于合并有脑外伤的视神经管减压。术中需将大脑额叶向后牵拉,经前床突除去视神经管上壁减压。缺点为减压不够充分,易引起颅内并发症。但是对于眶上壁大面积塌陷的患者或合并有颅前窝下或硬膜外血肿及其他损伤需要开颅者,应首先考虑经颅减压术。②经筛窦、蝶窦视神经管减压术。近年来临床上比较倾向经鼻内镜鼻内筛蝶窦视神经减压术,优点为面部不留瘢痕,手术径路短,经筛窦与蝶窦直接暴露视神经管下壁。缺点为难以达到视神经管的外侧壁及上壁,随着视神经鞘膜的切开,蛛网膜下隙已被开放,因而有产生脑脊液漏的可能;手术有可能损伤脑膜、颈内动脉导致脑脊液鼻漏和颅内大出血,这两个并发症虽较少见,但一旦发生后果极为严重。此外,筛蝶窦发育不良、骨质增生及鼻腔狭窄者不宜进行此种手术。③经上颌窦、筛窦视神经管减压术。经上颌窦、筛窦刮除视神经管内侧壁减压。优点为面部不留瘢痕;缺点为手术径路长,解剖标记不易掌握,对术者要求较高。④经眶视神经管减压术。经眶内侧壁、上斜肌滑车进入眶深部,去除视神经管内侧壁。优点为手术径路短,视野清晰,能适应各种解剖异常。缺点为术中需持续牵拉和压迫眼球,若眶壁切除太多致使眶内容突出可出现眼球内陷。此外,由于不能切开镰状襞,减压有限,还会留有面部瘢痕。⑤鼻内镜下视神经管减压术。在内镜下,开放筛泡,经蝶窦前壁进入视神经管隆突减压。

由此可见,术式的选择需眼科、耳鼻喉科、神经外科等科室紧密配合,个体化治疗。对于视神经管顶壁骨折及蝶窦、后组筛窦发育不良或骨质增生、颅底塌陷者,最好采用鼻外入路;而对视神经管外侧壁骨折者,可采用经颅视神经减压术;视神经管中段内下壁骨折者,选择鼻内镜视神经管减压为更为适宜。

【术后处理】

1. 一般处理

(1)积极预防感染,5～7d拔除引流管,定期视功能检测。

(2)术后常规静脉滴注地塞米松20mg/d×7d,7d后减量。15mg/d×3d,10mg/d×3d,5mg/d×3d。然后改为口服地塞米松5mg,每日1次×3d,3mg/d×3d,2.5mg每日1次×6d。

(3)全身应用抗生素和神经营养药物。

2. 并发症处理

(1)继发感染:术前应排除鼻旁窦炎,术后使用大剂量广谱抗生素预防感染。

(2)出血:术中充分止血,避免术后出血压迫视神经。

(3)眶尖损伤:术中应仔细辨认解剖标记,操作不当可损伤Zinn环,使眼外肌受损致眼球运动受限或眼位偏斜。

【住院小结】

1. 疗效　皮质类固醇治疗或视神经管减压术后能缓解暂时性视神经传导失偿,降低视功能进一步损伤,促进视力恢复。

影响疗效的因素众多,与伤后视力、受伤部位和受伤程度,有无视神经管骨折、筛蝶窦积血和昏迷史,受伤与手术的时间间隔,VEP能否引出P100波等有关。

2. 出院医嘱

(1)鼻内镜随访3个月。

(2)眼部检查随访6～24个月,定期视功能检测。

(江洋玲　汪　勇　王　霞　宿蕾艳　朱承华)

十四、眼球穿通伤

眼球被锐器刺破,或被高速飞溅的物体击穿称为眼球穿通伤(penetrating eyeball trauma)。多发生在眼球前部,角膜、角巩膜缘,前部巩膜最为多见。

【病史询问要点】

1. 致伤经过　详细询问受伤时间,致伤物性质、大小、距离与作用力方向。

2. 伴随症状　有无伤后"热泪"流出、疼痛、视力障碍、眼部刺激症状及异物存留,是否合并全身其他部位的损伤。有无昏迷史。

3. 治疗经过　经过何种急诊处理,如是否用过TAT、抗生素,是否进行过初步缝合处理及初步处理时所见等。

【体格检查要点】

1. 视力　多伴有不同程度的视力下降,严重者光感消失。伤后最初视力分级:0.5为1级;0.4～0.2为2级;0.1～0.025为3级;0.02～光感为4级;光感消失为5级。

2. 眼部检查　首先应仔细检查伤口,注意伤口部位、大小,有无异物存留及致伤物污染程度。其次,注意前房深度,一般角巩膜裂伤多伴有前房变浅,但后巩膜裂伤者可出现前房加深、眼压极低。注意瞳孔有无异形,晶状体有无混浊、脱位,合并有球内金属异物者应注意金属沉着症。特别注意部分眼球挫伤可能伴有后部巩膜及直肌附着点下的伤口。

3. 健眼情况　注意有无交感性眼炎征象。

4. 全身检查　注意头颅、神经系统、重要脏器有无损伤，尤其车祸、爆炸伤和战伤者。

【门诊资料分析】

1. 眼压　多低于正常。伤口极小者或眼内组织嵌顿堵塞于伤口者，眼压可正常。

2. X线片　排除眼内是否有金属异物存留。眼内异物的长期刺激，可导致虹膜睫状体炎、青光眼、玻璃体纤维组织增生及视网膜脱离或眼球萎缩。

【继续检查项目】

1. B超或CT检查　屈光间质混浊者，边界性异物、X线不显影的异物和较小的异物，行B超或CT检查有一定的优势。一方面排除眼内异物，另一方面了解眼后段损伤情况。

2. 泪道冲洗　注意排除有无慢性泪囊炎症。

【诊断】

1. 有锐器刺伤或击穿眼球壁的外伤史。

2. 眼球穿通伤口和眼内容物脱出，眼压下降，前房变浅或消失，瞳孔变形，晶状体混浊，眼内异物等。

3. 超声和影像学检查有助于了解玻璃体积血、视网膜脉络膜脱离情况；有利于判断眼内异物性质、数量和位置及眶内情况。

【临床类型】

1. 根据眼球穿通伤程度和预后分

(1)单纯性穿通伤：伤口小，多不超过3mm，伤口无组织嵌顿，眼球内无异物，如无感染，此类伤口愈合快。

(2)并发性穿通伤：有眼内组织嵌顿于伤口，或眼球内存在异物，易感染，并发症多。

2. 损伤分区

Ⅰ区：局限于角膜(包括角巩缘)。

Ⅱ区：角巩缘至角巩缘后5mm巩膜。

Ⅲ区：距角巩缘5mm后的巩膜。

【治疗原则】

及时修复创口，恢复眼球结构的完整性，防治伤后感染等并发症，必要时二期功能重建。

【治疗方案】

1. 非手术治疗

(1)急救处理：眼球穿通伤应及时抢救。基层单位应尽可能做好应急处理，原则上不要敞开伤口长途转送，以免加重伤势、增加感染的危险。可采取包扎患眼、防止感染、止血、镇痛等必要措施，同时安定患者情绪，坚定其治疗信心。

1)用无菌生理盐水棉签或棉球轻轻地去除一切碎屑和异物、血迹，禁忌冲洗，避免对眼球施加任何压力；对嵌在组织深层的异物和脱出的眼内容物，切勿揩除或送入眼内。

2)滴抗生素眼液或结膜下注射抗生素，双眼或单眼包扎。伤口未闭合前，原则上不用眼膏。

3)口服或肌内注射抗生素，以预防感染。

4)应用破伤风抗毒素、镇静药、镇痛或止血药，但是禁用吗啡，以免引起呕吐。

5)住院或转上级医院进一步治疗，在运送中尽可能减少颠簸和震动。

(2)抗生素与激素：伤后24h应立即注射破伤风抗毒素1500U，同时予大剂量、广谱抗生素控制感染。依病情变化，可适当给予激素治疗，全身予维生素及支持治疗。

(3)止血：眼球穿通伤常合并眼内出血，如出血较多或反复出血可引起增生性玻璃体视网膜病变、新生血管性青光眼等严重并发症。因此，对于穿通伤患者应双眼包扎、静卧及止血药物治疗。

(4)控制炎症反应：使用散瞳药、皮质类固醇及前列腺素抑制药减轻炎症反应。疑有眼内炎者，取房水或玻璃体做细菌培养，进行药敏试验。

(5)对于创面＜2mm，创缘对合整齐，无眼内容嵌顿，前房维持正常深度者可暂不手术治疗，双眼包扎。以后根据伤口和前房情况改为伤眼包扎。

(6)防治交感性眼炎：对一切穿通伤眼的妥善处理是预防该并发症的重要手段。一旦出现交感性眼炎症状，立即按葡萄膜炎治疗原则进行抢救，全身和局部应用皮质类固醇，并酌情考虑使用免疫抑制药。

(7)抢救生命：同时有休克、大出血和重要脏器损伤者，先抢救生命。待生命体征平稳后，再行眼科检查和处理。

2. 手术治疗

(1)清创缝合术

1)适应证：角巩膜创面较大，创缘不整齐，眼内组织嵌顿，前房消失，眼压偏低者。

2)手术时机：穿通伤口最好在伤后24h内缝合。伤口敞开72h以上的病例，若未经过初步处理，原则上应经过适当的局部和全身治疗后，再施行伤口修复手术，以防局部炎症向眼内扩散。

3)手术方案：a.有色素膜脱出者，原则上应尽可能恢复。但伤口污染严重或已感染、嵌顿超过24h，有明显缺血、萎缩、坏死表现、脱出的虹膜组织内有很多难以清除的细小异物、怀疑有上皮长入的脱出虹膜，都应果断清除。b.伤口缝合，应尽可能在手术显微镜下进行，以减少组织损伤，使伤口对位整齐，达到水密或气密程度。缝针深达伤口厚度的前2/3，不应全层穿通，否则易造成拆线后房水渗漏或眼内感染等并发症。先缝合塑形的关键部位，如角巩缘和不规则伤口的拐角处、转弯处等。c.伤口近瞳孔区，缝合时应尽量避开角膜中心。结膜与巩膜的缝合部位要错开。巩膜伤口的缝合从两端开始，这有助于将玻璃体完全推向原位。如有纤维嵌夹在创口阻碍玻璃体回位，则应采取边切除边缝合的方式。最后玻璃体腔内注入平衡盐液使眼压提高到正常或偏高水平。d.若创缘不整齐或组织缺损时，应行结膜瓣遮盖、自体巩膜瓣错位缝合、保存角膜修补。e.后部巩膜裂伤若合并玻璃体积血、裂孔源性网膜脱离者应一并处理。f.严重眼球穿通伤，眼球破坏严重，无视功能恢复希望者或眼内感染治疗无效，光感消失，眼球已无保留价值者，取得患者和家属同意后，权衡利弊，慎行眼球摘除术或眼内容摘除术。

(2)外伤性白内障摘除术：若晶状体皮质逸出前房、晶状体膨胀致眼压升高者应行白内障摘除。一般应在伤口缝合后，另做角巩缘切口行白内障摘除。在伤眼前途未卜的情况下不宜行Ⅰ期人工晶体植入。

(3)玻璃体切割术

1)立即手术的适应证：a.穿通伤口合并玻璃体脱出或眼内容嵌顿者；b.晶状体破裂皮质和玻璃体混杂；c.晶状体脱位伴玻璃体脱出嵌顿；d.外源性化脓性眼内炎；e.纯度高的铜、铁质和木质眼内异物；f.具备手术适应证的再次玻璃体手术；g.巨大裂孔性视网膜脱离或牵拉性视网膜脱离。

2)伤后1～3周的手术适应证：a.合并玻璃体积血和Ⅱ、Ⅲ区眼球穿通伤；b.视网膜嵌塞；c.视网膜脱离；d.巩膜伤口＞10mm；e.合并脉络膜脱离的眼球穿通伤；f.眼球贯通伤；g.一般眼内异物；h.爆炸伤引起的深浅不一的多发眼内异物；i.挽救眼球手术。

3)择期玻璃体手术适应证：a.外伤性PVR牵拉性视网膜脱离；b.可眼底观察随访的玻璃体积血；c.可眼底观察随访的眼内异物摘除眼；d.外伤后慢性炎症眼；e.外伤性白内障摘除术后继发的进行性aPVR眼；f.角、巩膜多发异物及前段广泛瘢痕所引起的进行性aPVR眼；g.硅油充填眼视网膜脱离。

4)手术原则：使玻璃体和视网膜与伤道充分隔离。

(4)眼内异物摘除术

1)眼球穿通伤合并眼内异物，处理伤口的同时尽可能摘除异物。若估计取出异物有困难，则先处理伤口，择期再摘除异物。

2)可见到的眼前段异物，尽量从原入口取出；伤口已愈合者，可从角巩膜缘或睫状体平坦部取出。眼后段异物，应在精确定位的基础上，以接近异物而对组织损伤最小的途径取出。

3)有明显炎症者，应在控制炎症下施行手术。

【术后处理】

1. 一般处理

(1)术毕结膜囊涂抗生素眼膏，双眼垫，四头带加压包扎。根据伤口的部位、瞳孔及虹膜的情况决定是否散瞳。

(2)局部或全身使用抗生素、皮质类固醇和非甾体消炎药，预防感染，控制炎症反应。

(3)如需控制眼压，可静脉滴注20%甘露醇和口服碳酸酐酶抑制药。

(4)为促进角膜上皮再生，可佩戴角膜接触镜，必要时行睑缘缝合术。

(5)术后5～6d拆除球结膜缝线,3个月后拆除角膜伤口缝线。

2. 并发症处理

(1)角膜水肿:角膜内皮细胞功能受损所致。预防与处理:术中应用黏稠剂,保护内皮细胞。若眼压升高者可局部滴用0.5%噻吗洛尔眼液,口服乙酰唑胺。

(2)眼内炎:处理:早期散瞳,静脉滴注广谱抗生素及皮质类固醇,配合球结膜下注射。非手术治疗具体参见眼内炎。无明显好转时,应立即施行玻璃体切割术,术后继续应用抗生素及皮质类固醇。

(3)继发性青光眼:发生原因较多:①术中注入黏弹剂,术毕未完全清除,阻塞前房角;②虹膜后粘连瞳孔膜闭;③术后伤口闭合不良,房水渗漏,前房浅形成虹膜周边前粘连;④植入性虹膜囊肿等。处理:针对病因治疗。

【住院小结】

1. 疗效　伤口处无组织嵌夹,呈气密或水密状态。恢复和重建眼球正常解剖形态,未发生感染,最大限度地保持和恢复视功能者视为治愈。该病与视力预后有关的因素包括:①损伤类型;②损伤程度和部位;③伤后最初的视力;④瞳孔传入通路是否存在;⑤晶状体有无混浊;⑥玻璃体有无积血;⑦眼内是否存在异物等。

2. 后续治疗　6个月后根据视力和角膜瘢痕的大小决定是否行角膜移植术。

3. 出院医嘱

(1)门诊复诊,观察有无迟发的炎症反应、交感性眼炎。

(2)因角膜水肿或玻璃体积血影响观察眼底者,术后定期做B超复查,观察有无视网膜脱离。

(江洋玲　汪　勇　王　霞　宿蕾艳)

十五、外伤性眼内炎

由眼外伤引起的眼球壁的一层或多层膜及相邻眼内腔的炎症称外伤性眼内炎(traumatic endophthalmitis),临床多指视网膜、脉络膜和玻璃体的潜在性和破坏性炎症。外伤性眼内炎占全部眼内炎的40%以上,是开放性眼外伤合并眼内异物的严重并发症,其发生率为后者的3%～17%。

【病史询问要点】

1. 致伤经过　详细询问受伤时间、受伤环境及致伤物的性质与作用力方向。

2. 发病时间　外伤性眼内炎通常有一定的潜伏期,其长短因致病菌的毒力、被感染者反应性及防治程度的差异而不同,一般为3d左右。伤后短时间发病的应注意有无异物,数天后发病者可能是非化脓性葡萄膜炎。

3. 伴随症状　有无视力障碍、剧烈头痛、眼球胀痛及其他全身症状。

4. 发病情况　男性多见,男∶女为35∶1;农村人群多见,农村人群∶城镇人群为36∶3。

【体格检查要点】

1. 全身情况　有无发热、头痛及白细胞增多。

2. 视力　有无视力下降,视力下降程度与受伤程度是否一致。

3. 眼部检查　注意有无眼睑肿胀、结膜高度充血水肿、角膜巩膜伤口脓性分泌物附着、角膜脓疡、房水混浊、纤维蛋白炎症或积脓;有无瞳孔缩小,瞳孔区有无机化物或膜样组织形成,瞳孔区反光,注意眼球后段有无玻璃体混浊或积脓,视网膜有无水肿、出血与坏死。

4. 眼压　眼压有无异常,早期外伤性眼内炎眼压可轻度升高,晚期多呈低眼压。

【门诊资料分析】

1. B超　了解晶状体、眼球后段病变情况,排除眼内异物。

2. ERG、VEP　客观分析综合评价视功能改变情况。

【继续检查项目】

1. 血常规　有无白细胞数增高,合并有蜡样芽孢杆菌、梭状芽孢杆菌感染多可引起全身症状。

2. 影像学检查　应用X线、B超及CT检查排除眼内异物。

3. 微生物培养及染色　使用抗生素前采取结膜囊分泌物、房水、玻璃体样本进行培养与染色,必要时应行真菌、厌氧菌及嗜酸菌培养,确定致病菌性质,及时调整治疗方案。相关文献报道,外伤性眼内炎病原菌培养阳性率为45.3%～49%。

【诊断】

1. 眼外伤后眼痛加重,视功能急剧下降甚至视力丧失。

2. 眼前段:眼睑水肿,结膜充血水肿,角膜水肿,前房渗出或积脓,瞳孔区呈灰白色反光或黄白色反光。

3. 眼后段:玻璃体呈灰白色颗粒或碎片状混浊,玻璃体积脓,眼底模糊不清,甚至眼底红光反射不能窥见。

4. B超检查:弥漫分布的弱回声光点,通常靠近视网膜的后玻璃体混浊严重,严重者回声光点可充满玻璃体腔。

5. 微生物培养可确诊感染性质。

【临床类型】

1. 化脓性眼内炎　由外伤感染引起,致病菌多为细菌与真菌,细菌一般在侵入后1～2d发作,真菌感染发病相对缓慢。

2. 无菌性眼内炎　指眼球受伤后引起葡萄膜血管收缩,使局部缺氧,随之扩张、通透性增加,血浆渗出、出血,晶状体脱位或半脱位,刺激葡萄膜组织发生无菌性外伤性葡萄膜炎。一般在伤后10d左右出现。

【鉴别诊断】

晶状体过敏性葡萄膜炎:本病多发生在白内障术后或过熟期的白内障,通常进展缓慢。根据典型病史、眼部检查及微生物培养等易于鉴别。

【并发症】

1. 全眼球炎　眼内炎症通过巩膜导水管向眼球筋膜和巩膜组织扩散,并使眶内组织产生脓性炎症。

2. 海绵窦炎及海绵窦炎综合征 眼内炎症向颅内蔓延出现一系列中枢症状。

【治疗原则】

化脓性眼内炎应迅速降低眼内微生物的浓度、促进玻璃体腔内抗生素的广泛分布，力争在短时间内控制炎症，挽救视功能。无菌性眼内炎治疗同一般葡萄膜炎。

【治疗方案】

1. 非手术治疗

(1)充分散瞳。

(2)抗生素：选用大剂量、广谱、眼内通透性高的抗生素控制炎症。玻璃体腔内抗生素联合激素给药是有效的给药途径，在注药的同时应抽取房水和玻璃体进行细菌培养和药敏试验。详细参阅眼内炎。

(3)抗真菌药物：可疑或已明确真菌感染者，应及时采取有效的抗真菌药物，使用药物时应密切观察药物不良反应，如两性霉素B、咪康唑、酮康唑等。

(4)皮质类固醇：局部或全身使用皮质类固醇减轻炎症反应。

2. 手术治疗 目前认为，玻璃体切割术联合硅油填充术及玻璃体腔注药是治疗眼内炎的有效方法。

(1)手术适应证：①眼内炎合并前房积脓及结膜水肿，在6～12h全身或局部使用抗生素，症状仍恶化者；②玻璃体脓肿，需清除含有病原微生物及其毒性代谢产物；③B超及ERG提示毒素累及视网膜，并有导致视网膜脱离的玻璃体条索牵引者；④玻璃体病原体培养阳性或临床确诊为化脓性眼内炎或疑为真菌性眼内炎者；⑤急性或亚急性眼内炎，一旦确诊，应在24h内进行玻璃体切割术。疑为真菌性眼内炎或玻璃体广泛液化及脓肿形成者，应尽快行玻璃体切割术。对慢性眼内炎，可择期行玻璃体切割术。

(2)手术方法：见眼内炎。

【术后处理】

1. 一般处理

(1)术后全身继以抗生素静脉滴注5～7d，或局部应用高浓度抗生素眼药水滴眼，每日5～20次。

(2)术后第1日开始，给予口服较高剂量皮质类固醇，然后逐渐减量并维持数周，同时可局部滴皮质类固醇眼药水和睫状肌麻痹药，有助于炎症消退。

2. 并发症处理

(1)角膜水肿：角膜内皮若无严重损害，可在1周内消失。若演变成大泡性角膜炎，经治疗确无效时有视功能的患眼可考虑做角膜移植术。

(2)眼压改变：术后高眼压或眼压偏低，应仔细查找原因对症处理。

(3)术后炎症：术后炎症会持续数周，但如果炎症反应迁延日久，呈现恶化，特别是伴有持续性眼部疼痛时，应该怀疑感染未能控制。此时应根据术后的细菌培养结果，再次向玻璃体内注射有效的抗生素；如果术后玻璃体仍明显混浊，特别是初次手术未能完全切除病变玻璃体时，应考虑做二期玻璃体切割术。

(4)玻璃体混浊：当患眼炎症已明显好转，但因玻璃体混浊影响视力和妨碍眼底检查时，应定期对该眼做超声波和视网膜电图检查。一旦该眼内炎症完全消退，可以作为选择性手术进行玻璃体切割术。

(5)白内障：根据不同病情选择不同方法行白内障摘除术。

(6)视网膜脱离：化脓性眼内炎患者玻璃体切割术中及术后的严重并发症。如果术中发现视网膜裂孔且没有玻璃体附着于裂孔的边缘，可以激光或冷冻治疗处理，然后单独用气体填充。如果裂孔位于赤道部，应考虑做巩膜外加压术；如果裂孔边缘仍有玻璃体附着，应小心将该处玻璃体切除，操作时务必将玻璃体切除器的吸力降低；如果引起视网膜进一步撕裂，必须在裂孔区相应部位进行巩膜加压术。

【住院小结】

1. 疗效　预后较差，视力恢复大于 0.1 者约 30%，约 50% 患者无光感或眼球萎缩。

2. 后续治疗　合并眼球萎缩或眼球结核者必要时可行眼球摘除术。

3. 出院医嘱　定期复诊，密切观察眼压及视功能变化。

（江洋玲　汪　勇　王　霞　宿蕾艳）

十六、创伤性窒息视网膜病变

创伤性窒息视网膜病变(traumatic asphyxia retinopathy)指胸腹闭合性损伤后，视网膜发生以视网膜静脉淤血伴出血、渗出为主的病变，同时伴有上半身广泛皮肤、黏膜、末梢毛细血管淤血及出血性损害体征。该病是创伤性窒息在眼部的表现，多为双眼发病，伤后即刻出现眼部症状。

【病史询问要点】

1. 致伤经过　有胸腹挤压伤病史(如车祸、坑道塌方和房屋倒塌等)，应详细询问受伤时间、致伤物性质与作用力方向。

2. 发病诱因　既往眼病史、全身系统疾病，如急性胰腺炎、慢性肾衰竭、红斑狼疮等。

3. 伴随症状　有无视力障碍、视野缺损、眼球运动障碍，全身有无瘀斑、咳嗽、癫痫发作、昏迷等。

【体格检查要点】

1. 全身检查　面、颈、上胸皮肤弥漫性紫蓝色瘀点或瘀斑，以面部与眼眶部为明显；口腔、鼻腔黏膜瘀斑，甚至出血；鼓膜破裂者可有外耳道出血、听力障碍。伤后多数患者有暂时性意识障碍、烦躁不安、头昏、谵妄，甚至四肢痉挛性抽搐，瞳孔大小改变，这些表现可能与脑内轻微点状出血和脑水肿有关。若有颅内静脉破裂，患者可发生昏迷或死亡。所以应协同他科仔细检查，排除影响生命体征平稳的因素。

2. 眼部检查　视力有无下降(多小于 0.1)，球结膜有无出血，瞳孔是否扩大或缩小。眼底检查注意视盘边界、色泽，视网膜血管动静脉比例、有无静脉淤血、视网膜及黄斑水肿、渗出及出血。视网膜或视神经出血可以产生暂时性或永久性视力障碍。

3. 眼球突出度　测量眼球突出度，排除眶内出血、水肿或眶壁骨折。

4. 眼位与眼球运动　注意有无眼位及眼球运动的异常。

【门诊资料分析】

1. 视野　视网膜渗出、视网膜脱离者常伴有暗点或视野缺损。

2. 超声波检查　详细了解眼球后段的病变情况，注意有无玻璃体积血、机化，有无视网膜脱离。

3. ERG、VEP　客观分析综合评价视功能改变情况。

4. 血液生化检查　根据血液生化有关指标排除急性胰腺炎、慢性肾衰竭、红斑狼疮等全身疾病。

【继续检查项目】

荧光眼底血管造影：可无明显改变。部分患者在急性期出血处显示遮蔽荧光，软性渗出处可出现视网膜小动脉闭塞及毛细血管无灌注，无灌注区内视网膜小血管可呈瘤样扩张并有荧光素渗漏，晚期着色。

【诊断】

1. 有胸腹挤压外伤史。

2. 上半身发绀。

3. 伤后即刻出现眼部症状。

4. 眼底改变主要为静脉淤血，伴有视网膜出血和渗出。

5. 眼底和外眼同时出现病损。

由于创伤性窒息视网膜病变是创伤性窒息的一部分，通过眼底检查可推测窒息的程度和变化，指导治疗，故在创伤性窒息发生后追踪检查眼底有其特殊意义。

【鉴别诊断】

1. 全身系统疾病的眼部表现　主要与急性胰腺炎、慢性肾衰竭等引起的视网膜病变鉴别，根据病史及相应症状、体征及实验室检查可以鉴别。

2. 远达性创伤性视网膜病变（又称外伤性血管性视网膜病变，angiopathic retinopathy，purtscher's disease）　与创伤性窒息视网膜病变都是非直接伤及眼部所致的视网膜病变，其鉴别要点为：①病因不一，创伤性窒息视网膜病变的病因是视网膜缺氧、淤血，远达性创伤性视网膜病变是外伤后血管功能紊乱引发的视网膜病变；②受伤至出现眼部变化时间不一，创伤性窒息视网膜病变伤后即刻出现眼底变化，而远达性创伤性视网膜病变多在伤后2～4d出现；③外眼和眼底改变不一，创伤性窒息视网膜病变的外眼与眼底同时出现病损，而远达性创伤性视网膜病变的外眼正常；④眼底表现不一，创伤性窒息视网膜病变主要是眼底发绀及静脉淤血，远达性创伤性视网膜病变则以视网膜出血、渗出为特征；⑤眼别不一，创伤性窒息视网膜病变均为双眼发病，而远达性创伤性视网膜病变多为单眼发病。

【治疗原则】

以抢救生命为主，密切注意心、脑、肺等重要脏器功能。待生命体征平稳后，再考虑眼部治疗。

【治疗方案】

1. 单纯性创伤性窒息

(1)严密观察下给予对症治疗,吸氧、双眼包扎、半卧位休息、保持呼吸道通畅、适当镇痛和镇静,以及应用抗生素预防感染等。

(2)一般应限制静脉输液量和速度。

(3)皮肤黏膜的出血点或淤血斑无须特殊处理,2～3周可自行吸收消退。

(4)眼部治疗:应用皮质类固醇(注意全身其他部位有无禁忌)、血管扩张药和碘剂,促进渗出吸收。

2. 对于合并损伤应协同ICU、脑外科、胸外科、骨科、呼吸科等,采取相应的急救和治疗措施。

【住院小结】

1. *疗效* 视网膜渗出和出血可在数周至数月吸收,根据视网膜损害的严重程度不同,视力可有不同恢复,但严重者可造成视力永久性损害或仅为中心视力损害,晚期常发生不同程度视神经萎缩。

2. *后续治疗* 如有原发病者与合并损伤应继续治疗。

3. *出院医嘱* 定期检查眼底,了解视网膜病变有无进行性加重,必要时给予相应治疗。

(江洋玲 汪 勇 王 霞 宿蕾艳 朱承华)

第二节 眼异物伤

一、眼前段异物

眼前段异物系指位于结膜、角膜、前房、虹膜、后房及晶状体的异物。大多数异物为铁质磁性异物,也有非磁性金属异物,如铜和铅。非金属异物包括玻璃、碎石及植物性(如木刺、竹签)及动物性(如毛、虫壳)异物。异物的损伤因素包括机械性破坏、化学及毒性反应、继发感染等。

【病史询问要点】

1. *外伤史* 详细了解外伤时间、原因及治疗经过。

2. *致伤物* 了解致伤物的性质、大小、形状及作用方向。致伤物速度慢、动能小者常黏附于眼表浅层;速度快、动能大者,尤其是尖锐的金属异物,可进入角巩膜深层,甚至穿透眼球壁进入眼球内。

3. *伴随症状* 了解受伤时的自觉症状,如异物感、疼痛、畏光、流泪、视力下降、复视,有无眼内容物脱出等。

4. *既往史* 询问有无屈光不正、弱视、青光眼、白内障及其他眼疾。

【体格检查要点】

1. *视力* 检查患者双眼裸眼及矫正视力,结膜及非瞳孔区的浅表异物多不影响视力,瞳孔区角膜异物合并角膜炎及晶状体异物多视力减退明显。

2. *眼睑* 有无肿胀、皮下出血和伤口。

3. 结膜　有无水肿、裂口、出血、异物等，特别注意睑板沟、半月皱襞、穹隆部等容易忽略处。

4. 角膜与前房　注意角膜异物的部位、数量、深度，异物不仅引起角膜刺激症状，还可因炎症反应引起角膜溃疡。若异物侵及角膜深层或穿透至前房，可致角膜后沉着物、前房渗出、房水混浊等虹膜睫状体炎表现。爆炸伤患者还可在伤后24～48h内出现外伤性角膜内皮环。

5. 虹膜　有角膜伤口者应裂隙灯仔细查看虹膜表面有无出血、裂口及异物嵌顿，瞳孔大小及对光反应情况。合并有前房积血者需结合影像学检查。

6. 晶状体　晶状体异物可出现囊膜裂口、皮质混浊外溢。

7. 生化反应　化学性质不稳定的异物，如铁、铜等在角膜组织内还可产生生化反应，加剧病理损害。

【门诊资料分析与继续检查项目】

1. 裂隙灯显微镜　位于角膜、前房、房角、虹膜表面、晶状体前囊膜上的异物均可用裂隙灯显微镜及房角镜来确诊，对细小、透明的异物可用荧光素染色协助诊断。

2. X线、CT检查　X线仅能显示金属异物，对非金属异物及软组织不能显示。眼前段异物CT图像主要显示为密度异常，金属异物多表现为高密度影并伴放射状伪影；石块和玻璃异物表现为高密度影，较少伴有伪影；塑料表现为稍高密度影，后者常需要在合适的窗宽、窗位条件下才能清楚显示；较小的植物性异物或低密度异物，CT图像常显示欠佳。另外，CT还可显示外伤所致的眼周积血积气、眼外肌损伤、眶壁情况。

3. UBM(ultrasound biomicroscope)检查　UBM是利用高频(50 MHz)超声技术，对眼前段结构进行高分辨成像，其组织分辨率约为50μm，穿透深度为5～10 mm，可以清晰显示眼前段结构，不受异物性质影响，因而十分有利于眼前段异物的发现，对于虹膜、前房、后房及晶状体的细小异物有很高的诊断价值，且定位准确。检查方法：沿顺时针方向做眼球子午线扫描，发现强回声伴声影光斑后，再行与角巩膜缘平行扫描，观察异物形态、大小、时钟位、所在组织，测量异物与巩膜突、巩膜表面、虹膜前后表面、晶状体前后囊或赤道部的距离。

4. MRI检查　对于CT显示不清的但临床高度怀疑的非金属异物有较高的诊断价值。金属异物避免MRI检查，以避免金属异物在磁场下的运动损伤。

【诊断】

诊断主要根据外伤史、临床表现和影像学检查。

【鉴别诊断】

1. 结膜结石　部分细小的睑结膜异物需与结膜结石相区别。

2. 丝状角膜炎　丝状角膜炎系角膜上皮部分剥脱，一端附于角膜表面，一端游离，易与角膜异物混淆。

【治疗原则】

1. 眼睑异物、结膜异物和角膜异物　治疗原则参见球外异物。

2. 前房、虹膜异物　由于磁性异物在眼内的存留，使铁离子在眼组织内扩散、沉积，引起组织变性，导致角膜、晶状体及视网膜等出现铁质沉着，严重者可继发青光眼、视网膜脱离，甚至眼球萎缩，因此进入前房的异物应准确定位，尽早取出，减少并发症，保存视功能。

3. 晶状体异物　晶状体异物及外伤性白内障应在伤后及时治疗，可减少后期并发症的发生。若异物性质稳定，在晶状体发生膨胀及晶状体皮质外溢前，先控制炎症反应，尽量等待外伤眼病情稍稳定时再行白内障手术。若伤后发现晶状体皮质膨胀及皮质外溢、眼内炎症不易控制等情况时则需马上施行手术治疗，行异物取出同时可联合白内障摘除术。人工晶体植入的时机则根据伤情决定。

【手术方法】

1. 眼睑异物、结膜异物和角膜异物　参见球外异物。

2. 前房、虹膜异物　摘取前房或虹膜异物时，根据异物位置及大小选取角膜或巩膜隧道切口(见晶状体异物取出手术步骤)，为防止眼压骤降，需放置灌注或使用黏弹剂维持前房、预置缝线，使用眼内磁铁或异物镊将异物摘出。

3. 晶状体异物

(1)术前准备：无论磁性还是非磁性，只要合并晶状体损伤的眼前段异物，术前均不宜缩瞳。手术可根据伤情选择在表面麻醉或局部浸润麻醉下进行。

(2)手术切口选择：主切口视眼前段异物大小而定，异物较小，预计能通过 3mm 切口取出者，于 11 点位透明角膜缘内 1mm 以 3.2mm 穿刺刀做透明角膜切口。如异物较大则选取 11 点位角膜缘后 2mm 行巩膜隧道切口，常规做白内障辅助切口。

(3)手术操作步骤

1)前房内自侧切口注入透明质酸钠(黏弹剂)充填前房，对于位于前房内的＜3mm 异物，经游离后自主切口用镊子夹出，如异物较大，则扩大巩膜切口长度至适宜异物取出为止，再自主切口取出异物，异物取出后迅速以 10-0 无损伤缝线闭合切口。

2)对于晶状体内异物，则先行前囊撕囊，尽量保留前囊膜，在黏弹剂的帮助下游离晶状体内异物，然后自主切口用镊子取出异物。因晶状体后囊是否完整此时尚不能明确，故不行水分离，用冲洗弯针头自主切口注入灌注液同时轻压切口后唇，尽量将破碎的晶状体皮质自主切口冲出，此步骤可重复数次，大多数病例经此方法大部分晶状体皮质都可处理干净，囊袋内植入人工晶状体。如果在冲出皮质过程中发现晶状体后囊在外伤时已存在破口，应立刻停止冲洗，将黏弹剂注入前房堵住后囊破口，在黏弹剂的辅助下通过超声及双腔注吸完成残余晶状体皮质与核的处理，此过程中需要反复多次黏弹剂的应用，最后将人工晶状体植入睫状沟，如后囊破口小，也可植入囊袋内。后囊破口较大需采用前段玻璃体切割处理晶状体残余皮质及前部玻璃体，如晶状体前囊充足，则于睫状沟植入人工晶状体。如因外伤过重残余晶状体前囊不足暂不植入人工晶体，术后择期行人工晶状体缝线固定术。

【术后处理】

1. 眼睑异物和结膜异物　见球外异物。

2. 角膜异物

(1)异物除去后涂抗生素眼膏伤眼包扎,深层异物取出后应加压包扎,每日更换敷料或角膜绷带片,期间可辅以生长因子滴眼液促进角膜创口修复。一般角膜浅表异物去除后 24～48h 上皮即可修复,深层或较大的异物创面修复时间较长。

(2)若伤眼角膜发生感染,应按角膜炎的治疗原则治疗。

3. 前房、虹膜、晶状体异物

(1)术后给予复方托吡卡胺滴眼液活动瞳孔,妥布霉素地塞米松眼液每日 3 次滴眼,双氯酚酸钠眼液每日 4 次滴眼,对于炎症反应明显者给予地塞米松 2mg 结膜下注射,一般应用 1～2 次。

(2)术前已发生感染或可疑感染的伤眼,取出异物后应予全身及局部足量抗生素治疗,炎症累及眼后段应及时玻璃体切割术,保存有效视力。

(3)晶状体异物取出后合并白内障摘除术者,门诊随访一旦出现后囊混浊影响视力者予激光晶状体后囊造孔。

【住院小结】

1. 疗效　经治疗后,眼前段无异物存留视为治愈。

2. 出院医嘱　门诊定期随访,积极防治并发症。

（马艳萍）

二、球内异物

球内异物(intraocular foreign body,IOFB)是指异物进入并存留于眼球内的病理状态。异物的损伤作用包括异物对眼内组织结构的机械性破坏、化学及毒性反应、诱发感染及由此造成的后遗症。若不及时处理取出,可引起眼内炎、铁锈症、铜锈症、玻璃体增生性改变、牵拉性视网膜脱离,甚至导致眼球萎缩。IOFB 占眼外伤的 6%～8%,致盲率高达 40%。及时诊断、积极处理球内异物对挽救视功能有着重要意义。

【病史询问要点】

1. 外伤史　详细了解外伤时间、原因及治疗经过。

2. 致伤物　了解致伤物的性质、大小、形状及作用方向。

3. 既往眼病史　询问有无屈光不正、弱视、青光眼、白内障及其他眼病。

4. 伴随症状　了解视力及受伤时自觉症状,如觉察到飞来异物、眼痛、流泪或眼前浮动的黑影、视力障碍等。

【体格检查要点】

1. 眼部检查　仔细检查视力、眼前段、眼底及眼附属器。注意有无泪小管断裂、前房积血、晶状体混浊及视网膜脱离等。

2. 眼球伤口　眼球穿孔伤口是眼球异物(IOFB)诊断的重要依据,所以应用裂隙灯显微镜详细检查有无结膜、巩膜、角膜及虹膜伤口,分析伤道走行,预测异物可能所处位置及对视功能影响程度。

3. 异物的发现　眼前段异物一般用裂隙灯显微镜易于发现,近赤道部的异物须充分散瞳后进行检查,眼后段异物若屈光间质尚透明,可采用检眼镜、裂隙灯加前置镜或三面镜检查证实。因屈光间质混浊,术前能直接看到球内的病例约占21.7%。

4. 异物伤道　若不能直接看到异物,则可试行寻找异物进入眼球的通道,发现异物伤道后,辅以其他检查方法证实异物存在并进一步确定异物位置。

5. 异物的并发症　注意是否出现眼铁质沉着症、眼铜质沉着症、虹膜睫状体炎(长期反复发作原因不明的单眼虹膜睫状体炎或葡萄膜炎)、白内障(青壮年不明原因的单眼白内障)、不明原因的玻璃体混浊、PVR形成、单眼不明原因的继发性青光眼、时轻时重的局限性角膜边缘水肿等,有以上表现者应考虑异物的可能性。

【门诊资料分析】

1. X线片　眼眶X线片不仅可以判断是否存在球内异物,而且可进行异物定位,对于直径<1mm的金属异物,可拍摄薄骨像、无骨像。缺点是对非金属异物不显影,不能同时显示眼眶软组织损伤,对异物定位相对较困难。

2. 超声探查法　超声波不受屈光介质的影响,不仅能显示各种金属异物,而且对X线无法显示的非金属异物也多能清楚显示。缺点是无法显示可能伴有的眶骨及头颅损伤。

3. 前房角镜和三面镜　查找异物,了解房角状态。

【继续检查项目】

1. CT和MRI检查　可准确显示异物位置,清楚显示眼球壁轮廓。MRI对眼球非磁性异物的诊断和定位优于CT,但是对于球壁异物的显示则不如CT可靠。MRI不宜用于眼球磁性异物的检查。

2. 电磁异物探测定位器　利用电磁原理设计的一种仪器,可根据电磁信号的强弱及示波器波形的改变推测眼球异物的大小与距离。

3. 化学分析法　通过分析房水化学性质确定球内异物性质。

4. 球内异物定位　采用检眼镜、X线(金属异物环)、超声波、CT、MRI等对球内异物定位。

5. 眼球壁异物定位　CT联合B超是目前诊断眼球壁异物最佳的方法组合。

6. UBM检查　UBM是诊断睫状体平坦部异物,尤其是微小、非磁性异物的重要手段,是传统检查手段的有效补充。

【诊断】

1. 外伤史。

2. 眼球穿孔伤痕及相应临床表现。

3. 特殊检查证实存在球内异物。

4. 出现铁锈或铜锈沉着。

【治疗原则】

1. 尽快恢复眼球的正常解剖结构,预防眼内感染(必要时还应预防性注射破伤风疫苗),摘出异物,保存伤眼存留视功能。

2. 开放伤口的球内异物,应先行处理伤口,如异物正好位于伤口,可同时取出,否则应待异物定位后方宜手术或采用玻璃体切割手术直视下取出。

3. 合并感染或有严重炎症的球内异物应尽快取出，明确感染病原菌，辅以药物治疗，以便更有效地控制感染和炎症。

【治疗方案】

1. 手术时机

(1)所有毒性非金属异物及绝大多数化学性质活泼的金属异物，原则上应在准确定位后，尽快取出。但对于位置特殊(黄斑、视盘及其附近)、视力较好的球内异物，手术时机要综合考虑伤眼的视功能、眼内的病理变化、手术并发症等，慎重考虑，权衡利弊，做出最后决策。

(2)无毒性的非金属异物，如未产生眼内组织损伤或感染，可以定期随访；如引起眼内组织的损伤或感染则必须尽快取出。

(3)有新鲜眼内出血和低眼压的球内异物，应待出血停止和眼压回升后再取出异物，以免加剧出血和眼内组织损害。

2. 手术方法

(1)前房、虹膜异物：多在房角、虹膜表面。手术以缩瞳为宜，采用水流、电磁铁、异物镊取出异物。

(2)后房异物：后房异物若伴有白内障可行白内障手术联合异物取出，若无晶状体混浊，应在相应角膜缘做切口用电磁铁、异物镊取出异物。

(3)晶状体异物：金属异物迟早会导致晶状体全混浊，同时，复杂的化学反应会加剧眼球的病理损害，因此，应尽早取出。晶状体内非磁性异物，如晶状体仅局限混浊，可暂不处理，待晶状体混浊加剧需手术时一并取出。此外，无论晶状体异物有无磁性，一旦晶状体混浊，视力低于0.1或有大量皮质涌入前房，接触或损伤角膜内皮细胞，或导致继发性青光眼者都应行晶状体摘除术。

(4)眼球后段异物：眼球后段异物种类繁多，但从取出异物的方法上，大体可分为磁性异物和非磁性异物摘出。眼球后段磁性异物可根据病情需要用下列3种摘出方法：角巩膜缘切口的直接摘出；经睫状体平坦部切口的间接吸出法；闭合式玻璃体切割术。对于非磁性球内异物摘出，目前多主张采用闭合式玻璃体切割联合异物摘除。

1)角巩膜缘切口的直接摘出术：异物位于眼球后段的赤道前或赤道附近的眼球壁内表面的小或中等大的异物，无玻璃体积血机化，无视网膜脱离，无眼内感染，直接摘出法是首选的方法。手术关键是临床检查联合影像学检查，准确定位异物。研究表明，为有效预防术中发生视网膜脱离，可对切口周围进行激光处理，必要时巩膜外加压，缓解此处的玻璃体牵引。

2)经睫状体平坦部切口的间接电磁铁吸出法：磁性异物＜2mm漂浮于玻璃体或位于视盘、黄斑及其附近视网膜表面的无粘连和包裹的异物，且屈光间质透明，可经睫状体平坦部眼球壁切开行异物磁吸。此种方法简单易行，其主要的并发症是在手术操作中，由于磁性异物在迅速移动时，难以精确控制其运动方向，会造成晶状体或视网膜损伤，同时不能对玻璃体积血及受损视网膜进行处理，因此要准确定位异物，严格掌握手术适应证。

3)玻璃体手术眼内异物摘出术：a.可直视下取出异物，包括磁性异物和非磁性异物；b.同时处理异物所致外伤性白内障、玻璃体积血、裂孔性视网膜脱离等并发症；c.直接清除眼内的病原体及其毒性产物，以及细菌赖以生存的玻璃体，联合玻璃体腔内注药，使眼内炎症能得到有效控制；d.避免 PVR 形成导致继发视网膜脱离等严重后果。

手术时机：目前玻璃体手术治疗球内异物的时机选择尚有争议。大多数学者主张在伤后 7～14d；但对于伴有化脓性眼内炎，铜、铁异物引起的较严重的炎性反应或视网膜脱离的眼内异物应尽早手术治疗。

手术注意：a.＜3mm 的异物可发现异物即时取出，以免由于灌注液的涡流作用将异物冲到难以发现的隐蔽部位。b. 3～6mm 的异物先存放在房角隐窝或视盘上，待眼内操作完成后，最后将异物取出，以免扩大切口后造成灌注液外溢、玻璃体嵌顿等并发症。c.＞6mm 的异物应在切除晶状体后经角巩膜缘另做切口取出。d.嵌顿在视网膜上的新鲜异物，应在异物周围视网膜上进行包围式光凝 3～4 排，以预防日后可能发生的牵拉性视网膜脱离。e.嵌顿在视网膜上的陈旧异物，应做异物周围的视网膜切除，使正常视网膜与异物周围视网膜完全隔离。f.嵌顿在脉络膜上的陈旧异物，游离前应行异物周围的脉络膜电凝，以防严重出血发生。g.异物彻底游离后最好用磁铁吸引或异物镊夹出。

【术后处理】

1. 一般处理　见玻璃体异物。

2. 并发症处理

(1)取出异物失败：多由于异物较小、异物移动或异物完全被渗出或机化物包裹而不能够直接看到。处理：应暂停手术，重做巩膜面标记定位或另选手术方案。

(2)切口组织嵌顿：术前、术中应注意控制眼压，避免有眼内容脱出或嵌顿在切口内。术中、术毕应详细检查，发现组织嵌顿在切口内，应完全复位嵌顿的眼组织。

(3)眼内感染：新鲜的球内异物伤必须注意抗感染治疗。术前已发生感染或怀疑感染的伤眼应将取出的异物和玻璃体或房水标本送实验室行涂片镜检、细菌培养和药物敏感试验。有眼内感染的患者，全身和局部要用足量的抗生素治疗。玻璃体明显受累的病例宜行早期玻璃体切割术，以争取恢复部分视力。

(4)玻璃体损伤：眼球异物常伴有玻璃体积血、炎症与感染，如不及时处理，会因伤后增生性视网膜病变而失明。

(5)视网膜裂孔和脱离：治疗方法包括在视网膜裂孔区做外垫压，完全松解并切除玻璃体或视网膜前膜所引起的牵拉。

【住院小结】

1. 疗效　经过治疗后，眼内已无异物存留，视力良好者应视为治愈。

2. 后续治疗　出现并发症者应继续治疗。

3. 出院医嘱　门诊定期随诊，防治迟发性炎症反应与交感性眼炎。

（江洋玲　汪　勇　王　霞　宿蕾艳）

三、球外异物

眼外伤后异物存留在眼球以外组织的情况称为球外异物(extraocular foreign bodies),主要包括眼睑异物、泪器异物、角膜异物、结膜异物和眶内异物。其中以角膜异物最为常见,约占77%。

【病史询问要点】

1. 外伤史　详细了解外伤时间、原因及治疗经过。

2. 致伤物　了解致伤物的性质、大小、形状及作用方向。致伤物速度慢、动能小者常黏附在角膜表层,速度快、动能大者,尤其是尖锐的金属异物,可进入角膜深层、巩膜表层或巩膜内。眼睑异物多见于爆炸伤、车祸所致的挡风玻璃碎片或其他意外损伤。

3. 既往眼病史　询问有无屈光不正、弱视、青光眼、白内障及其他眼病。

4. 伴随症状　了解视力及受伤时自觉症状,如异物感、疼痛、畏光、视力障碍和复视、有无眼内容物的脱出等。

【体格检查要点】

1. 视力　首先检查双眼的裸眼(矫正)视力,角膜异物合并角膜炎者多有明显视力减退。

2. 眼睑　有无肿胀、皮下出血和伤口。

3. 结膜和巩膜　有无裂口、异物、出血等。结膜异物多位于睑板下沟、穹隆结膜或半月皱襞等。临床可出现角膜刺激症状、结膜水肿、分泌物增多,严重者可形成异物肉芽肿。特别对位于睑板下沟者应注意寻找。结膜下浓密出血应特别注意有无巩膜伤口及异物存留。

4. 角膜与前房　注意角膜异物、角膜溃疡的部位、范围及深度。角膜异物不仅可引起刺激性炎症反应,还可形成角膜溃疡。若异物侵及角膜深层可致前房渗出,出现角膜后沉着物等虹膜睫状体炎表现。

5. 生化反应　化学性质不稳定的异物,如铁、铜等,在角膜组织内还可产生生化反应,加剧病理损害。

6. 外伤性角膜内皮环　爆炸伤所致者,常于伤后24～48h出现,但数日内即可消失。

【门诊资料分析】

裂隙灯显微镜:多可发现眼睑、结膜和角膜异物。对细小、透明的异物,可用荧光素染色协助诊断。

【诊断】

本病诊断并不困难,根据外伤史和临床表现诊断并不困难。此外,尚可用无骨影、薄骨位或颌-顶位的X线检查发现异物。

【治疗原则】

1. 眼睑异物　细小、性质稳定的异物如未引起局部反应,不必一定取出。较大或引起局部反应和不适的异物、导致眼睑功能障碍或感染的异物,应在伤后早期手术修复时,及时取出。

2. 结膜和巩膜异物 尽量取出。

3. 角膜异物 应根据异物的性质、数目、部位和深浅不同,采用不同的处理方法:①化学性质活泼的金属异物、易引起炎症的植物或动物性异物、部分外露于角膜表面或引起角膜组织反应的非金属异物及明显损害视力的其他异物均应及早手术,取出异物。②对于位置较深、未引起眼部不适,不影响视力和不引起角膜组织反应的异物暂不手术,仅予保守治疗。

【手术方法】

1. 眼睑异物 ①术中首先要注意检查相应方位的眼球壁有无伤口,并先做缝合处理,然后再处理眼睑异物;②暴露异物时应顺眼睑皮纹切开,细致分离,暴露并取出异物;③取出异物后还应了解上睑提肌有无损伤,并及时予以修复;④对于炎症长期不退或伴有瘘管形成的可疑眼睑植物性异物,应先从瘘管口取材做涂片镜检、细菌培养和药物敏感试验。在全身给予抗生素控制感染后,于瘘管口上下方沿皮纹环绕瘘管口做切口,清除瘘管组织。接着小心分离,暴露并取出异物。

2. 结膜异物 表面麻醉下用生理盐水冲洗、棉签或镊子取出异物。结膜下异物可切开取出。

3. 角膜异物

(1)角膜表面异物:在表面麻醉后,用灭菌生理盐水冲洗,除去异物。

(2)角膜浅层异物:表面麻醉下,于手术放大镜或裂隙灯下,无菌操作,用异物针或注射针头将异物剔除。

(3)角膜中层异物:①异物位于新鲜角膜伤口的层间,应在手术显微镜下,分别选用显微镊或用带弯头的小针钩出层间异物;②如果异物为磁性,可用手持电磁铁吸出异物。

(4)位于角膜深层且部分突入前房内的异物:应根据异物的性质、位置、突入前房的深度和伤口情况做如下处理。①无毒性的非金属异物或惰性的金属异物,若位置离开视轴区,伤口无房水渗漏,最好让其保持原状;若异物紧邻视轴区,伤口有房水渗漏或异物有落入前房和损伤晶状体的可能,应尽快取出异物。②化学性质活泼的金属异物、动物或植物异物、引起虹膜睫状体炎或感染的其他异物,均需尽早取出。③视角膜伤口情况决定是否缝合。

(5)数量较多的异物,应分期分批将外露的异物剔除。如异物太多且严重影响视力者,需采用板层角膜移植术,清除浅层异物和改善伤眼的视力。

【术后处理】

1. 眼睑异物 术后继续局部或全身使用抗生素 3~5d。

2. 结膜异物 术后使用抗生素眼膏包眼 1~2d。以后改用抗生素眼液滴眼,直至伤口愈合及炎症消退。

3. 角膜异物

(1)异物除去后,涂抗生素眼膏,单眼覆盖无菌纱布,深层异物摘出后应加压包扎。

每日更换敷料，直至角膜创口和上皮愈合。

(2)一般表浅异物摘出后24h内角膜上皮即可修复。较大较深的异物则需时较长。

(3)若角膜已发生感染，应按角膜炎的治疗原则治疗。

（江洋玲 汪 勇 王 霞 宿蕾艳）

四、眶内异物

眶内异物(intraorbital foreign bodies)是眼眶穿孔伤的一种特殊类型，不仅具备眶穿孔伤的特性，同时由于异物在眼内停留会引发一系列并发症。由于眶骨的保护，眶内异物较眼内异物少见，据统计，眶内异物占眼内异物3.1%～27%。眶内异物主要从眼球与眶壁之间进入眼眶深层，少数经眼球双层穿孔进入眶内。致伤物最多为金属异物，其次为植物性异物。

【病史询问要点】

1. 外伤史　有无外伤史及外伤性质。

2. 异物　了解异物大小、性质及作用方向。

3. 伴随症状　伴有眼部穿通伤或其他眼部异常，伴有感染者可形成眶内蜂窝织炎、脓肿与瘘管等。

【体格检查要点】

1. 视力下降　伴有视神经损伤或眼球破裂伤(穿通伤、贯通伤、眼球内异物)的眶内异物几乎均可致不同程度的视力下降。

2. 眼部检查　注意有无眼睑或眶周皮肤伤痕，有无结巩膜或角膜的穿通伤口，有无上睑下垂、晶状体脱位、玻璃体积血、视网膜震荡及视神经挫伤。此外，还应注意有无眶壁瘘管、异物肉芽肿。

3. 眼球运动　有无复视、眼球运动障碍、眼球突出和眼位异常。

4. 异物性反应　注意有无形成眶内异物的纤维包裹，这种纤维包裹膜的存在可继发眼球运动障碍。如邻近眼外肌瘢痕粘连致眼球运动受限。严重异物包裹邻近视神经可影响视神经供血，导致视神经萎缩、视力减退。

【门诊资料分析】

1. X线片　仅能显示金属异物，不能显示软组织及非金属异物。

2. 超声波　B超显示眶内异物的能力较差，这是因为眶内脂肪为强回声体，只有当异物较大形成声影时方可发现。此外，当异物周围有出血或纤维组织包裹，出现低回声区，也可以提示诊断。

【继续检查项目】

1. CT检查　CT是眶内异物的首选检查方法，对于显示异物和异物定位与定性有着重要价值。金属异物表现为高密度占位影像，植物性异物一般情况下为低密度占位影像，若异物在眶内存留时间较长，吸收眶内炎性渗出物后，使异物的密度增高，表现为密度不均匀占位病变。外伤后首诊时，在不能确定异物性质即是否为金属异物的情况下，应首选CT，MRI应视为禁忌。

2. MRI检查　MRI仅用于CT未能显示，但临床高度怀疑低密度的异物。在眶内异物性质不清时，应不选择MRI检查，以避免金属异物磁场下的运动损伤。

【诊断】

1. 外伤史，特别是伤后一段时间发生眶蜂窝织炎、眶脓肿及瘘管者。

2. 影像学检查证实眶内异物的存在。

【治疗原则】

1. 眶内组织对异物的耐受性较强，因此，应权衡考虑异物的性质、大小及有无感染决定是否手术。

2. 预防感染：应用足量抗生素预防感染，必要时应注射破伤风疫苗，防治眶蜂窝织炎。

3. 对于植物性异物，应尽早取出，并切除瘘管。金属异物一般无须手术，但邻近视神经的较大异物，因纤维组织收缩，影响视神经供血，为预防视神经萎缩，应取出异物。此外，铜质异物可引起化脓性炎症反应，最终亦应取出。

【手术方式】

1. 手术适应证

(1)植物性异物，由于植物性异物易感染，形成瘘管，应尽早取出。

(2)具有化学刺激性的金属及非金属异物。

(3)视神经附近异物，估计异物纤维包裹后可能压迫视神经者。

(4)异物明显影响外观。

(5)异物存留影响眼眶的功能结构。

2. 手术方法

(1)眼球破裂严重，无光感，解剖或功能恢复无望，可行眼球摘除，再摘出眶内异物。

(2)新鲜穿孔伤口，可先用探针循伤道探查定位后，仔细分离，钳夹取出。

(3)闭合伤口的眶内异物摘出，应在良好定位下，经结膜或睑皮肤入路取出；位于眶上裂及眶尖部的异物，为减少重要组织损害，应做外侧开眶，直视下分离取出异物。此外，眶颅底区异物伤病例也可根据异物位置选择经鼻内镜取出异物。

(4)眶颅沟通异物，经神经外科医师会诊，在开颅条件完备的情况下，采用扩大原切口取出异物。如果异物折断不能取出，则应立即开颅手术。

(5)其他：X线透视下摘出眶内异物、利用电磁铁进行眶内磁性异物摘出等。

总之，根据影像学检查和详细的病史询问、仔细的体格检查，制订个体化方案，尽量减少手术损伤，有效取出异物，并可一定程度恢复眼球视功能及运动功能。随着X线直视成像、CT成像技术和鼻内镜手术技巧的进步，术前可对异物精确定位，并可在眼眶深部直视操作，为眶内异物取出术提供了更好的平台。

【住院小结】

1. 疗效　经治疗后已无异物存留，视功能几乎无影响者视为治愈。

2. 后续治疗 如有并发症应继续治疗。

3. 出院医嘱 门诊定期随诊,防治迟发性炎症反应与交感性眼炎。

(江洋玲 汪 勇 王 霞 宿蕾艳)

第三节 非机械性眼外伤

一、化学性眼外伤

化学性眼外伤(ocular chemical injury)指酸、碱或其他有强烈刺激性的化学物质所引起的眼部损伤。损伤程度和预后取决于化学物质的性质、浓度、温度、渗透力及与眼部接触的时间和面积。化学致伤物的种类繁多,最常见的是酸、碱化学伤。

【病史询问要点】

1. 致伤物 仔细了解致伤物名称、种类、浓度、理化性质,致伤物的量及与眼组织接触时间与面积。不明致伤物,可用试纸检查pH,了解酸碱度。

2. 致伤方式 如合并眼钝挫伤、穿通伤时,预后更差。

3. 现场处理 询问在事发现场采用何种措施进行现场急救。

【体格检查要点】

1. 酸烧伤 由于酸性物质穿透力小,不易穿过类脂质丰富的角膜上皮屏障,眼部表层组织与酸结合后变成凝固的蛋白质化合物。因此,酸烧伤后一般位置表浅,容易修复。检查时应注意观察眼表损伤的程度。如角膜结膜上皮的坏死、脱落,严重者可形成厚薄不一的白色凝固团。严重酸烧伤和不适当治疗会导致结膜、角膜瘢痕和角膜新生血管。

2. 碱烧伤 由于碱性物质既能溶于水,又能溶于脂,所以其渗透性极强。当碱性物质与组织接触后,除引起组织蛋白迅速凝固和细胞坏死外,还能与组织中的类脂发生皂化反应,从而破坏细胞膜结构,加速细胞坏死。此外,碱与组织结合形成可溶性化合物,继续向四周和深部组织扩散,损害眼内其他组织。碱烧伤后表现为角膜缘血管网坏死及血栓形成,继而影响角膜营养,加剧组织坏死,严重者甚至发生角膜穿孔。眼部检查还需排除晶状体混浊与继发性青光眼等。

【诊断】

1. 我国职业性化学性眼灼伤诊断及分级标准 见表12-2。

(1)化学性结膜角膜炎:①有明显的眼部刺激症状,眼痛、灼热或异物感,流泪、眼睑痉挛;②结膜充血;③荧光素染色有散在点状着色,裂隙灯观察睑裂部最为明显。

(2)轻度化学性眼灼伤:有下列情况之一者,①眼睑皮肤或睑缘充血、水肿和小泡,一般无后遗症;②结膜充血、出血与水肿;③荧光素染色裂隙灯下观察可见角膜上皮有弥漫性点状或片状脱落,角膜实质浅层水肿、混浊,角膜缘无缺血或缺血小于1/4。

(3)中度化学性眼灼伤:除上述②、③二项并有下列情况之一者,①出现结膜坏死、修复期出现睑球粘连;②角膜实质深层水肿、混浊,角膜缘缺血1/4～1/2。

(4)重度化学性眼灼伤:凡有下列情况之一者,①眼睑皮肤、肌肉和(或)睑板烧伤形成溃疡,修复期出现瘢痕性睑外翻,睑裂闭合不全者;②出现巩膜坏死,角膜全层混浊呈瓷白色甚至穿孔,角膜缘缺血大于 1/2 者。

表 12-2 化学性眼外伤的分度标准

分度	眼睑	结膜	角膜	角膜缘
Ⅰ	充血	轻度充血水肿	上皮损伤	无缺血
Ⅱ	水疱	贫血	实质浅层水肿	缺血≤1/4
Ⅲ	皮肤坏死	全层坏死,毛细血管不可见	实质层水肿混浊明显,虹膜隐约可见	1/4<缺血≤1/2
Ⅳ	焦痂,全层坏死	焦样坏死,累及巩膜	全层受累,瓷白色混浊	缺血>1/2

应该注意的是,化学性眼外伤的分度不应该在灼伤当时做出,而应在伤后48～72h做出判断。因为此时各种严重体征均已出现,判断不易发生偏差。

2. 化学性眼灼伤面积计算　各组织灼伤面积≤1/4 为(＋);≤1/2 面积为(＋＋);≤3/4 面积为(＋＋＋);>3/4 面积为(＋＋＋＋)。结膜面积计算以球结膜为主。

3. THOFT 化学烧伤分类法　一级:角膜上皮损伤缺血(预后好)。二级:角膜轻混浊,但虹膜清晰可见;角巩膜缘缺血<1/3(预后好)。三级:角膜上皮完全缺损,角膜基质混浊,虹膜纹理窥不清;角膜缘缺血范围 1/2～1/3(预后欠佳)。四级:角膜混浊致虹膜、瞳孔不能窥见;角膜缘缺血>1/2(预后差)。

【临床类型】

1. 根据化学性眼外伤的组织病理过程分为 4 期。

(1)接触期:在化学物质进入眼内的瞬间,患者主觉疼痛,眼睑立即痉挛紧闭,使化学物质与组织的接触面积增大,一方面腐蚀表层组织,同时又向深层渗透。

(2)扩散期:与组织结合或已进入组织深层的化学物质,特别是碱性物质,将继续向四周或深部扩散,引起深部组织的坏死或虹膜睫状体炎,瞳孔缩小,前房出现渗出物甚至积脓。晶状体混浊或日后发生青光眼。

(3)溃疡期:伤后数日,角膜坏死,出现溃疡。遭致继发感染者可发生角膜穿孔。

(4)瘢痕期:损伤组织逐渐修复愈合,角膜表面出现新生血管,最后角膜完全混浊,形成粘连性角膜白斑或葡萄肿。

2. 化学性眼外伤的分级计分,有助于临床预后的判断。

(1)计分标准

0 分:角膜缘周围充血。

1 分:结膜水肿。

1 分:角膜缘斑状缺血。

1分:角膜上皮混浊。

1分:角膜上皮片状剥脱。

2分:50%角膜上皮剥脱。

2分:轻度角膜基质混浊,虹膜结构尚能看清。

2分:瞳孔呈椭圆形固定。

2分:虹膜睫状体炎。

2分:角膜缘缺血范围<1/3。

3分:完全性角膜上皮剥脱。

3分:中度角膜基质混浊虹膜纹理看不清。

3分:角膜缘缺血范围1/3~1/2。

3分:24h内眼压明显升高。

4分:严重角膜基质混浊虹膜看不清。

4分:角膜缘缺血范围>1/2。

(2)预后判断:根据分级记分总值加以判断。①0~3分:恢复快,不留后遗症。②4~6分:轻度伤;角膜上皮损伤与基质混浊可在1~2周内修复并恢复透明,视力正常。③7~9分:中度伤;1~3周角膜上皮修复,视力轻度减退,基质可能遗留轻度混浊,有1~2mm薄翳,很少引起穿孔。④10~12分:重度伤,角膜溃疡最终必形成致密瘢痕,有角膜穿孔危险,视力因角膜基质混浊和血管翳而明显下降。⑤13分以上:严重伤;数月后早期炎症反应始能消退,愈合者必留致密瘢痕,胶原酶作用持久,基质溃疡易发生穿孔,常有白内障和继发性青光眼,很难保留有用视力。

【并发症】

1. 广泛的结膜瘢痕增生可导致结膜干燥,结膜囊缩小、睑球粘连、内翻倒睫、眼睑外翻、眼睑闭合不全等。

2. 角膜穿孔或溃疡引起角膜粘连性白斑或角膜白斑。

3. 虹膜炎愈后常引起虹膜前后粘连,或在瞳孔区形成机化膜,引起继发性青光眼。

4. 部分患者(尤其碱灼伤者)可发生并发性白内障。

【治疗原则】

化学性眼外伤的患者应及时彻底冲洗伤眼并以合理的药物治疗,对损伤严重的患眼应根据不同阶段的病变特点进行不同的手术治疗。

【治疗方案】

1. 急救及早期治疗

(1)充分冲洗:一旦发生眼化学伤,应争分夺秒急救,现场的冲洗急救是最重要的。紧急情况下,不必要求具有中和性质或消毒的净水,应就地取材,用自来水或其他任何清洁水源均可。一般要求持续冲洗结膜囊至少15~20min。转送医疗单位后,继续用生理盐水或中和液体(酸烧伤可用20~30mg/ml碳酸氢钠、50mg/ml磺胺嘧啶钠;碱烧伤可用20~30mg/ml硼酸、维生素C溶液;石灰伤可用3.7mg/ml依地酸二钠、40mg/ml氯化铵)充分冲洗,冲洗时应翻转眼睑,令患者各方向转动眼球,充分暴露上下穹隆部，务求将结膜囊内化学物质彻底冲洗干净，并除去存留在结膜囊的固体化学物质和坏死组织。冲洗液不少于1000ml，必要时冲洗后测pH。如为石灰粉致伤，应先用粘有眼膏的棉签粘出石灰粉，然后再用生理盐水冲洗。

(2)结膜切开术：烧伤后球结膜高度水肿或苍白贫血，应做数个垂直于角膜缘的放射状结膜切开，用生理盐水在结膜下冲洗，这样的切口有利于保护角膜周围血管网，改善角膜的血供。超过24h此项冲洗已无意义。

(3)前房穿刺术：碱性物质接触时间越久，房水pH升高的持续时间越长。房水绿染是行急诊前房穿刺术的指征。手术越早越好，最好在伤后1～2h进行。超过8h则无作用。

(4)清除坏死组织：球结膜坏死者，应在伤后3～6h内切除，面积大者可做对侧球结膜或口腔黏膜移植。

(5)预防睑球粘连：大量抗生素眼膏分离，或亲水性角膜接触镜衬于睑球之间，或甲基丙烯酸甲酯环眼罩隔开睑球结膜，或黏膜分离或黏膜、自体结膜、角膜缘组织移植术，防止睑球粘连和角膜穿孔。

(6)应用抗生素：局部应用敏感抗生素滴眼，必要时联合球结膜下注射，以预防和控制感染；妥拉唑林12.5～25mg扩张角膜血管，增进角膜营养；碱烧伤注射5%维生素C 2ml，6h后再注射1次，以后每日1次；酸烧伤注射20%磺胺嘧啶钠1～2ml。

(7)早期使用大量维生素C静脉注射：1500～2000mg加入50%葡萄糖溶液40ml，每日1次，可持续使用2周至角膜上皮修复。

(8)碱烧伤：可用0.5%依地酸二钠或维生素C滴眼，促进钙质排出，中和碱性物质。使用经过高压灭菌的茶油、芝麻油或者鱼肝油滴眼，每日6次。

(9)胶原酶抑制药和皮质类固醇激素的应用，同时局部应用抗生素和散瞳药。伤后2～3周，糖皮质激素有促进角膜溶解倾向，应停用。

(10)眼表重建

1)羊膜移植：是目前治疗急性期的烧伤最有效的方法，不论哪度烧伤，尽可能早行羊膜移植术均有效，手术的时间越早效果越好。

2)自体或同种异体角膜缘干细胞移植术：治疗眼部烧伤修复期或角膜缘干细胞功能失代偿但角膜基质基本透明者。单眼伤行健眼角巩膜缘干细胞移植；双眼烧伤行同种异体角膜缘干细胞移植。

3)板层角膜移植联合角膜缘干细胞移植：治疗眼烧伤修复期的角膜缘干细胞功能失代偿同时伴有角膜基质混浊者或严重睑球粘连者。

4)穿透角膜移植联合同体异体角膜缘移植(KLAL)：治疗重度角膜烧伤，这类患者往往因角膜和角膜缘干细胞均遭到严重破坏，角膜全层混浊伴角膜新生血管化而失明，PKP联合KLAL是新的手术方法，也可以同时解决角膜混浊和角膜缘干细胞受损的问题，联合手术可以减少术后并发症和免疫排斥反应。

5)眼前段重建术：治疗眼部重度热、化学烧伤。对眼部重度热、化学伤造成的全角膜自溶穿孔、全角膜血管化且因虹膜广泛前粘连所致的继发性青光眼和并发性白内障的患者，眼前段重建术才有保存眼球、恢复眼前段结构的连续性、挽救部分视力的可能。

(11)眼睑重建：严重眼化学伤常伴有眼睑闭合不全、眼睑缺损、眼表损伤等，应尽可能修复眼睑损伤，恢复眼睑结构和形态。

2. 晚期治疗

(1)睑球粘连分离及成形术：晚期治疗睑球粘连，必须等碱烧伤反应完全静止后方可考虑手术。过早手术会使术后炎症加重，粘连复发，甚至加重。

(2)角膜移植术：角膜的严重损害会引起角膜变薄和表面不规则并伴有纤维血管膜内生和瘢痕形成。这些改变大约在伤后2个月达高峰，然后缓慢地改善，但直到伤后12个月还不一定能判断角膜混浊和表面不规则的程度。所以，复明的角膜移植手术应在伤后1年(最好是20～24个月后)才进行。

(3)青光眼及白内障手术：化学伤所致的青光眼，首先应实行药物治疗，如药物不能控制，只能考虑睫状体破坏性手术。如患眼迅速发生白内障并伴有前房变浅，则需考虑手术治疗。

(4)人工角膜移植术：这是严重病例晚期患者复明的最后希望。

【住院小结】

1. 疗效　酸烧伤患者疗效相对较好，碱烧伤疗效多不理想，严重者可出现视力丧失与眼球萎缩。临床将创面愈合，角结膜炎症控制，结膜血供正常，未影响视功能者视为治愈；球结膜缺血状态改善，角膜炎症趋于稳定者为好转；角膜炎症未控制，角结膜溃烂，甚至穿孔者为未愈。

2. 后续治疗　出现并发症应继续治疗。

3. 出院医嘱　门诊定期随诊，对于眼表重建排斥的患者可能需再次手术。

(江洋玲　汪　勇　王　霞　宿蕾艳)

二、眼部热烧伤

热烧伤(ocular burns)为非机械性眼外伤中常见的眼部损伤。眼部热烧伤常见于战争时期，和平环境下易发生于工厂和日常生活中。据统计，热烧伤占眼外伤的15%，占非机械性眼外伤的40%。眼部烧伤往往伴全身烧伤。决定眼烧伤程度的因素与热物体的大小、温度及接触的时间等因素有关。严重的眼热烧伤，可导致眼睑畸形、血管性角膜白斑、角膜穿孔，甚至眼球萎缩。

【病史询问要点】

1. 致伤经过　详细询问外伤时间、致伤原因(火焰、沸水、铁水、铝水或高温气体等)、部位和范围、处置措施等。

2. 伴随症状　是否伴有其他部位损伤，有无休克及危及生命的征象。

【体格检查要点】

1. 全身情况　仔细检查生命体征是否平稳，排除危及生命的因素。

2. 视力　烧伤波及角膜者视力多不同程度有所下降。

3. 眼部检查　可见眉毛、睫毛、眼睑及眼球组织有不同程度的烧伤。注意球结膜有无充血、水肿、坏死；角膜有无溃疡、坏死与混浊。晚期有无睑球粘连、眼睑位置异常及眼睑闭锁或闭合不全。

【诊断】

根据病史、特征性眼部烧伤的体征诊断并不困难。

【临床分期】

1. 眼部烧伤深度评估

(1)眼睑烧伤。Ⅰ度：皮肤充血，红斑。Ⅱ度：皮肤水疱。Ⅲ度：皮肤浅层坏死。Ⅳ度：焦痂，眼睑全层坏死。

(2)结膜烧伤。Ⅰ度：结膜充血、水肿。Ⅱ度：结膜贫血、水肿。Ⅲ度：结膜全层坏死，毛细血管不可见，呈灰白色腐肉状。Ⅳ度：焦样坏死，累及巩膜。

(3)角膜烧伤。Ⅰ度：角膜上皮混浊，上皮脱落。Ⅱ度：实质浅层水肿。Ⅲ度：实质层水肿，角膜混浊，虹膜隐约可见。Ⅳ度：全层受累，角膜瓷白色混浊，虹膜不可见。

2. 角膜烧伤 Roper-Hall 分度

Ⅰ度：无角膜水肿混浊及角膜缘缺血。

Ⅱ度：角膜水肿混浊，但可窥见虹膜纹理，角膜缘缺血范围<1/3 全周。

Ⅲ度：角膜水肿混浊较重，虹膜纹理窥不清，角膜缘缺血范围占 1/3～1/2 全周。

Ⅳ度：角膜水肿混浊严重，后方结构窥不见，角膜缘缺血范围>1/2 全周，近角膜缘部结膜缺血坏死。

3. 眼部烧伤的临床分期

(1)反应期(活动期)：眼部烧伤 2d 内，患者主觉疼痛、异物感、流泪，创面充血水肿，色泽鲜艳。

(2)修复期(增生期)：眼部烧伤 2～14d，创面呈灰白或暗红色，见新生肉芽组织，痂膜或痂皮形成。此期应注意创面感染。

(3)瘢痕期(静止期)：创面基本愈合到脱痂或形成稳固性上皮阶段，5～14d。

【治疗原则】

首先，抢救生命至关重要；其次，应积极预防感染，促进创面愈合，防止各种并发症的发生。

【治疗方案】

1. 急诊处理　热烧伤患者通常应在伤后 8h 内进行。

(1)立即用水冲洗，降低温度，清除异物。

(2)清除坏死组织，创面及结膜囊内滴抗生素液或涂抗生素眼膏、半胱氨酸酶抑制药、散瞳药等。

(3)原则上采用暴露疗法，必要时以 0.25%～0.3%庆大霉素盐水纱布湿敷。

(4)防治或减轻并发症的发生，视情况行早期植皮；眼睑闭合不全者行睑缘缝合；轻度睑外翻行眼睑皮肤松解或外眦角切开减张，重度睑外翻伴眼睑闭合不全行焦痂横向切开和游离薄皮瓣覆盖；严重眼表损伤(Ⅲ、Ⅳ度烧伤或眼球粘连者)，受伤后 1～2

周内进行羊膜移植；对于有穿孔危险的患者，及时行角膜板层移植与羊膜移植联合治疗。

(5)在使用抗生素的基础上短期使用皮质类固醇激素，注意监控其不良反应。

2. 后期并发症的治疗

(1)睑内翻：睑结膜瘢痕收缩所致。处理：分离并松解瘢痕，必要时行结膜移植修补。

(2)倒睫：睑缘间组织缺损所致。处理：人造睑缘组织矫正。

(3)睑球粘连：去除所有瘢痕组织，在眼球运动不受限的前提下，做断端缝合，视病情行羊膜、结膜、角膜缘干细胞移植等。

(4)眼睑缺损：游离皮片移植或皮瓣移植。有报道，羊膜移植联合动脉岛状皮瓣是治疗伴有眼睑全层缺损的眼部严重热烧伤的有效方法之一。

(5)眼睑闭锁：此类患者几乎没有视觉恢复的可能，手术目的主要是改善外观。

(6)睑外翻：常见并发症，多因眼睑皮肤瘢痕所致。处理：药物治疗主要是滴用人工泪液和软膏，还可用特殊眼罩建立湿房，或采用泪点栓，较重的睑外翻唯有手术矫正。

(7)角膜混浊：根据烧伤的程度使用板层或全层角膜移植或人工角膜提高视力。

【住院小结】

同化学性眼外伤。

（江洋玲　汪　勇　王　霞　宿蕾艳）

三、瓦尔萨尔瓦视网膜病变

瓦尔萨尔瓦视网膜病变(Valsalva retinopathy)，与 Valsalva 手法有关。该手法的要领是屏住呼吸，快速增加腹内压，使静脉压增高，继而导致视网膜浅表毛细血管破裂出血。通常见于提重物、咳嗽、呕吐及其他的紧张活动。

【病史询问要点】

1. 发病情况　有无咳嗽、呕吐、打喷嚏、便秘等；有无搬提重物、举重，唱歌大笑或打架等。

2. 伴随症状　根据出血位置不同，可能出现突然、无痛性视力下降；飞蚊、视物变形和视野缺损。

3. 其他诱因　如动、静脉瘤，异常动静脉交通支，以及伴有原发性血小板减少性紫癜、葡萄膜炎，或伴有视网膜脉络膜病变的全身疾病。

【体格检查要点】

1. 视力　出血量多或位于黄斑区时可影响视力。

2. 眼底检查　内层视网膜下红色的圆顶状出血或视网膜前出血。

3. 其他　少数患者可合并玻璃体积血。

【继续检查项目】

必要时行眼超声检查和荧光眼底血管造影。

【诊断】

根据视网膜出血，且排除其他病因，患者同时进行了瓦尔萨尔瓦类活动，可帮助诊断。

【鉴别诊断】

引起视网膜出血的原因很多，如定位在视网膜感觉层和玻璃体后界层之间的视网膜前出血可见于眼球钝挫伤、新生血管形成、视网膜微血管瘤、Terson综合征、玻璃体后脱离和婴儿摇晃综合征等，均应注意与瓦尔萨尔瓦视网膜病变相鉴别，是否进行了瓦尔萨尔瓦类活动是鉴别的关键。

【治疗计划】

1. 去除诱因。

2. 一般无特殊处理。少量出血多可自行吸收，眼底表现可完全恢复正常。

3. 严重玻璃体积血，可考虑行玻璃体切割术。

4. 避免瓦尔萨尔瓦类活动。

（叶　辉）

四、婴儿摇晃综合征

婴儿摇晃综合征（shaken baby syndrome，SBS）是指婴幼儿受到强力摇晃之后造成的脑、眼和骨骼的损伤，以硬脑膜下出血和视网膜出血为典型特征，可伴有其他损伤，但少有外伤迹象。属于虐待性头部创伤（abusive head trauma，AHT）中的一种，多发生在1岁以下儿童，死亡率高达30%。SBS患儿中95%存在眼部损伤，眼部损伤是诊断SBS的重要依据。眼科医师在SBS的诊断和治疗中及在儿童虐待的司法鉴定过程中起着重要作用。

【病史询问要点】

1. *发病年龄*　多小于1岁，很少大于3岁，大部分为出生6个月以内的婴儿。

2. *发病诱因*　仔细询问看护者患儿身体有无被前后剧烈摇晃，患儿头部有无外伤史或之前是否发生过颅内出血，如果有多个看护者应分别询问。

3. *分娩方式*　新生儿常常因分娩引起视网膜出血，在国外的报道中高达34%，在经阴道分娩的患儿中可能更高。

4. *伴随症状*　有无反应性下降、低热、呕吐、哭吵、不进食、易激惹；有无意识障碍，如随时间推移出现的嗜睡、抽搐、呼吸障碍、昏迷。

【体格检查要点】

1. *检查生命体征*　应请儿科医师、神经科医师协助做全身体检。测量头围大小是否正常；头面部有无外伤迹象；全身有无外伤迹象，是否存在骨折；精神状态有无异常。

轻度患儿的非特征性表现，如吃奶不好、呕吐、嗜睡和易激惹会持续数天或数周，这些迹象容易被医师忽视，或者归咎于病毒性疾病、急腹症或喂养问题。在严重病例，苍白、低体温和晕厥是常见表现，患儿可能出现角弓反张伴囟门饱满或膨胀。要特别注意，与硬脑膜外出血不同，硬脑膜下出血在事件发生和意识丧失之间没有中间清醒期。

2. 全面的眼科检查　如果婴儿清醒，记录视功能表现，如有无固视和追视、抗拒遮挡眼球，眼球运动是否正常；面部有无外伤迹象，是否累及眼睑，有无结膜下出血；有无明确的角膜反射等。检查瞳孔大小和对光反应；散瞳后查看眼底有无视网膜出血、出血性视网膜劈裂、黄斑皱褶、脉络膜破裂、视盘水肿或出血等。

【门诊资料分析】

1. 症状和体征通常与病史不符　婴儿摇晃综合征的一个显著特点是经常缺乏体表创伤的证据，眼球附属器及眼前段看上去完全正常。需社会服务人员来评估确定儿童有无受虐待的危险因素。疑为婴儿摇晃综合征应收入院请神经外科、儿科、精神病科和社区服务协同治疗照顾患儿。

2. 眼底表现

(1)视网膜出血：这是摇晃损伤最常见的眼部表现，其发生率为30%～100%，平均85%。在少数脑CT或MRI未显示脑损伤或颅内出血的病例中，也可出现视网膜出血。双眼视网膜出血可以不对称，也可发生单侧视网膜出血(15%～42%)。散瞳检查眼底时可见视网膜出血、浓厚的玻璃体积血、视网膜皱褶、脉络膜破裂和视网膜劈裂等。视网膜出血可位于视网膜前、视网膜内或视网膜下，最常见的出血部位在视网膜周边部(近锯齿缘)，最常见的出血形态是发生于神经纤维和神经节细胞浅层的火焰状出血。

(2)创伤性视网膜劈裂：最常见于黄斑区，是视网膜神经上皮层内组织的分裂，产生视网膜内的腔隙，血液聚集于其中，多在内界膜和神经纤维层之间，表现为圆顶状出血，亦称出血性视网膜劈裂或出血性黄斑囊肿。这种表现是SBS高度特异的典型特征，极少见于挤压和其他严重的创伤。

(3)其他：黄斑皱褶和黄斑出血性劈裂均被认为是SBS高度特异的表现。视神经鞘的硬膜下和蛛网膜下腔出血也是SBS常见的非特异性表现，前者占多数；可伴或不伴视网膜出血；出血可进入眼外肌和眶脂肪。在无眼眶骨折的情况下，这些表现与虐待明显相关。视神经损伤可表现为挫伤性视神经病变或因脑损伤引起的下行性视神经萎缩。

(4)脉络膜破裂：出现脉络膜破裂而无眼部或颅骨的钝性撞击，提示非常严重的损伤，因为非常剧烈的摇晃和加速减速才会引起脉络膜破裂。这种情况下，婴幼儿很可能死亡。

(5)视盘水肿：发生率很低，即使颅内压升高也可不出现视盘水肿。如果出现，视盘的出血较少，并常局限于视盘。

【继续检查项目】

1. 脑部影像(MRI或CT)检查　观察颅内是否有损伤，如硬脑膜下出血、脑水肿、蛛网膜下腔出血及其他损伤，包括脑实质挫伤、硬脑膜外出血和栓塞，如有损伤，记录损伤类型、范围和程度。颅内损伤的发现有赖于影像学。但是CT可能无法检测到超急性损伤或微小颅内损伤，而磁共振扩散加权成像(diffusion weighted MRI)是确定摇晃造成损伤的最快、最敏感和特异的方法。因此，在初诊行 CT 检查同时应行磁共振扩散加权成像。

2. 骨骼 X 线(排查骨折)　强烈怀疑肋骨骨折时应在 10～14d 后骨痂形成时复查胸部 X 线片。

3. 脑部和脊髓超声　对怀疑 SBS 者，可用超声波检测法同时检测婴幼儿的脑部和脊髓，以帮助确诊这一疾病。

4. 血液检查　包括全血细胞计数、血小板计数、出/凝血时间。根据检查结果可再做其他检查，包括血凝血因子、血管假性血友病因子等。

【诊断】

1. 常因监护人诉说病因是患儿意外跌落或心肺复苏后出现，与临床表现的严重程度不符，或因患儿缺乏外伤病史，造成约 1/3 患儿在首诊中漏诊。应注意，受过训练的人员对婴儿实施心肺复苏不会造成肋骨骨折。

2. 当患儿有硬脑膜下出血和视网膜出血，而外伤表现轻微或缺如，应考虑婴儿摇晃综合征。

3. 由有经验的眼科医师检查往往是诊断婴儿摇晃综合征的关键。视网膜出血是眼部损伤的主要特征，出血广泛、多层、蔓延至锯齿缘，可伴随视网膜劈裂和环黄斑皱褶，这些对婴儿摇晃综合征的诊断有高度敏感性。在无面部外伤时，严重视网膜出血是婴儿摇晃综合征特有表现。应注意，缺乏视网膜出血征象不能排除婴儿摇晃综合征。

4. 玻璃体积血的发现对诊断也有重要意义，尤其注意 18 岁以下的双侧玻璃体出血者，其中 50% 源于婴儿摇晃综合征。

5. 最常见的颅脑损伤为蛛网膜下腔出血和(或)硬脑膜下出血。

【鉴别诊断】

1. 严重意外伤害　有外伤史，常伴其他外伤。视网膜出血少见，即使有也较局限，多为单侧。意外性脑损伤较常表现为急性硬膜外血肿，并且血肿在 CT 上多为均一密度。而婴儿摇晃综合征视网膜出血常表现为双侧、视网膜内向周边扩张的火焰状出血。硬膜下血肿常发生在枕部，可累及双侧，常累及大脑后纵裂间；蛛网膜下腔出血可同时存在，常累及大脑镰或局限在大脑半球的脑沟内，并且常表现为混杂密度。

2. 产伤　有产伤史，视网膜出血范围较大，多在 4～6 周内吸收。而 SBS 的视网膜出血常持续数月。

3. Terson 综合征(蛛网膜下腔出血合并玻璃体积血)　眼内出血由颅内出血和颅内压升高引起。可见典型的视网膜下、视网膜内、视网膜前或玻璃体积血。多见于大脑动脉破裂引起的蛛网膜下腔出血之后。但 Terson 综合征在儿童中罕见且很少有广泛的多层视网膜出血。

4. 凝血功能障碍、白血病及其他的血液病　可造成大面积视网膜出血。很少见，但也应注意排除。

5. 重度高血压　最常见视盘周围视网膜出血，婴幼儿罕见。

【治疗原则】

主要为支持治疗，注意治疗全身的并发症，眼科症状仅需观察，不能吸收的玻璃体积血、黄斑裂孔及视网膜脱离则需要手术治疗。

【治疗方案】

1. 治疗包括监测颅内压，从脑室引流脑脊液，如果出现颅内血肿，采集引流血液。

2. 如果发生颅内血肿进行性增大并伴有显著占位效应，可以考虑选择去骨瓣减压手术用于降低颅内压力。

3. 对于不能吸收的玻璃体积血或黄斑前的视网膜前出血，可考虑玻璃体切割术，避免失用性弱视。

4. 如果视网膜劈裂或其伴发的非裂孔性视网膜脱离向黄斑发展，可行围绕劈裂的激光或冷冻治疗。要展平劈裂腔，必须通过眼内手术或充气性视网膜固定术，但不能提高视力，因为产生的绝对暗点是永久性的。大的劈裂腔可能需要玻璃体切割术和放液。

5. 通过视网膜中心凹的皱褶可能会影响视力，如果视力受累，可能需要手术解除黄斑皱褶的牵拉和排出视网膜下积液。

6. 在婴幼儿期，视神经管内的骨碎片不能手术。婴幼儿的眼内手术需谨慎，术前需充分评估手术风险和恢复有用视力可能性。

【住院小结】

1. 预后　疗效往往不佳。死亡率约30%；绝大多数幸存者存在永久性的损害，从严重发育迟缓和四肢轻度瘫痪到轻度学习障碍和运动障碍。视力丧失最常见的原因是皮质损伤后的视神经萎缩。格拉斯哥昏迷评分(Glasgow coma scale，GCS)是判断预后的有效指标。

2. 预防　本病重在预防和宣教摇晃对于婴儿的危害。哭吵在婴幼儿中非常常见，不应将摇晃、拍打婴儿作为制止其哭闹的方法，避免进行可能导致剧烈摇晃的行为(在空中抛接孩子、让孩子坐在大腿上用力晃动、抱着孩子大力旋转等)，可以有效防止婴儿摇晃综合征的发生。

（陈　琴）

第13章

眼 肿 瘤

第一节 眼睑良性肿瘤

一、眼睑血管瘤

眼睑血管瘤(hemangioma of eyelid)是一种因先天发育异常形成的错构瘤。根据病理与临床表现常分为毛细血管瘤与海绵状血管瘤两大类。其中,毛细血管瘤在出生时即存在,占全部眼睑血管瘤的60%～70%;海绵状血管瘤为发育性,多在青少年期发病。

【病史询问要点】

1. 发病年龄　毛细血管瘤常在出生时即存在,生后1～2周显现出来;海绵状血管瘤常在成年后有所表现。

2. 发病程度　瘤体生长速度是否明显、初发部位、大小有无变化,是否影响外观与视功能,有无自行消退倾向,曾否治疗过。

3. 伴随症状　有无视力障碍、斜视、弱视,有无头痛、眼痛、脑膜刺激症状及癫痫发作等。

【体格检查要点】

1. 视力　患眼可因血管瘤压迫眼球产生屈光不正,严重者可致弱视或斜视。

2. 眼部检查　仔细检查是否有两侧眼睑不对称,上睑下垂,结膜与巩膜血管瘤,有无暴露性角膜炎、虹膜结节,以及视网膜血管瘤、视神经萎缩等。

3. 眼睑肿物检查　注意肿瘤的部位、大小、质地及活动度。压迫时有无颜色变化,哭闹时有无大小变化。

4. 全身检查　火焰痣常与Sturge-Weber综合征(半侧面部血管瘤、同侧青光眼、脉络膜血管瘤和大脑多发血管瘤)有联系,应仔细检查是否伴有青光眼及头颅部血管瘤。此外,还应检查有无皮肤血管瘤或骨骼系统的异常[马富奇综合征(Maffucci syndrome)]。

【门诊资料分析】

1. 斜视与弱视　若出现眼位异常,多说明可能合并有弱视。

2. 眼压测定　部分血管瘤合并有青光眼导致眼压升高。

3. X线片　Sturge-Weber综合征可能看到特殊的线状钙化斑。

【继续检查项目】

活组织病理检查:火焰痣的病理改变仅为毛细血管扩张,无内皮细胞增生。草莓痣为毛细血管显著扩张和增生,内皮细胞增生、变大。海绵状血管瘤的病理改变在真皮下部和皮下组织中,有很大的不规则的扩张的血窦,窦内无血液。

【诊断】

1. 毛细血管瘤　多见于婴幼儿,受累眼睑皮肤呈暗红色或鲜红色,扁平或稍隆起,无痛,质软,生长迅速,有自行消退趋势。

2. 海绵状血管瘤　多见于年轻人,呈蓝紫色软性结节状肿块,富有弹性和压缩性。一般不会自行退缩。低头、咳嗽或哭闹时瘤体会增大。

【临床类型】

1. 毛细血管瘤　由增生的毛细血管和内皮细胞组成。

(1)草莓状血管瘤:一般在出生后数周内出现,初发为粟粒或绿豆大的半球形丘疹,色红,境界清楚,质软,表面光滑,逐渐增大呈桑葚状或分叶状草莓,压之不褪色,无自觉症状。生长迅速,至7岁时常可自行退缩。

(2)鲜红斑痣:又称火焰痣,葡萄酒痣。出生时或出生后即发生,为淡红色或暗红色斑片,边缘不整,境界清楚,压之褪色。常与Sturge-Weber综合征有联系。

2. 海绵状血管瘤　一般患儿年龄较大,病变位置较深,为暗红色或紫色隆起的皮下结节状肿块,质软,易于压缩,形状不规则,大小不等。低头、咳嗽、哭闹时可增大。

【治疗原则】

1. 血管瘤的治疗取决于患者就诊年龄、肿瘤类型、病变发现时间、部位、大小范围、生长速度及症状因素。

2. 毛细血管瘤有自行消退趋势,不必急于处理,若瘤体迅速增大,尤其是遮盖瞳孔引起弱视或反复出血、感染者需进行治疗。

3. 海绵血管瘤可局部注入硬化剂,局限性者可手术切除。

【治疗方案】

1. 非手术治疗

(1)随访观察:由于部分血管瘤可能有一个自然消退的病程,因此可以只观察等待而无须特殊干预。然而对于一些病灶较大、进展迅速易出现溃疡、出血、感染,或者影响功能和容貌的血管瘤,在其病灶早期增生阶段需予以必要的干预,以缓解症状,并有利于将来的外貌恢复。

(2)冷冻、电凝、放射、局部注射硬化剂(5%鱼肝油酸钠0.5ml/次,2周后可再次注射)、二氧化碳激光等。

(3)局部注射平阳霉素(pingyangmycin,PYM)

1)单独使用:0.4%平阳霉素,首次注射2mg,以后注射剂量随瘤体变化而定,每周注射1次,直至瘤体消失(血管闭塞,瘤体纤维化),注射后3个月复查。临床治愈标准:眼睑的色泽、形态正常;低头试验阴性;无其他症状和体征。

2)平阳霉素加地塞米松:平阳霉素8 mg联合地塞米松5mg,用2%利多卡因1ml,

生理盐水 2ml 稀释成 4ml，注射剂量随瘤体大小、深浅和范围而定，每周或隔周注射 1 次，每次注射剂量最多不超过 8mg，推荐剂量 2～4mg，病程总量不超过 80mg。过量平阳霉素注射可产生肺炎样炎症和肺纤维化。两者合用可提高疗效，防止平阳霉素所致的过敏发热反应。

3）平阳霉素加激光：平阳霉素瘤体腔内注射，待局部血栓形成及纤维化，再采用 CO_2 激光治疗，可减少出血，因此，应用平阳霉素与激光联合治疗眼睑血管瘤，可达到减少药物用量提高激光治疗效果的作用。

（4）局部注射皮质类固醇

1）局部注射康宁克通，又名丙酮缩曲安奈德混悬液或加地塞米松 2.5mg，局部注射后的前 4 周内血管瘤退缩最快。4～5 周后进行第 2 次注射，对消退不完全者，8～9 周后进行第 3 次注射。多数血管瘤在第 2 次注射后可缩小 75％左右。注射药物的剂量根据血管瘤的大小而定。疗效的高低与患儿的年龄和血管瘤的类型有关，年龄小于 1 岁和毛细血管瘤患儿疗效较高。

2）曲安奈德联合氟尿嘧啶等量（体积比 1∶1）治疗毛细血管瘤。

（5）进展：一直以来，全身和局部糖皮质激素及平阳霉素局部瘤体内注射始终是婴幼儿血管瘤的一线治疗方法。但是，激素类药物只能防止血管瘤增长和扩大，而不是促使肿瘤收缩，因此对增生期的血管瘤作用有限，且不良反应明显。其他常用的治疗方法包括平阳霉素和干扰素 α，也有严重的不良反应如周围神经病变、痉挛性双侧瘫痪、肺间质纤维化。学者们继续探索更加有效且毒副反应小的治疗方法，如一种非选择性 β 受体阻滞药普萘洛尔可治疗血管瘤，目前处于临床观察阶段。

2. *手术治疗*

（1）适应证：毛细血管瘤有自行消退趋势，可观察一段时间，一般到 5 岁后治疗。若肿瘤致眼睑不能睁开，遮挡瞳孔可能形成弱视者则应尽早手术。海绵状血管瘤诊断明确后，可考虑手术治疗。

（2）手术方法。①血管结扎术：结扎瘤体的输入血管，必要时采用贯穿褥式缝合结扎术。②分期切除术或分次切除术：切除肿瘤后游离中厚皮片移植，或直接用易位皮瓣、旋转皮瓣修补眼睑缺损。③若瘤体侵犯重要器官，或手术中可能出现难以控制的出血，可以采用综合疗法。

【术后处理】

1. *一般处理*　加压包扎术眼 1～3d，使用抗生素 3～5d 预防感染。5～7d 拆除皮肤缝线。若同时行植皮术，处理原则参阅眼睑整形部分。

2. *并发症处理*　见眼睑基底细胞癌。

【住院小结】

1. *疗效*　彻底切除肿瘤，未见复发，眼睑无畸形，外观满意者视为治愈。

2. *后续治疗*

（1）合并有弱视、继发性青光眼、虹膜囊肿等应对症处理。

（2）合并眼睑畸形者应行眼睑整形修复，恢复正常眼睑功能。

3. 出院医嘱　门诊复诊，注意有无肿瘤复发。

（陈　婷　刘　虎　孟　斌）

二、皮样囊肿

皮样囊肿（dermoid cysts of eyelid）又称皮样瘤，源于胚裂，是一种位于皮下的先天性迷芽瘤性病变。主要在骨缝附近生长，呈圆形或椭圆形，常于出生时即有，部分在5岁内发生。

【病史询问要点】

1. 发病年龄　出生时即有，部分在5岁内发生。

2. 发病程度　注意询问囊肿大小有无变化，是否伴有眶骨缺损，是否治疗过。

3. 伴随症状　询问有无眼部局限红肿，有无囊肿的破溃、感染、出血，有无眼球移位。

【体格检查要点】

主要了解肿物的位置、大小、形状、质地、边界、活动度及有无搏动感等。

【继续检查项目】

1. X线检查　观察有无眶壁缺损。

2. 活组织病理检查　囊壁为纤维结缔组织，囊腔内有皮脂腺，毛囊、汗腺等附件。囊内可为单房或多房，囊腔内有角质蛋白、细胞碎屑或毛发。

【诊断】

1. 先天性，多位于上睑外侧、骨缝附近生长。

2. 圆形或椭圆形，位置深浅与大小不一。触诊发现肿块质软，表面光滑，界限清楚，与皮肤无粘连，但可与骨膜粘连，有弹性。

3. 活组织病理检查有助于明确诊断。

【鉴别诊断】

1. 脑膜膨出　①多位于眶内上角骨缝，不能移动；②有搏动感；③压迫时肿物可缩小；④穿刺液为脑脊液。

2. 其他眼睑囊肿　①表皮包涵性囊肿：可发生在眼睑的任何部位，球形，质硬，无压痛，可活动。病理检查囊壁为纤维结缔组织，壁内无皮肤附件。②皮脂腺囊肿：发生在毛囊较多的区域，多位于眉毛处，呈球形，表面光滑，有弹性。③汗腺囊肿：为汗腺排出导管阻塞，分泌液滞留在导管内引起导管扩张。囊内为半透明或牛奶状液体。

【治疗原则】

手术切除，尽量去净囊壁以免复发。如果术中发现骨面有较大的压迹，可移植游离脂肪瓣、真皮瓣或用邻近的软组织充填。

【术后处理】

见眼睑血管瘤。

【住院小结】

见眼睑血管瘤。

（陈　婷　刘　虎　孟　斌）

三、眼睑神经纤维瘤

神经纤维瘤(neurofibroma)是一种常见的周围神经良性肿瘤，主要由施万(Schwann)细胞及神经周围的神经内膜、神经膜和神经外膜结缔组织增生形成。本病常为丛状神经纤维瘤，多见于幼童与青年女性。

【病史询问要点】

1. 发病年龄　好发于儿童与青年女性。

2. 发病程度　注意有无上睑下垂、头面部畸形及弱视。

3. 伴随症状　有无视力下降、复视，身体其他部位有无皮肤结节、颜色改变。

【体格检查要点】

1. 视力　注意是否伴有弱视。

2. 眼睑肿物检查　仔细检查眼睑肿物的部位、大小、质地及活动度。注意是否伴有上睑下垂与睑裂变窄。

3. 眼部检查　注意有无房角异常、眼压升高及由于动眼神经、滑车神经和展神经麻痹所致的麻痹性斜视与眼球运动障碍。若瘤组织侵犯眼眶可致眼球突出。

4. 全身检查　有无头面部畸形、有无皮肤咖啡斑。通常当蝶骨大翼和颞骨受累缺损时可致头面部畸形。若病变呈弥漫性生长，提示眼睑神经纤维瘤仅是全身纤维瘤病的一部分。

【门诊资料分析】

X线检查：注意有无颅骨缺损。

【诊断】

根据病史及临床表现做出诊断并不困难。

【临床类型】

1. 孤立眼睑神经纤维瘤　仅发生在眼睑部的肿瘤，常累及上睑。

2. 神经纤维瘤病　眼睑神经纤维瘤仅是全身纤维瘤病的一部分，表现为眼睑过度受累而肿胀变长，上睑下垂，睑裂变窄，皮肤可见牛奶咖啡斑及头面部畸形。

【治疗原则】

手术切除为主。但因肿瘤无包膜，难以完全切除，术后有复发倾向。

【治疗方案】

1. 对眼睑神经纤维瘤影响视力或外观者应做肿瘤切除与眼睑成形术。

2. 合并有眶壁缺损者应做眶壁修补术。

【术后处理】

1. 一般处理　眼睑血管瘤。

2. 并发症处理

(1)术中出血：由于神经纤维瘤无包膜，术中常有弥漫性出血，应注意避免使用电凝止血，以防术后眼睑瘢痕过多，影响眼睑成形效果。

(2)眼睑畸形：根据眼睑缺损及瘢痕大小行眼睑整形修复。

【住院小结】

见眼睑血管瘤。

（陈　婷　刘虎　孟　斌）

四、鳞状细胞乳头状瘤

鳞状细胞乳头状瘤（squamous cell papilloma）是由上皮增殖及纤维血管组成的突起病变，是眼睑最常见良性肿瘤。

【病史询问要点】

1. 发病年龄　多见于老年人。

2. 诱因　与紫外线、吸烟、免疫缺陷等有关。

3. 发病程度　初发部位，瘤体生长速度是否明显，是否影响外观。

【体格检查要点】

1. 视力　多无影响。

2. 眼睑　菜花状，粉红色，质软肿物，好发于睑缘黏膜、泪阜黏膜等处，注意肿块的大小、质地，边界是否清楚。

【诊断】

1. 好发于睑缘，多为有蒂、边界清楚的乳头状赘生物，少数瘤体的基底部宽，无蒂。大多数为单发，生长缓慢，肿物的颜色与邻近皮肤颜色相似，表面常有角化蛋白痂。

2. 活组织病理检查可明确诊断。

【治疗原则】

1. 以手术治疗为主，切除不彻底会复发。

2. 瘤体较小者可选择激光或低温治疗。但冷冻治疗效果欠佳，易复发，一般作为手术切除后的辅助治疗。

【治疗方案】

1. 手术时机：较大的乳头状瘤影响外观时，应手术切除。

2. 手术切除要有足够的宽度，将蒂部连同周围少许正常组织一起切除。

3. 修复眼睑缺损，恢复眼睑功能及眼睑的美观。

【术后处理】

见眼睑血管瘤。

【住院小结】

见眼睑血管瘤。

（邵　庆）

五、眼部淀粉样变性

眼部淀粉样变性（amyloidosis in eye region）是原发性或继发性淀粉样蛋白在眼眶、眼睑和结膜组织内沉积引起的异物肉芽肿反应，临床较为少见。原发性眼部淀粉样变性是全身淀粉样变性的一部分。继发性淀粉样变性多发生于眼部有慢性炎症者或伴有多量浆细胞浸润的特殊性慢性炎症，如结核、风湿病、麻风及多发性骨髓瘤等，可能由于免疫球蛋白片段的过度合成而导致淀粉样蛋白在眼部沉积。

【病史询问要点】

1. 发病年龄　可发生于任何年龄。

2. 眼别　多为单侧性，亦可双侧眼眶均发病。

3. 发病诱因　是否有长期的眼眶慢性炎症和血管炎，有无全身多发性骨髓瘤、巨球蛋白血症和B细胞性淋巴瘤等。

【体格检查要点】

1. 眼部检查　眼部表现多样，眼睑和结膜是眼部淀粉样变性最多见的发病部位。眼睑和结膜的淀粉样变性表现为眼睑无痛性包块、眼睑肿胀、上睑下垂、睑板肥厚、结膜局限性或弥漫性增生肥厚、表面粗糙及结膜充血，眼睑和结膜组织内可见暗红色或灰黄色的质脆结节状肿物，眼睑轻微外伤即可出血，睑结膜受累可形成睑球粘连；如病变影响泪腺，则有泪腺肥大、泪腺区可扪及肿物；病变侵犯眼外肌可有眼肌肥大、眼球运动受限、斜视复视等；巩膜和视神经受侵犯则表现为巩膜增厚和视功能受损；侵犯眼眶其他组织可引起眼球突出、眼眶出血等。

2. 全身检查　原发性淀粉样变的患者，眼部病变是全身淀粉样变性的一部分。眼睑和结膜的淀粉样变性常提示患者同时或今后会发生全身其他部位的淀粉样变性，如全身皮肤、咽部、支气管、心脏、肝、肾、肌肉、神经和血管等处均可能有淀粉样蛋白沉积而产生相应的症状体征。心脏受累引起心力衰竭，咽部受累导致吞咽、说话困难，肠病变导致肠蠕动和吸收功能障碍。

【继续检查项目】

1. 影像学检查　CT检查显示眶内实质占位性病变，病变形状不规则，部分可伴有钙化。

2. 尿本周(Bence-Jones)蛋白检查　怀疑全身多发性骨髓瘤患者收集24h尿行蛋白检查。

3. 蛋白免疫电泳检查　怀疑巨球蛋白血症时行此检查，可有IgM高峰值。

4. 骨髓检查　怀疑浆细胞骨髓瘤时应做骨髓检查。

【诊断】

1. 眼睑皮肤蜡黄肿块，穹隆结膜有质脆、易出血的赘生物。

2. CT检查见泪腺肿大，眼外肌增粗或眶内、眶前段软组织肿块影，可见斑点状钙化。

3. 因淀粉样变性临床少见，症状和体征缺乏特异性，需组织病理学检查方能明确诊断。

【治疗原则】

1. 眼部淀粉样变性轻度者可采用非手术治疗方法控制炎症进展，在影响外观或视功能的情况下考虑手术治疗。

2. 弥漫性眼眶浸润的病变在病理活检明确诊断后行糖皮质激素治疗。

3. 继发于其他病变者同时治疗原发病变。

【治疗方案】

1. *冷冻治疗* 目前被认为是最为简单有效的方法。

2. *手术治疗* 较为困难,一般难以做到彻底切除病变组织。因肿块脆、易出血,全部切除难度大时应部分切除。术后易复发,甚至形成睑球粘连、复视等并发症。

【术后处理】

见眼睑血管瘤。

【住院小结】

见眼睑血管瘤。

(邵 庆)

六、光化性角化病

光化性角化病(actinic keratosis,AK)又称日光性角化病(solar keratosis)、老年性角化病(senile keratosis),是日光长期暴晒损伤皮肤所引起的一种癌前期损害。该病患病率为0.006%～0.7%,主要见于40岁以上的中老年男性,白种人易患本病。紫外线(UVB 290～320nm)被认为在本病的演变过程中发挥了重要的作用。AK的皮肤损害见于曝光部位(头面部、颈部、手背、足背、下肢),面颈部常见,其中,0.01%～0.3%的患者可转化为鳞状细胞癌(squamous cell carcinoma,SCC),未治疗的AK转化为侵袭性SCC的风险为每年0.025%～16%。

【病史询问要点】

1. *高发人群* 60－80岁老年人和肤色较浅者。

2. *诱因* 有无日光、紫外线、放射性热能、沥青或煤及其提炼物长期接触史。

3. *发病程度* 发展缓慢,可自发性消退,少部分病变进展为SCC。

4. *自觉症状* 一般无自觉症状,少数有烧灼感、瘙痒、触痛或出血。

【体格检查要点】

1. 眼睑:常为单个或多个鳞屑性、角化性扁平红斑病变,直径数毫米;也有一些病变呈结节、皮角状或疣状外观;可出现糜烂或结痂。

2. 其他部位:身体其他曝光部位可见多发性边界不清的斑疹或斑片,呈淡红褐、淡黄黑或灰褐色,有干燥的黏着鳞屑,针尖至数厘米大,可略高出皮面;有时有明显角层增厚,呈疣状,可出现糜烂或结痂。

3. 一旦发现皮损处隆起、硬化、溃疡或出血等反应,须警惕有可能发展为SCC。此时查体常发现皮损周围发红并按之疼痛。

【诊断】

组织病理学检查可提供明确诊断。

【鉴别诊断】

目前,临床和病理诊断符合率仅50%。临床上主要应与脂溢性角化病、扁平苔藓、恶性雀斑样痣、Bowen病、基底细胞癌、寻常疣、湿疹、盘状红斑狼疮等相鉴别。

【临床阶段】

1. 无症状性 AK。

2. 炎症 AK。查体发现皮损周围发红并按之疼痛，其中，50%的炎症 AK 经病理证实为 SCC。

3. SCC。好发于面颈部位。

越来越多的证据和观点认为，AK 和原位 SCC 没有本质区别，理论上说，病程足够长所有未经治疗的 AK 均有可能发展为侵袭性 SCC。但是事实上，AK 向侵袭性 SCC 转化过程中，临床上约 1/4 的 AK 患者在确诊为期一年的随访中，注意避免日光过度照射后皮损能够自行消退。从发生 AK 这种癌前病变到演变或侵袭性 SCC 的病理机制并不清楚，有学者认为，后天或先天事件可以诱发 AK 癌变。他们观察到在上述转化过程前会出现一过性的炎症反应，表现为皮损处隆起、硬化、溃疡或出血。故而将 AK 分为上述 3 个临床阶段，在基底部出现炎症和疼痛感时，应进行病理检查。

【治疗原则】

1. *协同皮肤科，治疗个体化*　目前有许多方法治疗 AK 高度有效，但某一种方法并非对所有 AK 患者的皮损都是合适的，这取决于皮损的部位(面、头皮、颈部、前臂等)、程度(广泛或少数)、大小、类型、患者的耐受性、年龄及健康状况等，选择恰当的方法以达到最佳效果。

2. *眼睑 AK 手术切除者*　修复眼睑缺损，恢复眼睑形态和功能。

【治疗方案】

1. *治疗方法*

(1)药物治疗：氟尿嘧啶、秋水仙碱、阿达帕林凝胶、双氯芬酸钠凝胶、咪喹莫特霜和化学性中深度剥脱剂外用，疗效肯定，但是患者有时难以忍受，且需要多次治疗，治疗后色素沉着发生率高；维 A 酸口服和外用、氟尿嘧啶联合维 A 酸、干扰素-α-2b 也被应用于 AK 的药物治疗。

(2)冷冻疗法：简单有效，可避免侵入性治疗形成的瘢痕和局部外形改变，特别适合于境界清楚的少数皮损，治愈率高，不易出现色素沉着，但是治疗中疼痛感较强，眼睑应用较局限。

(3)光动力疗法(PDT)：一般认为，PDT 对 AK 面、头部皮损比躯干和四肢皮损更有效，最有效的是治疗播散性 AK，不产生瘢痕，美容效果良好。但是其费用和复发率较高；对重度色素性的皮损无效。

(4)激光疗法：简单有效，常只需要治疗一次，适用于所有部位，尤其当多发性 AK 用药物治疗无效或皮损局限于颜面处最为适用。但该治疗需要熟练的操作，需很好地掌握治疗深度，而且部分患者可出现色素沉着及瘢痕。

(5)皮肤磨削：适合于皮损范围较大者，易产生瘢痕和出现色素沉着。

(6)手术切除：是最为彻底的方法，对于疑似恶变的病例应予手术切除，并行病理检查；较小皮损切除后直接缝合，较大皮损应用皮瓣或植皮恢复缺损区形态和功能。

2. 治疗方案

(1)AK 第一线的治疗方法：遮光剂、冷冻和外用氟尿嘧啶。

(2)AK 第二线的治疗方法：外用咪喹莫特、PDT、外用阿达帕林凝胶和外用双氯芬酸。

(3)AK 第三线治疗：刮除、手术切除、激光、化学剥脱和皮肤磨削。

其中，PDT 因美容效果佳和不会形成瘢痕使普及率明显增加，治疗播散性 AK 最好，而双氯芬酸因无严重不良反应，而可用于早期 AK。

3. 光预防　对 AK 而言，预防就是最好的治疗。避免过度日光照射是 AK 最好的预防，在儿童期就应减少日晒或将减少以后发生 AK 的概率，为防止过度的日晒及其他合并症，应做到：上午 11 时至下午 4 时尽量避免日晒；外出时穿衣(最好长袖)、戴帽、打伞、使用太阳镜等防止日晒过度；外用 SPF≥30 的防晒霜。

【术后处理】

见眼睑基底细胞癌。

【住院小结】

见眼睑基底细胞癌。

(邵　庆　朱承华)

七、角化棘皮瘤

角化棘皮瘤(keratoacanthoma of eyelid，KA)是一种皮肤良性上皮性肿瘤，主要发生于面部(多见于眼睑，少数见于结膜)和手部，呈非侵袭性生长，常发生在皮肤暴露于阳光的部位。通常生长迅速，组织学表现类似典型的鳞状细胞癌，而临床上又多为良性表现。由于 KA 常被误诊为皮肤鳞状细胞癌(SCC)，其真实的患病率难以统计。

【病史询问要点】

1. 高发人群　多见于中老年人，且男性多于女性。

2. 诱因　有无紫外线照射、化学诱导物、病毒感染、外伤和(或)应用免疫抑制药。

3. 发病程度　病变生长迅速，病程短，数周或数月，但多在 2 个月以内。也常在 2～6 个月自行消退，愈合后留下萎缩性瘢痕。

【体格检查要点】

1. 眼睑或眼眉处，先出现一个如大头针帽大小的小结节，之后在 6～8 周迅速增长形成直径 1～2cm 的半球形，基底较宽，伴有一个卷起的边缘的硬性结节，中间可有火山口样溃疡，充满角化物质。肿块多为粉红色，少数呈黄色。

2. 其他部位：常共存其他光损害，包括日光弹力纤维变性、日光性角化、日光性白斑等。

【诊断】

眼睑孤立性生长的半球形粉红色或肉色结节，边界清楚，中央形成火山口样溃疡，其中充满角蛋白，边缘卷曲高起。组织病理学检查可提供诊断。其组织学特点根据病程分期而不同，并且与 SCC 极为相似，目前还没有 KA 与 SCC 鉴别诊断的足够敏感和特异的标准。

【鉴别诊断】

1. *鳞状上皮癌* 常见呈菜花状隆起，无火山口样凹陷及角质栓，基底部边界不清，质地坚实，有浸润感，可自发出血与渗液，常有坏死、溃烂并伴有渗出、结痂。而角化棘皮瘤结节基底光滑，少见浸润。

2. *基底细胞癌* 病程长，结节缓慢长大，肿块表面有溃疡形成，有血或脓痂覆盖，溃疡底硬，边缘卷曲。

【临床阶段】

有 3 个临床发展阶段：增生期、成熟期和消退期。典型的 KA 从发生到自行消退通常需 4～6 个月时间。

【病理诊断】

典型的 KA 与 SCC 在临床与病理上存在明显差异。但在少数情况下，KA 与 SCC 很难区别，不少病例具有 KA 的形态特征，但部分有增生的上皮可具有异形性及分裂象，甚至病理性分裂象，并呈浸润性生长。有学者将出现侵袭性行为的 KA 称为 KA 型鳞状细胞癌。

【治疗原则】

1. 首选手术切除。尽管本病有自发消退的可能，但本病发生在中老年患者，其临床表现与鳞状细胞癌有时相似，故不主张保守观察。

2. 修复眼睑缺损，恢复眼睑功能及眼睑的美观。

3. 长期随访。

【术后处理】

见眼睑血管瘤。

【住院小结】

见眼睑血管瘤。

（邵　庆）

第二节　眼睑恶性肿瘤

一、基底细胞癌

眼睑基底细胞癌（basal cell carcinoma of eyelid，BCC）是眼睑最常见的恶性肿瘤，由皮肤及其附属组织基底细胞发生癌变而形成，占眼睑所有恶性肿瘤的 85%～95%，好发于下睑缘处的内眦部。本病来源于表皮或毛囊的基底部，呈低度恶性，很少发生远端转移。多见于 50－70 岁老年人，男性稍多于女性。

【病史询问要点】

1. *发病年龄* 好发于 50－70 岁的老年人，男性多于女性。

2. *发病过程* 询问肿瘤初发部位、颜色、形状、硬度、生长速度、大小及治疗史、有无肿瘤的扩散与转移。

3. 发病诱因 有无长期日晒、紫外线和放射线接触、局部应用腐蚀剂史，有无皮肤长期破溃、炎症、结痂、出血史，有无手术外伤史。

4. 伴随症状 有无眼睑局部皮肤的破溃、出血、感染，有无视力下降，有无肿瘤的邻近组织扩散及全身转移。

【体格检查要点】

1. 视力 首先检查有无视力变化，早期基底细胞瘤对视力多无影响。

2. 眼睑肿物检查 注意眼睑肿物的部位、大小、质地及有无出血、溃疡、感染等。

3. 眼部检查 仔细检查眼球、眼眶有无异常改变，注意肿瘤有无累及鼻窦及邻近组织。

4. 全身检查 注意有无肿瘤的远处转移，如肝、肺及颅内转移。

【继续检查项目】

1. X线检查 检查肿瘤有无向周围邻近组织扩散，特别注意有无向鼻窦及颅内转移。

2. 超声检查 于病变表面直接探查，可见形状不规则的占位病变，边界不清，内回声中等分布不均，CDI可见肿瘤内部血流丰富。

3. 病理检查 肿瘤由基底样细胞组成，癌细胞起自表皮基底细胞层内的多能性原始上皮性胚细胞，大小一致，呈卵圆形，胞质少，核大深染。

【诊断】

1. 老年人，男性多见，好发于下睑、内眦部。

2. 早期多无自觉症状。损伤或感染时，可引起剧烈疼痛或反复出血。

3. 病变呈珍珠样色泽的结节或珍珠色隆起，溃疡的边缘内卷，有隆起硬化，形似火山口，基底不平，表面覆盖痂皮和色素沉着。肿瘤发展缓慢，逐渐扩大直至渐破坏眼睑、眼眶及颜面组织，但不累及淋巴结，也无远处转移。

4. 活组织病理检查可明确诊断。

【临床类型】

1. 结节型 皮肤可见隆起、坚硬的珠状小结，表皮毛细血管扩张。

2. 溃疡型 结节中央有一溃疡凹陷，伴有珍珠状上皮缘。

3. 色素型 结节反复出血，致使含铁血黄素沉着或其他原因的继发性黑色素沉着，结节色深。

4. 硬化型 大量纤维结缔组织增生，肿块苍白坚硬。

5. 多中心型 在上皮基底或真皮表面有多数肿瘤小叶，病变边缘常超过临床怀疑区。

【鉴别诊断】

1. 眼睑鳞状细胞癌 基底细胞癌处理不当或外伤时，癌组织扩大成菜花状，需与鳞状细胞癌鉴别。主要依赖病理检查：显微镜下鳞状细胞癌分化好，呈多角形，胞质丰富，嗜酸性，有特征性的角化珠。基底细胞癌为基底样细胞，胞质很少，嗜碱性，核明显,染色深。

2. *黑色素瘤* 色素型基底细胞癌因病变区含有较多色素需与黑色素瘤鉴别。临床中,黑色素瘤很少有基底细胞癌的典型所见,即隆起、坚韧的珍珠色泽结节,中心溃烂,边缘高起内卷。此外,活组织病理检查有助于鉴别诊断。

【治疗原则】

1. 早期诊断,根据肿瘤大小、位置及病理类型选择手术切除、冷冻、放射及激光治疗。

2. 手术切除是最常用、最有效方法。手术时应考虑:完全切除肿瘤、保护眼睑的正常功能、尽可能少地影响外观。

【治疗方案】

1. *放射治疗* 适用于不能耐受手术的有全身疾病的老年患者,或不可能完全切除的肿块,或怀疑未完全切除肿瘤的患者。目前多采用中等电压的光子和电子治疗。总剂量:40～50Gy,每日剂量为 3Gy。大多数类型的基底细胞癌放射治疗有效,但对硬化型肿瘤效果较差。此外,由于放射治疗可引起放射性皮炎、角膜炎、白内障等并发症。现多主张手术治疗。

2. *冷冻治疗* 适用于较小、局限于眼睑中央并累及深层组织者或手术禁忌证者,以及拒绝手术的基底细胞痣综合征和内眦部肿瘤。冷冻治疗以液氮为致冷剂,冷冻 1～2min,冻融 2 次。冷冻的优点是:治疗后病变区皮肤颜色浅淡,一般不留有瘢痕。下列情况不宜冷冻治疗:①肿瘤境界不清;②肿瘤直径＞10mm;③结膜囊已受累;④肤色深者;⑤肿瘤固定于骨膜;⑥眼睑感觉或运动异常;⑦硬化型或多中心型;⑧不能耐受寒冷者。

3. *激光治疗* 仅用于＜5mm 病灶,疗效有待于进一步观察。

4. *手术治疗* 最常用和疗效最佳的方法。手术应切除包括病变区及临床上显示正常的邻近组织,以求完全切除肿瘤,否则易于复发。手术多主张采用 Mohs 术(切除量由切除肿块边缘组织染色显微镜检查决定,称显微镜控制性切除或组织学控制性切除),术中也可对病变区各边缘分别进行冷冻组织切片控制手术切除量(冷冻断面控制性切除手术),术后常规石蜡切片检查。若切缘未切完全,应再次切除直至切片检查阴性为止。此外,由于肿瘤位于眼睑,手术切除肿瘤后应行眼睑重建矫形术。一旦病变侵犯眶内,手术切除后应联合放疗。

5. *综合治疗* 采用以手术切除为基础,适当配合冷冻、放射治疗等。

6. *光化学疗法* 艾拉光动力疗法(ALA-PDT)以 δ-氨基酮戊酸作为光敏剂,是一种具有良好的靶向性、安全可靠、治疗后无瘢痕、可重复使用、对正常皮肤无损害的治疗手段,患者有很好的耐受性,尤其适用于对其他疗法不能耐受、年龄太大和体弱的患者,是治疗眼睑基底细胞癌的一种新的替代疗法。

【术后处理】

1. *一般处理* 加压包扎术眼,全身使用抗生素 1～3d 预防感染。术后 7d 拆除皮肤缝线。

2. 并发症处理

(1)眼睑内翻与倒睫:术后常见并发症。主要原因是眼睑内移植的支持组织坏死或溶解、术后眼睑轮匝肌痉挛、眼睑黏膜面的瘢痕收缩或睑球粘连所致。处理:重新移植合适的组织、去除肌肉痉挛原因或切除部分眼轮匝肌、松解粘连,重新移植结膜或黏膜组织。

(2)睑外翻:由于眼睑新移植的皮瓣较小,或同时产生瘢痕收缩所致。处理:松解切除瘢痕,必要时重新植皮。

(3)睑缘缺损或畸形:术后睑缘呈三角形。多因睑缘创口愈合不牢、缝线过早松脱所致。处理:在该缺损处重新切除一新创面后再次缝合。

(4)眼睑闭合不全:由于术后瘢痕收缩或上下眼睑的宽度不足所致。处理:对于＜3mm 的轻度眼睑闭合不全,不必手术,每天涂用抗生素眼膏预防暴露性角膜炎即可;对于＞5mm 的眼睑闭合不全,应考虑再行成形术松解瘢痕。

(5)睑球粘连:常因移植的黏膜坏死或受损造成睑球粘连。处理:分离睑球粘连再行黏膜移植。

(6)上睑下垂:新移植眼睑与原眼睑的上睑提肌腱膜未能连接所致。处理:再次手术连接或行额肌悬吊术。

【住院小结】

1. 疗效　肿物消失,无残余,手术后 5 年无复发者视为治愈。

2. 预后　基底细胞癌极少发生远处转移,转移发生率为 0.028%～0.55%,转移的常见部位为肺、骨、淋巴结、肝、脾和肾上腺,转移后平均存活时间为 1.6 年。

3. 后续治疗

(1)合并有眼睑畸形者,应在肿瘤切除术后行眼睑整形术,恢复外观。

(2)肿瘤复发者应继行治疗。

4. 出院医嘱

(1)定期门诊复诊。注意有无眼睑闭合不全及睑缘与眼球位置的其他异常。

(2)一旦发现肿瘤有复发倾向应立即治疗。

(陈 婷　刘 虎　孟 斌)

二、鳞状细胞癌

眼睑鳞状细胞癌(squamous cell carcinoma of eyelid,SCC)是起自皮肤上皮层的恶性侵袭性肿瘤,具有角化特征。本病患病率低于基底细胞癌,占眼睑恶性肿瘤的 2.4%～8%。好发于皮肤黏膜交界处的睑缘。该肿瘤恶性程度较高,发展快,破坏性大。男性多于女性,老年人多于年轻人。

【病史询问要点】

1. 发病年龄　多见于50 岁以上的男性。

2. 发病程度　询问发病以来肿瘤生长情况,有无眼球、眼眶、鼻窦及颅内转移。

3. 伴随症状　有无视力障碍,有无眼球、眼眶及面部皮肤的感染、出血、破溃等。

【体格检查要点】

1. 视力检查　有无视力下降，晚期肿瘤侵犯眼球常可致视力下降。

2. 眼睑肿物检查　观察肿瘤大小、颜色、形状、质地、硬度、边界。下睑缘和泪点是本病的多发部位。本病发病初期呈硬性乳头样结节或乳头状小肿物，以后逐渐形成溃疡，溃疡底部较深且高低不平，边缘隆起且外翻，常合并出血、感染等。

3. 全身检查　注意有无发生肿瘤的邻近扩散与远处转移。如眼眶、鼻窦及颅内等邻近组织转移或全身转移扩散造成死亡。

【继续检查项目】

活组织病理检查：肿瘤细胞特点是胞质丰富，嗜酸性，病理性核分裂较多，多形成角化珠。

【诊断】

1. 50 岁以上男性多见，好发于睑缘部。

2. 眼睑肿物呈硬性乳头样结节或乳头状小肿物，所形成溃疡的底部较深或高低不平，边缘隆起且外翻，表面无色素。

3. 肿瘤发展快，对眼睑破坏性大。后期可发生局部淋巴结转移，或向邻近组织蔓延。

4. 活组织病理检查可明确诊断。

【临床类型】

1. 临床分类

(1)乳头状或菜花状肿块型：基底较宽，质地硬且脆，发展到一定程度表面破溃、出血、感染。

(2)溃疡型：溃疡边缘高起饱满，且有一定程度外翻。溃疡明显，深浅不一，基底广阔而固定。

2. 临床分级　Broder 和 Edmondson 根据细胞分化的程度将鳞状细胞癌分为 4 级。

1 级：分化良好的癌细胞占细胞总数的 75%～100%，存在较多的典型癌珠(角化珠)。

2 级：分化良好的癌细胞占癌细胞总数的 50%～75%，角化珠少见，核分裂增多。

3 级：分化良好的癌细胞占 25%～50%，无角化珠出现，癌细胞异型性大。

4 级：分化良好的癌细胞不足 25%，癌细胞异型性和核分裂明显。

【鉴别诊断】

1. 基底细胞癌　临床表现为隆起、坚韧的珍珠色泽结节，中心溃烂，边缘高起内卷。病理检查：癌细胞为基底样细胞，胞质很少，嗜碱性。

2. 睑板腺癌　①发病部位：睑板腺癌好发于上睑，位置较深，鳞癌好发于下睑，一般较浅；②肿块形状：早期睑板腺癌表现似睑板腺囊肿，晚期可在眼睑皮下形成核桃样分叶的坚硬肿块，鳞癌早期在皮肤表面似痣或乳头状瘤，晚期则形成菜花样肿块的溃疡；③性别差异：睑板腺癌女多于男，而鳞癌男多于女。

3. 假上皮瘤增生症　①病理检查:假上皮瘤增生症向下增生的深度较浅,一般不超过皮肤附件水平,而鳞癌向下浸润的深度比较深,多达皮肤附件以下水平。②在假上皮细胞增生症的上皮细胞块中,常被多形核细胞所侵入,形成微型脓肿。这种情况在鳞癌见不到。③非典型分裂象及单个细胞分化现象,在鳞癌可见,在假上皮瘤增生症则不存在。

【治疗原则】

1. 肿瘤较小的可手术完全切除肿瘤。

2. 对肿瘤大,范围广的患者,可先做广泛手术切除,后进行放射治疗,也可先做放射治疗再进行手术切除。

3. 对癌组织已累及眼球组织或眶内者,应做眶内容摘除术再辅以放射治疗。

【治疗方案】

1. 放射治疗　适用于病灶较小,细胞分化高,位于内眦部的肿物。

2. 手术治疗　适用于病灶范围较大(>1cm),细胞分化程度较低者。术中完全切除肿瘤,同时行眼睑整形术。

3. 综合治疗　对于肿瘤较大者应先行放射治疗与化学治疗,待瘤体缩小后再行手术切除。若病变已累及较多眼睑、球结膜或眼球者应考虑行眶内容摘除术。

【术后处理】

见基底细胞癌。

【住院小结】

见基底细胞癌。

(陈　婷　刘　虎　孟　斌)

三、皮脂腺癌

眼睑皮脂腺癌(sebaceous carcinoma of eyelid,SC)是一种发生于眼附属器的高度恶性肿瘤。主要发生于睑板腺,少数为皮脂腺和汗腺,多见于50岁以上的女性,常见于上睑,患病率仅次于眼睑基底细胞癌,占眼睑恶性肿瘤的20%～35%。

【病史询问要点】

1. 发病年龄　多发生于50岁以上老年人,女性多见。

2. 发病程度　仔细询问肿瘤初发部位、形态、大小及治疗史,是否做过病理检查。特别询问有无反复发作的睑板腺囊肿病史,有无邻近组织的扩散与远处转移。

3. 发病诱因　有无结膜炎、顽固难治的单侧睑缘炎,有无反复发作、久治不愈的睑板腺囊肿病史。

4. 伴随症状　有无视力障碍、眼痛、头痛,有无眼球突出、复视,有无鼻塞、流血等。

【体格检查要点】

1. 视力　仔细检查有无视力异常,皮脂腺癌早期对视力多无明显影响。

2. 眼睑肿物检查　检查眼睑局部肿物大小、形态、颜色、质地及活动度等。

3. 眼球及邻近组织检查　检查眼前段、眼底、眼眶、鼻窦及颅脑等相邻组织有无肿瘤扩散与转移。

4. 全身检查　仔细检查耳前及颈部淋巴结有无肿大；有无发生肝、肺及颅脑等组织的远处转移。

【继续检查项目】

活组织病理检查：癌细胞呈多边形，大小一致，胞质呈泡沫状，核呈空泡状，脂肪染色阴性。

【诊断】

1. 多见于老年女性，好发于上睑缘。

2. 早期形态与睑板腺囊肿相似，在眼睑皮下可触及一无痛性硬结、与皮肤无粘连、结膜面粗糙的黄白色斑点，一段时间后可形成溃疡，呈黄白色分叶状或菜花样，触之易出血。晚期可向眶内侵犯，伴有局部淋巴结和内脏转移。

3. 组织学病理检查有助于明确诊断。

【临床类型】

1. 组织病理类型

(1)小叶型：癌细胞组成大小不等的小叶，小叶中的癌细胞有基底细胞样的特征，小叶周围癌细胞嗜碱性，核深染，细胞质内有空泡，呈泡沫状。

(2)粉刺型：大的小叶中心有坏死灶，中心坏死的肿瘤细胞和小叶中其他细胞脂肪染色阳性。

(3)乳头型：肿瘤组织呈乳头状生长，似鳞状细胞乳头癌，但组织学检查发现皮脂腺分化灶。

(4)混合型：小叶型和粉刺型混合，乳头型与小叶型或粉刺型混合。

2. 临床分级

(1)Ⅰ级(Ⅰ期)：肿瘤局限于睑板或睑缘处，与皮肤无粘连，能滑动者。

(2)Ⅱ级(Ⅱ期)：肿瘤累及结膜面常形成溃烂或与皮肤粘连。

(3)Ⅲ级(Ⅲ期)：肿瘤侵犯邻近组织、眼眶内或已有转移。

【鉴别诊断】

1. 睑板腺囊肿　①发病年龄：睑板腺囊肿患者多为年轻人，而睑板腺癌多为老年人，女性较多。②睑结膜表现：发生睑板腺囊肿处的睑结膜呈暗红色，而睑板腺癌处结膜面呈黄色。③内容不同：睑板腺囊肿内容物为软的肉芽组织，睑板腺癌则为黄色较脆的硬性组织。

2. 基底细胞癌　①发生部位：皮脂腺癌多发生于上睑，而基底细胞癌以下睑内眦部为主。②临床表现：皮脂腺癌多发生在睑板腺，少数发生在皮脂腺，初期表现为皮下硬结，皮肤正常，睑结膜面可见到黄色分叶状结节；基底细胞癌起源于皮肤，初起时皮肤有硬结，以后有溃疡形成，边缘卷起，珍珠色，常有黑色素增生。③冷冻切片脂肪染色有助于鉴别。

3. 鳞状细胞癌　皮脂腺癌多发生于上睑，而鳞状细胞癌多发于下睑。早期鳞状细胞癌在皮肤表面似乳头状瘤，晚期形成菜花样溃疡，皮脂腺癌女多于男，而鳞状细胞癌男多于女。

【治疗原则】

1. 早期诊断及广泛的肿瘤手术切除是治疗成功与否的关键。

2. 手术不但要完全切除肿瘤，还须考虑患者的美观，眼睑整形、眼睑重建和眼眶再建也应在手术计划中。

【治疗方案】

1. *化学治疗与放射性治疗* 皮脂腺癌对化学治疗与放射治疗多不敏感，确诊后应早期手术切除，以免发生转移。较晚期病例如已眶内侵犯等可先行放射治疗，使肿瘤缩小后再行控制性手术切除。放射治疗还可作为手术后的辅助治疗，对于发生肝、肺、脑等远处转移的患者应行化学治疗。

2. *冷冻治疗* 对于上皮内骨炎样扩散侵入结膜且拒绝手术者可考虑应用冷冻治疗。

3. *手术治疗* 本病一经确诊，即考虑手术切除，手术切除线应超过肿瘤边缘 5mm 以上，用 Mohs 组织学控制性切除术较好。

(1)皮脂腺癌仅限于在睑板腺内，与皮肤无粘连，睑结膜无浸润，睑缘无溃烂者仅行局部眼睑切除。

(2)若皮脂腺已侵犯皮肤和球结膜，肿块与皮肤粘连，结膜表面溃烂者，应行局部肿瘤、眼睑切除和眼球摘除。

(3)若肿瘤侵犯眼球和眼眶软组织应行眶内容摘除术，若伴有耳前淋巴结转移应行淋巴结清除术和腮腺切除术。对独眼患者和拒绝毁容手术者可行冷冻断面控制性肿瘤切除术而代替眶内容摘除术，以保持视功能。

4. *光动力疗法* 具有高度选择性、不良反应少、美容效果好等特点，但是受肿瘤的大小及深度影响大，对于肿瘤较大较深者效果不佳，常需重复多次治疗。见基底细胞癌。

【术后处理】

见基底细胞癌。

【住院小结】

1. *疗效* 经治疗后，肿物消失，无残余，手术后 5 年内无复发者视为治愈。

2. *预后* 预后与肿瘤细胞的分化程度、肿瘤大小、生长时间、生长方式及是否是多中心起源有关，若局部淋巴结、血管结构或眶内软组织被侵犯为预后不良的表现。SC 是主要的眼睑致死性疾病，可侵袭神经，形成脉管瘤栓，易复发，术后复发率在 30%左右，5 年存活率低于 50%。

3. *后续治疗* 合并有眼睑畸形者应做眼睑整形修复。

4. *出院医嘱* 本病术后必须定期追踪 3～5 年，如发现复发，应尽早再次手术切除。

（陈 婷 刘 虎 孟 斌）

四、恶性黑色素瘤

恶性黑色素瘤(malignant melanoma of eyelid)是一种恶性程度很高、发展迅速、易向全身各处广泛转移的肿瘤。可发生于正常皮肤,也可由黑痣恶变而来。老年人多见,女性多于男性,占眼睑恶性肿瘤的1%。

【病史询问要点】

1. 发病年龄　各年龄都可发生,但60岁以上老年人多见。

2. 发病情况　询问肿瘤生长速度及有无淋巴结转移。

3. 发病诱因　有无外伤、长期刺激、紫外线照射等。

4. 伴随症状　有无视力障碍、眼痛,有无眼睑破溃、出血、感染等。

【体格检查要点】

1. 视力检查　肿瘤早期对视力多无影响。

2. 眼睑肿物检查　了解肿物位置、形状、大小、颜色、硬度、边界、隆起度和活动度等。注意有无出血、坏死或溃疡形成。

3. 眼部检查　观察结膜、眼眶有无黑色素瘤转移。

4. 全身检查　仔细检查有无耳前或颌下淋巴结转移或全身转移。

【门诊资料分析】

X线、B超检查:了解肿瘤有无局部或远处转移。

【继续检查项目】

活组织病理检查:活组织病理检查可见瘤细胞形态各异,异型性大,细胞边界清楚,部分细胞质内可见色素颗粒。癌细胞可穿破血管壁或直接围绕血管,这一特点可能与容易发生血源性转移有关。

【诊断】

1. 任何年龄均可发病,以老年人多见,好发于内、外眦的睑缘部。

2. 初起时为一似黑痣样的小结节,体积、形态逐渐增大,易发生坏死与溃疡,部分病例可形成菜花状肿块,并迅速引发淋巴结和远处脏器(肝、肺等)转移。

3. 活组织病理检查有助于明确诊断。

【临床类型】

眼睑黑色素瘤分为以下4型。

1. 恶性小痣黑色素瘤

(1)恶性小痣是黑色素瘤的前期病变,为扁平斑状改变,边界不规则,有不同程度的色素沉着。

(2)主要发生于老年人的暴晒区,可向周边蔓延,为水平生长期。

(3)当发生向真皮侵犯时为垂直生长期,病变隆起,形成深棕色至黑色结节。

2. 表浅扩散性黑色素瘤

(1)多见于中年人,病变较小。

(2)典型病变为表现扩散的色素斑,颜色不等,以后发展为结节。

3. 结节性黑色素瘤

(1)多见于中年人,男多于女。

(2)为蓝黑色带蒂的小结节。

(3)此类型恶性程度高,预后差。

4. 起自痣的黑色素瘤由色素痣暗示恶性变的预兆性体征

(1)颜色改变,特别变为红、白、蓝色调,或突然变深变暗。

(2)大小改变。

(3)表面特征的改变,如结痂、渗出、出血或溃疡。

(4)质地改变,如变软变脆。

(5)出现痛、痒或压痛的感觉。

(6)形状改变,如原先扁平病变迅速隆起。

(7)周围皮肤改变,如出现红、肿或卫星病变。

【鉴别诊断】

1. *眼睑黑色素痣*　发生于任何年龄,多为单个,无卫星病灶,结节外皮肤正常,结节色素分布均匀且深,表面光滑,质地软,不发生溃疡、出血。

2. *眼睑鳞状细胞癌*　鳞状细胞癌多发于下睑。早期鳞癌在皮肤表面似乳头状瘤,晚期形成菜花样溃疡,肿瘤表面多无色素。活组织病理检查有助于明确诊断。

3. *色素性基底细胞癌*　含较多色素的基底细胞癌应与恶性黑色素瘤相鉴别。基底细胞癌病程长,结节多缓慢生长,恶性程度低,一般多无转移。活组织病理检查有助于鉴别诊断。

【治疗原则】

1. 一旦确诊,应立即争取手术切除。切除线应离肿瘤边缘8～10mm。若肿瘤累及穹隆结膜、球结膜,范围宽,难以局部切除,可做眶内容摘除术,并清除可能受累的耳前和颌下淋巴结。

2. 对放射治疗、化学治疗不敏感。

【治疗方案】

WHO推荐:肿瘤厚度1mm以下采取肿瘤边缘外1cm做切口,厚1～4mm采取肿瘤边缘外2cm切除,厚度>4mm采取边缘外2cm以上切除。据报道,肿瘤边缘10mm外切除较安全,<5mm复发率较高。另一些学者认为,肿瘤边缘外5mm切除的,对于厚度2mm以下的眼睑恶性黑色素瘤已经足够,厚度>2mm的肿瘤建议较大的切除范围,并高度注意其局部淋巴结转移。

【术后处理】

见眼睑基底细胞癌。

【住院小结】

1. *疗效*　眼睑皮肤恶性黑色素瘤是一种预后较差的恶性肿瘤,肿瘤厚度和有丝分裂指数可作为预后相关指标。

2. *其他*　见眼睑基底细胞癌。

(陈　婷　刘　虎　孟　斌)

第三节　结膜角膜肿瘤

一、结膜恶性黑色素瘤

结膜恶性黑色素瘤(malignant melanoma of conjunctiva)是一种少见的潜在致命性肿瘤,多发生于40—60岁成人。主要有3种来源,即原发性、交界痣或复合痣及原发性获得性黑变病恶化(PAM)。本病约占眼部恶性肿瘤的2%。

【病史询问要点】

1. 发病年龄　多发生于成人,以40—60岁多见,30岁以前罕见。

2. 发病程度　询问发病前有无结膜色素痣,有无短时间内突然长大或出血的情况。

3. 发病诱因　外伤、炎症刺激或既往手术切除不彻底及紫外线的长期照射等。

4. 伴随症状　有无眼部不适、有无眼眶及邻近组织的转移等。

【体格检查要点】

1. 视力　早期结膜恶性黑色素瘤对视力多无太多影响。

2. 结膜肿物检查　仔细检查肿物位置、大小、形态、颜色、边界,注意瘤体表面是否光滑、有无卫星病灶、有无溃疡与出血。

3. 眼球与邻近组织　检查肿瘤有无侵犯角膜,有无突破前弹力层与基底层,有无累及Schlemm管、睫状体和虹膜。注意有无眼眶、鼻窦及颅内转移。

4. 眼球运动　是否发生眼球运动受限、眼球固定。晚期肿瘤向后扩散,进入眼眶,侵犯眼外肌使眼球与眼眶粘连引发眼球运动受限或固定。

5. 典型的恶性特征　①瘤体呈明显的黑色或棕黑色;②瘤体及周围有粗大的供应血管;③就诊前有瘤体突然增大的病史。

【门诊资料分析】

全身检查:特别注意有无耳前、耳旁及颈部淋巴结肿大,肝、肾、脑、骨髓是否发现转移灶。多中心肿瘤、复发性肿瘤、泪阜、睑结膜和穹隆结膜的恶性黑色素瘤及厚度>2mm的肿瘤易发生扩散与转移。

【继续检查项目】

1. 活组织病理检查　肿瘤由梭形细胞和上皮样细胞组成。癌细胞异型性大,一般排列多不规则。上皮细胞型多见,预后最差。

2. CT扫描　可见肿瘤向眼眶侵犯,眼球发生移位。

【诊断】

1. 多见于成人,40—60岁多见。

2. 原发者少见,多由结膜痣或附近组织黑色素瘤蔓延而来,瘤体色棕黑,表面不平,迅速增大,周围有大小不一的棕黑色色素团块,以后结节破溃形成溃疡。

3. 组织学病理检查有助于明确诊断。

【鉴别诊断】

1. 结膜痣　见于任何年龄,尤多见于年轻人。病灶多位于睑裂区角膜缘及球结膜，亦见于泪阜或睑结膜。境界清楚，表面光滑，一般不增大或缓慢增大。

2. 结膜黑变病　亦称黑色素沉着，一般位于结膜或结膜下，不隆起。

【治疗原则】

1. 一旦确诊，应尽早彻底切除，必要时施行眼球摘除或眶内容摘除术。

2. 对放射治疗、化学治疗多不敏感。

【治疗方案】

1. 冷冻治疗　适用于原发性获得性恶性黑色素瘤和单灶性恶性黑色素瘤。对于多灶性病变治疗效果不佳。广泛冷冻可引起严重并发症，应注意避免。

2. 放射治疗　采用中电压、X线和β射线对病灶进行放射治疗。

3. 激光治疗　有学者主张采用氩激光治疗。疗效尚待进一步观察。

4. 手术治疗　手术方法：有学者主张采用非接触技术进行显微手术切除肿瘤，即手术过程中，手术器械不接触肿瘤组织，只接触肿瘤边缘的正常组织而将肿瘤切除。①对可疑病例，做活组织检查，若病灶局限则将其整体切除，以明确诊断。②对确诊者，若切缘已无肿瘤细胞，则定期追踪随访，若切缘仍有残留可疑的肿瘤细胞，则可做冷冻治疗或放射治疗。③对于肿瘤范围弥散病例，如肿瘤波及睑球结膜及角膜，则考虑首先采用放射治疗，如中电压(30～40kV)放射治疗。④对于转移性病例，特别是已有全身转移的进展期病例，可采用联合化学治疗方案。⑤眶内容摘除术：仅适用于已有眼内或眶内转移或手术与放射治疗后复发的病例。

5. 综合治疗　对较局限的病灶，早期局部扩大范围切除肿瘤是治疗结膜恶性黑色素瘤成功的关键。冷冻治疗可对非典型性黑色素细胞有破坏作用，两者结合效果更佳。对病变范围广泛，根据累及部位行眼球摘除或眶内容物摘除术或受累淋巴结扫除，然后补充行冷冻治疗、放射治疗或化学治疗，也可进行反复多次冷冻治疗。

【术后处理】

1. 术眼加压包扎，术后次日换药，术后7d拆除结膜缝线。

2. 抗生素眼液、眼膏持续点眼预防感染。

【住院小结】

1. 疗效　肿瘤完全切除，未见复发，眼球运动无受限者视为治愈。该肿瘤恶性程度高，常早期转移到重要器官而致死亡。虽尽早广泛切除，也较难避免复发和转移。

2. 预后　结膜恶性黑色素瘤的预后与肿瘤的厚度、发生部位、累及范围、单中心或多中心、有无原发性获得性黑变病、首次就诊时间和首次治疗是否彻底等有关。肿瘤厚度＞2 mm者易发生局部或全身淋巴结转移，预后较差。发生于角膜缘、球结膜的预后较好，发生于穹隆部、泪阜及睑结膜的预后较差。肿瘤弥漫、厚度大、源自肺泡巨噬细胞PAM或上皮细胞型容易复发及转移。

3. 后续治疗　见基底细胞癌。

4. 出院医嘱　见基底细胞癌。

（陈　婷　刘　虎　孟　斌）

二、角膜皮样瘤

角膜皮样瘤(dermoid of cornea)为先天性迷芽瘤，发生于胚胎第4个月前眼球尚未被眼睑覆盖的发育阶段。本病约占儿童外眼肿瘤的20%，常发生于颞下方角巩膜缘处。

【病史询问要点】

1. 发病年龄　生后即存在。

2. 发病程度　询问肿瘤位置、大小、生长速度及有无视功能障碍。

3. 伴随症状　有无视力障碍、有无眼部刺激症状，是否伴有附耳、耳前瘘管、眼睑缺损等其他先天异常。

【体格检查要点】

1. 视力　有无视力下降，注意是否伴有继发性散光等。

2. 眼部检查　检查肿瘤的位置、大小、颜色、形态、光滑度、边界、活动度等。注意有无眼睑缺损、眼睑闭合不全，有无结膜充血、肿瘤侵犯角膜等。

3. 相邻组织检查　有无附耳、耳前瘘管等先天异常。

【继续检查项目】

1. BUT试验　检查角膜表面泪膜有无破坏。

2. 活组织病理检查　肿物由致密胶原纤维组织组成，被覆复层鳞状上皮，伴有表皮成分，如毛发、汗腺、皮脂腺或脂肪。

【诊断】

1. 先天性发育异常，多发生于颞下方角膜缘。

2. 肿物为灰白、灰黄或粉红色半圆形隆起的肿物，边界清楚。增大时可发展至角膜中央，甚至整个角膜。

3. 常伴有附耳、耳前瘘管、眼睑缺损等其他先天异常。

4. 活组织病理检查有助于明确诊断。

【鉴别诊断】

1. Peters先天异常　中央角膜混浊如白斑，混浊的角膜后部缺损，与虹膜或晶状体前极粘连。B超检查有助于鉴别诊断。

2. 角膜葡萄肿　由于炎症或外伤致虹膜前粘连，当眼压升高时眼内容自角膜向外突起。透照法检查透光可与肿瘤相区别。

3. Goldenhar综合征　眼耳椎骨发育异常综合征或耳椎骨综合征，表现为出生后即有的程度不等的听力障碍，眼部表现包括皮样瘤、视力障碍与畸形，还有脊椎骨及颅骨的发育畸形。

【治疗原则】

1. 皮样瘤较小、对视功能与美容无影响时无须治疗。

2. 肿瘤生长迅速、影响美容、有刺激性或继发散光时应考虑手术切除。

【治疗方案】

1. 局部角膜浅层切除　适用于肿瘤范围较小、侵犯角膜深度较浅者。若切除角膜范围较大时可同时行自体结膜移植术或自体角膜缘干细胞移植或羊膜移植。

2. 板层角膜移植术　适用于角膜深层受累或侵犯范围广泛者。

【术后处理】

1. 一般处理　加压包扎术眼，术后次日换药，7～10d拆除结膜缝线。若行板层角膜移植术可在术后1个月拆除角膜缝线。

2. 并发症处理

(1)散光：由于肿瘤侵犯角膜，手术切除后可致不规则散光。处理：必要时行准分子激光矫正角膜散光。

(2)眼球穿通：术中对角膜深度掌握不佳致角膜穿孔。处理：立即缝合角膜创口。

(3)睑球粘连：多见于术中过多切除结膜而未予成形者。处理：尽可能少切除结膜组织，必要时应行睑球粘连分离，重新缝合。

(4)上皮延缓愈合与移植片溃疡：由于眼表面组织不健康及泪膜不正常，板层角膜移植术后容易出现上皮延缓愈合与移植片溃疡。处理：一旦出现上皮延缓愈合，立即采用人工泪液或软性角膜接触镜保护上皮，同时，予以抗生素眼液与眼膏预防感染。

【住院小结】

1. 疗效　肿瘤完全切除，无复发，对视力无明显影响。

2. 后续治疗

(1)合并屈光不正者应重新验光配镜。

(2)角膜移植术后出现排斥反应应尽快处理。

3. 出院医嘱　定期复诊，观察有无肿瘤复发及角膜移植术后的排斥反应。

（陈　婷　刘　虎　孟　斌）

三、角膜原位癌

角膜原位癌(corneal intraepithelial neoplasia，CIN)，又称上皮内上皮癌或Bowen病，系角膜上皮层的基底细胞增生。最早由美国皮肤科医生Bowen作为一种癌前期角化不良(pre-cancerous dyskeratosis)详加描述，故有Bowen病之称。多见于中老年男性，好发于睑裂区的角膜缘，呈慢性经过，大多为良性，偶有恶变者。CIN发病因素复杂，除与强烈的紫外线光照有关外，还与人乳头状瘤病毒(HPV)、化学刺激、吸烟、戴角膜接触镜等有关。

【病史询问要点】

1. 发病年龄　多发生于中老年男性。

2. 发病程度　病变过程极不一致，有的病变多年静止，有的直接恶变，有的沿角膜缘附近的血管神经和淋巴组织侵入眼球内部。主要表现为眼部肿物和眼红(由于肿瘤表面的新生血管所致)。

3. 发病诱因　有无炎症、吸烟、外伤(烧伤)史，有无紫外线的长期照射和长期配戴角膜接触镜史。

4. 伴随症状　有无视力障碍，有无眼痛、畏光、流泪等。

【体格检查要点】

1. 视力　早期对视力无太多影响，随着病情发展，可致视力下降。

2. 角膜　仔细检查角膜肿物的位置、大小、形态、颜色、质地等，确定肿瘤与正常组织的界限、侵犯深度。

【继续检查项目】

1. 荧光素或虎红染色　通过染色区别病变组织与正常组织的分界。通常而言，癌变和角化不全的角结膜上皮区有弥漫的或细微的着色，正常上皮组织不全着色。

2. 病理检查　增生上皮与正常组织境界分明；瘤细胞局限于上皮内不突破上皮基底膜；棘细胞大小不一，有极性紊乱及异常核分裂象，肿瘤细胞核大而浓染。

【诊断】

1. 多见于中老年男性，睑裂部角膜缘为好发部位，生长缓慢。

2. 肿瘤半透明或胶冻状，色粉红或霜白，轻度隆起于角膜，表面布满松针样新生血管。随着病情进展可波及角膜、巩膜并可向穹隆部蔓延。

3. 组织病理学检查有助于明确诊断。

【鉴别诊断】

角膜上皮癌：呈灰白色似胬肉或血管翳样隆起物，随着病情进展肿物表面凹凸不平似菜花样并出现溃烂。裂隙灯下可见血管在瘤体小突起的末端形成毛细血管丛是其特征。病理检查可见瘤细胞已突破上皮基底膜。

【治疗原则】

1. 手术切除为主，切除范围应包括肿瘤边缘外 2～3mm 正常组织，辅以角膜移植、羊膜移植、异体结膜移植等。

2. 病变若侵及角膜实质深层，切除后须行角膜板层移植。

3. 若病变范围广泛，可酌情行眼球摘除术和眶内容摘除术。该肿瘤对放射治疗多不敏感。

【术后处理】

见角膜皮样瘤。

【住院小结】

见角膜皮样瘤。

（陈　婷　刘　虎　孟　斌）

四、角膜鳞状细胞癌

角膜鳞状细胞癌（squamous cell carcinoma of the cornea，SCC）是眼球表面的原发性上皮恶性肿瘤，也可以是角膜上皮内上皮癌突破上皮基底膜所致。发病缓慢，恶性程度低，多见于中老年男性。好发于睑裂区的角膜缘，以颞侧多见。

【病史询问要点】

1. 发病年龄　好发于中老年男性，尤以 50－70 岁多见。

2. 发病程度　询问肿瘤的生长速度，有无向眼内及周围淋巴结转移。

3. 发病诱因　有无紫外线长期照射，有无人乳头状瘤病毒(HPV)感染，有无着色性干皮病等。

4. 伴随症状　有无视力障碍，有无因肿瘤向眼内蔓延发生眼部感染与破溃。

【体格检查要点】

1. 视力　中晚期鳞状细胞癌可因角膜透明度下降，影响视功能。

2. 角膜　仔细检查肿物位置、大小、形态、颜色及表面情况。确定肿瘤与周围正常组织的分界及肿瘤深度。

3. 眼部及相邻组织检查　注意肿瘤有无向眼内和眶内蔓延。如肿瘤常在角膜缘从Schlemm管侵入，由此经巩膜滤帘进入眼内，在虹膜表面、睫状体外侧面及房角、脉络膜上腔内形成转移病灶。若耳前淋巴结和颈部淋巴结肿大则提示已发生肿瘤淋巴结转移。

4. 全身检查　注意有无肿瘤的远处转移，特别是肝、肾、肺及颅脑有无转移。

【门诊资料分析】

1. 房角镜检查　排除肿瘤沿巩膜导水管进入前房，通过房角向眼内蔓延。

2. UBM检查　仔细检查肿瘤有无沿房角侵入至后房。

3. 眼底检查　采用检眼镜或三面镜检查肿瘤有无蔓延入玻璃体，或直接侵犯视网膜。

【继续检查项目】

组织学病理检查：癌细胞呈乳头状增生，细胞异型伴有明显极性紊乱，核分裂象明显。癌细胞突破上皮基底膜，并可在角膜前界层内或基质中形成癌巢是其病理特征。

【诊断】

1. 多见于50—70岁老年男性，好发于角膜缘，尤以颞侧常见。

2. 肿瘤呈胶样隆起，灰白色结节，继而发展为表面凹凸不平，富有血管的乳头状肿物，向角膜面扁平蔓延扩展。肿瘤细胞可在角膜缘经巩膜小梁进入眼内扩展蔓延，甚至穿破眼球侵犯眶内组织。

3. 组织学病理检查有助于明确诊断。

【治疗原则】

1. 早期肿瘤仅局限于角膜，未突破上皮基底膜者，可行肿物局部切除术加冷冻或放射治疗。

2. 角结膜广泛受累切除后需联合结膜瓣转移、羊膜移植术或角膜移植术。

3. 肿物侵犯眼内或眼眶，可行眼球摘除、眶内容摘除术或次全眶内容摘除术。

【术后处理】

见角膜皮样瘤。

【住院小结】

1. 疗效　肿瘤完全切除，未见复发者视为治愈。

2. 复发率　病灶边缘切除干净者，复发率为5%～10%，边缘发现肿瘤细胞者，复发率可高达53%。

3. 后续治疗　若肿瘤侵犯眼球与眼眶者应分别对症处理。

4. 出院医嘱　定期门诊复诊，注意有无肿瘤的眼内扩散与远处转移。

（陈　婷　刘　虎　孟　斌）

第四节　葡萄膜肿瘤

一、虹膜囊肿

虹膜囊肿（iris cyst）是一种临床最为常见的良性虹膜肿物，可分为原发性与继发性两种。原发性虹膜囊肿病因不明，可能与虹膜发育异常有关；继发性虹膜囊肿通常由手术或外伤致角膜或结膜上皮植入引起。此外，长期使用缩瞳药、眼内寄生虫等亦可致虹膜囊肿。

【病史询问要点】

1. 发病年龄　原发性虹膜囊肿多发生于婴幼儿，尤其是1岁以内的婴儿；继发性虹膜囊肿可见于任何年龄。

2. 病情发展　询问囊肿发病过程，有无视力障碍，有无眼球胀痛及视野缺损。

3. 发病诱因　注意询问患者有无手术外伤史、长期使用缩瞳药物史、寄生虫感染史，以及有无产伤羊膜穿刺史。

4. 伴随症状　有无视力减退（囊肿侵犯视轴或致角膜内皮失代偿）或引起并发性白内障、疼痛、眼红、畏光（囊肿致继发性青光眼或葡萄膜炎）等。斜视或弱视可能是儿童患者的主诉。

【体格检查要点】

1. 视力检查　原发性虹膜基质囊肿可引起患眼弱视、并发性白内障或角膜内皮细胞失代偿导致视力下降。继发性虹膜囊肿多因囊肿侵犯视轴或致角膜内皮细胞失代偿而致视力减退。

2. 眼部检查　检查囊肿的位置、形态、大小。注意角膜有无失代偿，有无虹膜睫状体炎，晶状体有无混浊，有无视神经萎缩或眼球萎缩。

3. 眼压　眼压可升高，虹膜囊肿增大占据前房或堵塞房角引发继发性青光眼。

【门诊资料分析】

1. 房角镜检查　对于周边虹膜囊肿应采用房角镜仔细检查，观察囊肿对房角的影响程度，有无房角变窄及关闭。

2. UBM检查　利用高频超声波清晰显示前房、房角以及后房结构，成为鉴别虹膜睫状体囊肿与其他外观相似的眼前段肿瘤的唯一方法。此外，UBM可更好地诊断多房囊肿和双眼囊肿，更清楚地分辨囊壁厚度。确认囊壁厚度对激光治疗十分重要，可帮助避免因能量过大导致的并发症。UBM还可更好地显示囊肿与周围组织的连续性及位置关系。尤其是与角膜伤口或瘘管的连续性，对囊肿与晶状体的位置关系和距离的检测也十分有用。

3. B超检查　注意虹膜囊肿有无引发并发性白内障，若为寄生虫感染所致者，对视网膜、脉络膜有无影响。

4. 透照实验　虹膜囊肿很容易透光，借此鉴别囊肿与实体肿物。

5. 视野检查　有无视野缺损，继发性青光眼可显示视野缺损。

【继续检查项目】

1. 活组织病理检查　囊壁由鳞状上皮构成，囊腔内为透明或轻度混浊的液体，囊肿下方的虹膜基质与虹膜色素上皮正常。

2. CT检查　CT对虹膜睫状体囊肿的诊断意义不大，不论是囊肿大小还是囊肿与周围组织的关系，均无法准确判断，仅能查出囊肿钙化及囊内异物。

【诊断】

1. 原发性者多先天发病，继发性者有手术外伤史或寄生虫感染史。

2. 眼部检查可见虹膜有薄壁透明的囊肿，囊壁可含或不含色素。

3. 部分病例伴有角膜内皮细胞失代偿、并发性白内障、继发性青光眼等。

4. 超声波及活组织病理检查有助于明确诊断。

【临床类型】

1. 临床分类

(1)原发性虹膜囊肿

1)原发性虹膜色素上皮囊肿：囊壁由虹膜色素上皮构成，囊腔内充满透明液体。根据囊肿发病部位分为中央或瞳孔部位囊肿、虹膜中周部囊肿、虹膜周边部囊肿与游离虹膜囊肿。

2)虹膜基质囊肿：又称为先天性虹膜上皮囊肿，其囊壁由复层上皮细胞组成，囊腔内为透明液体，其性质与外伤或手术后植入性囊肿类似，但无外伤或手术史。

(2)继发性虹膜囊肿

1)外伤植入性虹膜囊肿：是一种上皮植入性囊肿，主要由于外伤后创口处理不当或内眼手术后创口裂开愈合不佳，结膜或角膜上皮细胞沿着对合不良的伤口或嵌顿在伤口处的组织延伸入前房形成植入性上皮囊肿。

2)药物性虹膜囊肿：如青光眼患者长期点用缩瞳药发生虹膜囊肿。

3)眼内肿瘤继发虹膜囊肿。

4)寄生虫性虹膜囊肿：为囊尾蚴病在眼部的一种表现。

5)炎症性虹膜囊肿。

2. 临床分期　Duke-Elder将原发性虹膜囊肿分为3期。

(1)无症状期。

(2)刺激期：患眼出现畏光、流泪、疼痛、眼睑痉挛和视力减退。

(3)青光眼期。

【鉴别诊断】

虹膜或睫状体恶性黑色素瘤：为实体性肿瘤，透光实验多不透光，瘤体表面粗糙不平，无波动感。病理检查发现：瘤细胞为核形A或核形B黑色素瘤细胞。

【治疗原则】

1. 原发性虹膜色素上皮性囊肿一般为静止性，很少引起眼内其他结构的改变与视力障碍，不需要治疗。

2. 原发性虹膜基质性囊肿和外伤或手术植入性囊肿因可引起继发性青光眼、并发性白内障与角膜失代偿等需要治疗。特别是原发性虹膜基质囊肿易引起弱视，更应尽早处理。

【治疗方案】

1. 非手术治疗

(1)临床观察：对于无症状或较小的虹膜囊肿，应密切观察。当出现如下情况时应采取治疗措施：囊肿侵犯范围超过 1/2 前房、囊肿有增大趋势、伴反复发作的虹膜睫状体炎、囊肿接触角膜致内皮细胞失代偿或继发性青光眼。

(2)激光治疗：适用于下列情况，①缓慢进行、体积较小的原发性虹膜囊肿；②继发性虹膜囊肿的早期；③复发性虹膜囊肿；④出现并发症的虹膜囊肿；⑤较大的虹膜囊肿手术后的补充治疗。但由于激光治疗没有去除病因，可能因囊壁破裂造成新的上皮内生致囊肿复发。激光击射囊壁后，由于囊壁的化学成分及击落的色素颗粒、组织碎屑进入前房，常引致较重的虹膜炎症及眼压升高，术前给患者口服非甾体消炎药，术后散瞳、使用激素及降眼压药，能明显减轻前房渗出性反应，一般术后眼压会逐步恢复正常，虹膜炎症消退。如眼压不能控制，可再行抗青光眼手术。

(3)放射治疗：适合于手术切除或激光治疗后的复发性虹膜囊肿。一般采用钴-60敷贴器局部接触放射治疗，总剂量为 20～25Gy，每 3 日 1 次，每次 2～2.5Gy。该剂量对晶状体无损害，一般放射治疗 10 次，治疗效果较好。

(4)对于炎症渗出性虹膜囊肿，可给以糖皮质激素治疗。

(5)其他：如注入腐蚀性药物的化学疗法、高频电透热凝固、电解、冷冻法会导致较严重的并发症，故这些方法在临床上基本已被淘汰。

2. 手术治疗

(1)手术适应证：由于虹膜囊肿复发率较高，况且囊肿切除手术难度较大，手术本身可致眼内组织结构破坏，手术治疗仅限于非手术治疗无效者、出现继发性青光眼、波及角膜内皮、浅前房者。

(2)手术方法：由于虹膜囊肿对眼内组织结构影响较大，因此，有学者主张应彻底切除包括虹膜囊肿在内含周围组织，如邻近虹膜、睫状体扁平部、部分角膜和巩膜在内的所有组织，以免复发。术式有虹膜囊肿切除联合部分虹膜切除术、虹膜囊肿切除术并于术后行激光虹膜表面烧灼术、虹膜囊肿切除联合角膜板层切除术、虹膜囊肿切除联合冷冻疗法、虹膜睫状体切除术及穿透角膜移植术联合虹膜睫状体切除术等。

【术后处理】

1. 一般处理　见内眼手术处理。

2. 并发症处理

(1)前房出血：少量前房积血常在术后数天后吸收，对于久不吸收的前房积血必要时应行前房穿刺术。

(2)虹膜根部离断：术中过分牵拉虹膜所致，小范围虹膜根部离断可不予处理，较大范围的虹膜根部离断应手术复位。

(3)低眼压：由于睫状体分离所致。处理：激光照射房角分离处，使房角产生瘢痕粘连封闭裂隙。

(4)玻璃体脱出：多因晶状体不全脱位所致。必要时手术摘除脱位晶状体。

(5)散光：由于虹膜囊肿影响角膜与晶状体导致屈光状态改变所致。处理：术后3个月重新验光矫正屈光不正。

【住院小结】

1. 疗效　囊肿完全切除，未见复发，对视功能几无影响者视为治愈。

2. 预后　一般来说，原发性囊肿较继发性囊肿预后好，色素上皮囊肿较基质囊肿预后好。继发于外伤和内眼手术的囊肿较其他继发性囊肿预后差。囊肿超过1/2前房、症状出现早、初期表现视力降低、囊肿侵犯眼后段或巩膜后5mm、囊肿接触角膜或晶状体、出现新生血管、眼内压升高等均提示预后不良。植入性囊肿中，发病越早的预后越差。玻璃穿通伤所致的虹膜睫状体囊肿和包含色素上皮的虹膜睫状体囊肿预后更差。手术切除不完全、囊肿侵犯范围广泛、扩大手术范围和之前有过复发史均是虹膜囊肿复发率升高的影响因素。

3. 后续治疗

(1)伴有弱视者应正规治疗，挽救视功能。

(2)合并并发性白内障、继发性青光眼者应对症处理，必要时手术治疗。

4. 出院医嘱　定期门诊复诊，注意有无虹膜囊肿复发。

（陈　婷　刘　虎　孟　斌）

二、脉络膜血管瘤

脉络膜血管瘤(choroidal angioma)属于良性、血管性、错构瘤性病变，是在先天性血管发育不良基础上发展而成的良性血管性肿瘤。绝大多数脉络膜血管瘤属于海绵状血管瘤。该病可孤立出现在眼底后极部的脉络膜，或弥漫地侵犯大部分脉络膜组织，瘤体引起的渗漏会导致渗出性视网膜脱离、继发性青光眼等并发症，从而引起患者视力明显下降，甚至丧失。

【病史询问要点】

1. 发病年龄　因本病早期常无自觉症状，多在成年以后才被发现。

2. 发病程度　发病早期对视功能多无影响，当肿瘤波及黄斑部或引发视网膜脱离时可致视力减退、视物变形。斯-韦(Sturge-Weber)综合征的病例，应注意有无继发性青光眼或颅内血管瘤。

3. 伴发症状　有无视力减退、视物变形、眼前黑影、视野缺损。部分病例应注意询问有无头痛及眼部胀痛等。有无癫痫、惊厥等脑部症状。

【体格检查要点】

1. 视力检查　有无视力减退、视物变形。当脉络膜血管瘤波及黄斑部或引发渗出性视网膜脱离时可致视力下降。

2. 眼底检查　仔细检查脉络膜血管瘤的部位、大小、范围。注意是否伴有黄斑囊样水肿、视网膜脱离、视网膜色素上皮萎缩及脉络膜、视网膜新生血管及视网膜神经纤维层缺损。典型眼底表现，多在眼底后极部，邻近视盘或黄斑可见一杏黄色或橘红色圆形或近似球形的隆起，瘤体波及黄斑区可直接影响视力，黄斑区以外因瘤体可导致长期视网膜下积液、视网膜囊样变性，大多伴有不同程度浆液性视网膜脱离。

3. 眼前段检查　注意 Sturge-Weber 综合征多伴有眼睑、结膜、上巩膜血管扩张或血管瘤。

【门诊资料分析】

1. 视野检查　有无视野缺损，由于脉络膜血管瘤压迫视神经可致视野呈扁形、半侧缺损，晚期患者呈岛状视野。此外，Sturge-Weber 综合征因合并青光眼而有青光眼典型视野改变。

2. 眼压测定　Sturge-Weber 综合征常合并有青光眼致眼压升高。

3. 超声波检查　A 超对该病诊断更有参考价值，开始的高尖波峰提示肿瘤表面较致密的纤维组织，甚至骨化成分，而后相对规律的波峰间隔提示肿瘤内部结构的窦腔特征。B 超能提示有占位病变，多为一扁平隆起的实性病变，前界清楚，内反射有均匀波。

【继续检查项目】

1. 彩色多普勒超声检查　彩色多普勒检查对鉴别眼内占位性病变有着重要意义。脉络膜血管瘤表现为肿瘤内血流十分丰富，呈团块状充满或弥漫呈点状分布。频谱显示含有动脉血流波形和丰富的静脉血流波形。

2. 眼底荧光血管造影(FFA)　可作为脉络膜血管瘤治疗时机、光凝部位和判断疗效的指征。当肿瘤表面的视网膜色素上皮和视网膜神经上皮层无变性时，FFA 检查仅出现早期背景荧光增强，而中、后期荧光正常。当肿瘤表面的视网膜色素上皮和视网膜神经上皮层出现变性时，FFA 检查出现特征性改变：动脉或动脉早期为高强荧光，并明显渗漏，晚期病变外围绕弱荧光环。

3. 吲哚青绿(Indocyanine Green，ICG)脉络膜血管造影(ICGA)　通过观察脉络膜血液循环对脉络膜血管瘤进行定位与定性诊断。ICG 显示脉络膜血管瘤蜘蛛网状早期荧光、桑椹状的强荧光及出现排空现象。

4. 联合造影　FFA 和 ICGA 是检查和记录视网膜脉络膜血管状态的重要诊断技术。FFA 反映视网膜血循环及视网膜色素上皮的改变；ICGA 则可显示脉络膜血管结构及其循环改变。FFA 和 ICGA 同步检查有助于明确脉络膜血管瘤尤其孤立性脉络膜血管瘤的诊断，观察合并症，对判定瘤体大小确定治疗范围及疗效观察有重要的指导意义。

5. OCT 检查　视网膜下积液及视网膜内水肿，RPE 基线隆起呈陡峭的山峰状或圆形屋顶状。视网膜下积液在 OCT 上表现为神经上皮隆起，其下液体呈无反射信号的液性暗区或在液性暗区内可见点片状中等或稍高反射信号。视网膜内水肿在内、外丛状层内可见1个或多个低反射囊腔，囊腔间有间隔，囊腔内为低反射信号。

6. CT检查 排除头颅血管瘤。不宜作为脉络膜血管瘤首诊或复查方法。

7. MRI检查 可以清晰显示检眼镜及荧光素眼底血管造影显示不清的肿块，还可以结合其特征性的长 T_2 信号及动态增强表现进行定性诊断，因此对临床诊断困难的疑似脉络膜血管瘤患者，MRI可作为首选方法之一。MRI还可显示双眼或单眼多发病灶，有利于临床治疗方案的制订；MRA还可以显示脉络膜血管瘤为慢血流病变；高分辨率磁共振（HR-MRI）影像学特征还有助于临床与恶性葡萄膜黑色素瘤相鉴别，避免不必要的眼球摘除。

【诊断】

1. 视力逐渐减退、视野缺损、视物变形或无明显症状。

2. 眼底改变：在视盘及黄斑附近可见橘红色球形隆起，表面有色素沉着，或扁平微隆、边界不清的病灶。常伴有视网膜水肿、浆液性脱离。

3. 如同时伴有眼睑或颜面部血管瘤或脑膜血管瘤及青光眼，称Sturge-Weber综合征。

4. 眼底荧光血管造影与超声波扫描有助于明确诊断。

【临床类型】

1. 孤立性脉络膜血管瘤 发病于20－50岁，肿瘤早期多无明显症状，眼底表现为无色素性、圆形或椭圆形、橘红色或灰黄色扁平状肿物，肿瘤多位于后极部，瘤体通常与周围眼底的色调不易区分，瘤体周围往往出现继发性浆液性视网膜脱离。根据肿瘤大小分为①小瘤：基底＜5mm，厚度＜2mm者；②中等大小的瘤：基底5～10mm，厚度2～3mm者；③大瘤：基底＞10mm，厚度＞3mm者。

2. 弥漫性脉络膜血管瘤 临床少见，多见于10岁以下儿童，通常伴有颜面部或中枢神经系统的血管瘤。眼底表现为后极部脉络膜弥漫性增厚，呈橘红色或暗红色，表面视网膜血管往往迂曲、扩张状。此类血管瘤易引发广泛的视网膜脱离和继发性青光眼。

【鉴别诊断】

1. 脉络膜黑色素瘤 巩膜透照试验不透光。检眼镜检查可见色素性半球形或椭圆形隆起，色素分布不均。FFA早期呈斑驳状荧光，晚期呈弥漫荧光并有荧光环，视野缺损呈岛状。

2. 脉络膜骨瘤 FFA早期病变处出现荧光并逐渐增强，晚期出现斑驳状荧光。B超显示荧光带，其后有声影，CT显示高密度影像。

3. 脉络膜转移癌 眼底表现为一灰白或黄色圆形或卵圆形隆起的肿瘤。局限于脉络膜而不侵犯视网膜。视野出现中心暗点，FFA早期呈无脉络膜背景的暗区。动-静脉期可见视网膜血管爬行其上，晚期则呈斑驳状荧光。

4. 炎性肿块 常呈灰白色，伴有玻璃体混浊及继发渗出性视网膜脱离。检眼镜后照法检查不透光。

【治疗原则】

1. 重建瘤体上的视网膜外屏障，避免或消除渗出性视网膜脱离。

2. 无明显症状、病灶细小者可不予特殊处理，仅定期随诊。病灶较大、伴有视力下降者予以激光、放射或冷冻治疗。

3. 合并有 Sturge-Weber 综合征者应对症处理。

【治疗方案】

1. *激光治疗* 为首选治疗方法。适用于直径＜3PD，肿瘤边缘远离视盘 1PD 以上的脉络膜血管瘤。眼底荧光血管造影表现为：瘤体表面有荧光素渗漏，但无明显视网膜脱离或纤维组织形成，且位于黄斑中心凹外的脉络膜血管瘤。合并较广泛视网膜脱离者，可先行冷凝治疗，待视网膜下积液减少后，再行光凝治疗。经光凝后脉络膜血管瘤体可明显缩小，视网膜下液均可消退，视力保持不变或提高。由于光凝仅引起血管瘤表层组织的凝固反应、不引起血管瘤的缩小，因此，可有高达 40％的渗出性视网膜脱离可复发，并且激光难以对接近黄斑区的病灶进行治疗。

2. PDT 对解决视网膜下渗出、黄斑囊样水肿及改善视力方面效果明显，在治疗孤立性脉络膜血管，瘤特别是位于黄斑部的脉络膜血管瘤的效果好且安全，可使瘤体萎缩并保存或提高患者视力。然而，对于弥漫性脉络膜血管瘤或伴有渗出性视网膜脱离的体积较大的局限性血管瘤，PDT 治疗难以达到满意效果，常需多次治疗，并需长期随访，以防复发。

3. TTT TTT 治疗脉络膜血管瘤的最佳适应证为伴有周边视网膜脱离的病例。激光光斑大小的选择要考虑到减少血管损伤和均匀照射两方面的因素，在避开视网膜大血管的基础上，尽量选用覆盖病变区的大光斑。治疗过程中注意观察表面血管的改变，以最大限度地减少并发症。

4. *放射治疗* 适用于激光光凝或 PDT 治疗无效的难治性脉络膜血管瘤，特别对于体积较大的弥漫性血管瘤，瘤体上有明显视网膜脱离或纤维组织形成而阻碍光凝者、光凝后瘤体表面有明显机化膜形成而渗出性视网膜脱离又复发者。但值得注意的是，视网膜受照剂量超过 45Gy 时，即可能增加后期放射损伤。提示临床采用放射治疗脉络膜血管瘤时应重点考虑剂量的设计。

5. *冷冻治疗* 孤立性脉络膜血管瘤伴大范围渗出性视网膜脱离时，可在双目间接检眼镜直视下在瘤体相应巩膜处进行冷冻。冷凝可造成治疗部位及其附近视网膜脉络膜的严重萎缩及明显瘢痕形成，不宜治疗累及黄斑中心凹处的病灶。

6. *其他* 有学者尝试将 TTT 与 PDT 联合应用于临床，使用 PDT 对黄斑区域进行照射，TTT 则对黄斑区以外的瘤体进行治疗。还有学者使用 PDT 联合地塞米松球内注射或 PDT 联合贝伐单抗球内注射方面进行了有益的尝试，比较单纯使用 PDT 治疗方面，效果更加稳定持久，且无明显不良反应。

迄今为止尚无任何一种治疗方式能从根本上消灭瘤体，从而治愈脉络膜血管瘤，在新材料、新方法、新药物等的探索中，中外学者还有大量的课题需要攻克。

【术后处理】

1. *一般处理* 术后以睫状肌麻痹药及皮质类固醇眼液滴眼 2 周至 1 个月。

2. 并发症处理

(1)出血:多因对血压中高度升高的血管壁过度光凝所致。处理:术前应注意控制血压,术中仔细检查,若发生眼内出血后,应适当给予止血与促进积血吸收的药物。

(2)低眼压:常因冷凝范围过宽或冷冻时间过长导致睫状体功能减弱有关。处理:皮质类固醇药物减轻炎症反应,冷冻时间不宜过长。

【住院小结】

1. 疗效

(1)治愈:①视力稳定;②瘤体萎缩,视网膜下液体吸收,视网膜复位;③眼底荧光血管造影无荧光素渗漏。

(2)好转:①视力未再发生减退;②瘤体未完全萎缩,视网膜脱离未再扩大;③眼底荧光血管造影仍有强荧光。

(3)未愈:视力呈进行性减退,瘤体仍在增大。

2. 后续治疗　合并裂孔源性视网膜脱离或继发性青光眼者应分别予以处理。

3. 出院医嘱　每3个月复查1次,并结合荧光素血管造影和超声波检查了解有无新的血管增生。

(陈　婷　刘　虎　孟　斌　朱承华)

三、葡萄膜恶性黑色素瘤

葡萄膜恶性黑色素瘤(malignant melanoma of the uvea)是成人最常见的眼内恶性肿瘤,群体患病率为0.02%～0.06%。发病部位以脉络膜最为多见,占75%～85%,其次是睫状体与脉络膜相接处。多见于中老年人,年轻人少见,呈单眼发病。据报道,该病在白种人患病率明显高于黑种人。

【病史询问要点】

1. 发病年龄　多见于中老年人,年轻人少见。

2. 发病程度　肿瘤有无增大、有无视力下降和发展过程及全身转移症状。注意询问发病时间、治疗经过和病情有无变化等。

3. 发病诱因　仔细询问有无家族史及既往眼病史,多数虹膜黑色素瘤患者以往有虹膜黑色素痣病史。

4. 伴随症状　有无视力障碍、调节障碍,有无眼痛、头痛,有无眼前黑影、视物变形、视野缺损、眼压的变化等。

【体格检查要点】

1. 视力与视野　可因眼内出血、视网膜脱离及肿瘤直接侵犯黄斑区致视力下降,在视网膜脱离的相应区域范围内出现视野缺损。

2. 眼前段　检查与肿瘤有关的眼部体征,如肿瘤大小、位置、数量、表面血管分布、与周围组织的关系,有无虹膜结节、虹膜或前房角局限性隆起、虹膜外翻、水肿、色素性角膜后沉着物、房水混浊或积脓、晶状体不全脱位等。值得注意的是,肿瘤组织可引发虹膜红变、葡萄膜炎症反应、继发性青光眼、白内障、玻璃体混浊或积血、眶内蔓延等。

3. 眼底检查　直接观察肿物大小、形态、数目、隆起度、颜色，与邻近组织的关系，注意有无自发性前房积血、玻璃体积血，有无视网膜色素脱失，有无视网膜脱离。必要时散大瞳孔或加巩膜顶压的三面接触镜检查。

4. 眼球突出度　若肿瘤沿巩膜内神经血管通道向巩膜外蔓延，可致眼球突出。

5. 对侧眼检查　本病绝大部分是单眼，检查双眼具有鉴别诊断意义。

6. 全身检查　因葡萄膜恶性黑色素肿瘤易发生血行转移，因此，应仔细检查肝、肺、肾、骨骼、颅脑和皮下组织等。患者从确诊全身转移到死亡时间只有2～7个月。

【门诊资料分析】

1. 眼压测定　肿瘤占据眼球腔大部分空间或由于房水流出通道受阻致眼压升高。如肿瘤增大阻塞房角、肿瘤及表面视网膜广泛坏死致虹膜新生血管均可引发继发性青光眼。

2. 透照法　用于眼内不同性质肿物的初步鉴别诊断。如眼内高色素性病变与大块出血，其相应肿瘤区经瞳孔透照呈暗黑色。

【继续检查项目】

1. 超声波检查　A超可提供肿瘤内的内反射及血管活动情况，呈特征性高波后逐渐衰减的波形；B超可提供肿瘤大小、形状与位置，肿瘤显示半球形或蘑菇形，表面光滑，前部光点密集，后部稀疏，近基底部常为暗区称为“挖空现象”。彩色多普勒(CDI)还可通过分析肿瘤内血管回波的振幅、相位和频率位移反映肿瘤的血流情况，可用于肿瘤的追踪观察和预后评估。

2. UBM检查　利用超高频率(50～100MHz)超声对眼前节组织结构进行类似显微镜检查的新的影像学方法。该技术的主要特点是成像清晰、分辨率高，可以显示角膜、前房、晶状体、房角、睫状体及后房结构。UBM的应用对睫状体肿瘤的临床诊断、鉴别诊断、治疗选择、随诊等方面起到重要作用。

3. 眼底荧光素血管造影　脉络膜黑色素瘤显示早期脉络膜弱荧光，晚期可见双循环现象(肿物血管与视网膜血管共同显影)，伴有轻度渗漏或染色。

4. 吲哚青绿(Indocyanine Green，ICG)脉络膜血管造影　通过观察脉络膜血液循环对脉络膜肿瘤进行定位与定性诊断。

5. 放射性磷吸收试验　葡萄膜黑色素瘤组织较正常组织可吸收与固定更多量的磷，以此作为一种诊断手段。但由于本法为有创伤性的诊断方法，其他方法能做出诊断者不宜用本试验方法。

6. CT检查　能显示肿物大小、形状及有无向眼眶扩散。

7. MRI检查　显示病变大小、形状。脉络膜黑色素瘤呈特异图像，肿瘤在T_1WI上为高信号强度，在T_2WI为低信号强度。

8. PET-CT和PET-MRI　检查灵敏度高、准确性好，能够早期发现、早期诊断早期肿瘤。

9. 组织学病理检查　只有上述各种检查手段仍不能做出诊断时，特别是对无色素性恶性黑色素瘤、转移性肿瘤及恶性淋巴瘤进行鉴别时，方可考虑活检。

【诊断】

虹膜及睫状体黑色素瘤因在眼球表面出现黑色隆起，表面时有新生血管，容易早期发现；脉络膜恶性黑色素瘤需结合临床、采用检眼镜及超声波扫描一般不难做出诊断。

【临床类型】

1. 虹膜恶性黑色素瘤

(1)孤立性虹膜恶性黑色素瘤：病变为孤立的一个或多个结节，呈边界清楚的圆形肿物，隆起于虹膜上，肿瘤表面有大量血管分布。此外，可见瞳孔缘虹膜外翻、虹膜水肿，亦可伴有房水混浊。

(2)弥漫性或环形虹膜恶性黑色素瘤：呈局限性隆起，伴有肿瘤细胞侵犯其余全部房角，形成戒指状肿瘤，易继发青光眼。

2. 睫状体恶性黑色素瘤

(1)孤立型睫状体恶性黑色素瘤：较少见，早期不易发现，恶性程度高。早期可在虹膜后周边发现大小不一、表面光滑的黑色肿物。当肿物增大时可出现视野缺损；当肿瘤发展到中心压迫晶状体时导致晶状体移位、脱位，白内障或侵及悬韧带引起调节障碍或散光；肿瘤压迫或浸润睫状肌与神经时可引起眼压升高、眼球疼痛与局部压痛。睫状冠部位的肿瘤向前发展影响虹膜与房角产生继发性青光眼和虹膜炎。平坦部的肿瘤则向内与向后发展产生继发性视网膜脱离与晶状体改变。

(2)环形睫状体恶性黑色素瘤：肿瘤呈弥漫性生长，环形发展形成360°肿物，该类型浸润性强，容易向巩膜外发展，预后差。

3. 脉络膜恶性黑色素瘤

(1)局限性黑色素瘤：临床常见类型，肿瘤在视网膜下逐渐增大，形成一个球形或蘑菇状隆起，病情发展快而短。早期视力逐渐下降，激发视网膜脱离出现眼前闪光与逐渐扩大的黑影。后极部病灶使黄斑隆起可出现视物变形、变小。视野出现相应岛状缺损与中心暗点或管状视野。在肿瘤发展过程中常有大量坏死而引起眼内炎和青光眼。

(2)弥漫性扁平型黑色素瘤：此型肿瘤沿脉络膜平面向四周扩展，瘤体内血管较少，病程发展较慢。弥漫浸润全葡萄膜，形成均匀一致的全葡萄膜层增厚，病变部位色素消失或发暗或出现色素紊乱，有时有角膜后沉着物和房水混浊。由于前房角广泛受累，青光眼的发生率较高，也易引起虹膜睫状体炎，导致眼球萎缩。

(3)Knapp将脉络膜恶性黑色素瘤分为静止期、青光眼期、眼球外蔓延期和全身转移期。

【鉴别诊断】

1. 虹膜恶性黑色素瘤

(1)虹膜痣：细微病变，其直径一般＜3mm，厚度＜1mm，无新生血管，不伴有虹膜外翻、并发性白内障、继发性青光眼等。如病变逐渐变大则高度提示为恶性黑色素瘤。

(2)虹膜平滑肌瘤与平滑肌肉瘤：从临床检查和病史无法与虹膜恶性黑色素瘤相鉴别，目前唯一的鉴别方法是手术切除后做病理组织学检查。

(3)虹膜囊肿:单侧性或双侧性,以颞侧多见。囊肿表面的虹膜基质变薄,但虹膜纹理清晰,不会伴有新生血管。此外,虹膜囊肿在临床上有囊性感,囊肿内容多少呈透明状而非实性。

(4)其他:注意与虹膜睫状体炎、虹膜转移癌、眼内恶性淋巴瘤、色素播散性青光眼等相鉴别。

2. 睫状体恶性黑色素瘤

(1)睫状体部的黑痣和囊肿:黑痣不会发展,囊肿多为双侧性,位于颞下象限者较多。可伴有视网膜囊肿与视网膜劈裂等,表面光滑,无进行性生长等现象。

(2)睫状体假性腺瘤:见于外伤或炎症后眼球萎缩患者,是因睫状体上皮呈腺样增生所致,形成睫状体部位的实性占位性病变。但这种病变不会发展,多有外伤或炎症病史。

(3)转移癌:常见于乳腺癌、肺癌、胃癌和前列腺癌等。可查及原发肿瘤部位,但有时无法查到原发病变。转移癌多位于睫状体前部,侵及虹膜根部与房角,为灰色或灰白色肿物。

(4)其他:如外伤引起的眼内铁锈症、前房积血、葡萄膜炎、眼内结核、巩膜炎、巩膜葡萄肿等有时也容易与睫状体恶性黑色素瘤相混淆,要注意鉴别。

3. 脉络膜恶性黑色素瘤

(1)脉络膜黑色素痣:黑色素痣的厚度一般<2mm,直径多<5mm。其边缘与正常组织为逐渐移行,很少伴有视网膜下液体,定期观察一般不增大,对邻近组织不引起损伤,不产生暗点。FFA显示为遮蔽荧光,对磷-32不显示吸收增加。

(2)脉络膜血管瘤:通常为橘红色,隆起度不高,FFA示动脉前期或动脉期有脉络膜大血管强荧光影。A超显示高入波和高内反射波,B超示高内反射回声而没有脉络膜凹陷征。

(3)脉络膜转移癌:转移癌通常为无色素性扁平肿物,呈暗黄色,可双眼发生或呈多灶性,合并的视网膜下液体较广泛弥散,可查到转移灶。

(4)脉络膜骨瘤:多见于30岁以下的年轻女性,大部分位于视盘或包绕视盘生长,橘黄色,边界清晰,超声波扫描和CT检查可发现特征性骨性改变。

(5)炎症性病变:如后巩膜炎伴有眼部炎症,眼底示视网膜皱褶,激素治疗后病变很快消退,巩膜透照试验能透光。另外,脉络膜视网膜肉芽肿性炎症,如外伤、结核、肉样瘤等也易和其相混淆,这些病变一般伴有炎症改变,如房水闪光、玻璃体混浊,病变为黄白色,FFA早期为弱荧光,后期为强荧光。

(6)脉络膜脱离:多发生于外伤或手术后,常为多叶性,眼压低,巩膜透照试验显示透光,但出血性脉络膜脱离则不透光。彩色多普勒超声检查出血性脉络膜脱离显示无血供。

(7)黑色素肿瘤:良性肿瘤,由黑色素细胞组成,常为深黑色病变,细胞为大的、一致性圆形或卵圆形,胞质内有丰富的黑色素,核小,位于中央。临床生长缓慢,早期恶性黑色素瘤与黑色素细胞瘤在临床与超声波检查时不易鉴别。但总体而言,黑色素细胞瘤生长缓慢，而恶性黑色素瘤生长较快。

(8)其他：如葡萄膜渗漏综合征、裂孔源性视网膜脱离、玻璃体积血、眶内肿瘤压迫、前巩膜葡萄肿等。

【治疗原则】

1. 挽救生命，保存视力。

2. 肿瘤生长缓慢者可定期观察。直径＜8mm、高度＜3mm 的小肿瘤，经检查证实有生长增大者，可行激光光凝、冷凝、温热或光动力学疗法(PDT)治疗。直径＜16mm、高度＜10mm 的中等大小肿瘤，可根据肿瘤部位、活动性、对侧眼情况及患者的全身情况考虑局部敷贴器治疗、肿瘤局部切除术及眼球摘除术。直径＞16mm、高度＞10mm 的大肿瘤，应行眼球摘除术。

3. 对于已发生眼外转移或眼球摘除术时发现球壁已穿破者应行眶内容摘除术。

【治疗方案】

1. *定期观察* 对于小的、生长缓慢的、无临床自觉症状的黑色素瘤可以通过定期观察决定是否进行治疗。观察期间通过视力、视野、眼压、前房角镜、三面镜、裂隙灯、检眼镜、眼前部或眼底照相、血管造影、超声波检查确定肿瘤有无变化。对于中等大小的黑色素瘤，若发生在年老体弱患者，也可观察，一旦证实生长，即予采取相应治疗。随访观察如无变化，每 6 个月复查 1 次。但是对于靠近视盘与黄斑的肿瘤则宜每2～3个月复查 1 次，因为该部位的肿瘤继续生长、延伸则容易破坏视力。

2. *激光光凝* 适用于：①高度≤5D、范围≤30°，表面无视网膜脱离和无大的视网膜血管通过(如视网膜中央血管)的脉络膜黑色素瘤；②后极部肿瘤(瘤体距黄斑＞3mm 和不在视盘的边缘)为最佳适应证；③局部切除术后，周围正常组织切除不够充分，残余瘤组织或复发的小肿瘤；④放射治疗后肿瘤未完全消退者，采用氩绿激光或氪激光光凝治疗。光凝治疗后应长期密切随访，每 3 个月检查 1 次，持续 2～10 年。

3. *冷冻治疗* 有报道可采用冻融技术治疗周边脉络膜恶性黑色素瘤。

4. *放射治疗* 包括巩膜表面敷贴器、电荷粒子束放射治疗、伽马刀放射治疗等。适用于：①生长活跃但体积较小，经过随访发现肿瘤增长者；②中等大小肿瘤但远离视盘及黄斑区(瘤体距黄斑＞3mm 和不在视盘的边缘)，经治疗尚能保持一定视力者；③患眼为唯一有视力眼，另一眼已经失明者；④眶内容摘除术后的常规补充治疗；⑤全身转移者，所用敷贴器有钴-60、碘-125 等，用检眼镜精确定位后用缝线将敷贴器固定在巩膜上，同时定期随访，观察肿瘤有无生长。

5. *光动力疗法(photodynamic therapy，PDT)、经瞳孔温热疗法(transpupillary thermotherapy，TTT)* 为封闭肿瘤采用特定波长激光治疗。对位于黄斑和视盘旁的肿瘤造成的视力损害较小。①葡萄膜恶性黑色素瘤适合于 PDT，临床试验表明 PDT 对较小和颜色浅的肿瘤效果较好，而对较大与色素深的肿瘤复发率高。②TTT 目前主要作用于厚度＜3mm、病灶边缘离黄斑中心凹＞3mm 的小肿瘤，其 810nm 的红外激光作用在靶组织上使其升温以损伤肿瘤细胞膜和 DNA。TTT 的并发症主要包括：黄斑皱褶、水肿，视网膜静脉阻塞、玻璃体及视网膜下出血等。二者的确切疗效尚待临床进一步验证。

6. 局部切除　适用于活动性的睫状体黑色素瘤或睫状体脉络膜黑色素瘤，范围小于4个钟点者；大小为8～15mm的活动性脉络膜恶性黑色素瘤且中心部位在赤道附近；无视网膜侵犯或玻璃体肿瘤种植迹象者；全身情况良好，无全身转移表现。上述同样适用于放射治疗，所以，当瘤体基底范围小，厚度高，且靠前时则做局部切除；当瘤体基底较大，厚度不高，位置偏后则行放射治疗。常用术式有选择性切除虹膜睫状体、局部板层巩膜葡萄膜切除术和内切除术。术前对眼内肿瘤精确定位，先在肿瘤相应部位的巩膜做透热或冷冻，再切开巩膜切除肿瘤；术中要求全身麻醉下实施控制性低血压，以避免术中大出血。

7. 眼球摘除术　①累及虹膜及房角超过1/2以上，继发性青光眼药物不能控制视力丧失者；②视力丧失，病变广泛累及葡萄膜组织者；③肿瘤大，或短期内进行性弥漫增长且患眼已经失明，不宜放射治疗或局部切除的病例；④已有视网膜全脱离、难以控制的继发性青光眼、随访中进行性增长侵犯视神经的后部肿瘤。目前认为，在眼球摘除术前即已存在不易发现的亚临床转移灶，术前、术中或术后采取化学治疗、免疫治疗及肿瘤综合治疗有助于提高存活率。眼球摘除术后肿瘤的眶内复发率为8%～40%，所以在摘除眼球时，应仔细检查巩膜外表面。疑巩膜外扩散者应送冷冻切片。据报道，眼外扩散即使只达巩膜表面，其术后复发率是无眼外扩散者的10倍。

8. 眶内容摘除术　①有广泛的眶内转移，无全身转移；②眼球摘除后肿瘤眶内复发，无全身转移者；③有眼球外蔓延者，或眼球摘除时发现球壁或眶内组织已有黑色素瘤的局部扩散者。

9. 穿透性巩膜葡萄膜视网膜玻璃体手术　这是近几年来开展的一种术式，技术要求高。适合于眼内期较大的脉络膜黑色素瘤，术前先进行激光光凝治疗，1周后再行玻璃体切割，从眼球内切除肿瘤。

10. 其他　对全身转移肿瘤的治疗多用化学治疗和免疫治疗，效果不佳，手术治疗仅能减轻症状。

【术后处理】

1. 一般处理　见脉络膜血管瘤。

2. 并发症处理

(1)放射治疗并发症：放射治疗可引发放射性视网膜病变和视神经病变，其次是辐射性白内障、玻璃体积血及放射性葡萄膜炎等。

(2)玻璃体积血：术中光凝或术者操作不当致瘤体内大血管破裂所致。处理：轻度玻璃体积血无须特殊处理，严重玻璃体积血需行玻璃体切割术。

(3)视网膜脱离：局部切除脉络膜肿瘤时，因累及玻璃体、视网膜，术后玻璃体增殖发生牵拉性视网膜脱离。处理：术前瘤体周围激光光凝、术中全玻璃体切除可减少术后牵拉性视网膜脱离。

(4)晶状体混浊：睫状体肿瘤接触或推压晶状体，可致晶状体混浊或脱位。处理：对于混浊晶状体影响视功能者可手术摘除。

【住院小结】

1. 疗效　肿瘤消失，形成萎缩斑。治疗后5年内无复发者视为治愈；肿瘤生长停止或缩小，渗出性视网膜脱离消退者视为好转；肿瘤生长加快或发生远处转移者视为恶化。肿瘤的5年、10年、15年和20年的生存率分别约为72%、59%、53%和16%。约50%的患者最后死于肿瘤转移。

肿瘤预后与下列因素有关：①肿瘤细胞类型，分化程度最高的梭状细胞型预后最好，其次为混合型，上皮样细胞型的预后最差。②肿瘤大小，大肿瘤预后比小肿瘤差。③肿瘤位置，视盘旁和侵犯睫状体的肿瘤预后差；前部肿瘤较后部肿瘤预后差。④肿瘤血管的密度。⑤肿瘤血管构型与肿瘤生长及转移关系密切。利用光学显微镜对PAS染色的肿瘤切片进行观察，发现肿瘤至少有9种不同形态的微血管构型，与肿瘤的预后相关。比较肯定的是，若肿瘤出现网状血管结构，发生转移的可能性会显著提高，患者预后差。⑥细胞增殖指数，如有丝分裂计数越高，预后越差。

2. 后续治疗

(1)葡萄膜反应严重者，可酌情使用皮质类固醇激素控制炎症，减少并发症发生。

(2)眼压长时间>30mmHg应给予降眼压处理。

3. 出院医嘱　出院后要定期随诊8～10年，以便及时发现有无肿瘤复发与各种迟发的手术并发症。

（陈　婷　刘　虎　孟　斌）

四、脉络膜骨瘤

脉络膜骨瘤(choroidal osteoma，CO)是由成熟骨组织构成的良性肿瘤，发生在视盘附近的脉络膜上。该病临床少见，患病率尚不明确。肿瘤来源有3种可能：①外伤或感染部位的化生性；②海绵窦血管瘤的骨化性；③原始中胚叶先天发育性肿瘤。本病以年轻女性患者为主，约25%患者合并黄斑下脉络膜新生血管(CNV)形成，原因不详。

【病史询问要点】

1. 发病年龄　多发生于20—30岁的年轻女性。

2. 发病程度　有无视力下降、视物变形、视野缺损。严重者可以出现视神经萎缩，甚至失明。

3. 伴随症状　有无外伤史、慢性炎症史及海绵窦血管瘤病史。

【体格检查要点】

1. 视力检查　有无视力下降，脉络膜骨瘤早期尚可保持较好视力。当肿瘤侵犯黄斑中心，长期的浆液性视网膜脱离或黄斑下CNV形成，伴有局部渗出和出血，可使患者视力严重受损。

2. 视野检查　有无相应部位视野缺损。

3. 眼底检查　检查肿瘤大小、边界、形状及表面有无血管与色素。观察有无视网膜下新生血管、视网膜下液及视网膜下出血。视盘是否因肿瘤压迫致视神经萎缩。典型眼底表现：多位于眼底后极部，环绕并接近视盘，颞侧可累及黄斑部。通常为边界清晰、略为高起、呈盾形奶油或黄白色病灶；肿瘤生长缓慢，可见边缘波浪不齐，如伪足样，其上可有色素上皮萎缩或增生，常合并浅的浆液性视网膜脱离；1/4 患者并发黄斑下 CNV 形成。

【继续检查项目】

1. 超声波检查　超声波对诊断本病有着特征性意义，病变振幅与眶骨振幅高度相同。A 超显示病变出现一束高内回声反射波，其后的眶脂肪则显示明显衰减。B 超可见沿球壁在后极部病灶区出现一近弧形强大的回声带，带后有声影。彩色多普勒显示骨瘤的基底部与骨瘤内均无血流信号，球后组织亦无异常血流。

2. 眼底荧光血管造影　在脉络膜荧光未显示前，病变区出现斑点状荧光。随着视网膜动静脉期的充盈，病灶区荧光不断增强。斑点状荧光可能成大片，持续到晚期不退。视盘和视网膜血管一般正常。

3. ICGA　早期表现为边缘不清的弥漫性弱荧光；中期表现仍为弱荧光，但橘红色区可见延迟充盈的脉络膜静脉，并有异常的脉络膜血管渗漏所致的强荧光带；晚期可见弱荧光与强荧光相间杂的图像。

4. CT 检查　眼球壁上与眶骨一致的特征性骨样密度影。

5. MRI 检查　表现为肿物在 T_1 加权像对玻璃体为高信号，T_2 加权像对玻璃体为低信号。

6. 频域 OCT　可表现为强、中、弱及混合反射图像，以强、中反射为主。可发现浆液性视网膜脱离、神经上皮萎缩、CNV、神经上皮水肿、神经上皮劈裂、神经上皮囊变、视杆与视锥层破坏、IS/OS 完整性破坏等改变。合并黄斑区 CNV 的患眼，其频域 OCT 图像表现为黄斑区神经上皮下强反射团块、视网膜水肿，伴有积液。

【诊断】

1. 多发生于 20—30 岁女性。

2. 视力下降，视物变形。

3. 眼底表现为视盘附近出现黄白色或橘黄色边界清晰的隆起，表面有色素且凸凹不平的肿块，常伴有视网膜下液与视网膜下新生血管。

4. 眼底荧光血管造影及相关影像学检查有助于明确诊断。

【鉴别诊断】

1. 脉络膜无色素性黑色素瘤　本病少见，一般为棕黄色，肿瘤隆起度较高，边界不清，表面光滑，多发生于老年，且无性别差异。

2. 脉络膜转移癌　多继发于其他全身性肿瘤，呈灰黄色或奶黄色。边界不如骨瘤清晰，表面无血管，且常伴有无孔型视网膜脱离。

3. 脉络膜血管瘤　典型的脉络膜血管瘤呈圆顶状，具有光滑而规则的边缘，其上有液体，多为单侧孤立性，发病无性别差异。

4. 脉络膜痣　呈灰黑色或黑色，荧光血管造影为遮蔽荧光。

5. 巩膜脉络膜钙化　多发生于甲状旁腺功能亢进症、慢性肾衰竭和维生素 D 中毒等。病灶一般位于上方血管弓附近，表现为地图状脱色素区内钙球的沉积，呈灰白色，边界清晰，通常为多个同时发生，表面视网膜和玻璃体正常。

6. 后巩膜炎 眼底有棕黄色病变，边界不清，但多伴有葡萄膜炎，视网膜下有液体。超声检查可见巩膜、脉络膜肥厚。

【治疗原则】

1. 发病原因不明，尚无有效的治疗方法。一般只需定期观察。

2. 并发视网膜下 CNV。①激光光凝：脉络膜骨瘤在自然病程中缓慢生长，有伪足样边缘。激光光凝有一定效果。②TTT：可单独用于治疗或辅助激光光凝之不足，特别适用于合并有黄斑中心凹下 CNV 的患眼，疗效有待长期观察。③PDT：由于脉络膜骨瘤含有丰富的毛细血管，可考虑采用 PDT 治疗，尤其对于中心凹下 CNV，据报道效果较 TTT 更为理想。但是也有少数文献结果显示 PDT 治疗后患者 CNV 病灶反复发展，导致视力明显下降甚至丧失。④抗 VEGF 药物治疗：可在短期内有效抑制 CNV 病灶形成和发展，提高视力，但其长期疗效和安全性仍有待进一步随访和进行大样本研究。

【住院小结】

1. 疗效 肿瘤无明显增大、视网膜下渗液吸收、视网膜脱离复位者视为治愈。

2. 出院医嘱 门诊定期复诊，若出现视物模糊或视物变形应注意有无视网膜下渗出与水肿。

（陈 婷 刘 虎 孟 斌）

五、脉络膜转移癌

脉络膜转移癌(choroidal metastasis，CM)是指身体其他部位的恶性肿瘤通过血行转移到脉络膜。本病占眼内肿瘤的10%，其中以乳腺癌转移最多见，其次是肺及支气管癌的转移。脉络膜转移癌占眼内转移癌，特别是葡萄膜转移癌的首位，为85%～88%，而虹膜占9%，睫状体占2%。

【病史询问要点】

1. 发病年龄 见于任何年龄，多见于40—70岁的女性。

2. 发病程度 有无视力减退、视野缺损、眼前黑影、视物变形等。脉络膜转移癌多导致视力突然明显下降，且进展迅速。

3. 伴随症状 有无前房积血、葡萄膜炎、继发性青光眼及视网膜脱离等。由于肿瘤的浸润性生长可能浸润睫状神经，有些患者会有眼痛和头痛，且出现早，这是转移癌区别于脉络膜其他肿瘤如脉络膜黑色素瘤的一个特点。

4. 既往病史 有无肿瘤手术史或肺癌、乳腺癌等相关肿瘤。约25%患者的原发肿瘤尚未引起注意，却因眼部症状就诊。

【体格检查要点】

1. 视力、视野检查 有无视力障碍，有无视野缺损。脉络膜转移癌可以无症状，或有无痛性视力下降与视野缺损。

2. 眼底检查 注意肿瘤的部位、大小、边界及有无视网膜水肿、出血及新生血管、视网膜脱离(常开始于眼底后极部颞侧)。典型的脉络膜转移瘤为无色素性肿块，多位于后极部特别是黄斑区，常呈单一扁平状生长，沿脉络膜平面发展，不易穿破玻璃膜，不呈"蘑菇状"向玻璃体腔内生长，也极少破坏眼球壁向眶内扩张。约25%可为双眼或多病灶发病。

3. 全身情况　注意患者全身情况是否稳定，尤其是乳腺、肺、胃肠道和肝、肾功能是否正常。

【门诊资料分析】

CT和MRI对脉络膜转移癌等眼球内病变均可做出定位的影像学诊断。MRI对脉络膜转移癌表现具有一定特征，其定性诊断及鉴别价值优于CT。MRI+B超(+FFA)对脉络膜转移癌可得到较为准确的临床诊断。

1. 超声波　A超显示高入波，中等程度内反射和基本正常的眼眶反射波。B超显示为脉络膜肿物图像，中到高的肿物实性内回声反射，没有脉络膜凹陷征与挖空现象。彩色多普勒超声显示为眼底脉络膜扁平隆起肿物，肿物内有较丰富的血流。

2. 眼底荧光血管造影　因转移的部位、病程、原发瘤种类、临床表现的不同，影像也有差异。早期呈无脉络膜背影的暗区，动脉期与静脉早期为弱荧光，以后逐渐出现斑驳状强荧光。

3. ICGA　早期出现与瘤体大小一致的弥漫性弱荧光，透过瘤体可见到正常的脉络膜血管，后期瘤体内的血管可有轻度的染色与渗漏。ICGA对确定肿瘤，特别是小而扁平的瘤体的轮廓及脉络膜血管异常有优越性，FFA可显示肿瘤导致的视网膜血管及色素上皮改变。两者结合有助于脉络膜转移癌的诊断。

4. CT与MRI　CT仅能显示有眼内肿物，不能鉴别脉络膜转移瘤与其他眼内肿瘤。MRI表现为肿物在T_1加权像对玻璃体为高信号，伴有视网膜脱离时，T_2加权像是与玻璃体一致的信号。

5. 视野检查　早期平面视野可查出与肿瘤相符的绝对暗点。

【继续检查项目】

1. 全身排查　脉络膜转移癌可发生在原发癌诊断之前，当患者眼底有黄白色扁平形隆起病灶时，尤其是双眼有病灶者，眼部A超、眼部B超、胸部X线片、CT、MRI及血液肿瘤标志物检测协助诊断和鉴别诊断，进行全身排查，及时确定肿瘤原发病灶并进行治疗。

2. 活组织病理检查　必要时在超声波引导下做细针穿刺活检明确诊断。

【诊断】

1. 全身其他部位肿瘤病史。

2. 眼底改变：单眼或双眼后极部出现黄白色或灰黄色隆起，边缘不光滑，常伴有浆液性视网膜脱离和继发性视网膜色素上皮改变。

3. 影像学检查、眼底血管造影及超声波检查有助于明确诊断。

【临床类型】

1. 根据眼底表现分为3个类型

(1)孤立型：此为发展中期，呈圆形边界清楚，多位于黄斑周边或血管弓处，较少位于视盘旁,病灶表面有局限性脱离。

(2)弥漫型:此为活跃发展期,病变范围较广,边界不清楚,多位于视盘周边或后极部。视盘周边可能血管较丰富,病变生长迅速,渗出性脱离较严重。

(3)早期型:常为1个视盘直径或<1个视盘直径的小圆形灰色微隆起灶,多位于血管弓附近,或在大病变旁。常在检查另眼时被发现,易被忽视。

2. 根据转移至眼底部位、时间、肿瘤种类,眼底造影表现分

(1)孤立型:FFA检查瘤体在弱背景荧光下渐出现针尖样点状荧光,晚期荧光增强融合呈斑驳样荧光,ICGA表现和FFA相似,但荧光出现较晚,有时可见一强荧光边,如肿物薄扁,则通过肿物如同透镜,可透见下面的脉络膜血管。

(2)弥漫型:两种造影显示早期瘤体遮挡荧光,晚期呈不均匀强荧光。

(3)小转移癌:两种造影检查瘤体早期不显荧光,晚期呈弱点状荧光。

【鉴别诊断】

1. 脉络膜无色素性黑色素瘤　多呈球形隆起,穿破玻璃膜呈带状生长,边界清楚,其表面常有视网膜色素上皮增殖与移行性改变,一般不会表现为多灶性。

2. 脉络膜结核瘤　为慢性肉芽肿性增生组织,有渗出或在病灶边缘部有出血、玻璃体混浊。

3. 原发性视网膜脱离　多在眼底下方,常有裂孔,超声波检查无实性占位病变。

【治疗原则】

1. 首先积极搜寻原发病灶,治疗原发病。

2. 根据患者全身状况,眼部肿瘤可考虑激光或放射治疗。

3. 眼球摘除仅适用于已失明,而且有并发症导致眼疼痛难忍者。

【治疗方案】

1. 治疗方式　包括激光光凝、经瞳孔温热疗法、远程放射治疗、短程放射治疗、全身化学治疗等。

2. 治疗方案

(1)光凝治疗:对于肿瘤高度<2.0 mm,无渗出性视网膜脱离的小肿瘤,可予TTT或激光光凝治疗。

(2)放射治疗

1)远程放射治疗:弥漫性生长、多发病灶、肿瘤高度>9.0 mm,伴随有严重的渗出性视网膜脱离的肿瘤可选择远程放射治疗;从患眼的颞侧或前中视野投射,总剂量30Gy,分次照射,每次2Gy。疗效常在数周后出现,肿瘤萎缩,透露出白色的巩膜并有色素出现,脱离的视网膜在数月内复位。

2)短程放射治疗:其余临床上大多数的肿瘤均可采用短程放射治疗。短程放射治疗所用的巩膜放射敷贴器通过手术植入并固定于肿瘤相应的巩膜表面,一般植入2~5d后再次手术取出。放射源为钌-106,β射线。放射剂量为肿瘤顶部80~120 Gy,肿瘤相应巩膜表面300~800Gy。

(3)眼球摘除术:如仅有脉络膜而无身体他处的转移灶,原发肿瘤又无复发,全身

情况良好可摘除患眼以求较彻底的治疗，已有继发性青光眼且失明，药物治疗无效、疼痛难忍者也可摘除眼球以减除症状。

【术后处理】

1. 一般处理　冷冻或激光治疗术后点用皮质类固醇眼液1～3周，若有眼压升高应采用药物控制眼压。

2. 并发症处理　见激光与冷冻的并发症处理。

【住院小结】

1. 疗效　全身症状好转，脉络膜转移瘤未见增大或增多视为有效。

2. 后续治疗　继续治疗原发肿瘤。密切观察眼部肿瘤的瘤体情况，必要时补充激光治疗或联合其他抗肿瘤疗法。

3. 出院医嘱　脉络膜转移癌预后较差，平均生存时间较短，无论出现眼部或身体其他部位症状应随诊。

（陈　婷　刘　虎　孟　斌）

第五节　视网膜视神经肿瘤

一、视网膜血管瘤

视网膜血管瘤(retinal angiomatosis)是一种常见的视网膜良性肿瘤，起源于视网膜血管组织，又名von Hippel病，往往为全身血管瘤病的一部分，常伴有小脑、延髓、脊髓、肾上腺、肾、肝、附睾及卵巢等部位的血管瘤、囊肿或肿瘤，其中以小脑的血管母细胞瘤最常见。所以，临床上将单纯的视网膜血管瘤称为von Hippel病，如合并中枢神经系统或其他器官病变者，则称为脑视网膜血管瘤病(von Hippel-lindau disease)。

【病史询问要点】

1. 发病年龄　毛细血管瘤见于20—30岁青少年，无种族与性别差异；后天获得性视网膜血管瘤常发生于中老年女性。

2. 发病程度　询问有无视物变形、视力下降、视野改变等，是否伴有中枢神经系统血管异常及肾病史。

3. 发病诱因　视网膜毛细血管瘤多是von Hippel-lindau病的组成部分，属于常染色体显性遗传病。

4. 伴随症状　有无眼部疼痛、头痛、腹部不适、肾细胞癌瘤或肾上腺嗜铬细胞瘤等全身症状。

【体格检查要点】

1. 视力　注意视力较以前有无变化。对于局限于视网膜周边部的血管瘤早期可无自觉症状；一旦发生渗出或波及黄斑多有明显视力减退。

2. 眼前段　注意有无虹膜新生血管、有无晶状体混浊及其他白瞳症表现。

3. 眼底检查　仔细观察有无玻璃体积血、有无黄斑部出血、渗出、水肿及纤维膜形成。部分病例因继发视网膜玻璃体纤维血管膜引发视网膜脱离。

4. 全身检查　排除脑部、腹部及全身其他部位的血管瘤。

【门诊资料分析】

1. 超声波检查　眼部B超显示眼内实性肿物，边界清楚，内反射强，无脉络膜凹陷征。部分病例腹部B超检查可见肾、肾上腺肿瘤。

2. 眼底荧光血管造影　可准确显示血管瘤的位置、大小、渗漏程度。动脉期瘤体周围因供氧动脉很快充盈，迅速显影呈强荧光，瘤壁四周有荧光素渗漏。静脉期因瘤体毛细血管渗漏而出现显著强荧光。

3. 三面镜、视网膜镜检查　可直观显示血管瘤的部位、大小及范围。观察是否有黄斑区渗出、水肿、纤维膜形成及牵拉性视网膜脱离。

【继续检查项目】

1. VEP、ERG检查　客观评价视功能损害的情况。

2. 脑血管造影　疑有脑部血管瘤的病例应做脑血管造影，以免贻误病情，危及生命。

3. CT、MRI检查　头颅及腹部行CT、MRI检查排除血管瘤。

4. 遗传学及基因检查

【诊断】

1. 中青年多见。

2. 早期多无自觉症状，如瘤体波及黄斑区可有视物变形、视力下降。

3. 眼底检查可见视网膜内层出现边界清楚的红色结节样瘤体或多数簇状或葡萄状薄壁的瘤体。部分病例可伴有黄斑水肿、出血、渗出及视网膜脱离。

4. B超和眼底荧光素血管造影有助于明确诊断。

5. 若视网膜血管瘤合并有中枢神经系统血管瘤，一个或多个脏器的囊肿或肿瘤应诊断为von Hippel-lindau病。

【临床类型】

1. 临床分类

(1)视网膜毛细血管瘤：由增生的血管内皮细胞和血管腔构成的血管性肿瘤。就诊年龄多为10—30岁，约1/3为多灶性。患者常有视力减退或视物变形等症状。

(2)视网膜海绵状血管瘤：多为单眼发病，双眼发病率<4.5%，青少年多见，平均发病年龄为23岁。患者常无眼部症状，少数患者偶有视力下降与眼前黑影等。

(3)视网膜蔓状血管瘤：多见于青年人，病变一般静止不变。并非真正肿瘤，无瘤体形成，实为一种先天性视网膜动静脉吻合。

(4)后天性获得性视网膜血管瘤：临床罕见，病因尚未明了。常发生于中老年人，女性多见。瘤体多位于视网膜颞下象限周边部，与视网膜毛细血管瘤一样也有供养动、静脉。

2. 临床分期　Lane等将视网膜血管瘤分为5期：①Ⅰ期仅有小的血管瘤而未见供养血管；②Ⅱ期血管瘤呈红色结节并见扩张的供养血管和血管瘤周围有视网膜内渗

出;③Ⅲ期在Ⅱ期基础上出现血管瘤周围局限性、渗出性视网膜脱离;④Ⅳ期在Ⅱ、Ⅲ期基础上血管瘤周围出现增生性改变,并发牵引性或孔源性视网膜脱离;⑤Ⅴ期病变有全视网膜脱离,最终出现继发白内障、青光眼等晚期并发症。

【鉴别诊断】

1. *外层渗出性视网膜病变* 典型的血管瘤样改变合并外层视网膜大块状黄白色渗出和胆固醇结晶,血管扩张呈血管瘤样改变及出血。超声波和影像学检查有助于鉴别诊断。

2. *视网膜母细胞瘤* 视网膜呈灰白色隆起,有卫星状结节,出血少,多有钙质沉积。肿瘤隆起处血管扩张。病理检查有助于明确诊断。

【治疗原则】

1. 视网膜血管瘤根据其位置与大小,以及病灶表面是否有出血、纤维化,有无继发视网膜脱离决定其处理方式。

2. 视网膜毛细血管瘤的病情稳定,不易发展,多呈静止性,明确诊断后宜定期观察。

3. 一旦发现视网膜有明显渗出及瘤体增大应给予治疗。

【治疗方案】

根据患眼的病变情况选择不同的治疗方法:对位于后极部及中周部、瘤体直径<1.5视盘直径(DD)的早期(Ⅰ～Ⅲ期)患者选择激光光凝治疗;对位于眼球赤道前的或瘤体直径较大(>2 DD)且合并有视网膜下积液者选择冷冻联合激光治疗;对晚期(Ⅲ期之后)病变,特别是伴有玻璃体积血、玻璃体视网膜增生明显、视网膜脱离范围大者选择玻璃体视网膜手术。视网膜血管瘤瘤体切除可有选择性地应用,其远期效果仍有待观察。

1. *冷冻治疗* 对于瘤体位于锯齿缘以前的周边部视网膜者可行冷冻治疗。若治疗效果不显著,可重复冷冻。

2. *光凝治疗* 适应证:瘤体直径<5mm,且不伴有视网膜脱离的视网膜血管瘤。对瘤体位于眼底后极部者尤其合适。如果瘤体直径<2mm,可进行瘤体本身直接光凝;如果瘤体直径>3mm,则先光凝供养动脉,然后再光凝供养静脉和瘤体边缘。光凝可反复进行,直至瘤体发生萎缩。

3. PDT 一次性PDT治疗局限性视网膜血管瘤安全有效。应首选瘤体厚度≤4mm且视网膜脱离较浅的病例为宜。否则可考虑增加PDT治疗次数或选用其他疗法,如TTT或放射疗法等。

4. *手术治疗* 当患者有广泛的牵拉性视网膜脱离时宜做玻璃体视网膜手术剥离视网膜前膜、解除牵引、平复视网膜,同时可进行术中视网膜光凝与冷冻治疗。

【术后处理】

1. *一般处理* 见内眼手术常规。

2. *并发症处理* 见视网膜脱离手术。

【住院小结】

1. *疗效* 血管瘤完全萎缩,视网膜下液完全吸收者视为治愈;血管瘤尚未萎缩,但视网膜下液减少者视为好转;血管瘤仍在增大,发生渗出性视网膜脱离者视为未愈。

2. 后续治疗 von Hippel-lindau 病应综合治疗。

3. 出院医嘱 门诊定期复诊,注意有无肿瘤的复发。

(陈 婷 刘 虎 孟 斌)

二、视网膜母细胞瘤

视网膜母细胞瘤(retinoblastoma,RB)是一种常见于儿童的起源于视网膜核层原始干细胞的胚胎性恶性肿瘤,患病率约占儿童恶性肿瘤的4%,种族、地域和性别无明显差异。90%发生于3岁以下,诊断时的平均年龄为12(双眼)~24个月(单眼)。双眼发病占30%~50%。本病与家族遗传有关,遗传型占35%~45%,其中,10%有阳性家族史,为常染色体显性遗传。非遗传型占55%~65%,为体细胞突变所致。30%~40%RB患者存在Rb基因(抑瘤基因或抗癌基因)缺失或表达异常。94%的病例(单眼和双眼)为散发发病,6%的病例为家族发病。

【病史询问要点】

1. 白瞳症或"猫眼"样反光 最易早期发现。当肿瘤眼内生长时,90%患者瞳孔区出现特殊白色、粉红色或黄白色反光。虽然肿瘤早期即有视力减退,甚至失明,但是患儿不能诉说,50%以上是因为出现"猫眼"时才为家长发觉。

2. 斜视 20%的患眼因肿瘤生长于黄斑区,视力障碍而表现为内斜视或外斜视。这是居第二位常合并的眼部表现。因此,对斜视患儿应进行包括眼底检查在内的全面检查。

3. 视力下降 年龄较大的患儿有此主诉。

4. 眼痛、头痛 青光眼期时,患者常表现为头痛、眼红、眼痛、流泪等。

【体格检查要点】

1. 视网膜肿块 视网膜上圆形或椭圆形,单个或多个黄白色、白色隆起肿块,边界不清,后极部偏下方最常见。表面有明显扩张弯曲的滋养动脉和引流静脉,有时可见出血。

2. 肿瘤碎块播散 可致玻璃体混浊(白色"小雪球"状),假性前房积脓(瓷白色,呈颗粒状或斑片状,随体位改变而移动),角膜后沉着物伴房水混浊(多数灰白色圆点状),或虹膜表面灰白色结节。

3. 自发性前房积血 虹膜新生血管破裂所致,所以,对于儿童自发性前房积血应警惕。

4. 眼内压升高 出现混合充血,角膜上皮水肿,瞳孔散大,眼球扩大,角膜变大,形同牛眼。

5. 肿瘤眼外生长 眼球突出、眼球运动障碍,角膜穿孔、眼球表面肿块等。

6. 视网膜脱离 起源于外核层者,向脉络膜生长,形成继发性视网膜脱离。

7. 斜视 眼球废用性外斜。

8. 转移体征 如耳前、颌下淋巴结肿大,头皮下触及肿块等。

【门诊资料分析】

1. 检眼镜检查　检眼镜是早期发现肿瘤的最重要检查方法之一。对可疑者应散瞳详细检查。如一眼已发病者必须同时散瞳仔细检查对侧眼，并定期观察。

2. Retcam眼底照相系统　为了正确评价IIRC(国际眼内视网膜母细胞瘤分类标准)的分期，需要在全身麻醉状态下充分散瞳，开大睑裂，使用Retcam眼底照相系统全面检查患儿眼底并进行全视网膜照相，经有经验的医师评估后得到分期结果，指导治疗。

3. 超声波检查　早期为实质性肿块回波，晚期由于瘤组织坏死，空隙形成，呈束性肿块回波。B超除了能较好地显示肿块的轮廓外，当衰减超声强度时，肿瘤内钙化物能显示出较高的超声反射。标准化的A超也能显示钙化物的高反射波。

4. CT检查　CT不仅可以发现和描绘出肿瘤的大小、位置、形状，而且可以显示肿瘤向眼外蔓延引起的视神经粗大、眶内包块及颅内转移。对RB的检出率达90%以上。对肿瘤大伴有视网膜全脱离，眼底难以辨认肿物或其他原因引起的白瞳症者尤为适宜。眼内期显示玻璃体腔中软组织块影，CT值＞＋45Hu；软组织内有钙化斑，发现率约90%。眼外期则表现为视神经增粗，视神经孔扩大等。条件允许者，尤其对双眼患者，有必要常规做头颅CT，了解是否有三侧性RB(导致死亡的重要原因之一)。CT扫描对钙化灶及眶骨改变的检出率较为敏感，但是对不同密度的软组织对比分辨率不高，且不能做矢状面的扫描。

【继续检查项目】

1. 巩膜透照试验　RB患者瞳孔区不透红光。

2. MRI检查　MRI除了可以描述肿瘤的大小、位置、形状及肿瘤向球外、眶内和颅内扩散的情况外，还可以提供不同组织生化特性的信息，有利于不同软组织的对比。例如，RB与玻璃体对比，T_1加权像呈高信号，T_2加权像呈低信号。而眼内出血、炎症和渗出时，T_2加权像较玻璃体强，由此可作为鉴别诊断的依据。此外，MRI可作矢状面扫描，且无电离辐射的损伤。Gd-DTPA增强扫描还可以较好地显示肿瘤是否在邻近结构中种植和肿瘤的范围，较利于肿瘤分期。但是由于不能显示钙化，诊断意义不如CT。

3. X线摄片　可显示肿瘤组织斑状或颗粒状钙化阴影、眶壁破坏、视神经孔大小，对本病诊断和处理有一定的参考价值。

4. 彩色多普勒显像(CDI)　瘤体内部回声强弱不等分布不均，常伴有坏死形成的低回声区和钙化斑声影。瘤体血管为视网膜中央动、静脉的延续。频谱分析，瘤体内的血流特征基本同视网膜中央动、静脉，但其收缩期的血流速度较视网膜中央动脉明显加快，呈高速高阻型频谱。钙斑处血流分布亦多。

5. 实验室检查

(1)尿中香草苦杏仁酸(VMA)和高香草酸(HVA)含量增多。阳性者可协助诊断，阴性者不能排除。

(2)测定房水中和血清中乳酸脱氢酶浓度，当房水中浓度与血清中浓度比值在1.5以上时，有协助诊断的意义。

(3)房水中神经元特异性烯醇化酶(NSE):目前认为,RB患者房水中NSE测定是实验诊断方法中阳性率和准确率最高的一种诊断方法。国内报道,房水中NSE阳性率可达到100%,血清中NSE阳性率80%。治疗后6个月血清NSE下降,1.5年后血清NSE逐渐下降至正常人群的平均水平。

6. *活体检查*　对高度怀疑病例,慎行前房或玻璃体或视网膜下穿刺细胞学检查。由于有瘤细胞种植入穿刺道内,或沿穿刺道向眼外播散与转移的危险。目前应用较多的是将细针穿刺活检术作为一种快速鉴别诊断的手段,取出标本立即送细胞学或快速冷冻切片检查,阳性者即刻摘除眼球以免扩散和转移。阴性者也不应放松警惕,将其作为定期观察随访对象。

7. *眼底荧光血管造影*　对多数病例意义不大。但对于一些病种的鉴别诊断,如Coats病等和判断已作过局部治疗的肿瘤是否复发有参考价值。活动性肿瘤在病损区常见荧光渗漏、着色及堆积等。

8. *其他*　根据具体情况,选择做骨扫描、骨髓活检、腰椎穿刺脑脊液分析、遗传学检查等。

9. *病理检查*　眼球摘除后应进行病理检查,为临床提供诊断治疗的依据。

【诊断】

RB临床诊断包括两方面,一是肿瘤的诊断,二是肿瘤转移的诊断。对于前者,除了病史、发病年龄、眼部特点外,常用的辅助诊断工具对本病的应用价值依次为CT、超声波和MRI。对于肿瘤全身转移的诊断,主要依靠骨髓穿刺分析和腰椎穿刺脑脊液分析。

【临床类型】

1. *临床分期*　按RB发展过程分为4期。

(1)眼内生长期:肿瘤在眼内生长,无眼压升高表现。通常历时6~12个月。

(2)眼压升高期(青光眼期):随着眼内肿瘤增大或瘤细胞堆积阻塞前房角而引起眼压升高。通常历时7个月,个别也有推迟到7年以后的。

(3)眼外蔓延期:沿视神经鞘向颅内蔓延(最常见扩展途径);经巩膜血管和神经通道向颅内、眶内蔓延;或通过角巩膜缘穿破眼球。

(4)全身转移期:瘤细胞经淋巴、血道转移到附近的淋巴结或骨、四肢、肝、脾和肾及其他组织器官。

(5)特殊病例

1)三侧性RB:双眼RB同时伴颅内松果体(类似光感受器,又称第三眼)瘤或蝶鞍区原发性神经母细胞瘤,双眼患者中患病率为0.4%~2.3%。临床上应与RB颅内转移相鉴别。在双眼RB病例中如发现一独立的颅中线部位肿瘤,应考虑三侧性RB可能。

2)第二恶性肿瘤:遗传型患者若干年后可发生其他原发性恶性肿瘤,如骨肉瘤、纤维肉瘤等。97%的第二恶性肿瘤发生于双眼患者,可发生在放射治疗区或非放射治疗区。双侧RB患者30年随访接受放射治疗(外光束放射治疗)者在放射治疗区出现第二肿瘤的约为35%。通过寿命表法,随访RB第二恶性肿瘤的发病率,10年为20%,20年为50%,30年为90%。对未做放射治疗或做放射治疗但肿瘤发生在非放射区的患者随访第二恶性肿瘤发生率,10年为10%,20年为30%,32年为68%。利用分子生物学技术,证实RB患者的第二恶性肿瘤组织中存在Rb基因的缺失或表达异常。第二肿瘤的诊断依据是:每种肿瘤多为恶性;两种肿瘤的类型不同;排除RB转移。

3)肿瘤自发性消退或良性RB:1%~2%的RB病例可发生肿瘤自发性消退,其发生率约为其他肿瘤的1000倍。自发消退有两种表现:一是眼球痨;二是良性RB,这类患者有RB家族史或同时有家族成员患RB,表现为眼底非进行性灰白色半透明包块,多伴有钙化和色素紊乱,临床预后属于良性,常具有正常眼球大小及保持有用的视功能,被认为是RB基因突变发生在相对分化但未成熟的视网膜母细胞所致。

2. 临床分型

(1)根据肿瘤生长方式不同分

1)内生型:起源于内核层,向玻璃体内生长。瘤细胞脱落在玻璃体内形成细小球形团块,表现为绒毛球样或棉球样。同时,瘤细胞可种植在视网膜内表面并侵入视网膜,还可随房水扩散到前房,继而进入小梁网、角膜内皮,虹膜瞳孔缘可见数个白色结节。早期易为眼底检查所发现。

2)外生型:起源于外核层,沿视网膜下间隙和脉络膜方向生长。脉络膜隆起,继而视网膜脱离。瘤细胞可种植于视网膜外表面和色素上皮内面。早期不易为眼底检查所发现。

3)混合型:同时具有内生型和外生型特点,较单独生长方式更为多见。

4)平坦型:又称弥漫浸润型。沿视网膜表面水平生长,罕见,约占所有RB的1.5%。较少侵犯视神经和脉络膜,但是易向眼前段蔓延。初诊年龄较大,平均为6.1岁,男性约占64%。临床仅表现为眼部充血,前房亮白色渗出物,假性前房积脓,虹膜结节或玻璃体混浊等葡萄膜炎或眼内炎表现。视网膜呈灰白色增厚,无肿块形成,B超和CT检查无眼内占位表现。高度怀疑病例前房穿刺细胞学检查阳性率约86%。镜下视网膜弥漫性肿瘤浸润,玻璃体、睫状体和前房均可见瘤组织侵犯。

5)完全特发性退行:RB的特发性退行比其他恶性肿瘤高,占1%~1.8%。究其原因有以下几种可能:肿瘤生长速度过快,超过血液供应而缺血;急性高热加速瘤体退行性变;免疫功能影响;钙抑制肿瘤生长。因而有应用维生素D治疗RB的研究和报道。

(2)组织病理学分型

1)分化型:瘤细胞多呈菊花形排列,一般生长缓慢,常不伴有视神经侵犯和眼眶蔓延。

Flexner-Wintersteiner rosette型:瘤细胞呈方形或低柱状,围绕一中央腔隙形成菊花形排列。细胞核偏于周边,细胞质稍向一侧伸展,形成细胞突起,细胞质较多,核分裂象少,恶性程度较低。

Fleurette型:类似光感受器的成分呈花瓣状突起伸向中央腔内,称小花。恶性程度更低。

Homer-Wright resette型:形成的细胞成立方形或锥状,核为圆形或椭圆形,不围绕一个空腔而成花环状排列。细胞分化程度较Flexner-Wintersteiner rosette型低。

2)未分化型:常伴有视神经侵犯和眼眶蔓延。

瘤细胞多为裸核状深染，胞质少，分裂象多见。远离血管处瘤组织可大片坏死伴钙化，而围绕血管外周的存活瘤细胞形成珊瑚样或指套样排列，称假菊花状排列。

3. 国际眼内视网膜母细胞瘤分类标准（International Intraocular Retinoblastoma Classification. IIRC） 该标准标志着RB化学减容及综合治疗方法已趋于成熟和完善，强调了保存眼球和视力对提高患儿生活质量的重要性（表13-1）。

4. 超声扫描诊断标准（Poujol J, et al）

（1）眼内存在实体性病变，且常为多灶性的。这一点在屈光间质混浊病例尤其重要。

（2）存在钙化斑，在降低仪器灵敏度时，局部回声仍存在，且有声波衰减。钙化早期为散在的小点，而后积聚成团。由于其衰减声的作用足以在眼球壁和眼眶形成超声图像。

（3）眼轴长度与同龄正常眼相同。

以上3项均具备者可确诊为RB；第2和第3项缺少者诊断可疑；第1项缺少者排除RB诊断。

表13-1 国际眼内视网膜母细胞瘤分期标准

分期	快速参考	特点
A	小肿瘤	RB基底直径或厚度≤3mm
	黄斑	与黄斑距离>3mm
	视盘	与视盘距离>1.5mm
		无玻璃体和视网膜下种植
B	大肿瘤	RB基底直径或厚度>3mm或
	黄斑	与黄斑距离≤3mm
	视盘	与视盘距离≤1.5mm
	视网膜下液	局限于肿瘤基底部3mm以内
C	局部扩散	播散距离：视网膜下播散≤3mm和（或）
		玻璃体内播散≤3mm
		视网膜下液1个象限以内
D	弥散播散	播散距离：视网膜下播散>3mm和（或）
		玻璃体内播散>3mm
		视网膜脱离>1个象限
E	广泛生长	肿瘤广泛生长>50%眼内容物，或
		发生新生血管性青光眼、前房积血或
		经病理诊断侵犯筛板、视神经，侵犯脉络膜（>2mm），侵犯巩膜、眼眶、前房

【鉴别诊断】

1. 外层渗出性视网膜病变　又称Coats病。多见于6岁以上的男孩，病程缓慢。单眼视网膜脱离，有大片黄白色脂质渗出及胆固醇结晶伴有视网膜血管广泛异常扩张，非实体性且多无钙化是其特征。巩膜透照见瞳孔区透见红光。视网膜下渗出物在MRIT_2加权像呈高密度影像。B超显示玻璃体中光带，其后有弱回声光点。CDI图像显示脱离的视网膜上见血流信号，其下的渗出中未见血流信号。

2. 眼内炎　外因者有明显眼外伤和手术史；内因者多有明显的原发感染史。有玻璃体脓肿形成，瞳孔也呈黄白色，但是炎症为其特征。X线和超声波检查均显示球内无实体性病变和钙化现象。MRIT_2加权像显现较玻璃体强的高信号。CDI图像显示玻璃体病变上无血流信号。

3. 原发性视网膜脱离　一般为成人，视网膜脱离呈波浪状皱褶。巩膜透照试验和超声波检查可明确诊断。

4. 早产儿视网膜病变综合征　指孕36周以下、低体重、长时间吸氧的早产儿，未血管化的视网膜产生纤维血管增生，并引起视网膜脱离和失明。患儿双眼球小，严重者可见晶状体后纤维膜。B超显示前部玻璃体不规则回声光点，双眼轴短。CDI图像显示病变上无血流信号。

5. 永存原始玻璃体增生症　多见于足月新生儿，出生后发现单眼(90%)晶状体后较厚的灰白色膜状物伴有新生血管。患儿多同时伴有小眼球、浅前房和瞳孔异常等。B超显示玻璃体内圆锥形回声，前大后小，眼轴短。CDI图像显示病变上见点状血流信号。

【治疗原则】

首先考虑控制肿瘤生长、转移，挽救患儿生命；其次考虑能否保留眼球及有用视力。治疗方法主要包括手术治疗和非手术治疗两类，目前强调个体化综合治疗，以保存眼球乃至保留视功能为目标，从而提高患儿的生活质量。由于国外该肿瘤早期发现率高，近年来采用非手术治疗该病的比例不断上升，使早期患者既治愈肿瘤又保留了部分视力。而国内患者由于就诊较晚，得到早期治疗机会者较少。

【治疗方法】

1. 手术治疗　①肿瘤累及视网膜1/2以上，未蔓延到眼外者，行眼球摘除手术。双眼患者肿瘤较大的行眼球摘除，较小的可先进行保存视力的非手术治疗。眼球摘除术操作时应轻柔，剪除的视神经长度应＞10mm。双眼因肿瘤视力均已丧失者，为挽救患儿生命，应劝其做双眼球摘除术。眼球摘除术同时是否植入义眼座，尚有争议，反对者主要顾忌转移。眼球摘除前行眼眶放射治疗，然后摘除眼球联合植入义眼座，手术效果比较好。②肿瘤扩散到眼外和术后病理显示视神经残端发现瘤细胞者，必须行眶内容摘除术，术后联合放射治疗或化学治疗。

2. 放射治疗　①摘除眼球的视神经残端发现瘤细胞浸润者；②眶内瘤体未能完全切除者；③双眼病例，一眼已行眼球摘除，另一眼尚有视力者；④局限于视网膜内的早期小肿瘤，或临床见肿瘤隆起＜5mm，距视盘或黄斑＜3mm，确能坚持随访观察者；⑤不能行眼球摘除者。有两种放射治疗方法：外光束放射治疗和巩膜表面敷贴器治疗

(EPRT)。主要并发症有眼干燥症、放射性视网膜病变、白内障、放射性肿瘤等。双眼RB者易患放射性肿瘤，其预后主要取决于接受放射治疗时的年龄，小于12个月的患儿比大于12个月者预后差。肿瘤局限在球内者经过单纯放射治疗，治愈率为70%～80%，球外扩散和远处转移是该病的主要致死原因。

3. *光凝治疗* ①眼后极部与赤道部之间、离视盘或黄斑中心区3mm以外的、无玻璃体扩散的、尚未影响视力的局限性小肿瘤（直径<3.5mm，厚度<2.5mm）；②放射疗法的补充治疗。光凝治疗的优点是可重复进行。治疗剂量过大可发生黄斑皱褶、视网膜脱离，光凝破坏内界膜和玻璃膜则可能发生肿瘤向玻璃体和脉络膜扩散，以及日后产生脉络膜新生血管。光凝治疗的复发率为30%。

4. *冷凝治疗* 特别适合位于放射治疗和光凝治疗比较困难的赤道部以前的周边部小肿瘤（直径<3.5mm，厚度<2.0mm，无玻璃体扩散）。冷凝方法：全身麻醉下用间接检眼镜观察，赤道部以前的肿瘤在球结膜面冷凝，赤道部以后的肿瘤做结膜切口。致冷剂可用液氮或二氧化碳，见肿瘤和周围视网膜变白，周围有冰球包绕覆盖为止，每处重复冻融2～3次。治疗总疗程约需2次，每次间隔1个月。有效的治疗一般在2～3周后肿瘤消退、脉络膜萎缩，形成扁平的有色素包绕的组织。冷凝治疗有保存玻璃膜和视网膜内界膜的优点，能限制瘤细胞侵入脉络膜和玻璃体。冷凝治疗不能控制者，还可以接受放射治疗。冷凝的主要不良反应有视网膜脱离、视网膜前纤维增殖等，严格控制冷凝强度是预防并发症的关键。

5. *化学治疗* 单纯化学治疗并不能完全治愈RB，但可以使肿瘤体积明显缩小，因而化学治疗也被称为化学减容治疗（CRDT）。临床主要应用于：①术前减容；②高度转移风险者，如侵犯视神经、已有肿瘤眼外浸润或转移及眼球摘除或眶内容摘出术后肿瘤复发者；③已失去其他治疗机会的病例，如全身转移者。一般多主张联合用药，并配合放射治疗。有报道，经导管眼动脉灌注化学治疗术（TOAC）为化学治疗失败的晚期（D期/E期）视网膜母细胞瘤患儿提供了一种可供选择的治疗方式，达到了较好的肿瘤控制效果，为晚期患儿保眼带来了希望。但其灌注化学治疗药物、剂量及SOAI（经眼动脉灌注化学治疗）的次数尚未有统一的标准。同时，关于TOAC术的安全性和术后长期生存率还需进一步研究予以证实。

6. *经瞳孔温热疗法（TTT）* 可单独应用于无玻璃体和视网膜下种植，肿瘤基底径<3 mm的小肿瘤。TTT联合化学治疗时有利于化学治疗药物更有效地渗透到肿瘤组织中，增强药物作用，尤其适用于治疗邻近黄斑中心凹或视神经的肿瘤，而放射治疗、冷凝及激光光凝治疗上述部位的肿瘤常会严重损害视力。TTT的并发症有视盘水肿、局限性虹膜萎缩、视网膜血管闭塞等。

7. *光动力学治疗（PDT）* 在静脉内注入的光敏剂选择性潴留在RB病灶内，在特定波长的低能量激光照射下，光敏剂吸收光而活化，形成单态氧和其他有毒的原子团，在被激光照射的肿瘤部位产生光化学毒性效应，导致靶组织损伤，达到治疗目的。适用于赤道部后基底部直径<4mm、高度<3mm的肿瘤。然而，由于治疗设备及药品昂贵，光动力学治疗的使用受到了一定的限制。

8. 温热治疗　1982年首次设计使用这种微波系统，运用二极管红外激光系统加热肿瘤达42～60℃，而对瘤体造成损伤，所以称"温热治疗"。温热治疗多用于治疗邻近中心凹或视神经的RB，常在CRDT后使用。治疗一般3个疗程以上，间期为1个月。温热治疗最常见的并发症为局部虹膜萎缩和周边局部晶状体混浊。

【治疗方案】

1. IIRC指导下的治疗方案选择　见表13-2。

表13-2　国际眼内视网膜母细胞瘤分期标准指导下治疗方案的选择

分期	单眼	双眼
A	光凝或冷凝	光凝或冷凝
B	VC或敷贴放射治疗	VC
C	VEC或敷贴放射治疗	VEC
D	眼球摘除或VEC＋SCC	VEC＋SCC
E	眼球摘除	若双眼病程相同：VEC＋SCC＋低剂量EBRT

注：双眼病例以病情较重眼为准。VC示长春新碱＋卡铂＋温热疗法或冷冻；VEC示长春新碱＋依托泊苷＋卡铂＋温热疗法或冷冻；SCC示球结膜下注射卡铂；EBRT示外部放射治疗。

2. Hopping分期的治疗方案选择　Hopping提出的RB分期方法和治疗方案很有临床参考价值(表13-3)，尤其对肿瘤早期患者。

表13-3　Hopping RB分期方法和治疗方案

分期	临床表现	治疗方案
Ⅰ期	肿块4PD大小，4D高，远离黄斑和视盘	单纯光凝/冷凝
Ⅱ期	①肿块8～10PD大小，不属于Ⅲ～Ⅳ期 ②肿块在黄斑周围(不论大小)	外侧放射治疗(40Gy以内)或光凝冷凝后加化学治疗
Ⅲ期	①肿块与视盘相连(不论大小) ②肿块小但隆起较高，与锯齿缘相连 ③肿块引起视网膜脱离 ④肿块8～10PD大小，伴局限性玻璃体种植	外侧放射治疗或贴敷器放射治疗或冷凝加化疗
Ⅳ期	①肿块广泛，有/无玻璃体种植或视网膜脱离 ②较大的肿块与视盘相接或覆盖视盘 ③较大的肿块，与锯齿缘相连	大剂量放射治疗(50～60Gy)后加化学治疗或先用贴敷器放射治疗后再加光凝/冷凝
Ⅴ期	①肿块占据视网膜50% ②弥漫性玻璃体种植 ③视网膜全脱离	①眼内容摘除术 ②外侧放疗加化学治疗 ③先进行35～40Gy放射治疗，再行眼内容摘除术

【术后处理】

1. 一般处理

(1)全身麻醉术后常规处理。

(2)上、下穹隆及结膜囊内置入凡士林纱条,绷带加压包扎。5~7d拆线。

(3)注意患儿全身状况的改善。

2. 并发症处理

(1)剪破眼球:一定要找到残端,将其全部剪除。可用眼睑拉钩分开眼睑,牵引与提起球结膜与筋膜组织,最好用手指伸入眶内,触及粗硬的视神经后,再顺手指方向夹住视神经残端,并予以剪除。

(2)术后出血:一旦发现,首先更换绷带,加压包扎,同时给予止血药。如果仍继续出血,应送手术室探查,找到出血点予以结扎或电凝止血。

(3)结膜囊狭窄:术后早期有结膜囊变窄倾向或结膜囊有轻度缩小者,应尽早配稍大的眼模或义眼,同时绷带加压包扎,以防结膜囊继续收缩。结膜囊已经发生狭窄者,应根据情况择期行结膜囊成形术。

(4)眼睑凹陷:眼内容摘除术后,约30%患者发生眼睑凹陷。预防眼内容摘除术后上睑凹陷,主要注意下述两点:一是将上直肌依附于适当解剖位置,使上直肌、上睑提肌不向后退。二是填补眼眶内因眼球摘除而丧失的体积。轻度的眼睑凹陷不必做处理。明显影响外貌者,可先根据结膜囊形状,配制合适的义眼。若改善不明显,则考虑手术矫正。手术方法有真皮充填术和阔筋膜充填术等。

【住院小结】

1. 疗效　本病为小儿恶性肿瘤,预后很差。包括手术治疗在内的综合治疗,5年存活率为50%;双眼病例保存一侧眼未摘除行其他治疗者,5年存活率仅为35%。眶内肿瘤复发的死亡率达67%~91%。

(1)肿瘤的大小、部位与预后的关系(Robert-Ellsworth改良分期)

1)Ⅰ期:肿瘤位于眼底赤道后部,单个或多发<4PD,预后很好。

2)Ⅱ期:肿瘤位于眼底赤道部或赤道后部,单个或多发4~10PD,预后好。

3)Ⅲ期:肿瘤位于眼底赤道后部或赤道前部,单个或多发>10PD,预后不定。

4)Ⅳ期:肿瘤单个累及锯齿缘,或多发>10PD,预后不佳。

5)Ⅴ期:肿瘤累及50%视网膜,或有玻璃体播散,预后很差。

其中:Ⅰ、Ⅱ期可采取非手术治疗;Ⅲ、Ⅳ、Ⅴ期应手术治疗。

(2)肿瘤浸润视神经程度与死亡率的关系　①瘤细胞浸润视盘:死亡率为8%;②瘤细胞浸润筛板前、筛板:死亡率为15%;③瘤细胞浸润筛板后视神经:死亡率为64%。死亡原因中约50%为颅内转移;40%为血行全身性转移(特别是骨转移和肝转移);10%为其他原因(如侵入口腔或鼻腔)。

(3)组织病理与预后的关系:分化型RB较未分化型预后好。

2. 治愈标准

(1)肿瘤萎缩,视网膜下液吸收,未复发。

(2)眼内容摘除或眶内容摘除术后眼眶内和全身无转移,对侧眼未发生肿瘤或经治疗后肿瘤萎缩,未复发。

3. 后续治疗　根据手术后的病理诊断,选择是否进行放射治疗、化学治疗、光凝和冷凝治疗等。

4. 出院医嘱

(1)定期复查。最初1个月1次,以后3个月一次,1年后6个月1次,继续观察至少3年(包括对侧眼)。对年幼的患儿,复查时间应缩短些,一般1个月1次。超声波和CDI可检测术后肿瘤的大小及退行状况,特别对屈光间质不清晰者能发现肿瘤的变化和有无视网膜脱离、玻璃体积血等并发症。术后眼眶转移可通过CT或MRI监测。

(2)无须进行放射治疗等后续治疗者即肿瘤局限于眼内者,术后3、4周可装配义眼或尽早植入义眼座,有利于眼眶的发育。

(3)对高危家庭随访和进行遗传学咨询。

1)健康父母产有一肿瘤患儿,再生子女患肿瘤概率为6%。

2)2个以上子女患肿瘤,再生子女患肿瘤概率为50%。

3)遗传型RB存活患者,再生子女患肿瘤概率为50%。

4)非遗传型RB存活患者,单眼者再生子女患肿瘤概率为3%～10%,双眼者再生子女患肿瘤机会为50%。

(4)有家族史儿童,出生后定期散瞳检查。

(朱承华)

三、视神经胶质瘤

视神经胶质瘤(optic glioma,OG)是发生于视神经胶质细胞的良性肿瘤,占眼眶肿瘤1%～7%,25～50%的患者伴有神经纤维瘤病。因多发生在儿童时期的纤维星形胶质细胞,又被称为儿童纤维星形胶质细胞瘤(juvenile pilocytic astrocytoma,JPA)。本病以视神经眶内段较多见,发展缓慢,无血行和淋巴结转移。

【病史询问要点】

1. 发病年龄　多见于10岁以下儿童,15岁以前出现症状者占85%,偶见于成人。

2. 发病性别　男女比例为1∶1～1∶3。

3. 发病过程　注意询问有无视力下降、视野缺损、眼球突出、头痛、眼痛,询问出现视力下降和眼球突出的先后时间等。

4. 伴随症状　有无不明原因斜视、眼球震颤,有无眼球突出、复视、视神经萎缩以及体重下降、皮肤色斑、消瘦,有无头痛、呕吐、昏睡、癫痫发作等。有无多饮多尿、侏儒症、儿童性早熟等。

【体格检查要点】

1. 视力检查　95%病例以视力减退而就诊,60%以上患者就诊时视力低于0.1。由于肿瘤压迫视神经纤维尤其是发生于视神经管内段肿瘤,所以视力减退成为最常见的症状,且视力下降程度与眼球突出程度不成比例。

2. 瞳孔检查　向心性瞳孔扩大，即利用光线交替照射双眼，照射健眼时患侧瞳孔缩小，照射患眼时患侧瞳孔扩大，为损伤视神经轴位纤维所致，可发生在肿瘤早期。

3. 眼前段检查　眼睑和结膜水肿，虹膜淡黄色结节，病程晚期或眶前部骨膜肿瘤，可扪及硬性肿物。

4. 眼底检查　有无视盘水肿或萎缩、有无视网膜中央静脉的扩张迂曲或出血。部分病例因视网膜中央静脉与脉络膜静脉循环沟通形成侧支循环，而出现视神经睫状静脉，视网膜血流经涡状静脉导出眼球。

5. 眼球突出度　注意有无眼球突出及眼球突出的方向。慢性单侧性无痛性眼球突出是视神经胶质瘤的临床特征。根据肿瘤所在位置，眼球突出多呈轴性或向下方移位。

6. 眼位与眼球运动　有无斜视与眼球运动障碍。通常瘤体较大时的机械作用可影响眼球运动。

7. 全身检查　有无皮肤咖啡色素斑、皮下软性肿物或眶骨缺损等。

【门诊资料分析】

1. 视野检查　最早表现为视野内盲点，随着肿瘤蔓延至视交叉，出现患侧视力丧失和对侧视野缺损。

2. X线检查　可见视神经孔扩大，边缘整齐，向视交叉蔓延时，侧位片出现T形或W形蝶鞍。根据X线检查结果初步判断肿瘤边界及有无蔓延。Ⅰ、Ⅱ型常可见到视神经孔扩大、梨状蝶鞍；Ⅲ型常有梗阻性脑积水，X线片表现为颅内压增高征象。

【继续检查项目】

1. 超声波检查　B超显示视神经呈梭形肿大，边界清，内回声少或缺乏，眼球向前移位；视盘水肿，多层面探查可发现视盘与肿大视神经连为一体。肿物通常不突破硬脑膜，故眶内未探及肿物生长，此点可与部分视神经鞘脑膜瘤相鉴别。CDI显示肿瘤内缺乏血液或少许血液。

2. CT扫描　清晰显示视交叉、前床突及第三脑室变化，常用于判断有无肿瘤的颅内蔓延。通常情况下，水平扫描典型表现为视神经梭形或梨形肿大，边界清，内密度均匀；冠状扫描示眼球后层面视神经呈类圆形肿大，为高密度影，位于肌肉圆锥内。如采用OM线-15°扫描，则肿瘤后端直达视神经管前缘。Ⅰ、Ⅱ型可见视神经的增粗，病灶呈等密度，有不规则强化；Ⅲ型多表现为鞍上池的闭塞，鞍区等密度的占位病变，巨大瘤体向第三脑室生长，阻塞室间孔而使侧脑室扩大。

3. MRI检查　T_1WI为中等信号强度，T_2WI为高信号强度，可确定肿瘤边界和范围。特别注意肿瘤有无侵犯视神经管、视交叉或颅内组织。MRI优于CT之处在于可显示视神经全长。任何视神经的病变均应做增强检查，尤其怀疑颅内蔓延者。若同时累及眶内段、管内段和颅内段视神经时，用脂肪抑制技术和GD-DTPA增强的T_1WI可显示哑铃征。伴神经纤维瘤病Ⅰ型的患者，在大脑漏斗、中脑、丘脑等处可见高信号灶，增强后有不同程度的强化。

4. VEP、ERG检查　客观评价视功能损害的情况。

【诊断】

1. 好发于10岁以下儿童，多为单侧发病。

2. 进行性视力减退或丧失，单侧轴性眼球突出，斜视。

3. 眼底有视盘水肿或萎缩，视网膜中央静脉迂曲扩张、出血或视网膜放射状条纹。可见视神经睫状静脉。

4. 神经纤维瘤病有虹膜结节、皮肤棕色色素斑(5～15mm的色素斑6块以上有诊断意义)和皮肤软性肿物等。

5. 超声波和影像学检查有助于明确诊断。

【临床类型】

为指导外科治疗，根据术前临床表现和影像特征将其分为3类：①视神经型(Ⅰ型)；②弥漫性视交叉型(Ⅱ型)；③视交叉-下丘脑外生型(Ⅲ型)，后者预后差。

【鉴别诊断】

1. *视网膜母细胞瘤*　视网膜母细胞瘤可经视神经向颅内蔓延，表现为视神经增粗。此外呈白瞳改变，眼内可见实性占位病变。B超及影像学检查有助于明确诊断。

2. *视神经脑膜瘤*　多见于成年女性。脑膜瘤在B超下见强回声斑反射，边界不光滑，前角不整齐，而视神经胶质瘤前缘呈半圆形。CT常见视神经受压与高密度肿瘤形成“轨迹”征，以及肿瘤内钙斑形成。彩色多普勒见肿瘤内有丰富的血流。

3. *先天性小眼球合并囊肿*　多在儿童时期就诊。无功能的小眼球常隐没在眼睑下，裂隙灯下见眼球发育异常，结构缺如。囊肿向前突出可致眶周隆起。影像学可发现小眼球后的囊性肿物，呈圆形、椭圆形或圆锥形等。

4. *视神经周围炎型炎性假瘤*　眼痛、结膜充血等炎症表现明显，激素治疗有效。影像学可发现视神经周围不规则形状占位，边界不清，向前发展包绕眼球呈“铸造征”。

【治疗原则】

1. 此肿瘤发展很慢，若视力较好，无颅内蔓延者，采用MRI定期观察。

2. 肿瘤明显增大，视力下降，并有颅内蔓延趋势时，采取手术切除。

3. 肿瘤自眼眶蔓延至颅内，手术完全切除困难者，可采用放射治疗或γ刀治疗。

【治疗方案】

1. *定期观察*　对于视力较好、尚未出现颅内蔓延者可定期观察。

2. *放射治疗*　适用于手术未能彻底切除、双侧视神经胶质瘤、视交叉或视束肿瘤、肿瘤晚期颅内广泛蔓延而不能手术者。放射治疗总剂量30～40Gy，分配在4～6周完成。6岁以下儿童不宜实施放射治疗。

3. *手术治疗*

(1)适应证：①有进行性视力障碍及颅内压增高表现；②影像学检查肿瘤增长较快，其中黏液成分较多，并有颅内蔓延趋势者；③经规范的放射治疗后肿瘤继续增大者；④患眼已经失明，且伴有明显突眼，严重影响外观者；⑤肿瘤造成脑积水，需活检以明确诊断。

(2)手术方法：①经外侧开眶切除自球后至眶尖的视神经全段。②若伴有颅内或视神经管蔓延,可经颅开眶手术,残余肿瘤术后辅以放射治疗、γ刀治疗。③一旦肿瘤侵犯视交叉,预后多较差,可先切除肿瘤,术后采用颅内放射治疗或γ刀治疗。④肿瘤已突入眼内者,应将肿瘤和眼球一并摘除。

(3)手术注意点:切除眶尖肿瘤时,应一点点逐步剪断视神经或围绕视神经剪断肿瘤,以免伤及病变对侧的上睑提肌或眼外肌。

4. *化学治疗* 临床用于OG化学治疗的药物有卡铂、长春新碱和替莫唑胺,可稳定或改善多数OG患者病情,降低有间脑综合征患者的病死率。但化学治疗药物的不良反应较多,具有骨髓毒性及肝、肾毒性等,且部分患者对此类药物过敏。

【术后处理】

见皮样囊肿和表皮样囊肿。

【住院小结】

1. *疗效* 肿瘤完全切除,未见复发,外观改善者视为治愈。

2. *预后* OG的预后取决于肿瘤发生的部位、累及的范围、恶性程度及是否及时采取治疗措施等。一般来说,发生于儿童、分化较好的OG,如星形细胞瘤预后较好;而发生于成人和分化低的OG则预后差。早期手术切除联合术后放射治疗可明显改善OG患者的预后,但是对于多形性胶质母细胞瘤的治疗效果改善不明显。

3. *后续治疗* 合并有斜视者可行眼外肌手术矫正眼位。

4. *出院医嘱* 门诊定期复诊,注意有无肿瘤的复发。

(陈 婷 刘 虎 孟 斌)

四、视神经脑膜瘤

视神经脑膜瘤(meningioma of optic nerve)是一种良性、缓慢生长的肿瘤。起源于硬脑膜深面的蛛网膜细胞或硬脑膜内的内皮细胞,多发生在中年,女性多见。眼眶脑膜瘤占眼眶肿瘤的5%。发生在眶内的肿瘤起源于视神经鞘脑膜者,称视神经鞘脑膜瘤,发生在蝶骨或额骨骨壁骨膜者,称蝶骨或额骨脑膜瘤。还有极少数患者发生在眶内的异位脑膜细胞。

【病史询问要点】

1. *发病年龄* 多发生于中年女性,平均35岁。

2. *发病程度* 询问有无慢性进行性眼球突出、视力丧失、视神经萎缩,有无眼球运动障碍及复视等。

3. *伴随症状* 有无头痛、眼眶疼痛、斜视、复视等。

【体格检查要点】

1. *视力与视野* 视力严重下降是本病早期的唯一症状。初诊患者视力低于0.1者达50%以上。不同部位的肿瘤对视功能影响的时机与程度不相同,如近眶尖处或来自于视神经管的脑膜瘤,早期即可出现视力减退。管状脑膜瘤发生在眶尖者可出现视野内暗点。有些患者出现眼球向一侧转动时视力暂时丧失,眼球复位后,视力又恢复到原先水平。

2. 眼部检查　有无眼睑与球结膜水肿、有无暴露性角膜炎，眼底检查有无脉络膜压迫性皱褶、视盘水肿(早期出现，并长期存在)、视神经继发性萎缩及视盘表面出现视神经睫状静脉。

3. 眼球运动　检查单眼与双眼运动有无受限。晚期肿瘤可引发眶尖综合征与眶上裂综合征，致眼球固定。

4. 眼球突出度　多为缓慢轴性突眼，一般为2～3mm。如不治疗，肿瘤向眶内蔓延，充满眶腔，眼球突出明显。眼球突出与视力丧失、慢性水肿性视神经萎缩及视网膜睫状静脉，称为本病的四联征。

5. 肿物检查　晚期可在眶缘触及坚硬肿物。

【门诊资料分析】

1. X线检查　可见视神经孔扩大，管壁硬化，密度增高。眶壁骨增生与破坏同时存在是脑膜瘤X线的特征性表现。

2. 超声波检查　A超显示视神经实体性增大，内反射不规则，可有钙斑反射。B超显示视神经不规则增粗，视盘反射前移，肿瘤内呈强回声斑，彩色多普勒超声显示肿瘤内有丰富的血流。

3. CT检查　多采用薄体层像骨窗观察或注射造影剂强化，扫描可见：视神经呈管状、梭形或锥形增粗，肿瘤边界清楚，内密度高、均匀，受压视神经的较低密度与高密度肿瘤(位于视神经两侧)形成“车轨”征。瘤体内可见不规则钙斑，是视神经脑膜瘤特有的一种CT像。软组织与眶骨增生同时存在。利用CT还可判断有无肿瘤的蔓延与扩散、肿瘤的多发性等。

4. MRI检查　在T_1WI呈中等低信号强度，T_2WI为高信号强度，但是位于硬脑膜内的肿瘤T_2WI仍属中信号强度。MRI可较CT更清楚地多层面显示视神经管内的肿瘤及其颅内有无肿瘤，同时显示肿瘤和中央的视神经，对定性诊断非常重要。增强MRI加脂肪抑制是显示视神经鞘脑膜瘤，尤其是怀疑向颅内蔓延时的最好方法，应将其作为视神经鞘脑膜瘤术前、术后常规检查，以早期发现颅内病变。

【继续检查项目】

1. VEP、ERG检查　客观评价视功能损害的情况。

2. 视野　随着肿瘤发生的部位的不同，首先会产生不同的视野缺损，如周边视野缺损、束状视野缺损、旁中心或中心性暗点等。

3. 血管造影　通过血管造影，特别是DSA，观察肿瘤的血管、部位、大小及有无肿瘤的蔓延与扩散。

4. 活组织病理检查　必要时穿刺活检，有助于明确诊断。

【诊断】

1. 多发生于中年人，女性多见。

2. 单眼突出、视力缓慢下降、视野缺损及眼球运动障碍。

3. 慢性水肿性视神经萎缩、视网膜睫状静脉。

4. 超声波及影像学检查有助于明确诊断。

【鉴别诊断】

视神经胶质瘤：多见于儿童，先出现视力减退后出现眼球突出。X线显示视神经孔扩大但无视神经管管壁硬化和钙斑。B超显示肿瘤内回声少或缺乏，彩色多普勒超声显示肿瘤内缺乏血流或有少许血流。

【治疗原则】

1. 脑膜瘤对化学治疗与放射治疗均不敏感，应根据患者发病年龄、症状及肿瘤的位置、大小决定治疗方法。

2. 治疗本病关键是早期诊断，若肿瘤局限于眶内者，采用外侧开眶自眼球后极部至眶尖切除肿瘤及视神经。

3. 对已发生颅内转移者，可开颅切除眶内、视神经管内肿瘤。残余肿瘤亦可采用γ刀治疗。

【治疗方案】

1. *治疗方法的选择*

(1)发病年龄：儿童期进展快，常多处发生，病死率高，一旦发现，尽量手术切除。而老年患者进展缓慢，无明显自觉症状和体征者，可密切随访，保守观察。

(2)症状和体征：早期视神经鞘外肿瘤和位于视神经一侧的肿瘤，对视力影响小者，可观察。若视力丧失或眼球突出严重，暴露角膜，甚至眼球脱位，应手术切除。

(3)肿瘤位置和大小：肿瘤较小限于视神经前段，位于视神经一侧者，可CT随访观察。肿瘤较大而占据大部分眶腔，或在视神经鞘内生长者，应手术治疗。发生在骨膜者易通过眶壁向周围结构蔓延，应早期手术完全切除。仅限于眶尖者，则采用立体定位γ刀治疗。

(4)发展趋势：在MRI观察过程中，一旦肿瘤沿视神经向后发展，或者已经接近视神经管和眶上裂，应及时手术。

(5)复发性：一般复发的眶内脑膜瘤应行眶内容摘除术。

2. *非手术治疗*　主要为放射手术治疗，适用于不能耐受手术、术后残留或复发及重要部位不能手术切除的眶脑膜瘤。凡是肿瘤达视神经管前缘或经颅、经外侧眶切除者，术后辅助放射手术治疗。

3. *手术治疗*

(1)适应证：①儿童脑膜瘤呈多发病灶、病情发展快，病死率高，应尽量手术治疗；②视力已丧失、眼球突出严重、影响外观者；③肿瘤生长迅速，出现颅内蔓延趋势者。

(2)手术入路：手术入路的选择取决于病变位置、范围及肿瘤与视神经管和颅脑关系。

(3)手术方法

1)前路开眶：适用于肿瘤仅限于眶前1/3者。切除肿瘤，并较大范围地去除增生的骨壁，缺损处应用自体髂骨移植或羟基磷灰石填充。

2)外侧开眶：适合于肿瘤限于眶内，尚未达到眶尖者。将眼球后极至眶尖的肿瘤连同视神经完全切除。术中特别注意眶尖端有无肿瘤的残留，仔细检查予以切除；可疑的巩膜侵犯应电凝眼球后极部，注意尽量保留睫状后动脉。

3)外侧开眶联合部分眶内容摘除术：肿瘤已侵及眶尖，但尚未达视神经管者。术中应尽可能切除肿瘤及周围组织，包括骨膜在内。眶尖软组织蒂电凝，直至眶上裂和视神经管内。残余眶腔采用羟基磷灰石填充。术后戴义眼片遮盖萎缩眼球。

4)经颅开眶：适用于肿瘤蔓延至视神经管内，越过眶上裂，侵犯后部眶骨或眶内者。经额或额颞入路，去除眶顶及视神经管上壁，切除肿瘤。探查鞍上和鞍旁，切除颅内肿瘤。有蝶骨大小翼增生者，术中应探查颅前窝底部和颅中窝前部，去除增厚的骨壁及肿瘤。

(4)切除范围：＜20 岁者切除范围宁大勿小，＞40 岁者宁小勿大。对于不能完全切除的残余肿瘤可行 γ 刀治疗。任何有视力的视神经脑膜瘤患者在术中切除视神经时，应做冷冻切片明确诊断后再进行。

【术后处理】

见皮样囊肿和表皮样囊肿。

【住院小结】

1. *疗效* 因肿瘤浸润性强，可侵犯眶内容、眶裂和孔裂，蔓延至邻近结构（颅腔、鼻窦和颞窝）；手术切除后易复发；肿瘤的颅内扩散疗效多不理想。临床上将肿瘤完全切除，未见复发者视为治愈。年龄越小，发展越快，复发率越高。

该病最终可引起视力丧失，肿瘤颅内蔓延可危及生命，所以，早期诊断和治疗尤其重要。

2. *后续治疗* 合并有其他部位脑膜瘤者一并手术处理。

3. *出院医嘱* 定期影像学检查复诊，一旦发现肿瘤复发，应尽快处理。

（陈 婷 刘 虎 孟 斌）

第六节 眼眶肿瘤

一、皮样囊肿和表皮样囊肿

皮样囊肿（dermoid cyst）和表皮样囊肿（epidermoid cyst）是在胚胎发育过程中，表皮组织陷落在眶内组织或发育中的眶骨缝中，并持续生长，在眶周形成的囊肿。如果含有皮肤附件，如毛发、皮脂腺、汗腺等，称为皮样囊肿；如果仅有表皮结构，不含有皮肤附件，称为表皮样囊肿。皮样囊肿是眼眶的常见病变，占眼眶肿物的 2.2%～9.2%。根据所在位置分眶缘、眶内及额角囊肿。

【病史询问要点】

1. *发病年龄* 本病发生于胎儿期，可在任何年龄发病。通常位于眶缘处的囊肿在出生后不久即可发现，眶缘后的囊肿多在青少年甚至老年时期才出现症状。

2. *发病程度* 询问肿物有无增大、破溃、感染、形成瘘管等。临床表现多与囊肿所在位置及囊肿有无继发性改变有关。

3. *伴随症状* 有无视力下降、眼球突出、眼球运动受限，有无眼眶局部皮肤急性炎症，是否形成瘘管。

【体格检查要点】

1. 视力与视野　仔细检查有无视力下降与视野缺损，通常眼眶皮样囊肿对视功能无太多影响。

2. 局部肿物检查　该病好发于眉弓外上侧眶缘，其次为内上、内下，亦可在眶深部。检查时注意肿物可否触及，局部有无隆起，通过触诊初步判断肿物的位置、大小、形态及活动度。个别患者因囊肿破溃造成眼眶瘘管。

3. 眼前段与眼底检查　注意睑结膜、球结膜有无充血、水肿等急性炎症表现，角膜上皮有无剥脱、水肿或炎性浸润，囊肿较大时，应检查有无视盘充血、水肿及视神经萎缩。

4. 眼底检查　囊肿较大时视网膜可出现压迫性皱褶、视盘缺血、视神经萎缩。

5. 眼球运动与眼球突出度　眼球多无明显运动障碍。当囊肿较大时，可造成严重眼球突出，眼球多向内下方移位。

【继续检查项目】

1. VEP、ERG检查　客观评价视功能损害的情况。

2. X线检查　眶外上壁骨凹窝形成，绕以硬化环。

3. B超检查　呈圆形、半圆形或不规则形占位病变，边界清楚，内回声可因囊内容成分不同而表现回声多少、强弱不等，透声性强，具有可压缩性。B超检查还可显示因压迫性骨吸收引起的骨壁改变：后界呈波浪状，这一超声图像具有定性诊断意义。CDI显示肿瘤内缺乏彩色血流。由于皮样囊肿及表皮样囊肿多在骨缝间生长，常有骨质结构改变，而声波不能透过骨骼，仅能探及囊肿的眶内部分，所以单靠B超诊断常有一定的局限性，B超常作为筛查性检查。

4. CT检查　清晰显示囊肿部位、囊内容成分及继发眶周改变。有学者指出，本病的CT检查有以下特征：①病灶多位于蝶骨大小翼骨缝及额颧缝附近；②呈半圆、椭圆或哑铃状（蔓延至颅窝眶壁部分缺失时）；③病变内容有负CT值区，且高低密度内容混杂呈不均质，不为造影剂强化；④病变区周围有环状高密度影，可被造影剂增强；⑤眼眶骨凹陷或骨孔形成，且多位于眶顶和眶外侧壁。CT对眼眶额区皮样囊肿及表皮样囊肿具有准确的定位、定性诊断价值，有利于手术路径的选择，尤其对于眶骨改变的显示，能够指导术中彻底清除病变，防止囊肿复发。

5. MRI检查　皮样囊肿MRI具有特征性改变，因囊肿中含有脂肪，表现为T_1较短，T_1WI为高信号，T_2WI信号也较高。

【诊断】

根据发病年龄、肿瘤位置及临床体征对眼眶囊肿做出诊断并不困难。此外，对于眶深部的眼部肿物，影像学检查有助于明确诊断。

【鉴别诊断】

1. 脑膜膨出　眶内侧壁骨质缺损，脑膜脑组织膨出伴有搏动性眼球突出。根据典型的临床体征可做出鉴别。

2. 皮脂腺囊肿　多见于青少年，其囊壁的灰白色成分为分化成熟的皮脂腺，其他皮肤附件极少，内容为胶样液或脂样液。多可在眶缘触及软性肿物，可活动，少数有波动感，无压痛。B超示肿物多位于眶外上方，呈圆形或椭圆形囊性肿物，CT显示类圆形占位病变，边界清楚，内密度低，相应部位眶骨有骨凹陷。

3. 海绵状血管瘤　多表现为渐进性眼球突出，不随体位改变。可触及肿瘤部分质软、表面光滑、边界清楚。B超、CT及MRI检查有助于鉴别。

4. 淋巴管瘤　为多囊状结构，常位于肌锥内，形态不规则，体积相对较大，增强扫描有强化，若淋巴管瘤伴有出血，因时期不同而信号表现各异，一般不难与皮样囊肿鉴别。

【治疗原则】

病变细小无症状、进展缓慢者，并不需要立即手术。若肿瘤影响功能和外观应通过手术完全切除包括囊壁在内的整个囊肿，以免复发。

【治疗方案】

1. 保守观察

(1)病变生长缓慢，无明显症状者。

(2)发生在眶尖部肌锥内或眼外肌内的皮样囊肿。

(3)病变包绕或紧邻视神经、眼外肌等重要结构而眼部功能良好者。

2. 手术治疗

(1)手术时机：当症状不断加重并危及视力时，可手术切除后继续随访观察。

(2)手术方法：根据囊肿所在位置和范围，选择恰当的手术进路切除囊肿。

1)囊肿位于肌锥内，通过外侧开眶摘除肿瘤。

2)肌锥外或眶浅部肿瘤，选择前路开眶。

3)若囊肿太大，不能完整除去囊壁者，应吸出内容物，去除囊壁，残留囊壁可用石炭酸腐蚀、乙醇中和后再用生理盐水充分冲洗吸出。术中如骨膜与囊壁分离有困难，连同骨膜一并切除；与鼻窦相通者，多从眶缘切开骨膜，向后分离，尽量刮除囊壁，同时做较广泛的鼻窦引流；合并有瘘管者，应完全切除包括瘘管周围坏死组织；残留术腔较大而深者，可填入硅胶海绵、自体筋膜或肌肉，以免术后眼球内陷明显影响外观。术中避免囊壁破裂及彻底去除肿瘤的囊壁、囊蒂是关键。

【术后处理】

1. 一般处理

(1)根据病情需要决定术眼的加压包扎时间，观察敷料和引流条渗血、渗液情况。术后7d拆除皮肤缝线，术后48h取出引流条，眶内容摘除植皮者则术后10d眶腔换药。

(2)使用止血药和抗生素2～4d预防术后继发出血与感染。

(3)常规应用糖皮质激素。一般口服泼尼松30mg/d，3～5d。反应较重者则静脉给予氢化可的松100mg/d，也可给予20%甘露醇。

(4)密切观察患者有无光感，了解患者视力情况。

(5)观察有无眶压增高的指征：①疼痛；②眼球高度突出，角膜暴露；③结膜水肿；④视力急剧下降或丧失；⑤眼压明显升高。一旦发现，紧急处理。

2. 并发症处理

(1)眶内出血:由于术中伤及血管致眶内出血。处理:充分暴露术野,良好照明,彻底止血,术终置引流条。术后给予止血药预防继发性出血也非常必要。

(2)视力丧失:因术中分离暴露肿物、牵拉血管神经或眶压增高致视神经发生循环障碍致视力丧失,或因直接损伤眼动脉或视神经引发视力丧失,或术后眶组织反应性水肿。处理:充分暴露术野,操作轻柔,术中可采用 FVEP 监控视神经功能。一旦发生视力丧失,应立即停止手术,予以吸氧、扩张血管药物。术毕眶腔放置引流条,减轻术后的出血和水肿。术后给予皮质类固醇,视力监测,发现视力丧失立即抢救。

(3)眼球运动障碍:因术中损伤眼外肌或损伤出自眶上裂的脑神经使眼外肌麻痹所致。处理:切除肿块前,于肌肉附着点缝标志线;一旦发生此并发症,先采用药物治疗恢复眼外肌正常功能,若术后 6 个月尚未能恢复者可行手术治疗。

(4)上睑下垂:由于术中损伤上睑提肌或眶尖起始环带所致。处理:术后 6 个月尚未能恢复者可考虑行额肌悬吊术。

(5)损伤眶壁:因解剖不熟悉或动作粗暴,进入鼻腔或颅内。处理:鼻窦黏膜或颅内硬脑膜未破坏者,无须特殊处理。若进入鼻窦,可刮除所有黏膜,建立引入鼻腔的引流;若硬脑膜已被撕破,应细心缝合关闭,防止脑脊液漏出。

(6)感觉障碍:因术中过分扰动眶后段视神经与外直肌间组织,损伤睫状神经节可致角膜麻痹及瞳孔散大,由于术中损伤眶上神经或眶下神经,亦可致其支配区皮肤麻木感觉。

3. 视力丧失的紧急处理

(1)查找原因

1)立即解除加压包扎,判定有无眶内出血。

2)拆除眼睑缝线缓解高眶压,迅速检查伤口及视力,注意有无视功能障碍,仔细检查眼底,必要时使用裂隙灯检查。

3)光感消失者可行超声波(检查眶内有无血肿)和荧光素眼底血管造影术(眼底血管充盈情况)。创造条件做 ERG 和 VEP。

4)如果眼底所见同视网膜动脉栓塞,可对症处理。眼底正常者多因术中过度牵拉造成视神经挫伤所致。

(2)非手术治疗

1)脱水药:20%甘露醇 1.5g/kg,30min 内快速静脉滴注。

2)糖皮质激素类药物:静脉滴注 10mg 地塞米松,可减轻组织水肿。

3)血管扩张药:山莨菪碱或妥拉唑林球后注射,地巴唑口服,复方丹参注射液加入液体中静脉滴注,必要时立即使用亚硝酸异戊脂或硝酸甘油类药物。

4)5%碳酸氢钠:改善组织的循环状态,增加组织供氧。

5)能量合剂和神经营养药。

6)针对原因采取必要措施,如眶内积血时,立即穿刺抽出积血,穿刺阴性而眶压过高应行急诊手术切开外眦,或自原切口开眶清除血凝块,或实施眼眶减压术。

7)吸氧:由于氧气可引起血管收缩,应注意用含5%CO_2的氧气吸入。

(3)手术治疗:药物治疗无效时应立即手术。

1)前房穿刺和(或)外眦切开:球后出血较多时,不能达到眶减压目的,外侧开眶者可将外眦缝线剪开。

2)球后穿刺:适用于新鲜出血尚未凝血或陈旧出血已溶解者,对于球后弥漫性出血或水肿者常无法奏效。

3)眼眶减压:术后视力丧失多因球后弥漫性出血或水肿,真正的局限性血肿很少。由于眼球和眶内容组织被筋膜所包绕,在骨眶的限制下,扩张只能靠眼球向前移位来完成。随着球后间隙的出血或水肿的加重,眼球突出明显,眶压不断增高,引起静脉淤滞、结膜高度水肿、眼球运动障碍,这些改变一般是可逆性。若不及时处理,则病情进一步加重,影响眼球或视神经的血液供应,发生视力障碍甚至丧失,此时的球后弥漫性出血或水肿治疗较为棘手。眼眶减压方法,简易眶减压:局部麻醉下,经下穹隆的结膜囊做一小切口,用小蚊式钳伸入眶内,沿眶底内侧深入约2cm后,向下将眶底压入上颌窦,轻轻扩大骨孔,减压眼眶。常规眶减压:一般常规行眶内壁和下壁减压。眶内出血最好在2h内处理。

【住院小结】

1. *疗效* 皮样囊肿手术完整切除者,预后很好,视力多有改善;若残留囊壁上皮组织,容易复发或形成瘘管,偶见皮样囊肿恶变。

2. *后续治疗* 合并有其他部位的囊肿应一并手术治疗。

3. *出院医嘱* 门诊定期复诊,注意有无囊肿复发。

(陈 婷 刘 虎 朱承华)

二、血 管 瘤

血管瘤(hemangioma)是一种先天发育畸形的血管错构瘤,有海绵状血管瘤(orbital cavernous hemangioma,OCH)和毛细血管瘤(capillary hemangioma)两种。其中,毛细血管瘤是婴幼儿时期最常见的良性肿瘤,患病率为眼眶肿瘤的1%~2%;海绵状血管瘤是成人最常见的眼眶肿瘤,占眼眶原发肿瘤的11%~21%。

【病史询问要点】

1. *发病年龄* 毛细血管瘤多发生在出生后3个月以内,1岁时渐稳定且有自行消退倾向;海绵状血管瘤可发生在任何年龄,发生在35—50岁占71.3%;静脉性血管瘤多发生在20岁以下。

2. *发病程度* 多与肿物所在位置有关。注意询问最初发生的症状、有无伴随其他眼部异常、哭闹时眼部肿块有无增大。

3. *伴随症状* 有无眼睑、结膜血管畸形,有无球结膜下出血,有无视力下降、单眼缓慢进展的无痛性眼球突出、复视及其他眼球运动障碍。

【体格检查要点】

1. *视力与视野* 因肿瘤压迫眼后极部会引起不同程度的视力下降、视野缺损。此外，由于肿瘤压迫眼球还可致屈光状态的变化，多表现为远视与散光。

2. 肿物检查　位于眶缘深处可触及质软、表面光滑、可推动的、无压痛性肿物。

3. 眼前段检查　眼前节肿瘤可致眼睑隆起、皮肤或结膜透出紫蓝色及角膜上皮脱落或炎性浸润。

4. 眼底检查　由于肿瘤直接压迫或影响局部血液循环导致视盘水肿伴有（或无）视网膜静脉的充盈，也可有视盘苍白及脉络膜视网膜条纹。严重者可致视盘水肿或视神经萎缩。

5. 眼球运动检查　一般多无障碍，仅在有继发性改变或炎症累及眼外肌时才出现眼球动障碍。

6. 眼球突出度检查　眼球为渐进、缓慢性轴性突出。静脉性血管瘤的眼球突出有一定的体位性，有时可因瘤体破裂而眼球突出度突然增加。应仔细测量双眼突出度并比较低头或压迫颈内动脉时的差别。

【门诊资料分析】

1. X线检查及动脉造影　缺乏特征性改变，表现为眶腔容积增大。动脉造影病变区呈高密度影。若发现静脉石，对于静脉性血管瘤的诊断有重要意义。

2. 超声波检查　①毛细血管瘤显示为病变形态不规则，边界不清楚，多少不等、强弱不一的内回声，并具有可压缩性；CDI显示弥漫的彩色血流及快速流动的动脉频谱图。②海绵状血管瘤则有其特征性声像图，病变呈圆形、椭圆形，有肿瘤晕，边界清楚，有轻度可压缩性，内回声强且分布均匀是特征性表现；CDI显示肿瘤内缺乏红蓝彩色血流，脉冲多普勒显示为平直血流频谱，即静脉血流。③静脉性血管瘤显示眶内侧或内上方及球后单腔性或多腔性低回声占位病变，呈管状或片状，可压缩闭锁；CDI显示肿瘤内缺乏或较少彩色血流，脉冲多普勒不出现波峰，频谱平行于基线，表示为静脉血流。

【继续检查项目】

1. CT检查　CT可以准确显示肿瘤存在，确定其空间位置、肿瘤数目及肿瘤引发的继发性改变。注射对比剂后，肿瘤显影更明显增强。如海绵状血管瘤多位于眶尖部，CT显示眶尖部有透明三角区，说明该肿瘤周围存在脂肪组织，即无明显粘连。相反，如无明显三角透明区，说明肿瘤与视神经、眼外肌和眶壁之间明显粘连。静脉性血管瘤可见眶内上方及球后不规则高密度占位病变，边界不清，常累及眼外肌、视神经，约1/4病变内发现有单个或多个静脉石，增强扫描强化明显。

2. MRI检查　较CT相比，MRI更能够显示出肿瘤与视神经的关系。表现为T_1WI呈低或中信号强度，T_2WI为高信号强度。肿瘤内出血，72h后血色素分离出三价铁，有顺磁作用，在出血区T_1和T_2WI均呈高信号。颅内蔓延时，MRI可显示蔓延途径，病变在颅内的位置和范围。增强MRI扫描发现进行性、完全一致性充盈的眶内肿瘤，是海绵状血管瘤的特征。

3. VEP、ERG检查　客观评价视功能损害的情况。

4. 穿刺活检　对于眼眶深层改变临床很难做出相应明确诊断者，可用B超引导下细针穿刺活检,对穿刺所得的组织块做病理组织学明确诊断。

【诊断】

1. 渐进性眼球突出,有时可出现视力障碍或视野缺损。

2. 部分位于眶前段的肿瘤可触及质软、表面光滑、边界清楚、无痛的肿块。

3. 影像学检查有助于诊断,必要时行穿刺活检可做出病理诊断。

【鉴别诊断】

1. 静脉曲张　多为前下方突眼,低头与颈静脉加压时突出明显,视力多正常,CT检查可见静脉石。

2. 视神经胶质瘤　儿童多见,表现为视力减退、轴性突眼。眼底检查表现为早期视盘水肿,晚期视神经萎缩。CT示视神经梭形肿大。

3. 神经鞘瘤　多见于20—50岁青壮年。表现为眼球突出,发展缓慢,有时眶缘可触及肿块,CT扫描见CT值低,发生在眶尖部神经鞘瘤多呈哑铃状颅脑沟通,而海绵状血管瘤一般不超过眶壁边界。此外,增强CT检查中肿瘤的强化及扩散方式有助于鉴别海绵状血管瘤与神经鞘瘤。

4. 炎性假瘤　多见于中年人,男性多于女性。起病较急,向某一方偏位突眼,视力变化大,常伴有眼睑充血肿胀、眼球运动障碍及复视。CT示边界不清,眼肌多呈肥大改变。

5. 脑膜瘤　多呈典型四联征,即视力减退、视盘水肿、继发性视神经萎缩和视神经睫状血管。B超探查示肿瘤内回声少而衰减著,不可压缩;CT示视神经管状、梭形增粗或为圆锥形肿物;MRI示肿瘤起自视神经鞘,向管内或颅内蔓延。

6. 横纹肌肉瘤　进展快、无静止期。早期可出现水肿、眼球突出、视力减退和眼球运动障碍。触诊:在眶缘扪及较硬肿物且不可压缩。超声波检查显示低反射性,很少可压缩;CT扫描可发现骨质破坏。

【治疗原则】

毛细血管瘤有自行消退倾向,若肿瘤小、发展缓慢或静止、缺乏眼部并发症者应保守观察;海绵状血管瘤在未影响视功能或外观容貌情况下可行定期观察,余者原则上应手术切除;静脉性血管瘤以手术切除为主,但是多数病变复杂,一直是眼眶肿瘤手术治疗中较棘手的病变。

【治疗方案】

1. 保守观察　适应证:①1岁以下婴幼儿的毛细血管瘤,可出现自行退化萎缩;②肿瘤与重要的眼眶结构,如视神经或眼外肌相贴,但未见有明显视功能障碍者;③伴有全身系统疾病,如严重心血管疾病、糖尿病等,不宜手术者。

2. 药物治疗　对于肿瘤发展较快、影响视力和外观的毛细血管瘤可采用口服或肿瘤内注射皮质类固醇激素治疗,常用曲安西龙40～50mg和倍他米松6～12mg混合后瘤体内注射,未完全消退者4～6周后可注射第2次。治疗时应警惕激素的全身并发症。此外,对于肿瘤较小的皮下病变,常采用鱼肝油酸钠或50%尿素等硬化剂注射。

3. 冷冻或激光治疗　适用于表层病变。冷冻板直接接触肿瘤1min,冰融2次。

术后口服抗生素，以免水疱破溃感染。

4. *放射治疗*　采用小剂量放射线多次照射，位于眼睑者采用切线照射；位于眶内者，可用铅壳保护晶状体或采用眶外侧野照射。

5. *γ刀治疗*　眼眶静脉性血管瘤可以接受γ刀治疗，尤其是接近眶尖部位的，单纯手术不易彻底切除或容易造成严重并发症的肿瘤。掌握好疾病的临床及影像学特征、合理的剂量规划，是提高γ刀治疗安全性的保证。

6. *手术治疗*

(1)手术适应证：①眼球突出、角膜暴露、压迫视神经致视力减退者；②毛细血管瘤激素治疗无效，放射治疗无条件，肿瘤较大导致上睑下垂、斜视与弱视者；③眶深部肿瘤诊断不明确，需通过手术切除肿瘤进行病理组织学检查明确诊断者。

(2)手术时机：血管瘤为良性肿瘤，多因其增长缓慢，不发生恶变，在视力正常和不影响美容情况下，可不必过于积极手术切除，一旦肿瘤增长较快、视力下降应手术切除。

(3)手术方法：手术入路在肯定组织学诊断的前提下，参考肿瘤的位置与范围决定。①眼睑或眶缘皮肤切口：眼眶手术常规进路；②若眶尖缺乏透明的三角区和一侧眼眶多个肿瘤可采用外侧开眶径路；③若眶尖留有透明三角区，表明肿瘤与眶尖有脂肪且粘连少，可采用结膜前路开眶；④若肿瘤位于视神经上应采用经颅开眶；⑤少损伤摘除术：针对海绵状血管瘤属于良性肿瘤多不恶变、包膜完整不破裂、虽位于肌锥内但少有粘连的特点，有学者提出少损伤摘除术，即手术后不遗留可见瘢痕，只在眶脂肪内分离，不损伤眶内重要结构。适用于超声肯定为海绵状血管瘤，CT显示眶尖有三角形透明区或MRI发现有脂肪包绕者。该术式常规采用下部结膜进路，一旦剪开下穹隆结膜与睑筋膜后，以手指探查向肿瘤方向分离，仅需暴露肿瘤前部一小部分，以组织钳夹住瘤体，轻轻摇动娩出肿瘤。因整个手术过程中，不需分离肿瘤周围与后极部，不暴露视神经和眼外肌，很少发生手术并发症。

【术后处理】

1. *一般处理*

(1)术眼绷带加压包扎3～5d，注意伤口有无渗血、渗液。

(2)拆除绷带后，使用抗生素眼液与眼膏预防感染。

(3)术后5d拆除结膜缝线，6～7d拆除皮肤缝线。

2. *并发症处理*　见皮样囊肿和表皮样囊肿。

【住院小结】

1. *疗效*　肿瘤完全萎缩或消退者视为治愈；肿瘤大部萎缩或消退视为好转；肿瘤继续增大，严重影响视功能者视为无效。

2. *后续治疗*　见皮样囊肿和表皮样囊肿。

3. *出院医嘱*　见皮样囊肿和表皮样囊肿。

（陈　婷　刘　虎　孟　斌）

三、淋巴管瘤

淋巴管瘤(lymphangioma)是先天性、良性、生长缓慢的淋巴系统肿瘤。发病机制不清,可能是胚胎淋巴管的发生、发育异常而形成的错构瘤。本病于1895年由Ayres在美国首先报道,多见于儿童与青少年,占眼部肿瘤0.79%～1.5%,眼眶肿瘤的3.2%～4.5%。

【病史询问要点】

1. 发病年龄　见于任何年龄,多在10岁以前发病。

2. 发病程度　有无眼球突出、突然性还是渐进性,是否伴有视力下降。严重病例可发生弱视与视神经萎缩。曾经受过何种治疗,有无病理诊断结果。合并呼吸道感染时,眼球突出明显加重是该病的特征。

3. 伴随症状　有无眼睑肿胀、上睑下垂、眼球运动障碍、复视、斜视等。

【体格检查要点】

1. 视力检查　肿瘤位于球后,压迫视神经时可伴有视力减退。若生后早期发生上睑下垂可引发弱视。

2. 眼前段检查　注意有无眼睑肿胀、上睑下垂,肿瘤位于眶前部者,在球结膜下可见半透明串珠状隆起,角膜、前房等多无异常。

3. 眼底检查　早期眼底多属正常,当肿瘤压迫眼球或视神经时可见视盘水肿或视神经萎缩。

4. 眼球突出度　肿瘤位于球后者常可致眼球向前下方突出。可因自发性出血而突然发生眼球突出。

【继续检查项目】

1. X线检查　眼眶扩大,缺乏特异性改变。

2. 超声波探查　显示形状不规则、边界不清的透声区。其中可有大小不等的间隔,具有轻度可压缩性。

3. CT检查　显示形状不规则的高密度占位病变,内密度不均质,注射对比剂强化不明显。

4. MRI检查　蛋白质较少者,T_1WI显示低信号,T_2WI为高信号。蛋白质多者,T_1WI为中信号强度。病变内如有亚急性出血或血囊肿时,T_1WI和T_2WI均显示为高信号。MRI在淋巴瘤的诊断中有重要意义:①清楚显示亚急性出血和慢性血囊肿的内部结构,鉴别亚急性出血和慢性出血的不同顺磁特征,从而鉴别突然发生的眼球突出是病变内的出血,还是原有病变的增长扩大。②发现肿瘤较大的滋养血管。

5. VEP、ERG检查　客观评价视功能损害的情况。

【诊断】

1. 多在10岁前发病。

2. 眼部症状与血管瘤相似,瘤体内自发出血可突然增大,球结膜下出血;部分患者结膜下可见大量细小透明淋巴滤泡或可触及软性肿物。

3. 眼球突出，上呼吸道感染时眼球突出加重。

4. 影像学检查有助于明确诊断。

【临床类型】

1. 根据肿瘤的形态可分为局限性淋巴管瘤和弥漫性淋巴管瘤两种。

(1)局限性淋巴管瘤：①肿瘤呈类圆形，边缘光滑，边界清晰，无包膜，多位于肌锥外间隙，可自发出血形成巧克力囊肿；②在 T_1WI 上呈低信号，T_2WI 上呈较高信号，信号较均匀，如继发出血，在 T_1WI 和 T_2WI 上可呈高信号，典型的可见液-液平面；③成人多见；④增强后肿块立即强化，强化均匀或不均匀。

(2)弥漫性淋巴管瘤：儿童或年轻成人；弥漫浸润不规则肿块，无包膜，可累及肌锥内外间隙、眶内及眼睑；MRI 信号混杂，整个肿块可表现为高、等、低混杂信号，如有出血，可伴有液-液平面；肿瘤内可伴有粗大的血管流空影；增强后轻度不均匀强化或不强化。

2. 根据肿瘤内淋巴管的大小，病理上分为 3 型：单纯性(毛细管性)、海绵状和囊性淋巴管瘤。

【鉴别诊断】

1. 血管瘤　多为轴性突眼，CT 扫描可见肿瘤多位于肌锥内，且边界清楚，注射对比剂后明显加强。不会因上呼吸道炎症或自发出血而使突眼加重。

2. 静脉曲张　体位性眼球突出，颈静脉加压后病变明显增大。CT 检查常见静脉石，增强后明显均匀强化。

3. 炎性假瘤　多有眼眶肿痛的病史，常伴有眼外肌及泪腺肿胀，多数病变在 MRI T_2WI 上呈低信号，信号较均匀，且激素治疗有效。

4. 横纹肌肉瘤　生长迅速，短期内可发生明显变化，可侵犯邻近结构，也可破坏邻近眶壁骨质，CT 显示病变形态不规则，边界不清楚，信号常不均匀，增强后明显强化，结合病史一般能鉴别。当鉴别诊断有困难时，可行 MRI 检查。部分淋巴管瘤内由于自发出血，在 MRI 上具有典型的流空信号或高、等、低混杂信号，借此可与横纹肌肉瘤鉴别。

【治疗原则】

1. 对于不影响功能、外观无明显影响者主张保守观察。因为手术创伤可使原来并不扩张的病变形成新的血囊肿。

2. 肿瘤较大、影响眼球功能或外貌者须根据病变位置、范围及眶内正常结构被侵犯的程度选择手术切除。

【治疗方案】

1. 皮质类固醇　上呼吸道炎症伴有淋巴瘤突然肿大者，可局部或全身应用皮质类固醇激素。

2. 电烧灼　表浅的淋巴管瘤可采用电烧灼彻底使肿瘤萎缩，但往往造成病变组织与周围正常组织的粘连，目前多不主张采用。

3. 冷冻与激光治疗　特别适用于侵犯整个结膜的非囊性淋巴管瘤，但多可造成遗留瘢痕较多的并发症。

4. 手术　适用于局限于眶内的淋巴管瘤。适应证包括:①眶压急剧增高,眼球突出明显;②病变压迫视神经;③高度眼球突出或结膜下病变。有学者主张多次小量切除有助于防止肿瘤的复发。

【术后处理】

见皮样囊肿和表皮样囊肿。

【住院小结】

见皮样囊肿和表皮样囊肿。

(陈　婷　刘　虎　孟　斌)

四、神经纤维瘤

神经纤维瘤(neurofibroma,NF)是眼眶常见的周围神经良性肿瘤之一,主要由施万细胞和神经束周围的神经内膜、神经束膜和神经外膜结缔组织增生形成。眼眶神经纤维瘤是神经纤维瘤病(neurofibromatosis,又称 von-recklinghausen 病)Ⅰ型的特征性表现,约占其30%。临床表现由于不同的类型而多样化,既可单发,又可多发;既可表现为孤立的类圆形占位性病变,也可表现为弥漫性增生性病变,可同时累及眼睑、结膜、面部及全身皮肤等。病变还可导致青光眼、眼球运动障碍、斜视和弱视等,治疗较为棘手。本病患病率尚缺乏确切的统计,有学者推测占眼部肿瘤的2.1%~4%。

【病史询问要点】

1. 发病年龄　见于任何年龄。神经纤维瘤病多为先天性,幼年发病;神经纤维瘤多见于年龄较大的患者。

2. 发病程度　询问肿瘤侵犯的范围,有无慢性进展性视力下降、眼球突出、复视及颅面骨缺失与发育不全。

3. 家族遗传性　神经纤维瘤病为常染色体显性遗传疾病,有家族遗传性。

4. 伴随症状　有无视力下降、眼球突出、眼睑下垂、眼球运动障碍、复视、感觉异常及全身其他部位皮肤色素斑。部分患者伴有智力低下与发育不良。

【体格检查要点】

1. 视力检查　由于肿瘤增大,遮盖眼球或因肿瘤发生继发性改变致视力下降。

2. 眼前节检查　注意有无上睑下垂、眼睑和附近面部有无面团状软性肥厚、外眦下移和睑裂松弛变形、上睑外翻、结膜充血肥厚,角膜有无结节样肿物,虹膜有无隆起与结节。由于睫状体及虹膜受累,应测量眼压,评估是否出现继发性青光眼。

3. 眼底检查　视网膜有无灰白色结节样肿物,视盘受累时常呈桑葚样隆起,有时会向玻璃体腔中突出。

4. 肿物局部检查　神经纤维瘤多位于眼眶上方或泪囊窝。有时能触及软而弹性的肿物,无压痛。眼眶受累时应注意有无眶壁缺失及脑膜、脑组织疝入眶内。

5. 眼球运动与眼球突出度　随着肿瘤增大,眼球常向下前方突出,但是易向眶内纳入。侵犯眼外肌时可致眼球运动障碍及复视。合并颅骨或眶顶缺损,可导致搏动性眼球突出。

6. 全身检查 若伴有神经纤维瘤病,可有皮肤色素斑(咖啡斑)、腋下雀斑,皮肤神经纤维瘤等。

【继续检查项目】

1. X线检查 局限性神经纤维瘤显示眶腔扩大,眶内密度增高,累及眶壁可显示眶板缺失。丛状神经纤维瘤除上述表现外,可显示蝶骨大小翼及部分额骨眶板缺失。有时可见视神经孔扩大、变形或缺如。

2. 超声波检查 局限性神经纤维瘤显示眶内形状不规则或类圆形病变,边界清楚,内回声少,声衰减显著,彩色多普勒超声显示肿瘤内有丰富的彩色血液;丛状神经纤维瘤显示眼睑及眶内形状不规则、边界不清楚的占位病变,内回声多;彩色多普勒显示肿瘤内有丰富的彩色血流,且多为动脉频谱。

3. CT检查 局限性神经纤维瘤显示为局限性占位病变,形状为不规则的条状高密度影,边界不甚清楚,肿瘤内密度不均匀;丛状神经纤维瘤显示眶内弥漫的软组织密度影,形状不规则,边界不清楚。骨骼的显示明显优于MRI,可见眶骨缺失、管裂扩大缩小或缺失、眶骨畸形、眶壁增厚或变薄等。

4. MRI检查 T_1WI为中等信号强度,肿瘤含鞘细胞成分多时,T_2WI为高信号强度,含纤维细胞成分多时,T_2WI仍为中等信号强度或可显示信号强度不均匀,呈斑驳状。MRI对病变边界和范围的显示优于CT。

5. VEP、ERG检查 客观评价视功能损害的情况。

【诊断】

1. 见于任何年龄。多见于幼童,女性多见。

2. 多有家族史。

3. 无痛性眼球突出,眼球向下移位,眼睑肿胀下垂,眶上方有时可触及包块。神经纤维瘤病者身体多处组织或器官可有异常。

4. 影像学检查有助于明确诊断;少数不易鉴别者可通过组织病理学确诊。

【临床类型】

1. 眼眶神经纤维瘤分为4型:孤立型或局限型、丛状型、弥漫型和切断术后神经瘤。①前3种类型均可作为神经纤维瘤病的一部分,但亦可单独出现在眼眶。其中,局限型与弥漫型各约有10%合并神经纤维瘤病;而绝大多数丛状型神经纤维瘤病有眼部表现,全身表现以皮肤咖啡斑、周围神经多发性瘤样增生为特点。神经纤维瘤病不但侵犯皮肤和皮下组织,骨骼与内脏也可发生病变;神经纤维瘤病是一种遗传性疾病,具有100%的遗传基因外显率,但表达率低且差异较大;此外,Ⅰ型神经纤维瘤病可出现青光眼的症状,Ⅱ型神经纤维瘤病可出现后囊下皮质混浊型白内障。②后一种类型代表切断后的外周神经大量过度生长,眼眶极罕见。

2. Jackson等依据神经纤维瘤的临床表现和肿瘤对眼眶的侵袭程度将眼眶神经纤维瘤分为3型:①Ⅰ型眼眶神经纤维瘤累及眶周软组织,视功能正常;②Ⅱ型眼眶神经纤维瘤累及眶周和眶内软组织,视功能受损;③Ⅲ型眼眶神经纤维瘤累及颅内、眶周和眶内软组织，视功能丧失。

【鉴别诊断】

1. 颈动脉-海绵窦瘘　神经纤维瘤因眶骨缺失可致脑膜脑组织疝入眶内，由于脑搏动的传入使其呈现搏动性眼球突出。但颈动脉-海绵窦瘘引起搏动性眼球突出可闻及血管杂音，有时可随体位改变。

2. 眼眶神经鞘瘤　以30—70岁多见，绝大多数为局限性，部分可经眶上裂扩散。超声可显示低回声液化腔，CT和MRI可见病变内密度不均，部分病变内囊变。位于眶上部肿瘤蔓延至颅内时可呈"哑铃状"，增强CT可见病变轻度强化；但神经纤维瘤临床表现多样化，并且组织病理学检查除神经鞘细胞外，还混杂神经内成纤维细胞的增生，可与神经鞘瘤相鉴别。

3. 甲状腺相关眼病　患者部分体征与神经纤维瘤相类似，但多数可见眼睑退缩、迟落等特征性眼睑征，CT检查可见肌腹增粗，肌肉止点正常的特征性眼外肌肥厚，及因多条眼外肌肥厚引起的眶尖密度增高影等。

4. 泪腺区占位病变　包括炎性假瘤、泪腺上皮性肿瘤及淋巴瘤等，可出现眼睑部肿胀、眼球突出和可触及的眶上缘肿物等，但该部位的病变有其自身的特点，主要是泪腺区占位效应引起的眼球向内下移位，病变多较局限，通过影像学检查多可明确诊断，少数不易鉴别者可通过组织病理学确诊。

【治疗原则】

本病对放射治疗、化学治疗均不敏感，手术切除是治疗眼眶神经纤维瘤的首选方法。但是临床多数病例肿瘤与周围组织边界不清，难以彻底清除。另外，肿瘤通常累及眼睑、眼眶等部位，切除后遗留巨大创面和各种眼部畸形，其整复治疗也是治疗中遇到的一大难题。

【治疗目的】

以减轻症状和消除畸形为主要目的，建议行肿瘤大部或次全切除术。

【治疗方案】

1. 手术时机　本病为良性病变，仅在肿瘤影响视功能或外观的情况下考虑手术治疗。但是16岁以下儿童手术需慎重。

2. 手术治疗　①手术入路：手术入路的选择应根据肿瘤所在部位及波及范围决定。常采用的手术入路有：如肿瘤位于眶前部，采用前路开眶入路；位于眶外及下方的肿瘤，可经结膜切口；肿瘤位于眶上方时，可选择经眶上方眉弓处皮肤切口或上方结膜切口；肿瘤位于眶后部或肿瘤较大者，应采用外侧开眶术。②由于神经纤维瘤侵犯范围有时较广，手术本身不仅应考虑切除肿瘤，同时应注意眼睑整形。术中应尽可能保留正常睑板及睑缘，对残留部分上睑提肌者应同时行上睑提肌加强术，保留5～7mm睑裂；对无上睑提肌者应行额肌悬吊术。③对于小范围的骨缺损，无须处理；大范围的骨缺损，同时伴有脑组织疝入眶内者，需与神经外科联合处理，复位脑组织，钛板修补眶骨缺损。④肿瘤侵犯大部分眶内组织，视力丧失，可做眶内容摘除及颞肌移植，进行眼眶重建。⑤先天性青光眼、斜视、弱视等并发症处理参见相关章节。

【术后处理】

见皮样囊肿和表皮样囊肿。

【住院小结】

见皮样囊肿和表皮样囊肿。

（陈 婷 刘 虎 孟 斌）

五、神经鞘瘤

神经鞘瘤（neurilemmoma）是起源于周边神经鞘膜中施万细胞的一种良性肿瘤，属于神经外胚叶肿瘤，常有包膜，多有粘连。发病年龄多见于30—50岁，患病率占眼眶肿瘤的1%～2%。

【病史询问要点】

1. 发病年龄　可发生于任何年龄，多见于30—50岁。

2. 发病程度　注意询问发病初期症状，以及有无眼球突出、自发性疼痛（1/3～1/2患者，与肿瘤起源于感觉神经或压迫感觉神经有关）、视力下降及有无肿瘤的颅内蔓延。

3. 伴随症状　有无视力下降、眼球突出、眼球运动障碍、复视，有无头痛、鼻塞及感觉异常等症状。

【体格检查要点】

1. 视力检查　检查视力有无改变。位于眶尖部肿瘤因压迫视神经可致视力减退。

2. 眼底检查　当眼球受到肿瘤压迫时，注意有无脉络膜-视网膜皱褶及视盘水肿或视神经萎缩。

3. 肿物检查　位于眶前部的肿瘤，在眶缘处可触及中等硬度肿物，表面光滑，中等硬度，呈实体感或囊性感，可以推动。起源于感觉神经者可有触痛。约50%的肿瘤发生在眶上部或内上方，这与眼眶神经鞘瘤大部分起源于三叉神经的滑车上神经和眶上神经有关。

4. 眼球运动与眼球突出度　神经鞘瘤最初症状多表现为进行性轴性眼球突出或伴有眼球向下移位。当肿瘤较大压迫动眼神经，或机械障碍影响眼外肌运动时，可出现眼球运动障碍及复视。

【继续检查项目】

1. X线检查　见眶腔扩大，眶内软组织影密度增高。多缺乏特征性改变。

2. 超声波检查　肿瘤呈类圆形、圆形或不规则形，边界清楚，可查见肿瘤晕，内回声较弱多少不等，透声性较好，有轻度可压缩性，部分肿瘤内有液化，对诊断非常有帮助。彩色多普勒成像显示肿瘤内有丰富的红、蓝血流。

3. CT检查　在诊断神经鞘瘤中有着重要意义。肿瘤位于眼眶中后段者，呈圆形或椭圆形；沿神经干者呈长条状或长锥形；肿瘤密度与视神经和眼外肌接近，一般均匀。肿瘤可多发，少数瘤体内见钙斑。利用窄窗宽（W＜200Hu），可分清巩膜和肿瘤的边界。肿瘤颅内蔓延时，多表现为眶上裂或眶下裂扩大，此时应做增强CT扫描。

4. MRI 检查　眼眶神经鞘瘤的发生部位、形状及蔓延途径具有特征性，MRI 可清晰显示。对于神经鞘瘤，T_1 加权像缺乏特异性，T_2 加权像与增强 T_1 加权像具有相关性，5 种增强类型有助于诊断，环形强化可作为眼眶神经鞘瘤的靶特征。MRI 是临床诊断眼眶神经鞘瘤的有效方法。

【诊断】

1. 多见于中年人，单眼发病。

2. 慢性、进行性眼球突出。早期可无明显体征，有时在眶缘可触及表面光滑、中等硬度的肿块。

3. 视力下降：肿瘤压迫眼球时可产生视盘水肿或原发性视神经萎缩。

4. 影像学检查有助于明确诊断。

【临床类型】

光镜下，神经鞘瘤的肿瘤组织可分为 2 类。

1. Antoni A 型　富含肿瘤细胞，并有紧密的纤维细胞。

2. Antoni B 型　细胞成分少，富含疏松的间质成分。

在一个肿瘤内，这 2 种类型的组织经常同时存在，前者常占多数。肿瘤内的囊性变、不同类型的细胞区域、钙化及出血等，是造成形态学差异和 MRI 信号强度不同的原因。

【鉴别诊断】

1. 海绵状血管瘤　表现为渐进性眼球突出，有时可出现视力障碍或视野损害。B 超显示瘤体内回声较多，且分布均匀，不同于神经鞘瘤的内回声较弱且少；CT 检查呈膨胀性生长；彩色多普勒成像检查有助于鉴别诊断。

2. 脑膜瘤　起源于蛛网膜，往往先有眼球突出后有视力下降，眼球运动受限，影像学特点是有钙化。

【治疗原则】

首选治疗方法为手术切除。手术切除应完全，否则易复发。若病理检查有恶性变，术后行局部放射治疗或化学治疗。

【治疗方案】

1. 手术入路　应根据肿瘤位置决定。

(1)前路开眶：适用于肿瘤位置靠前者，采用眶前皮肤切口或结膜切口。术中注意避免损伤上睑提肌、眶上神经、滑车神经、下斜肌等重要解剖结构。

(2)外侧开眶：为最常采用的进路。尤其适用于肿瘤位于球后或近眶尖部肿瘤。

(3)经颅开眶：肿瘤向颅内蔓延时采取的手术入路，可同时切除颅内和眶内部分的肿瘤。

2. 手术技巧　由于神经鞘瘤囊壁较薄，与周围组织如视神经、眼球运动神经及肌腱环等粘连较紧，给手术彻底切除带来困难，手术中分离囊膜常致破溃，囊内容物溢出会引起肿瘤复发。因此，术中应在直视下分离囊膜与周围组织，减少对周围组织的损伤，以免产生并发症。根据情况(如肿瘤位置较深、粘连紧者)可选择囊内切除(即用纱布将肿瘤和周围正常组织隔离，切开包膜，用刮匙和吸引器将大部分内容吸出，然后再提起包膜，直视分离切除）或整体切除。

3. 其他治疗 神经鞘瘤若已发生颅内转移，对于颅内部分残留肿瘤可采用γ刀治疗。

【术后处理】

见皮样囊肿和表皮样囊肿。

【住院小结】

1. 疗效 肿瘤完全切除，未见复发，对视功能或外观影响不大者为治愈。

2. 后续治疗 采用γ刀等继续治疗残余肿瘤。

3. 出院医嘱 定期门诊复诊，注意有无肿瘤的复发。

（陈 婷 刘 虎 孟 斌）

六、泪腺上皮性肿瘤

泪腺肿瘤是眼眶最常见的一种占位病变，其患病率占眼眶肿瘤的7%～13%，居眼眶原发肿瘤的首位。泪腺肿瘤约50%为上皮性肿瘤，在上皮性肿瘤中，良性上皮性肿瘤占50%，腺样囊性癌（adenoid cystic carcinoma，ACC）占25%，其他恶性上皮性肿瘤占25%。

【病史询问要点】

1. 发病年龄 中青年居多。

2. 发病程度 注意病程是否迁徙、有无眼球突出、眼球运动障碍及有无眶周急性炎症。

3. 发病诱因 部分泪腺恶性上皮性肿瘤可能源自良性肿瘤的恶变。

4. 伴随症状 有无视力减退、进行性眼球突出、复视、疼痛（恶性混合瘤33%，腺样囊性癌79%）、麻木及有无肿瘤颅内转移。

5. 治疗经过 治疗情况，如用药、手术、活检等，及其疗效和诊断结果。

【体格检查要点】

1. 视力检查 检查有无视力下降，早期视力下降可能因肿瘤压迫眼球致屈光度改变如散光，晚期视力下降可能由于暴露性角膜炎或肿瘤压迫视神经所致。

2. 眼部检查 有无眼睑肿胀、上睑下垂，肿瘤压迫眼球时可致视网膜水肿、脉络膜视网膜皱褶。

3. 眼位及眼球运动 因肿瘤多位于颞上方，眼球向颞上方运动受限，并可出现复视。

4. 眼球突出度 中度眼球突出，并向下或内下移位。

5. 眼眶肿物检查 确定肿瘤位置、大小、形态、边界、活动度、可否推动、有无压痛。

6. 全身检查 注意检查肿瘤有无向鼻窦或颅内转移。

【门诊资料分析】

1. VEP、ERG检查 客观评价视功能损害的情况。

2. X线检查　良性上皮性肿瘤可见泪腺窝扩大(特征性改变,是与其他病变相鉴别的重要体征之一)、眶外上方密度增加,眶骨边缘光滑,无骨质破坏征象。恶性上皮性肿瘤可见眶容积增大,颞上方骨质呈虫蚀样破坏。

3. 超声波检查　良性上皮性肿瘤边界清楚、肿物内回声高低不一,声衰减中等,无可压缩性,彩色多普勒血流分级为Ⅰ～Ⅱ级。恶性上皮性肿瘤显示病变区内回声不规则、透声较差,肿瘤体积较大时可显示视神经受压向下移位,彩色多普勒血流分级为Ⅲ～Ⅵ级,其中,原发性泪腺腺样囊性癌收缩期峰值血流速度明显升高。

【继续检查项目】

1. CT检查　良性上皮性肿瘤显示泪腺窝边界清楚,均质或不均质高密度影,可见眶腔扩大,有压迫性骨凹陷。而恶性者显示肿瘤边界不清,呈锯齿样改变,眶骨不均质破坏,部分病例肿瘤内有钙化或坏死区。肿物向鼻窦或颅内扩散,增强CT扫描更明显。

2. MRI检查　对泪腺肿瘤检查无特异性。

【临床类型及诊断】

1. 良性混合瘤　也称泪腺多形性腺瘤,是泪腺腺泡和腺管细胞形成的良性肿瘤,占眼眶占位性病变的3%～5%。

(1)多发生于成年人。

(2)眶颞上方可触及固定、无痛性肿物,眼睑肿胀,眼球前突并向内下方移位。

(3)X线检查见泪腺窝扩大,密度增加;B超显示泪腺区占位病变、内回声较多。CT显示泪腺区类圆形肿物,压迫眼球变形和局部骨壁凹陷。

2. 恶性混合瘤　又称泪腺多形性腺癌,多由良性混合瘤恶变或术后复发而来。

(1)发病年龄稍比良性大。

(2)泪腺区肿块常有压痛,肿块与眶缘粘连紧,固定不动,提示肿瘤向骨侵犯。

(3)耳前、颈部淋巴结常有肿大。

(4)有下列情况出现,可考虑为恶性混合瘤:①长期的泪腺肿块突然增长;②有疼痛,X线、CT检查显示骨侵蚀和肿瘤增长迅速;③既往已切除的良性混合瘤突然复发。

3. 腺样囊性癌　泪腺最常见恶性肿瘤。

(1)发病年龄多在30岁以下,女性多见。

(2)颞上方眶缘实性、固定肿块,眼球向前下方突出,常伴有复视、疼痛、眼球运动障碍与视力障碍。

(3)眼球突出与肿瘤增大发展较快,特别容易发生肿瘤的颅内蔓延。

(4)CT、X线检查显示骨质破坏。

4. 肿瘤血供分级　根据CDFI血流的数目、形态,用半定量方法将肿瘤血供分级。Ⅰ级:无血流信号;Ⅱ级:星点状血流信号;Ⅲ级:2～3处点条状血流信号;Ⅳ级:树枝状或网状血流信号。CDI检查不但可以显示泪腺肿瘤的位置、形态、边界、内回声情况及可压缩性,以反映肿瘤的内部结构特征,而且可以通过肿瘤内部的血流显像特点对其良、恶性进行鉴别诊断,对于泪腺上皮性肿瘤的定位及定性诊断具有重要的辅助作用,从而指导临床医师制订相应的治疗方案。

【鉴别诊断】

1. 泪腺囊肿　临床较少见，可发生在泪腺的眶叶、睑叶或异位泪腺组织内，由泪液积聚所致。睑叶的单纯性泪腺管囊肿有外伤史或炎症病史。可有疼痛，哭喊或用力时可增大，呈灰蓝色，可移动并可透光。CT示泪腺窝边界清楚的低密度影，超声示低回声反射病变。

2. 泪腺腺瘤　肿物中等大小，呈圆形，与皮肤及深层结构无粘连，质地韧、可移动，增长缓慢，血管丰富。超声波与影像学检查有助于诊断，动脉造影可表现为与血管瘤相似的特征。

3. 泪腺血管瘤　上睑外侧红肿，外眦处可触及肿块。患者用力或哭喊时肿块显著增大。CT和彩色多普勒检查有助于诊断，组织学检查为单纯血管瘤或海绵状血管瘤。

4. 泪腺炎症　起病急，肿胀发展快。局部皮肤充血与水肿，伴有中度压痛。使用激素、抗生素治疗后多有好转，常反复发作。超声波与影像学检查有助于明确诊断。与泪腺上皮性肿瘤不同的是病变常侵犯睑部泪腺。

5. 泪腺淋巴性病变　病史较短，多见于老年人。眼前部可触及硬性肿物，有压痛。必要时做活组织病理检查明确诊断。

【治疗原则】

1. 对于初次诊断的良性上皮性肿瘤应完全切除，切除范围包括肿瘤周围的正常泪腺、骨膜，术中切忌使肿瘤的囊膜破裂，以免复发。复发的多形性腺瘤应根据复发范围和部位行部分眶内容或全眶内容摘除术。切忌活检，以免增加肿瘤复发的机会。

2. 恶性上皮性肿瘤在未向周围组织蔓延时，采取根治切除方法，即包括泪腺窝骨壁在内的眶内容摘除术。目前多主张术前实施综合治疗，待肿瘤缩小后，再行手术切除。如已发生蔓延或复发，不主张广泛切除，可行局部肿瘤切除合并骨质切除辅以放射治疗与化学治疗。

【治疗方案】

1. 放射治疗　几乎所有泪腺腺癌及腺样囊性癌的患者，均需接受对肿瘤基床的术后放射治疗。未分化癌对放射线较敏感，而腺样囊性癌仅部分敏感。而术前放射治疗可抑制肿瘤细胞增殖，减缓肿瘤进展，缩小肿瘤体积，有利于手术切除，并可预防复发和转移。

2. 化学治疗　一般认为无效。

3. 手术方法

(1)良性上皮性肿瘤。①前路开眶：适用<1.5cm的良性肿瘤，经眶外上方皮肤入路，打开眶隔切除肿瘤；②外侧开眶：对于较大肿瘤，为避免术中肿瘤破裂，多采用外侧开眶术充分暴露术野，利于肿瘤切除及周围组织的处理。

(2)恶性上皮性肿瘤：术中采用“S”形切口，骨破坏范围较大者，可将眶顶及眶外壁切除，暴露颅前凹与颅中窝。硬脑膜有侵犯时，或手术无法切除的骨壁，可采用腐蚀剂、冷冻、电灼处理。术后多应进行放射治疗，一般在术后局部放射治疗60Gy/6周。

【术后处理】

见皮样囊肿和表皮样囊肿。

【住院小结】

1. 疗效　良性混合瘤手术切除彻底者，则预后良好。术前行活检者的肿瘤复发率(33%)高于未活检(3%)者。复发次数与恶变的概率成正比。包膜残留、术中肿瘤囊膜破裂或手术切除不彻底均与复发有关。恶性混合瘤上皮性肿瘤预后极差，常因局部复发、侵犯颅内(50%)或转移(30%)而死亡，其复发率高达72%。病程平均1.66年。腺样囊性癌的复发和死亡率接近100%，10年存活率仅20%。

2. 后续治疗

(1)恶性上皮性肿瘤在术后2周内进行放射治疗。

(2)对于肿瘤复发者应继行治疗。

3. 出院医嘱　门诊定期复诊。腺样囊性癌的随访时间要很长，有文献报道20年后仍有复发者。

（陈　婷　刘　虎　孟　斌）

七、横纹肌肉瘤

横纹肌肉瘤(rhabdomyosarcoma，RMS)是一种由分化程度不同的横纹肌母细胞所构成的高度恶性肿瘤。RMS有早期侵犯局部组织的趋势，晚期通过血源性和淋巴管发生远处转移，其患病率占小儿恶性实体瘤的4%～8%，居第7位，仅次于白血病、中枢神经系统肿瘤、淋巴瘤、神经母细胞瘤、肾母细胞瘤及骨肉瘤。

【病史询问要点】

1. 发病年龄　可见于任何年龄。但多见于10岁以下的儿童，平均发病年龄7－8岁。男女之比为3∶2。

2. 发病程度　恶性程度高，发展速度快，可在数日内病变明显进展，伴疼痛。以血行转移为主。

3. 发病诱因　约1/3病例发病前有外伤或手术史。

4. 伴随症状　是否伴有先天畸形，有无迅速发展的眼球突出、鼻出血、咯血、腹部肿块、骨痛及邻近组织肿胀。

【体格检查要点】

1. 视力检查　早期肿瘤多无明显症状，晚期可致视力丧失。

2. 眼部检查　有无眼睑闭合不全、上睑下垂，有无结膜充血水肿、坏死结痂，有无暴露性角膜炎。眼底检查注意有无视盘、视网膜水肿，脉络膜、视网膜皱褶。

3. 眼位与眼球运动　由于肿瘤多位于眶上部，常可致眼球向下移位，当肿瘤浸润扩展至全眶软组织时可致眼球固定。

4. 肿物检查　肿瘤常位于眼眶内上部或上部，多数病例在眶缘可扪及肿物，边界清楚，中等硬度，轻度压痛，不能推动。由于肿瘤具有浸润性，周围组织常有急性或亚急性炎症的表现，伴有球结膜水肿、眼睑水肿和红斑。

5. 眼球突出度 本病最典型症状为快速发展的疼痛性眼球突出，眼球突出方向为下方或前下方。

6. 全身检查 注意有无眶壁破坏、肿瘤有无侵犯鼻腔与鼻窦，有无发生局部淋巴结及肝、肺、骨髓等转移。

【门诊资料分析】

1. VEP、ERG检查 客观评价视功能损害的情况。

2. X线检查 可见密度增高的软组织影，眶腔扩大，骨质破坏。

3. 超声波检查 A超显示为低波，并有微小颤动的血液流动波；B超显示低回声或无回声性占位病变，声波衰减不显著，为实性病变；CDI显示肿瘤内有丰富而杂乱的彩色血流，呈动脉频谱。

4. CT检查 表现为高密度占位病变，边界不清，浸润生长。注射造影剂后病变有明显的强化现象，若病变与眼球接触则肿瘤与眼球关系呈“铸造状”（即肿瘤与眼球有较大范围的密切接触），多伴有不同程度的眶骨质破坏。

5. MRI检查 T_1WI为中等强度信号，T_2WI为高信号。伴有出血与坏死的肿瘤信号可能与实质区不一致。MRI可显示CT片上可见的许多病理特征，而且比CT在肿瘤头颅转移病变中所表现的分辨率更高，能够非常清晰地显示病变范围。

【诊断】

1. 多见于儿童，平均发病年龄7—8岁。

2. 进展迅速的眼球突出，眶部可扪及肿物。眼球向前方突出或向下方移位，上睑遮盖眼球。很快发生眶邻近组织和全身转移。

3. 眼球突出严重者，多伴有复视、眼球运动障碍。

4. 影像学检查和活组织病理检查有助于明确诊断。

【临床类型】

1. 病理组织学类型 WHO制定的RMS病理组织学分型标准，将RMS分为胚胎型、葡萄状、腺泡型和多形型，其中预后相对较好的为胚胎型。

2. 临床分期

Ⅰ期：局限病变，手术切除完全，区域淋巴结未受侵犯。

Ⅱ期：Ⅱa：手术上认为完全切除，而组织病理学检查发现标本边缘仍有肿瘤，区域淋巴结未受侵犯；Ⅱb：区域淋巴结和（或）邻近器官侵犯，病变切除完全，镜下也未发现残余肿瘤；Ⅱ c：区域性病变伴淋巴结侵犯，切除后镜下有残余肿瘤。

Ⅲ期：在手术时即发现未完全切除或仅做活检。

【鉴别诊断】

1. 眶蜂窝织炎 ①全身或眶局部的炎症病史；②眼眶部充血水肿明显，不能扪及肿物；③影像学检查有助于明确诊断。

2. 眶内毛细血管瘤 发病突然，进行性增大。表现为皮下或结膜下紫红色肿物，哭闹时肿大增加。CT检查对眶深部病变有帮助，必要时活组织病理检查可做鉴别。

3. 绿色瘤 为急性白血病的眼眶侵犯，周围血中可见白细胞增多和幼稚白细胞。

骨髓象可发现各阶段幼稚细胞增多。

4. 炎性假瘤　有反复发作的病史，CT与MRI见眼肌肿胀与眼肌旁不规则阴影，应用皮质类固醇可缓解。

5. 皮样囊肿　发生和发展缓慢，眶缘扪及珍珠样肿物，可见眶外上壁凹窝样改变，超声多普勒探查病变内无彩色血流，CT可见肿物内高度不均质，有负CT值区及环形增强。

6. 转移性神经母细胞瘤　眼眶病变发展快，皮下出血斑，肾上腺髓质可发现原发灶，X线和CT可见大范围骨破坏。

【治疗原则】

1. 在保存生命的前提下，积极治疗眼眶部肿瘤。

2. 根据病变范围和手术切除的情况采用不同的治疗方法。目前多主张综合治疗，即尽可能全部切除肿瘤，放射治疗和多疗程化学治疗(包括术前放化疗和术后放化疗)同时进行。

3. 对于无其他方法证实或排除诊断者，可先行放射治疗，阻止病变进展。待病理证实后再实施有效的治疗方法，以免延误病情。

4. 对于影像检查提示病变扩散的原发患者，或化学治疗、放射治疗失败后的复发患者，行眶内容摘除术。

【治疗计划】

1. 尽可能地完全切除眼部肿瘤组织，如术后肿瘤剩余不多，可辅以放射性治疗和化学治疗。

2. 对于全眶大部分被侵占患者先进行放射治疗和化学治疗，再进行手术治疗。但是，当肿瘤范围较大已经占据整个眼眶并侵及眼眶时，考虑将眶内容物摘除。

3. 对于化学治疗和放射治疗失败后复发的患者，全眶内容物摘除后再辅以近距放射治疗。

4. 新思路：对于手术无法达到完全切除目的的患者，在病情缓解期可采用AUTO-APBSCT(自体外周血造血干细胞移植)治疗，据报道效果良好，并且于术后停止放射治疗、化学治疗仍达到长期无病生存，为治疗晚期RMS提供了一个新的治疗思路。

【治疗方案】

目前，RMS的治疗以化学治疗－手术－放射治疗－化学治疗为主要的治疗思路。

1. 手术治疗　以局部切除为主。在RMS综合治疗中，肿瘤能否完整切除的可行性评估对于患者预后尤为重要。无计划的肿瘤切除将造成肿瘤分期的提高、局部复发和加大远处转移的危险。对于术前评估切除困难的患者，主张先行活检明确病理诊断，化学治疗减容后再行手术切除。

2. 化学治疗　包括新辅助化学治疗和术后辅助性化学治疗。新辅助化学治疗可缩小肿瘤体积并清除潜在可能转移病灶，为手术根治提供基础，有效减少术后复发。术后辅助性化学治疗可进一步消灭体内可能存在的微小病灶，在预防肿瘤复发中起到更重要的作用。化学治疗方案多采用长春新碱＋环磷酰胺＋阿霉素方案，也可以加入顺铂。用药期间注意观察化学治疗不良反应:骨髓抑制、胃肠道刺激、肝肾毒性。定期检查血常规和肝、肾功能。

3. 放射治疗　随着放学治疗技术的进步,三维适形放射治疗和调强放射治疗、质子放射治疗(PRT)、近距离放射治疗技术的临床应用,可以使肿瘤获得高剂量照射,在控制肿瘤的同时减少周围正常组织的照射剂量,但其放射损伤仍需进一步观察。

【术后处理】

见皮样囊肿和表皮样囊肿。

【住院小结】

1. 疗效　术后3年未复发或转移视为治愈;肿瘤切除,暂无发生转移与复发视为好转。如得不到及时治疗,患者常在1年内死亡。

2. 后续治疗　若伴有全身其他部位肿瘤者应一并治疗。

3. 出院医嘱

(1)门诊定期复诊。

(2)根据病情实施后续放射治疗或化学治疗等。

(陈　婷　刘　虎　孟　斌)

八、眼眶转移癌

眼眶转移癌(orbital metastatic carcinoma)是通过血行转移从原发肿瘤位置扩散到眼眶的恶性肿瘤。据统计,眼眶转移癌占眼眶肿瘤的2%~13%,其中,24%~61%的病例眼部表现为首发症状,且约有10%的病例找不到原发病灶。原发肿瘤部位成人多见于乳腺与肺,儿童较多由胚胎神经性肿瘤和肉瘤引起。

【病史询问要点】

1. 发病年龄　可见于任何年龄。但成人与儿童之间转移癌有明显的差别,如成人原发肿瘤多为乳腺癌、肺癌、前列腺癌等,而儿童多为神经母细胞瘤、肉瘤和肾母细胞瘤等。

2. 发病程度　多与原发肿瘤的部位与性质有关。注意询问有无全身功能异常、有无眼球突出和眼球运动障碍。

3. 发病时间　多数眼眶转移癌的症状出现在有原发病灶诊断后,原发灶与眼部转移的间隔时间约为31个月。但是也有文献报道约有42%患者的眼眶转移癌先于原发灶出现,常见于肺、肾、消化道和甲状腺肿瘤。

4. 眼部伴随症状　眼球突出、运动障碍最为常见,并且两者程度不成比例。询问有无复视、疼痛、斜视、麻木感,有无视力障碍、眼球内陷、上睑下垂、眼睑水肿、溢泪等。

5. 原发癌灶症状　如肺癌患者可有刺激性咳嗽、血痰、胸痛;乳腺癌患者可发现无痛性乳房肿块、乳头血性溢液、腋窝淋巴结肿大;肝癌患者可有黄疸、纳差、消瘦、肝区疼痛和腹水;泌尿系肿瘤患者有血尿、腰腹痛、尿路刺激症状;结直肠癌患者可有排便习惯及大便性状改变,晚期可有腹部包块及肠梗阻症状等。

6. 其他部位转移症状　部分患者同时有全身其他部位转移灶形成,可有相应症状，如脑转移可有颅内高压及局灶神经功能缺失症状，骨转移可有疼痛、病理性骨折、可触及全身淋巴结肿大等。少数患者可出现全身消耗，如贫血、极度消瘦、纳差、乏力等恶病质表现。

7. 转移规律　前列腺癌主要侵犯骨质；黑色素瘤易累及眼外肌；乳腺癌的主要转移部位为眼眶软组织。

【体格检查要点】

1. 视力　仔细检查有无视力下降。部分眼眶转移癌有视力异常。

2. 眼部检查　观察有无眼睑水肿、上睑下垂、睑球结膜充血水肿，眼底检查时有无脉络膜皱褶、视盘水肿或视神经萎缩。

3. 眼位与眼球运动　由于肿瘤直接侵犯眼外肌或支配眼球运动的神经麻痹，导致眼球运动障碍，同时出现眼位偏斜。

4. 眼球突出度　多数病例出现眼球突出，部分病例因眼眶肿瘤中的纤维收缩导致眼球后段的牵引和限制，或由于眶壁骨质破坏致眼球内陷（转移性乳腺癌和胃硬癌多见）。此外，部分病例出现眼眶肿瘤的搏动。

5. 眼眶肿物检查　触诊初步判断肿瘤的大小及范围。注意部分病例可能由于眶壁破坏产生搏动感。

6. 全身检查　全面检查搜寻原发肿瘤，特别是乳腺、肺、前列腺、膀胱、肾及消化道有无肿瘤。

【门诊资料分析】

1. 实验室检查　若尚未确定原发肿瘤，通过非特异性及特异性实验室检查有助逐步确立对可疑眼眶转移癌的诊断。还可通过肿瘤标记物的检测用以判断肿瘤细胞的存在和起源。

2. ERG、VEP 检查　客观评价视功能状况。

3. B 超检查　显示为环状不规则、边界不清的异常回声区，内回声中等或略强。当肿瘤坏死、出血时可表现为暗区；当肿瘤侵及眼外肌时，眼外肌肌腹中后部低回声区。CDI 检查显示缺乏血流信号。

4. CT 检查　可表现为 4 种类型，①肿物型：眼眶内孤立性实物肿物，边界清，可以侵犯眼眶结构；②弥漫型：边界不清，与正常眼眶结构密度一致，眼球内陷；③骨型：原发性骨侵犯，呈虫蚀状；④肌肉型：眼外肌肥大，浸润到邻近组织。CT 检查不仅能反映出肿瘤位置，而且对组织来源有一定提示性。乳腺转移癌多表现为肿块型及肌肉型，前列腺癌则骨侵犯多见。CT 在判断骨质破坏方面最具价值。

5. MRI 检查　T_1WI 呈低信号，T_2WI 信号的强度有助于鉴别特发性眼眶炎性假瘤、淋巴瘤或转移癌。

6. 活组织病理检查　鉴别肿瘤的组织来源，明确肿瘤性质。

【诊断】

1. 多数病例有明确的肿瘤病史，患者常有消瘦、淋巴结肿大等体征。

2. 原发肿瘤症状、体征及眼眶转移的相应症状（眼球突出、疼痛及复视最常见）和体征,如眼球突出(64%)、眼球运动障碍(58%)、肿块(27%)、上睑下垂(21%)、视力减退(22%)、眼球移位(18%)、结膜水肿(15%)、眼球内陷(10%)等。

3. 全身检查、影像学检查及活组织病理检查有助于明确诊断。

【临床类型】

1. *肿物型*　原发性肿物在眼眶前部时可被触及,可使眼球突出,并可引起眼球轴性或非轴性偏斜。

2. *浸润型*　眼眶组织的弥漫性或局限性浸润,引起复视、眼球突出、眼球运动受限和眼压增高。但当硬性乳腺癌破坏眶内组织后,常使眼球内陷和固定。

3. *功能型*　主要是眶内病变致脑神经(Ⅱ、Ⅲ、Ⅳ、Ⅴ、Ⅵ)功能减弱,如视力下降、眼球各方向运动障碍、眼睑下垂、面部麻木等。

4. *炎症型*　眼部急性或亚急性炎症表现,眼球疼痛、结膜充血、水肿、周期性眼睑肿胀等。

5. *静止型*　无明显眼眶症状及体征。

【鉴别诊断】

1. *原发性眼眶肿瘤*　绝大部分发展较缓慢,除横纹肌肉瘤和急性恶性淋巴瘤外多无疼痛。影像学检查及活组织病理检查有助于明确诊断。

2. *继发性眼眶肿瘤*　肿瘤从邻近结构,如结膜、眼睑、鼻窦和鼻腔扩散至眼眶。病变发展快,疼痛较明显,影像学检查多显示眶骨有破坏。活组织病理检查有助于明确诊断。

【治疗原则】

1. 在保证不影响生命的前提下,尽可能维持视功能,提高生活质量。

2. 根据肿瘤性质与细胞分化程度,考虑选择各种姑息治疗措施,一般不采用手术治疗。

【治疗方案】

1. *放射治疗*　治疗过程中应注意避免出现放射治疗的并发症。

2. *激素治疗*　对影响内分泌功能的肿瘤可行激素治疗,如乳腺癌与前列腺癌等。

3. *化学治疗*　针对原发肿瘤的性质与细胞分化程度选择特异性化学治疗药物治疗。

4. *手术治疗*　通常不主张手术治疗。但对于生长缓慢的孤立性眼眶转移肿瘤,切除肿瘤可提供长期的症状缓解或改善患者生命,眼部疼痛、眼球突出明显、非手术治疗无效者可采用手术治疗。

【术后处理】

见皮样囊肿和表皮样囊肿。

【住院小结】

1. *疗效*　眼眶转移癌患者预后多不佳,仅能缓解症状,减少痛苦,尽可能提高生活质量。

2. *预后*　眼眶转移癌患者总体预后不良,既往有文献报道,经治疗平均存活 15.6

个月。

3. 后续治疗　积极治疗原发肿瘤。

4. 出院医嘱

(1)门诊定期复诊,轻度眼球突出者每晚局部点用抗生素眼膏防止暴露性角膜炎。

(2)注意原发肿瘤的治疗。

（陈　婷　刘　虎　孟　斌）

缩略语英汉对照

A

AACG 急性闭角型青光眼
AC 后发性白内障
ACA 前房角
ACC 腺样囊性癌
ACE 血管紧张素转化酶
ACG 阿昔洛韦
AC-OCT 眼前节超声生物显微镜
ACR 美国风湿病学会
ACV 无环鸟苷
ADM 脱细胞真皮
ADOA 常染色体显性视神经萎缩
AHA 抗组蛋白抗体
AHT 虐待性头部创伤
AIDS 获得性免疫缺陷综合征
AION 前部缺血性视神经病变
AK 光化性角化病
AKA 抗角蛋白抗体
ALK 自动板层角膜成形术
ALT 氩激光小梁成形术
ALPI 氩激光周边虹膜成形术
AMD 年龄相关性黄斑变性
AMIC 急性多灶性缺血性脉络膜病变
AMNR 急性黄斑区神经视网膜病变
AMP 抗菌肽
AMT 羊膜移植
ANA 抗核抗体
ANCA 血清抗中心粒细胞胞浆抗体，抗核周因子
AOD 房角开放距离
APMPPE 急性后极部多灶性鳞状色素上皮病变
APS 抗磷脂综合征
aPVR 前部增生性玻璃体视网膜病变
ARD 无晶状体眼视网膜脱离
ARPE 急性视网膜色素上皮炎
ARN 急性视网膜坏死综合征
AS 关节强直性脊柱炎，眼底血管样条纹
AS-OCT 眼前节光学相干断层扫描
ASP 前部角膜基质穿刺术
ATD 水样液缺乏性干眼症，抗甲状腺药物
AUTO-APBSCT 自体外周血造血干细胞移植

B

BAEP 脑干听觉诱发电位
BBG 亮蓝
BCC 基底细胞癌
BCVA 最佳矫正视力
BI 外展储备力
BIO 双目间接检眼镜
BK 大泡性角膜病变
BLEL 良性淋巴上皮病变
BRAO 视网膜分支动脉阻塞
BRD 大泡状视网膜脱离
BRVO 视网膜分支静脉阻塞
BSRC 鸟枪弹样视网膜脉络膜病变
BTA 内毒杆菌毒素 A
BUT 泪膜破裂时间

C

C_3F_8 全氟丙烷

CA 阿糖胞苷
CAS 颈动脉支架成形术
CBS 囊袋阻滞综合征
CC 环胞苷,并发性白内障
CCCF 先天性颈动脉-海绵窦瘘
CCF 颈动脉-海绵窦瘘
CCT 中央角膜厚度
CD 角膜营养不良
C/D 杯/盘比
CDI 彩色多普勒超声检查
CDFI 彩色多普勒血流显像
CDVA 矫正视力
CEA 颈动脉内膜切除术
CEC 中心性渗出性脉络膜视网膜病变
CFH 补体因子 H
CFS 联合筋膜鞘,角膜荧光染色
CFS＋LM 联合筋膜鞘手术
CH 脉络膜血管瘤
CH_{50} 血清总补体
CIC 循环免疫复合物
CIN 角膜原位癌
CL 角膜接触镜
CLAT 角膜缘干细胞自体球结膜移植
CM 脉络膜转移癌
CME 黄斑囊样水肿
CMV 巨细胞病毒
CMVR 巨细胞病毒性视网膜炎
CNP 毛细血管无灌注区
CNS 中枢神经系统
CNV 脉络膜新生血管
CO 角膜混浊,脉络膜骨瘤
CRAO 视网膜中央动脉阻塞
CRD 合并裂孔的牵拉性视网膜脱离
CRDT 化学减容治疗
CRP C反应蛋白
CRVO 视网膜中央静脉阻塞
CS 对比敏感度
CsA 环孢素
CSC 中心性浆液性脉络膜视网膜病变
CSME 临床意义的黄斑水肿
CST 黄斑中心区厚度
CT 电子计算机体层扫描,角膜厚度,结膜移植术
CTA CT血管造影
CTX 环磷酰胺
CXL 紫外光核黄素角膜交联术
Cyl 圆柱镜

D

D 屈光度
DALK 深板层角膜移植
DC 糖尿病性白内障,柱镜
DCT 动态轮廓眼压计
DD 视盘直径
DHI 裂孔直径指数
DLEK 深板层角膜移植
DLKP 深板层角膜移植术
DM 糖尿病
DME 糖尿病性黄斑水肿
DPVR 糖尿病增殖性玻璃体视网膜病变
DR 糖尿病视网膜病变
DRS 糖尿病视网膜病变研究组
DS 球镜
DSA 数字减影血管造影术
DSAEKP 角膜后弹力层剥除联合自动角膜刀取材角膜内皮移植术
DSEK 后弹力层角膜内皮移植术
DSF 弥漫性视网膜下纤维变性综合征
DVD 分离性垂直偏斜

E

EAMD 渗出性老年性黄斑变性
EB 特发性睑痉挛

EBMD 上皮基底膜营养不良
ECA 颈外动脉
ECCE 白内障囊外摘除术
ECP 眼内镜下睫状突光凝
EKP 角膜内皮移植术
ELISA 血清酶联免疫吸附试验
EMG 肌电图
EOG 眼电图
EOMs 眼外肌
EPI-LASIK 机械法准分子激光上皮瓣下角膜磨镶术
EPRT 巩膜表面敷贴器治疗
ERD 渗出性视网膜脱离
ERG 视网膜电流图
ERM 视网膜前膜
ESCH 驱逐性脉络膜上腔出血
ESR 红细胞沉降率
ETDRS 早期治疗糖尿病视网膜病变研究组
EUA 麻醉状态下检查
EXT-DCR 泪囊鼻腔吻合术

F

F_3T 三氟胸苷
FA 眼底血管造影
FAF 眼底自发荧光
FAZ 中心凹无血管区
FCPL 选择性观看
FD 中心凹脱离
FDT 倍频视野计
FD-OCT 傅立叶光学相干断层扫描
FECD Fuchs角膜内皮营养不良
FEVR 家族性渗出性玻璃体视网膜病变
FHI 富克斯(Fuchs)虹膜异色性葡萄膜炎
FK 真菌性角膜炎
FK506 藤霉素,他克莫司
FFA 荧光素眼底血管造影
FS Fuchs综合征
FTA-ABS 荧光螺旋体抗体吸收试验

G

GA 地图状萎缩
GC 糖皮质激素
GCA 巨细胞动脉炎
GCD 颗粒状角膜营养不良
GCV 丙氧鸟苷
GD 颗粒状角膜营养不良
GDx 视网膜神经纤维分析仪
GHT 青光眼半视野对比检查
GIC 糖皮质激素性白内障
GSL 房角分离术
GRTs 巨大裂孔
Gy 戈瑞,格雷(吸收放射线剂量单位,等于100拉德・焦耳/千克)

H

HCRVO 半侧性视网膜静脉阻塞
HFF 裂孔形成因子
HIV 人类免疫缺陷病毒
HLA 人类白细胞抗原
HPD 下丘脑-垂体-肾上腺轴
HPV 人乳头状瘤病毒
HR-MRI 高分辨率磁共振
HRT 海德堡视网膜断层成像
HRVO 半侧性视网膜静脉阻塞
HSK 单纯疱疹性角膜炎
HSV 单纯疱疹性病毒
HTLV 人类嗜T淋巴细胞病毒
HVA 高香草酸
HZK 带状疱疹性角膜炎

I

ICA 颈内动脉

ICCE 白内障囊内摘除术
ICG 吲哚青绿
ICGA 吲哚青绿眼底血管造影
IOIP 特发性眼眶炎性假瘤
ICL 有晶状体眼人工晶体植入术
ICPD 虹膜睫状体距离
ICRS 角膜基质环植入术
IDDM 胰岛素依赖型糖尿病
IDU 碘苷
IFA 免疫荧光法
IIRC 国际眼内视网膜母细胞瘤分类标准
ILMP 内界膜剥除
IMEM 特发性黄斑前膜
IMH 特发性黄斑裂孔
IMP 吲哚青绿介导的光栓疗法
IOFB 球内异物
IOIP 特发性眼眶炎性假瘤
IOL 人工晶体
ION 缺血性视神经病变
IOP 眼压
IPCV 特发性息肉样脉络膜血管病变
IRMAs 视网膜内微血管异常
IRN 视网膜内新生血管
IS/OS 光感受器的内外节连接
IU 中间葡萄膜炎
IUES 特发性葡萄膜渗漏综合征
IVCM 共焦显微镜
IZD 虹膜悬韧带距离

K

KA 角化棘皮瘤
KEP 角膜上皮移植术
KLAL 同种异体角膜缘移植
KP 角膜后沉着物

L

LASIK 激光辅助原位板层角膜磨削术
LASEK 准分子激光上皮下角膜磨镶术
LC 漆纹样裂纹
LCD 网格状角膜营养不良
LHON Leber遗传性视神经病变
LKP 板层角膜移植术
LOCS Ⅱ 晶状体混浊分类系统Ⅱ
LP 激光光凝术
LPI 激光周边虹膜切除术
LT 角膜缘上皮移植术
LTG 低眼压性青光眼

M

MA 微血管瘤
MB-RVO 黄斑分支静脉阻塞
MCD 斑块状角膜营养不良
MC 多灶性脉络膜炎
MCD 斑点状角膜营养不良
MCP 多灶性脉络膜炎伴全葡萄膜炎
MD Mikulicz病
MDT 多总科联合治疗
MEWDS 多发性一过性白点综合征
MF 近视眼中心凹劈裂
Mf ERG 多焦视网膜电图
MGS 牵牛花综合征
MGDA 牵牛花视盘发育异常
MH 黄斑裂孔
MHI 黄斑裂孔指数
MLT 微脉冲激光小梁成形术
MMC 丝裂霉素C
MMPs 基质金属蛋白酶
MPM 黄斑部视网膜前膜
MPPE 急性后极部多灶性色素上皮病变
MPRM 黄斑部视网膜前膜
MRA 磁共振血管造影
MRI 磁共振成像
MRV 低场强磁共振脑静脉窦血管成像

MRSAK 耐甲氧西林金黄色葡萄球菌性角膜炎
MRSEK 耐甲氧西林表皮葡萄球菌性角膜炎
MS 多发性硬化
MSCH 脉络膜上腔爆发性出血
MtDNA 线粒体基因,线粒体 DNA
MXT 甲氨蝶呤

N

NAION 非动脉炎型前部缺血性视神经病变
nAMD 新生血管型年龄相关性黄斑变性
NCL 神经元蜡样质脂褐质沉积病
NCT 非接触式眼压计
Nd:YAG 掺钕钇铝石榴石激光
NIDDM 非胰岛素依赖型糖尿病
NF 神经纤维瘤
NMO 视神经脊髓炎
NPDR 单纯型糖尿病视网膜病变
NPTS 非穿透性小梁手术
NSAIDs 非甾体消炎药
NSE 神经元特异性烯醇化酶
NTG 正常眼压性青光眼
NVD 视盘新生血管
NVE 视网膜新生血管
NVG 新生血管性青光眼

O

OC 眶蜂窝织炎
OCH 眼眶海绵状血管瘤
OCT 光学相干断层扫描
ODD 视盘玻璃膜疣
OES 办公室眼病综合征
OG 视神经胶质瘤
OHS 眼组织胞浆菌病
OHT 高眼压症
OIS 眼缺血综合征
OKN 视动性眼球震颤
OND 视神经管减压术
ONH 视神经发育不全
ONSD 视神经鞘切开减压术
ONSF 视神经鞘开窗术
ONSM 视神经脑膜瘤
OPG 视神经胶质瘤
OPs 视网膜振荡电位
OS 眼结节病
OSD 眼表疾病

P

PAM 潜视力计,原发性获得性黑变病恶化
PAACG 原发性急性闭角型青光眼
PACG 原发性闭角型青光眼
PCCF 自发性颈动脉-海绵窦瘘
PCNA 增生细胞核抗原
PCR 聚合酶链式反应
PCV 息肉样脉络膜血管病变
PD 视盘直径
PDR 增生性糖尿病视网膜病变
PDS 色素播散综合征
PDT 光动力疗法
PED 视网膜色素上皮脱离
P-ERG 图形视网膜电图
PEVR 家族性渗出性玻璃体视网膜病变
PG 前列腺素,色素性青光眼
PHMB 聚己甲基双胍
PHPV 永存原始玻璃体增生症
PIC 点状内层脉络膜病变
PION 后部缺血性视神经病变
PKP 穿透性角膜移植术
PLK 深板层角膜内皮角膜移植术

PL　优先注视
PM　病理性近视
POAG　原发性开角型青光眼
POHS　眼假组织胞浆菌病综合征
PPD　结核菌素试验
pPVR　后部增生性玻璃体视网膜病变
PPV　睫状体扁平部玻璃体切割术
PRD　原发性视网膜脱离
PRK　角膜表面屈光性切削术
PRP　全视网膜光凝术
PRT　质子放射治疗
PS　后巩膜葡萄肿
PSD　模式标准差
PSS　原发性斯耶格伦综合征(口眼干燥关节炎综合征)
PTK　准分子激光治疗性角膜切削术
PVD　玻璃体后脱离
P-VEP　图形视觉诱发电位
PVR　增生性玻璃体视网膜病变
PYM　平阳霉素

R

RA　类风湿关节炎
RAO　视网膜动脉阻塞
RAP　视网膜血管瘤样增生
RAPD　相对传入瞳孔反应障碍
RB　视网膜母细胞瘤
RCA　视网膜-脉络膜血管吻合
RCES　复发性角膜上皮糜烂综合征
RD　视网膜脱离
RF　类风湿因子
RGP　硬性透氧性角膜接触镜
RHO　视紫红质基因
RMS　横纹肌肉瘤
RNFL　视神经纤维层
RNFLD　视神经纤维层缺损
RON　放射状视神经切开术
ROP　早产儿视网膜病变
RP　视网膜色素变性
RPE　视网膜色素上皮
RPED　视网膜色素上皮脱离
RPR　快速血浆反应素试验
RRA　视网膜血管间吻合
RRD　孔源性视网膜脱离
RS　黄斑部视网膜劈裂
RTA　视网膜厚度分析仪
RVO　视网膜静脉阻塞

S

SAI　表面不对称性指数
SBK　准分子激光前弹力层下角膜磨镶术
SBS　大楼疾病综合征,婴儿摇晃综合征
SC　老年性白内障,匍行性脉络膜炎,皮脂腺癌
SCC　鳞状细胞癌
SCH　脉络膜上腔大出血
SCPA　巩膜-睫状体夹角
SEP　体感诱发电位
SF_6　六氟化硫
SIA　巩膜-虹膜夹角
SICCA　干燥综合征国际合作联盟
SimK　模拟角膜镜度数
SLE　系统性红斑狼疮
SLP　偏振激光扫描仪
SLT　选择性激光小梁成形术
SMD　老年性黄斑变性
SMEM　继发性黄斑前膜
SRF　视网膜下积液
SRI　表面规则性指数
SRN　视网膜下新生血管
SSOH　视神经上方发育不良
SWS　Sturge-Weber 综合征
SS　干燥综合征

ST Ⅰ　Schirmer Ⅰ试验
SO　交感性眼炎
SOAI　经眼动脉灌注化学治疗

T

TA　曲安奈德
TAO　甲状腺相关眼病
TASS　眼前节毒性综合征
TB　台盼蓝
TC　外伤性白内障
TCD　经颅超声多普勒
TCR　泪液清除率
TCCF　外伤性颈动脉-海绵窦瘘
TC-INV/ANV 虹膜和房角的新生血管
TCPD　小梁-睫状体距离
TF　滤泡性沙眼
TFT　泪液羊齿状物试验
THI　裂孔牵拉指数
THS　Tolasa-Hunt 综合征(海绵窦眶上裂特发性炎性假瘤)
TI　浸润性沙眼
TIGR　小梁网诱导性糖皮质激素反应基因
TIMPs　组织金属蛋白酶抑制剂
TMD　Treeien 角膜边缘变性
TNF-α　肿瘤坏死因子-α
TOAC　经导管眼动脉灌注化学治疗术
TON　外伤性视神经病变
tPA　纤溶酶原激活物
TRD　牵拉性视网膜脱离
TRIO　甲状腺相关免疫眼眶病变
TS　瘢痕性沙眼
TSH　促甲状腺素
TT　沙眼性倒睫
TTT　经瞳孔温热疗法

U

UBM　超声生物显微镜
UDVA　裸眼视力

V

VDRL　性病研究实验室
VDT　视觉显示终端
VEP　视觉诱发电位
VEGF　血管内皮生长因子
vira-A　阿糖腺苷
VKH　伏格特(Vogt)-小柳-原田综合征
VMA　香草苦杏仁酸
VMD　卵黄样黄斑变性
VMTS　玻璃体黄斑牵拉综合征
VZV　水痘-带状疱疹病毒

W

wAMD　湿性年龄相关性黄斑变性
WHO　世界卫生组织

X

XFS　剥脱综合征
XFG　剥脱综合征性青光眼